U0233369

奈特心脏病学
NETTER'S CARDIOLOGY
（第 3 版）

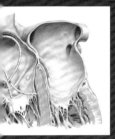
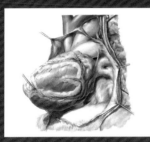
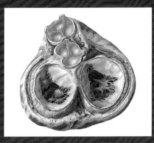
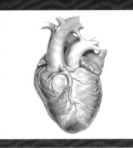
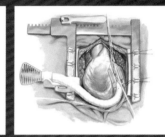

原　著　George A. Stouffer　Marschall S. Runge
　　　　Cam Patterson　Joseph S. Rossi

绘　图　Frank H. Netter

　　　　Carlos A. G. Machado　John A. Craig　David J. Mascaro

　　　　Enid Hatton　Steven Moon　Kip Carter　Tiffany S. DaVanzo

主　译　高　炜　郭丽君

副主译　王贵松　祖凌云

北京大学医学出版社

NAITE XINZANGBINGXUE（DI 3 BAN）

图书在版编目（CIP）数据

奈特心脏病学：第 3 版 /（美）乔治·A. 斯托弗（George A. Stouffer）等原著；
高炜，郭丽君主译 . —北京：北京大学医学出版社，2022.10
书名原文：NETTER'S CARDIOLOGY, 3rd edition
ISBN 978-7-5659-2674-7

Ⅰ.①奈…　Ⅱ.①乔…②高…③郭…　Ⅲ.①心脏病学　Ⅳ.① R541

中国版本图书馆 CIP 数据核字（2022）第 112683 号

北京市版权局著作权合同登记号：图字：01-2022-4124

Elsevier (Singapore) Pte Ltd.
3 Killiney Road, #08-01 Winsland House I, Singapore 239519
Tel: (65) 6349-0200; Fax: (65) 6733-1817

注　意

本译本由 Elsevier (Singapore) Pte Ltd. 和北京大学医学出版社完成。相关从业及研究人员必须凭借其自身经验和知识对文中描述的信息数据、方法策略、搭配组合、实验操作进行评估和使用。由于医学科学发展迅速，临床诊断和给药剂量尤其需要经过独立验证。在法律允许的最大范围内，爱思唯尔、译文的原文作者、原文编辑及原文内容提供者均不对译文或因产品责任、疏忽或其他操作造成的人身及（或）财产伤害及（或）损失承担责任，亦不对由于使用文中提到的方法、产品、说明或思想而导致的人身及（或）财产伤害及（或）损失承担责任。

奈特心脏病学（第 3 版）

主　　译：高　炜　郭丽君
出版发行：北京大学医学出版社
地　　址：（100191）北京市海淀区学院路 38 号　北京大学医学部院内
电　　话：发行部 010-82802230；图书邮购 010-82802495
网　　址：http://www.pumpress.com.cn
E-mail：booksale@bjmu.edu.cn
印　　刷：北京金康利印刷有限公司
经　　销：新华书店
责任编辑：冯智勇　　责任校对：靳新强　　责任印制：李　啸
开　　本：889 mm×1194 mm　1/16　印张：36　字数：1140 千字
版　　次：2022 年 10 月第 1 版　2022 年 10 月第 1 次印刷
书　　号：ISBN 978-7-5659-2674-7
定　　价：360.00 元
版权所有，违者必究
（凡属质量问题请与本社发行部联系退换）

译审校者名单

原著主编简介

George A. Stouffer, MD

George A. Stouffer 出生于宾夕法尼亚州的印第安纳，毕业于布克耐尔大学和马里兰大学医学院。在弗吉尼亚大学完成了内科住院医师、心脏病学和介入心脏病学专科医师培训。他在心脏病学专科医师培训期间，在 Gary Owens 实验室获得了为期 2 年的国立卫生研究院研究基金。1995—2000 年，Stouffer 在得克萨斯大学医学院工作，成为副教授，并担任心内科临床试验联合主任和心导管室副主任。他于2000 年加入北卡罗来纳大学，目前为内科学 Henry A. Foscue 特聘教授和心内科主任。Stouffer 的主要研究方向是临床心脏病学，重点是介入心脏病学，但他也参与临床和基础研究，基础科学研究领域包括平滑肌细胞生长的调节，平滑肌细胞骨架在调节信号通路、凝血酶生成和肾动脉狭窄中的作用。

Marschall S. Runge, MD, PhD

Marschall S. Runge 出生于得克萨斯州的奥斯汀，毕业于范德比尔特大学，获得生物学学士和分子生物学博士学位。在约翰·霍普金斯医学院获得医学学位，并接受内科学培训。他曾是马萨诸塞州总医院的心内科专科医师及初级教员，后从事埃默里大学的心脏病学专科医师培训项目。再后来，Runge 加入位于加尔维斯顿的得克萨斯大学医学院，担任心内科主任和分子心脏病学 Sealy 中心主任。2000—2015 年，他在北卡罗来纳大学（UNC）担任 Charles Addison 和 Elizabeth Ann Sanders 医学特聘教授、医学系主任、UNC 医师总裁和临床事务副院长。Runge 目前是密歇根大学医学院院长。Runge 获得内科和心血管疾病专科委员会的认证，在临床心脏病学和血管医学领域发表了诸多的学术报告和论文。

Cam Patterson, MD, MBA

Cam Patterson 出生于阿拉巴马州的莫比尔，曾在范德比尔特大学学习心理学和英语，以优异成绩毕业。在埃默里大学医学院学习并完成内科住院医师培训，在 Grady 纪念医院完成总住院医师培训。他在哈佛大学公共卫生学院 Edgar Haber 的指导下完成了为期 3 年的科学研究，独立进行了血管生物学和血管生成研究项目，该项目得到了美国国立卫生研究院的基金支持。2000—2014 年，Patterson 就职于北卡罗来纳大学（UNC）教堂山分校，担任 UNC McAllister 心脏研究所的创始主任、心内科主任，以及心血管医学 Ernest and Hazel Craige 特聘教授。2008 年，他获得了 UNC 凯南－弗拉格勒商学院的工商管理学硕士学位。Patterson 是美国临床研究学会和大学心脏病专家协会成员，也是纽约长老会－威尔－康奈尔医学中心的高级副总裁兼首席运营官，现任阿肯色大学医学院院长。

Joseph S. Rossi，MD

Joseph S. Rossi 出生于伊利诺伊州的霍普代尔，在伊利诺伊大学完成本科和医学教育，毕业后进入 Alpha-Omega-Alpha 荣誉协会。在西北大学完成了内科学、心血管疾病和介入心脏病学培训，并获得临床研究硕士学位。Rossi 目前是北卡罗来纳大学心导管室主任。他曾积极参与临床试验并获得多项研究基金，研究领域包括双联抗血小板治疗和复杂冠状动脉血运重建的药物基因组学。为加强对晚期血管疾病患者变化趋势和治疗策略的更多了解，Rossi 还特别关注临床和住院资料的配对研究。

Frank H. Netter, MD

Frank H. Netter 于 1906 年生于美国纽约市。他曾在学生艺术联合会和美国国家设计院学习绘画艺术，后进入纽约大学医学院学习医学，于 1931 年获得医学博士学位。在学习期间，他的素描就引起了医学界的注意，并纷纷聘请他为一些文章和著作绘制插图。在 1933 年成为职业外科医生后，Netter 继续在业余时间从事绘画工作，但他最终放弃了医生的职业，全身心地投入到钟爱的绘画艺术中。在第二次世界大战期间，他在美国军队服役，退役后便开始了与 CIBA 制药公司（现为 Novartis 制药公司）的长期合作。长达 45 年的合作使他积累了宝贵的医学艺术财富，成为世界各国的医生和其他医务工作者十分熟悉的医学绘画艺术家。

2005 年，Elsevier 公司从 Icon 公司购买了 Netter 的图集和所有出版物。目前已有超过 50 种 Netter 的艺术作品出版物可以通过 Elsevier 公司获得（www.elsevierhealth.com）。

Netter 的作品是用图画形象地传授医学知识的典范。13 卷《奈特图解医学全集》收录了 Netter 创作的 2 万多幅插图中的大部分，是世界著名的医学巨著之一。《奈特人体解剖学彩色图谱》于 1989 年首次出版，现已被译为 16 种语言，成为全世界医学及相关学科学生在学习中首选的解剖学图谱。

Netter 的作品之所以受到人们的青睐，不仅由于其超常的美学水平，更重要的是其丰富的知识内涵。

正如 Netter 于 1949 年所说，"……阐明主题是插图的根本目的和最高目标。作为医学插图，无论绘制得多么精美，渲染得多么细腻，如果不能阐明其医学观点，就将失去价值。" Netter 的绘画设计、对艺术的理解构想、观察和处理问题的方式，以及对事业的追求，全部淋漓尽致地表现在他的绘画作品中，使他的作品达到了艺术性和科学性的完美结合。

Frank H. Netter，这位杰出的医学工作者和艺术家，于 1991 年与世长辞。

了解更多关于医学艺术家 Netter 的信息，可登录网站 https://www.netterimages.com/artist-frank-h-netter.html.

Carlos A. G. Machado, MD

Novartis 公司选择 Carlos Machado 作为 Netter 的接班人。他也是奈特医学图集的主要贡献者。

心脏病专家 Carlos Machado 自学医学插图绘画，他对 Netter 的一些原版图片进行了细致的更新，并创作了许多奈特风格的画作，作为奈特系列的延伸。Machado 现实主义的画作风格和他对医患关系的敏锐洞察力塑造了其作品生动而难忘的视觉风格。他致力于研究他所画的每一个主题，这使他成为当今最优秀的医学插图画家之一。

了解更多关于他的背景和艺术，可登录网站 https://www.netterimages.com/artist-carlos-a-g-machado.html.

原著者名单

EDITORS

Cam Patterson, MD, MBA
Chancellor
University of Arkansas for Medical Sciences
Little Rock, Arkansas

Joseph S. Rossi, MD
Associate Professor of Medicine
Director, Cardiac Catheterization Laboratory
University of North Carolina at Chapel Hill
Chapel Hill, North Carolina

Marschall S. Runge, MD, PhD
Professor of Internal Medicine
Dean, University of Michigan Medical School
Executive Vice President for Medical Affairs
Chief Executive Officer, Michigan Medicine
Ann Arbor, Michigan

George A. Stouffer, MD
Ernest and Hazel Craige Distinguished Professor of Medicine
Chief, Division of Cardiology
Physician in Chief, UNC Heart and Vascular Service Line
University of North Carolina at Chapel Hill
Chapel Hill, North Carolina

AUTHORS

Basil Abu-el-Haija, MD
Clinical Cardiac Electrophysiology
Staff Physician, Kaweah Delta Hospital
Visalia, California

Tiffanie Aiken, BS
MD Candidate 2019
University of South Carolina School of Medicine Greenville
Greenville, South Carolina

Sameer Arora, MD
Cardiovascular Disease Fellow
University of North Carolina at Chapel Hill
Chapel Hill, North Carolina

Matthew S. Baker, MD
Assistant Professor of Medicine
Division of Cardiology
University of North Carolina School of Medicine
Chapel Hill, North Carolina

Charles Baggett, MD
Cardiologist
The Harbin Clinic
Rome, Georgia

Thomas M. Bashore, MD
Professor of Medicine
Senior Vice Chief, Division of Cardiology
Duke University Medical Center
Durham, North Carolina

Sharon Ben-Or, MD
Assistant Professor
Department of Surgery
University of South Carolina at Greenville
Greenville, South Carolina

Hannah Bensimhon, MD
Cardiology Fellow
Department of Medicine
University of North Carolina at Chapel Hill
School of Medicine
Chapel Hill, North Carolina

Christoph Bode, MD, PhD
Chairman of Internal Medicine
Medical Director, Department of Cardiology and Angiology
Albert-Ludwigs-Universität Freiburg
Freiburg, Germany

Michael Bode, MD
Cardiovascular Disease Fellow
Department of Medicine
Division of Cardiology
University of North Carolina at Chapel Hill
Chapel Hill, North Carolina

Weeranun D. Bode, MD
Assistant Professor
Department of Medicine
Division of Cardiology
University of North Carolina at Chapel Hill
Chapel Hill, North Carolina

Mark E. Boulware, MD
Interventional Cardiologist
University of Colorado Health Heart and Vascular Center
Colorado Springs, Colorado

Michael E. Bowdish, MD
Director, Mechanical Circulatory Support
Assistant Professor of Surgery
Keck School of Medicine of University of Southern California
Los Angeles, California

Timothy Brand, MD
Cardiothoracic Surgery Resident
University of North Carolina Hospitals
Chapel Hill, North Carolina

Bruce R. Brodie, MD, FACC
Past President, LeBauer Cardiovascular Research Foundation
Cone Health Heart and Vascular Center
Greensboro, North Carolina

Adam W. Caldwell, MD
Cardiovascular Disease Fellow
Division of Cardiology
University of North Carolina School of Medicine
Chapel Hill, North Carolina

Eric P. Cantey, MD
Department of Medicine
Feinberg School of Medicine at Northwestern University
Chicago, Illinois

Thomas G. Caranasos, MD
Assistant Professor
Department of Surgery
University of North Carolina at Chapel Hill
Chapel Hill, North Carolina

Wayne E. Cascio, MD
Director
Environmental Public Health Division
National Health and Environmental Effects Research Laboratory
Office of Research and Development
U.S. Environmental Protection Agency
Chapel Hill, North Carolina

Matthew A. Cavender, MD, MPH
Assistant Professor of Medicine
Department of Medicine
Division of Cardiology
University of North Carolina at Chapel Hill
Chapel Hill, North Carolina

Patricia P. Chang, MD, MHS
Associate Professor of Medicine
Director of Heart Failure and Transplant Program
Division of Cardiology
University of North Carolina at Chapel Hill
Chapel Hill, North Carolina

Christopher Chien, MD FACC
Clinical Assistant Professor
Division of Cardiology
University of North Carolina
Chapel Hill, North Carolina
Medical Director, Heart Failure Clinic
UNC-Rex Hospital
Raleigh, North Carolina

Christopher D. Chiles, MD
Clinical Assistant Professor of Medicine
Texas A&M Health Science Center
Program Director, Cardiovascular Disease Fellowship
Baylor Scott & White Health/Texas A&M
Temple, Texas

Eugene H. Chung, MD
Associate Professor
Cardiac Electrophysiology Service
Department of Internal Medicine
Michigan Medicine
University of Michigan
Ann Arbor, Michigan

David R. Clemmons, MD
Kenan Professor of Medicine
Division of Internal Medicine
University of North Carolina School of Medicine
Chapel Hill, North Carolina

Romulo E. Colindres, MD, MSPH, FACP
Clinical Professor of Medicine
Division of Nephrology and Hypertension
Department of Medicine
University of North Carolina at Chapel Hill
Chapel Hill, North Carolina

Frank L. Conlon, PhD
Professor
Departments of Biology and Genetics
University of North Carolina at Chapel Hill
Chapel Hill, North Carolina

Jason Crowner, MD
Assistant Professor of Surgery
Division of Vascular Surgery
University of North Carolina School of Medicine
Chapel Hill, North Carolina

Xuming Dai, MD, PhD
Assistant Professor of Medicine
Division of Cardiology
University of North Carolina at Chapel Hill
Chapel Hill, North Carolina

Arjun Deb, MD
Associate Professor
Department of Medicine (Cardiology) and Molecular, Cell, and
    Developmental Biology
Broad Stem Cell Research Center
University of California, Los Angeles
Los Angeles, California

Cody S. Deen, MD
Assistant Professor of Medicine
Division of Internal Medicine/Cardiology
University of North Carolina at Chapel Hill
Chapel Hill, North Carolina

Gregory J. Dehmer, MD, MACC, MSCAI
Vice President, Medical Director Cardiovascular Services
Baylor Scott & White Health
Central Texas Division
Temple, Texas
Professor of Medicine
Department of Internal Medicine
Division of Cardiology
Texas A&M College of Medicine
Bryan, Texas

John S. Douglas, Jr., MD
Professor of Medicine
Director of Interventional Cardiology Fellowship Program
Emory University School of Medicine
Atlanta, Georgia

Allison G. Dupont, MD
Interventional Cardiologist
The Heart Center of Northeast George Medical Center
Gainesville, Georgia

Fredy H. El Sakr, MD
Fellow in Cardiovascular Medicine
University of Michigan Hospital
Ann Arbor, Michigan

Joseph J. Eron, MD
Professor of Medicine
Director, Clinical Core
University of North Carolina Center for AIDS Research
Division of Infectious Disease
University of North Carolina School of Medicine
Chapel Hill, North Carolina

Mark A. Farber, MD, FACS
Professor of Radiology and Surgery
Division of Vascular Surgery
Director, Aortic Center
University of North Carolina School of Medicine
Chapel Hill, North Carolina

Sunita Juliana Ferns, MD, MRCPCH(UK), FHRS
Assistant Professor of Pediatrics
Director, Pediatric Invasive Electrophysiology
University of North Carolina at Chapel Hill
Chapel Hill, North Carolina

Michelle A. Floris-Moore, MD, MS
Associate Professor
Department of Medicine
Division of Infectious Diseases
University of North Carolina School of Medicine
Chapel Hill, North Carolina

H. James Ford, MD
University of North Carolina
Division of Pulmonary and Critical Care
Chapel Hill, North Carolina

Elizabeth Boger Foreman, MD, FAASM
Sleep Medicine Specialist
Sentara Martha Jefferson Medical and Surgical Associates
Charlottesville, Virginia

Elman G. Frantz, MD
Professor of Pediatrics
Division of Cardiology
University of North Carolina School of Medicine
Director, Pediatric Cardiac Catheterization Laboratory
North Carolina Children's Hospital
Co-Director, Adult Congenital Heart Disease Program
University of North Carolina Heart and Vascular Center
Chapel Hill, North Carolina

Anil K. Gehi, MD
Associate Professor of Medicine
Director, Clinical Cardiac Electrophysiology Service
Division of Cardiology
University of North Carolina School of Medicine
Chapel Hill, North Carolina

Leonard S. Gettes, MD
Professor Emeritus
Department of Medicine
Division of Cardiology
University of North Carolina at Chapel Hill
Chapel Hill, North Carolina

Olivia N. Gilbert, MD
Advanced Heart Failure and Transplant Cardiologist
Novant Health Forsyth Heart and Wellness
Winston-Salem, North Carolina

Allie E. Goins, MD
Department of Medicine
Emory University
Atlanta, Georgia

Anna Griffith, MD
Clinical Fellow
Division of Hematology and Oncology
Department of Internal Medicine
University of North Carolina Hospitals
Chapel Hill, North Carolina

Thomas R. Griggs, MD
Professor Emeritus
Medicine, Pathology, and Laboratory Medicine
University of North Carolina School of Medicine
Chapel Hill, North Carolina

Benjamin Haithcock, MD
Associate Professor of Surgery and Anesthesiology
University of North Carolina Hospitals
Chapel Hill, North Carolina

Eileen M. Handberg, PhD
Professor of Medicine
Department of Medicine
University of Florida
Gainesville, Florida

Alan L. Hinderliter, MD
Associate Professor of Medicine
Division of Cardiology
University of North Carolina at Chapel Hill
Chapel Hill, North Carolina

Lucius Howell, MD
Asheville Cardiology Associates/Mission Health
Asheville, North Carolina

James P. Hummel, MD
Visiting Associate Professor of Medicine
Division of Cardiovascular Medicine
University of Wisconsin School of Medicine and Public Health
Madison, Wisconsin

Thomas S. Ivester, MD, MPH
Professor of Maternal Fetal Medicine
Department of Obstetrics and Gynecology
University of North Carolina School of Medicine
Chief Medical Officer and Vice President for Medical Affairs
UNC Health Care
Chapel Hill, North Carolina

Brian C. Jensen, MD
Associate Professor of Medicine and Pharmacology
Department of Medicine
Division of Cardiology
University of North Carolina School of Medicine
UNC McAllister Heart Institute
Chapel Hill, North Carolina

Beth L. Jonas, MD
Reeves Foundation Distinguished Professor of Medicine
Division of Rheumatology, Allergy, and Immunology
University of North Carolina at Chapel Hill
Chapel Hill, North Carolina

Golsa Joodi, MD, MPH
Post-Doctoral Research Fellow
Department of Medicine
Division of Cardiology
University of North Carolina at Chapel Hill
Chapel Hill, North Carolina

Jason N. Katz, MD, MHS
Associate Professor of Medicine
Department of Internal Medicine
University of North Carolina
Chapel Hill, North Carolina

Audrey Khoury, BS, AB
Medical Student
University of North Carolina School of Medicine
Chapel Hill, North Carolina

J. Larry Klein, MD
Professor of Medicine and Radiology
Department of Cardiology and Radiology
University of North Carolina at Chapel Hill
Chapel Hill, North Carolina

Martyn Knowles, MD, FACS
Adjunct Assistant Professor of Surgery
Division of Vascular Surgery
University of North Carolina at Chapel Hill
Chapel Hill, North Carolina

David W. Lee, MD
Chief Cardiology Fellow
Division of Cardiology
University of North Carolina School of Medicine
Chapel Hill, North Carolina

Daniel J. Lenihan, MD, FACC
Professor of Medicine
Director, Cardio-Oncology Center of Excellence
Advanced Heart Failure
Clinical Research
Cardiovascular Division
Washington University
St. Louis, Missouri

Fong T. Leong, MBChB, PhD, FRCP, FHRS
Consultant, Cardiac Electrophysiologist
University Hospital of Wales
Cardiff, United Kingdom

Gentian Lluri, MD, PhD
Assistant Professor
Department of Medicine
Division of Cardiology
University of California, Los Angeles
Los Angeles, California

Robert Mendes, MD, FACS
Adjunct Assistant Professor
Division of Vascular of Surgery
University of North Carolina School of Medicine
Chapel Hill, North Carolina

Phil Mendys, PharmD
Co-Director, Lipid and Prevention Clinic
Department of Medicine
Division of Cardiology
University of North Carolina Healthcare
Chapel Hill, North Carolina

Venu Menon, MD, FACC, FAHA
Director, Cardiac Intensive Care Unit
Director, Cardiovascular Fellowship
Associate Director, C5 Research
Professor of Medicine
Cleveland Clinic Lerner College of Medicine
Case Western Reserve University
Cleveland, Ohio

Michael R. Mill, MD
Professor of Surgery and Pediatrics
University of North Carolina at Chapel Hill
Chapel Hill, North Carolina

Paula Miller, MD
Clinical Associate Professor of Medicine and Cardiology
Department of Medicine
Division of Cardiology
University of North Carolina School of Medicine
Chapel Hill, North Carolina

Timothy A. Mixon, MD, FACC, FSCAI
Interventional Cardiologist
Baylor Scott & White Health
Temple, Texas
Associate Professor of Medicine
Department of Internal Medicine
Division of Cardiology
Texas A&M College of Medicine
Bryan, Texas

J. Paul Mounsey, PhD, BSc, BM, BCh
Chief of Electrophysiology, East Carolina Heart Institute
Professor of Medicine
Brody School of Medicine
East Carolina University
Greenville, North Carolina

E. Magnus Ohman, MD, FRCPI
Professor of Medicine
Associate Director, Duke Heart Center—Cardiology Clinics
Director, Program for Advanced Coronary Disease
Duke Clinical Research Institute
Duke University Medical Center
Durham, North Carolina

Rikin Patel, DO
Cardiovascular Disease Fellow
Baylor Scott & White Health/Texas A&M
Temple, Texas

Kristine B. Patterson, MD
Associate Professor of Medicine
Division of Infectious Disease
Columbia University Medical Center
New York, New York

Eric D. Pauley, MD
Cardiovascular Disease Fellow
University of North Carolina Hospitals
Chapel Hill, North Carolina

Pamela S. Ro, MD
Associate Professor
Department of Pediatrics
University of North Carolina at Chapel Hill
Chapel Hill, North Carolina

Rachel D. Romero, MD
Fellow
Division of Rheumatology, Allergy, and Immunology
University of North Carolina at Chapel Hill
Chapel Hill, North Carolina

Lisa J. Rose-Jones, MD
Assistant Professor of Medicine
Division of Cardiology
University of North Carolina at Chapel Hill
UNC Center for Heart and Vascular Care
Chapel Hill, North Carolina

Richard S. Schofield, MD
Professor of Medicine
Division of Cardiovascular Medicine
University of Florida College of Medicine
Department of Veterans Affairs Medical Center
Gainesville, Florida

Kristen A. Sell-Dottin, MD
Assistant Professor
University of Louisville
Louisville, Kentucky

Jay D. Sengupta, MD
Clinical Cardiac Electrophysiologist
Minneapolis Heart Institute at Abbott Northwestern Hospital
Minneapolis, Minnesota

Faiq Shaikh, MD
Molecular Imaging Physician Consultant
Cellsight Technologies, Inc.
San Francisco, California

Arif Sheikh, MD
Associate Professor
Department of Radiology
Columbia University
New York, New York

David S. Sheps, MD, MSPH
Professor
Department of Epidemiology
University of Florida
Gainesville, Florida

Brett C. Sheridan, MD
San Francisco Cardiology
San Francisco, California

Ross J. Simpson, Jr., MD, PhD
Director of the Lipid and Prevention Clinic at University of
  North Carolina
Professor of Medicine and Adjuvant Professor of Epidemiology
University of North Carolina at Chapel Hill
Chapel Hill, North Carolina

Christopher E. Slagle, PhD
Postdoctoral Fellow
Departments of Biology and Genetics
University of North Carolina at Chapel Hill
Chapel Hill, North Carolina

Sidney C. Smith, Jr., MD, FAHA, FESC, FACP, MACC
Professor of Medicine
Department of Medicine/Division of Cardiology
University of North Carolina at Chapel Hill
Chapel Hill, North Carolina

Mark A. Socinski, MD
Professor of Medicine
Division of Hematology and Oncology
Multidisciplinary Thoracic Oncology Program
Lineberger Comprehensive Cancer Center
University of North Carolina School of Medicine
Chapel Hill, North Carolina

Robert D. Stewart, MD, MPH
Staff, Pediatric and Congenital Heart Surgery
Heart and Vascular Institute
Cleveland Clinic
Cleveland, Ohio

Thomas D. Stuckey, MD, FACC
Medical Director, LeBauer Cardiovascular Research and
  Education
Cone Health Heart and Vascular Center
Greensboro, North Carolina

Carla A. Sueta, MD, PhD
Professor of Medicine Emerita
Division of Cardiology
University of North Carolina School of Medicine
Chapel Hill, North Carolina

Khola S. Tahir, MD
Cardiovascular Disease Fellow
University of North Carolina at Chapel Hill
Chapel Hill, North Carolina

Walter A. Tan, MD, MS
Associate Professor of Medicine
Director, Cardiac Catheterization Laboratories
Wake Forest—Baptist Health
Winston-Salem, North Carolina

David A. Tate, MD
Associate Professor of Medicine Emeritus
Division of Cardiology
University of North Carolina School of Medicine
Chapel Hill, North Carolina

Rebecca E. Traub, MD
Assistant Professor
Department of Neurology
University of North Carolina at Chapel Hill
Chapel Hill, North Carolina

Bradley V. Vaughn, MD
Professor of Neurology
University of North Carolina School of Medicine
Chapel Hill, North Carolina

John P. Vavalle, MD, MHS, FACC
Assistant Professor of Medicine
Director of Structural Heart Disease
University of North Carolina at Chapel Hill
Chapel Hill, North Carolina

Anirudh Vinnakota, MS
Case Western Reserve University School of Medicine
Department of Thoracic and Cardiovascular Surgery
Cleveland, Ohio

Raven A. Voora, MD
Assistant Professor of Medicine
Division of Nephrology
University of North Carolina at Chapel Hill
Chapel Hill, North Carolina

Thelsa Thomas Weickert, MD
Assistant Professor
Department of Medicine
Division of Cardiology
University of North Carolina at Chapel Hill
Chapel Hill, North Carolina

Andy Wessels, PhD
Professor and Vice-Chair, Department of Regenerative Medicine
  and Cell Biology
Co-Director, Cardiovascular Developmental Biology Center
Medical University of South Carolina
Charleston, South Carolina

John T. Wilkins, MD, MS
Assistant Professor of Medicine (Cardiology) and Preventive
  Medicine
Northwestern University Feinberg School of Medicine
Chicago, Illinois

Park W. Willis IV, MD
Sarah Graham Kenan Distinguished Professor of Medicine and
  Pediatrics Emeritus
Director, Cardiac Ultrasound Laboratories
Division of Cardiology
University of North Carolina School of Medicine
Chapel Hill, North Carolina

Eric H. Yang, MD, MBA
Director of Interventional Cardiology and Cardiac
  Catheterization Laboratories
Department of Cardiovascular Disease
Mayo Clinic Arizona
Phoenix, Arizona

Michael Yeung, MD
Assistant Professor of Medicine
University of North Carolina School of Medicine
Chapel Hill, North Carolina

Andrew O. Zurick III, MD, MSEd, FACC, FASE
Director of Advanced Cardiovascular Imaging
Cardiovascular Medicine
St. Thomas Heart
Nashville, Tennessee
Affiliated Assistant Professor
Division of Internal Medicine in the Department of Clinical
  Medical Education
University of Tennessee Health Science Center, College of
  Medicine
Knoxville, Tennessee

译者前言

心血管疾病已成为世界范围内危害人类健康和生命的头号杀手。近年来，我国心血管疾病的发病率和死亡率也持续攀升。《中国心血管健康与疾病报告2021》数据显示，中国心血管疾病现患人数3.30亿，其中冠心病1139万人、心力衰竭890万人、高血压2.45亿人。心血管疾病死亡居城乡居民死亡原因的首位。

随着科技的发展，心血管疾病的基础研究和诊疗技术也在不断进步。基因学和分子生物学的研究加速了人们对传统心血管疾病概念的更新、认知了许多先前未明确的疾病；很多创新性诊断和治疗技术不断被应用于临床。因此，我们需要不断更新观念和知识体系，拓宽知识面，力求诊疗水平与时代发展同步。

对心血管专科医生和医学生而言，《奈特心脏病学》堪称是一本专业性强、内容翔实、图文并茂、简明易懂、非常具有临床实用价值的教科书，也是全科医生和非心血管专业医师的重要参考书。Frank H. Netter将医生、艺术家和教育家的角色完美融合，将精美似艺术品的插图与专业的、翔实的、最新的心血管疾病信息相结合，让临床医生和医学生能够更容易理解和掌握相关的医学知识。相信本书也将成为临床医学专业器官系统整合课程重要的参考书。

George A. Stouffer、Marschall S. Runge、Cam Patterson 和 Joseph S. Rossi 等编撰的《奈特心脏病学（第3版）》不仅组织业内知名专家，结合临床诊治经验和最新临床指南，在前两版的基础上进行了全面更新，使这本书具有更高的科学性、逻辑性、深度和广度，而且始终秉承着对 Frank H. Netter 的敬仰。更新版《奈特心脏病学》也体现了医学是门高深的艺术，生命是无与伦比的艺术品，医生都应该是艺术家的理念。

《奈特心脏病学（第3版）》包括11篇共73章，所有章节均在上一版的基础上进行了实质性的修改和更新，并增加了在其他类似书籍中较少涉及的新的部分和章节，使读者能够通过本书的阅读更全面地了解心血管疾病。这些增加的内容包括心脏的基本解剖学和胚胎学、糖尿病等代谢性疾病与心血管疾病、冠状动脉血流动力学和血流储备、心力衰竭的流行病学及分型与管理、心脏移植和机械循环辅助装置、结构性心脏病的经导管介入治疗、心脏肿瘤和肿瘤心脏病学等，几乎涵盖了所有心血管疾病的标准概念、诊断要点，以及最新治疗的应用进展和指南推荐。全书写作形式强调突出重点、要点，力图便于读者阅读理解、快速掌握疾病的基本信息，提高读者学习的兴趣，但不会丢失和混淆学习过程中的细节内容。

感谢北京大学第三医院心内科、心脏外科、急诊科、内分泌科、介入血管外科及神经内科各位参加翻译和审校的同道及专家的辛勤奉献，感谢王贵松教授和祖凌云教授，感谢刘丹医师，正是由于大家的共同努力和付出才让本译著得以面世。

感谢北京大学医学出版社的老师们为本书出版所做的努力。

谨以此书献礼北大医学办学110周年！

高 炜 郭丽君

原著致谢

第 3 版《奈特心脏病学》的问世，离不开诸多贡献者的卓越才能和不懈努力。

首先，要感谢北卡罗来纳大学教堂山分校医学院的特约作者们，没有他们的才智、奉献和追求卓越的精神，《奈特心脏病学（第 3 版）》不可能顺利出版。感谢本书第 2 版作者们的辛勤工作，为第 3 版的编写奠定了坚实的基础，幸运的是他们中的许多人也参与了《奈特心脏病学（第 3 版）》的编写工作。我们还要感谢 E. Magnus Ohman 博士对第 1 版《奈特心脏病学》作出的宝贵贡献。

要特别感谢 John A. Craig 博士和 Carlos A. G. Machado 博士，他们是独特的、极具天赋的"医生艺术家"，在新版《奈特心脏病学》中更新的插图把许多重要的医学概念演绎活了。此外，还有爱思唯尔出版社的 Marybeth Thiel 为《奈特心脏病学（第 3 版）》的出版做出了不可估量的贡献。

还要特别感谢我们的家人们。感谢我们的妻子 Susan Runge，Meg Stouffer，Emma Rossi，Kristine Patterson，是她们持之以恒的支持、鼓励和理解，使《奈特心脏病学（第 3 版）》的出版变为可能；感谢我们的孩子们 Thomas，Elizabeth，William，John，Mason Runge；Mark，Jeanie，Joy，Anna Stouffer；Paul，Samuel，James Rossi；Celia，Anna Alyse，Graham Patterson，是他们激励着我们，也提醒着我们工作之外还有生活；最后，要感谢我们的父母，他们的坚持不懈、奉献精神和职业道德影响着我们，让我们在学术的道路上不断前行。

编写《奈特心脏病学（第3版）》的宗旨在于为读者提供一本简明而实用的心血管医学概览，其中包含一些新的信息和重要临床知识的更新，这些更新的内容在以往的版本或其他心血管书籍中未能充分述及。为了在保留重点内容便于参考的同时实现这种拓展，我们再次避免对主题进行全面改动。我们尽力以通俗易懂的形式为读者呈现基本信息，促使读者能够掌握关键问题而不会迷失在细节中，而这些细节可能会使学习过程变得困惑。

前两版《奈特心脏病学》努力以简明而高度可视化的形式呈现心血管疾病领域不断增加的医学信息。在第1版《奈特心脏病学》出版后14年的时间里，临床医生在与医学文献保持同步方面面临着越来越大的挑战。在医学的各个领域都急需对不断扩大的医学信息库进行整理，从而将新的研究结果应用到优化的患者管理中。医学知识的爆炸对包括医学生、住院医师和执业医师在内的各个层级学习者来说都是一种真正的挑战。他们必须尽快确定哪些知识重要、哪些不重要，对关键信息进行汇总，让那些原则性问题在临床实践中得到有效利用。

我们对《奈特心脏病学（第3版）》进行了实质性的修改，所有章节均进行了更新，增加了有关结构性心脏病的新篇章，还增添了一些新的章节，包括心脏基础解剖与胚胎学、心血管疾病的干细胞治疗、糖尿病与心血管事件、冠状动脉血流动力学和血流储备分数、心力衰竭的流行病学（射血分数保留的心力衰竭和射血分数降低的心力衰竭）、急性心力衰竭的管理、心脏移植和机械循环辅助装置、风湿热的心血管表现、成人先天性心脏病的临床表现、经导管主动脉瓣置换、经导管二尖瓣修复、三尖瓣和肺动脉瓣疾病、深静脉血栓形成和肺栓塞、心脏肿瘤与肿瘤心脏病学以及老年心血管疾病。

如前两版中一样，所有撰稿人利用 Frank Netter 的天才之作，精心挑选了他最好的艺术作品来描绘每一个章节中最重要的临床概念。当 Frank Netter 的作品缺少或难以用来描绘现代临床概念时，我们又利用 Carlos Machado 的伟大艺术才能创作出新的艺术作品或对 Frank Netter 的画作进行巧妙的编辑和更新。Carlos Machado 把他作为医学艺术家的杰出技艺与他对所描绘的医学概念的理解相结合，汇聚成一笔无价的财富。

亦如前两版一样，我们选取了来自位于教堂山的北卡罗来纳大学医学院或与大学保持密切关系的作者，以便我们能够挑选到那些具有临床权威性的作者，其中很多专家都因其贡献在美国和国际上享有盛誉。所有作者都活跃在临床实践中，每天都需要应用到他们所撰写章节中包含的知识；所有作者都熟知在其他机构或其他领域实际工作中的同行所采用的管理患者的方法。其中很多作者都参与了前两版专著的撰写工作。对于每一位作者，不论是否参与过以往的撰稿工作，都有明确的编写指导告诉他们需要从他所从事领域的大量复杂信息中提炼要点，并以规范统一的形式简明地呈现出来，最终让本书成为一本真正有临床实用价值的教科书，区别于很多医学教科书中常见的汇编形式。

我们相信在第3版中所做的修改会使《奈特心脏病学》具有实质性的改进，确保其会继续成为对所有临床医生非常有用的学习资源，包括全科医生和亚专科医生从训练阶段到成为有经验的从业者都需要在心脏病学方面保持与时俱进。我们是否成功，显然将由我们的读者决定。我们欢迎读者的评论、建议和批评，这将有助于我们对未来版本的进一步改进。

George A. Stouffer, MD
Ernest and Hazel Craige Distinguished Professor of Medicine
Chief, Division of Cardiology
Physician in Chief, UNC Heart and Vascular Service Line
University of North Carolina at Chapel Hill
Chapel Hill, North Carolina

Marschall S. Runge, MD, PhD
Professor of Internal Medicine
Dean, University of Michigan Medical School
Executive Vice President for Medical Affairs
Chief Executive Officer, Michigan Medicine
Ann Arbor, Michigan

Cam Patterson, MD, MBA
Chancellor
University of Arkansas for Medical Sciences
Little Rock, Arkansas

Joseph S. Rossi, MD
Associate Professor of Medicine
Director, Cardiac Catheterization Laboratory
University of North Carolina at Chapel Hill
Chapel Hill, North Carolina

对流程图进行颜色编码以供快速参考

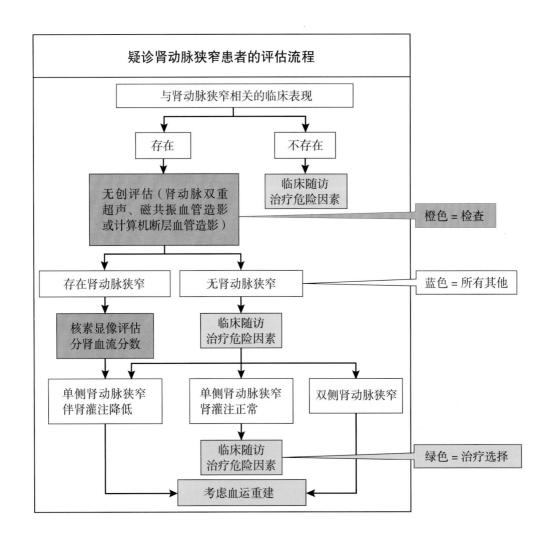

目　录

导 论

第1章

心脏基础解剖与胚胎学

心脏前体细胞群的起源

心脏的发育始于初级胚层（外胚层、中胚层和内胚层），并在原肠胚形成的过程中逐渐转变为各种细胞类型。细胞间信号传递网络与大量组织迁移和内化作用共同构成了脊椎动物胚胎发育的基本过程。中胚层来源的心脏前体细胞是最早被内化的细胞群之一，在胚胎发育的第13~15天，在胚胎头端两侧合并为两个祖细胞库。该祖细胞库通过表达与发育相关的基因调节因子或转录因子核心序列而构成心脏前体。这些心脏转录因子协同和分级地起作用，以诱导结构蛋白的表达，包括心肌细胞收缩装置和离子通道的成分。许多心脏转录因子不仅在心脏发育的初期起作用，而且在心脏形态发育的后期也起作用，例如确定房室同一性、房室排列和传导系统发育。因此，心脏转录因子在空间和时间维度的适当表达决定了健康的和功能性心脏的发育。许多先天性心脏病与心脏转录因子的突变有关或由其引起，因此心脏发育需要有正确的基因调控。

在胚胎发育的早期阶段，根据所表达的心脏转录因子种类的不同，心脏前体细胞被分为两个不同的祖细胞来源。第一心区形成原始的线性心管，并发育形成左心室和大多数心房组织。第二心区在发育的各个阶段整合到原始胚胎心脏中，形成右心室和流出道。心脏神经嵴及间皮细胞进一步促进了心脏的发育。心脏神经嵴是在中央外胚层的神经诱导下，由来源于神经板侧缘、心区之外的外胚层细胞形成。心脏神经嵴迁移到心脏形成区，在该区域将流出道分隔成动脉和肺血管。间皮是产生心外膜的胚胎细胞来源，是一层覆盖在心脏表面的上皮，在冠状动脉系统的发育和纤维环的形成等许多过程中发挥作用。

原始线性心管的形成

在原肠胚形成完成之前，内化的双侧心脏前体细胞池会根据邻近组织的信号继续迁移。在发育的第15~20天，由黏附性上皮细胞构成的第一和第二心区分别向头端和腹侧移动，最终在胚胎中线融合形成临时的新月形生心区（图1.1）。适当的双侧心脏原基中线融合对心脏发育至关重要。这一过程需要多种心脏转录因子，其中任何一种功能缺失都会在进一步的形态构建中导致广泛的缺陷，严重情况下甚至出现缺损。

在3周的发育过程中，这些多潜能的心肌祖细胞进一步形成线性心管，分离成未来的心内膜和心肌壁（图1.2）。线性心管完全由分化的第一心区细胞组成；第二心区由邻近心管的快速分裂前体细胞松散结合而成，以间充质细胞群的形式持续存在。尽管此时还没有专门的传导系统出现，但线性心管的心肌已经表现出自主收缩。与成熟心脏相比，这些收缩缓慢而微弱，仅由未成熟心肌细胞内在去极化活性和传导性驱动。一旦传导系统发育并连接到成熟的工作心肌，它将成为心肌内电脉冲的外在调节器。足够的收缩力反过来会使心脏以所需的力量跳动，使血液在全身循环。

线性心管形成心袢

线性心管的形成、分化和基本功能大多是有丝分裂后形成的。在妊娠第4周，线性心管的生长和延长通过第二心区细胞在静脉窦和动脉干（分别为后极和前极）的促进和分裂而发生。同时，胚胎的遗传程序打破了最后的对称轴，即左右轴。胚胎左侧不对称的细胞间信号传导控制着延长的心管中第

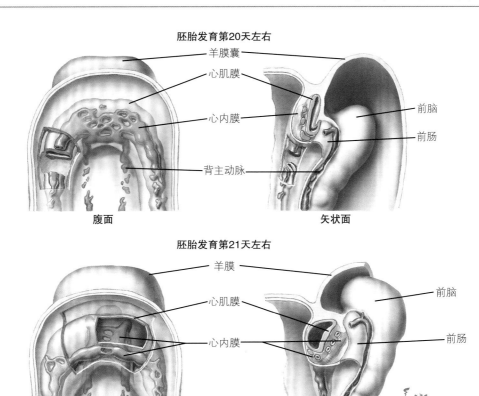

图 1.1　心管的形成

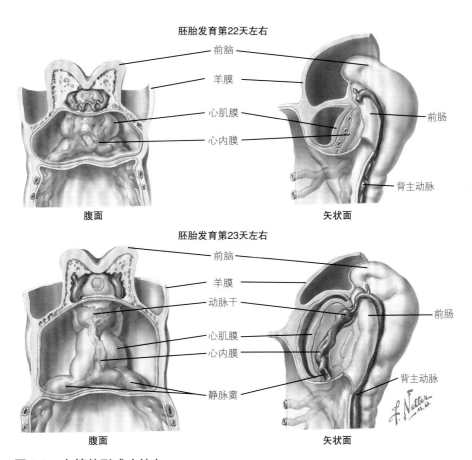

图 1.2　心管的形成（续）

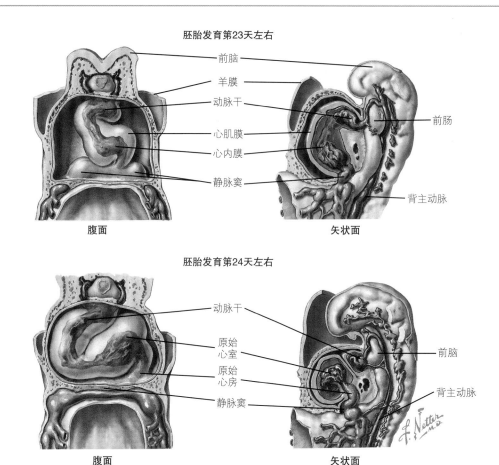

胚胎发育第23天左右

前脑

羊膜

动脉干

心肌膜

心内膜

静脉窦

前肠

背主动脉

腹面　　　　　　　　　　　　　矢状面

胚胎发育第24天左右

动脉干

原始
心室

原始
心房

静脉窦

前脑

背主动脉

腹面　　　　　　　　　　　　　矢状面

图 1.3　心祥的形成

二心区细胞的迁移和分裂，导致心脏形态上的两种主要不对称。首先，整个线性心管向右移位，并围绕其前后轴旋转 90°，线性心管的原始腹侧面现在是 C 形管的左侧（图 1.3）；其次，第二心区的不对称有丝分裂扩张导致心管原始心房和心室区域局部"膨胀"，将 C 形管转变为 S 形心祥（图 1.3）。

　　胚胎进一步的大体形态运动使心管两极在原始腔室前紧密贴合。这种重新定位为流入道和流出道与发育中的血管系统的适当连接奠定了基础，有助于在心脏、肺部和身体之间适当分离含氧和脱氧的血流。在妊娠第 30 天，心房会重新定位在心室前，标志着胚胎心脏与未来成人心脏结构的首次相似。

　　S 形心祥的形成与心室和流出道的分隔以及瓣膜的发育在时间上是重叠的，此时心内膜垫在房室交界处和流出道中形成。

心腔形成

　　在心祥形成期间，大约 3 周的胚胎发育过程中，

心脏的动脉和静脉极减少或停止细胞分裂。与此同时，介入组织中两个不同位置的心肌细胞重新启动细胞增殖。心肌细胞的局部扩张向前延伸至心房，向后延伸至左心室，将这两个区域分开的区域形成房室管。对鸡和小鼠的研究表明，心房的生长不仅通过增殖，而且也可以通过将细胞聚集到心脏的静脉极进行。左心室和左心房很大程度上来源于称为第一心区的共同祖细胞池（图 1.4）。相比之下，第二心区会产生背侧间充质突出和原发性房间隔，这是对房室分隔、流出道和右心室至关重要的结构。在小鼠模型和人类，影响第二心区扩张的因素均与先天性心脏病有关，包括心房和房室缺损以及流出道异常，证实了第二心区的作用存在种属间保守性。

　　第二心区的细胞对心脏的贡献在人胚胎发育的第 5 周完成。在这个阶段，可以通过观察解剖特征和 / 或通过左心室或右心室腔特异性基因的表达来确定心室特征。当心血管系统发展到支持出生后的全身和肺循环时，心脏会经历一系列复杂的重塑过程。这个过程的关键步骤是在心脏的各个组成部分之间

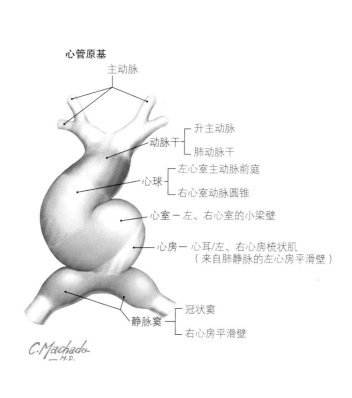

心管原基

主动脉

升主动脉
动脉干
肺动脉干

心球
左心室主动脉前庭
右心室动脉圆锥

心室－左、右心室的小梁壁

心房－心耳/左、右心房梳状肌
（来自肺静脉的左心房平滑壁）

冠状窦
静脉窦
右心房平滑壁

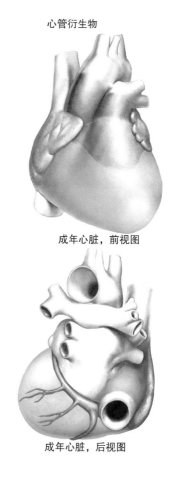

心管衍生物

成年心脏，前视图

成年心脏，后视图

图 1.4　心管衍生概要

形成隔膜，以分离心脏内各部分的血流，以及形成促进各部分之间单向流动的瓣膜。这两个事件通常被称为瓣膜间隔形态发生。

分隔

当第二心区源性背侧间充质突出和心肌原发房间隔（或称原隔）由腹侧延伸进入尚未分开的心房时，房间隔开始形成。小鼠的这一过程发生在胚胎日（embryonic day，ED）9.5~10.5 天；人类大约发生在妊娠第 30 天。房间隔前缘与房室管融合的房室垫之间的间隙是原发性房间孔。原发性房间隔向间充质房室垫生长，从而使原发性房间孔闭合，原发性房间隔上部出现穿孔。这些穿孔最终将合并形成第二房间孔。随着原发性房间隔的形成，继发性房间隔（或第二房间隔）出现在原发性房间隔和右心房底部的左静脉瓣之间。最终，原发性房间隔的上部将与第二房间隔融合，从而封闭第二房间孔并完成房间隔形成过程。两个房间隔融合失败将导致先天性卵圆孔未闭。

与房间隔相比，室间隔的形成是一个相对简单的过程。随着心管扩张、心袢形成和重塑，出现了独特的左心室和右心室部分，在此过程中，左心室和右心室之间会出现心肌嵴，即室间隔。随后心室向外扩张，这一过程有时被称为"膨出"，再加上室间隔的向上生长，最终室间隔嵴与房室垫融合，形成室间隔。小鼠细胞谱系追踪实验表明，与右心室一样，室间隔主要来源于第二心区。

第三个分离心脏血流的间隔结构位于流出道。心脏循环建立后，可以发现一个单独的流出道与尚未分离的右心室部分相连。流出道的分隔是形成主动脉的必要条件，主动脉最终连接左心室，肺动脉干来自右心室。两组心内膜嵴位于流出道内，融合后，它们将共同的流出道分离成主动脉和肺动脉干。融合失败会导致先天性缺陷，包括右心室双出口。心脏神经嵴在主动脉和肺动脉干分离过程中发挥了重要作用。心脏神经嵴的异常发育会影响半月瓣下游主动脉 - 肺动脉间隔的形成（图 1.5），这可能导致

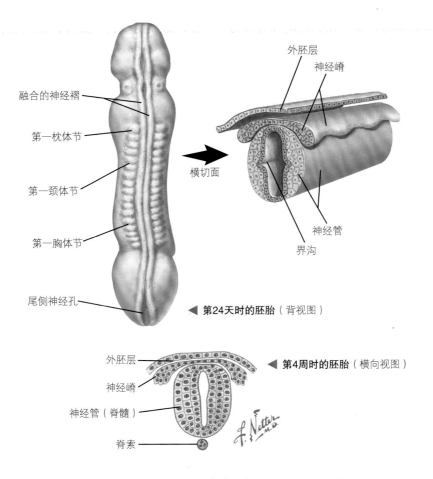

融合的神经褶

第一枕体节

第一颈体节

第一胸体节

尾侧神经孔

横切面

外胚层
神经嵴

神经管

界沟

◀ **第24天时的胚胎**（背视图）

外胚层
神经嵴

神经管（脊髓）

脊索

◀ **第4周时的胚胎**（横向视图）

图 1.5　第 24 天和第 4 周时的胚胎神经组织

先天性缺损，即常见的动脉干缺损（或永存动脉干）或主肺动脉窗缺损。

心脏瓣膜的形成

完全成形的心脏包含两组单向瓣膜。在房室交界处，房室瓣促使血液通过左侧和右侧的房室口单向流动；而在心室 - 动脉交界处，半月瓣在左心室与主动脉的交界处以及右心室和肺动脉干的交界处也具有相同的功能。

房室瓣的形成始于心袢的房室交界处（见前文），心内膜和心肌之间细胞外基质的局部积聚形成两个房室垫。内皮细胞向间充质细胞转化的过程导致了大量间充质细胞定植于房室垫上。随着心脏的生长，这些主要的房室垫变大并最终融合，将共同的房室交界处分离为左、右房室孔。在此过程中，这些孔的侧壁上形成了两个附加的房室垫，称为左、右侧房室垫。这些侧垫也被心内膜衍生的间充质填充。最近在小鼠中进行的细胞追踪研究表明，心外膜来源的细胞迁移到这些侧房室垫，但不填充主要房室垫。垫层组织的进一步重塑最终使左房室孔形成二尖瓣小叶，在右房室孔则形成三尖瓣小叶。

半月瓣的形成与房室瓣的形成过程相似。它包括两个间质组织的融合，即室壁和室间隔内膜嵴，从而导致左、右心室流出道的分隔。与房室交界处形成侧垫的过程相似，隔膜对侧的夹层处产生一组较小的心内膜嵴。两组间充质嵴的重塑最终形成半月瓣。

心脏神经嵴

神经嵴是神经管闭合时从背侧外胚层形成的临时细胞群（图 1.5）。在胚胎发育的第 4 周左右，神经嵴通过与周围组织的一系列相互诱导作用而产生。这些细胞一旦形成，就会经历从上皮细胞到间充质细胞的转化，并向腹侧和背侧迁移，形成多种组织类型，包括肾上腺素生成细胞、副交感神经元、软骨、骨骼、结缔组织和色素细胞。神经嵴在形成时具有多潜能分化特征，它们的最终命运反映了它们沿胚胎前后轴分布的相对位置。在胚胎的颅骨部分，经典的命运图谱研究表明，神经嵴细胞亚群进入心脏的动脉极或静脉极，产生心脏的所有副交感神经系统、大血管的平滑肌层和部分流出道。这些细胞称为心脏神经嵴。对雏鸡的消融实验和哺乳动物的遗传学研究表明，心脏神经嵴细胞不仅有助于心脏这些区域的形成，而且对于这些结构的正常也是必不可少的。

心外膜和心外膜来源细胞

　　成熟的心脏包括三层结构：心内膜、心肌和心外膜。心内膜和心肌是在原始线性心管形成过程中的早期发育产生的（见前文）。心外膜是覆盖在心脏表面的上皮细胞层，像心脏神经嵴一样，是心脏发育过程的晚期成员。心外膜的来源是心外膜前膜，后者是与静脉窦相关的间皮的局部增生。小鼠的心外膜前膜可以在 ED 9.5 天左右看到。在人类，这种情况发生在第 30 天左右。心外膜前膜在形成后不久就附着在房室交界处的心肌表面。细胞从此处以心外膜片的形式迁移，并最终几乎覆盖整个心脏。动物模型中进行的细胞追踪研究表明，覆盖流出道远端的心外膜样细胞不是来源于心外膜前膜，而是来源于与主动脉囊相关的心包间充质。

　　心外膜形成后，心外膜细胞亚群的上皮向间充质转化形成心外膜衍生细胞，并迁移到心外膜和心肌之间。这个过程在心房和心室之间的连接处最明显，形成房室沟。此外，在动物模型中进行的细胞追踪研究表明，心外膜来源的细胞也迁移到心室壁，进而分化为间质成纤维细胞和冠状动脉平滑肌细胞。这些动物研究还表明，心外膜来源的细胞对房室瓣叶的形成有重要贡献。

补充资料

Bruneau BG. Signaling and transcriptional networks in heart development and regeneration. *Cold Spring Harb Perspect Biol.* 2013;5:a008292.
心脏形态发生的遗传学和分子学基础的全面综述。

De la Cruz M, Markwald RR, eds. *Living Morphogenesis of the Heart.* Birkhauser.
对心脏发育原始研究的一个极好的详细总结。

Kirby ML. *Cardiac Development.* Oxford University Press; 2007.
关于脊椎动物心脏发育的综合性著作。

Männer J. Cardiac looping in the chick embryo: a morphological review with special reference to terminological and biomechanical aspects of the looping process. *Anat Record.* 2000;259:248–262.
对记录线性心管形成心祥的原始文献进行了深入的回顾，并用鸡胚胎形态过程的电子显微照片进行了说明。

Rana MS, Christoffels VM, Moorman AFM. A molecular and genetic outline of cardiac morphogenesis. *Acta Physiol.* 2013;207:588–615.
该系统性综述详细介绍了各种心脏祖细胞对成熟脊椎动物心脏发育的贡献。

（Frank L. Conlon，Christopher E. Slagle，Andy Wessels 著　陈卫佳 译　于海奕　高炜 审校）

第 2 章

病史和体格检查

对于疑似心脏病的患者，临床医生最终的评估目标是明确诊断和治疗。虽然有很多诊断方法，但详细的病史采集和体格检查仍然是最重要的。用泛泛而无重点的实验室检查和非侵入性检查筛查患者的冠状动脉风险，往往会导致诊断错误或过度检查。因此，医生需要通过熟练的病史采集和体格检查为患者选择合适的检查和治疗。此外，临床医师需要基于病史采集和体格检查所推测的疾病概率来解释检查结果。尽管本书全文都有关于心脏病病史和体格检查方面的内容，但本章更侧重于病史和心血管体格检查的特征，以判断患者是否存在心脏病。

风险率的概念

病史和体格检查可以帮助临床医生判断患者罹患心脏病的可能性，即患者主诉的症状是心脏病引起的可能性。合理的目标是将心脏病患病风险确定为"低危""中危"或"高危"。这一理念在临床医学中的实例就是胸痛患者的评估，其中运动试验诊断冠心病（coronary heart disease，CHD）的准确性取决于患者发生冠心病的风险。基于临床确定的冠心病低危患者运动试验假阳性比例高。无冠心病的人群运动试验阳性率可高达 15%，因此在低风险人群中应用此项检查可能导致假阳性结果增加、真阳性结果降低以及不必要的心脏导管检查。相反，临床判断的冠心病高危患者运动试验检查也可能是假阴性，医生可能因此将严重冠心病患者误判为不需要进一步评估或治疗，这同样是不希望看到的结果。

目前，应用各种数学模型对风险率进行量化的方法越来越受到重视。这是一种有用的教学方法，并可用于某些临床疾病。在繁忙的临床工作中，将疑诊心脏病的患者进行危险分层是非常合适的方法，

而且具有可重复性和可行性。总之，病史采集和体格检查是进行任何检查之前的关键步骤，可以最大程度地减少不必要的诊断程序。

病史

临床医生可以从详细的病史中获得大量信息。其中，最重要的是评估主诉；仔细询问非常细微的相关症状可进一步确定主诉；同时有助于明确对疾病可能性进行分类的其他因素。心脏病患者的主要症状包括胸部不适、呼吸困难、心悸、晕厥或晕厥先兆。

胸部不适

确定胸部不适是否源于心脏对临床医生是有一定挑战性的。胸部不适的最常见原因是心肌缺血，可引起心绞痛。心绞痛的病因很多，而胸部不适的原因也是多方面的（专栏 2.1）。反复发生且频率和严重程度相对固定的心绞痛通常称为稳定性心绞痛。本章中，稳定性心绞痛是指存在冠心病的情况下，冠状动脉血流量不能随心肌耗氧量的增加而增加。但正如第 12~14 章所讨论的，心肌缺血的原因很多，包括固定的冠状动脉狭窄和内皮功能障碍导致的血管舒张功能降低。

胸部不适的性质可以帮助临床医师确定其原因是否为心绞痛。第一，胸部不适的性质特点和位置至关重要（图 2.1）。心肌缺血引起的胸部不适被描述为疼痛、紧缩、沉重感，或仅是不适感，难以形容。这种不适感可能局限于胸部正中或上腹部，也可能表现为以下相关区域的疼痛，包括左臂、双臂、下颌或背部。出现以上任何一个部位放射性胸部不适的情形，都增加心绞痛的可能性。第二，胸部不适感的持续时间也很重要，心脏原因引起的胸

专栏 2.1　胸部不适的鉴别诊断

心血管原因

缺血性

- 甲状腺功能亢进症
- 心动过速（例如心房颤动）
- 冠状动脉痉挛
- 冠状动脉粥样硬化（心绞痛）
- 急性冠状动脉综合征
- 主动脉瓣狭窄
- 肥厚型心肌病
- 主动脉瓣关闭不全
- 二尖瓣关闭不全
- 严重系统性高血压
- 严重的右心室 / 肺高血压
- 严重贫血 / 缺氧

非缺血性

- 主动脉夹层
- 心包炎
- 二尖瓣脱垂综合征：自主神经功能障碍

胃肠原因

- 胃食管反流病
- 食管痉挛
- 食管破裂
- 食管裂孔疝
- 胆囊炎

肺部原因

- 肺栓塞
- 气胸
- 肺炎
- 慢性阻塞性肺疾病
- 胸膜炎

神经肌肉骨骼原因

- 胸廓出口综合征
- 颈椎或胸椎退行性关节病
- 肋软骨炎
- 带状疱疹

精神心理性

- 焦虑
- 抑郁
- 心脏神经症
- 妄想症

部不适通常持续数分钟。无论心绞痛症状如何典型，但如果疼痛持续时间过短（如"数秒钟"或"一下"），该疼痛源于心脏的可能性很小。同样，如缺乏客观证据证实存在心肌梗死（myocardial infarction, MI），即使疼痛持续数小时也不太可能是冠状动脉起源。第三，伴随症状也应注意。胸部不适可能伴有其他症状，包括呼吸困难、出汗或恶心，出现以上三个症状中的任何一个，均提示疼痛由心脏引起的可能性很大。但伴随症状出现与否并不是界定胸部不适是否为心绞痛所必需的。第四，评估胸部不适诱发或缓解的因素。心绞痛通常发生在体力活动、情绪紧张时或其他心肌需氧量增加的情况下。如果胸部不适由运动诱发，且停止运动后缓解，则支持心绞痛诊断。舌下含服硝酸甘油通常在几分钟内可缓解心绞痛。如果服药后疼痛立即缓解或很长时间才缓解，则胸部不适为心绞痛的可能性降低。

尽管劳累当时出现症状对于评估冠心病风险很重要，但某些人，尤其是久坐的人，可能会出现与劳累无关的心绞痛症状。这些症状包括餐后和夜间心绞痛，或休息时发生的心绞痛。如本文所述，静息心绞痛或新发心绞痛的病理生理不同于劳力性心绞痛。心绞痛通常发生在劳力、精神压力或因贫血、甲状腺功能亢进及其他导致心肌耗氧量增加的情况下（专栏 2.2）。静息或较低体力活动时发生的心绞痛可能涉及血小板聚集等不同的病理生理学机制，临床上称为"不稳定性心绞痛"或"急性冠状动脉综合征"（请参阅第 20 章和第 21 章）。

心脏病患者也有可能不表现为胸痛，而是出现心绞痛的类似症状，包括劳累时呼吸困难、腹部不适、疲劳或运动耐量下降。临床医生必须对这些症状保持警惕并做具体询问。通常，患者的家人或配偶会

专栏 2.2　导致心肌耗氧量增加的情况

- 甲状腺功能亢进症
- 各种病因导致的心动过速
- 高血压
- 肺栓塞
- 妊娠
- 精神性
- 中枢神经系统兴奋剂
- 运动
- 心理压力
- 发热

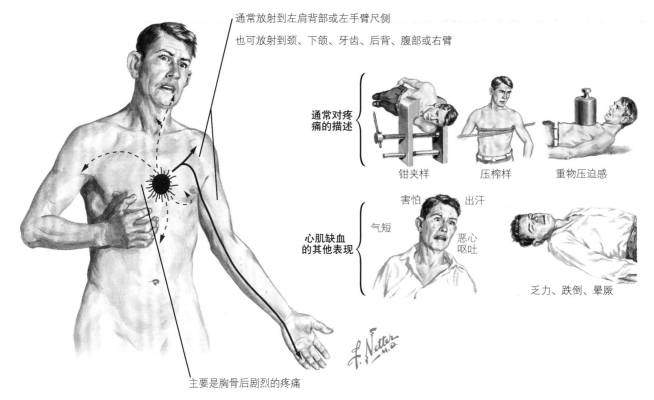

通常放射到左肩背部或左手臂尺侧

也可放射到颈、下颌、牙齿、后背、腹部或右臂

通常对疼痛的描述

钳夹样　　　压榨样　　　重物压迫感

心肌缺血的其他表现

害怕　　出汗

气短

恶心呕吐

乏力、跌倒、晕厥

主要是胸骨后剧烈的疼痛

图 2.1　心肌缺血性疼痛

注意到患者耐力的细微变化，或者患者不能再做体力消耗很大的劳动。有时，患者可能因为合并症而无法活动。例如，有严重间歇性跛行的重度外周血管疾病患者可能没有心肌缺血的症状。糖尿病患者（包括 1 型和 2 型糖尿病）即使症状轻微或没有症状也应注意，Framingham 风险评分将糖尿病定义为冠心病等危症。

　　当患者出现胸部不适或上述任何一种症状，考虑原因为冠心病时，则应注意评估心脏危险因素。Framingham 研究首先将心脏危险因素的概念进行了整理，随着时代发展，使用这些因素进行风险量化已经成为临床医学中越来越有用的工具。Framingham 研究确定的心脏危险因素包括：吸烟史、糖尿病、高血压或高胆固醇血症；冠心病家族史（包括心肌梗死、心源性猝死和一级亲属曾行冠状动脉血运重建）；年龄和性别（男性）。尽管曾经尝试对这些危险因素进行排序，但是所有这些因素都很重要，而糖尿病史可能是最重要的单一因素。随后，有人制定了更长的心脏病风险预测指标清单（专栏 2.3）。此后陆续创建了多种风险计算器，例如由美国心脏病学会（American College of Cardiology，ACC）、美国心脏协会（American Heart Association，AHA）胆固醇指

专栏 2.3　心血管危险因素
● 糖尿病
● 吸烟
● 高血压
● 高胆固醇血症
● 高脂血症
● 久坐的生活方式
● 高脂饮食
● 应激
● 代谢综合征
● 冠心病家族史（包括心肌梗死病史、心源性猝死和一级亲属接受冠状动脉血运重建）
● 年龄
● 男性
● 肥胖

南以及关于动脉粥样硬化的多民族研究（Multi-Ethnic Study of Atherosclerosis，MESA）中使用的动脉粥样硬化性心血管疾病算法，在经典危险因素基础上增加冠状动脉钙化积分来预测 10 年冠心病罹患风险。

　　需要特别注意血管疾病的症状。周围血管疾病患者可能因运动受限而难以诱发心绞痛，可能掩盖

冠心病症状。卒中、短暂性脑缺血发作或任何血管动脉粥样硬化栓塞的病史往往提示患者存在严重的血管疾病。男性性功能障碍并非周围血管疾病的少见表现。还应问诊是否存在雷诺症状，因为此类症状表明血管张力和功能异常，增加了合并冠心病的风险。

确定患者具体是稳定性还是不稳定性心绞痛与诊断心绞痛同样重要。稳定性心绞痛的评估和治疗很重要，但无需紧急干预。不稳定性心绞痛或急性冠状动脉综合征明显增加近期严重心肌梗死或死亡风险。稳定性和不稳定性心绞痛患者症状差异不大，两者的危险因素也相同。不稳定性心绞痛患者的症状不一定更严重，就像缺乏胸部不适的症状并不能排除典型冠心病一样。症状是不是新发、是近期出现还是进行性加重（例如发生频率更高或更低劳力诱发），这些症状是稳定和不稳定性冠心病之间重要的区别。尽管对于很多人而言，首次出现的心绞痛仅代表心绞痛的第一次发作，但是根据定义属于不稳定性心绞痛。不稳定性心绞痛患者近期发生心肌梗死的风险会显著增加。因此，患者在低体力劳动时诱发心绞痛，或者既往劳力性心绞痛患者在休息时发生症状，这些均属于紧急情况，需要立即进行治疗。第 19~21 章讨论稳定性心绞痛和急性冠状动脉综合征的治疗。

加拿大心血管协会的心绞痛分级是患者日常评估非常有用的指南。根据症状类别对患者进行快速而准确的分类，可用于随访。第 IV 级为典型的急性冠状动脉综合征。

最后，将不是冠心病引起的胸部不适与冠心病区分开非常重要。胃食管反流病（gastroesophageal reflux disease，GERD）患者的症状与心绞痛很难鉴别。许多研究中，接受心绞痛诊断检查，但未发现冠心病的胸痛患者中最常见的原因是 GERD。两者疼痛的特征相似。运动会增加腹腔内压力，因此运动后 GERD 可能会加剧，尤其是餐后。舌下含服硝酸甘油可以缓解 GERD 的症状。GERD 还可以导致早醒（不稳定性心绞痛也可以），但多发生在入睡后 2~4 小时而不是像不稳定性心绞痛患者发生在起床前的 1~2 小时。其他引起心绞痛样疼痛的原因（见专栏 2.1）可能是良性或其他高危综合征，例如主动脉夹层或肺栓塞。许多"冠状动脉类似表现"可以通过患者病史排除，有些情况（例如主动脉瓣狭窄）可以通过体检确认或排除。冠心病病史采集的目的是提醒临床医生注意有些诊断可以通过体格检查确认或排除，有的则需要进一步检查。

呼吸困难、水肿和腹水

呼吸困难既可与心绞痛同时出现，也可视为等同于心绞痛的症状。呼吸困难还可以提示充血性心力衰竭（congestive heart failure，CHF）或由于非心脏原因所致。明确呼吸困难病因的关键是要清楚患者的病史，并通过有针对性的体格检查确认。

劳力过程中出现呼吸困难，在休息时或使用硝酸甘油时可迅速缓解，很有可能是心肌缺血所致。确定引起呼吸困难所需的活动量、症状的可再现性以及恢复所需的时间很重要。呼吸困难作为等同于心绞痛的症状或是其伴随症状，与心绞痛一样，是在既定的工作量或应激水平下发生的。如果呼吸困难曾在低强度劳力时发生，而之后在高强度劳力时却没有发生，则不太可能是心绞痛。

充血性心力衰竭患者的呼吸困难通常反映左心室充盈压升高（图 2.2）。尽管左心室收缩功能障碍

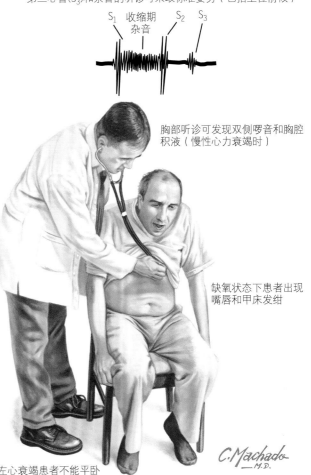

左心衰竭

第三心音(S₃)和杂音的听诊可采取标准姿势（包括坐位前倾）

S₁ 收缩期杂音 S₂ S₃

胸部听诊可发现双侧啰音和胸腔积液（慢性心力衰竭时）

缺氧状态下患者出现嘴唇和甲床发绀

左心衰竭患者不能平卧

图 2.2 体格检查。S₁ 为第一心音；S₂ 为第二心音；S₃ 为第三心音

是呼吸困难的最常见原因，但在左心室收缩功能保留伴严重舒张功能障碍的患者中也可发生呼吸困难。这两者的表现有所不同，体格检查可以区分。尽管两者都是由于肺动脉容量和左心房充盈压的波动引起的，左心室收缩功能不全时呼吸困难加重的症状比心肌缺血引起的劳力性呼吸困难更加多变。通常，左心室收缩功能障碍的患者在运动停止的当时或舌下含服硝酸甘油后不能立即恢复，呼吸困难可能会持续较长时间。端坐呼吸、平卧位呼吸困难或夜间阵发性呼吸困难为诊断左心室收缩功能障碍提供了进一步支持。与由左心室收缩功能障碍引起的呼吸困难相比，左心室舒张功能障碍的患者往往会突发严重的呼吸困难，而且对利尿剂的治疗反应更迅速。纽约心脏协会（New York Heart Association，NYHA）的心功能分级（表 2.1）对患者随访非常有用，并为纵向评估提供了一种简单快捷的方法。NYHA 心功能分级也与预后密切相关。NYHA 心功能 I 级的患者死亡或住院的风险较低，而 NYHA 心功能 IV 级患者的年死亡率超过 30%。

与胸部不适一样，呼吸困难的鉴别诊断范围很广，涵盖许多心脏和非心脏原因（专栏 2.4）。先天性心脏病，无论有无肺动脉高压，均可导致劳力性呼吸困难。合并明显的心内或心外分流和不可逆性肺动脉高压（艾森曼格综合征）的患者，在低体力活动和休息时会出现呼吸困难。由于主动脉瓣或二尖瓣狭窄或关闭不全引起的获得性瓣膜性心脏病也可导致呼吸困难。以上这些原因通过体格检查很容易与冠心病或充血性心力衰竭区分。原发肺源性的呼吸困难也应考虑，其中最常见的原因是慢性阻塞性肺疾病和气道反应性疾病（哮喘）。通过仔细询问与这些疾病相关的危险因素（如吸烟、工业暴露、过敏原）以及准确的体格检查，可以将主要因肺部原因引起的呼吸困难与冠心病或充血性心力衰竭引起的呼吸困难区分开。

查体发现外周水肿和腹水支持肺动脉高压和 / 或右心室（right ventricular，RV）衰竭。这些可能是疾病临床表现的一部分，应在病史中记录。尽管患者经常会说出周围水肿，但仔细询问也可能会发现与腹水相一致的腹围增加。还要关注下肢水肿是否对称（单侧水肿提示其他诊断），以及水肿是否随着

表 2.1　ACC / AHA 和 NYHA 心力衰竭分级的比较			
ACC / AHA 心力衰竭分期		**NYHA 心功能分级**	
分期	描述	分级	描述
A	有发生心力衰竭的高风险，但没有结构性心脏病或心力衰竭症状	无	
B	有结构性心脏病，但无心力衰竭体征或症状	I（轻度）	无体力活动受限。日常体力活动不会引起过度疲劳、心悸或呼吸困难
C	曾出现或目前正出现心力衰竭症状的结构性心脏病	I（轻度）	无体力活动受限。日常体力活动不会引起过度疲劳、心悸或呼吸困难
		II（轻度）	体力活动轻度受限。休息时舒适，但日常体力活动会导致疲劳、心悸或呼吸困难
		III（中度）	体力活动明显受限。休息时舒适，但少于日常的活动会导致疲劳、心悸或呼吸困难
D	难治性心力衰竭需要特殊干预	IV（重度）	不能承受任何体力活动，休息时即有心功能不全的症状。进行任何体力活动都会增加不适感

ACC/AHA，美国心脏病学会 / 美国心脏协会；NYHA，纽约心脏协会

NYHA data from the Criteria Committee of the New York Heart Association. *Diseases of the Heart and Blood Vessels: Nomenclature and Criteria for Diagnosis.* Boston: Brown; 1964.

ACC/AHA data from Yancy CW, Jessup M, Bozkurt B, et al. 2013 ACCF/AHA guideline for the management of heart failure: a report of the American College of Cardiology Foundation/American Heart Association Task Force on Practice Guidelines. *J Am Coll Cardiol.* 2013;62:e147–e239.

专栏 2.4 呼吸困难的鉴别诊断

肺部原因
- 反应性气道疾病（哮喘）
- 慢性阻塞性肺疾病
- 肺气肿
- 肺水肿
- 肺高血压
- 肺移植排斥
- 感染
- 间质性肺疾病
- 胸膜疾病
- 肺栓塞
- 呼吸肌衰竭
- 运动不耐受

心脏原因
- 缺血性心脏病 / 心绞痛
- 右心衰竭
- 主动脉瓣狭窄或关闭不全
- 心律失常
- 扩张型心肌病
- 肥厚型心肌病
- 充血性心力衰竭
- 二尖瓣狭窄或关闭不全
- 纵隔异常
- 心包结核
- 大动脉转位

其他原因
- 输血反应
- 麻疹

下肢抬高而改善或缓解。如果"隔夜无缓解"，则不支持病因是右心室衰竭。此外，对于周围水肿和腹水，确定是否存在贫血、低蛋白血症或其他原因也很重要。水肿的鉴别诊断范围广泛，不在本章讨论范围。

心悸和晕厥

感觉到心脏跳动是正常的，尤其是在劳力或情绪紧张期间或稍后。心悸是指对心脏跳动的知觉增强。患者会用许多不同的描述，包括感觉心脏在胸中"跳动"或"重击"，感觉心脏"乱跳"，感觉心脏跳动节拍或者跳动加速，或无数种其他感觉。心悸在劳力期间或之后立即发生，但其他时间不出现时可能提示心肌缺血相关的心室异位心律。评估在其他时间出现的心悸的意义更加困难。室上性和室性异位心律可能随时发生，可能是良性或病理性的。如第 41 章和第 42 章所述，有心肌梗死或心肌病病史的患者心室异位节律具有风险。缺乏上述信息的情况下，临床医生最应该关注心悸是否伴随头晕或晕厥先兆。

晕厥通常由心血管疾病和心律失常所致，提示心源性猝死高风险。如果晕厥发作是主诉，应对患者进一步评估。大约 85％ 的患者晕厥为心血管原因。应对晕厥患者进行冠心病、心肌病和先天性或瓣膜性心脏病的评估。另外，晕厥的相对常见和重要的病因还有心脏神经源性原因。专栏 2.5 列出了晕厥的鉴别诊断。首先要确定晕厥是否真正发生。发作时的目击者和处理期间的体征记录有助于晕厥的诊断。另外，真正的晕厥常导致外伤，这些损伤与突然失去意识有关。但如果患者诉反复"晕厥"（有目击者或没有目击者）却从未受伤，可能并非真正发生了晕厥。这并不是为了减轻人们对存在严重疾病的担忧，而是为了强调这些症状不属于晕厥，不需要立即进行评估。

专栏 2.5 晕厥的鉴别诊断

心源性
- 机械性
  流出道梗阻
  肺高血压
  先天性心脏病
  心肌疾病：低心排状态
- 心电异常
  缓慢性心律失常
  快速性心律失常
- 神经心源性
  血管迷走性（血管抑制）
  体位性低血压

其他原因
- 周围神经病变
  药物治疗
  原发性自主神经功能不全
  血容量减少
  反射
  咳嗽
  排尿
  急性疼痛状态
  颈动脉窦超敏感

体格检查

体格检查之前获得患者病史很重要。首先，病史中的信息能够提醒临床医生在体格检查时需要特别注意的方面。例如，符合冠心病的病史需要仔细检查血管疾病的征象；提示充血性心力衰竭的病史应特别注意有无第三心音（S₃）。其次，病史可以使临床医生与患者建立融洽的关系，并让患者感受到临床医生关心他们的健康。随后临床医生要对患者进行全面的体格检查，这对于完整的评估非常必要。尽管当今强调仪器及技术，但体格检查对患者的治疗价值不应被低估。即使经常就医的患者也希望接受检查，听诊心脏，并被告知有无令人担忧的结果或检查结果是否正常。

一般检查和生命体征

初步的"从头到脚"的检查和评估生命体征可以获取很多有用的信息。例如，躯干肥胖可能预示着存在 2 型糖尿病或代谢综合征。嘴唇和甲床发绀可能提示潜在的发绀型心脏病。无毛、下肢皮肤干燥或远端溃疡可能提示周围血管疾病。还有其他特征性的体征（图 2.3）。房间隔缺损患者可发现手指异常；唐氏综合征的典型症状提示室间隔缺损或更复杂的先天性心脏病发生率增加；皮肤过度伸展和关节松弛提示 Ehlers-Danlos 综合征；伴有蜘蛛指、关节松弛、漏斗胸、臂长与身高比增加的高个子可能患有马方综合征。这些代表了心脏病患者中一些较常见的形态表型。生命体征的检查也有助于诊断，尽管正常的生命体征不能排除冠心病，但明显的高血压可能预示着心脏危险增加，而静息时的心动过速、呼吸急促和 / 或低血压则提示充血性心力衰竭。

心血管检查的重要组成部分

临床医生应关注可作为心脏和血管疾病窗口的部位。触诊及仔细检查皮肤是否因血管疾病或糖尿病而引起继发性病变。嘴唇、甲床和指尖是否有发绀（包括杵状指），并在有指征时检查是否有栓塞体征。使用眼底镜检查视网膜可以发现长期存在的高血压、糖尿病或动脉粥样硬化栓塞的证据，提示潜在的血管疾病。仔细检查胸部，包括听诊可以帮助

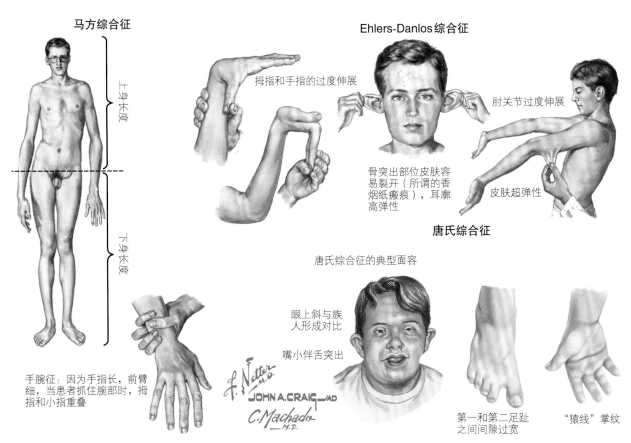

图 2.3 体格检查：一般检查

鉴别呼吸困难的原因。随体位变化的啰音提示左心衰竭。长期的左心功能不全或非心脏原因可引起胸腔积液，主要表现为右心衰竭，代表腹水渗入胸膜腔。伴或不伴有哮鸣音的胸部过度扩张提示原发肺部原因的呼吸困难，例如慢性阻塞性肺疾病或气道反应性疾病。出现哮鸣音而不是啰音并不能排除左心衰竭。左心衰竭时听到哮鸣音并不少见。左心衰竭引起的哮鸣音最常见于呼气相。吸气性和呼气性哮鸣音，尤其是吸呼比延长的哮鸣音，更可能是由肺部本身的疾病引起的。

　　血管检查是完整评估的重要组成部分。脉搏的特点，尤其是颈动脉和股动脉的脉搏，可以识别潜在的疾病（图 2.4）。远端脉搏减弱或缺失提示周围血管疾病。检查者还应听诊双侧颈动脉、股动脉和腹部杂音。因为腹部触诊可刺激肠鸣音增加，腹部触诊前应在中腹部仔细听诊主动脉或肾动脉杂音。鉴别颈动脉和腹部区域的杂音是该部位病变还是传导而来有时很困难。如果对此存疑，可以将听诊器

慢慢地从心脏区移开，如果杂音的强度在离心脏越来越远的地方持续减小，则该杂音更有可能源自心脏，而不是外周血管的狭窄。关于外周血管检查的信息很多，但遵循概述的简单步骤，检查者可以收集大多数可获得的临床信息。

　　颈静脉搏动的检查常常被遗忘。应该在患者上身抬高 30°~45° 的半卧位情况下评估与右心房压力和右心室舒张压相关的颈静脉压。正常情况下这个体位看不到颈静脉搏动，这时颈静脉压 <6~10 cmH$_2$O。通过将指尖平行于锁骨放于胸锁乳突肌来阻塞静脉回流，可以确认患者处于该体位时没有颈静脉搏动。正常时颈内静脉和颈外静脉应部分充盈。正常的颈静脉压波形检查并不重要，但是可以通过放低检查台的头端直到明显看到颈静脉搏动为止进行检查。当在 30° 体位可见颈静脉搏动时，检查者应注意波形。通过同时检查对侧的心尖搏动或颈动脉搏动，可以观察和计时 a 和 v 波。增大的 a 波与因三尖瓣狭窄或右心室舒张压升高导致心房充盈压增加相一致。大的 v 波

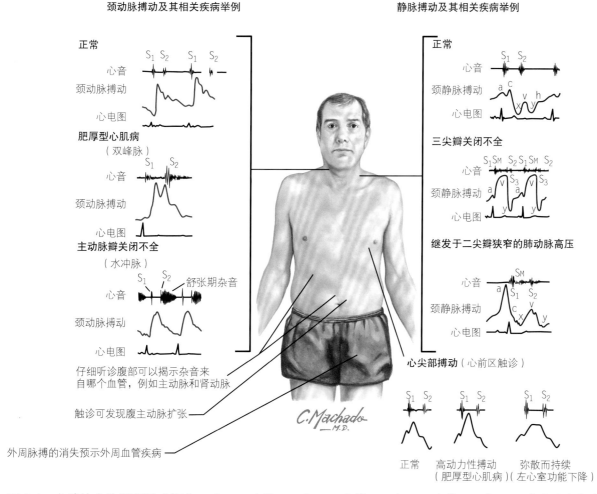

图 2.4　心脏检查的重要组成部分。注：S$_1$ 为第一心音；S$_2$ 为第二心音；S$_3$ 为第三心音；S$_M$ 为收缩期杂音

通常提示三尖瓣关闭不全，很容易通过听诊证实。

最后，在心脏听诊前触诊心前区很重要，这是识别右位心最简单的方法。另外，心脏搏动的特征还可以为诊断潜在的疾病提供重要线索。最好从患者平卧位的右侧触诊心前区。心尖搏动通常位于左锁骨中线的第 5 肋间。大多用指尖触诊心尖搏动。通常可以触到对应于 S_3 或第四心音（S_4）的运动。用指尖触诊可提供有关心尖搏动程度和特征的详细信息。弥散、持续的心尖搏动与左心室收缩功能不全相关。相比之下，肥厚型心肌病患者通常会触及高动力性心尖搏动。有时也可以触到震颤，即来自于高强度杂音或噪声引起的可触摸的震动。

右心室的搏动（如果可识别）位于胸骨左缘。许多临床医生更喜欢将手指抬离胸壁，用手的根部触诊右心室搏动。在右心室肥大时，可以触及持续的搏动，然后可将指尖放在左心室冲动处以确认两者的不同。持续性右心室搏动的患者，检查者应注意观察颈静脉搏动中有无明显的 a 波和 v 波。

心脏听诊

听诊并准确描述心音是体格检查中最困难的部分。由于其难度和超声心动图的普遍使用，许多临床医生往往只进行粗略听诊。但建议临床医生应先进行仔细和认真的心脏听诊，找到是否需要进一步检查的确切依据，并可将超声心动图发现与临床检查相联系，以便临床随访中不必每次就诊都重复超声心动图检查即可确定疾病是否进展。另外临床医生也能从中学习更多，听诊技能会变得更好，患者会得到更好的服务。心脏体格检查结果正常、无异常心音且心电图正常时，不建议做超声心动图评估瓣膜或先天性心脏病。此外，无充血性心力衰竭症状或血流动力学异常的证据，也不建议做超声心动图评估左心室功能。心脏病专家和全科医生的实践指南及第三方保险公司在这一点上有着相同的认知。用昂贵的检查替代仔细听诊来进行心血管检查既不合适，也不可行。

超声心动图的主要作用是对心血管血流动力学的定量评估，如瓣膜和先天性心脏病的严重程度。帮助临床医生不再仅根据病史和体格检查判断是否需要进行有创检查（心脏导管检查）进一步评估血流动力学状态，或者是否因病情太重而需要手术干预。超声心动图的出现不但未削弱心脏听诊的作用，反而对其进行了重新定义。听诊作为重要的血流动力学异常的筛查方法、作为聚焦并验证超声心动图发现的独立技术，以及作为医师可以纵向追踪已知疾病患者的重要手段都仍然非常重要。

做好心脏听诊有几个关键点。如上所述，首先是进行完整的常规心脏体格检查，检查结果可提示检查者专注于某些特征听诊。其次，使用高质量的听诊器也很重要。听诊器的选择很大程度上取决于个人的喜好，临床医生应选择兼有钟形和膜形体件的听诊器（分别适用于听取低频和高频声音），舒适地贴合耳朵，并具有良好的绝缘性以最大程度地减少外部声音。第三，在安静的环境中进行听诊。当听诊技能不断进步后，尝试在忙碌的急诊室大厅中或有其他人讲话的查房时反复训练这项技能非常有用。此外，花时间再去听诊那些有阳性发现的患者，并反复听诊是提高听诊能力的关键。

检查时要让患者变换体位：仰卧、左侧卧位和坐位前倾。每位患者都不同，这三个位置有助于听到很弱的心音或变化。在胸壁的四个标准位置仔细听诊同样重要（图 2.5），要听诊心尖搏动和右心室搏动的部位（如果存在）。每一部位的听诊都应该是分开的。无论各种声音的强度如何，最好始终以相同的顺序进行听诊，保证特殊心音（例如声音大的杂音）的出现不会导致无法听取其他心音。

首先听第一心音（S_1）。与颈静脉搏动一样，可以通过同时触诊心尖搏动或颈动脉的搏动来确定心音时相。即使是最有经验的临床医生，有时也需要。是存在一个单独的声音，还是 S_1 分裂？在 S_1 之前听到的声音是否提示 S_4？接下来，听第二心音（S_2）。正常时，第一组分（A_2，主动脉瓣关闭音）比第二组分（P_2，肺动脉瓣关闭音）声音大。第二组分增大可能提示肺动脉压力升高。更细微的发现是在左束支传导阻滞和其他情况下发生的 A_2 和 P_2 时序的逆转。此外，评估 A_2 和 P_2 是否为正常分裂，或是否为不受呼吸时相影响的固定分裂——提示房间隔缺损，这一点很重要。然后，检查者应仔细听 S_3。S_3 通常在三尖瓣或二尖瓣区域最容易听到，是一种低频声音。用钟形听诊器听得最清楚，而膜形听诊器通常听不到。

在了解心音特征之后，就该仔细听诊杂音了。杂音根据其强度、持续时间、位置和听诊特征进行分类：渐强、渐弱和吹风样等。同样重要的是要注意杂音最响的位置，以及杂音是否会传导到心前区的其他区域或颈动脉。所有这些特征都有助于确定杂音的起源，代表急性或慢性过程的可能性以及其

心脏听诊：心前区听诊

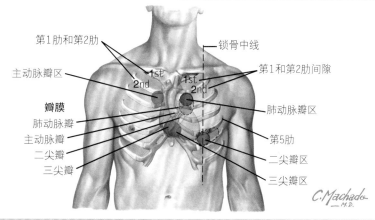

杂音谱

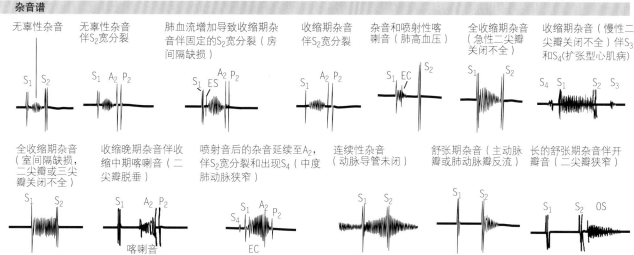

图 2.5　心脏听诊：杂音和其他额外心音与潜在的病理生理学改变的关系。EC，喷射性喀喇音；ES，喷射音；OS，开瓣音

如何影响诊断和治疗方法。最重要的是，临床医生必须判断杂音是否提示心脏疾病或无辜性杂音。无辜性杂音也被称为"血流杂音"，在儿童中多见。超过 60% 的儿童有无辜性杂音。无辜性杂音在成年人中并不普遍，但 30~40 岁时仍然可以有无辜性杂音。妊娠、贫血、发热、甲状腺功能亢进或任何心输出量增加状态引起的血流动力学改变均可产生无辜性杂音。这些杂音通常是在三尖瓣或肺动脉瓣区域听到的收缩中期杂音，不会广泛传导，瘦人更响亮。成年人的无辜性杂音不会引起颈动脉搏动，也不会与异常的心脏搏动或额外心音（S_3 和 S_4）等其他异常共存。与主动脉瓣狭窄杂音具有相同听诊特征的收缩期杂音在老年人中很常见。但颈动脉上行搏动是正常的。主动脉瓣硬化可能需要通过超声心动图进行确认。可有主动脉瓣叶的硬化，但无明显的血流动力学异常。

最常见和有血流动力学意义的杂音特征见图 2.5。如前所述，杂音的意义不局限于听诊，还要结合伴随情况。精准听诊的关键是要做好全面的心血管检查。

特殊动作

心脏听诊的讨论如果不关注使用特殊动作来增强听诊的发现，则是不完整的。如图 2.6 所示，患者的体位可能会改变外周血管阻力或静脉回流，使与之相关的杂音更明显。与固定瓣膜病变相关的杂音随体位和动作变化很小，但对于受血流动力学状态影响较大的杂音的诊断，这些方法则非常有用。两个典型的例子是二尖瓣脱垂的喀喇音和杂音（如图 2.6 所示），以及肥厚型心肌病的主动脉流出道杂音（未在图中显示）。

未来方向

手持式超声心动图仪可随身携带，并具有小型换能器，可以获取足够清晰的超声心动图图像，以

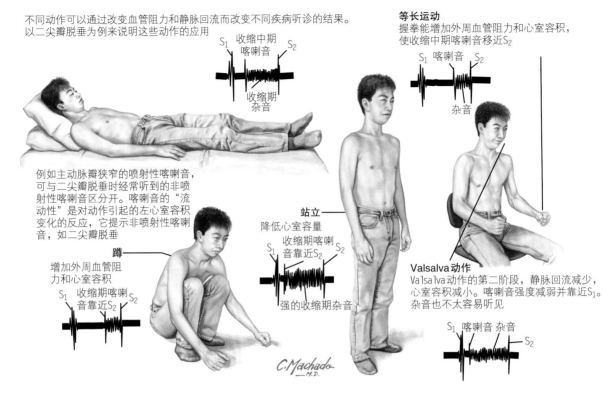

不同动作可以通过改变血管阻力和静脉回流而改变不同疾病听诊的结果。以二尖瓣脱垂为例来说明这些动作的应用

等长运动
握拳能增加外周血管阻力和心室容积，使收缩中期喀喇音移近S₂

S₁ 收缩中期喀喇音　S₂
收缩期杂音

S₁ 喀喇音 S₂
杂音

例如主动脉瓣狭窄的喷射性喀喇音，可与二尖瓣脱垂时经常听到的非喷射性喀喇音区分开。喀喇音的"流动性"是对动作引起的左心室容积变化的反应，它提示非喷射性喀喇音，如二尖瓣脱垂

站立
降低心室容量
S₁ 收缩期喀喇音靠近S₂ S₂

Valsalva动作
Valsalva动作的第二阶段，静脉回流减少，心室容积减小。喀喇音强度减弱并靠近S₁。杂音也不太容易听见

蹲
增加外周血管阻力和心室容积
S₁ 收缩期喀喇音靠近S₂ S₂

强的收缩期杂音

S₁ 喀喇音 杂音 S₂

C.Machado M.D.

图 2.6　特殊动作对心脏听诊的影响

量化杂音并评估左心室功能障碍。尽管这些便携式超声心动图仪具有优势，并已被许多机构纳入医学院课程，但仍未取代听诊器，也不太可能这样做。

　　心脏病史和体格检查的范围和作用在发生改变。随着更准确的家庭血压监测、高保真连续血压监测以及扩展到在药房、消防局和杂货店的生命体征监测的陆续开展，诊所外也可以做各种检查。但时至今日，我们仍然认为，临床医生应该利用体格检查结果去发现患者可改变的危险因素、患有心血管疾病的可能性，从而确定是否需要进一步检查和规范的危险因素管理。无论是冠心病、瓣膜性心脏病还是先天性心脏病，在寻求不断改进无创检测手段的过程中，随着病史记录、体格检查和诊断检查之间的相互印证，临床医生的技能会不断提高。

补充资料

ACC/AHA Atherosclerosis Cardiovascular Disease Risk Calculator. Available at <http://www.cvriskcalculator.com>.
可以输入患者特定的数据来计算 10 年的心脏事件风险的网站。

ACC/AHA Joint Guidelines. <http://www.americanheart.org/presenter.jhtml?identifier=3004542>. Accessed 22 February 2010.
指南概述了 ACC/AHA 心血管疾病管理专家的当前观点。

American Heart Association. Heart Profilers. Available at: <http://www.americanheart.org/presenter.jhtml?identifier=3000416>. Accessed 22 February 2010.
基于风险评估提供个体化信息。

循证文献

Diamond GA, Forrester JS. Analysis of probability as an aid in the clinical diagnosis of coronary-artery disease. *N Engl J Med*. 1979;300:1350–1358.
在解释任何诊断试验时，有关验前概率和验后概率重要性的经典讨论。

Harvey WP. Cardiac Pearls [video recording]. Atlanta: Emory Medical Television Network; 1981.
这段视频是临床医生哈维博士有关如何评价心血管病患者的一个永不过时的案例。

Hurst JW, Morris DC. *Chest Pain*. Armonk, NY: Futura Publishing; 2001.
Hurst 和 Morris 博士对胸痛患者评估的全面总结。

National Heart, Lung and Blood Institute. Third Report of the Expert Panel on Detection, Evaluation, and Treatment of High Blood Cholesterol in Adults (Adult Treatment Panel III) and ATP III Update 2004: Implications of Recent Clinical Trials for the ATP III Guidelines. Available at: http://www.nhlbi.nih.gov/guidelines/cholesterol. Accessed 10 November 2009.
关于高脂血症治疗的当前建议概述。

（ Marschall S. Runge，Fredy H. El Sakr，E. Magnus Ohman，George A. Stouffer 著
韩江莉 译　高炜 审校 ）

第 3 章

心血管疾病遗传学

1953 年，Watson 和 Crick 发表了关于核酸分子结构的里程碑式论文和一篇颇有先见之明的评论："我们注意到，我们假设的特定配对方式有可能已经接近了遗传物质的复制机制。"

随着技术创新速度的提升，我们对遗传学与人类疾病关系的理解不断深入。如今，对个体的部分或全部遗传代码进行测序已经不再是一种奢望，并将对当前和未来产生持续的影响。

有了这些认识，我们不再仅仅限于对导致某种表型的各种类型基因突变的简单评估，而是更加深入理解疾病与遗传密码间的联系。而对疾病遗传因素和环境因素之间相互作用的深入认识推动了对于这种联系的理解。环境因素（如吸烟、饮食、运动和许多其他因素）在心血管疾病中的重要性是显而易见的，环境以复杂的方式与基因组相互作用。表观遗传学，即基因修饰或转录基因表达变化的研究，现在被理解为一种机械解释，并可能成为环境基因相互作用干预的治疗靶点（图 3.1）。临床医学中表观遗传学的一个经典例子是观察 1944—1945 年荷兰饥饿冬季饥饿母亲所生的孩子。对这些儿童随访观察 60 年，发现肥胖和冠心病的发病率较高。进一步评估显示，与他们基因相似的兄弟姐妹相比，这些儿童的胰岛素样生长因子 -2 的甲基化水平降低，而这一因子在新陈代谢、能量利用和体重方面有重要作用。对改变甲基化、组蛋白包装和非编码 RNA 的因素的逐步理解，使我们对疾病与遗传密码之间关系的理解更加深入。由于新信息越来越复杂且发展迅速，每个领域遗传学的发展进步对医疗保健人员分析这些信息及其临床中的应用至关重要。

本章旨在介绍遗传学在临床中的重要原则和在临床医学中的应用，并着重介绍心血管疾病的遗传学（表 3.1）。本章的重要术语简表见专栏 3.1。

基因评估：举例说明

心肌病

未来几年，基因分析将对高危心血管综合征的理解发挥越来越重要的作用。如本章中的示例所示，基因分析在数个心血管疾病表型方面均已取得了重大进展。

肥厚型心肌病

心肌病是指影响心肌的一组异质性疾病。心肌病可由多种病因导致，包括缺血性、非缺血性病因（限制性或浸润性）和肥大，每种病因均有亚类别。对心肌病家族性趋势和可遗传基因异常的研究使心肌病不仅基于表型而且基于基因改变有了更多细致的分类。在某些情况下，这种认识对于疾病风险分层和治疗非常重要。

肥厚型心肌病（hypertrophic cardiomyopathy，HCM），为心肌无序排列引起的心肌肥大。一般人群中肥厚型心肌病发病率为 0.02%~0.23%，在部分肥厚型心肌病患者中因左心室流出道梗阻和致命性心律失常如室性心动过速的风险增加而出现临床症状。目前对肥厚型心肌病遗传基础的认识十分复杂（图 3.2）。大多数病例是因编码肌节蛋白基因的常染色体显性突变引起。β- 肌球蛋白重链和肌球结合蛋白 C 基因是最常受到影响的基因；然而，肌节蛋白中的其他基因，包括肌钙蛋白 I 和肌钙蛋白 T、原肌球蛋白 α -1 链和肌球蛋白轻链 -3 基因也会在肥厚型心肌病中受到影响。

肥厚型心肌病在特定家族中的具体遗传基础使我们能够更好地认识这种疾病并对疾病进行管理。

对有可识别肥厚型心肌病致病基因的患者家庭成员进行基因筛查，可使其在症状出现前的早期阶段

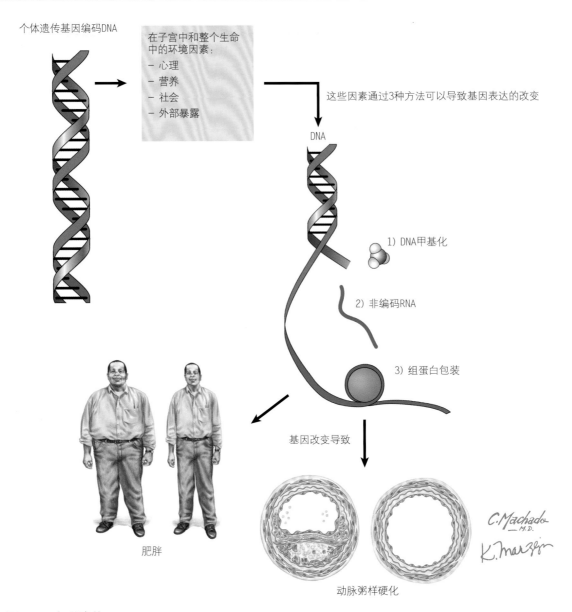

个体遗传基因编码DNA

在子宫中和整个生命中的环境因素：
- 心理
- 营养
- 社会
- 外部暴露

这些因素通过3种方法可以导致基因表达的改变

DNA

1）DNA甲基化

2）非编码RNA

3）组蛋白包装

基因改变导致

肥胖

动脉粥样硬化

图 3.1　表观遗传

便进行更为密切的疾病监测和管理。对于同一家庭中无致病突变的成员，可减少疾病监测的频率，或在某些情况下不必进行监测。基因突变本身并不能决定左心室流出道梗阻的治疗；但是将谱系 - 表型分析与 DNA 测序信息相结合可以识别心脏性猝死（sudden cardiac death，SCD）的高风险患者，并可用于指导是否需要安装植入式心脏复律除颤器。此外，基因检测可识别出基因型阳性但表型阴性的个体，由此产生了新的临床问题，例如这些个体是否应该避免竞技体育运动，是否能从预防性除颤器植入中获益，以及对表型阳性的肥厚型心肌病患者监测频率等问题。

遗传因素也是许多常染色体隐性遗传和 X 染色体连锁的代谢性心肌病的病因，如 Anderson-Fabry 病、线粒体心肌病、神经肌肉疾病和浸润性疾病。也已证明，某些药物，如促蛋白合成类固醇和他克莫司也是引起肥厚型心肌病的原因。

致心律失常性疾病

长 QT 综合征

致心律失常性疾病由导致房性和室性快速性心律失常的异质性原因所致。其中的一些疾病进程与结构性心脏病和心肌病重叠，如致心律失常性右心室发育不良和左心室致密化不全患者容易出现致命性室性心动过速（室速）和心室颤动（室颤）。尽管目前这些复杂表型的分子学病因还在研究当中，但是已知这些

表 3.1　已知致病基因的疾病示例

表型	基因改变（最常见）	变异的功能效应	遗传方式	发病率	疾病特征
心肌病					
HCM[a]	MYPBPC3, TNNI3, TNNT2, TPM1, MYL3	肌节蛋白变异导致心肌紊乱	常染色体显性	0.02%~0.23%	LVH，LVOT 梗阻，室性心动过速
Fabry 疾病	GAL-A（GLA）	溶酶体 α-半乳糖苷酶-A 功能缺失，导致包括心脏在内的器官神经酰胺三己糖苷沉积	X 连锁	0.0025%	LVH，收缩和舒张功能障碍，冠状动脉疾病，传导异常，瓣膜功能障碍
ARVD	JUP, DSP, PKP2, DSMG2, DSC2, TGFβ3, TMEM43	细胞桥粒功能障碍导致心肌细胞间的电耦联丧失，导致细胞死亡纤维脂肪替代和心律失常	常染色体显性	0.02%~0.05%	右心室心肌细胞纤维脂肪替代。右心室节段（早期）或弥漫性（晚期）疾病。左心室异常可能存在。去极化和复极化异常导致室性心动过速和纤颤
家族性 DCM[a]	LMNA, MYH6, MYH7, MYPN, TNNT2, SCN5A, MYBPC3 等	最主要基因影响内核膜、肌节蛋白或离子流的稳定性，尽管不是特异的	可变的	特发性 DCM 患者中 20%~35%	左心室或双心室功能障碍
心律失常					
LQTS[a]			常染色体显性	0.014%~0.04%	校正 QT 延长 >440 ms。有 VT/VF 和 SCD 倾向
1 型	KCNQ1/KVLQT1	I_{ks} 的 α 亚单位变异			
2 型	KCNH2/HERG	I_{kr} 的 α 亚单位变异			
3 型	SCN5A	I_{Na} 的 α 亚单位变异			
Brugada 综合征[a]	SCN5A, GPD1-L CACNA1c	I_{Na} 的 α 亚单位变异 I_{Ca} 的 α 亚单位变异	常染色体显性		无继发原因的 V_1~V_3 导联带有特征性的小凹形的 ST 段抬高的右束支传导阻滞。有 VT/VF 和 SCD 倾向
冠状动脉性疾病					
常染色体显性家族性高胆固醇增多症[a]	LDLR, APOB, PCSK9	LDL-C 结合的 LDL-R 能力丧失，导致 LDL-C 分解代谢减弱，导致胆固醇血浆水平升高	常染色体显性		LDL 颗粒升高促进动脉粥样硬化，导致冠状动脉性疾病

a 只表示已知基因异常的一个的例子。

ARVD，致心律失常右心室发育不全；DCM，扩张型心肌病；HCM，肥厚型心肌病；LDL-C，低密度脂蛋白胆固醇；LDL-R，LDL 受体；LVH，左心室肥厚；LVOT，左心室流出道；SCD，心脏性猝死；VT/VF，室性心动过速 / 心室颤动

疾病在表型上只影响传导系统而很少影响心肌。

长 QT 综合征（long QT syndrome，LQTS）是一组心电图上以 QT 间期异常为常见表型特征的疾病。患者校正后的 QT 间期通常超过第 99 个百分位（男性 >450 ms，女性 >470 ms）。QT 间期延长与 SCD 相关，可能是因为当室性期前收缩发生在易损期（在这些病例中延长）时易发生多形性室性心动过速（间断扭转性室速）。已报道了 5 个不同基因的 200

多个突变（所有基因编码钠或钾通道蛋白或其分子伴侣）可导致 LQTS（图 3.2 下图）。常染色体显性和隐性遗传均在 LQTS 中描述过，其取决于涉及基因的遗传特性。一些 LQTS 只有在引起 QT 延长的继发原因存在时才表现出来，如电解质异常、药物或心肌缺血。在大多数情况下 LQTS 可通过非侵入性方法（心电图）进行诊断（LQTS 由继发原因引起的情况除外）。对于有 SCD 家族史的个体，需要对其心电图进

专栏 3.1　术语

等位基因：一个特定基因的拷贝。人类每个基因有两个等位基因（一个来源于生物学父亲，另一个来源于生物学母亲）。在 DNA 序列中等位基因可能具有功能差异。具有两个相同等位基因的人被称为纯合子；具有两个不同等位基因的人被称为杂合子。

显性突变：一个基因的一个等位基因发生突变足以引起疾病。更严重的或致命性疾病可能由于一个基因的两个等位基因的显性突变所致。

环境影响：在本章中指任何对个体潜在的可控的影响。例如饮食、运动、空气质量、对处方药或非处方药的反应、吸烟和酒精使用。

基因型：个体的基因组成。基因型可以指特定的基因或整个基因情况。

突变：导致基因产物（蛋白）序列改变的基因 DNA 序列的变化。在本章中，突变被认为是基因 DNA 序列的变化，导致功能丧失或功能严重改变。

表型：环境影响与基因改变共同所致的功能影响。例如，一个人的外观（体格、肌肉发达、头发颜色），反映潜在疾病过程的可测量异常的存在，或其他物理特征。可测量异常是明确的，从血压异常到异常生化指标（例如血清葡萄糖水平），到反映离子通道异常的心电图异常（如在长 QT 综合征中发生的），再到以造影术检测出的冠状动脉性心脏病或用前臂血流变异度测量出的内皮功能障碍。

多态性：基因 DNA 序列的遗传变异，发生的频率比突变要高。人类有成千上万的多态性，其中没有一个被认为是仅仅与疾病相关。从技术上讲，与突变没有什么不同（"正常"的 DNA 序列的改变），多态性通常改变基因产物比突变更精细。相信许多人类表型源于个体多态性的混合与环境的相互作用。

隐性突变：需要改变一个基因的两个等位基因才可引起疾病的一种突变（除外 X 和 Y 染色体突变的情况）。

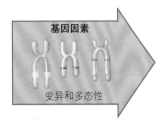

基因因素
变异和多态性

心血管疾病表型表达反映了基因和环境因素的交互作用

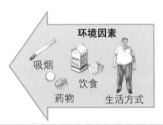

环境因素
吸烟　饮食　药物　生活方式

肥厚型心肌病

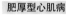

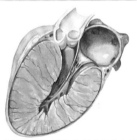

变异

14号染色体

最初的遗传学研究发现，编码 β-肌球蛋白重链的基因发生了突变。随后，在编码收缩蛋白的 10 个基因中发现了 200 个突变

典型的心肌纤维紊乱引起的心肌异常表现为不对称的间隔肥大，这并非是独特的。临床上，它类似于主动脉瓣狭窄，经常导致心源性猝死，尤其是年轻运动员。原因是多方面的，但遗传易感性是一个重要因素

家族性肥厚型心肌病的遗传模式为不完全外显的常染色体显性遗传

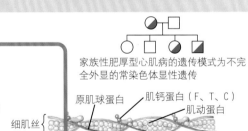

原肌球蛋白　肌钙蛋白（F、T、C）
细肌丝　肌动蛋白
心肌节　肌球蛋白头部　β-肌球蛋白重链
粗肌丝

长 QT 综合征（LQTS）

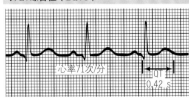

心率71次/分
QT 0.42 s

心电图 QT 间期异常延长是所有 LQTS 病因的表型表达。QT 延长与心源性猝死有关

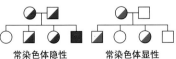

常染色体隐性　常染色体显性

LQTS 表现为常染色体显性或隐性遗传模式，取决于具体的基因

构成 LQTS 的遗传因子包括编码钠和钾离子通道蛋白的基因。到目前为止，已经鉴定出 5 条染色体上的 6 个基因（LQT1~LQT6）。这些基因的突变改变离子通道功能和复极化。某些形式的 LQTS 只有在 QT 延长的继发原因（电解质紊乱、药物、心肌缺血）存在时才表现出来

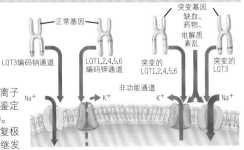

正常基因
LQT3编码钠通道
LQT1,2,4,5,6 编码钾通道
非功能通道
Na⁺　K⁺　K⁺　Na⁺
突变基因 缺血、药物、电解质紊乱
突变的 LQT1,2,4,5,6
突变的 LQT3

JOHN A. CRAIG
with E. Hatton

图 3.2　心血管疾病的遗传和环境因素

行认真分析，在某些情况下建议进行激发试验。LQTS 的遗传基础可能为患者预后提供预测信息，指导临床治疗，并识别有猝死风险的家庭成员。超过 90% 基因阳性的 LQTS 患者存在 3 个主要基因突变：*KLNQ*1（其突变导致 LQT1）、*KCNH*2（LQT2）以及 *SCN5A*（LQT3）。其他次要基因，如 *KCNE*1、*KCNE*2、*CAV*3、*SCN4B*、*SNTA*1、*ANKB* 和 *KCNJ*2，只占约 5%。当费用可承受时可进行 LQTS 基因的商业检测。LQTS 是一个疾病谱（曾经作为一种疾病），是一个可能从使用基于基因型的药物治疗的药物基因组学中获益的极好例子。

动脉粥样硬化

动脉粥样硬化是一组有共同病理学基础的动脉疾病谱，包括冠心病、缺血性卒中、动脉瘤和外周动脉疾病。动脉粥样硬化一直是西方世界发病率和死亡率的主要构成疾病，是内科医生最常遇到的一种疾病，其中包括了心血管病专家看到的最严重的临床表现。约有 50%~60% 的冠心病与超过 10 个有致病性的单基因及其突变相关，据报道这些突变在孟德尔可变外显性规律中可引起家族性动脉粥样硬化疾病。然而，直接或间接导致动脉粥样硬化进展的基因和表观遗传因素是非常多的，目前仍然不完全了解。

近期，动脉粥样硬化遗传学研究在动脉粥样硬化风险等位基因的识别方面取得了重要进展，也提出这些风险等位基因的信息是否可用于临床决策等重要的临床问题。利用与冠心病相关基因变异的无偏倚全基因组关联研究，多个实验组同时在冠状动脉粥样硬化风险增加的个体 9 号染色体（9p21.3）上鉴定出多个高度相关的单核苷酸多态性。这种风险位点的即时交叉验证很大程度上证实了其引起心血管疾病风险的增加。筛查个体的这些风险等位基因的获益尚不确定。超过 50 个单核苷酸多态性已被证实与冠心病的风险增加相关。对已知动脉粥样硬化的个体，至少在开发出对携带有这些基因多态性患者的特定疗法之前对风险等位基因状态的认识是不大有价值的。对未来心血管疾病风险担忧的患者，风险等位基因状态的信息能否比已知的临床危险因素提供更多额外信息尚不清楚。通过冠心病风险增加相关基因变异构建遗传风险评分用来预测终身冠心病风险，这样的研究尚处于早期阶段。尽管现在这些风险等位基因的检测很容易获得，但临床价值尚未确定，未来的研究将会搞清楚这些问题。

药理遗传学

在心血管疾病中遗传作用至关重要，尤其是在药理学领域。与疾病相关的基因和表观遗传的认识促进了预防和治疗心血管疾病药物的发展。一个较新的重要例子是一类被称为前蛋白转化酶枯草杆菌蛋白酶/kexin9 型（proprotein convertase subtilisin/kexin type 9，PCSK9）抑制剂的发展。循环中的低密度脂蛋白胆固醇（LDL-C）主要在肝中与 LDL 受体结合，激活受体与 LDL-C 的内吞，导致血浆 LDL-C 的下降。PCSK9 是一种与 LDL 受体结合的蛋白质，可引起 LDL 受体的降解（图 3.3）。一个重要的早期

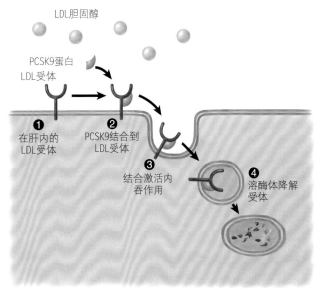

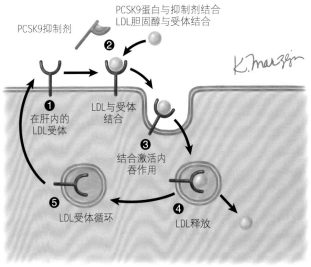

图 3.3　前蛋白转化酶枯草杆菌蛋白酶 / Kexin 9 型（PCSK9）。LDL，低密度脂蛋白

发现是基于对有常染色体家族性高胆固醇血症的法国家庭的基因分析。这项研究，以及此后的许多研究，发现了导致 PCSK9 功能加强的突变可使血浆中的 LDL-C 水平升高。在一群 LDL-C 水平降低的非裔美国人中发现了导致 PCSK9 功能丧失的两个错位突变。基于这些和更多的机制研究，人们开始研发抑制 PCSK9 的药物。目前，两个新的单克隆抗体，evolocumab 和 alirocumab 已获批用于难治性高胆固醇血症人群的治疗，以降低 LDL-C 水平。

遗传学也被用来评估个体对正在使用药物的反应。一个常见的例子是维生素 K 拮抗剂华法林剂量的调整，该药可用于例如心房颤动患者预防卒中以及静脉血栓栓塞的治疗。华法林具有狭窄的治疗窗，通过测量国际标准化比值来进行评估。已经在启动、增加和维持华法林剂量的过程中对 CYP2C9 和 VKORC1 两个等位基因的多态性进行研究。临床数据显示华法林的维持剂量与上述等位基因的不同基因多态性有相关性；然而，常规临床使用中仍然质疑其重要性。但仍有理由推测，药物遗传学研究将使各种心血管药物的使用及剂量的调整更为精准。

未来方向

随着对心血管疾病遗传学和表观遗传学作用的认识越来越深入，对疾病分类和管理的方法将不断发展。靶向治疗、干细胞替代和促血管生成素使用的研究继续进展，表观遗传学在所有疾病实体中的作用将会迅速发展并成为一个充满希望的领域。随着表观遗传学中新因素的发现，人们还有希望开发新型风险分层模型和新药。在世界各地，心血管科学家考虑到个体变异正专注于预防和治疗策略的“精准医学”方法。

重要的是，尽管现有的信息和资源快速增长，但仍有很多要去学习。我们知道，在大多数情况下是不能够仅依靠遗传异常做出治疗决策的。如前所述，对华法林使用中进行代谢基因评估以及冠心病治疗常见的抗血小板药物氯吡格雷使用过程中进行基因检测而言，尽管可以建立基因关联，但是必须始终评估此类技术的成本和便利性来权衡其临床意义和重要性。某种程度上对更复杂的心血管疾病更

是如此。

应预料到并且在临床上已经看到，由于基因和表观遗传知识的增长，许多疾病的管理将变得更加复杂，需要多学科团队共同管理。专一疾病中心（例如 HCM）已经展示出这样一个疾病管理的模式，其中有心脏病学专家、电生理学专家、遗传学家、物理治疗师和营养学专家都参与到每个患者的精细管理当中。

补充资料

McKusick VA. *Mendelian Inheritance in Man: A Catalogue of Human Genes and Genetic Disorders*. 12th ed. Baltimore: Johns Hopkins Press; 1998.

McKusick 博士是人类遗传学之父。任何参与患者护理的人都可参考他的关于人类疾病的遗传病因纲要。

Watson JD. *Molecular Biology of the Gene*. 6th ed. Menlo Park, CA: Benjamin/Cummings; 2007.

为希望更好地从分子水平理解生物学知识的优秀参考书。

Watson JD, Crick FH. Molecular structure of nucleic acids: a structure for deoxyribose nucleic acid. *Nature*. 1953;171:737–738.

描述 DNA 结构的经典文章。Watson 和 Crick 因此获得了诺贝尔奖。

循证文献

Arad M, Seidman JG, Seidman CE. Phenotypic diversity in hypertrophic cardiomyopathy. *Hum Mol Genet*. 2002;11:2499–2506.

描述了由于其他遗传和环境影响，特定突变对心脏发育和 HCM 表型的广泛多变的影响。

Bogardus C, Tataranni PA. Reduced early insulin secretion in the etiology of type 2 diabetes mellitus in Pima Indians. *Diabetes*. 2002;51(suppl 1):S262–S264.

关于比马印第安人糖尿病发病机制的早期描述之一。

Khoury MJ, McCabe LL, McCabe ER. Population screening in the age of genomic medicine. *N Engl J Med*. 2003;348:50–58.

讨论了在人群筛选中使用遗传工具的相关问题。

National Center for Biotechnology Information (home page on the Internet). Available at: <http://www.ncbi.nlm.nih.gov>. Accessed March 22 2010.

提供了有关人类疾病遗传学的有价值的、不断更新的信息。

Vincent GM. The long-QT syndrome: bedside to bench to bedside. *N Engl J Med*. 2003;348:1837–1838.

综述了在 LQTS 中证实的基因及这些基因引起 QT 延长的机制，以及诊断和治疗 LQTS 的方法。

（Fredy H. El Sakr，Xuming Dai，Cam Patterson，Marshall S. Runge 著　祁雨 译　祖凌云 审校）

第 4 章

运动对心血管健康的影响

尽管 2004—2014 年的 10 年间美国的心血管疾病（cardiovascular disease，CVD）死亡率已下降 25.3%，但冠心病（coronary heart disease，CHD）仍是死亡和发病率最高的疾病。估计有超过 9200 万美国成人患有 1 种或 1 种以上的心血管疾病。体力活动减少是个全球问题，是世界卫生组织（WHO）报告的第四大致死性危险因素，每年可导致约 320 万人丧生。与活动多的职业和/或生活方式的人群相比，久坐不动的人群冠心病风险增加 1.9 倍。在一项针对有氧运动低于推荐量的美国成年人的研究中，卫生经济学分析表明，缺乏充分的体育活动与总医疗支出的 11% 有关，每年约 1170 亿美元。2017 年，美国总统健身、体育和营养委员会（President Council on Fitness，Sports and Nutrition）的统计数据显示，只有 1/3 的成年人达到 2008 年体育活动相关建议：即每周进行 150 分钟的运动锻炼。更令人担忧的是，只有 1/3 的儿童每天进行体育活动。

久坐不动的生活方式是可以改变的冠心病危险因素，在任何时候改变生活方式都为时未晚，都能获益。即便是中老年人，增加体力活动也可以降低死亡和功能障碍的风险。流行病学研究已证实，增加体力活动可降低冠心病、卒中、高血压、代谢综合征（metabolic syndrome，MS）和非胰岛素依赖性糖尿病的风险。饮食控制与增加体力活动相结合还可以减轻体重，改善心肺耐力和预防跌倒。体育活动指导方针咨询委员会对运动相关文献进行了全面的回顾，认为规律运动有益于延长寿命。这些指南推荐成人（16~84 岁）每周应该进行 150 分钟中等强度的运动或者每周 75 分钟高强度运动。应包括有氧运动，或中高强度有氧运动。运动时间每次至少持续 10 分钟，最好是每天运动。此外，每周应该进行 2 次或 2 次以上涉及主要大肌群的肌肉锻炼。体育活动指导方针咨询委员会还推荐增加中等强度运动的

时间至每周 5 小时，以获得额外的健康益处。老年人也建议遵从同样的指南。

上述统计数据（只有 1/3 的成年人达到了推荐的运动水平）表明，指南尚未被大众广泛接受。但在过去的 10 多年里，心血管疾病死亡率还是有所下降的。药物治疗的改进，急性心肌梗死门-球囊时间的缩短，以及遵循指南的药物治疗等其他改进都起到了一定的作用，推测增加体力活动也会在降低死亡率和发病率方面起作用。专家咨询委员会已重启讨论，在 2018 年提出了最新的运动建议。

增加体力活动固然重要，但达到较高水平的体能更重要，尤其是有冠心病高危风险的个体或曾发生过心脏事件需要康复的个体。不管是在发生心脏事件前还是发生心脏事件后，参加高水平的锻炼课程都会改善心血管危险因素，包括静息血压、血脂、体成分和胰岛素敏感性。本章讨论与运动、一级预防和二级预防以及改善高危人群体力活动的人口健康举措相关的问题。

定义

运动和体力活动有关的文献中有很多术语。本章我们使用了既往的这些定义。体力活动是指由肌肉收缩产生的任何肢体活动，并较静息增加了能量的消耗。体力活动可以按照方式、强度和目的进行分类。休闲活动是一个人日常生活必须的活动以外进行的体力活动，是由个人自行决定的。休闲活动包括参加健身活动、锻炼身体或训练以及娱乐活动，如散步、跳舞和园艺。而运动是"有计划、有组织、有重复性"的体力活动的一个子类别，通常以改善或保持体能为目的。体能的定义有很多种，但公认的定义是"能够精力充沛、机敏地完成日常工作，无过度疲劳，且具有足够的精力享受休闲时间和应

付不可预见的紧急情况的能力"。体能有很多要素，包括运动表现和与健康、疾病相关的情况。健康相关体能包括心肺耐力、肌力和肌耐力、身体成分、柔韧和平衡。由于技术和移动通信的迅猛发展，全球每年售出超过 10 亿部智能手机和 1.65 亿部平板电脑，现在有了新兴的、不断发展的医疗监护和传输平台，以及与这项技术相关的新词汇。WHO 将移动医疗（mobile health，mHealth）定义为"由移动设备（如移动电话、患者监护设备、个人数字助理和其他无线设备）支持的医疗和公共卫生实践"。

一级预防

　　根据 2015 年国家健康普查研究报告，久坐不动的生活方式在成人中非常普遍。1/3 的成年人不会在闲暇时间进行体育活动。女性、西班牙裔和黑人群体中，活动量随年龄增加而减少。以这一庞大的潜在群体为目标，进行活动干预措施有望降低其心血管疾病风险。体力活动与冠心病及死亡风险呈强负相关关系。在很多研究中，与活动最少的受试者相比，体力活动较多的受试者全因死亡风险可降低约 30%。不同性别、种族和民族间源于体能的心血管获益都是相似的（图 4.1）。总体力活动量呈反剂量 - 反应关系曲线，这意味着体力活动水平最低的人随着体力活动的增加可使心血管风险明显降低。研究支持体力活动在降低男性死亡风险中的作用。长达 12 年的随访研究发现，在其他危险因素得到有效控制的情况下，非吸烟的 61~81 岁退休男性中基线时每天步行的距离与全因死亡率的风险成反比。1893—1932 年间出生的 10 269 名哈佛校友中，在 1960—1977 年间开始中高强度运动的人与未增加运动的人相比，9 年全因死亡和冠心病相关死亡风险降低。这一获益独立于降低血压或降低与心脏风险相关的生活方式的影响，如戒烟和保持瘦体重。MRFIT（Multiple Risk Factor Intervention Trial）数据表明，男性在闲暇时间进行中等或高水平（与低水平相比）体力活动，可降低全因和冠心病相关的死亡风险。控制了混杂因素（包括基线危险因素和 MRFIT 干预组分配）后其影响仍得以保留。高强度和中等强度体力活动组的死亡率是相似的。Lipid Research Clinics 死亡率随访研究发现，采用 Bruce 运动平板试验第 2 阶段（次极量运动）时的心率定义体能水平，与身体健康的男性相比，体能水平较低的男性在 8.5 年内由于心血管原因导致的死亡风险更高。

　　女性也可从增加体力活动中获益。在一些纵向研究中，较高的体力活动水平与女性健康状况改善有关。爱荷华妇女健康研究对 40 417 名绝经后女性进行了 7 年的随访，发现中高强度运动可降低死亡风险。全因死亡率，特别是由心血管和呼吸系统导致的死亡风险降低。

　　活动频率从很少或从不活动增加到每周 ≥ 4 次的女性，死亡风险会降低。妇女健康倡议研究（入选 73 743 名绝经后妇女）和护士健康研究（入选 72 488 名 40~65 岁妇女）根据能量消耗将受试者分为 5 组。从能量消耗最低的组到最高的组，经年龄校正后的风险逐渐降低。在校正了其他心血管危险因素后结果仍具有统计学意义，白人和黑人妇女的结果相似。此外，剧烈运动或步行产生的能量消耗和步行时间与冠心病发病风险降低正相关。在有吸烟和高胆固醇血症高危因素的妇女中观察到冠心病风险与活动水平负相关，但高血压妇女未观察到这种关系。在一项绝经后妇女的研究中，按照能量消耗进行四分位分组，校正了其他混杂因素后，与能量消耗最低组相比，能量消耗第二到第四高组的非致命性心肌梗死的风险逐步降低。进行等量于每周 3 天、每天步行 30~45 分钟的运动可降低 50% 心肌梗死发生风险。

　　研究表明，在白人及黑人的男性和女性中，缺乏运动者全因死亡风险增加 5 倍，并且独立于年龄、男性、低收入、血压、一些心血管指标，如左心室射血分数、异常心电图或其他生理指标（如血糖、肌酐）。一项针对无心脏病史的老年人（≥65 岁）的社区研究表明，每周至少步行 4 小时可显著降低随后 4~5 年因心血管疾病住院的风险。

　　肥胖在美国的流行已经显著影响了冠心病、高血压、糖尿病和其他动脉粥样硬化危险因素的发展。据估计，2011—2014 年约有 69% 的 20 岁以上成年人超重或肥胖，体重指数（body mass index，BMI）≥25 kg/m²。不同的种族 / 民族和社会经济群体的肥胖发生率不同。与白人和亚裔美国人相比，土著美国人、非裔美国人、拉美裔和太平洋岛民的 BMI 明显更高。此外，性别 - 民族的相互作用也很重要。与西班牙裔（46%）和白人（38%）相比，非裔美国女性肥胖率（BMI>30 kg/m²）更高（57%）。男性也同样如此，尽管患病率相对低（分别为 39%、34% 和 38%）。2008 年与肥胖相关的总花费估计为 1470 亿美

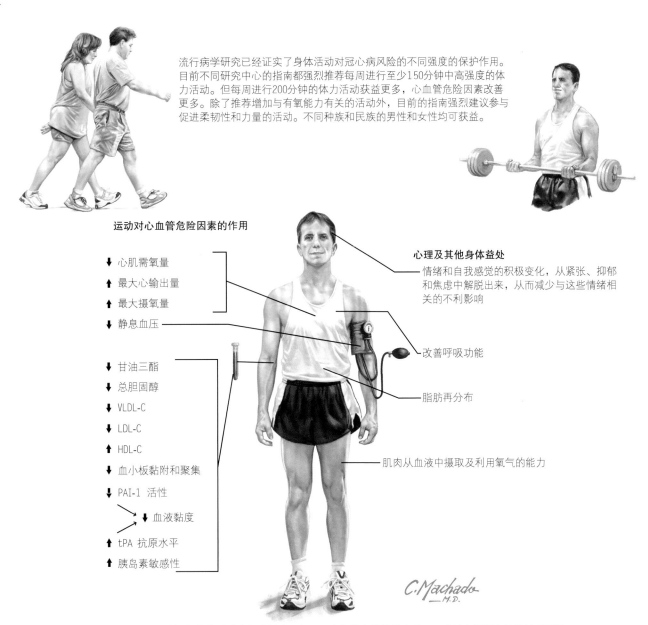

流行病学研究已经证实了身体活动对冠心病风险的不同强度的保护作用。目前不同研究中心的指南都强烈推荐每周进行至少150分钟中高强度的体力活动。但每周进行200分钟的体力活动获益更多，心血管危险因素改善更多。除了推荐增加与有氧能力有关的活动外，目前的指南强烈建议参与促进柔韧性和力量的活动。不同种族和民族的男性和女性均可获益。

运动对心血管危险因素的作用

↓ 心肌需氧量
↑ 最大心输出量
↑ 最大摄氧量
↓ 静息血压

↓ 甘油三酯
↓ 总胆固醇
↓ VLDL-C
↓ LDL-C
↑ HDL-C
↓ 血小板黏附和聚集
↓ PAI-1 活性
→ ↓ 血液黏度
↑ tPA 抗原水平
↑ 胰岛素敏感性

心理及其他身体益处
情绪和自我感觉的积极变化，从紧张、抑郁和焦虑中解脱出来，从而减少与这些情绪相关的不利影响

改善呼吸功能

脂肪再分布

肌肉从血液中摄取及利用氧气的能力

体育活动指南旨在通过提高身体活动来促进健康，但不一定能带来体能的变化。不应该忽视提高体能的重要性

图 4.1　运动对心血管健康的影响：一级预防。HDL-C，高密度脂蛋白胆固醇；LDL-C，低密度脂蛋白胆固醇；PAI-1；纤溶酶原激活物抑制剂 1 型；tPA，组织型纤溶酶原激活物；VLDL-C，极低密度脂蛋白胆固醇

元。体力活动和减肥之间存在剂量 - 效应关系，但成功的减肥和保持体重是一个复杂问题，除了增加体力活动外，还包括热量限制。一些研究表明，人体测量指标（BMI、腰围、腰臀比）与冠心病危险因素和 / 或不良事件有关。其风险的增加部分源于胰岛素抵抗、炎症和其他与肥胖相关的动脉粥样硬化危险因素。虽然减肥很重要，可以改善心血管的危险因素，但单纯减肥对心血管风险的直接益处尚不清楚。体力活动可降低心血管风险。一项有关女性疑似心

肌缺血的研究发现，BMI、腰围、腰臀比和腰高比的增加与冠心病或不良心血管事件并无独立相关。自我报告的较低水平的体能评分与冠心病危险因素和血管造影诊断的冠心病的高发病率相关，且在随访期间发生不良事件的风险更高，并且独立于其他危险因素。此发现支持这样一个结论，在女性和男性中，体适能可能比超重或肥胖更重要。

二级预防

　　最近的研究明确证实了运动和提高体能对确诊的冠心病和非冠心病患者一样有益（图 4.2）。与体力活动水平最低的受试者相比，体力活动水平高的受试者患心血管疾病和卒中的风险降低 20%~35%。一项关于男性确诊心脏病患者的大型研究中，与久坐不动的生活方式相比，有规律的轻到中度活动（如每周 4 小时的中到高强度园艺活动或 40 分钟 / 天的步行）可降低全因死亡率和心血管死亡率。另一项大型研究在相隔约 5 年的两次体检中评估了男性的健康状况和体能。两次检查均不健康的男性（基线检查和 5 年后）

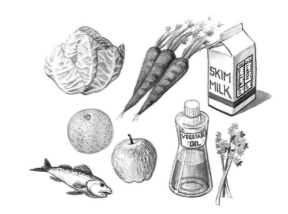

研究发现，轻度到高强度运动（中度到重度园艺工作、慢跑、骑自行车、游泳等）和健身运动对确诊为冠心病的患者（包括既往心肌梗死的患者）是有益的，可降低急性心肌梗死的死亡率和心绞痛的发生频率，提高功能能力，减少心肌作功

研究还表明，有规律的高强度运动联合低脂肪、低胆固醇饮食，可能与动脉粥样硬化性冠脉病变消退、提高心肌耗氧耐受量和减少负荷诱发的心肌缺血有关

图 4.2　二级预防

　　5 年死亡率最高（122/10 000 人年）。基线不健康而后有改善的男性（68/10 000 人年）的死亡率次低，二次检查均保持体能的一组死亡率最低（40/10 000 人年）。与基线相比，在第二次检查时极量平板运动试验的运动时间每延长 1 分钟，死亡率降低约 8%。按健康状况分层的结果也是类似的，表明不健康和既往健康的个体均可从锻炼中受益。

　　研究表明，心肌梗死患者通过运动干预也可有更好的健康和生存率。在一项初发心肌梗死随机研究中，将匹配了年龄、性别、冠状动脉危险因素、心脏损害部位和程度以及急性期并发症情况的其他患者作为对照组，康复治疗组患者进行每周 3 次、每次 30 分钟的运动康复计划。经过 9 年随访，治疗组急性心肌梗死死亡率和心绞痛发生率更低。国家运动和心脏病项目将男性心肌梗死后患者随机分配到为期 3 年的有监督的规律高强度运动（慢跑、骑自行车或游泳）组或不涉及运动计划的定期护理组。在 3 年、5 年、10 年、15 年和 19 年随访时对患者重新评估，确定总死亡率和心血管死亡率。在第一个随访时间点可观察到，与对照组相比，治疗组在降低全因死亡和心血管死亡的风险方面具有中等优势，但随着基线检查时间的延长，这种优势逐渐减弱并最终逆转，提示高强度锻炼计划的益处可能是有时间限制的，或可能与其他因素有关（见后面的讨论）。从一开始到完成 3 年计划，参与者的功能能力每增加一个代谢当量都会引起总死亡率和心血管死亡率的降低，提示提高运动能力确实可以提高生存率。与对照组相比，治疗组未能观察到长期获益可能是由于两组在长期随访期间的交叉、药物治疗（常规使用他汀类药物）和 / 或血管重建方法的改进。

　　一项纳入了 10 个随机研究的 meta 分析显示，与对照组相比，心脏运动康复可使心肌梗死患者的全因死亡风险降低 24%，心血管死亡风险下降 25%。但两组非致死性再发心肌梗死无显著差异。

　　运动训练在心肌梗死后心脏康复方面具有重要作用。心肌梗死后进行 12 周心脏康复，可观察到功能能力显著增加（10%~60%），标准化运动负荷下心肌作功减少（10%~25%）。左心室功能障碍运动锻炼研究表明，心肌梗死后的运动训练也可改善心室重构和左心室功能。美国心脏协会（AHA）关于心肌梗死、搭桥手术或临床确诊心肌缺血的二级预防指南中对于体力活动的建议为：在可监测症状、心率和血压的条件下启动运动 - 心脏康复计划时患者获益最大。在开始运动计划之前，所有参与者都必须进行症状限制性运动测试。

限制冠状动脉粥样硬化进展

几项随机干预研究评估了运动训练对冠状动脉粥样硬化进展的影响。一项研究中将有稳定性心绞痛病史的患者随机分为接受行为干预组（每周至少 2 小时的强化运动训练，每天至少 20 分钟的运动以及低脂肪、低胆固醇饮食）或常规治疗组。1 年后，治疗组和对照组动脉粥样硬化性冠状动脉病变消退分别为 32% 和 9%，而病变进展在对照组为 48%，治疗组为 23%，这些差异均具有统计学意义。治疗组的其他变化包括体重、总胆固醇和甘油三酯水平降低，高密度脂蛋白胆固醇（HDL-C）水平、功能能力和心肌耗氧量增加。干预后运动诱发心肌缺血也有所减少，这可能源于心肌灌注改善。6 年后随访时，与对照组相比，治疗组冠心病的进展明显减慢。对运动强度和血管造影数据的回顾性分析显示，产生冠状动脉狭窄消退每周至少需要消耗 2200 kcal（相当于 5~6 小时的运动）。

在斯坦福冠状动脉风险干预项目（Stanford Coronary Risk Intervention Project）中，患者接受风险降低行为干预或常规治疗。干预方案与上述研究相似，但增加了戒烟和降脂药物治疗（根据既定的治疗指南）。4 年后的评估显示，风险降低干预显著改善了 LDL-C、载脂蛋白 B、HDL-C、甘油三酯、体重、运动能力、胆固醇和膳食脂肪摄入量。对照组未见上述变化。尽管两组的死亡人数相同，但干预组的冠状动脉狭窄进展和住院人数更低。

生活方式心脏研究（Lifestyle Heart Trial）采用干预计划来改变生活方式，包括低脂素食、有氧运动、压力管理训练、戒烟和团体心理社会支持。1 年和 5 年的造影随访显示，干预组冠状动脉狭窄平均减少 4.5% 和 7.9%。而对照组患者冠状动脉狭窄程度平均增加 5.4% 和 27.8%。对照组 5 年内心脏不良事件发生风险也显著高于干预组。

基于这些发现，可以确定的是，采用强化措施降低冠状动脉风险，特别是通过运动训练和降低胆固醇，可以限制甚至逆转冠状动脉狭窄的进展。冠状动脉直径的相关变化相对较小，不太可能解释心肌灌注的相应改善，血管张力的改善和斑块破裂风险的降低可能也是原因之一。

运动对心血管健康影响的生理学机制

氧需与氧供

运动训练可增加通气摄氧量，这是通过提高最大心输出量（心脏每分钟排出的血液量，决定了输送到运动肌肉的血液量）及肌肉从血液中摄取和利用氧气的能力实现的。运动能力的增强反过来又会对血流动力学、激素、代谢、神经和呼吸功能产生有利影响。运动训练降低了与特定工作水平相关的心肌耗氧量，体现在心率和收缩压乘积的减少，并使冠心病患者在到达缺氧导致心肌缺血阈值前能进行更高强度的体力活动（专栏 4.1）。

专栏 4.1　运动训练的益处
• 降低全因死亡风险
• 降低心血管死亡风险
• 可能延缓动脉粥样硬化进展
• 提高摄氧量
• 降低心肌作功
• 改善脂质和碳水化合物代谢
• 影响脂肪再分布
• 增加胰岛素敏感性
• 减少 HDL-C 向 LDL-C 和 VLDL-C 转化
• 可能抑制血小板黏附和聚集
• 增加线粒体酶活性
• 降低血压
• 改善心力衰竭患者功能状态和峰值氧耗量

血脂

一般来说，运动训练方案都有利于改变脂肪和碳水化合物的代谢。超重的成年人通过严格的规律运动，可加强低饱和脂肪酸、低胆固醇饮食对血脂水平的控制。训练还影响脂肪组织的转移，这也是降低心血管风险的重要因素。高强度耐力训练还可以提高胰岛素敏感性，对健康老年男性的纤维蛋白原水平也有非常有益的影响。

在本文回顾的研究中，运动改善血脂至少是心脏病一级预防和二级预防获益于运动的部分原因。Kraus 等研究了分级运动对患有高脂血症的久坐不动、超重成年人的血清胆固醇的影响。采取三种运动治疗方案——高剂量高强度运动、低剂量高强度运动和低剂量中等强度运动，在完成了为期 6 个月的运动训练后，与对照组相比，所有运动组的血浆脂蛋白水平都有所改善，包括极低密度脂蛋白胆固醇（VLDL-C）和甘油三酯降低以及 LDL-C 颗粒增大。HDL-C 水平和颗粒增大仅发生在高剂量高强度运动组；LDL-C 水平的最大改善也仅出现在该组中。这些影响与体重降低无关，同时运动量越大脂蛋白的改善越大。最近的一项 meta 分析证实了运动暴露量是 HDL-C 变化的主要决定因素。

运动改善脂蛋白谱的机制可能包括脂蛋白脂肪酶活性增加和肝脏脂肪酶活性降低，导致 HDL-C 增加，心脏保护性 HDL_2 转化为更小的 HDL_3 颗粒。运动通过降低血清胆固醇酯转移蛋白的浓度来减少 HDL-C 转化为 LDL-C 和极低密度脂蛋白胆固醇。它通过增加血清卵磷脂胆固醇酰基转移酶水平来增加 HDL_3 向 HDL_2 的转化。LDL-C 对运动训练的反应不如 HDL-C 和甘油三酯。

甘油三酯水平与运动总量直接相关，与 HDL-C 的变化相似（每周 10~20 代谢当量 - 小时）。但也有报道表明，运动对男性甘油三酯的影响比女性更显著。

代谢综合征和糖尿病

代谢综合征是一组促进动脉粥样硬化性心血管疾病发展的代谢危险因素。危险因素包括致动脉粥样硬化的血脂异常、高血压、血糖升高、向心性肥胖、促炎和血栓形成的标志物升高。前瞻性研究已经证明代谢综合征使动脉粥样硬化事件的相对风险增加 2 倍，无糖尿病的人群患糖尿病的风险增加 5 倍。代谢综合征有多种定义，其中被引用最多的是美国国家成人胆固醇教育计划 Ⅲ（Adult Treatment Panel Ⅲ，ATP Ⅲ）和 WHO 标准。诊断代谢综合征的 ATP Ⅲ 标准是满足以下标准中的任何三个：①男性腰围 >40 英寸（101.6 cm），女性腰围 >35 英寸（88.9 cm），②甘油三酯 >150 mg/dl 或药物治疗，③低 HDL-C（男性 <40 mg/dl，女性 <50 mg/dl）或药物治疗，④血压升高（>130/85 mmHg）或药物治疗，⑤空腹血糖 >100 mg/dl 或药物治疗。WHO 将代谢综合征定义为胰岛素抵抗，要满足以下任意一条：① 2 型糖尿病，②空腹血糖受损，③糖耐量受损，或④空腹血糖正常（<6.1 mmol/L），葡萄糖摄取量低于有高胰岛素血症但正常血糖状态人群的最低四分位数。此外

还需要有以下任意两种情况：①接受高血压药物治疗和 / 或高血压（收缩压 ≥140 mmHg 和 / 或舒张压 >90 mmHg），②血浆甘油三酯 >150 mg/dl，③ HDL-C 水平男性 <35 mg/dl，女性 <39 mg/dl，④ BMI>30 kg/m² 和 / 或腰臀比男性 >0.9，女性 >0.85，⑤尿白蛋白排泄率 >20 μg/min 或白蛋白与肌酐比值 >3.4 mg/mmol。

有规律的体力活动可使代谢综合征发生风险降低 30%~40%。活动水平和风险呈负相关。预防代谢综合征所需的最低活动时间为每周 120~180 分钟，男性和女性相同。目前还没有前瞻性试验来验证可否将运动训练作为逆转代谢综合征的治疗方法。

估计目前美国有 2340 万人诊断患有糖尿病，另有 760 万人尚未被诊断，8160 万成年人处于糖尿病前期（空腹血糖在 100~126 mg/dl）。2012 年有 170 万新诊断的糖尿病病例。尽管有糖尿病和无糖尿病的女性和男性的死亡率都有所下降，但糖尿病患者的心血管疾病死亡率仍然是无糖尿病患者的 2 倍。有很多大型队列研究证明了体力活动在预防 2 型糖尿病方面的益处。在护士健康研究中，散步和剧烈活动与糖尿病的风险降低相关，而体力活动量越大获益越多。估计中等水平的活动可以使患 2 型糖尿病的风险降低 30%~40%。这些获益与性别、年龄和种族 / 族裔无关。数据表明，每周至少需要 120~150 分钟的中等强度的体力活动才能显著降低患糖尿病的风险。

2 型糖尿病与运动能力下降有关，这与心脏和血流动力学异常有关。运动会增加线粒体酶的活性，从而改善肌肉能量代谢。即使是不太剧烈的运动也会增加胰岛素敏感性，减少内脏脂肪组织和血浆甘油三酯水平。与低水平运动相比，每周进行 4 小时以上中等或高强度运动的糖尿病女性患冠心病的风险降低 40%。低体力活动是糖尿病男性冠心病的独立预测因子。几项队列研究表明，2 型糖尿病患者的心血管适能和体力活动水平与死亡率和 / 或心血管事件率呈负相关。护士健康研究对 5000 名糖尿病女性进行了为期 14 年的随访，心血管事件的相对危险性随着每周中等强度至高强度运动总量的增加而逐渐降低。这种关系在调整了吸烟、BMI 和其他心血管危险因素后仍然存在。

血压

保持规律运动可使原发性高血压患者的收缩压降低 5~15 mmHg；收缩压平均降低 4~5 mmHg，舒张压平均降低 3~5 mmHg。正如坚持锻炼会引起血压下

降反应一样，停止训练也会使血压恢复到运动前的水平。循环中去甲肾上腺素水平、血容量和心脏指数的降低与血压的降低平行，可能与运动的降压作用有关。交感神经张力降低导致的全身血管阻力降低可能也会影响血压。

高血压预防、诊断、评价与治疗联合委员会第八次报告（Eighth Joint National Committee，JNC-8）公布以来，血压控制目标值发生了一些变化。然而，由于审查方法的改变，在指南制定过程中的监管失察，以及近期发表的 SPRINT（Systolic Blood Pressure Intervention Trial）结果的影响，推荐的血压控制目标受到了广泛的批评，也给患者带来了困惑。美国 2017 年高血压指南更新，将正常血压定义为 <120/80 mmHg。以前的阈值 >140/90 mmHg 定义为 2 期高血压（译者注：不同的临床指南定义不完全相同，大部分指南建议正常血压 <140/90 mmHg）。

运动训练在心力衰竭中的作用

心力衰竭在工业化国家是一个日益严重的问题，在美国已经达到流行的程度。虽然心力衰竭的主要影响是肺血管和外周血管淤血，但许多患者认为运动受限是最困扰的问题。传统疗法，如血管紧张素转换酶抑制剂（angiotensin converting enzyme inhibitor，ACEI）、β 受体阻滞剂、螺内酯（安体舒通），以及最近的脑啡肽酶抑制剂与血管紧张素受体阻滞剂联合应用显著降低了心力衰竭的死亡率，但功能能力的改善并不显著。因此，需要以提高功能能力为目标的治疗。出于对患者安全的考虑，曾经一度禁止对心力衰竭患者进行运动训练。然而，随着 2013 年 ACC/AHA 心力衰竭指南的全面修订，运动训练已经被认定是改善心力衰竭患者功能能力的治疗选择（图 4.3）。运动训练（或规律体力活动）为 I 级推荐（证据等级 A），即"在能参与的心力衰竭患者中进行运动训练来改善功能状态是安全有效的"。

左心室射血分数降低提示慢性心力衰竭患者运动能力较差，但心力衰竭患者机械收缩力和功能能力并不总是直接相关，还有其他因素影响运动能力。虽然还不完全了解心力衰竭患者运动不耐受的生理机制，但仍可解释运动训练的潜在获益。

导致运动受限的因素包括左心室收缩和舒张功能受损、压力反射敏感性降低、交感神经系统激活、血管舒张功能受损、骨骼肌异常和肺功能异常。

新近数据表明，舒张功能不全可定义为射血分数保留的心力衰竭（HF with preserved ejection fraction，HFpEF），可以出现失能症状和运动不耐受。心力衰竭患者骨骼肌异常包括有氧氧化为主、抗疲劳（I 型）肌纤维萎缩；糖酵解为主、易疲劳（II 型）肌纤维增多；线粒体氧化酶浓度和活性降低；线粒体体积和密度降低；肌肉体积和力量降低。随着心力衰竭的进展，肺淤血使患者身体活动更加受限，体力活动更少，形成恶性循环，心脏受限加剧了骨骼肌的退化。部分心力衰竭综合征，循环细胞因子的增加进一步加重了肌肉萎缩。运动受限时骨骼肌峰值血流量的减少也会降低剪切力，从而耗尽组织血管舒张储备。

肺功能异常在心力衰竭中也很常见，包括肺容量和呼吸肌力量及肌耐力下降；气道阻力增加同时流速降低；肺泡淤血导致弥散功能减退；通气驱动力、分钟通气量、呼吸频率和无效腔潮气量比值增加。在心力衰竭患者中，运动训练可以对上述通气异常产生影响，包括减少分钟通气量、改善呼吸困难症状和呼吸肌功能。

慢性心力衰竭患者神经内分泌异常激活与预后不良有关。运动训练可以使慢性心力衰竭患者血浆血管紧张素 II、醛固酮、精氨酸加压素和心房利钠肽水平接近控制值。心率变异性降低在心力衰竭患者中非常突出，是交感神经激活的另一标志。体能训练可以改善慢性心力衰竭患者的心率变异性和内皮功能障碍。

心力衰竭患者运动训练的临床试验表明，经过运动训练，患者的运动时间、功能能力和峰值耗氧量都有改善。对于射血分数下降和 HFpEF 的心力衰竭患者，运动训练是安全的，耐受性良好。一项随机试验发现，运动训练组的患者心脏事件减少，明尼苏达心力衰竭患者生活评分（Minnesota Living with Heart Failure score）改善，最重要的是生存率提高。HF-ACTION（Heart Failure-A Controlled Trial Investigating Outcomes of Exercise Training）研究由美国国立卫生研究院赞助，结果显示，左心室收缩功能不全和 NYHA 心功能分级 II ～ IV 级的患者在常规治疗基础上进行运动训练，2 年的死亡率和住院率比传统治疗组降低 20%。2331 名患者随机分为运动训练组和常规治疗组，运动训练包括一个 36 周的监督培训项目，然后是基于家庭的训练。平均随访 2.5 年，两组的全因死亡和全因住院复合终点无显著差异。

运动训练曾一度被禁止在心力衰竭患者中进行，直到最近才被认为是提高功能能力的一种可行的治疗选择。大部分心力衰竭可以通过运动训练得到改善甚至逆转

心力衰竭的一些异常能够通过运动训练改善甚至逆转

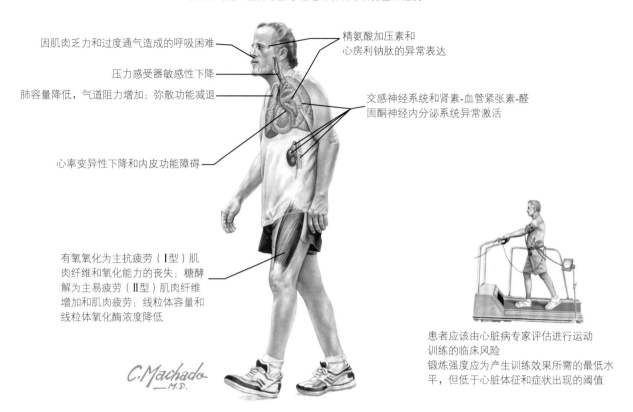

因肌肉乏力和过度通气造成的呼吸困难

压力感受器敏感性下降

肺容量降低，气道阻力增加；弥散功能减退

心率变异性下降和内皮功能障碍

精氨酸加压素和心房利钠肽的异常表达

交感神经系统和肾素-血管紧张素-醛固酮神经内分泌系统异常激活

有氧氧化为主抗疲劳（I型）肌肉纤维和氧化能力的丧失；糖酵解为主易疲劳（II型）肌肉纤维增加和肌肉疲劳；线粒体容量和线粒体氧化酶浓度降低

患者应该由心脏病专家评估进行运动训练的临床风险
锻炼强度应为产生训练效果所需的最低水平，但低于心脏体征和症状出现的阈值

C.Machado
—M.D.

图 4.3　心力衰竭的运动训练

调整了预先规定的预后因素后，主要复合终点显著降低了 11%（危险比：0.89；95% CI：0.81~0.99；P=0.03），心血管死亡率-心力衰竭住院的复合终点降低 15%（危险比：0.85；95% CI：0.74~0.99；P=0.03）。重要的是，两组之间的不良事件无差异，表明在这一人群进行运动训练是安全的。运动训练组的生活质量也出现具有统计学意义的改善。HF-ACTION 的发现为推荐运动治疗心力衰竭患者提供了很好的证据。

心力衰竭患者的运动训练最好在传统的II期（门诊）心脏康复计划中开始。心脏病专家应预先筛选患者，评估开始训练的临床风险。大多数 NYHA 心功能 II~IV 级的患者可以安全地进行运动；但有不稳定症状、近期心肌梗死、不稳定性心绞痛、严重主动脉瓣狭窄、未能控制的心律失常、明显低血压（收缩压 <85 mmHg）或急性心肌炎的患者应排除在外。心力衰竭患者的变时反应可能会减弱，因此应以自我感觉劳累和呼吸困难程度作为终止运动的指征，Borg 呼吸困难评分不应高于 11~14 分（轻度到有点用力）。与健康人相比，心力衰竭患者需要更长的热身和整理活动时间，并且初始阶段应该避免抗阻训练。还应建议患者避免饭后运动。通常推荐的活动包括步行和骑自行车，受到关节炎或心血管疲劳以外的疾病限制不能步行或骑自行车的患者推荐上肢功率车（例如使用手臂运动替代，而不是兜售一辆直立的固定功率车进行腿部运动）和划船。

运动强度应处于产生训练效果所需的最低水平，但低于出现心脏体征和症状的阈值。基线最大耗氧量（maximal oxygen consumption，MVO_2）测试有助于设计运动处方，但不强制性进行。目标强度应在 MVO_2 的 40% 开始，并在 4~6 周内逐渐增加至 MVO_2 的 75%（为峰值心率的 70%~85%）。初始锻炼的频率一般为每周 3 次。当运动频率超过每周 3~5 次时，MVO_2 就会停滞且损伤率显著增加。对于虚弱或高风险的个体，初始每周 2 次运动也可能有效。锻炼的频率最终应该增加到每周 5 次。

运动课程应该从 10~15 分钟的热身开始，并以 10~15 分钟的整理活动结束。最初的运动时间应该是 10~20 分钟。明显功能欠佳的患者需要进行间歇训练，2~6 分钟的运动与 1~2 分钟的休息交替进行。持续时间应逐渐增加至 20~40 分钟。12 周后，患者可以进行无监督的运动，也可以考虑开始轻到中度的抗阻训练。

心脏康复

心脏康复是一项综合性的干预计划，包括为心血管疾病患者制订运动处方、纠正心血管危险因素、教育、咨询和行为干预。基于随机临床试验的有力证据，推荐稳定性心绞痛、心肌梗死后、冠状动脉血运重建、心脏移植、瓣膜手术以及心力衰竭的患者进行心脏康复并予以医保支付。尽管如此，转诊到心脏康复的患者和转诊患者的参与率仍然很低。原因是多方面的，包括相对于符合条件的患者（尤其是农村地区的患者）的人数康复门诊接诊能力有限，需要请假来进行频繁的复诊、交通不便、医疗保险不能全额报销以及其他财务或社会问题。远程医疗计划和其他 mHealth 应用程序（可穿戴设备、基于互联网的支持小组）作为潜在的解决方案一直在评估中。百万心脏计划（Million Hearts Program）第二阶段的部分目标是使 80% 符合条件的患者更好地进行心脏康复，因为这些计划可以降低已知的风险。

2007 年，AHA 和美国心血管与肺康复协会确定了心脏康复的核心内容，这些都是本章概述的促进心血管健康计划的组成部分，包括：

- 初始患者评估
- 营养咨询
- 体重管理
- 血压管理
- 血脂管理
- 糖尿病管理
- 戒烟
- 心理管理
- 体力活动咨询和运动训练

心脏康复除了促进生理健康外，还能改善心理健康。心脏康复项目有助于识别和改善与急慢性疾病状态（如焦虑和抑郁）相关心理问题的管理。有关生活方式改变的宣教使患者理解并且掌握自我管理的技能。还有强有力的数据表明，运动对心理健康的益处包括积极的情绪变化；缓解紧张、抑郁和焦虑；提高应对日常活动的能力；改善认知功能。这些益处带来了自我认知、幸福感、自信和意识各个方面的积极变化，可能因此产生更多有益健康的行为。

未来方向

增加冠心病及高危患者的体力活动和运动锻炼应该是所有患者的主要干预措施。因为有证据支持体力活动和运动有助于降低心血管风险，减少代谢综合征（在部分患者可能变为正常）和 2 型糖尿病的进展，是临床最有效的治疗方法之一。必须注意的是，说服患者进行规律运动存在很大阻力，可以从分析患者的动机开始。运动和体力活动量，以及如何提高患者对运动处方的依从性需要更进一步的研究。此外，有必要调整公共政策以改变儿童和成人久坐不动的习惯，这些习惯会导致肥胖、糖尿病和冠心病的发展。mHealth 技术的出现将提供新的平台，使无数的人能够获得更多的运动干预措施，同时还可用于监测，并可能融入更多的人群干预策略来改善心血管健康状况。下一个十年将是一个激动人心的时代，随着这项技术的发展，运动干预将变得更加容易、准确、被接受，并融入到每个人的生活中。

循证文献

Eijsvogels TM, Molossi S, Lee DC, et al. Exercise at the extremes: the amount of exercise to reduce cardiovascular events. *J Am Coll Cardiol.* 2016; 67:316.

总结了运动量与心血管疾病发病和死亡风险降低关系的现有证据。总结了运动员中等强度运动与高强度运动干预措施、运动总量相比较的数据及其相关风险。

Kokkinos P, Faselis C, Myers J, et al. Age-specific exercise capacity threshold for mortality risk assessment in male veterans. *Circulation.* 2014; 130:653.

定义了特定年龄的运动能力阈值，指导退伍军人通过临床运动测试评估死亡风险。

LeFevre ML, U.S. Preventive Services Task Force. Behavioral counseling to promote a healthful diet and physical activity for cardiovascular disease prevention in adults with cardiovascular risk factors: U.S. Preventive Services Task Force Recommendation Statement. *Ann Intern Med.* 2014;161:587.

更新了美国预防服务工作组关于为有心血管疾病危险因素的成年人提供饮食咨询的建议，呼吁将超重或肥胖或有其他心血管疾病危险因素的人转诊到强化行为咨询部门，改善饮食健康和增加体力活动来预防心血管疾病。

Pahor M, Guralnik JM, Ambrosius WT, et al. Effect of structured physical activity on prevention of major mobility disability in older adults: the LIFE study randomized clinical trial. *JAMA.* 2014;311:2387.

报道了在 70~89 岁久坐不动的男性和女性中，与健康教育相比，结构化体力活动计划对降低主要行动障碍风险的影响。

Physical Activity Guidelines Advisory Committee. Physical Activity Guidelines for Americans Report, 2008. Washington, DC: U.S. Department of Health and Human Services; 2008.

编写这些指南的目的是向公众提供有关体力活动影响的循证信息，并按年龄组提供建议的体力活动量，还讨论了遵循这些建议的益处。

Sharma K, Kass DA. Heart failure with preserved ejection fraction; mechanisms, clinical features, and therapies. *Circ Res.* 2014;115:79–96.

HFpEF 很常见，如何管理这类患者极具挑战。这篇文章总体回顾了 HFpEF 的病理生理和治疗建议，但内容很有限。运动训练提供了一个潜在的治疗策略，但仍需研究。

Shiroma EJ, Lee IM. Physical activity and cardiovascular health: lessons learned from epidemiological studies across age, gender, and race/ethnicity. *Circulation.* 2010;122:743.

对当前数据进行回顾，探讨了体力活动与冠心病 / 心血管疾病之间的相关程度，并确定是否存在量效关系，以及体力活动是否能降低已知的因肥胖增加的冠心病 / 心血管疾病风险。

Soares-Miranda L, Siscovick DS, Psaty BM, et al. Physical activity and risk of coronary heart disease and stroke in older adults: The Cardiovascular Health Study. *Circulation.* 2016;133:147.

队列研究分析了 75 岁以上老年人规律体力活动的影响。

Yancy CW, Jessup M, Bozkurt B, et al. 2013 ACCF/AHA guideline for the management of heart failure: executive summary. *Circulation.* 2013;128:e240–e327.

ACC/AHA 心力衰竭指南对运动训练（或规律体力活动）提出了 I 级推荐（证据等级 A），认为"在能参与的心力衰竭患者进行运动训练来改善功能状态是安全有效的"，并建议进行心脏康复，声明心脏康复"可用于临床稳定的心力衰竭患者，以改善功能能力、运动持续时间、健康相关的生活质量和死亡率"（IIa 级，证据等级 B）。

（Eileen M. Handberg，Richard S. Schofield，David S. Sheps 著 任川 译 徐顺霖 高炜 审校）

第 5 章

心血管疾病流行病学与风险预测模型

心血管疾病流行病学主要研究心血管疾病（cardiovascular disease，CVD）的决定因素和分布，其首要目标在于降低心血管疾病人群发病率和患病率。心血管疾病流行病学为基础科学和临床研究提供了桥梁，极大提升了我们对心血管疾病范围、自然病史、机制、潜在病理生理过程的理解，提供了个体和群体层面的治疗策略，有助于减少心血管疾病发病率和疾病负担。

心血管疾病患病率

在美国，不论是男性和女性，心血管疾病死亡人数都高于癌症和呼吸系统疾病死亡人数的总和。个体死于心血管疾病的风险约为 30%，而终身罹患心血管疾病的风险约为 66%。尽管在过去的 40 年中，美国的心血管疾病患病风险和年龄调整后的死亡率显著降低了约 40%，但在美国，乃至全球范围内，心血管病的负担依然沉重。

心血管疾病是世界范围内最常见的死亡原因，估计占死亡总数的 31%。虽然心血管疾病死亡率降低了 22%，但由于人口增长和老龄化，心血管疾病死亡总数继续攀升。各国的心血管疾病死亡率差异较大，其中俄罗斯最高，西欧、北美和中美洲的死亡率最低。

同样，美国不同地域、种族、民族和社会经济群体中，心血管疾病发病率、患病率和死亡率也存在显著差异。例如，美国东南部与脑卒中相关的发病率和死亡率要高很多。经年龄调整后，非裔美国人高血压、卒中、心力衰竭和冠心病的发病率一直明显高于年龄相匹配的白人。

心血管疾病危险因素的流行病学

流行病学研究不仅增进了我们对心血管疾病患病

率的深刻洞察，而且还使我们了解心血管疾病发生和发展的危险因素及患者特征。一些不可改变的危险因素，如性别、种族和年龄有助于我们理解个体风险，但这些因素无法作为治疗目标。而降低发病率和治疗可改变危险因素的水平是心血管疾病一级和二级预防工作的主要任务。多个临床随机对照试验探索了心血管病可变危险因素，证实了危险因素防治对降低心血管疾病风险的重要意义。

高血压

AHA 定义的理想血压为 <120/80 mmHg。既往观察性队列研究结果均显示，血压高于此水平可导致所有年龄段的卒中、心脏病发作、心力衰竭和心血管疾病死亡风险增加。收缩压平均每升高 20 mmHg 或舒张压平均每升高 10 mmHg，卒中、冠心病或其他心血管病相关死亡风险就会加倍。JNC 7 指南定义的高血压为收缩压 >140 mmHg 或舒张压 >90 mmHg，或正在服用降压药物。2017 年，AHA 和 ACC 将高血压重新定义为血压 >130/80 mmHg。根据 JNC 7 指南的标准，在美国估计有 8570 万成年人患有高血压，其患病率随年龄增长而升高，并与种族有关。非裔美国人的高血压发病率比年龄相近的白种美国人高得多。但只有 76% 的高血压患者接受降压药治疗，54% 的血压得到了适当控制。

高脂血症或血脂异常

总胆固醇、低密度脂蛋白胆固醇（LDL-C）和非高密度脂蛋白胆固醇（HDL-C）含量升高与动脉粥样硬化性心血管疾病（atherosclerotic cardiovascular disease，ASCVD）的风险增加有关。总胆固醇每增加 40 mg/dl，ASCVD 风险大约增加 50%。这种相关在总胆固醇水平较高时呈对数关系。因此，总胆固醇、有致动脉粥样硬化作用的 LDL-C 和非 HDL-C 已成为改变生活方式和药物疗法的治疗目标。HDL-C 水平与 ASCVD 风险在一定范围内呈负相关。

高脂血症通常定义为总胆固醇水平 > 230 mg/dl。在美国，估计有 2850 万成年人（占总人口的 11.9%）患有高脂血症。过去的 14 年中高脂血症的患病率下降约 7%。美国最新估计的血脂平均值为，总胆固醇 196 mg/dl、LDL-C 113 mg/dl、HDL-C 53 mg/dl 和甘油三酯 103.5 mg/dl。

吸烟

吸烟使 ASCVD 风险增加 2~4 倍。戒除烟草制品和生理功能的快速改善与心血管疾病患病风险的显著降低相关。倡导戒烟是公共卫生运动的主要目标。经过积极努力，过去 50 年中烟草使用量稳步降低，吸烟率从 1965 年的 51%（男性）和 34%（女性）下降到 2017 年的 16.7%（男性）和 13.7%（女性）。

尽管控烟的总体趋势令人鼓舞，但某些少数群体，包括性行为和性别少数群体、社会经济地位低下者、残疾人士和精神病患者并未出现显著下降。此外，最近电子烟使用逐渐增加，尤其是青少年，可能导致年轻群体的烟草使用率增加。

糖尿病

AHA 将理想的空腹血糖定义为 <100 mg/dl。目前美国只有 56% 的成年人符合此标准。糖尿病使冠心病、卒中、外周动脉疾病、心力衰竭和心房颤动的风险增加 2~3 倍。与非糖尿病患者相比，糖尿病患者的预期寿命也要少 6~8 年。

美国国家心脏、血液和肺病研究所将糖尿病定义为空腹血糖 >125 mg/dl，糖尿病前期定义为空腹血糖在 100~125 mg/dl。美国近期人口抽样调查中，有 2340 万成年人患有糖尿病，其中 760 万成年人并不知晓自己患有糖尿病。此外，尚有 8160 万人为糖尿病前期。在确诊糖尿病的病例中，90%~95% 为 2 型糖尿病。在过去的 10~15 年中，糖尿病的患病率一直在上升，其部分原因可归咎于肥胖。非裔美国人和西班牙裔美国人的糖尿病发病率比美国白人高得多。

肥胖、节食与运动

AHA 将理想体重定义为体重指数（BMI）18.5~25 kg/m²。BMI > 30 kg/m² 为肥胖，BMI 在 25~30 kg/m² 为超重，超重也会增加患心血管病的风险。肥胖是包括 ASCVD、心力衰竭、卒中、静脉血栓栓塞和心房颤动在内的心血管疾病危险因素，也是血脂异常、高血压和糖尿病等其他心血管疾病危险因素的危险因素。在过去的几十年中，肥胖率缓慢上升。据报道，2013—2014 年的肥胖患病率为 37.7%。妇女的肥胖症和 III 级肥胖症（BMI > 40 kg/m²）患病率较高，分别为 40.4% 和 9.9%。肥胖患病率存在很大的区域差异，美国中西部和东南部患病率较高。

肥胖的主要决定因素是热量摄入过多和缺乏运动。富含新鲜水果、蔬菜、全谷类、低脂乳制品、海鲜、豆类和坚果等为 AHA 定义的健康饮食。研究证实，健康饮食可以降低血压、改善血脂水平，并降低心脏病发作和卒中的风险。相反，饱和脂肪、高盐、水果和蔬菜含量低的饮食可导致胆固醇和血压升高，并可能增加 ASCVD 风险。目前估计，只有 1.5% 的成年人采用理想的健康饮食，每年因不健康饮食而死亡的人数为 67.8 万。

与肥胖和饮食不当一样，缺乏运动会增加患心血管疾病及其危险因素的风险。目前，AHA 建议成年人每周至少进行 150 分钟的中等强度运动，或者每周进行 75 分钟的剧烈运动，外加 2 天的肌肉锻炼。达到建议要求的个体患糖尿病的风险和死亡风险均可降低 30%~40%，冠心病风险降低 20%~30%。预计有 44% 的成年人可达到 AHA 规定的标准。但 30% 的成年人不从事任何体育活动。与其他性别、种族和族裔群体相比，女性、老年人、非裔美国人和西班牙裔达运动标准的比例更低。

心血管疾病预防工作

减少心血管疾病高危人群和降低个体高风险的方法

人群中心血管疾病风险呈钟形分布。高危策略针对风险最高的个体，以积极降低风险为目标。目前建议使用这种方法来确定哪些患者应接受他汀类药物治疗，以进行 ASCVD 一级预防。因为他汀类药物的相对获益在绝对风险水平上是一致的，高危策略将会使绝对风险高的个体获益最大。

相反，基于人群的方法试图通过优化总体人群平均危险因子水平来降低整体风险。尽管这似乎有悖常理，但在钟形分布的平均值周围有更多的个体，大多数 ASCAD 事件发生在这部分人群中，因此，这种方法往往会预防更多的 ASCAD 事件发生。继续以胆固醇对 ASCVD 事件的影响为例，接近平均值的人群较多，虽然达到平均胆固醇水平的个体 ASCVD 风险较低，但这部分人群的整体风险仍然很高，平均胆固醇浓度适度降低也可以显著减少总体心血管疾病事件（图 5.1）。

高风险和人口水平两种预防方法并非相互排斥，而是互补。藉此，心血管疾病流行病学研究旨在减少人群危险因素负担，确定具有较高风险的人，并采取积极的一级预防干预措施。

风险评估

风险是概率性的，通常不能涵盖个体的全部 ASCVD 风险。已有的风险评估公式可以帮助临床医生确定哪些患者属于可从一级预防中获益最大的高危组。目前推荐通过评估 10 年和终身风险来指导使用他汀类药物管理血脂异常，是风险评分在临床应用的绝佳示例。

风险定义

需要注意，风险是一种预估而非现实。例如当认为患者的危险因素导致其 10 年罹患 ASCVD 的风险为 50% 时，在现实中，该患者可能出现或不出现临床事件。由于预测未来固有的局限性，风险评估只是决定启动一级预防措施前的第一步。临床医生可能需要考虑其他因素，包括心血管疾病家族史、亚临床心血管疾病和合并症等，以个性化评估风险，决定是否应用他汀类药物。

当前的心血管疾病风险评估工具得出的是绝对风险估计，表示在给定时间段内发生事件的可能性。

而相对风险是个人风险与参考风险水平的高低比较（例如：相对风险、危险比、比值比）。

鉴于多种原因，临床风险评估首选绝对风险而非相对风险。首先，相对风险的估计受对照组人群影响，可能会产生误导。其次，研究表明，患者和临床医生都无法预测真实风险。最后，基于指南建议的血脂异常患者的他汀类药物治疗，在计算 ASCVD 事件的绝对风险时临床医生可直接将他汀类药物治疗的平均预期收益与平均预期危害进行比较。因此，绝对风险的量化可以使风险 - 收益的决定量化，这样临床医生与患者之间更方便沟通。

还有一种繁琐、不便实际操作的方法可用于风险评估，即临床医生收集所有评价他汀类药物作为 ASCVD 一级预防的临床试验、确定哪项研究的纳入标准适合自己的患者。但由于随机试验通常有严格的纳入和排除标准，这些研究不可能涵盖临床实践中遇到的所有情况。

风险评分的产生

要在临床实践中合理应用风险评分，需要了解其产生原理。通常，风险评分来自队列研究数据。在开发和使用风险评估公式时，来源队列的个体要与应用评分的患者有相似性。如果风险因素或疾病的基准率明显高于或低于应用风险评分的人群，则该风险评分可能会低估或高估此类人群的风险。

绝对风险评估的准确性和临床实用性与进行预测的时间范围关系密切。为方便记忆和理解，大多数心血管疾病风险评分使用 10 年时间范围。而且，这一时间范围的评估模型可能更可靠。

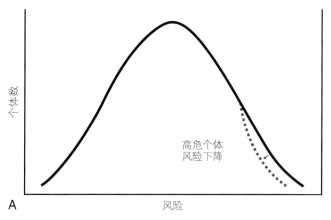
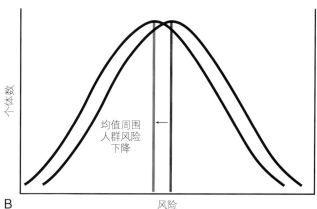

图 5.1 （A）对高危个体采用高风险干预措施。该措施可最大程度地降低高危个体的风险，但对降低人群风险效果甚微。（B）基于人群的方法旨在适度降低总体人群的平均风险。该方法可大大降低人群中患冠心病的风险，因为心血管疾病在接近人群平均风险水平的个体中发生的最多

虽然 10 年的时间跨度方便临床应用，并可提供可靠的风险估计，但可能会使某些患者对心血管疾病风险了解不透彻。例如，一位具有多种 ASCVD 危险因素的年轻女性，风险评分预测其 ASCVD 事件的 10 年风险较低，但终身患心血管疾病的风险较高。如果仅告知患者的 10 年风险估计，则可能会使她高估自己的心血管健康状态，而不积极改善生活方式。但如果我们告知其某些可变危险因素会增加她 10 年后的 ASCVD 风险，那么该患者就可能提高对健康生活方式的依从性。2013 美国 AHA 风险评分不仅包括 ASCVD 事件的 10 年风险估计，而且还估计 64 岁以下个体的终身风险。

风险评分的使用对患者和临床医生均至关重要。ATP-Ⅲ 风险评分估算了非致命性和致命性心肌梗死的风险。这毫无疑问是重要成果。但心血管疾病流行病学数据表明，妇女，尤其是年轻的非裔美国妇女，有严重卒中的风险，而早期版本的风险评分并未将其考虑在内。藉此，2013 美国 AHA 风险评分涵盖了评估致命和非致命性卒中以及心肌梗死风险的内容。

在风险评分选择变量时，研究人员会选择临床实践中容易获得的风险因素，以增强统计模型准确预测风险的能力。由于统计模型的数学原理，高度相关的变量往往是多余的，很少显著增加统计模型准确预测风险的能力。值得重视的是，风险评估模型未纳入的变量可能对临床至关重要。例如，肥胖虽然在心血管疾病患病风险中起着重要作用，但很多 ASCVD 风险计算器并未将其包括在内。肥胖是导致高血压、糖尿病和血脂异常的主要危险因素，与不良饮食和缺乏运动密切相关。由于这些关联，肥胖不会增加血压、糖尿病、HDL-C 和总胆固醇水平之外的风险预测能力。但在向患者解释降低患心血管疾病风险的方法时，临床医生往往会遗漏控制最佳体重的重要性。

风险评分的效能评价

区分度和校准度可用于评价风险评分的效能。了解这些基本概念可使临床医生确定最适合临床实践的风险评分，并将其整合运用到患者诊疗中。

区分度

区分度指风险评估工具对个体的患病风险高低进行排序的能力（图 5.2）。区分度并不反映绝对风

险估计的准确性。在统计学中，区分度由 C 值表示。C 值指的是受试者工作特征曲线下面积，或统计模型输出的灵敏度与 1−特异度的二维图。通常，C 值 <0.7 为区分度差，0.7~0.8 为区分度良好，>0.8 为区分度优。通俗来讲，C 值 0.8 表示风险模型在 80% 的情况下可将易发事件的个体判定为高风险，将不易发事件的个体判定为低风险。在进行人群水平的筛查测试时，该标准可反映风险估计模型的效能。但它对某些特定人群（例如患有 HIV 感染、慢性炎性疾病或 CVD 危险因素极端分布的人群）可能存在的风险不敏感。

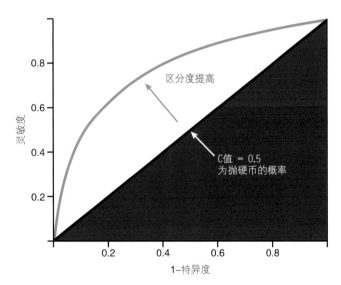

图 5.2 受试者工作特征曲线。曲线向图左上方移动表示辨别力改善，向对角线移动表示辨别力下降。曲线下面积（阴影区）为 C 值，表示预测模型将高风险有序个体排名在低风险有序个体之上的能力

校正

风险评估取决于准确的绝对风险估计，而不仅是等级排序。校准是将预估事件的绝对风险与总体样本中观察到的事件发生率进行比较。将风险评分应用于具有不同事件发生率的人群时，通常需要重新校准，以避免高估或低估风险。因此，有时风险评分具有较高的 C 值，但对于给定的人群却无很好的校准度。虽然在许多情况下，可以将风险评估模型在不同人群中进行校准，但这一方法却较少在临床中应用（图 5.3）。

风险再分类

当患者为中危组或 10 年心血管疾病风险为 4%~

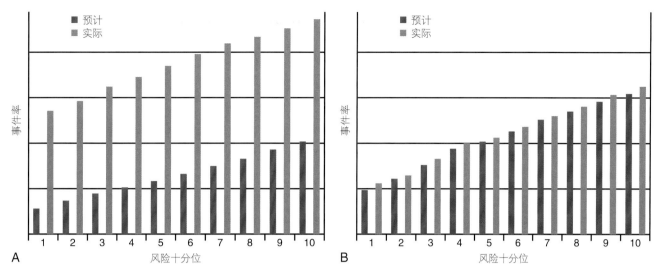

图 5.3　校正与区分度。（A、B）冠心病在样本人群中的理论预计风险（紫色条形图）与实际风险（灰色条形图）的十分位比较。（A）该模型（紫色条形图）有更好的区分度，因为低风险个体始终被排在高风险个体下。但估计的绝对风险显著低于观察到的风险。因此，（A）的区分度很高，但校正能力不佳。（B）似乎具有出色的区分度和校准能力，因为在所有风险指标中，估计和观察到的绝对风险都相似

7.5% 时，临床医生通常会引入其他的评估内容对患者的个体心血管疾病风险进行再评估。例如，冠状动脉钙化积分高的个体具有高动脉粥样硬化风险。如果将较高的冠状动脉钙化积分添加到估计的 10 年中心血管疾病风险时，则患者会重新分类为较高风险水平。因此，该检查可以帮助临床医生确定哪些患者可以从他汀类药物治疗中受益，以及哪些患者近期不能从他汀类药物治疗中受益。

心血管病流行病学进展及未来方向

　　尽管在过去的 70 年中，心血管疾病流行病学取得了飞速进步，但仍面临巨大挑战。在美国和全球范围内，心血管疾病及其危险因素负担仍然显著。在已经明确大多数心血管疾病的决定因素后，需要着力降低这些危险因素的患病率。这不仅需要在群体干预措施方面有更多进展（食品政策的变化、禁烟令等），也需要深入了解导致心血管疾病风险因素发展的潜在生理机制。目前正在开展的大型队列研究、基因组学、蛋白质组学和代谢组学研究数据的整合可让我们进一步了解心血管疾病的生理基础，这必将成为未来流行病学研究的重点。同样，数字和遥感技术以及可穿戴设备的发展将使研究人员有机会监测可能导致心血管疾病风险的生理特征和健康相关行为。

补充资料

高风险与人口学方法

Rose G. Sick individuals and sick populations. *Int J Epidemiol.* 2001;30(3):427–432.

本文对高风险方法（用于识别易感个体）和以人口为基础的方法（从整体上理解疾病的决定因素）进行了深入讨论和比较。

AHA 风险评估指南

Goff DC Jr, Lloyd-Jones DM, Bennett G, et al. American College of Cardiology/American Heart Association Task Force on Practice Guidelines. 2013 ACC/AHA guideline on the assessment of cardiovascular risk: a report of the American College of Cardiology/American Heart Association Task Force on Practice Guidelines. *Circulation.* 2014;129(25 suppl 2):S49–S73.

本文是心血管风险评估的更新版临床指南。此风险评估模型提供了针对性别和种族的致命和非致命性冠心病和卒中的 10 年和终身风险。

AHA 降脂指南

Stone NJ, Robinson JG, Lichtenstein AH, et al. American College of Cardiology/American Heart Association Task Force on Practice Guidelines. 2013 ACC/AHA guideline on the treatment of blood cholesterol to reduce atherosclerotic cardiovascular risk in adults: a report of the American College of Cardiology/American Heart Association Task Force on Practice Guidelines. *Circulation.* 2014;129(25 suppl 2):S1–S45.

本文是胆固醇检验和筛查的最新指南（2014 年后有更新——译者注）。该基于证据的指南提出了血脂筛查和检测的推荐。

AHA 年度统计更新

Benjamin EJ, Blaha MJ, Chiuve SE, et al. American Heart Association Statistics Committee and Stroke Statistics Subcommittee. Heart Disease and Stroke Statistics-2017 Update: a report from the American Heart Association. *Circulation.* 2017;135(10):e146–e603.

AHA 出版物每年更新一次，提供关于美国和全球心血管疾病流行病学及危险因素的最新信息。

循证文献

血压与心血管死亡

Lewington S, Clarke R, Qizilbash N, Peto R, Collins R, Prospective Studies Collaboration. Age-specific relevance of usual blood pressure to vascular mortality: a meta-analysis of individual data for one million adults in 61 prospective studies. *Lancet*. 2002;360(9349): 1903–1913.

这项在 100 万成年人中进行的 12.7 人年的极具影响力的研究，量化了与各年龄段不同血压水平相关的心血管疾病风险。值得注意的是，血压 >120/80 mmHg 可导致所有成年组死亡风险线性升高。

血脂与心血管事件

The Emerging Risk Factors Collaboration. Major lipids, apolipoproteins, and risk of vascular disease. *JAMA*. 2009;302(18):1993–2000.

该分析量化了 120 万队列人群的主要血脂成分，以及载脂蛋白和 ASCVD 风险间的关系。为了解个体血脂水平与 ASCVD 风险间的关系提供了重要参考。

理想的心血管健康状态

Folsom AR, Yatsuya H, Nettleton JA, Lutsey PL, Cushman M, Rosamond WD, ARIC Study Investigators. Community prevalence of ideal cardiovascular health, by the American Heart Association definition, and relationship with cardiovascular disease incidence. *J Am Coll Cardiol*. 2011;57(16): 1690–1696.

本文概述了 AHA 定义的社区内理想心血管健康率，及其与新发心血管疾病间的密切联系。对于想了解预防心血管疾病危险因素和维持理想心血管疾病健康的任何人都是一本必读书。

2013 风险评估模型的验证

Muntner P, Colantonio LD, Cushman M, et al. Validation of the atherosclerotic cardiovascular disease Pooled Cohort risk equations. *JAMA*. 2014;311(14):1406–1415.

本文报道了 REFARDS 研究中 2013 AHA 汇总风险评估模型的验证结果。该研究中，作者使用了本章讨论的区分度和校正的方法。

冠状动脉钙化和冠心病风险预估

Blaha MJ, Cainzos-Achirica M, Greenland P, et al. Role of coronary artery calcium score of zero and other negative risk markers for cardiovascular disease: the multi-ethnic study of atherosclerosis (MESA). *Circulation*. 2016;133(9):849–858.

本文评估了在"多种族动脉粥样硬化研究"中生物标志物（包括冠状动脉钙化积分）预测风险的作用。结果表明，心血管疾病风险中低水平的个体中，冠状动脉钙化积分为 0 可能有助于识别短期内无法从降脂治疗中受益的个体。

Polonsky TS, McClelland RS, Jorgensen NW, et al. Coronary artery calcium score and risk classification for coronary heart disease prediction: the multi-ethnic study of atherosclerosis. *JAMA*. 2010;303(16): 1610–1616.

本文在"多种族动脉粥样硬化研究"中证明了冠状动脉钙化评估对预测 ASCVD 风险的额外作用。

（Eric P. Cantey，John T. Wilkins 著
李延广 译　祖凌云 审校）

第 6 章

心血管疾病的干细胞治疗

尽管心血管疾病的治疗已取得了巨大的进展，但心肌梗死和充血性心力衰竭仍是全球心血管疾病发病率和死亡率的主要原因。失去的心肌不能再生，而过度的纤维化修复可导致异常的心室重构和损伤后心功能下降。因此，过去30年心血管领域的大部分研究都集中在减轻缺血性心脏病的动脉粥样硬化、再灌注以及处理与心力衰竭相关的纤维化改变。在缺血损伤和心肌坏死后，激活的心肌成纤维细胞募集形成瘢痕的过程导致心脏泵血功能下降。但近年来已有充分的证据显示，心脏有能力再生心肌细胞，尽管再生率较低（每年约 0.3%~1%）。随着对干细胞生物学更深入的理解，正在为再生心脏组织的研究领域铺平道路。

干细胞有两个主要特征，即能够自我更新和在适当的条件下定向分化为特定谱系的细胞。最近的观察揭示了心脏干细胞和心外干细胞的存在，这些干细胞能够形成心肌细胞、平滑肌细胞和内皮细胞。虽然干细胞治疗仍在实验阶段，但在心脏病再生治疗策略方面具有广阔的前景。

干细胞

干细胞的类型和获益机制

干细胞可以根据其潜能进行分类。一个全能干细胞，如受精卵，可以形成一个完整的有机体。一个多能干细胞，如胚胎干细胞（embryonic stem，ES）能形成所有三个胚层的细胞，但不能产生有机体。多能干细胞，如间充质干细胞（mesenchymal stem cells，MSCs），可以从同一细胞胚层产生不同类型的细胞，如脂肪细胞、骨细胞或软骨细胞。在心脏再生研究中，还有一些多能干细胞受到关注，比如骨骼肌成肌细胞、内皮祖细胞和骨髓单核细胞（bone marrow mononuclear cells，BN-MNCs）。

诱导干细胞分化为心肌细胞的信号通路是目前研究的热点，更好地理解这些通路可使其成为促进心脏再生的有价值的治疗手段。分化是干细胞变成心肌细胞的过程，而转分化是体细胞采用不同的细胞归属（如成纤维细胞转变为内皮细胞）的过程。干细胞可以改变心脏功能的另一个过程是融合。当干细胞与体细胞（如心肌细胞）融合时，产生的细胞具有两种细胞类型的特征；但目前尚不清楚该过程可在何种程度上实现临床获益。干细胞促进组织再生的另一种机制是旁分泌。注射干细胞后可释放细胞因子和 / 或生长因子，对受损环境中的其他细胞具有生理作用并影响修复。例如，将 MSCs 注入受损的心脏会影响其环境中 Wnt 信号的平衡，从而调节血管生成和纤维化。明确介导损伤心脏修复作用的关键干细胞分泌分子可促进开发新的治疗策略，即注射关键干细胞分泌分子而非干细胞就可能足以促进心脏愈合，并避免免疫反应、剂量依赖和可及性等问题。

ES 细胞具有分化为任何细胞类型的能力，并能在适当的条件下分化为心肌细胞。其起源于囊胚发育期间的内胚细胞群。研究表明，ES 细胞注射后可成功地定植到周围的心脏组织中，这一点令人关注。但大规模生成胚胎干细胞诱导分化的心肌细胞目前仍不现实，这是一个仍处于起步阶段的研究领域，有很多伦理和政治挑战。骨髓干细胞向功能心肌细胞的分化更具挑战性。

骨髓含有不同类型的祖细胞，其中被广泛研究的是 BN-MNCs 和 MSCs。将 BN-MNCs 注入病变心肌可改善心功能。虽然初期的研究发现 BN-MNCs 可向肌细胞转分化，但后来的研究表明，这种间接效应可能与细胞的旁分泌效应有关。心肌损伤后，注射 MSCs 可产生旁分泌效应，促进心脏修复。体外研究表明，这些细胞也可以分化为搏动的心肌细胞，这些发现令人兴奋，并促发了几项临床前研究。研究显示，将 MSCs 注入损伤心肌后，尽管产生的心肌细胞数量较少，但可改善心脏功能，提示其具有类似于 BN-MNCs 的多因子效应。

ES 细胞供应有限，并存在相关的社会问题，这促进了多能干细胞其他途径的研究。近年来引起人们极大关注的一类细胞是常驻心脏祖细胞。这些细胞的存在及其分化为心肌细胞、内皮细胞和平滑肌细胞的能力，动摇了长期以来认为心脏是无法再生的固定器官的观点。要充分发挥这些细胞的潜在优势仍有几个挑战。首先，不同的细胞标记已经被用来标定这些细胞，但目前尚不清楚不同的细胞标记是否存在生物学差异。其次，这些细胞的数量较少，在正常心功能中的作用尚不清楚。然而，将这些细胞注入梗死的心脏可以改善心脏功能。这些细胞之所以特别吸引人，是其能够分化成其他类型的细胞（例如内皮细胞和平滑肌细胞），但再生的心肌细胞需要新的血管和支持细胞才能发挥功能。此外，使用这些细胞似乎可避免 ES 细胞可能带来的一些伦理挑战。由于其数量少，以及成功繁殖的技术困难，促进了其他细胞类型和技术的发展，其中诱导多能干细胞值得特别提及。这些胚胎干细胞是通过遗传操作（通过某些转录因子的过度表达）从皮肤成纤维细胞中获得的。这种方法的独特和革命性之处在于，皮肤成纤维细胞可以被重新编程成诱导多能干细胞，这些干细胞可以注射到受损伤的心脏中。虽然这一领域及其技术尚处于起步阶段，但对未来的心血管再生治疗有着巨大的前景。

另一种值得特别提及的干细胞是内皮祖细胞，尤其是在血管再生方面。血管内皮损伤会引发一系列的反应，旨在通过促进剩余内皮细胞增殖和内皮祖细胞分化来重建内皮。因此，内皮祖细胞可能通过促进血管修复和血管生成间接改善心脏功能。

心肌梗死后的心脏再生研究也曾探讨过心脏细胞集团。细胞集团是非黏附性表面的心脏外植体培养产生的三维多细胞结构。目前认为，注射的细胞集团通过旁分泌效应或分泌含有活性分子（如microRNA）的外显体来调节瘢痕形成。但一期临床试验结果显示，左心室射血分数无任何改善，但6个月时可见瘢痕减少和存活心肌增加。

在第一波干细胞研究热潮中，也研究过骨骼肌成肌细胞，早期试验结果很好，但临床试验未见明显益处，这些细胞在心血管再生中的应用还不确定（表 6.1）。

表 6.1 干细胞的类型及其在心血管再生中的主要作用机制

干细胞的类型	主要作用机制
胚胎干细胞	分化
间充质干细胞	旁分泌／分化转移
骨髓单核细胞	旁分泌／分化转移
内皮祖细胞	分化
骨骼肌成肌细胞	旁分泌
细胞集团	旁分泌
心脏常驻祖细胞	分化
诱导多能干细胞	分化

干细胞管理方法、技术挑战和安全问题

干细胞注射的两种主要方法是基于导管的冠状动脉内注射和基于外科手术的心外膜注射，每种方法都有其独特的优缺点。不论采用何种方式，最关键的是要有一个最佳的干细胞移植环境。例如，血管重建术后冠状动脉内注射方法并不可取，因为需要最多细胞的心肌区域血流量可能不足，获得干细胞较少。另一个需要关注的因素是输送的细胞类型。例如，某些干细胞（如骨骼肌成肌细胞）体积较大，可能导致微血管阻塞，进而导致血流量减少。心外膜注射的方法解决了在灌注不足的区域输注时干细胞获取较少的问题，但又带来心脏穿孔的高风险，特别是在炎症和坏死的心肌组织部位。具有炎症的心脏微环境也不是细胞植入的最佳环境，梗死后的前 4 天细胞植入量最少。在整体心功能不全的情况下，例如在非缺血性扩张型心肌病中，局部输送干细胞可能是不够的。因此，选择哪种输送途径取决于需要治疗的心脏疾病和要输送的细胞类型。

从安全的角度来看，干细胞治疗已经被证明是安全的，但还缺乏长期数据。除了技术挑战和潜在的手术相关并发症外，在讨论基于干细胞的治疗时，还需要考虑一些具体的问题。首先，室性心律失常是新分化和移植细胞最值得关注的问题。在骨骼肌成肌细胞中已经观察到这种特殊的不良反应，可能是继发于缺乏与原有心肌细胞的电磁耦合。第二个

问题是非心脏移植。如果通过体循环给药，干细胞可能会移植到其他器官，这在接受干细胞注射的患者身上也可以看到。干细胞定位到其他器官可能有不可预测的影响，特别是肿瘤血管生成、恶性肿瘤的增加。

干细胞治疗的临床证据

已经完成了许多项干细胞试验，纳入了数千名患者并将不同类型的干细胞注射到不同心脏病患者体内（关于所选试验的更全面列表，见表 6.2）。BN-MNCs 在急性心肌梗死和慢性心肌缺血中已被评价。在急性 ST 段抬高型心肌梗死患者自体骨髓源干细胞输注的 BOOST（BOne marrOw transfer to enhance ST-elevation infarct regeneration）和 REPAIR-AMI（Reinfusion of Enriched Progenitor cells And Infarct Remodeling in Acute Myocardial Infarction）随机对照试验中评价了骨髓干细胞的益处。两项研究均显示左心室射血分数有所改善，而 REPAIR-AMI 患者的 1 年随访也显示主要心血管不良事件有所减少。研究的亚组分析显示，左心室功能受损较严重的患者获益最多。在一些研究中也评估了骨髓干细胞治疗慢性心肌缺血，包括 PROTECT-CAD（Prospective Randomized Trial of Direct Endomyocardial Implantation of Bone Marrow Cells for Therapeutic Angiogenesis in Coronary Artery Disease）前瞻性随机试验，以及一项有关改善生活质量和心脏灌注的随机对照、双盲试验。尽管这些发现很有希望，但对大多数研究而言，左心室射血分数可能不是最准确的终点。而具有重要研究终点（例如死亡率，再发心肌梗死或卒中）的大型 III 期临床试验将揭示骨髓干细胞疗法的真正影响及其长期安全性。

也有关于 MSCs 治疗的研究，但临床数据有限。最初的 I 期临床试验虽然显示静脉内注射具有安全性，但未见任何心血管获益。可能因静脉注射的 MSCs 需要通过肺循环，影响其在冠状动脉循环和心脏植入后的获益。早期的非随机研究表明，冠状动脉内注射 MSCs 可改善左心室射血分数和症状。间充质细胞的另一个来源是脂肪组织衍生的干细胞。脂肪干细胞治疗 ST 段抬高型心肌梗死的 APOLLO（AdiPOse-derived stem ceLLs in the treatment of patients with ST-elevation myOcardial infarction）试验评估了脂肪组织衍生细胞的安全性，并显示急性心肌梗死患者 6 个月时梗死面积明显减少、心肌灌注

改善。PRECISE（The AdiPose-deRived stEm Cells In the treatment of patients with nonrevaScularizable ischEmic myocardium）试验评估了这些细胞在慢性心肌缺血中的安全性和有效性，提示使用脂肪来源干细胞治疗的患者其功能状态有所改善。

表 6.2　心血管疾病干细胞治疗部分试验总结

试验名称	细胞类型	适应证
BOOST	骨髓单核细胞	急性心肌梗死
REPAIR-AMI	骨髓单核细胞	急性心肌梗死
PROTECT-CAD	骨髓单核细胞	慢性心肌缺血
APOLLO	间充质干细胞	急性心肌梗死
PRECISE	间充质干细胞	慢性心肌缺血
MAGIC	骨骼肌成肌细胞	慢性心肌缺血
SCIPIO	心脏干细胞	心肌梗死后左心室功能不全
CAUDECEUS	心肌细胞	心肌梗死后左心室功能不全

骨骼肌损伤后，常驻干细胞（卫星细胞）有助于骨骼肌再生。因此，人们也对骨骼肌成肌细胞在心血管再生中的作用产生了最初的兴趣。尽管早期的非随机小型研究表明具有临床获益，但最全面的随机、双盲、II 期 MAGIC（Medical Research Council Adjuvant Gastric Infusional Chemotherapy）试验，将细胞注射到接受旁路手术的患者心肌瘢痕组织周围，6 个月时未显示任何益处。尽管尚未完全了解成肌细胞的潜在致心律失常和微栓塞风险，但其作为心血管再生治疗干细胞来源的关注度已降低。

最近的研究发现，年轻人和老年人的心肌细胞自然更新率分别为 1% 和 0.3%，这引发了对这些常驻心肌干细胞的鉴定和特征的探索。第一个挑战是充分评估这些细胞；基于细胞标记进行识别，已经知道了几种细胞亚型。但尚不清楚这些细胞是具有不同表型的不同亚群的细胞，或是属于同一亚群。第二个挑战就是如何扩增如此少的细胞。尽管存在这些挑战，但早期的临床研究，例如 SCIPIO（Stem Cell Infusion in Patients with Ischemic cardiOmyopathy）和 CADUCEUS（CArdiosphere-Derived aUtologous stem

CElls to reverse ventricular dySfunction）研究已证实其安全性和可行性，同时发现梗死面积减小。需要进一步的研究来阐明这些细胞的各种临床益处。

干细胞治疗的未来方向

经历了 10 年有欣慰、有失落的研究后，干细胞治疗在心血管疾病中的应用前景将更加广阔。诱导型多能干细胞及其分化为功能性心肌细胞的能力的发现，为干细胞治疗开辟了一个新领域。但将这些细胞用于临床试验之前必须解决某些关键节点，尤其是关于其致癌性的安全性问题（已在动物模型中观察到）。此外，还需要研发有效的增加诱导多能干细胞数量的技术。

除了先前描述的干细胞方法外，在注射前对干细胞进行预处理以增强其治疗活性的概念已在若干试验中得到验证，目的是改善任何影响迁移、移植、存活、分化和其他能提高效率的功能。ENACT-AMI（Enhanced Angiogenic Cell Therapy in Acute Myocardial Infarction）试验测试了内皮祖细胞中过度表达内皮型一氧化氮合酶的有效性，既往有研究表明，内皮型一氧化氮合酶的降低限制了高血压和糖尿病患者内皮祖细胞的修复能力。另一项试验是 MESAMI（Mesenchymal Stem Cells and Myocardial Ischemia）Ⅱ 试验，在注射前用褪黑素对 MSCs 进行预处理。该方法基于褪黑素可以提高 MSCs 存活率和旁分泌效应的数据。预计将有更多的试验评价不同的预处理方法，以增强干细胞治疗在心血管再生中的作用。

另一项尚未应用于任何临床试验的技术是纳米技术。心肌梗死后的不良微环境对新移植干细胞的存活和功能有不利的影响。因此，人们对设计能够在梗死心肌内为移植细胞提供支持作用的生物材料越来越感兴趣。但在进行人体试验之前，还需要解决几个潜在的问题，如剂量、生物降解性、副产物的排泄以及这些生物纳米材料的免疫不兼容性。

总结

干细胞心脏组织修复已经从最初的兴奋变成了共识，即这种方法前景广阔，但仍需要进一步的实验室研究，要对这些细胞进行深入探讨、详细描述、阐明其作用途径。这些知识将使我们能够在各个层面优化和测试这种疗法。尽管面临着种种挑战，我们的任务是将这一领域提升到一个新的水平，使之成为临床实践中的常规疗法。

补充资料

Al-Rubeai M, Naciri M. *Stem Cells and Cell Therapy*. New York: Springer; 2014.
关于干细胞的基础知识、治疗选择和处理的详细参考资料。

Atala A, Lanza R. *Handbook of Stem Cells*. 2nd ed. London: Academic Press; 2013.
有关干细胞科学基础、历史和应用的优秀和全面的教科书。

Cohen IS, Gaudette GR. *Regenerating the Heart: Stem Cells and the Cardiovascular System*. New York: Humana Press; 2011.
关于干细胞治疗在心血管再生研究中有用的基础到临床的完整参考文献。

循证文献

Caplice NM, Deb A. Myocardial-cell replacement: the science, the clinic and the future. *Nat Clin Pract Cardiovasc Med*. 2004;1(2):90–95.
该文探讨了基于干细胞的心血管再生的科学基础、作用机制和治疗证据。

Chen C, Termglinchan V, Karakikes I. Concise Review: Mending a broken heart: the evolution of biological therapeutics. *Stem Cells*. 2017;35(5): 1131–1140.
这篇简明的综述关注了心血管医学中基因和细胞治疗的最新进展。

Karra R, Poss KD. Redirecting cardiac growth mechanisms for therapeutic regeneration. *J Clin Invest*. 2017;127(2):427–436.
该文主要探讨了可作为心脏修复再生疗法的内源性刺激因子。

（Gentian Lluri，Arjun Deb 著
徐顺霖 译 高炜 审校）

诊断性检查

第7章

心 电 图

从荷兰生理学家 Willem Einthoven 描记到第一份人类心电图至今已有 100 多年。尽管描记导联从 3 个增加到 12 个，描记仪器也已经发展成具有描记、测量和判读心电图波形的复杂的自动化的数字记录仪，但心电图的基本原理从未改变。心电图仪本质上就是电压表，可以从体表记录心肌细胞连续不断的除极和复极过程中的电位变化。

心电图是发现和诊断心脏疾病和监测心脏电活动最常用的方法，无创、无风险、价格相对便宜。自应用以来，已经建立了大规模数据资料库，将从体表记录到的心电图波形与心肌细胞的电活动以及临床表现相互关联，从而发现在不同生理、药理和病理状态下心脏电活动的改变。

导联

常规使用 12 导联来记录体表心电图：Ⅰ、Ⅱ 和 Ⅲ 导联是 3 个双极肢体导联；aVR、aVL 和 aVF 导联是 3 个加压肢体导联；$V_1 \sim V_6$ 导联是 6 个胸前导联（图 7.1）。每个双极肢体导联的负极都是不同的，而胸前导联因为负极相同被称为"单极导联"，其产生的机制是将左上肢、右上肢、左下肢的电极连在一起形成一个单独的电极，称为 Wilson 中心电端，以之作为负极，正极可以放置在胸部的任何部位作为探查电极。儿童心电图还会常规描记右侧胸壁导联心电图，即 V_{3R} 和 V_{4R} 导联，右胸导联心电图也常用于成人右心室心肌梗死的诊断。有时将一个或更多的电极放置于背部用来诊断后壁心肌梗死。

与放置于肢体表面的肢体导联明显不同，胸导联与心脏距离更近，直接受到记录电极下电活动的影响。当某个胸导联的位置或胸导联之间的关系发生改变时心电图的波形就会明显变化。例如，患者从仰卧位变为坐位后，胸导联与心脏的位置关系会发生改变，记录到的心电图波形就会发生变化。同样，如果某一个胸导联电极位置过高或过低，这个导联记录到的心电图波形也会发生变化。因此，在连续记录心电图时，导联电极的位置固定不变并且保持一致十分重要。相反，肢体导联的电极放置在四肢的任何部位时心电图的波形都不会有太大的变化。但在进行运动试验或危重症监护时，经常会把肢体导联的电极放在躯干部位，这时记录到的心电图波形则会发生改变。

心电图波形

心电图波形包括 P 波、PR 间期、QRS 波群、ST 段、T 波和 U 波。图 7.2A 和图 7.2B 分别显示这些波形与不同心脏组织动作电位的关系和正常 12 导联心电图。P 波代表心房除极，QRS 波群代表心室除极，ST 段和 T 波代表心室复极。U 波发生在 T 波之后，被认为是代表伴随心室舒张的电活动。

窦房结的除极发生在 P 波之前，但是由于电位信号过小难以被临床使用的心电图机从体表记录到而表现为心电静止状态。同样，房室结和希浦系统的电活动发生在 PR 间期内，在体表心电图上也表现为心电静止状态。

P 波

P 波代表心房细胞除极产生的电位变化。P 波的形状和持续时间由心房除极顺序和双侧心房除极需要的时间决定。窦房结位于上腔静脉和右心房连接处，窦性心律时心房除极的方向是从右向左，从上向下，从前向后，因此 P 波在 Ⅰ、Ⅱ、aVL 导联以及 $V_3 \sim V_6$ 导联（这些导联的记录电极的正极均在左侧）呈直立的正向波，在 aVR 导联（导联的记录电极的正极在右侧）呈倒置的负向波，在 V_1 导联 P 波可以是

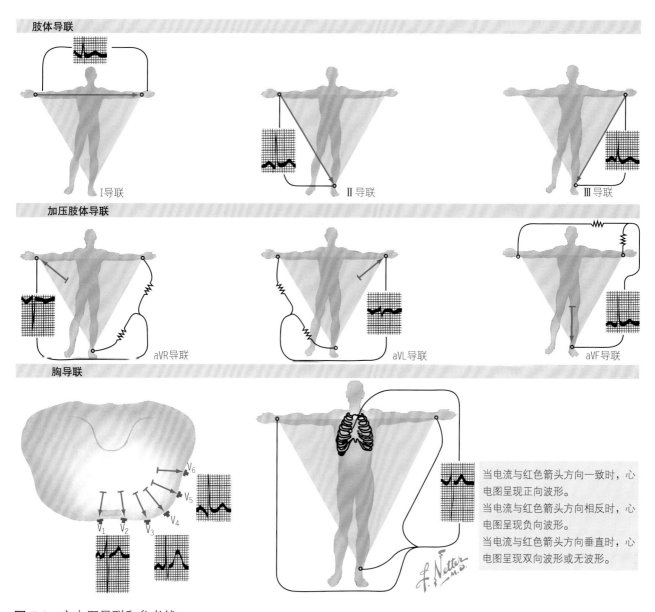

图 7.1　心电图导联和参考线

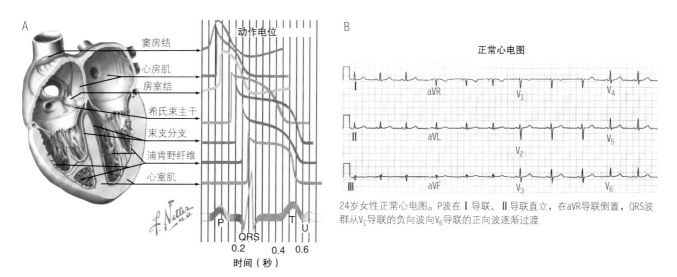

图 7.2　（A）不同心脏区域动作电位与体表心电图的关系。（B）正常心电图

直立、双向或倒置的。正常 P 波的振幅和宽度受心房肥厚和 / 或扩大以及房间和房内传导阻滞的影响。

异位心房激动产生的 P 波形态取决于其产生的位置。如果异位起搏点接近窦房结，心房激动的顺序正常或几乎正常，这时的 P 波类似窦性 P 波。异位起搏点离窦房结越远心房激动顺序的变化就会越明显，P 波的形态与窦性 P 波相差就越大。例如，异位激动起源于心房下部或房室结，心房的激动顺序就会发生颠倒，P 波的方向发生变化，在 Ⅱ、Ⅲ 和 aVF 导联变为倒置，在 aVR 导联变为直立（图 7.3）。

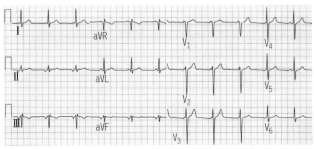

59岁老年男性，心电图显示异位房性心律。P波的方向异常，在 Ⅱ 导联、Ⅲ 导联和aVF导联倒置，在aVR导联直立。

图 7.3   异位房性心律

PR 间期

PR 间期是指从 P 波开始到 QRS 波群开始的时间，包括 P 波和 PR 段（从 P 波结束到 QRS 波开始的一段），后者代表心房复极和房室交界区的除极和复极。房室交界区依次为房室结、希氏束主干、双侧束支（左束支和右束支）和浦肯野纤维网。减慢房室结传导的因素（例如交感神经张力降低或迷走神经张力增加）和药物（例如洋地黄、β 受体阻滞剂）、电解质紊乱（例如低钾血症）、缺血、各种感染和房室结退行性疾病等会造成传导的减慢甚至阻滞，这时 PR 间期会延长，严重时房室结传导完全被阻断，P 波和 QRS 波群出现分离。当激动绕过房室结通过旁路引起心室提前激动（Wolff-Parkinson-White，预激综合征）时 PR 间期缩短。

QRS 波群

QRS 波群代表心室除极。室间隔是心室最早除极的部位。左束支纤维传导的激动引起室间隔从左侧面向右侧面除极，形成 QRS 波群的起始部分。之后激动沿着希浦系统扩布引起心室从心内膜到心外膜、从心尖到心底部的同时除极。因为左心室的厚

度是右心室的 3 倍，左心室除极电活动明显强于右心室，右心室的电活动被左心室掩盖，正常 QRS 波群主要反映出的左心室除极优势，使得 QRS 波群在左侧和偏后侧的导联如 Ⅰ、V₅ 和 V₆ 导联通常是直立的，在右侧和偏前侧的导联如 aVR 和 V₁ 导联是倒置的。只有在右束支传导阻滞和明显的右心室肥厚的情况下右心室除极电活动才会在心电图上表现出来。

心室除极顺序发生异常时 QRS 波群的形状和时限就会发生改变。这些情况包括束支传导阻滞（图 7.4A）、分支阻滞（图 7.4B）、心室预激、非特异性室内传导阻滞和室性期前收缩（早搏）（图 7.4C）。QRS 波群时限增加的幅度可以从分支阻滞时的数毫秒到束支阻滞时的 40 ms 以上。左束支阻滞时由于传导减慢会表现出电轴方向和 QRS 波群起始部分的特征性改变。束支阻滞反映出的是由于传导系统的纤维化、钙化和先天性异常引起的左束支或右束支传导减慢或完全中断，这时心室激动的异常比分支阻滞时表现得更加明显，QRS 波群的改变也更为显著。室内传导异常时只是传导速度减慢而心室激动的顺序未发生变化，因此 QRS 波群的形态可能没有明显改变。室内传导异常可能是由作用于心脏的药物、细胞外钾离子浓度增加和严重心肌病变引起的弥漫纤维化或瘢痕形成引起的。

室内传导异常的心电图诊断标准已经明确，要点包括：

1. 分支阻滞引起 QRS 波群起始部改变和额面电轴偏移，可能掩盖陈旧性心肌梗死的诊断，或产生类似心肌梗死的改变。

2. 右束支阻滞时室间隔和左心室的激动不受影响，QRS 波群的起始部分无变化，既往心肌梗死或左心室肥厚的特点依然存在。

3. 左束支阻滞和心室预激会影响 QRS 波群的起始部分，陈旧性心肌梗死和左心室肥厚的心电图特点会被掩盖。当与心室预激同时存在时，会表现为心室预激的心电图特点。

4. 除极顺序发生异常时复极过程也会随之出现异常，会出现继发性 ST 段和 T 波改变。在左束支阻滞和心室预激时表现非常明显（图 7.4A 和图 7.4B）。

5. 如果室内传导的改变是频率依赖的，即仅在心率超过某一个临界值或房性期前收缩后出现，则称为频率依赖的心室传导异常。

6. 室性期前收缩和心室起搏时，QRS 波群的形态和时限取决于异位激动点或起搏点的位置，与房性

左束支阻滞

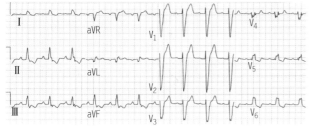

（A）73岁老年男性，心电图显示左束支阻滞。可见QRS波群增宽，在V₃导联、V₄导联、V₅导联和V₆导联出现顿挫，T波方向与QRS波群主波方向相反，为T波的继发性改变

室性期前收缩

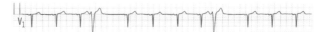

（C）30岁男性，无心脏病，心电图表现为室性期前收缩

心室预激

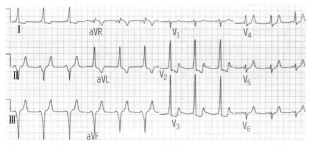

（B）28岁女性，心电图表现为PR间期缩短（0.9 s），QRS波群增宽（0.134 s）。起始部分模糊不清，即所谓Δ波。这种PR间期缩短和QRS波群增宽伴Δ波是心室预激的心电图特点。这时T波也会发生继发性表现异常

左心室肥厚心电图改变

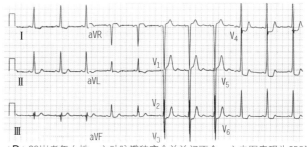

（D）83岁老年女性，主动脉瓣狭窄合并关闭不全，心电图表现为QRS波振幅增高，QRS波轻度增宽达到100 ms，同时出现ST段和T波的改变

图 7.4　（A）左束支阻滞。（B）心室预激。（C）室性期前收缩。（D）左心室肥厚心电图改变

期前收缩时异位激动点的位置影响P波的形态和时限的原理相同。

　　QRS波群的振幅受到多种因素的影响，包括左心室和右心室壁的厚度、胸膜腔和心包积液、胸壁厚度或体重。此外还与年龄、性别和种族有关。年轻人的QRS波振幅高于老年人，男性的QRS波振幅高于女性。左心室肥厚时，左胸导联（V₅和V₆）上R波的振幅和右胸导联（V₁和V₂）上S波的振幅会增加。这时QRS波群时限也会增加，心室的复极会同时发生改变导致ST段和T波发生变化（图7.4D）。右心室肥厚从心电图上很难诊断，起初，右心室肥厚会抵消左心室肥厚对QRS波振幅的影响，导致右胸导联（V₁和V₂）S波振幅的增加以及左胸导联（V₅和V₆）R波振幅的降低。随着右心室肥厚的进展，右胸导联R波振幅增加和左胸导联S波加深更加明显。心包和胸腔积液会使全部导联QRS波振幅降低，渗出性疾病例如淀粉样变性情况相同。

ST 段和 T 波

　　ST段和T波反映心室复极。在此期间，心室动作电位处于平台期，仅有微小的电压变化，ST段和TP段以及PR段一样是一条等电位线，此时动作电位处于静止状态，没有电位梯度。T波由心室快速顺序复极过程中的电位梯度变化而产生。如果复极的顺序与除极的顺序相同，那么T波的方向与QRS波的方向相反。但实际上复极与除极的方向是相反的，因此，正常T波的方向与QRS波群是一致的（在Ⅰ、V₅、V₆导联直立，在aVR和V₁导联倒置）（图7.2B）。

　　异常复极时会出现ST段抬高或压低，T波方向发生改变。如前所述，这种改变可能继发于室内传导异常，或由于电解质紊乱、作用于心脏的药物、心脏肥大、缺血和心肌炎导致的除极异常引发。心电图上单独出现T波方向的改变而无QRS波和ST段的变化，通常是非特异性的，可能是病理性或非病理性的。以下内容有助于解释T波异常：

1. 通常T波的振幅应≥QRS波振幅的10%。

2. Ⅰ导联T波倒置常为异常，提示存在严重的心脏病理改变。

3. 与发生在心脏疾病时的T波明显改变不同，T波的轻微改变，如T波低平或轻度倒置，尤其是发

生在无心脏异常或对于低危心脏疾病人群来说很可能是非特异性和非病理性的。

4. 单纯 T 波低平或倒置而没有其他心电图改变常发生在快速心室率时。这些改变是非特异性的，不说明存在严重的心脏疾病。

ST 段抬高或压低表明在心室动作电位的静止期或平台期出现了电压梯度，常意味着出现了心脏疾病。ST 段抬高最常见的原因是急性透壁性缺血和心包炎，高钾血症和急性心肌炎偶尔也可以引起类似缺血改变的 ST 段抬高。早复极是 ST 段抬高最常见的生理性变异，多见于年轻男性。常出现在胸导联，包括 QRS 波群末端与 ST 段交界处抬高，与急性缺血或心包炎相似。ST 段压低常见于左心室肥厚、使用作用于心脏的药物、低钾血症、急性非透壁性或心内膜下缺血。

U 波

U 波出现在 T 波之后或 T 波结束部分，与 T 波切迹很难区分。在 V$_2$~V$_4$ 导联容易看到，正常情况下振幅不超过 T 波的 1/3。U 波振幅增加常见于低钾血症（图 7.5A）和使用直接作用于心脏的药物。先天性长 QT 综合征患者也可出现类似于 U 波振幅增加和 QT-U 间期延长的 T 波切迹（图 7.5B）。

QT 间期异常

QT 间期是指 QRS 波开始到 T 波终点的间距，女性略长于男性。QRS 波群、ST 段和 / 或 T 波的持续时间会改变 QT 间期。QT 间期具有频率依赖的特点，这是动作电位持续时间频率依赖性特点的反映。考虑到这个特点，常使用几项参数来校正测量出的 QT 间期，称为校正的 QT 间期。QT 间期还受其他一些因素的影响，包括（但不局限于）体温、药物、电解质异常、神经性因素和缺血。

影响 QT 间期的药物很多且在不断增加，主要是延长 ST 段和 T 波的时限，从而造成 QT 间期的延长，因此在使用有潜在延长 QT 间期作用的药物时要进行心电图的监测，这在临床上很重要。用药后发生 QT 间期延长可能是一种特殊类型室性心动过速（尖端扭转性室性心动过速）发生的先兆，可继而发展成心室颤动。

低钾血症和低钙血症都与 QT 间期延长有关，但心电图特点不同。如前所述，低钾血症引起 ST 段压低、T 波改变、U 波形成，QT-U 间期延长（图 7.6A），而低钙血症引起 ST 段延长，通常无 T 波改变（图 7.6A）。严重的高钾血症时（通常 >6.5 mmol/L）可引起 QRS 波群增宽。血清钾和钙升高时，ST 段缩短继而 QT 间期缩短。高钾血症也会缩短 T 波时限，使之形态对称，形成帐篷样或尖峰样改变（图 7.6B）。

长 QT 综合征是由一个或数个调节复极电流的基因异常引起，是室性心律失常的一个重要原因，常常导致心源性猝死。先天性长 QT 综合征的心电图（图 7.5B）经常与低钾血症心电图（图 7.5A）和低钙血症心电图（图 7.6A）难以鉴别。

明显的 QT 间期延长和 T 波倒置常见于急性心肌梗死的初期，尤其是心肌梗死是由冠状动脉左前降支闭塞引起时（图 7.6C）。这种 QT 间期延长通常在几天后消失，尽管 T 波倒置会持续更长的时间。同样的 T 波和 QT 间期的改变也见于无心肌梗死的急性缺血事件后的胸前导联，这种心电图改变提示严重的但是尚未完全阻塞的前降支近端病变。

低钾血症的心电图改变

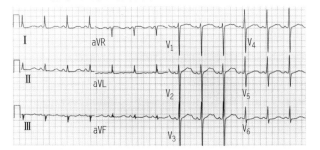

（A）44 岁男性，长期使用噻嗪类药物治疗。U 波出现在 T 波的降支，振幅与之相等，由于 U 波的出现 QT 间期明显延长。此例患者的血钾浓度为 2.7 mmol/L

先天性长 QT 综合征

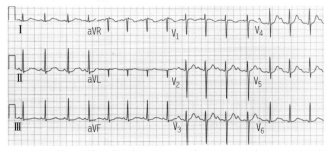

（B）16 岁女性，室性心动过速导致晕厥，诊断为长 QT 综合征。T 波出现顿挫并增宽，与低钾血症患者的心电图改变非常相似，但是，该患者血清钾浓度是正常的

图 7.5 （A）低钾血症的心电图改变。（B）先天性长 QT 综合征

低钙血症相关的ST段和QT间期的改变

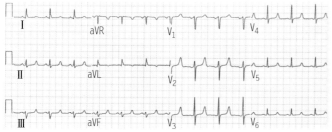

（A）低钙血症相关的ST段和QT间期的改变。53岁男性，患慢性肾病，ST段延长，但是T波正常。QT间期的延长源自ST段的延长改变

高钾血症心电图改变

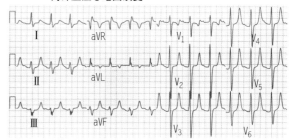

（B）29岁女性，慢性肾病，P波增宽，在某些导联上很难识别，QRS波群增宽（0.188 s），T波高尖而对称。这些是严重高钾血症的典型改变。此例患者的血钾浓度为8.2 mmol/L

近期缺血事件后的T波改变

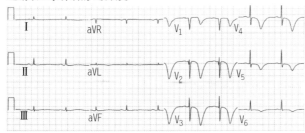

（C）70岁男性，V$_1$~V$_6$导联QT间期延长，T波倒置。这些改变在几天的时间逐渐发展，冠状动脉造影结果证实患者的血管病变为左前降支次全闭塞

图 7.6　（A）低钙血症心电图改变。（B）高钾血症心电图改变。（C）近期缺血事件后的 T 波改变

一些脑血管事件，尤其是颅内出血和颅内压增高时会引起 T 波倒置和 QT 间期明显延长，如图 7.6C 所示。这种心电图改变出现在脑血管意外时，提示交感神经兴奋性失衡。心电图的这些改变通常会持续数天。

急性缺血和梗死

急性心肌缺血和梗死时，闭塞的冠状动脉供血区域出现代谢、离子和病理改变，从而引起 ST 段、QRS 波群和 T 波的特征性改变（图 7.7A）。识别这些改变有助于早期诊断和及时治疗，从而逆转缺血和预防心肌细胞丢失和不良结局。

急性缺血和梗死的心电图改变有以下几点：①T 波高尖；②ST 段抬高和 / 或压低；③病理性 Q 波；④T 波倒置。

缺血区域对应导联上的 T 波高尖是急性透壁性缺血最早的心电图改变，并且是一过性的。除非患者在最早发生缺血时一直住在病房中观察，心电图高尖 T 波很少能被及时描记到。ST 段抬高和压低在急性事件发生后的数分钟内出现，是最常观察到的早期心电图改变。ST 段改变是由缺血和非缺血区域之间的电压梯度形成的电流引起的，称为损伤电流。它引起的 ST 段抬高或压低的不同变化取决于缺血的程度、部位以及心电图描记电极的位置。一般来说，透壁性缺血区域正对的电极会描记到 ST 段抬高，而其他描记电极则记录到 ST 段压低或无变化（图 7.7B）。

冠状动脉次全闭塞病变或严重狭窄情况下，患者运动时会引发心内膜下缺血，由于未扩展到心外膜，没有任何一个体表导联是正对缺血区域的，因此记录到的 ST 段是压低而不是抬高。

病理性 Q 波提示梗死区域已经无任何电活动，可永久存在。类似病理性 Q 波的图形还见于部分左心室间隔肥厚和室内传导异常，特别是显性心室预激等情况。

A. 心肌缺血、损伤、梗死

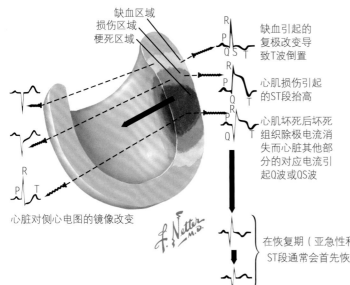

缺血区域
损伤区域
梗死区域

缺血引起的复极改变导致T波倒置

心肌损伤引起的ST段抬高

心肌坏死后坏死组织除极电流消失而心脏其他部分的对应电流引起Q波或QS波

心脏对侧心电图的镜像改变

在恢复期（亚急性和慢性阶段）因为损伤和缺血消失，ST段通常会首先恢复正常，之后T波逐渐恢复

B. 急性缺血事件引起的ST段和T波改变

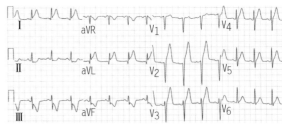

43岁男性，胸痛。心电图表现为V_1导联，aVL导联，$V_2\sim V_6$导联ST段抬高，Ⅲ导联和aVL导联ST段压低

图 7.7 （A）心肌缺血、损伤、梗死。（B）急性缺血事件引起的 ST 段和 T 波改变

急性透壁性缺血事件时的心电图改变有助于判断缺血或梗死的部位和范围，并推断出阻塞的血管。

心律失常

心电图对于心律失常的诊断是必不可少的。心动过速（>100 次 / 分）可能有多种原因，包括窦性心动过速、心房或房室结折返性心动过速（图 7.8A）、心房扑动和心房颤动（图 7.8B），以及室性心动过速（图 7.8C）。分析 P 波的频率和形态、P 波与 QRS 波群的关系、QRS 波群的形态和宽度之后才能做出正确的诊断。异常的心动过缓（<50 次 / 分）也可能有多种原因，包括窦性心动过缓、窦房或房室传导阻滞（图 7.8D）。同样，需要根据频率、节律、P 波和 QRS 波群的形态及两者之间的关系、PR 间期的长短做出诊断。

房性和室性期前收缩（图 7.8E 和图 7.4C）、慢室率心房颤动和不完全（二度）窦房或房室传导阻滞（图 7.8F）时表现为不规整的节律。

筛查

心电图是否作为无症状人群的筛查工具尚有争议。一些病理情况例如左心室肥厚、预激综合征（通过显性旁路下传激动心室）、长 QT 综合

征、Brugada 综合征、先天性完全性心脏传导阻滞以及肥厚型心肌病或致心律失常性右心室心肌病（arrhythmogenic right ventricular cardiomyopathy，ARVC）引起的 T 波改变都可以通过心电图的筛查得以发现。但心电图判断这些异常的特异性相差很大。使用心电图对一般人群尤其是无症状的人群进行筛查的价值尚不清楚。2012 年美国预防服务工作组的一份报告反对将静息心电图或运动心电图用于无症状低危人群冠心病的筛查，仅在针对特殊人群的筛查中可能获益。最近 10 年使用心电图对竞技运动员进行入职前筛查引起关注。许多运动员猝死的相关疾病，如长 QT 综合征、ARVC 等都具有特征性心电图表现。另外，运动员正常心电图的定义也在不断更新。年龄、种族、性别和不同运动类型引起的心电图的正常变异尚在研究中。

未来方向

心电图反映心脏电生理特性及其在生理性、药理性和病理性因素影响下的变化，正确的解读可作为诊断和判断预后的参考，对多种心脏疾病患者的诊断和治疗提供重要的帮助。在心肌缺血和心律失常的诊断，胸痛、心脏杂音、心悸、气短和晕厥患者的评估，使用延长 QT 间期药物治疗时的观察等方面，心电图发挥的作用尤为重要。心电图还有助于

异常心律

房室结折返性心动过速

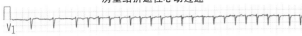

（A）V₁导联记录到患者的异常心律。连续描记的心电图记录到了47岁男性房室结折返性心动过速的发生过程。在3个窦性搏动之后出现1个房性期前收缩，启动了房室结折返性心动过速，频率为170次/分

心房颤动

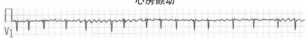

（B）50岁女性，心电图显示波状基线，QRS波群节律不齐，频率为105次/分

室性心动过速

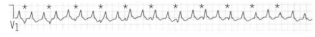

（C）56岁男性，室性心动过速，频率为150次/分。QRS波群增宽，房室分离。从带有标记的P波计数出心房率为73次/分

完全性房室传导阻滞

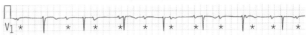

（D）78岁女性，心房率为70次/分，心室率为46次/分，P波（带有*号标记）和QRS波群没有相关关系

心律不齐

房性期前收缩

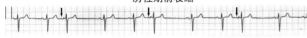

（E）77岁男性，房性期前收缩（箭头标出）。每2个窦性搏动后出现一个房性期前收缩，称为房性期前收缩三联律。房性期前收缩的P波与窦性P波的形态不同，反映了期前收缩的位置

二度Ⅰ型房室传导阻滞

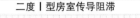
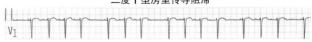

（F）74岁老年男性，二度Ⅰ型房室传导阻滞（文氏传导），PR间期逐渐延长，随后出现一次P波下传阻滞，因此导致QRS波群节律不齐。此例中房室传导比例为5∶4和4∶3，心房率为110次/分，心室率为90次/分

图7.8（A）房室结折返性心动过速。（B）心房颤动。（C）室性心动过速。（D）完全性房室传导阻滞。（E）房性期前收缩。（F）二度房室传导阻滞（Ⅰ型）

鉴别冠状动脉"罪犯"病变位置，心房、心室异位激动的起源和房室显性旁路的位置，在日常活动和运动应激情况下描记的心电图可以发挥更多的作用。如果结合患者的症状、服用的药物和重要的实验室检查结果等其他临床资料进行心电图分析则意义更大。有理由预测，未来心电图的描记导联会更加丰富，V₃ᵣ、V₄ᵣ和V₇~V₉导联会被增加使用并辅以计算机重建技术；分析测量方法会更加精确，尤其是对于QRS波群和T波；诊断和预后的资料进一步扩充和完善。但需要强调的是，不论是现在还是将来，计算机化的心电图诊断系统提供的自动化分析都可能是不完全的和不正确的，特别是在图形不正常时，因此必须依靠专业人员的判断。

补充资料

American Heart Association Electrocardiography and Arrhythmias Committee, Council on Clinical Cardiology; the American College of Cardiology Foundation; and the Heart Rhythm Society Endorsed by the International Society for Computerized Electrocardiology. Recommendations for the standardization and interpretation of the electrocardiogram.

这份科学声明是由六个部分组成的系列报告，目的在于更新心电图标准和分析。文章同时在 *Circulation*，*Journal of the American College of Cardiology* 和 *Heart Rhythm* 杂志发表。

Kligfield P, Gettes LS, Bailey JJ, et al. The electrocardiogram and its technology. *Circulation*. 2007;115:1306–1324. *J Am Coll Cardiol*. 2007;49:1109–1127; *Heart Rhythm*. 2007;4:394–412.

本文着重论述了目前应用计算机化和自动化技术的临床相关领域。

Mason JW, Hancock EW, Gettes LS, et al. Electrocardiography diagnostic statement list. *Circulation*. 2007;115:1325–1332. *J Am Coll Cardiol*. 2007;49:1128–1135; *Heart Rhythm*. 2007;4:412–419.

提供了一套更加简明合理，消除了目前不同系统存在差异的诊断报告。

Surawicz B, Childers R, Deal BJ, et al. Intraventricular conduction disturbances. *J Am Coll Cardiol*. 2009;53:976–981. *Circulation*. 2009;119(10):e235–e240.

这篇文章回顾和更新了成人与儿童的心电图标准。

Rautaharju PM, Surawicz B, Gettes LS, et al. ST segment, T and U waves and the QT interval. *J Am Coll Cardiol*. 2009;53:982–991. *Circulation*. 2009;119(10):e241–e250.

关注复极的各种成分及其电生理学基础和心电图特征。

Hancock EW, Deal BJ, Mirvis DM, et al. Electrocardiogram changes associated with cardiac chamber hypertrophy. *J Am Coll Cardiol*. 2009;53:992–1002. *Circulation*. 2009;119(10):e251–e261.

文章回顾了儿童和成人心腔肥大的各种心电图诊断标准，并

推荐了更新内容以进一步阐明目前的声明。

Wagner GS, MacFarlane P, Wellens H, et al. Acute ischemia/infarction. *J Am Coll Cardiol.* 2009;53:1003–1011. *Circulation.* 2009;119(10):e262–e270.

这篇文章回顾了一系列急性缺血／梗死的心电图表现并且推荐了用于识别"罪犯"病变位置的心电图标准。

Consensus Statements on the Use of the ECG to Screen Various Populations for Potentially Lethal Cardiac Diseases

Drezner JA, Sharma S, Baggish A. International criteria for electrocardiographic interpretation in athletes. *Br J Sports Med.* 2017;1:1–28.

这份声明代表了国际运动心脏病学、遗传心脏病学和运动医学专家的一致意见，提供了运动员心电图解析的观点建议，将特异性的心电图异常和导致心脏猝死的疾病评估联系起来。

Moyer VA. Screening for coronary heart disease with electrocardiography: U.S. Preventive Services Task Force recommendation statement. *Ann Intern Med.* 2012;157:512–518.

文章对之前工作组提出的建议进行了内容更新，并回顾了对无症状人群进行心电图筛查在降低冠心病风险方面获益的最新证据。

循证文献

Chou TC, Surawicz B, Knilans TK, eds. *Chou's Electrocardiography in Clinical Practice.* 6th ed. Philadelphia: WB Saunders; 2008.

全文配有精美图片和大量最新的参考文献。

Gettes LS. *ECG tutor (CD-ROM).* Armonk, NY: Future Publishing; 2000.

这份 CD 资料生动形象地说明了心电图的电生理学基础和理解方法。

Surawicz B. *Electrophysiologic Basis of ECG and Cardiac Arrhythmias.* Baltimore: Williams & Wilkins; 1995.

本书提供了体表心电图的正常和异常波形与基础电生理现象之间的深层联系。

Wellens HJJ, Gorgels PM, Doevendans PA. *The ECG in Acute Myocardial Infarction and Unstable Angina: Diagnosis and Risk Stratification.* Norwell, MA: Kluwer Academic Publishers; 2004.

文章深入回顾和分析了急性缺血和／或梗死的心电图变化以及心电图在预测梗死相关动脉、受累心肌面积和缺血可逆性方面的应用。

（Leonard S. Gettes，Eugene H. Chung 著

曾辉 译　高炜 审校）

第 8 章

胸部 X 线摄影

技术方面

胸部 X 线摄影是最早使用 X 线的临床应用之一，由 Wilhelm Conrad Roentgen 于 1895 年发明。通常二极管卜传递电流产生电子，由此产生 X 线。电子束与金属阳极相互作用产生 X 线光子。当 X 线束从 X 线管退出并产生锥形光束时，X 线束发散。当 X 线被薄膜或数字系统捕获时，光束的发散会导致几何畸变，这是 X 线源到物体和物体到探测器的距离的函数。物体离放射源越远，产生的几何失真越小，图像越清晰。清晰的图像需要更高的能量水平和更长的曝光时间，而更多的能量和更长时间的暴露会导致患者的辐射暴露增加。为了平衡几何畸变和放射暴露的关系，后前（posteroanterior，PA）位和侧位 X 线的标准放射源到图像的距离是 6 英尺（约 1.83 m），在这一距离的放射照射量约为 3 mrem，约为个人常规的天体辐射年率的 1/100。由于电离辐射导致基因改变和恶性肿瘤风险呈剂量依赖性增加，应遵循低至合理允许的辐射安全原则，尽量减少患者的暴露。

不同组织成分的解剖结构会对 X 线光子产生不同程度的吸收、阻隔和破坏，从而在图像中产生灰度或对比度。这种对比可以区分充满液体的结构（心脏和大血管）与充满气体的肺和更密集的胸部骨结构。X 线图像是在 X 线光子撞击和改变 X 线胶片中的碘化银晶体时产生的。换言之，数字射线照相（无胶片技术）可以用平板产生图像，直接将入射光子转换为数字信号。

在快速检查胶片后，可以获得胸部 X 线摄影的技术参数。关键步骤是识别、启动、穿透和旋转。应注意患者标识符和 X 线标记。胸部 X 线片应显示横膈肌沿第 8~10 肋骨后间隙或第 5~6 肋骨前间隙。

X 线应具有足够的穿透能力，不显示胸椎的椎间盘，但又不能过度穿透，以免掩盖脊柱的骨细节或肺野内病变。旋转程度应通过确认胸椎位于胸骨后，锁骨大约在第 1 前肋骨来调整。

正常解剖

胸部 X 线片可用于检查心脏和大血管的结构异常以及心血管疾病的转归，也常用于识别气管内插管、中心静脉置管、起搏器导线，并评估手术后并发症（如气胸）。为更好地使用胸部 X 线片来达到这些目的，需要了解正常的解剖结构。在 PA 位成像中（图 8.1），心脏轮廓通常小于胸部横径的 50%，心脏与脊柱重叠，大约 1/4 的心脏位于脊柱右侧，3/4 位于脊柱左侧。心脏的右边界最下方由右心房形成，最上方由上腔静脉组成。主动脉弓与上腔静脉叠加，它穿过胸部，构成心脏轮廓（主动脉结）左侧边界的最上方。降主动脉可以显示在从主动脉结到膈肌的中线附近。主动脉结的下方是左肺动脉，通常与纵隔难以区分。在一些患者中，肺动脉干的下方可能看到左心耳。心脏轮廓的下方由左心室组成，它位于膈肌上。

在侧位胸部 X 线片（图 8.2），右心室位于胸骨后间隙，在胸腔最前方。上方的右心房虽然存在，但通常不能很好地被识别出来。主肺动脉起源于右心室流出道，向上后方走行。肺动脉的上方是主动脉弓，它是降主动脉向上的延续，降主动脉一直到膈肌形成胸腔后方的结构。

临床应用

胸部 X 线检查可以帮助诊断多种心血管疾病，快速放射检查可以评估操作后的改变并确定各种心

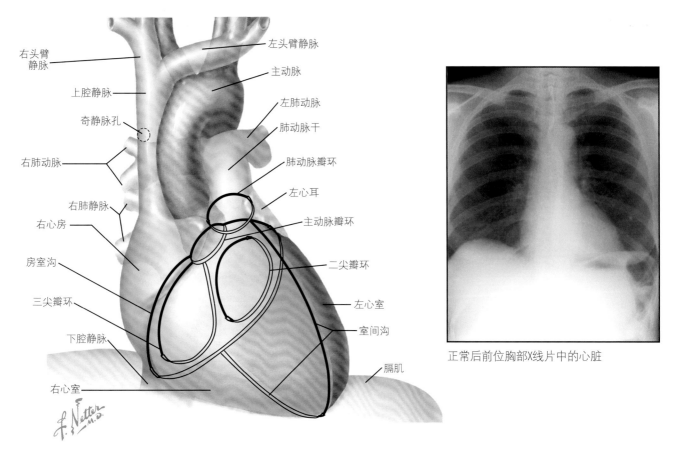

右头臂静脉
上腔静脉
奇静脉孔
右肺动脉
右肺静脉
右心房
房室沟
三尖瓣环
下腔静脉
右心室

左头臂静脉
主动脉
左肺动脉
肺动脉干
肺动脉瓣环
左心耳
主动脉瓣环
二尖瓣环
左心室
室间沟
膈肌

正常后前位胸部X线片中的心脏

图 8.1　后前位胸部 X 线片中相应的心血管结构

腔内和血管内植入物的位置。虽然冠心病患者的胸部 X 线检查常常是正常的，但也有可能发现冠状动脉钙化，提示为疾病晚期。充血性心力衰竭时可能有腔室扩大、肺淤血的表现，偶尔也会有胸腔积液。心室的室壁瘤，特别是伴随钙化也可以通过胸部 X 线检查来识别。左心室通常有一个模糊的心肌边界，是因为在胶片曝光时心脏运动和心尖脂肪垫所致，而室壁瘤可能表现为更明显的左心室心肌边界。

胸部 X 线检查也可以识别主动脉疾病，主动脉钙化提示动脉粥样硬化性疾病。升主动脉、主动脉弓和降动脉瘤样扩张可表现为主动脉增宽，主动脉夹层可表现为纵隔增宽。PA 位胸部 X 线检查可能发现纵隔增宽〔但需要注意，便携式检查的前后位（anteroposterior，AP）技术可能导致纵隔增宽的假象〕。如果在主动脉结处纵隔宽大于 8 cm，或者在大于主动脉边界 1 cm 处出现主动脉钙化移位，则提示主动脉夹层。

胸部 X 线检查对诊断瓣膜性心脏病有价值。主动脉瓣狭窄常见的表现包括钙化的主动脉瓣环、狭窄后主动脉根部扩张和左心室肥厚。临床上严重的慢性主动脉瓣关闭不全可产生左心室增大。二尖瓣环钙化可出现在二尖瓣疾病中，最好用过度曝光的方法显示。二尖瓣关闭不全可导致左心室扩张，二尖瓣狭窄可导致左心房增大。主动脉瓣环和二尖瓣环钙化最好在侧位片上显示。左心房增大也最好用侧位胸部 X 线片检查，而左心室的变化用 PA 位和侧位胸部 X 线片都可以显示。

胸部 X 线检查还有助于各种先天性缺陷的检出。第 3~9 肋出现切迹提示主动脉缩窄，这是由于主动脉侧支通过乳内动脉充盈。主动脉缩窄会出现 3 字征，因为左锁骨下动脉扩张、近端主动脉扩张和远端主动脉扩张在胸部 X 线片上的表现像数字 3。法洛四联症由于右心室增大，通常表现为靴形心脏，可能有右侧主动脉弓。此外，右位心或内脏转位可以用标准的胸部 X 线片显示，左侧或右侧的标记可以确认这些是病变还是胶片方向是相反的。"弯刀征"是右心边界外侧的弯曲影像，可见于肺静脉异常回流。心包疾病在胸部 X 线片上可表现为球形心脏轮廓，或呈现出"水瓶"状，并出现肺充血，提示心

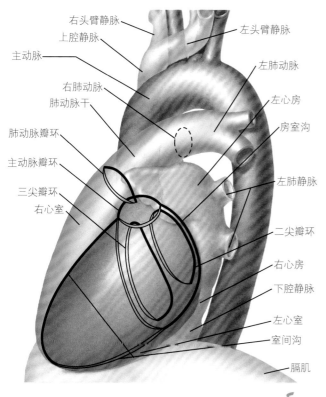

右头臂静脉
上腔静脉
主动脉
右肺动脉
肺动脉干
肺动脉瓣环
主动脉瓣环
三尖瓣环
右心室

左头臂静脉
左肺动脉
左心房
房室沟
左肺静脉
二尖瓣环
右心房
下腔静脉
左心室
室间沟
膈肌

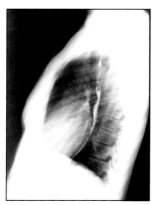

正常左侧位胸部X线片中的心脏

图 8.2 侧位胸部 X 线片中相应的心血管结构

定位经常采用便携式胸部 X 线检查，球囊不透明标记应该在气管隆突上 2 cm。中心静脉导管和肺动脉导管的定位可以在胸部 X 线片上评估，中心静脉导管从颈内静脉或锁骨下静脉进入上腔静脉，导管尖端在上腔静脉和右心房交界处或以上终止。肺动脉导管通常会经过类似的路径，穿过中心静脉到右心房，经过右心室流出道，然后进入肺动脉。正确的导管位置应在右或左肺动脉在纵隔边界的 1 cm 以内。

胸部 X 线检查可用于识别患者未知的植入型心脏装置。植入型心律转复除颤器可在上腔静脉和右心室心尖部看到导线线圈。通过不透 X 线的字母数字代码、头端方向、发生器形状和连接器引脚配置，可以从胸部 X 线片中辨别设备的制造商。

局限性

胸部 X 线摄影的主要优势有应用广泛、快速操作和相对便宜，有助于识别病理情况和监测操作效果。但该技术仍有局限性，对软组织结构的分辨力相对较差，如心肌、血池和积液。其他成像技术可以很容易地区分软组织类型，并为心血管疾病的解剖和大体病理提供更准确的评估。

补充资料

Baron MG. The cardiac silhouette. *J Thorac Imaging*. 2000;15:230–242.
全面综述评估心脏轮廓的胸部 X 线检查，可获得关于疾病的存在、性质、严重程度以及预后的详细信息。

Bettmann MA. The chest radiograph in cardiovascular medicine. Chapter 15. In: Mann DL, Zipes DP, Libby P, Bonow RO, eds. *Braunwald's Heart Disease: A Textbook of Cardiovascular Medicine*. 10th ed. Philadelphia: Saunders/Elsevier; 2008.
关于胸部 X 线在心血管疾病评估中的全面综述。

Jacob S, Shahzad MA, Maheshwari R, et al. Cardiac rhythm device identification algorithm using x-rays: CaRDIA-X. *Heart Rhythm*. 2011;8(6):915–922.
关于识别起搏和／或除颤器的制造商和类型的综述，包括详细的影像学实例。

Website: https://www.med-ed.virginia.edu/courses/rad/cxr/.
弗吉尼亚大学放射科的网站，可以帮助医学生和住院医师学习胸部 X 线片的成像技术，提供基础的指导和实践。

包积液。心包钙化可提示慢性心包炎，蛋壳样的钙化提示更慢性的炎症，隐匿性结核感染通常表现为致密和不规则的钙化。

便携式胸部 X 线检查经常用于术后，可确定导管放置的位置。使用 PA 位和侧位以确定植入式心脏起搏器和除颤器的电极位置，电极应沿锁骨下方进入上腔静脉。右心房电极通常会有一个向上偏转，因为它插入右心耳；右心室电极通常位于右心室心尖部。在胸部 X 线检查中也可以发现电极的并发症，如脱出的电极或气胸。主动脉内反搏的球囊

（Cody S. Deen ，Andrew O. Zurick III ，Park W. Willis IV 著　王新宇 译　高炜 审校）

第 9 章

超声心动图

超声心动图是一种重复性高、安全且应用广泛的无创影像学检查技术，是现代心血管内科临床实践中必不可少的检查手段。使用高频超声探头，可清晰地显示心脏和大血管结构以及血流。超声心动图检查可提供准确的解剖学和血流动力学信息，对于诊断和治疗各种心血管疾病至关重要。尽管超声心动图检查已经非常成熟，但其技术和应用仍在不断的发展中。

成像方法和临床应用

经胸超声心动图

完整的经胸超声心动图（transthoracic echocardiographic examination，TTE）检查包括获取标准二维图像和 M 型图像，以及连续多普勒、脉冲多普勒血流频谱和彩色多普勒血流成像。现在的超声心动图成像系统还具有组织谐波成像技术，可以在技术上强化显示经胸超声心动图声窗较差的患者的心内膜。此外，组织多普勒成像（tissue Doppler imaging，TDI）类似于血流速度评估的脉冲多普勒，可用于测量心肌组织的纵向运动。结合全面的经胸超声心动图检查，组织多普勒成像可提供左心室舒张功能和左心室充盈压相关的有价值的临床信息。小巧、轻便、高度便携式超声仪可完成床旁的经胸超声心动图检查，故也称为"手持"超声心动图仪。虽然与标准超声心动图仪器相比功能有限，但这项技术仍在不断发展，被广泛应用于急诊室和重症监护室患者的快速分诊。

经胸二维超声心动图是临床最基础的超声心动图检查。通常从胸壁上的 4 个标准"声窗"获得图像，通过探头位置和图像切面来确定（图 9.1），探头的位置分别是胸骨旁、心尖、剑突下和胸骨上窝。可以从不同位置获取切面，重复、可靠地评价心腔大小、心肌厚度、心室收缩性能、瓣膜结构和功能以及心包和大血管情况。多普勒超声心动图评估心脏和大血管内血流的方向和速度对于心脏梗阻性病变和瓣膜关闭不全的定量评价具有重要价值（图 9.2）。

M 型超声心动图是超声技术在心脏病学中的首次应用。它提供了很好的结构与心动周期（时间相关）之间的分辨方法，对左心室流出道动力性梗阻和固定性梗阻时二尖瓣和主动脉瓣瓣叶活动的评估、主动脉瓣反流时二尖瓣关闭的时相以及心包疾病的评估都非常具有价值。

虽然经胸超声心动图不能准确地显示冠状动脉，但这项技术在评估已知或可疑的冠状动脉疾病中仍有价值。超声心动图显示的节段性左心室收缩功能异常可用于筛查继发于冠心病的急性或慢性心肌缺血或梗死。然而，由于节段性室壁运动异常也可能由心脏创伤、心肌炎和感染性心肌疾病引起，因此不能通过节段性室壁运动异常来确诊冠心病。此外，冠状动脉多支病变可导致心室整体收缩功能降低而无节段性室壁运动异常，这种情况通常需要进一步评估。

经胸超声心动图检查用于先天性心脏病和瓣膜性心脏病的初步诊断和随访，包括右心室收缩压和肺动脉高压的估测。可以通过二维和多普勒技术获得先天性解剖学缺陷及其血流动力学导致的后果，包括心内分流的方向和大小，以及肺动脉和全身的血流情况（图 9.3）。

经胸二维超声心动图可以提供瓣膜、瓣下和瓣环结构的完整图像，当二维超声心动图与多普勒超声技术结合时，可以准确地测量出狭窄瓣膜瓣口的血流速度压力阶差，估测瓣口横截面积。彩色多普勒血流显像能准确地定量诊断关闭不全性瓣膜疾病。瓣膜性心脏病患者的药物治疗和手术干预的临床决策通常基于二维和多普勒超声心动图结果，并结合心导管检查。

胸骨旁位置

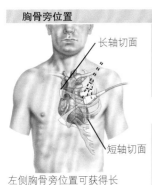

长轴切面

短轴切面

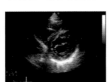

收缩期正常长轴切面

二尖瓣水平正常短轴切面

左侧胸骨旁位置可获得长
轴切面和短轴切面，倾斜
探头可以获得多个切面

心尖位置

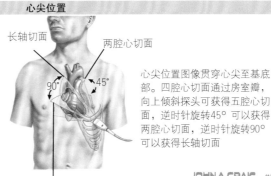

长轴切面

两腔心切面

90°　45°

心尖位置图像贯穿心尖至基底
部。四腔心切面通过房室瓣，
向上倾斜探头可获得五腔心切
面，逆时针旋转45°可以获得
两腔心切面，逆时针旋转90°
可以获得长轴切面

横切面（四腔心、五腔心）

JOHN A.CRAIG—AD
C.Machado—M.D.

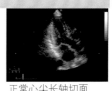

正常心尖长轴切面

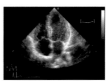

正常心尖四腔心切面

剑突下位置

短轴切面
（右室流
出道）

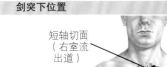

90°

剑突下位置可以获得多
个短轴切面，旋转90°
可以获得四腔心切面

四腔心切面

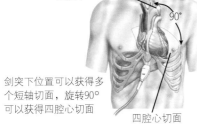

剑突下左室短轴切面

剑突下四腔心切面

胸骨上窝位置

主动脉矢状面

枕头放在肩胛下

胸骨上窝位置利用主动脉弓
切面提供主动脉和纵隔图像

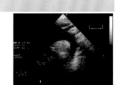

胸骨上窝主动脉弓切面
和左颈总动脉及左锁骨
下动脉起源

图 9.1　超声心动图检查探头位置

探头/接收器

F_t　速度　F_r　F_D

向上偏离

F_t　速度　F_r　F_D

向下偏离

多普勒频移

$$F_D = F_r - F_t$$

（多普勒频率）（反射频率）（发射频率）

多普勒频移（F_D）的原理是：发射的超声频率（F_t）
靶点移向探头时反射频率（F_r）增大，而靶点远离探
头时反射频率（F_r）减低

$$F_D = 2F_t \frac{V \cos\Theta}{C}$$

$$V = \frac{F_D \quad C}{2F_t (\cos\Theta)}$$

如果已知夹角（Θ）和声速（C），
多普勒频率（F_D）可用于确定流速
（V）

发射频率

反射频率

$\varnothing$ 声束夹角

速度

JOHN A.CRAIG—AD
D. Mascaro

多普勒信号处理（波形频谱分析）

正常层流

速度

均匀频率的窄谱

时间

匀速

层流由速度相当均匀的单向血流区域组
成，形成频率相近的窄多普勒频谱波形

狭窄后湍流

速度

多频宽谱

逆向血流

狭窄

可变的速度

湍流由不同速度和逆流组成，产生的
波形由宽频谱（频谱展宽）组成

图 9.2　多普勒超声心动图原理

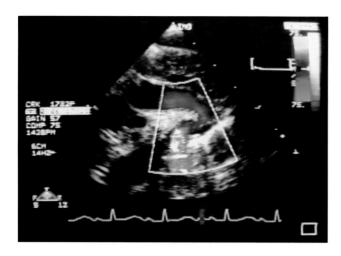

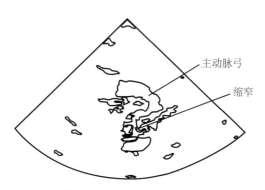

图 9.3　主动脉缩窄

经胸超声心动图是评价心包积液量及其导致血流动力学改变的主要方法。二维超声结合多普勒超声心动图检查能够可靠地识别心包积液和心脏压塞的病理生理学表现。经胸超声心动图引导下心包穿刺可减少手术并发症，提高治疗效果。心包增厚和典型的血流动力学改变可以帮助临床医生诊断心包缩窄，但通常需要磁共振成像和心导管检查进行全面评估。通过多普勒测量心室流入道血流速度以及组织多普勒成像可有助于区分心包缩窄和浸润性心肌病。

经食管超声心动图

经食管超声心动图（transesophageal echocardiographic examination，TEE）检查需要将超声探头置于心脏后方的食管内。由于探头与心脏之间的距离减小，且没有来自骨骼和肺组织的干扰，经食管超声心动图的信号 - 噪音比优于经胸超声心动图，而且可以使用更高频率的探头来提高分辨率。因此，经食管超声心动图的图像质量通常优于经胸超声心动图，特别对于心脏后部结构，包括肺静脉、左心房、房间隔和二尖瓣。经食管超声心动图最常用于评估可疑的

卵圆孔未闭（patent foramen ovale，PFO）、房间隔缺损（atrial septal defects，ASD）、瓣膜关闭不全、瓣膜赘生物、左心房或心耳血栓和主动脉疾病。临床上经食管超声心动图检查在一些心脏复律治疗和有创性手术（包括心房颤动的射频消融治疗）前使用频率越来越高（图 9.4）。

负荷超声心动图

运动负荷和药物负荷超声心动图不仅可以评价静息状态下的心脏，还能评价负荷状态下的心脏。临床上负荷超声心动图的应用依赖于最大负荷状态下获得多切面、高质量的左心室图像。对于运动负荷超声心动图，患者必须要达到很高的运动量且最好超过目标心率，因为心脏负荷会随着运动停止而迅速下降。运动后迅速重新定位，立刻采集图像通常需要 30~60 秒，低于最大运动负荷状态下采集超声心动图数据时，检查的敏感性会降低。由于这些原因，在负荷超声心动图中常常会有一些可疑阳性的检查结果（除非使用卧位踏车运动方法）。药物负荷超声心动图（通常是多巴酚丁胺）很少出现这些问题，因为患者不需要重新摆体位，并且可以在最大心脏负荷状态下完成图像采集。药物负荷超声心动图还有一个技术优势，即患者在检查过程中不移动；随着心脏负荷逐渐增加，可以连续记录图像，最大负荷状态时也不受呼吸因素的干扰。

负荷超声心动图是一种准确、无创地诊断冠心病及其累及范围的方法。负荷诱发的节段性室壁运动异常通常提示由于冠状动脉狭窄使血流受限。负荷超声心动图除了可以发现阻塞性冠心病，还可以评估病变的心肌范围，检测存活心肌，进行心肌梗死后危险分层以及评估冠状动脉血运重建的效果。负荷超声心动图在检测心脏移植术后冠心病、肾移植患者的冠心病以及血管外科手术患者的术前评估方面尤其有用。运动负荷超声心动图对评价运动诱发的肺动脉高压非常有用，特别是在二尖瓣病变情况下，对于评估肥厚型梗阻性心肌病患者左心室流出道压力阶差的动态变化也非常有效。小剂量多巴酚丁胺负荷超声心动图在评价无症状或低压力阶差的主动脉瓣狭窄中起着重要作用（图 9.5）。

声学造影超声心动图

声学造影超声心动图检查目前广泛应用于心内分流和肺内分流的检测，增强多普勒速度信号和心

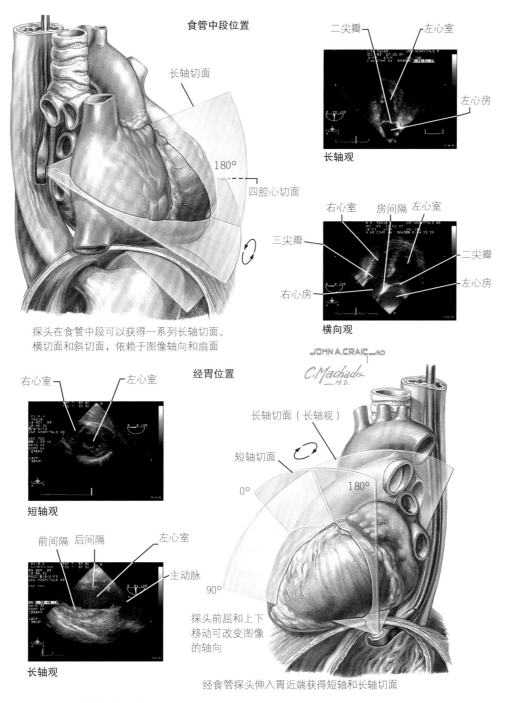

图 9.4 经食管超声心动图

内膜的识别。静脉注射震荡的生理盐水最常用于增强右心室内血流显像、检测右心和左心之间分流以及三尖瓣关闭不全，可以更准确地估测右心室收缩压。市售对比剂称为"微泡"，是由包裹了磷脂或蛋白质外壳的高分子量气体制成。对微泡外壳和气体性质的改进提高了对比剂在静脉注射后通过肺循环时的稳定性，能够有效获得左心室的高质量图像。声学造影超声心动图心肌灌注显像在临床上应用较少。

应变成像

应变是对心肌变形的评估，应变率是心肌在时间上的变形速度，它可以通过组织多普勒成像或斑点追踪的方法获得。组织多普勒成像甚至可以用于图像质量较差的经胸超声心动图声窗。斑点追踪可以评估纵向应变（整体纵向应变）、径向应变和周向应变。应变成像在评估节段性室壁运动异常、心脏

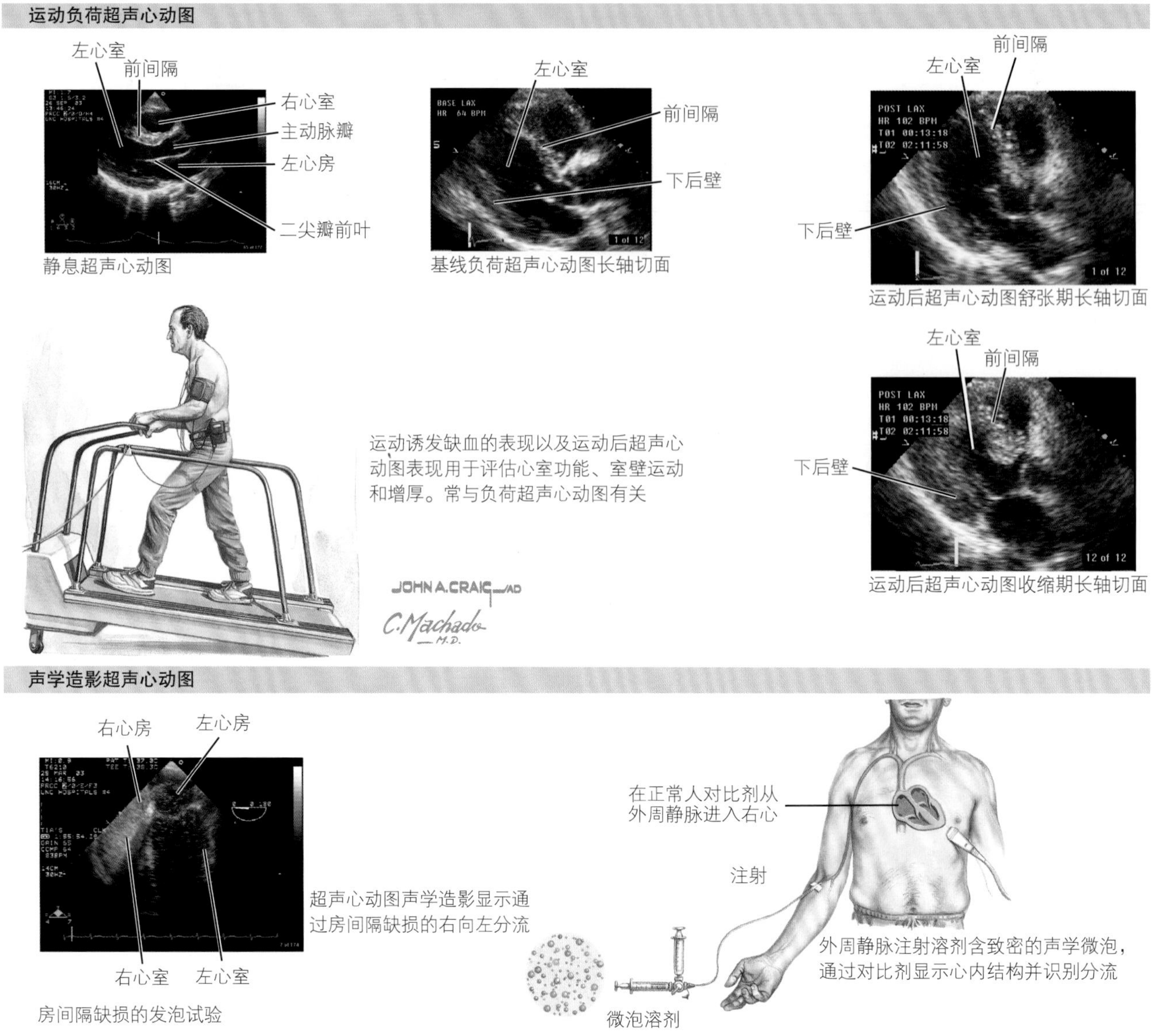
运动负荷超声心动图
左心室
前间隔
右心室
主动脉瓣
左心房
二尖瓣前叶
静息超声心动图
左心室
前间隔
下后壁
基线负荷超声心动图长轴切面
前间隔
左心室
下后壁
运动后超声心动图舒张期长轴切面
左心室
前间隔
下后壁
运动后超声心动图收缩期长轴切面
运动诱发缺血的表现以及运动后超声心动图表现用于评估心室功能、室壁运动和增厚。常与负荷超声心动图有关
JOHN A.CRAIG_MD
C.Machado M.D.
声学造影超声心动图
右心房
左心房
右心室
左心室
房间隔缺损的发泡试验
超声心动图声学造影显示通过房间隔缺损的右向左分流
在正常人对比剂从外周静脉进入右心
注射
外周静脉注射溶剂含致密的声学微泡，通过对比剂显示心内结构并识别分流
微泡溶剂

图 9.5 运动负荷和声学造影超声心动图

非同步性、右心室功能、浸润性心肌病（如淀粉样变性）以及阿霉素或曲妥珠单抗（赫塞汀）等药物对肿瘤患者心脏毒性的监测方面发挥着越来越大的作用（图 9.6）。

血管内超声和心腔内超声心动图

血管内超声（intravascular ultrasound，IVUS）和心腔内超声心动图（intracardiac echocardiography，ICE）技术的发展扩大了超声心动图的应用范围，跨越了传统的无创和有创影像方法的界限。血管内超声是在插入动脉内的可弯曲、可操纵的导管末端装一个微型传感器，可以从动脉内部显示血管解剖图像。心腔内超声心动图依靠一个类似导管的超声探头，可以通过股静脉和下腔静脉进入右心腔，也可以穿过房间隔。心腔内超声心动图探头技术发展迅速，能够进行高分辨率二维超声心动图显像，并获得整个多普勒图像。

血管内超声在心导管室使用，当标准的冠状动脉造影和压力结果不确定时，血管内超声可清晰地显示动脉粥样硬化斑块的形态、“罪犯”斑块的长度和阻塞的严重程度。血管内超声有助于指导经皮冠状动脉介入治疗和支架植入术，并有助于支架内再狭窄的诊断。心腔内超声心动图也经常用于介入电生理检查和心导管室监测非冠状动脉介入手术。在心房颤动的射频消融过程中，心腔内超声心动图有

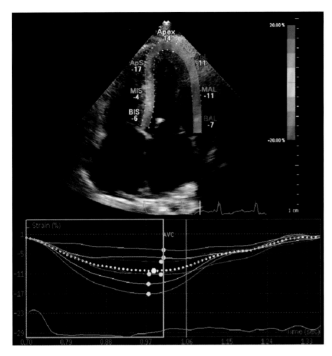

图 9.6 心肌淀粉样变性患者的异常心肌应变图像

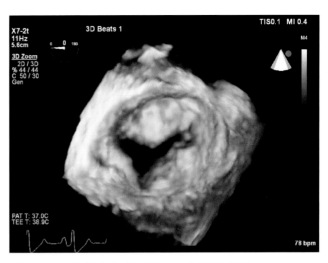

图 9.7 三维超声心动图显示二尖瓣后叶裂

助于直接显示肺静脉和左心耳，还可用于辅助指导右心房性心律失常的射频消融，心腔内超声心动图通过增强荧光改善标测点的可视性，确保心内膜的接触，辅助房间隔穿刺。这项技术也有利于及时发现手术并发症，包括心腔内血栓、心包积液和肺静脉阻塞。

三维超声心动图

经胸或经食管三维超声心动图可提高对正常和异常心脏结构空间关系的认识，且不需要进行二维图像的重建。

三维超声心动图可更准确、可靠地测量心腔大小和功能。由于二维方法（依赖于形状的几何假设）量化的精准度较低，在处理复杂情况（如右心室或左心室室壁瘤）时，需要三维超声心动图提供更为准确和更重要的信息。超声、电子和计算机技术的显著进步使得实时 3D 图像更加实用，在临床工作中具有潜在的价值。有证据显示，三维超声心动图可定量测量左心室质量、容积和射血分数，以及测量二尖瓣狭窄患者的二尖瓣瓣口面积（图 9.7）。

介入超声心动图

在过去的 10 年里，各种结构性心脏病的经皮导管介入治疗的长足发展，开创了介入超声心动图这一新领域，特别是三维成像技术的加入。介入治疗包括经皮二尖瓣球囊扩张术和经皮二尖瓣和三尖瓣修补术（钳夹术），这些操作都非常依赖二维和三维经食管超声心动图检查的支持配合。在卵圆孔未闭、房间隔缺损和左心耳封堵术中用于指导房间隔穿刺和确定经皮穿刺闭合装置最佳释放位置。经导管主动脉瓣置换术通常依赖于经食管超声心动图指导；但现在许多心脏中心已在部分病例采用镇静状态和经胸超声心动图监测下实施。尽管这些方法可在低风险人群中广泛应用，但经食管超声心动图监测仍在确保最佳治疗效果方面发挥重要作用。

局限性

尽管现代超声心动图影像系统是复杂的多模块仪器，超声心动图仍然依赖于操作者的技术。高质量的超声心动图成像需要有坚实的心脏解剖、心血管生理、病理学基础知识，超声物理学知识，多种技术技能、专业知识以及医生或技术人员获得图像的耐心。即使是训练有素的检查者，图像采集也受到肥胖、慢性阻塞性肺疾病和患者不适的限制；胸壁损伤或最近的手术可能使经胸超声心动图检查非常具有挑战性。有 10%~15% 接受超声心动图检查的患者不能获得理想的图像。鉴于这些困难，人们已经广泛采用对比剂来清晰地识别心内膜。

经食管超声心动图检查在许多临床情况下具有局限性。患者必须有良好的适应能力，生理上能够耐受并充分合作，按照指令成功吞下超声探头。虽然大部分情况下患者耐受性良好，但仍然存在镇静和食管插管相关的风险，包括食管穿孔和胃内容物吸入。

未来方向

　　技术进步和不断发展、应用不断增加以及新的临床需求，将显著增加超声心动图的使用。新的超声心动图检查手段不断涌现，如何将这些方法合理地应用于标准检查中，对超声心动图医生而言是要面对的挑战。随着超声心动图检查完全自动化的发展，超声心动图学医生仍然需要丰富的心脏解剖和生理学方面知识，以及良好的空间想象力。

补充资料

Chu E, Kalman JM, Kwasman MA, et al. Intracardiac echocardiography during radiofrequency catheter ablation of cardiac arrhythmias in humans. *J Am Coll Cardiol*. 1994;24:1351–1357.

前瞻性队列研究，评估使用心腔内超声心动图作为腔内影像辅助手段指导射频消融治疗右侧房性心律失常的初步经验。

Hernández F, García-Tejada J, Velázquez M, et al. Intracardiac echocardiography and percutaneous closure of atrial septal defects in adults. *Rev Esp Cardiol*. 2008;61:465–470.

回顾性研究，分析了 52 例成人房间隔缺损患者在心腔内超声心动图监测下使用 Amplatzer 封堵器进行经导管封堵术。作者认为心腔内超声心动图可以安全有效地用于这类手术。

Jamal F, Kukulski T, Sutherland GR, et al. Can changes in systolic longitudinal deformation quantify regional myocardial function after an acute infarction? An ultrasonic strain rate and strain study. *J Am Soc Echoardiogr*. 2002;15:723–730.

这项纵向病例对照研究纳入 40 例患者，探讨心肌梗死后，与局部单纯心肌速度分析相对比，局部心肌应变率和应变对心肌梗死后局部不协调的鉴别和定量分析的额外价值。结论是，应变率和应变比单纯心肌速度能更好地评估心肌梗死后局部心肌功能障碍的严重程度。

Lang RM, Mor-Avi V, Sugeng L, et al. Three-dimensional echocardiography. The benefits of the additional dimension. *J Am Coll Cardiol*. 2006;48:2053–2069.

一篇写得很好的综述，描述了三维超声心动图在临床实践中的使用和该技术的优势；文章包括了对现有文献的讨论。

Lester SJ, Tajik AJ, Nishimura RA, et al. Unlocking the mysteries of diastolic function: deciphering the rosetta stone 10 years later. *J Am Coll Cardiol*. 2008;51:679–689.

一篇优秀而全面的综述，关注了二维超声心动图和多普勒超声心动图评价心脏舒张功能的相关更新。

Olszewski R, Timperley J, Szmigielski C, et al. The clinical applications of contrast echocardiography. *Eur J Echocardiogr*. 2007;8:S13–S23.

一篇非常好的对超声造影的临床应用进行深入讨论的综述。

Perk G, Kronzon I. Interventional echocardiography in structural heart disease. *Curr Cardiol Rep*. 2013;15:338. doi:10.1007/s11886-012-0338-y.

一篇关于介入超声心动图在结构性心脏病中应用的综述。

循证文献

Cheitlin MD, Alpert JS, Armstrong WF, et al. ACC/AHA guidelines for the clinical application of echocardiography. *Circulation*. 1997;95:1686–1744.

指南以循证证据为基础，全面阐述了临床情况下超声心动图的广泛适应证。

Cheitlin MD, Armstrong WF, Aurigemma GP, et al. ACC/AHA/ASE 2003 guideline update for the clinical application of echocardiography. *Circulation*. 2003;108:1146–1162.

1997 年出版的一个超声心动图应用循证指南的更新。一个相对简短的指南，建议在原始出版物中阅读（Cheitlin MD，Alpert JS，Armstrong WF，et al. Circulation. 1997；95：1686-1744.）。

Douglas PS, Khandheria B, Stainback RF, et al. ACCF/ASE/ACEP/ASNC/SCAI/SCCT/SCMR 2007 appropriateness criteria for transthoracic and transesophageal echocardiography. *J Am Coll Cardiol*. 2007;50:187–204.

详细回顾了经胸超声心动图和／或经食管超声心动图在多种适应证和广泛临床情况下的风险和获益。大部分数据以表格形式呈现，使它成为一个容易接受和使用的参考资料。

Douglas PS, Khandheria B, Stainback RF, et al. ACCF/ASE/ACEP/AHA/ASNC/SCAI/SCCT/SCMR 2008 appropriateness criteria for stress echocardiography. *Circulation*. 2008;117:1478–1497.

专家组通过恰当的方法学，结合专家的临床判断和负荷超声心动图的风险及获益相关研究文献，评估了负荷超声心动图的适应证。它涵盖了医师面临的大多数临床情况。共识的建议以简明的表格形式列出。

（Thelsa Thomas Weickert，Andrew O. Zurick III，Park W. Willis IV 著　冯杰莉 译　李昭屏 审校）

第10章

负荷试验和核素显像

负荷心电图和负荷显像是广泛用于临床的无创评估手段，不仅能提示心功能情况，也能提供存在限制血流的冠状动脉疾病的重要信息。正确应用负荷试验对已确诊或可疑冠心病患者的成本效益管理至关重要，不仅可以提供重要的诊断和预后信息，还能帮助医生确定最佳的管理策略。负荷试验也可协助冠心病患者制订心脏康复运动处方（图 10.1）。

运动负荷试验

运动负荷试验通过逐渐提高运动强度，并对患者进行持续的心电图监测，以发现心肌缺血和心律失常。虽然与更先进的检查（包括显像）相比，负荷心电图诊断冠心病的敏感性和特异性较低（范围：55%~75%），但应用广泛，且价格相对低廉，并可提供重要的预后信息。一般情况下，诊断性的平板运动试验主要用于预先评估为低或中风险的冠心病患者。但运动负荷试验也可用于已确诊的冠心病患者，用以评价目前治疗的有效性、确定患者整体运动能力、评估预后并提供运动处方。在先天性心脏病儿童中，运动负荷试验可用来量化运动能力。

运动负荷试验检测冠心病的敏感性与运动时的心率成正比。检测前通常要求患者暂停影响心率的药物（如 β 受体阻滞剂或钙通道阻断剂），且应禁食至少 4 小时。运动方式为跑步机或者踏车。在特殊情况下可使用手臂测功和等长训练。运动负荷试验有几种不同的流程，但都是以给定的速度和倾斜角度开始运动，逐渐调整参数至目标心率和运动耐力。一般情况下，目标心率是指患者年龄最大预测心率 [（220 − 年龄 ±10~12）次 / 分] 的 85%。在有关心电图变化与冠心病相关性的研究中经常涉及目标心率这一指标。

患者达到目标心率后应继续运动，直到疲劳或出现体征 / 症状。有效的运动测试是指心率和收缩压的乘积超过 25 000，或至少达到 5 个代谢当量的运动水平。血流动力学不稳定、心电图改变或患者出现严重的症状是终止运动的指征。在运动测试结束时应逐渐降低运动强度，使剧烈运动时四肢增加和汇集的血流量在停止运动之前重新达到平衡。运动终止后，如心率未回到基线水平，应让患者取仰卧位继续进行监测，直到心率恢复正常（心率 <100 次 / 分）。更重要的是，如果患者在监测期间有任何心电图改变或症状，除继续监测外，还应配合必要的治疗，直到心电图恢复或症状缓解。即使血流动力学（心率和血压）已经恢复到可接受的水平，运动试验后心电监测提示有任何心律失常或 ST 段的变化均可能是疾病进展和缺血性疾病的延迟表现（图 10.2）。

必须用确定的标准来解释心电图。多数情况下，运动负荷试验用改良 12 导联心电图替代标准 12 导联心电图，包括将肢体导联放置在离心脏更近的地方（例如，电极放置在肩膀而不是手臂上）。这种调整可使运动时的心电图 ST 段改变被放大并更容易被观察，但它不同于标准导联的仰卧位心电图，而是一个负荷试验的基线心电图。

运动过程中，如果先前正常的 ST 段在 3 次连续的心跳中均显示水平或下斜型压低 >1 mm，则提示在运动试验中存在心肌缺血。但需要注意的是，一些患者心电图 ST 段的变化可能是呼吸速率增加所致。运动前或运动后，在过度通气状态下的心电图可用于比较与呼吸速率增加有关的心电图变化。

从平板运动试验中获得的预后信息有助于给患者制订进一步的诊断或治疗策略。目前，最广泛用于评估预后的方法是 Duke 运动平板评分，包括运动的时间、心电图 ST 段变化（有或无）以及患者的症状。Duke 运动平板评分可用于确定无事件生存率。

踏车试验使用类似的方法来提供相关信息。患者在一段时间内保持稳定的踏板率，定时增加运动

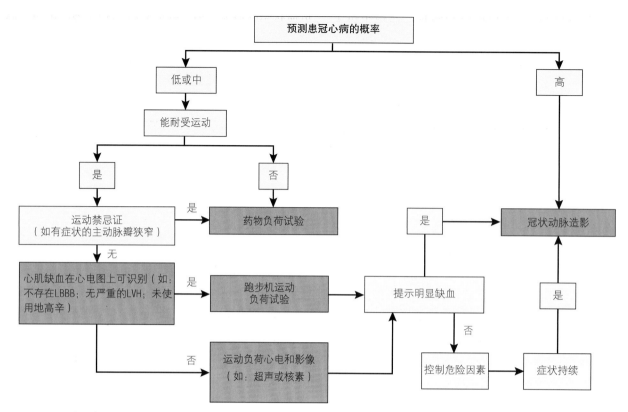

图 10.1　评估一般情况稳定的患者罹患阻塞性冠心病风险。LBBB：左束支阻滞；LVH：左心室肥厚

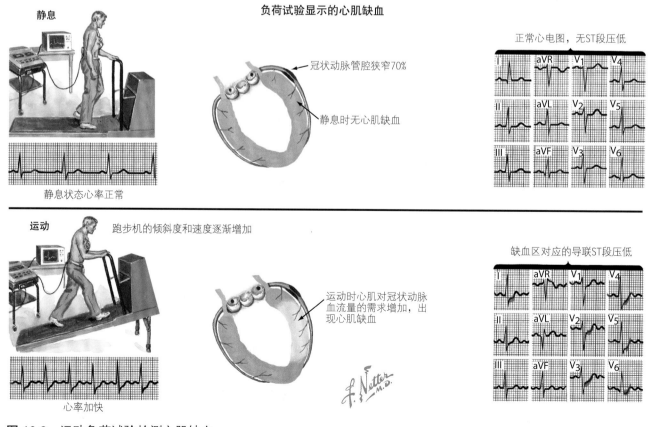

图 10.2　运动负荷试验检测心肌缺血

强度。相比较而言，达到相似心率时，在跑步机上行走的生理负荷（由代谢当量反映）较踏车更高。鉴于相关研究数据有限，不同运动形式的临床信息互通使用时应谨慎。

运动负荷试验的禁忌证包括不稳定的冠状动脉综合征、失代偿性心力衰竭、严重狭窄性瓣膜病或肥厚型心肌病、未治疗且危及生命的心律失常及高度房室传导阻滞。对于主动脉瓣狭窄患者，在严格监控的条件下可进行运动试验，以确定其是否适合主动脉瓣置换。严重的基线高血压（>220/120 mmHg）或合并大动脉瘤、全身疾病如急性肺栓塞和主动脉夹层均为运动试验的禁忌证。运动试验用于植入式心脏除颤器（implantable cardiac defibrillator, ICD）的患者应慎重，特别是基础心电图显示 QRS 波群增宽者（束支阻滞或起搏心律），以防止除颤器将运动引起的快心率误判为室性心动过速。此外，尚未控制的心房颤动也可能使运动负荷心电图难以解释，这些心律失常患者应考虑进行负荷显像。

心肌负荷显像

心肌负荷显像将运动负荷试验、多巴酚丁胺或冠状动脉扩张剂与心脏显像相结合。显像可以通过多种方式完成，最常用的是超声心动图或心肌核素，也可使用 MRI，而 CT 负荷显像仍在研究阶段。在以下几种情况时，负荷显像优于心电图运动负荷试验：①心电图无法判断心肌缺血时；②患者无法充分运动（可进行药物负荷显像）；③低风险患者跑步机负荷试验为阳性时，负荷显像的诊断价值优于心导管术。此外，基线心电图异常，特别是 ST 段异常的患者应进行负荷显像，因为基线异常心电图在运动中的变化对冠心病的诊断并不特异。基线心电图有显著左心室肥厚或服用地高辛的患者，运动负荷心电图诊断冠心病有相似的局限性。负荷显像较运动负荷心电图具有更高的敏感性和特异性。即便其他冠状动脉评估模式快速进展，负荷显像仍是目前及未来几年内评估心肌缺血和心功能的非常有效和可行的方法。

心肌灌注显像

心肌灌注显像（myocardial perfusion imaging，MPI）是指放射性药物注射后随冠状动脉血流分布到整个心肌，获得接近负荷峰值和静息状态下放射性药物分布的图像。放射性药物分布的变化可以反映静息和负荷状态的血流比值，与静息状态相比灌注减少反映负荷引起心肌缺血，应激和静息状态灌注均减少则提示先前存在心肌梗死。心肌灌注显像还可以同时测量静息和负荷状态下的左心室功能、射血分数（ejection fraction，EF）和左心室大小。负荷核素 MPI 诊断阻塞性冠心病的敏感性为 85%~90%。在低 - 中危患者，负荷心肌核素显像正常具有良好的阴性预测价值。

可以用 SPECT 或 PET 进行扫描，尽管二者空间分辨率和示踪剂均不同，但负荷灌注的基本方法和获得的功能图像基本上是相同的。

心肌灌注负荷显像

负荷心肌灌注显像要在运动或药物负荷诱发最大冠状动脉扩张时注射放射性药物。运动负荷是首选的负荷方式，不仅从血流动力学反应可以观察到运动耐力和心功能情况，增加了预后信息，同时运动可改善示踪剂的显像特性，减少伪影，提高准确性。

既往提到的运动负荷心电图的禁忌证同样适用于运动负荷心肌灌注显像。心肌灌注显像可以在很大程度上克服单纯运动负荷心电图的局限性（例如左束支阻滞、起搏心律、心房颤动、左心室肥厚和基线 ST-T 变化）。运动负荷心肌灌注显像诊断冠心病的敏感性和特异性优于药物负荷，如果患者能够运动，应首选运动负荷心肌灌注显像。

当患者不能运动（功能能力差、骨科疾病或其他因素）或有明显的左束支阻滞时，可使用药物负荷，主要包括输注冠状动脉扩张剂或多巴酚丁胺。

用于药物负荷心肌灌注显像的冠状动脉扩张剂有双嘧达莫、腺苷和瑞加德松（regadenoson）。双嘧达莫通过阻断内源性腺苷分解，提高腺苷水平而引起血管扩张。由于腺苷可以直接输注，血液水平更稳定，冠状动脉的扩张更一致，在许多中心更优选腺苷。尽管腺苷输注中患者的症状较多，但由于腺苷的半衰期很短，这些症状往往是一过性的。瑞加德松作用于冠状动脉腺苷（$A_{2\alpha}$）受体，与腺苷非特异性的血管舒张作用相比，其副作用的发生风险较低（例如支气管痉挛、房室结阻滞和脸红）。

如果冠状动脉没有可引起血流动力学改变的狭窄，冠状动脉扩张剂可增加冠状动脉血流。当血管扩张剂不能引起相应的血流增加时，心肌灌注显像信号对比强度降低，则提示流向该心肌区域的血流量减少，进而推断存在血流受限的冠状动脉狭窄。

血管扩张剂的使用禁忌包括活动性支气管哮喘、

未植入起搏器的严重心脏传导阻滞或病态窦房结综合征。此外，氨茶碱或茶碱类药物会抵消血管扩张剂的作用，必须在血管扩张剂药物负荷试验之前停用。同样，12 小时内摄入咖啡因也会影响血管扩张剂的作用。瑞加德松会降低癫痫的发作阈值，有癫痫发作史的患者应避免使用。一些冠状动脉扩张剂在终末期肾病患者也应避免使用。如果给予血管扩张剂后患者发生支气管痉挛或其他副作用，可以输注氨茶碱或茶碱。因为腺苷的半衰期短，很少需要使用逆转腺苷作用的药物。

如果患者能够进行次极量运动，可以将血管扩张剂与运动相结合，这一方案不仅可减少副作用，还可通过减少内脏示踪剂积聚提高图像质量。血管扩张剂 - 运动负荷试验适用于运动受限而不能达到目标心率的患者，但有运动或血管扩张剂禁忌证的患者不宜进行联合负荷试验。此外，血管扩张剂 - 运动负荷试验不适合有脑血管病和 / 或颈动脉疾病史的患者，特别是步行运动模式。有报道患者在运动中突然失去意识、晕倒的情况发生，可能与运动同时使用药物引起血管扩张，导致颅内灌注减少有关（图 10.3）。

如果患者不能运动，或有血管扩张剂药物负荷禁忌证，可进行多巴酚丁胺药物负荷。但多巴酚丁胺更多地用于负荷超声心动图，而不是负荷心肌灌注显像。多巴酚丁胺可增加心率和心肌收缩力，类似于运动的作用。通过倍增输注速度，直到达到最大目标心率或输注速度。如果使用最大的多巴酚丁胺输注速率仍未达到目标心率，可加用阿托品增加心率。多巴酚丁胺负荷试验的目标与运动试验相似，但是值得注意的是，应用多巴酚丁胺时患者的收缩压可以保持不变或下降，但运动负荷时收缩压往往升高。因此，达到同样的心率值，多巴酚丁胺的负荷水平要低于运动负荷。在运动负荷试验中有用的一些临床指标如疲劳等，不适用于多巴酚丁胺药物负荷试验。多巴酚丁胺和 / 或阿托品负荷心肌灌注显像的主要禁忌证与运动负荷试验相同，但还包括闭角型青光眼以及前列腺增大和尿路梗阻。此外，多巴酚丁胺和 / 或阿托品负荷的相对风险是可能诱发心律失常。

文献中还有报道较少使用的一些负荷方法，如冷加压试验和精神压力负荷试验。精神压力负荷试验可诱导肾上腺交感神经反应，如前所述对冠状动脉血流有类似的影响，可引起心肌缺血并最终表现为灌注缺损。但确切的机制和何种精神压力负荷可导致患者心肌缺血尚不清楚，检测的敏感性也较低。精神压力负

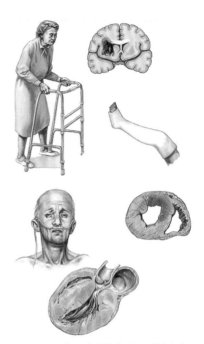

无法运动或被禁止运动的患者

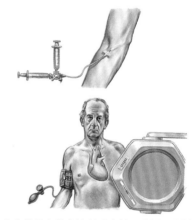

在血管最大程度扩张时注射示踪剂，注射结束后成像

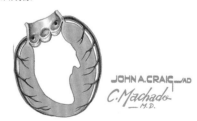

静息和血管最大程度扩张时的心肌灌注

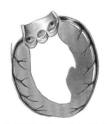

血管扩张试验：非负荷试验

图 10.3　药物负荷核素检查

荷试验与超声心动图相结合可以提高试验的敏感性，但不能提高特异性。当怀疑冠状动脉痉挛综合征时，常使用冷加压试验，寒冷可诱导血管运动功能障碍，导致相应区域的供血减少，进而出现心肌缺血。

急性胸痛患者的影像学检查方案也包括放射性药物心肌灌注显像。在低到中等风险患者中，心肌灌注显像结果正常对急性冠状动脉综合征有很高的阴性预测价值。该方案已用于急诊室低至中等风险不明原因的胸痛患者，可以离院进行后期门诊随访。

放射性示踪剂

铊 -201（^{201}Tl）是钾的放射性类似物，是过去几十年最常用的心肌灌注显像示踪剂。随着以锝 -99m（^{99m}Tc）为基础的示踪剂的出现，^{201}Tl 的使用有所减少，但有时仍用于双同位素方案和存活心肌显像。^{201}Tl 有较高的心肌提取率，但能量相对较低，图像缺乏分辨率。最常用的两种基于 ^{99m}Tc 的心肌灌注成像药物是 ^{99m}Tc- 甲氧基异丁基异腈（MIBI）和 ^{99m}Tc- 替曲膦。两者显像效果相似，且比使用 ^{201}Tl 的心脏显像分辨率更高。MIBI 较替曲膦的摄取分数稍高，但患者所受辐射剂量也略高。Teboroxime 是一种既往曾使用的以 ^{99m}Tc 为基础的示踪剂，心肌摄取率很高，但迅速从心肌中清除的特点限制了它的临床应用，目前在美国已停用。

^{99m}Tc 是最常用的 SPECT 放射性药物，目前已有数种显像操作方案。其中最常用的方案是 1 天的静息 - 负荷试验。第一步，在静息状态下注射低剂量示踪剂，随即扫描；第二步，在负荷达峰（运动或药物负荷）时再次注射放射性示踪剂，剂量大约是静息时的 3 倍，然后再次扫描。

在一些研究中心，对低风险的患者实施改良的负荷 - 静息试验。即首先进行负荷扫描，如果负荷时图像完全正常，则可省略静息扫描，但如果需要也可以在同一天或次日进行。前者可获得较低放射剂量的负荷图像和较高放射剂量的静息图像。这种方法的缺点是，负荷图像是在低剂量的放射性示踪剂下获得的，可能图像质量较差。而 2 天的方案是静息和负荷均使用相对较高剂量的放射性药物，可获得更高质量的图像，特别是在肥胖患者中，但该方案的局限性是辐射剂量较高，以及患者需在第二天再次返回医院。

双同位素方案使用 ^{201}Tl 作为静息示踪剂，^{99m}Tc 作为负荷后的示踪剂。但 ^{201}Tl 和 ^{99m}Tc 空间分辨率之间的差异有时会让细微变化的解释复杂化。显像也可以只用 ^{201}Tl，但鉴于 ^{201}Tl 的局限性，只适合进行

负荷 - 静息试验。整个研究可以仅注射一次示踪剂，且能获得额外的生理和预后信息（例如肺摄取）和心肌活力的评估。与仅用 ^{99m}Tc 作为示踪剂相比，双同位素方案辐射剂量更高，且更耗时，图像分辨率也较低，在大多数中心都较少使用。

PET 放射性药物使用正电子发射核素来显像。铷 -82（^{82}Rb）是一种正电子发射的氯化钾类似物，它的摄取率是临床上可用的 PET 放射性药物中最低的（~60%），但仍高于 MIBI 或异曲嗪。^{82}Rb 的半衰期很短（~75 秒），这也是其优势和局限性所在。半衰期短不适用于运动负荷显像，但当患者处于最大程度负荷（药物负荷）时则有助于获得图像。因此，^{82}Rb 显像可用于准确评估心脏储备，即静息和最大负荷时左心室射血分数的差异。^{82}Rb 较短的半衰期也有助于在相对较短的时间内获得药物负荷和静息图像，其固有的空间分辨率低于其他 PET 示踪剂，但仍远优于 SPECT 示踪剂。^{82}Rb 需要由加速器产生，造价相当昂贵，因此只能在部分中心使用。

氮 -13（^{13}N）具有较高的摄取率（~83%），比 ^{82}Rb 显像分辨率高，半衰期为 10 分钟，可用于运动负荷显像。氧 -15（^{15}O）水的寿命极短（半衰期为 2 分钟），但摄取率高，约为 95%。它可自由扩散分布到心肌附近的组织中，包括肺和心脏的血池。因此，氧 -15（^{15}O）水的显像更为复杂，需要精细的背景消除技术。尽管 ^{13}N 和 ^{15}O 与 ^{82}Rb 相比具有更高的空间分辨率，但需要在粒子回旋加速器中产生。此外，它们的半衰期很短暂，只能在具有现场粒子回旋加速器的机构中使用。因此，对于大多数进行 PET 心肌显像研究的机构来说，^{82}Rb 是首选的示踪剂。最新的氟 -18（^{18}F）标记的灌注示踪剂正在开发和研究中，它能在运动负荷时显像且不需要现场回旋加速器。^{18}F 示踪剂具有较高的摄取率和最高的图像分辨率，对评估冠心病具有很大的价值。

PET 示踪剂的使用基于 SPECT 显像方案。^{82}Rb 示踪剂半衰期非常短，可应用于静息 - 负荷（更常见）或负荷 - 静息方案，整个过程可在 30 分钟内完成。PET γ 射线能量较高，但辐射剂量相对较低，同时能提供比 SPECT 更好的图像。

推荐采用 SPECT 和 PET 显像的负荷 - 静息方案，可减少辐射剂量和成本，并缩短患者检查时间。一些新的技术，如迭代图像处理、衰减校正和心脏专用相机，可协助消除显像伪影，使该方案更可行。但这些应用技术检测成本高，医疗保险不能覆盖，

会限制临床更广泛的应用。在诊断测试的辐射暴露和医疗费用控制引起社会日益关注的时代，影像学更致力于全面减少辐射剂量。

随着检查技术的多样化，选择最佳显像方式（SPECT/SPECT-CT/PET）的示踪剂、负荷模式和显像方案是非常重要的。根据特定的患者情况定制个体化方案，能最大限度地获得信息。例如，运动负荷MPI评估总体预后比血管扩张剂更适用。对检查结果进行分析时应结合患者的病史以及显像过程。研究方案的设计选择还必须考虑该中心的技术水平、接待能力、方案成本和患者的辐射暴露。

图像解析

SPECT图像的分析有三个步骤。第一步，对旋转图像的原始判读是一个关键步骤，必须考虑患者的运动、衰减伪影（乳房重叠、膈肌干扰或其他因素）。在这些原始影像中，偶尔可见到显著的心外影像，如乳房或肺肿块、甲状腺或甲状旁腺结节及淋巴结病变。第二步是分析以心肌切片形式呈现的重建图像。利用这组图像，可以在多个轴面上观察心肌灌注，以评估冠状动脉血流受限的冠心病（图10.4和表10.1）。通过将心室分成17个或20个节段，可以定量地测定缺血或梗死范围。然后根据受影响节段的范围和严重程度得出评分，这种定量评估与患者预后关系密切，通过静息和负荷显像的对比，得出这些数据的总和，即"总分"。第三步，门控图像也可以用looped-cine方法获得和解读，这些图像能提示室壁运动异常、心室体积和左心室射血分数。室壁运动分析作为一种独立的手段可用于评估明显的灌注异常，并确认梗死、缺血或伪影的存在。

将负荷与静息时得到的图像进行比较，可以确

表10.1　心肌灌注模式

扫描发现	说明
静息或负荷均无灌注缺损	正常
静息时未见灌注缺损，负荷时出现	缺血
静息或负荷均存在灌注缺损	心肌瘢痕
静息时灌注缺损，负荷时正常	可能为伪影，也可能是心内膜下心肌梗死（逆向分布）

定负荷时是否存在相对的血流减少。可逆的心肌灌注缺损是由于缺损区的心肌存活且冠状动脉存在限制血流的狭窄，提示灌注缺损区为缺血区域。如果在负荷和静息时灌注均受限，则表明具有不可逆的心肌损伤，灌注缺损区为梗死区域。

与基于 ^{99m}Tc 的SPECT显像相比，PET显像所用放射性同位素能量更高，穿透力更强，具备更优越的示踪特性，因而在肥胖人群抑或普通人群，PET显像均能为临床诊断冠心病提供更高质量、更具价值的影像学依据。PET图像的解读方法与前面描述的SPECT一致。PET重建灌注和门控图像获取方式也与SPECT相同，但由于PET独特的显像方式而未显示原始图像。PET检查需要注意的一个重要步骤是PET图像与CT或MR图像的配准融合。默认情况下，PET通过衰减校正重建其最终图像。融合错位可能导致严重的伪影，如果不能识别或纠正则可能会被误读。通常情况下，手动调整可纠正融合错位，但在难以调整的情况下就需要重新扫描以获得正确的数据。

心脏PET显像可以测定心肌血流量的绝对值和冠状动脉血流储备，用于检测内皮功能障碍，以及识别多支血管病变时的心肌缺血。多支血管病变可导致弥漫、均匀的心肌缺血，负荷显像可呈假阴性。

心脏核素显像的发展和整合

心脏核素显像领域许多重要的创新提高了其诊断效能。迭代重建技术等较为复杂的图像处理方式的应用进一步促进了核医学成像技术的发展，特别是心脏显像方面。SPECT成像设备和开发"心脏中心"准直器也提供了一部分解决方案。专用于心脏显像的SPECT成像设备可以坐位采集图像，从而提高了患者的舒适度。心脏专用成像设备还包括使用多针孔设计，取消了移动部件。更新一代的心脏专用SPECT使用了碲锌镉晶体高效固态探测器，但这会大大增加系统成本。

核显像技术（SPECT和PET）与过去几年中显著增加的新兴的心脏显像技术如心脏MRI（cardiac MRI，CMRI）和心脏CT血管造影（cardiac CT angiography，CCTA）相结合会更加有用，尽管每种方法各有优缺点。CMRI能够生成精美的心脏结构图像，分辨率远远优于核技术，无电离辐射，可评估存活心肌和非缺血性心肌病，但目前其主要局限性是负荷试验的可用性有限。

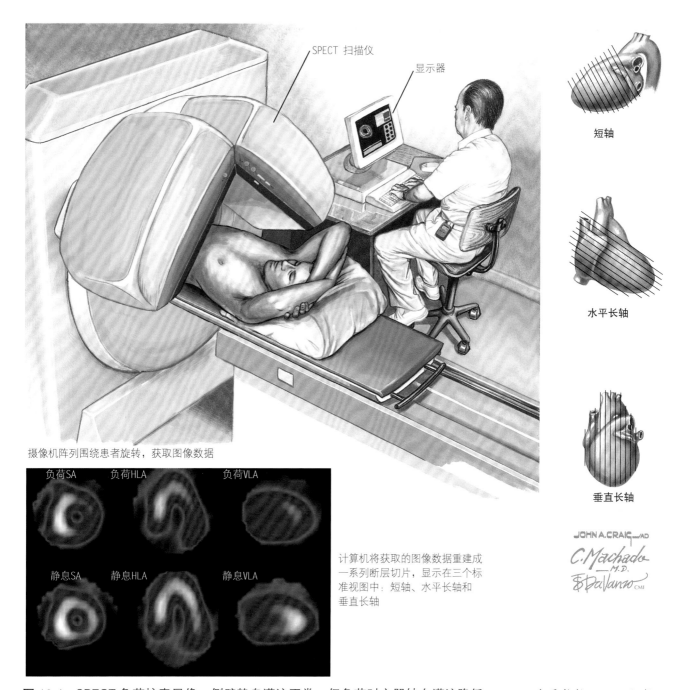

SPECT 扫描仪

显示器

短轴

水平长轴

垂直长轴

摄像机阵列围绕患者旋转，获取图像数据

负荷SA　负荷HLA　负荷VLA

静息SA　静息HLA　静息VLA

计算机将获取的图像数据重建成一系列断层切片，显示在三个标准视图中：短轴、水平长轴和垂直长轴

JOHN A. CRAIG—MD

C. Machado—M.D.

B Davanzo CMI

图 10.4　SPECT 负荷核素显像。侧壁静息灌注正常，但负荷时心肌缺血灌注降低。HLA：水平长轴；SA：短轴；VLA：垂直长轴

心脏 CTA 可提供冠状动脉和其他心脏解剖以及病理的高分辨率图像，这是目前核技术仍不能达到的；CTA 的辐射剂量与 SPECT 显像相似但高于 PET 显像。CTA 对冠心病检测的阴性预测价值很好，但阳性预测价值要低得多。随着技术的进步，CTA 对冠状动脉解剖的显影将会进一步改善。

此外，CT 技术还可在合理的时间范围内以可接受的辐射剂量提供负荷试验、存活心肌评估和冠状动脉解剖的联合扫描。但这些新技术同样存在局限性。对于过敏风险或肾脏并发症发生率较高的肾功能不全患者，核示踪剂优于静脉对比剂（CT 或 MRI）。而在植入心律装置的患者（心脏起搏器和 ICDs），MRI 通常是禁忌的（目前已经有 MRI 兼容起搏器——译者注）。但冠状动脉支架不是 MRI 的禁忌证，目前，CMRI 和 CTA 的应用仍不如核医学广泛。

未来影像学检查模式的组合可能为心脏病患者提

供最多的无创信息。联合成像可有效地检测和预测癌症。将高分辨率图像与生理和／或功能检测相结合对冠心病的评估同样令人期待。将 CT 整合到 SPECT 和 PET 显像中可以用于灌注缺陷的解剖定位和衰减校正，对 PET 灌注研究更为重要，特别是在肥胖患者。

此外，SPECT 或 PET 提供的灌注和／或代谢信息可以顺序获得，然后与 CTA 获得的结构信息相融合。这种方法在评估动脉粥样硬化血管疾病的程度和范围及其对心肌灌注的影响方面具有潜在优势，在鉴别限制血流的冠状动脉狭窄和冠状动脉微血管病变方面也有很大的价值。

同样，将 PET 和 MRI 结合的 PET-MR 装置，克服了 MPI 解剖分辨率差的主要限制，同时克服了负荷 MRI 中有限的空间覆盖。开发新的示踪剂可以扩大 PET-MR 显像的临床潜力，可以对血管动脉粥样硬化、非缺血性心肌病和心力衰竭进行高度特异的评估。所有这些进展都使显像时间和示踪剂剂量减少，患者的总体辐射暴露降低。

心脏核医学的其他用途

平衡法放射性核素心血管造影（多门控采集扫描）

多门控采集（multiple-gated acquisition，MUGA）扫描是一种基于注射 ^{99m}Tc 标记的红细胞后产生的图像来量化左心室和右心室功能的方法。标记过程可以在体外、体内或半体外使用商用试剂盒进行。体外方法标记效率最高，图像最佳，但耗时费力且费用昂贵。精准地标记循环血池就可以确定是否存在室壁运动异常、左心室容积和射血分数（EF）。这些评价准确且可重复，常用于使用心脏毒性药物，特别是化疗药物患者的连续随访。在某些情况下，多门控采集也可用于心力衰竭患者的连续随访。

多门控采集的优点是能够进行首过显像评估右心室，以及进行分流定量分析，虽然后者现在主要是通过超声心动图进行，但前者有时仍然用于特殊患者群体，如先天性心脏病儿童。在某些情况下，多门控采集与标准心肌灌注显像结合，可评估右心室功能。

负荷多门控采集扫描可以使用多巴酚丁胺或运动踏车进行，包括坐位或卧位自行车。它能提供实时 EF，采集到检查过程中出现的任何室壁运动异常的图像（图 10.5）。与超声心动图一样，负荷多门控

采集通过评估静息到负荷状态下的室壁运动变化来检测是否存在心肌缺血。更新的多门控采集方法包括同时进行 SPECT 检查，可以更准确地将心室与其他心腔区分开来（图 10.5），理论上可以更好地估计心室容积和 EF，但还没有像平面法一样得到验证。

存活心肌评估

心脏病治疗的不断发展挽救了越来越多的心肌梗死患者，残存心肌活性的检测则变得尤为重要。确定长期低灌注和缺血部位的心肌是否存活对于制定血运重建的策略至关重要。由于经影像学证实存在存活心肌的患者进行外科手术干预并未带来显著的生

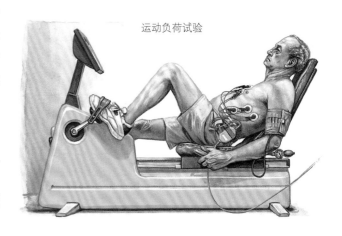

运动负荷试验

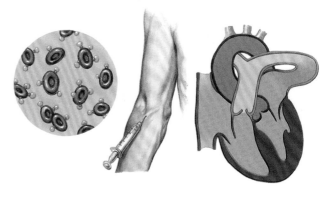

静脉注射放射标记的红细胞示踪剂

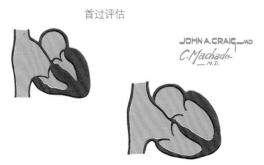

首过评估

图 10.5　多门控采集（MUGA）和负荷 MUGA 扫描

存优势，因此这项检查的使用率也逐渐降低。然而，心肌存活显像仍会用于解决特殊的难以决策的案例，部分原因是随着显像技术的进步，一些初始研究认为针对存活心肌的治疗可带来较大的临床效益。

^{201}Tl 是钾的类似物，它在细胞膜上的交换是存活心肌细胞的标志。既往存活心肌显像的方案是利用^{201}Tl 的再分布能力，分别在基线和再分布后进行显像，但再分布期的显像通常需要重复注射^{201}Tl。一种较新的方法是将硝酸酯类药物与^{99m}Tc 或^{201}Tl 联合使用，存活的心肌细胞在注射后 24 小时内会富集^{201}Tl，这种方法可以使基线灌注不足区域的血管扩张，血流量增加，提高示踪剂的摄取能力。也可以通过在显像过程中静脉滴注多巴酚丁胺来获得分级门控图像，以改善显像检查的特异性。

与用作 SPECT 灌注标记的^{201}Tl 不同，^{18}F-2-脱氧葡萄糖（FDG）是 PET 显像的心肌糖代谢标记物。检查前给予葡萄糖可促进心肌摄取 FDG，通常与静脉注射胰岛素相结合，以进一步促进存活心肌细胞利用葡萄糖。与灌注显像相结合，FDG 显像可以为存活心肌评估提供更多有价值的信息，比 SPECT 技术更受青睐。CMRI 有更好的分辨率和类似于 PET 的准确性，还可以提供解剖细节，有助于心脏外科的手术规划，在许多情况下为临床首选。然而，当体内有金属或心脏植入设备等 MRI 检查禁忌证时，可以使用 PET 评估存活心肌。理想的方法是使用 PET-MRI，可以在一次成像过程中提供最好的存活心肌评估，但尚需要更多的研究。

临床心脏分子显像的未来方向

心室同步化评估

双心室起搏通过改善左心室收缩不同步来减轻晚期心力衰竭患者的症状，但并非所有患者都能获益。推测最可能受益的是左心室同步收缩改善效果明显的人群。这激发了人们对使用核素心肌显像（SPECT-MPI 或其他方式）评估右心室和左心室特定位置放置起搏电极治疗效果的临床研究。比较基线和起搏后左心室同步收缩的变化，有助于优化电极的位置和双心室起搏的效果。

缺血记忆

脂肪酸（fatty acid，FA）显像是一种用于确定近期有心肌缺血症状的患者是否为缺血性事件的较为敏感和特异的方法。虽然心脏生物标志物，如肌酸激酶和肌钙蛋白是心肌坏死的敏感指标，但目前尚无可用的检测方法证实升高的心脏生物标志物水平能否反映近期心脏事件的心肌缺血程度。

研究发现，在空腹、缺血或缺氧条件下，脂肪酸代谢受抑制，而葡萄糖氧化对心肌能量的产生变得越来越重要，提示脂肪酸代谢变化可能是敏感的心肌缺血标志物。正在研究将放射性药物如碘 -123 15-（对碘 - 苯基）-3-R,S- 甲基十五烷酸（一个脂肪酸类似物）作为 SPECT 示踪剂。缺血事件过后代谢异常往往会持续存在一段时间，因此，这种放射性示踪剂可以在患者心绞痛症状缓解、血流恢复后很长的一段时间内用于识别心肌受累区域，而无需重复负荷试验。PET 显像的 FDG 也可能用于检测近期缺血，但临床应用中可能比脂肪酸显像受限。

心脏神经递质显像

基于在某些疾病状态下神经递质的心脏受体可能发生改变的概念，已将放射性碘标记的^{123}I- 间碘苯胍（^{123}I-metaiodobenzylguanidine，mIBG）用为 SPECT 显像剂。具有收缩和舒张功能，但对儿茶酚胺刺激和致心律失常高度敏感的心肌可出现 mIBG 摄取的改变，mIBG 已用于特发性室性心动过速和 / 或心室颤动、致心律失常右心室发育不良和心脏自主神经功能障碍（包括糖尿病神经病变和药物诱导的心脏毒性）患者的研究。结合射血分数、脑利钠肽或其他指标，mIBG 扫描有助于精准预测 ICD 植入获益者。目前尚无法确定在 ICD 植入后 5 年内因室性心动过速和 / 或心室颤动需要除颤的低射血分数患者与不需要除颤的患者，再加上 ICD 植入的高成本，mIBG 成像有助于更精确鉴别高风险和低风险患者，可在左心室功能评估之外提供一定的临床依据。

mIBG 显像还是心力衰竭患者总生存率的独立预测因素，与其他临床信息相结合，有可能影响心力衰竭患者的管理模式，相关研究正在进行中。

结节病及其他炎症病理学

心脏结节病可引起心肌不同部位局灶性肉芽肿性坏死，进而导致心脏电活动紊乱或功能障碍。在心脏结节病患者中，^{201}Tl 显像可显示与瘢痕或炎症区域相对应的斑片状缺损。但由于^{201}Tl 图像的分辨率较低，可能会遗漏一些细小的病变。其他 SPECT 示

踪剂包括 ^{67}Ga- 枸橼酸或 ^{111}In-奥曲肽,可与灌注示踪剂一起检测炎症活跃区域。空腹 FDG-PET 同样可用于检测示踪剂摄取增加的炎症性病变,并将其与无摄取的瘢痕区域区分开来。

有证据表明,FDG-PET 能较好地用于炎症性疾病的定位诊断,如心内膜炎和心肌炎这两种难以诊断的疾病。另有研究表明,FDG-PET 可用于主动脉瘤的危险分层,示踪剂局灶摄取增加的患者预后较差,更需要立即进行干预。

虽然 MRI 可更好地评估心脏结节病的临床预后,但核素显像可以检测炎症活跃病变并跟踪治疗反应。最近,奥曲肽类似物 PET 示踪剂 ^{68}Ga-DOTATATE、^{68}Ga-DOTATOC 和 ^{68}Ga-DOTANOC 的出现,有助于这一领域的进一步发展,并有望将各自的优势与 PET-MRI 相结合。

心脏淀粉样变

用于心脏淀粉样变检测的 SPECT 放射性同位素主要包括 ^{99m}Tc-3- 二磷酸 -1,2- 丙二甲酸(^{99m}Tc-3-diphosphono-1,2-propanodicarboxylic acid,^{99m}Tc-DPD)和 ^{99m}Tc- 焦磷酸(^{99m}Tc-pyrophosphate,^{99m}Tc-PYP),可检测钙沉积区域,^{123}I-mIBG 可检测心脏淀粉样蛋白失神经支配和自主神经功能障碍。在心脏淀粉样变的诊疗中,放射性同位素的重要性在于可在无活检的情况下准确区分致病蛋白是轻链(light chain,AL)还是甲状腺素转移蛋白(transthyretin,ATTR)。两种 ^{99m}Tc 制剂均能很好地区分两种沉积蛋白,并可替代心内膜心肌活检。这对于正确识别疾病类型、判断预后和制订诊疗方案至关重要。但这些示踪剂在随访疾病进展和监测治疗反应中的作用仍需进一步明确。

合理使用的原则

心脏核医学显像的进步、发展和改进也伴随着昂贵的检测费用,不仅对医疗成本产生了重大影响,同时也引发辐射暴露和其他继发性问题。为了减少非必要的检查,帮助临床医生做出基于证据的决策,一些医学委员会组织制定了相关指南(如 Image Wisely),并发布了心脏核医学适宜标准,用于患者风险分层,推荐检查建议。既往有些做法已不被推荐,如心脏康复患者的常规负荷显像。在心力衰竭等其他领域,还需要评估新的检测手段,如 mIBG 显像,甚或 PET-MRI 能否像对结节病和淀粉样变性的评估一

样具有成本效益。先进显像技术的选择应综合权衡患者的费用、获益,以及治疗选择和临床预后。

补充资料

Hendel RC, Berman DS, Di Carli MF, et al. ACCF/ASNC/ACR/AHA/ASE/SCCT/SCMR/SNM 2009 appropriate use criteria for cardiac radionuclide imaging: a report of the American College of Cardiology Foundation Appropriate Use Criteria Task Force, the American Society of Nuclear Cardiology, the American College of Radiology, the American Heart Association, the American Society of Echocardiography, the Society of Cardiovascular Computed Tomography, the Society for Cardiovascular Magnetic Resonance, and the Society of Nuclear Medicine. *Circulation.* 2009;119(22):e561–e587.

该文章提出了进行心肌灌注显像检查的适宜标准。

Henzlova MJ, Duvall WL, Einstein AJ, et al. ASNC imaging guidelines for SPECT nuclear cardiology procedures: stress, protocols, and tracers. *J Nucl Cardiol.* 2016;23:606.

该文提供了从技术层面到操作方法的 ASNC 官方指南。

Mann DL, Zipes DP, Libby P, et al. *Braunwald's Heart Disease: A Textbook of Cardiovascular Medicine.* 10th ed. Philadelphia: Elsevier; 2015.

该书对负荷试验和心脏核医学进行基本概述。

Zaret B, Beller G. *Clinical Nuclear Cardiology: State of the Art and Future Directions.* 4th ed. Philadelphia: Elsevier; 2010.

该书对心脏核医学进行了深入概述,包括操作指南、适应证以及未来的方向。

Ziessman HA, O'Malley JP, Thrall JH. *The Requisites: Nuclear Medicine.* Philadelphia: Elsevier; 2014. http://www.snmmi.org/ClinicalPractice/content.aspx?ItemNumber=6414&navItemNumber=10790.

该书为核医学包括心脏核医学的概述。

循证文献

Bateman TM, Heller GV, McGhie AI, et al. Diagnostic accuracy of rest/stress ECG-gated Rb-82 myocardial perfusion PET: comparison with ECG-gated Tc-99m sestamibi SPECT. *J Nucl Cardiol.* 2006;13(1):24–33.

本文讨论了 PET 与 SPECT 心肌灌注显像在诊断上的优劣。

Chang SM, Nabi F, Xu J, et al. Normal stress-only versus standard stress/rest myocardial perfusion imaging similar patient mortality with reduced radiation exposure. *J Am Coll Cardiol.* 2010;55:221–230.

该文讨论了单纯负荷试验的进展和优势。

Jacobson AF, Senior R, Cerqueira MD, et al. Myocardial iodine-123 meta-iodobenzylguanidine imaging and cardiac events in heart failure. Results of the prospective ADMIRE-HF (AdreView Myocardial Imaging for Risk Evaluation in Heart Failure) study. *J Am Coll Cardiol.* 2010;55(20):2212–2221.

该研究展示了 mIBG 显像对慢性心力衰竭的预后提示作用。

Nichols K, Saouaf R, Ababneh AA, et al. Validation of SPECT equilibrium radionuclide angiographic right ventricular parameters by cardiac magnetic resonance imaging. *J Nucl Cardiol.* 2002;9(2):153–160.

该文讨论了 SPECT- 多门控采集的进展和有效性。

（Arif Sheikh,Faiq Shaikh 著
邓湘宁 王方芳 译   高炜 审校）

第 11 章

心脏计算机断层扫描和磁共振成像

在过去的 10 年中，心血管成像技术迅速发展，有许多新的临床应用。无创心脏成像技术被用于评估心脏形态、功能、灌注和代谢。与其他成像技术相比，心脏计算机断层扫描（CCT）和心脏磁共振（CMR）成像更有临床意义和独特优势。了解这些成像技术的使用和局限性将使其在未来得到更有效的应用。

心脏 CT

几十年来，研究人员一直在寻求开发新的技术，能够快速完成心脏无创成像。CCT 就是迅速发展的一种技术，可以显示冠状动脉和管腔，并评估心脏功能、瓣膜结构、假体材料、心包、左心房解剖、先天性心脏病、肺动脉和静脉解剖以及主动脉疾病。

心脏 CT 技术

心脏和冠状动脉 CT 成像极具挑战性，需要比其他器官成像更复杂的硬件和软件分析工具。成像的主要困难是冠状动脉始终有小幅运动，且直径较小，分支的直径在 2~4 mm 以内。冠状动脉在整个心动周期中表现出快速的循环运动——每一次心跳都有三维运动。此外，当受试者呼吸时，由于膈肌运动，心脏和血管在胸腔内的位置也会变化。近年来，CCT 图像的分辨率大大提高。在过去的 5 年里，扫描设备有了明显的技术改进，包括增加了高达 16 cm 的 Z 轴覆盖，使整个心脏可以在单个机架内旋转成像。此外，机架旋转速度也继续提高，目前以接近 0.2 s/360° 的速度旋转，进一步提高了时间分辨率。心电门控也有改善。这些改进显著减少了患者的总体辐射暴露，通常 <2 毫西弗（mSv），远低于传统的 SPECT。为应对日益加剧的肥胖问题，供应商已经开始制造直径越来越大的 CT 扫描设备，提高承

重台的重量限制。

在相对较短的时间里，已有几种不同的 CT 技术用于心脏成像。电子束 CT 最初是在 1970 年代中期被引入，通过反射到固定钨靶上的电子源产生 X 射线，可以快速扫描。由于它的高时间分辨率（50~100 ms），每层厚度约为 1.5~3 mm，且能在单次屏气期间完成心脏扫描，非常适合心脏成像。这项技术主要用于评估冠状动脉血管壁钙化的体积和密度，获得特定的评分，即冠状动脉钙化积分。它具有独立于其他传统心脏危险因素的心脏事件的预测价值，是评估冠心病和未来心脏事件风险的有价值的生物标志物。

目前，电子束 CT 在很大程度上已被多排螺旋 CT（multidetector CT，MDCT）技术所取代，该技术具有一个机械旋转的 X 射线源，位于圆柱形机架内，准直器位于 180° 的对面，可同时获取更多数据（"层"）。测量厚度达 0.625 mm 的准直器明显增加了空间分辨率，且能在单次屏气期间完全获取数据。多排螺旋 CT 提高了空间分辨率，使冠状动脉 CT 血管成像（CT angiography，CTA）成为可能。

冠状动脉 CTA 最初是使用多排螺旋 CT 设备进行的，每次扫描只能获得 4~8 层。随着技术的进步，目前 256 层（或更多）扫描不要求长时间的屏气或较慢的心率即可获得高分辨率的图像。建议至少使用 64 层扫描行 CTA 检查。更新的技术可同时获得多达 320~512 个解剖层面。最小层厚达 0.6 mm，整个心脏可以在一次心跳中成像。但即使使用了新一代的扫描设备，其时间分辨率最佳值也仅为 140 ms，无法达到心导管检查所能获得的 33 ms 水平。将两个 X 射线源以 90° 的角度彼此连接，放置在扫描设备中（称为双源成像），可提高时间分辨率，在心率接近 100 次/分的情况下仍能获得满意的图像，无需减慢患者心率。

数据采集技术

为获得满意的图像，单 X 射线源扫描设备行冠状动脉 CTA 时往往需要将患者心率控制在 65 次 / 分以下，通常给患者口服或静脉用 β 受体阻滞剂以减缓心率。尽管心率慢可使成像效果更佳，但在一定程度上新一代扫描设备已经无需严格控制心率。冠状动脉 CTA 需要静脉注射对比剂来使冠状动脉显像。与心血管造影一样，用于冠状动脉 CTA 的静脉对比剂对于肾功能不全的患者同样具有剂量依赖性风险，以及碘过敏风险。根据扫描设备和患者的体表面积，让患者屏气 10 秒左右，使呼吸运动减到最小。数据的采集根据扫描形式的不同而有所不同。最常使用的是螺旋模式，即患者在操作台上被持续推进的同时，在 X 射线管的恒定旋转期间进行连续数据采集。为了最大限度地减少辐射暴露，可以使用连续方式（step and shoot）进行数据获取，即在患者被扫描设备逐步推进的同时按顺序获取单个横轴切面。

过度的心脏运动会导致冠状动脉轮廓模糊，因此有规律的心律对于冠状动脉的最佳成像是必要的。冠状动脉 CTA 的相对禁忌证包括频繁的异位心律或心房颤动。协调数据采集和心动周期分析包括前瞻性触发或回顾性门控数据。前瞻性触发是根据同时记录的心电图，在舒张晚期获得数据。回顾性门控的数据收集是在整个心动周期。后处理需要从心动周期的特定时期获取数据用于图像重建。

临床适应证

冠状动脉钙化积分

冠状动脉钙化（coronary artery calcium，CAC）是判断亚临床动脉粥样硬化的可靠证据。冠状动脉钙化积分无需使用对比剂，钙化很容易检出，其 X 射线衰减系数（或 CT 值）很高，以 Hounsfield 单位（HU）表示（图 11.1）。Agatston 评分系统根据最大衰减系数和钙沉积面积计算出钙化积分。近期对几个大型临床数据库的分析证实，冠状动脉钙化积分独立于传统的危险因素，是发生冠状动脉事件的一个强有力的预测因子，尤其是在无症状群体中。不止一项研究表明，钙化积分比 C 反应蛋白和传统危险因素更能预测冠状动脉事件。

冠状动脉钙化积分是通过识别冠状动脉分段钙化引起的衰减，导致相关衰减系数大于某特定值（100~130，具体取决于软件和人群）来计算的。这些钙化病变按大小和程度进行评分，不同钙化程度评分时的加权因子不同。每个病变进行单独评分，每个病灶内的钙化程度根据衰减系数评为 1~4 分，所有的病变积分的总和为患者冠状动脉钙化积分。一般来说，钙化积分越高，动脉系统内钙化斑块的总量就越大，心脏事件与钙化积分呈正相关。但值得注意的是，高达 4% 的无症状患者存在非钙化冠状动脉斑块。

MESA（Multiethnic Study of Atherosclerosis）研究组发表的系列文章证明钙化积分是发生心脏事件的

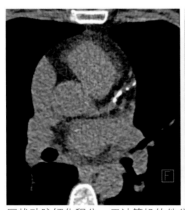
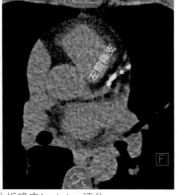

冠状动脉钙化积分：用计算机软件分析确定 Agatston 评分

冠状动脉	病变数量(1)	体积 [mm³] (3)	钙化质量 [mg/cm³ CaHA] (4)	评分 (2)
左主干	0	0.0	0.00	0.0
左前降支	3	181.9	43.32	247.6
左回旋支	0	0.0	0.00	0.0
右冠状动脉	0	0.0	0.00	0.0
总体	3	181.9	43.32	247.6

(1) 病变是以体积为基础　(3) 等向性内插体积
(2) Agatston 评分　(4) 校准因子0.787

图 11.1　冠状动脉钙化积分

独立危险因素。此外，可将患者的钙化积分在 MESA 网 站（https://www.mesanhlbi.org/calcium/input.aspx）与大型数据库结果进行比较。这个评分纳入了年龄、性别和种族因素，与数据库结果比较形成一个百分数。高钙化积分提示患者处于高风险范畴，临床医生应给予更积极的治疗，并说服不愿意服用药物（例如他汀类药物）的患者更认真地对待他们的疾病。最近的研究表明，冠状动脉钙化积分为 0 分的无症状者，年心血管不良事件发生率仅为 0.11%（10 年事件发生风险仅为 1.1%）。钙化积分为 <100、101~400 和 >400 的无症状患者，负荷试验的阳性率分别为 1.3%、11.3% 和 35.2%。研究表明，钙化斑块的进展与整体不良预后密切相关。

冠状动脉成像（心脏 CT 血管造影）

胸痛是一个常见的临床问题，也是急救医疗中最常见的主诉。胸痛后果最严重的，也是危及生命的病因之一就是冠心病。虽然心导管检查是评估血流动力学显著异常的阻塞性冠心病的最佳方法，但它是有创性操作且价格昂贵，不适宜用作筛查工具广泛应用，否则会增加无明显冠心病症状和 / 或非心源性胸痛患者的风险。接受冠状动脉造影的患者中 10%~25% 冠状动脉正常或为非阻塞性冠心病。此外，一些 meta 分析显示，与正常冠状动脉相比，非阻塞性冠心病患者的预后较差，发生心脏硬终点事件增加。

CTA 采用静脉注射对比剂来区分血管腔和血管壁。2010 年 ACC 和许多关注心脏成像的协会共同提出了心脏 CTA（cardiac CTA，CCTA）检查的标准建议，包括适当的（专栏 11.1）和不适当的适应证。最主要的适应证是对无明显心电图改变或心脏生物标志物升高，但具有中等可能患有冠心病的胸痛患者进行诊断（图 11.2）。在经验丰富的中心，经过仔细的数据采集，CCTA 诊断冠心病的敏感性为 83%~99%，特异性为 93%~98%，具有非常高的阴性预测价值（95%~100%），能可靠地排除严重的血流限制性冠状动脉粥样硬化性疾病。应该指出的是，CCTA 不适用于高危的心肌缺血患者，以及有生物标志物升高或显著的心电图改变等情况的患者，这些患者应立即转诊进行冠状动脉造影。目前，无证据支持对无症状患者进行 CCTA 检查。适宜性标准明确建议，不应对无症状人群行 CCTA 检查，直到有进一步阳性证据出现。

冠状动脉旁路移植术的 CCTA 检查比正常冠状

专栏 11.1　心脏 CT 检查的适应证

明确冠心病诊断（有症状的）
- 事先评估提示冠心病低 / 中风险
- 无法解释的心电图改变或运动耐量降低
- 评估提示可疑冠状动脉畸形
- 无法解释的负荷试验结果阳性或可疑阳性（运动、灌注或负荷超声）

结构和功能 [a]
- 复杂先天性心脏病的评估，包括冠状动脉循环、大血管、心脏腔室和瓣膜
- 新发心力衰竭患者冠状动脉的病因评估
- 心脏肿物的评估
- 经胸超声心动图、MRI 或经食管超声心动图成像困难的患者
- 心包情况评估
- 射频消融治疗心房颤动前肺静脉解剖的评估
- 双心室起搏器植入前冠状静脉无创定位
- 无创冠状动脉成像，包括行心脏外科再次血运重建手术前乳内动脉的评估
- 可疑主动脉夹层或胸主动脉瘤
- 疑似肺栓塞

[a] 结构性心脏病介入治疗的术前经导管评估

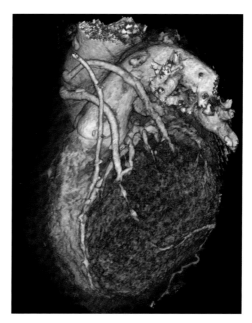

图 11.2　三维心脏 CT 显示冠状动脉旁路移植术后桥血管通畅

动脉成像更容易，因为与自身冠状动脉相比，旁路移植（特别是大隐静脉移植术）的桥血管直径更大，搏动速度更慢。移植血管的通畅或闭塞由远端靶血管对比剂是否显影决定（图 11.3）。由于桥血管旁金

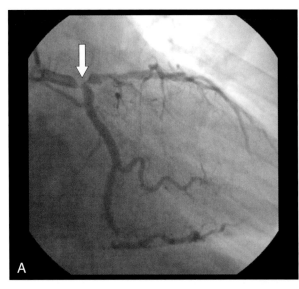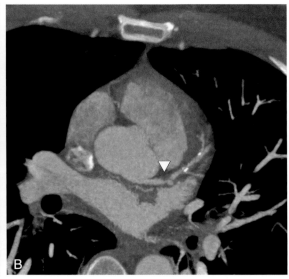

图 11.3　诊断性冠状动脉造影和冠状动脉 CT 血管造影。（A）冠状动脉造影显示严重的左主干病变（箭头）。（B）冠状动脉 CT 血管造影显示相同的左主干病变（箭头），伴有钙化和非钙化斑块

属夹的伪影，乳内动脉桥血管成像往往比较困难。

　　冠状动脉支架的 CCTA 成像同样具有挑战性，金属伪影会影响冠状动脉管腔的可视性。CCTA 评估支架内再狭窄的研究结果令人失望，其敏感性仅为 54%~83%，直径 <3.0 mm 的支架更难以评估。CCTA 另一个重要应用是在先天性冠状动脉异常的患者中，包括冠状动脉起源异常和心肌桥（冠状动脉的一部分不是走行在心外膜，而是被一层心肌组织覆盖）。

　　在过去的几年里，CCTA 技术有很多新进展，不仅与冠状动脉解剖有关，还同时发现了一些能提示是否存在心肌缺血的功能数据。近几年，有多个研究集中于 CCT 进行心肌灌注显像、血管腔内衰减梯度、校正的冠状动脉对比剂浓度差值和根据 CCTA 数据计算的血流储备分数等方面。

心脏结构评估

　　通过在适当时机静脉注射对比剂，CCT 能够获得大量的心脏形态和功能信息，可准确地估计心肌质量和心室功能。CCT 还可以提供左心房和左心耳解剖的详细形态学图像，这是心房颤动患者导管消融治疗或左心耳植入装置之前需获得的有用信息。通过 CCT 获得的三维解剖数据可以与电生理检查获得的心电图数据融合，极大地简化了手术操作。

　　在过去的几年里，经导管治疗瓣膜和结构性心脏病的病例呈现爆炸性增长。经导管主动脉瓣置换技术的进展（图 11.4）在很大程度上依赖于 CCT 获

得的合适的主动脉瓣环大小数据。研究表明，CCT 对三维主动脉瓣环尺寸的精准评估能减少术后瓣周漏，而瓣周反流与术后死亡率增加有关。2012 年心血管计算机断层扫描学会发布了经导管主动脉瓣置换术前行 CCT 检查的指南。此外，几种新的二尖瓣 / 三尖瓣修复手术的应用前景也将非常依赖术前 CCT 对相关大小和形态评估的准确性。

先天性心脏病

　　复杂先天性心脏病的评估，包括冠状动脉循环异常，大血管、心腔和瓣膜异常，都是行 CCT 的适应证。具体适应证包括分流评估、主动脉缩窄或马方综合征患者的主动脉形态、部分或完全异常的肺静脉回流，以及发绀性心脏病患者的肺动脉成像。

心内和心外结构的评估

　　在超声心动图难以获得清晰图像和无法进行 MRI 的患者中，CCT 可用于评估心脏肿块（如肿瘤、血栓或可能异常的心包）。心包疾病也可以使用 CCT 评估，包括识别心包囊肿、心包钙化，这些均提示可能存在缩窄性心包炎或心脏手术的并发症。心包增厚（正常厚度 <4 mm）则提示炎症过程。

胸主动脉与肺动脉疾病的评估

　　在疑似肺栓塞的患者，CCT 对近端肺栓塞的诊断具有较高的敏感性和特异性（>90%）。可见在主肺

TAVR术前

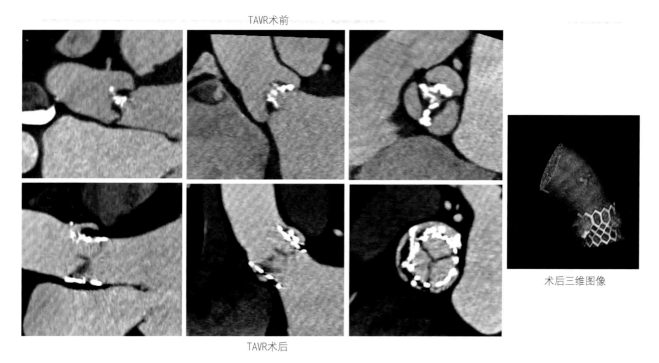

术后三维图像

TAVR术后

图 11.4　经导管主动脉瓣置换术（TAVR）前后的心脏 CT 图像

动脉及远至节段肺动脉分支的血栓。心房颤动射频消融术前（后）肺静脉解剖评估有助于发现肺静脉狭窄或肺静脉异常。CCT 评估主动脉通常需要对比剂增强。三维重建对于诊断和计划的血管内修复之前的评估也是十分有用的，CCT 评估主动脉疾病的主要适应证包括动脉瘤、夹层和壁内血肿。

心脏 CT 的局限性

CCT 有辐射暴露和潜在的辐射相关风险（特别是与诱发恶性肿瘤的风险相关）。辐射暴露量（有效剂量）以 mSv 计量。患者的辐射剂量取决于管电流（mA）和管电压（keV），以及辐射暴露时间和患者的体型。目前的 CT 扫描设备能够在 1~2 mSv 的情况下进行心电门控心脏成像。与 CCT 比较，传统的门控心脏 SPECT 具有类似的辐射剂量（有效剂量：10~15 mSv），而传统的冠状动脉造影辐射剂量较低（有效剂量：6 mSv）。回顾性门控采用心电图控制的管电流调节（收缩期减小管电流）可减少 30%~50% 的辐射暴露。最近，回顾性门控已被前瞻性触发取代，将辐射暴露限制在心动周期的单一部分，进一步大幅降低了患者的整体辐射暴露。此外，迭代重建技术的改进也得到了发展，可进一步减少患者的辐射暴露。虽然辐射的风险相对较低，但 CCT 并不适用于

定期或重复的筛查。

此外，0.2%~0.7% 的患者接受非离子对比剂后出现对比剂过敏反应。既往无肾脏疾病的情况下，对比剂导致肾功能不全的风险很低。

未来方向

据统计，2001 年美国共进行了近 6000 万次 CT 扫描，接下来的 10 年每年增长约 9%。目前 CCT 的使用并不能完全代替冠状动脉造影，但在一些合适的患者中，它可能是一个有用的替代方案。双源 CCT 提高了时间分辨率，320 排冠状动脉 CTA 可在一次心跳中成像整个心脏。CCT 与心脏 PET/CT 联合，可提供有关心脏形态、灌注和代谢的更多信息。许多医疗保险尚未覆盖 CCT。目前的临床研究结果已证明了 CCT 作为一种诊断工具的有效性和良好的成本效益比，据此保险公司很可能将 CCT 纳入保险覆盖范围。

心脏磁共振成像

作为一种极有潜力的心脏无创成像技术，CMR 成像在不断发展。通过电磁波对生物氢质子的操作，CMR 能提供对心脏结构、功能、灌注、组织特

性、血流速度、心脏肿块、瓣膜性心脏病、心包疾病和血管疾病的评估信息。硬件和脉冲序列设计的不断改进使图像质量、数据采集速度和图像可靠性得到改善，进一步提高了CMR在临床中的实用性。CMR与超声心动图相似，不需要电离辐射即可获取高分辨率图像，从而避免了侵入性冠状动脉造影和SPECT显像的辐射暴露。通过CMR能观察到各方向视图的心脏运动。此外，CMR所具备的功能可以允许在任何切面来评估心脏和非心脏疾病。

心脏磁共振技术

MR（包括CMR）的成像是基于生物氢质子的电磁共振。氢是人体中含量最丰富的元素，它存在于所有组织中，无论是水、脂肪组织还是软组织。每个水分子包括两个氢原子核，每个氢原子核有一个质子，它们的行为就像小磁铁。质子的自旋可以通过在"零强度"方向上施加强磁场来校准，它通过拉莫尔方程计算出合适的频率（$f=\gamma\beta$，其中 f 是进动频率；β 是磁感应强度；γ 是回转磁比）。第二个射频电磁场可以被短暂地启动，然后迅速停止。当质子在电磁场被关闭（弛豫）后回到原来的排列方式时，会产生一个净磁化强度，并伴随着以无线电信号形式衰减的能量，这种信号可以用射频天线检测并量化。组织对比成像则依赖于 T_1（纵向平面）、T_2（横向平面）的净磁场衰减时间的不同，通过附加电磁场（梯度电场）的应用，身体发出的电磁波将进行空间编码，实现在一个成像平面上的定位。

数据采集序列与技术

CMR使用两个基本成像序列：自旋回波（"黑血"）和梯度回波（"亮血"）。自旋回波序列通常用于多层解剖成像，提供纵隔、心脏房室和大血管的清晰轮廓，梯度回波序列更多地通过电影成像用于生理功能评估。梯度回波具有较高的成像速度，更适合用于心室功能和心肌灌注评估以及瓣膜评估。相位对比成像适合流速定量和流量评估。所有心脏和大多数血管CMR序列都需要心脏心电图门控。通过对心动周期不同阶段的数据采集，可以建立一个电影图像循环来追踪心脏运动。灌注显像则通过使用静脉对比剂评估组织的血管分布。血管扩张剂负荷灌注显像可以评估心肌缺血（图11.5）。负荷显像通常使用静脉多巴酚丁胺，可以评估新发室壁节段运动异常。钆对比剂通过螯合其他无毒分子，可用

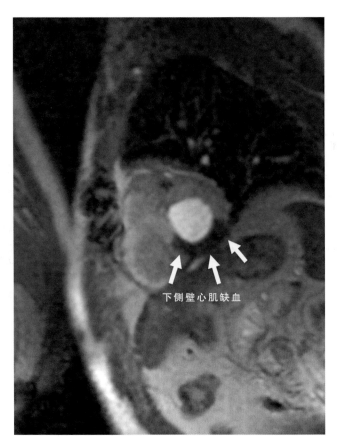

下侧壁心肌缺血

图11.5　心脏磁共振负荷灌注成像，显示下侧壁心肌缺血

于心血管系统成像。

临床适应证

心室功能

CMR是高度准确和可重复的，可提供有临床价值的信息，包括室壁厚度、房室体积和收缩功能（图11.6）。CMR可作为评估左心室、右心室功能的金标准，可测得左心室射血分数、左心室舒张末期容积、左心室收缩末期容积、每搏输出量、心输出量、左心室质量等指标。左心室舒张功能也能通过时相对比成像进行可靠评估。

主动脉疾病

CMR已迅速发展成为一种临床上可靠的、可重复的评估主动脉及其主要分支血管的方法。钆增强三维CMR血管造影极为迅速，是一种能够准确描述主动脉病理的技术。CMR血管造影可以连续安全地监测慢性主动脉病变，无需反复的辐射暴露。

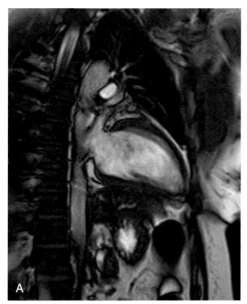

两腔心图像

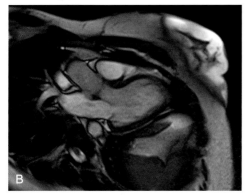

三腔心-左心室流出道图像

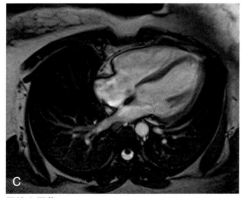

四腔心图像

图 11.6　MRI 可以在多个方向生成心脏图像

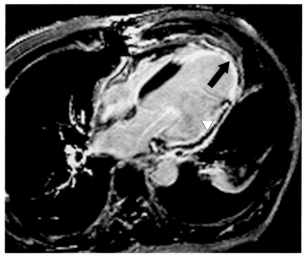

例：陈旧性心肌梗死的患者，CMR 显示心尖部透壁瘢痕区域（黑箭头）和侧壁非透壁瘢痕（白箭头）。

图 11.7　心脏磁共振成像：透壁和非透壁瘢痕

缺血性心脏病

CMR 也是评估心肌活力和心肌梗死程度最敏感的心脏成像方式，可用来评估患者计划血运重建的相应区域是否有存活心肌（图 11.7）。与核素显像相比，CMR 在检测心内膜下心肌活性（和无活性）方面更敏感，也不会对患者造成辐射暴露。钆可被完整的心肌细胞膜排出，因此在确定梗死区域方面非常有用。与解剖标本的相关性研究表明，CMR 诊断的敏感性和特异性均 >95%。延迟强化（delayed hyperenhancement，DHE）最常使用相位敏感反转恢复成像序列来扫描，它是基于高信号强度（明亮）来判断，这是由于钆对比剂定位在瘢痕组织使 T_1 时间缩短。首过灌注图像出现低信号可能是心肌同时存在缺血和梗死。当延迟强化的厚度 <50% 的室壁厚度时，心肌收缩功能恢复的可能性最大。

心肌病

CMR 是评价扩张型心肌病、肥厚型心肌病和浸润性心脏疾病的重要工具。它可准确评估扩张型心肌病患者的心室功能。CMR 延迟强化成像在帮助鉴别扩张型心肌病与冠心病引发的心力衰竭方面发挥了关键作用，尽管并不完美，超过 10% 的扩张型非缺血性心肌病患者有钆增强，其影像学表现与冠心病相似。

在肥厚型心肌病中，CMR 可以准确定位心肌肥厚部位，特别是当超声心动图提供的数据不明确时。电影图像还可以动态显示二尖瓣收缩期前移和流出道梗阻，是患者选择最佳治疗方法的有效评估措施。最近的资料表明，肥厚型心肌病患者延迟强化瘢痕负荷与心律失常或心脏猝死的风险相关。CMR 在评估疑似浸润性心肌病患者中也有作用。结节病是一种浸润性肉芽肿性疾病，病理提示其不均匀累及心肌，活检结果可能呈假阴性。当疑似心脏结节病患者的初始活检结果为阴性时，必须权衡再次活检的必要性和手术操作风险。CMR 延迟强化成像可以显示间质改变和肉芽肿性疾病的累及范围（图 11.8）。CMR 对结节病的诊断准确性很高，可作为一种可靠的筛查手段而无需心脏活检，尤其是在心脏外组织活检中已经明确诊断结节病的情况下。淀粉样变的心肌浸润可表现出延迟强化成像序列弥漫性高强度信号。此外，无心电图改变的心室肥大、心房壁增厚、瓣膜增厚、心包积液和胸腔积液、限制性舒张期充盈障碍等均提示可能为浸润性心脏淀粉样变性。CMR 还能够帮助确定致心律失常性右心室心肌病的诊断，而既往的诊断往往是基于满足几个主要和次要诊断标准。使用对比剂和延迟强化成像可以检测右心室游离壁纤维化和脂肪浸润、局部右心室壁运动异常以及量化右心室体积，对于诊断困难的病例，这些所见能增加诊断的特异性。

心包疾病

CMR 可评估心包积液、缩窄性心包炎、心包囊肿和先天性心包缺如。正常心包厚度在 CMR 上为 1~4 mm。CMR 成像能可靠地评估心包的功能和结构

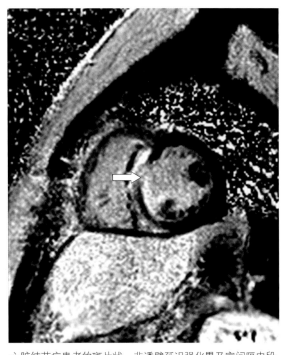

心脏结节病患者的斑片状、非透壁延迟强化累及室间隔中段和下间隔（箭头）

图 11.8　结节病：用 CMR 的相位敏感反转恢复序列显示的延迟强化

异常。心包延迟强化成像与活动性心包炎症和新生血管有关。此外，自由呼吸电影成像如显示心室相互依赖增强则提示缩窄性心包炎。脏层和壁层心包之间的滑动消失，提示这两个通常分离的组织层之间有纤维化、瘢痕或粘连。CMR 在心包囊肿的评估中也有应用价值。

瓣膜性心脏病

CMR 是评价瓣膜性心脏病严重程度的一种有价值的辅助技术。通过结合稳态自由进动序列和相位对比成像，CMR 可以提供全面的瓣膜评估。虽然超声心动图能够获得较高的时间分辨率，更容易获得和更少投入，但 CMR 能够进行三维（x、y 和 z 平面）血流成像，测量绝对流量更准确。因患者身体条件无法获得最佳超声心动图图像时 CMR 也很有用。在瓣膜关闭不全病变中，相位对比成像可提供确切的反流体积和分数的定量。在主动脉瓣狭窄患者中，CMR 测量主动脉瓣面积比超声心动图和心导管检查更准确。此外，CMR 还能对狭窄部位垂直瓣膜方向的最大流速而不仅仅是平行流速提供精确测量。

心脏肿物

CMR 是评估心脏占位性质的首选成像方式，因为它能够展现组织特点。自旋回波成像为评价心脏肿块病变的存在、大小、附着部位和继发性改变提供了良好的图像。CMR 在心脏内血栓、原发性和继发性心脏肿瘤和心包囊肿的鉴定中具有公认的作用（图 11.9）。

先天性心脏病

CMR 是一种理想的成像方式，通过提供良好的解剖成像和功能再现来评估先天性心脏病。CMR 是评估大血管病变的金标准，特别是主动脉缩窄等情况。测定缩窄射流的速度，可以确定跨越缩窄区域的压力梯度。法洛四联症，包括主动脉骑跨、室间隔膜部缺损、右心室肥大，以及漏斗部或肺动脉狭窄等，CMR 可准确显示矫正手术前后的情况。此外，与需要手术修复的法洛四联症患者一样，CMR 是监测患者进行性加重的肺动脉瓣关闭不全和右心室扩大的很好工具。CMR 还能可靠地描述冠状动脉起源异常及其与其他心脏结构和大血管的关系。

冠状动脉旁路移植术相关成像

虽然冠状动脉造影仍然是评估冠状动脉粥样硬

左心房黏液瘤

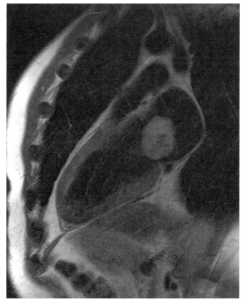

黑血序列

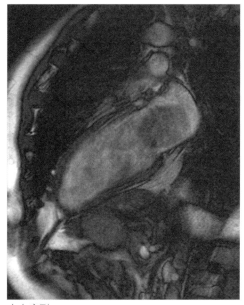

白血序列

图 11.9　心脏 MRI 显示左心房黏液瘤

化疾病的金标准，但未来可能将 CMR 用于冠状动脉的无创评估。CMR 冠状动脉成像的主要问题包括空间分辨率有限、呼吸运动、快速的冠状动脉位移（在某些阶段高达 20 cm/s），以及难以评估远端血管血流。冠状动脉管腔狭窄的量化（有时甚至是诊断）仍然具有挑战性，也是目前正在进行的一个重要研究领域。CMR 可以估计冠状动脉血流速度，已有一些中心使用腺苷负荷 CMR 来测量冠状动脉流量作为功能性冠心病诊断的手段。CMR 能识别冠状动脉畸形，尤其是异常冠状动脉与其他血管结构（如主动脉和

主肺动脉）的关系，从而决定外科手术的必要性和时机。

安全、风险和禁忌证

由于 CMR 的物理特性，扫描设备的磁场会对患者体内的金属、磁性物质构成风险。必须确保按照流程执行，以尽量减少这种风险。CMR 检查对大多数人工心脏瓣膜、血管支架（包括冠状动脉支架）和骨科植入物是安全的。既往 MR 禁用于大多数植入心脏起搏器和除颤器的患者，但近年来一些设备制造商已开发了 MR 兼容起搏器，并已得到美国食品和药品管理局（FDA）的批准。www.mrisafety.com 网站是 MRI 设备安全相关汇编信息的可靠来源。

未来方向

CMR 在过去的 10 年中发展迅速，临床应用也在不断拓展。通过改进磁场设计的超快成像将继续减少与 CMR 相关的限制。CMR 有望进一步评估和展现动脉粥样硬化斑块的负荷和构成，该领域是目前研究的热点。

补充材料

Achenbach S. Computed tomography coronary angiography. *J Am Coll Cardiol.* 2006;48:1919–1928.

本文就 CT 扫描技术、图像采集与重建、图像判读及潜在的临床应用等方面的问题进行了综述。

Finn PJ, Kambiz N, Vibhas D, et al. Cardiac MR imaging: state of the technology. *Radiology.* 2006;241:338–354.

这篇综述涵盖了 CMR 的主要里程碑；讨论了 CMR 的技术和诊断性临床应用。

循证文献

Achenbach S, Delgado V, Hausleiter J, et al. SCCT expert consensus document on computed tomography before transcatheter aortic valve implantation (TAVI)/transcatheter aortic valve replacement (TAVR). *J Cardiovasc Comput Tomogr.* 2012;6:366–380.

本文通过讨论图像采集方案、入路评估、血管损伤预测因素、图像处理和测量等，对 CT 成像在主动脉瓣重度狭窄患者评估中的作用进行了精彩综述。

Agatston AS, Janowitz WR, Hildner FJ, et al. Quantification of coronary artery calcium using ultrafast computed tomography. *J Am Coll Cardiol.* 1990;15:827–832.

此队列研究具有里程碑意义，证明了超高速 CT 能有效量化冠状动脉钙化水平。

Arad Y, Goodman KJ, Roth M, et al. Coronary calcification, coronary disease risk factors, C-reactive protein, and atherosclerotic cardiovascular disease events: The St. Francis Heart Study. *J Am Coll Cardiol.* 2005;46:158–165.

此项群体前瞻性研究表明，冠状动脉 CT 钙化积分对冠心病不良事件的预测作用独立于传统危险因素，且比传统危险因素和 C 反应蛋白更准确，并重新定义了 Framingham 危险分层。

Brenner DJ, Hall EJ. Computed tomography—an increasing source of radiation exposure. *N Engl J Med.* 2007;357:2277–2284.

这篇综述描述了 CT 的应用，以及相关的辐射剂量及电离辐射的生物效应。

Cohen JD, Costa HS, Russo RJ. Determining the risks of magnetic resonance imaging at 1.5 tesla for patients with pacemakers and implantable cardioverter defibrillators. *Am J Cardiol.* 2012;110:1631–1636.

此单中心回顾性研究纳入了 109 例植入起搏器和除颤器的患者行 MRI 检查，并没有出现设备或导线故障。少量仪器参数测量的相关临床变化已被注意到。

de Araujo Goncalves P, Rodriguez-Granillo GA, Spitzer E, et al. Function evaluation of coronary disease by CT angiography. *J Am Coll Cardiol Img.* 2015;8:1322–1335.

这篇综述讨论了心肌灌注 CT、腔内密度衰减梯度、校正对比剂浓度和 CTA 计算冠状动脉血流储备分数的内容。

Detrano R, Guerci AD, Carr JJ, et al. Coronary calcium as a predictor of coronary events in four racial or ethnic groups. *N Engl J Med.* 2008;358:1336–1345.

本研究是 CT 测量冠状动脉钙化程度的里程碑式大样本量研究，对来自多个种族和民族的不同性别入组对象进行了评估，证实了冠状动脉钙化积分是冠状动脉粥样硬化强有力的预测因子，可在传统危险因素的基础上提供附加信息。

Greenland P, Bonow RO, Brundage BH, et al. ACCF/AHA 2007 Clinical expert consensus document on coronary artery calcium scoring by computed tomography in global cardiovascular risk assessment and in evaluation of patients with chest pain: a report of the American College of Cardiology Foundation Clinical Expert Consensus Task Force (ACCF/AHA Writing Committee to Update the 2000 Expert Consensus Document on Electron Beam Computed Tomography) developed in collaboration with the Society of Atherosclerosis Imaging and Prevention and the Society of Cardiovascular Computed Tomography. *J Am Coll Cardiol.* 2007;49:378–402.

此临床专家共识文件提供了当前对快速 CT 扫描获得冠状动脉钙化程度在临床实践中作用的观点。

Hajime S. Magnetic resonance imaging for ischemic heart disease. *J Magn Reson Imaging.* 2007;26:3–13.

这篇综述广泛、深入地讨论了 MRI 在缺血性心脏病中的应用。

Halliburton SS, Abbara S, Chen MY, et al. SCCT guidelines on radiation dose and dose-optimization strategies in cardiovascular CT. *J Cardiovasc Comput Tomogr* 2011;5:198–224.

该文全面概述了心血管 CT 辐射剂量标准和测量、辐射风险、适当使用标准、剂量优化技术和剂量监测。

Hecht H. Coronary artery calcium scanning. *J Am Coll Cardiol Img.* 2015;8:579–596.

这篇综述很好地阐述了冠状动脉钙化扫描技术、预后数据、成本效益、评估钙化进展的作用、行整体扫描的需求和技术的局限性。

Kim RJ, Wu E, Rafael A, et al. The use of contrast-enhanced magnetic resonance imaging to identify reversible myocardial dysfunction. *N Engl J Med.* 2000;343:1445–1453.

该研究是一个前瞻性队列研究，对心室功能异常的患者在血运重建前行增强 MRI，并得出结论：增强 MRI 检查能在血运重建前预测心功能不全是否可逆。在血运重建前延迟强化区域超过 50% 的患者中，90% 的患者心功能在血运重建后并未改善。

Krombach GA, Hahn C, Tomars M, et al. Cardiac amyloidosis: MR imaging findings and T1 quantification, comparison with control subjects. *J Magn Reson Imaging.* 2007;25:1283–1287.

本研究特别对比了已知淀粉样变性以及无已知心肌病患者的心肌 T1 时间。结论是量化 T1 值可以增加淀粉样变性患者的诊断可信度。

Oncel D, Oncel G, Tastan A, Tamci B. Evaluation of coronary stent patency and in-stent restenosis with dual-source CT coronary angiography without heart rate control. *AJR Am J Roentgenol.* 2008;191:56–63.

本研究为前瞻性小样本队列研究，纳入既往曾行冠状动脉支架术的冠心病患者，使用双源 CT 评估支架内再狭窄和闭塞，其准确率为 96%。

Stein PD, Yaekoub AY, Matta F, Sostman HD. 64-slice CT for diagnosis of coronary artery disease: a systematic review. *Am J Med.* 2008;121:715–725.

本篇系统回顾了所有已发表的使用 64 排 CT 诊断冠心病的研究，结论是：64 排 CT 结果阴性能除外严重的冠心病，阴性预测值达 96%~100%。

Tandri H, Saranathan M, Rodriguez ER, et al. Noninvasive detection of myocardial fibrosis in arrhythmogenic right ventricular cardiomyopathy using delayed-enhancement magnetic resonance imaging. *J Am Coll Cardiol.* 2005;45:98–103.

本研究为前瞻性研究，连续入组 30 名已知患有致心律失常性右心室心肌病（ARVC）患者行心脏增强 MRI 检查。结果表明，心肌延迟增强 MRI 能无创检测出 ARVC 中右心室心肌的纤维脂肪变性，与组织病理学有良好的相关性，并对程序性电刺激诱发的室性心动过速有预测价值。

Taylor AJ, Cerquiera M, Hodgson J, et al. ACCF/SCCT/ACR/AHA/ASE/ASNC/NASCI/SCAI/SCMR 2010 Appropriate Use Criteria for Cardiac Computed Tomography: A Report of the American College of Cardiology Foundation Appropriate Use Criteria Task Force, the Society of Cardiovascular Computed Tomography, the American College of Radiology, the American Heart Association, the American Society of Echocardiography, the American Society of Nuclear Cardiology, the North American Society for Cardiovascular Imaging, the Society for Cardiovascular Angiography and Interventions, and the Society for Cardiovascular Magnetic Resonance.

关于心脏 CT 成像标准适应证的指南。

Zurick AO, Bolen MA, Kwon DH, et al. Pericardial delayed hyperenhancement with Cardiac Magnetic Resonance Imaging in Patients with Constrictive Pericarditis Undergoing Surgical Pericardiectomy: A Case Series with Histopathological Correlation.

本研究为纳入 25 例进行了心包切除术的缩窄性心包炎患者的回顾性队列研究。所有患者术前均接受 MRI 检查，评估心包的延迟强化。心包延迟强化的患者表现出更显著的成纤维细胞增生和新生血管化，慢性炎症和肉芽组织也更明显。

（Andrew O. Zurick III，J. Larry Klein 著
邓湘宁　王新宇 译　高炜 审校）

第12章

诊断性冠状动脉造影

通过注射对比剂使动脉直接显影是现代医学史上一项巨大的进步，促进了许多医疗技术的发展，如腔内血管成形术（首例1964年）、冠状动脉旁路移植术（coronary artery bypass grafting，CABG，首例1967年）、经皮外周血管球囊成形术（首例1974年）和经皮冠状动脉介入治疗（percutaneous coronary intervention，PCI，首例1977年）。冠状动脉造影使冠状动脉直观显影，可以明确是否存在冠状动脉病变及位置和严重程度，为冠状动脉疾病的诊断和治疗提供重要信息。此外，冠状动脉造影还能用于诊断冠状动脉发育异常、冠状动脉痉挛、心肌桥、冠状动脉瘘、冠状动脉夹层和动脉瘤。本章着重讲述冠状动脉解剖、冠状动脉造影的术前评估、相关操作技术和潜在并发症。

冠状动脉解剖

右冠状动脉（right coronary artery，RCA）起源于右冠窦，走行于右心房室（atrioventricular，AV）沟（图12.1）。圆锥支通常是RCA发出的第一分支，为右心室流出道供血。窦房结支和房室结支也依次由RCA发出，为窦房结和房室结供血。锐缘支通常发自RCA中部，为右心室壁供血。85%的人群RCA远端分成后侧支和后降支（posterior descending artery，PDA），定义为右优势型；8%的人群PDA发自左旋支（left circumflex，LCX），定义为左优势型。还有7%的人群PDA同时由RCA和LCX发出，定义为均衡型。PDA走行于后室间沟，为室间隔后部供血。

左冠状动脉主干起源于主动脉左冠窦，分成左前降支（left anterior descending，LAD）和LCX（图12.1）两支动脉。少数情况下，左主干三分叉发出LAD、中间支和LCX三支动脉。LAD沿前室间沟下行至心尖部，为左心室前壁供血。间隔支由LAD发出，

为室间隔供血。对角支也由LAD发出，为左心室前侧壁供血。LCX走行于左心房室沟，分出钝缘支为左心室后侧壁供血。如前所述，少数人PDA也发自LCX。

目前有许多描述冠状动脉解剖的方法：CASS（Coronary Artery Surgery Study）分类法，SYNTAX（Synergy Between PCI With Taxus and Cardiac Surgery）分类法，以及由CASS改良的BARI（Bypass Angioplasty Revascularization Investigation）分类法，都是获得广泛认可的分类方法。

冠状动脉发育异常

冠状动脉发育异常存在于1%~1.5%的人群，是胚胎发育异常的结果。大部分冠状动脉发育异常在临床上是良性的。LAD和LCX分别开口是最常见的冠状动脉异常，发生率0.4%~1%，可能与二叶主动脉瓣有关。临床意义较大的冠状动脉异常包括：一支冠状动脉由对侧冠状动脉窦发出（如：左主干起源于右冠窦）；冠状动脉单开口，即单支冠状动脉；冠状动脉走行于大血管之间（如：主动脉和肺动脉之间）；以及可引起心肌氧合减少的冠状动脉发育异常（如：冠状动脉起源于肺动脉或冠状动脉-心室瘘）（图12.2）。

术前评估

病史采集、体格检查、常规实验室检查（如生化、血常规和凝血）、12导联心电图及经胸超声心动图能够为术前评估提供有价值的信息。在冠状动脉造影提示冠状动脉狭窄的情况下，准确详尽的病史能够帮助医生决定患者是否需要接受PCI和双联抗血小板治疗。外周动脉的查体有助于选择合适的血管径路。冠状动脉造影前行心脏负荷试验，能够对患者进行危险分层，并帮助确定心肌缺血的区域。

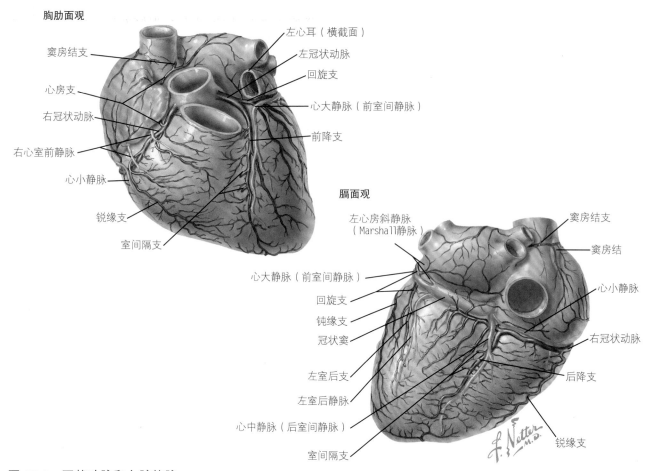

胸肋面观

窦房结支
心房支
右冠状动脉
右心室前静脉
心小静脉
锐缘支
室间隔支

左心耳（横截面）
左冠状动脉
回旋支
心大静脉（前室间静脉）
前降支

膈面观

左心房斜静脉（Marshall静脉）
心大静脉（前室间静脉）
回旋支
钝缘支
冠状窦
左室后支
左室后静脉
心中静脉（后室间静脉）
室间隔支

窦房结支
窦房结
心小静脉
右冠状动脉
后降支
锐缘支

图 12.1　冠状动脉和心脏静脉

适应证

　　ACC/AHA 曾发布过冠状动脉造影适应证的指南（表 12.1）。急性冠状动脉综合征患者应接受紧急的冠状动脉造影。特别是 ST 段抬高型心肌梗死（ST-elevation myocardial infarction，STEMI）患者，应该在出现临床症状的 90 分钟内，接受紧急的冠状动脉造影，旨在通过血运重建尽快恢复心肌再灌注。中高不良事件发生风险的非 STEMI（Non-STEMI）或不稳定性心绞痛患者，也应该在发病 24~72 小时内接受早期冠状动脉造影。合并高风险症状的患者（如顽固性心绞痛、血流动力学或心电不稳定，或心源性休克），应在发病的几小时内接受冠状动脉造影检查。

　　稳定性心绞痛患者如果有特定的临床特征，可不行心脏负荷试验而直接行冠状动脉造影。例如，有非常典型心绞痛症状的患者，或轻微甚至无活动即可引起心绞痛症状的患者，不做心脏负荷试验可直接行冠状动脉造影检查。其他建议直接行冠状动脉造影的临床特征包括：既往心肌梗死病史、介入或外科血运重建史以及充血性心力衰竭。

禁忌证

　　冠状动脉造影的唯一绝对禁忌证是未取得患者同意。有多种伴随疾病的患者造影操作风险增加，是相对禁忌证（表 12.2）。例如，急性肾衰竭或已存在肾功能不全，尤其是合并糖尿病的患者，会增加对比剂肾病的风险。电解质紊乱和 / 或洋地黄中毒会增加注射对比剂时心律失常的风险。活动性出血、严重的血小板减少和 / 或伴随疾病或药物引起的凝血功能障碍（如华法林或新型抗凝药），在 PCI 过程中会增加血管并发症和 / 或出血风险。失代偿性心力衰竭、严重的主动脉瓣狭窄或未经控制的高血压，术中患者平卧时可增加急性肺水肿和急性呼吸衰竭的风险。其他相对禁忌证包括活动性感染、碘对比剂过敏、严重的外周血管疾病、妊娠以及患者不能配合等。

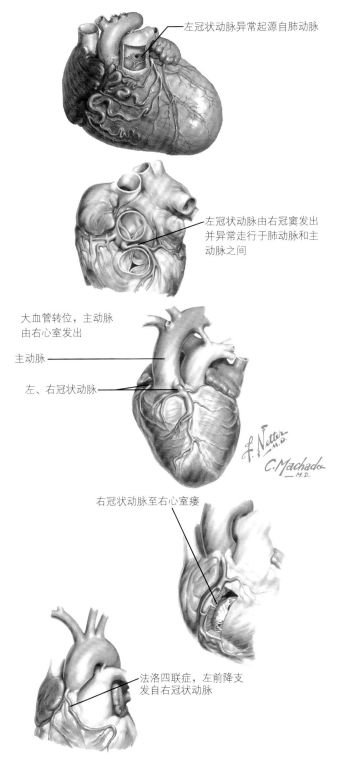

左冠状动脉异常起源自肺动脉

左冠状动脉由右冠窦发出并异常走行于肺动脉和主动脉之间

大血管转位，主动脉由右心室发出

主动脉

左、右冠状动脉

右冠状动脉至右心室瘘

法洛四联症，左前降支发自右冠状动脉

图 12.2　先天性冠状动脉畸形

操作技术

　　冠状动脉造影常规在心脏导管室进行。术前必须签署知情同意书。应该将冠状动脉造影的适应证、获益、风险和替代方案告知患者。如果预计有冠状动脉狭窄需行 PCI 治疗，造影前也应该将 PCI 的适应证、获益、风险和替代方案告知患者。进入导管室后，需要对患者的穿刺部位消毒并覆盖无菌单。操作医生、护士和心血管技师应预先核对患者信息、操作流程、适应证、穿刺部位和过敏史，然后静脉注射镇静和镇痛剂以实施清醒麻醉（大多数导管室仅采用局部麻醉——译者注）。

动脉径路

　　经皮穿刺股总动脉、臂动脉或桡动脉可以建立动脉径路（图 12.3）。虽然股动脉入路是传统意义上最常用的动脉途径，但是桡动脉入路的应用已经越来越普遍，尤其对于肥胖、失代偿性心力衰竭或严重外周动脉疾病的患者，更是首选。

　　股动脉入路要求在动脉穿刺前确认合适的解剖学标志（图 12.4）。股动脉穿刺点的影像学标记为股骨头中上 1/2 或 1/3 处。在一项纳入 200 例患者的股动脉造影研究中，98% 的患者股动脉分叉在股骨头中点以下，但另一项 208 例的股动脉造影研究发现 99% 的患者股动脉分叉在股骨头中上 1/3 以下。经 X 线和 / 或血管超声检查可以确定穿刺位点。从腹股沟韧带上方穿刺股动脉可能增加出血并发症风险（如血肿或腹膜后出血）。血管并发症的危险因素包括临床和解剖学两方面，有年龄、女性、体重、未控制的高血压、既往同一位置的动脉穿刺、抗凝药的类型和强度、动脉鞘的大小、肾衰竭、伴行静脉鞘、外周血管疾病、长时间留置鞘管和动脉穿刺部位。股骨头以下的动脉穿刺可能增加血管并发症风险（如动静脉瘘、假性动脉瘤或血肿）。

　　手掌通过掌浅弓和掌深弓接受桡动脉和尺动脉的双侧血液循环（图 12.5）。Allen 试验可以评估掌弓循环的通畅情况，具体做法是：在腕部水平同时按压桡动脉和尺动脉 1~2 分钟，此时手掌会变得苍白，然后松开尺侧的按压，如果手掌在 5~10 秒恢复血色，表明掌弓通畅。虽然 Allen 试验在理论上有积极意义，但与预后的相关性不大，目前的应用不如既往广泛。桡动脉入路的最佳穿刺点在桡骨茎突近心端约 2 cm 桡动脉搏动处。桡动脉是肌肉介质较丰富的小管径血管，桡动脉入路可能发生桡动脉痉挛并发症。因此常规在桡动脉通路建立后，经鞘管注射维拉帕米等血管扩张剂来避免桡动脉痉挛。

表 12.1 美国心脏协会 / 美国心脏病学会基金会冠状动脉造影指南推荐的适应证

稳定性缺血性心脏病患者的评估（怀疑或确诊）

- 临床特征和 / 或无创检查结果提示严重缺血性心脏病可能性极高
- 无创检查为中风险和左心室功能减低（LVEF<50%）
- 无创检查为中风险、左心室功能代偿（LVEF>50%）和因心绞痛导致生活质量降低
- 高风险职业者无创检查结果不正常（如飞行员或公交车司机）
- 无创检查为不确定性结果
- CCS Ⅲ级或Ⅳ级心绞痛，接受药物治疗者
- 抢救成功的心源性猝死
- 持续性（>30 秒）单形性室性心动过速
- 非持续性（<30 秒）多形性室性心动过速

非 ST 段抬高型急性冠状动脉综合征患者的评估

- 非 ST 段抬高型急性冠状动脉综合征伴有顽固性心绞痛，复发性心绞痛，或静息及轻微活动引起心肌缺血，血流动力学或心电不稳定，充血性心力衰竭，新发或恶化的二尖瓣关闭不全
- 非 ST 段抬高型急性冠状动脉综合征伴不良临床事件中高风险
- 非 ST 段抬高型急性冠状动脉综合征伴初期的不良临床事件低风险，和后续的无创检查高风险结果

STEMI 患者的评估

- STEMI 发病时间 <12 小时
- STEMI，发病时间在 12~24 小时之间，且临床和 / 或心电图提示有持续心肌缺血证据
- STEMI 合并血流动力学或心电不稳定、充血性心力衰竭或心源性休克，与发病时间无关
- STEMI，经院外心肺复苏成功的心脏骤停，与发病时间无关
- STEMI 和在无创的心脏负荷试验中为中高风险结果，与发病时间无关

心力衰竭患者的评估

- 心源性休克的评估
- 左心室收缩功能降低的评估
- 间歇性充血性心力衰竭且左心室收缩功能正常的评估
- 心脏移植术前、术后的评估

瓣膜性心脏病患者的评估

- 严重主动脉瓣狭窄的患者，行 TAVR、经导管主动脉瓣球囊成形术或外科主动脉瓣置换或修复术前进行评估
- 严重主动脉瓣关闭不全患者行外科主动脉瓣置换或修复术前进行评估
- 严重二尖瓣关闭不全患者行经导管二尖瓣修复或外科二尖瓣置换或修复术前评估
- 肺动脉瓣或三尖瓣术前评估
- 感染性心内膜炎合并有冠状动脉栓塞证据的评估

非瓣膜结构性心脏病患者的评估

- 合并胸痛、无创检查提示心肌缺血和 / 或冠心病多种危险因素的先天性心脏病患者行介入前的评估
- 药物治疗不能缓解心绞痛症状的肥厚型心肌病患者的评估

非心脏手术患者的术前评估

- 主动脉手术术前评估
- 无创检查提示中高风险
- 拟接受高风险非心脏手术，无创检查结果不明确的中高临床风险患者

CCS，加拿大心血管学会；STEMI，ST 段抬高型心肌梗死；TAVR，经导管主动脉瓣置换术

表 12.2　冠状动脉造影的禁忌证	
绝对禁忌证	相对禁忌证
• 患者拒绝	• 急性肾衰竭
	• 慢性肾疾病
	• 严重电解质紊乱
	• 洋地黄中毒
	• 活动性出血
	• 严重的血小板减少症
	• 严重凝血功能障碍
	• 未控制的高血压
	• 失代偿性心力衰竭
	• 严重主动脉瓣狭窄
	• 主动脉瓣心内膜炎
	• 感染活动期
	• 急性卒中
	• 碘对比剂过敏
	• 严重外周血管疾病
	• 妊娠
	• 患者不能配合

冠状动脉置管

经动脉鞘管将直径 0.035 英寸、J 形头的造影导丝送入主动脉，为避免导管近端损伤血管，一定要在导丝导引下将冠状动脉导管送至主动脉根部，即始终保持造影导丝在导管前方。导管的近端到达主动脉根部后将造影导丝撤除，随即将导管与三通管相连接。经三通管连接的压力传感器确认主动脉压力波形正常后，向导管内注射肝素盐水，并用对比剂充盈导管。在透视下旋转导管的同时前送或回撤导管，直到导管进入冠状动脉口部。在冠状动脉置管的过程中，应细心观察导管位置和压力监测，以确定导管的头端与冠状动脉口部同轴，既不紧靠动脉壁，也不阻断动脉血流。在摄影模式下注射对比剂完成冠状动脉造影。通常用不同的导管分别行左、右冠状动脉造影（图 12.6 和图 12.7）。导管的选择取决于动脉入路、目标冠状动脉、冠状动脉开口的位置、主动脉根部的直径和术者的偏好。既往行 CABG 的患者应检查所有桥血管。大隐静脉桥吻合在 Valsalva 窦上方的主动脉前壁。采用

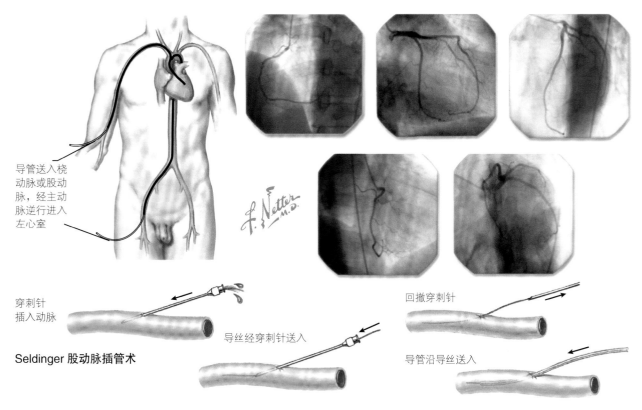

导管送入桡动脉或股动脉，经主动脉逆行进入左心室

穿刺针插入动脉

Seldinger 股动脉插管术

导丝经穿刺针送入

回撤穿刺针

导管沿导丝送入

图 12.3　左心导管术

浅层解剖

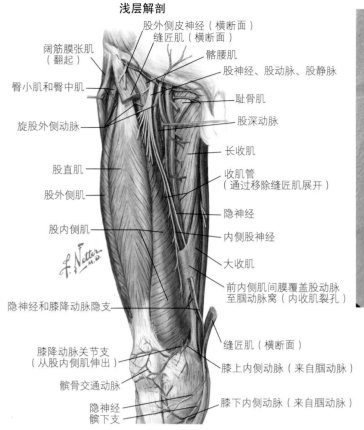

股外侧皮神经（横断面）
缝匠肌（横断面）
阔筋膜张肌（翻起）
髂腰肌
股神经、股动脉、股静脉
臀小肌和臀中肌
耻骨肌
旋股外侧动脉
股深动脉
长收肌
股直肌
收肌管（通过移除缝匠肌展开）
股外侧肌
隐神经
内侧股神经
股内侧肌
大收肌
前内侧肌间膜覆盖股动脉至腘动脉窝（内收肌裂孔）
隐神经和膝降动脉隐支
缝匠肌（横断面）
膝降动脉关节支（从股内侧肌伸出）
膝上内侧动脉（来自腘动脉）
髌骨交通动脉
隐神经髌下支
膝下内侧动脉（来自腘动脉）

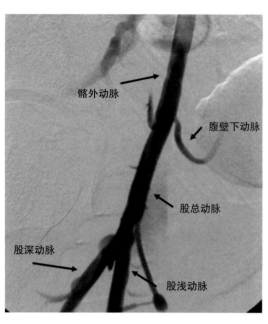

髂外动脉
腹壁下动脉
股总动脉
股深动脉
股浅动脉

图 12.4　右股动脉血管入路部位解剖。右图为右前斜位经股总动脉鞘管造影

掌面观

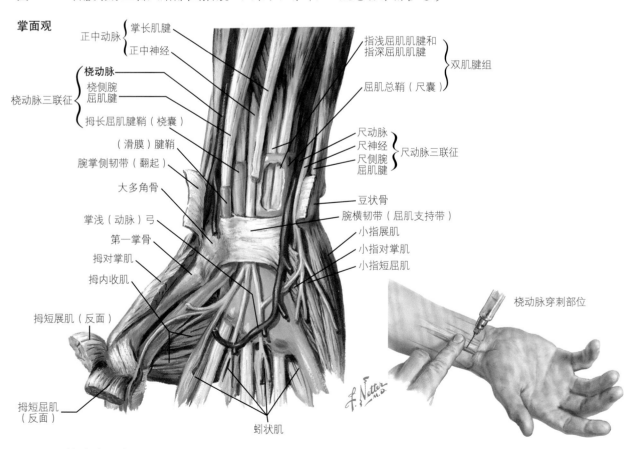

正中动脉
掌长肌腱
正中神经
指浅屈肌肌腱和指深屈肌肌腱　双肌腱组
桡动脉
屈肌总鞘（尺囊）
桡动脉三联征
桡侧腕屈肌腱
拇长屈肌腱鞘（桡囊）
尺动脉
尺神经　尺动脉三联征
尺侧腕屈肌腱
（滑膜）腱鞘
腕掌侧韧带（翻起）
豆状骨
大多角骨
腕横韧带（屈肌支持带）
掌浅（动脉）弓
小指展肌
第一掌骨
小指对掌肌
拇对掌肌
小指短屈肌
拇内收肌
拇短展肌（反面）
桡动脉穿刺部位
拇短屈肌（反面）
蚓状肌

图 12.5　桡动脉入路

左冠状动脉：左前斜位

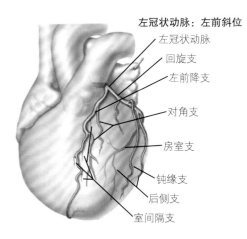

左冠状动脉
回旋支
左前降支
对角支
房室支
钝缘支
后侧支
室间隔支

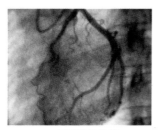

冠状动脉造影

左冠状动脉：右前斜位

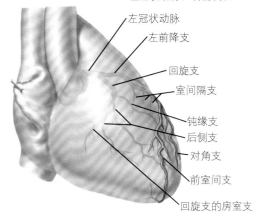

左冠状动脉
左前降支
回旋支
室间隔支
钝缘支
后侧支
对角支
前室间支
回旋支的房室支

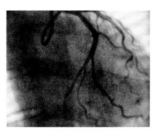

冠状动脉造影

右冠状动脉：左前斜位

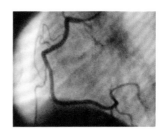

冠状动脉造影

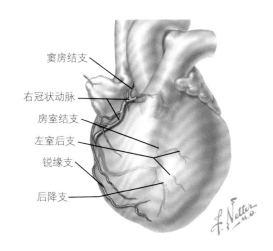

窦房结支
右冠状动脉
房室结支
左室后支
锐缘支
后降支

右冠状动脉：右前斜位

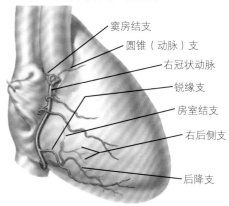

窦房结支
圆锥（动脉）支
右冠状动脉
锐缘支
房室结支
右后侧支
后降支

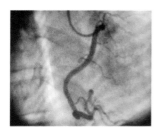

冠状动脉造影

图 12.6 冠状动脉造影体位

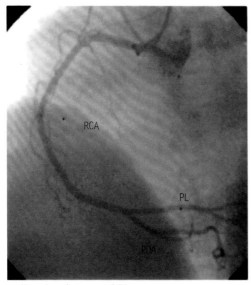

正常RCA和正常PL、PDA造影

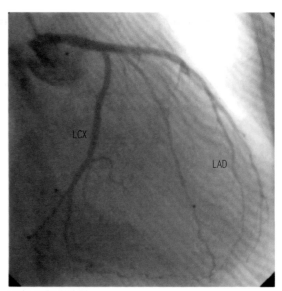

正常LAD和LCX造影

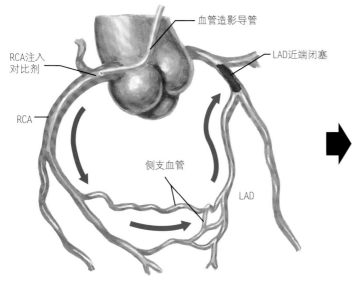

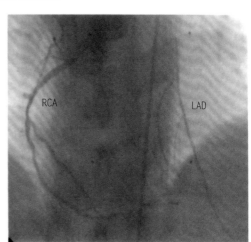

冠状动脉造影显示经RCA注射对比剂通过侧支血管使LAD
显影

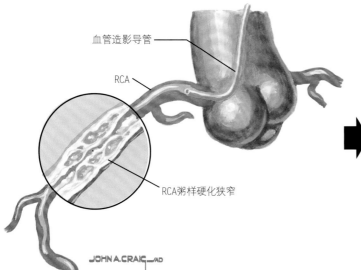

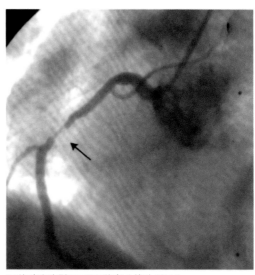

冠状动脉造影显示RCA狭窄（箭头所示）

图12.7   正常和异常的冠状动脉造影结果。LAD，左前降支；LCX，回旋支；PDA，后降支；PL，后侧支；RCA，右冠状动脉

以下策略对于桥血管置管有一定帮助：如回顾手术后的血管造影，观察桥血管口部的手术标记，以及使用不同的投照体位，如用左前斜位（left anterior oblique，LAO）寻找 RCA 桥血管，用右前斜位（right anterior oblique，RAO）寻找左冠状动脉桥血管。

左内乳动脉（left internal mammary artery，LIMA）常规用于外科血运重建手术。它一般从左锁骨下动脉前部、椎动脉以远数厘米处发出（图 12.8）。当导管位于主动脉或已经被放置于左锁骨下动脉后，将 0.035 英寸造影导丝沿导管送至左锁骨下动脉远端，随后送导管进入锁骨下动脉，缓慢回撤并逆时针旋转导管（这时导管头端面对前方）直至其进入 LIMA。

造影体位

详尽的冠状动脉评价需要从多个体位行冠状动脉造影，避免血管短缩或重叠，确保所有血管节段

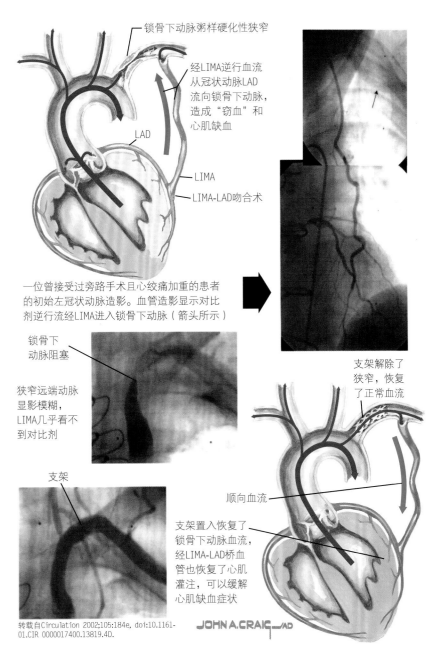

图 12.8 左内乳动脉和锁骨下动脉疾病。LAD，左前降支；LIMA，左乳内动脉

均可以清晰显示（图 12.6）。旋转影像增强器至患者的不同位置可以得到不同体位的影像。血管造影的体位投影包括右前斜位、左前斜位或后前位，以及与偏向患者头部或足部（通常称为 cranial 或 caudal）相结合的特定倾角组成。右冠状动脉常规造影体位包括右前斜位、左前斜位和后前位 + 头位（图 12.6 和图 12.7）。左冠状动脉常规造影体位包括右前斜位 + 头位和足位、左前斜位 + 头位和足位、后前位 + 头位和足位。

造影分析

冠状动脉造影分析的主要内容列于表 12.3。需要确认主要冠状动脉的起源、管径、走行和分支，并描述主要冠状动脉上所有粥样硬化斑块的存在、位置、狭窄程度和形态（如偏心或钙化）。可以通过比较狭窄部位的最小管腔直径和邻近正常血管的参考直径，计算管腔的狭窄程度。虽然经验丰富的术者能够通过观察估测狭窄程度，但是运用卡尺或计算机定量工具可获得更精确的结论。冠状动脉血流可以用 TIMI（Thrombolysis In Myocardial Infarction，心肌梗死溶栓）血流分级来评价。TIMI 3 级血流为正常，血流能够完全充盈远端血管。TIMI 2 级血流指对比剂延迟或缓慢地完全充盈远端血管。TIMI 1 级血流则为少量血流通过狭窄病变，不能完全充盈远端血管。TIMI 0 级血流指动脉完全闭塞，病变远端无血流。此外还要注意有无冠状动脉发育异常、心肌桥、冠状动脉瘘、动脉夹层、动脉瘤及血管痉挛。既往有 CABG 史的患者，应观察桥血管是否通畅以及竞争血流情况。在冠状动脉完全闭塞的情况下，需要适当延长摄影时间，以发现可能存在的延迟充盈的侧支循环（图 12.7）。侧支循环可能来自于闭塞的冠状动脉、另一支冠状动脉或桥血管。

局限性

冠状动脉造影对于评估冠心病还存在一定的局限性。首先，用二维的影像反映三维的冠状动脉，有可能低估冠心病的严重程度。其次，冠状动脉造影虽然显示了血管腔，但不能提供精确的血管壁信息，血管造影正常不能除外冠状动脉内膜的潜在病变。再者，对狭窄程度的评估需要用病变节段对照合适的参考血管段，如果血管轮廓绘制不准确，这一评估会变得困难。

冠状动脉造影的局限性促进了新技术的发展，使其分析结果得到补充。血流储备分数（fractional flow reserve，FFR）是使用压力导丝（带有压力传感器的冠状动脉指引导丝）来测定冠状动脉狭窄病变远端的压力，分别于静息时、冠状动脉最大充盈状态时与主动脉内压力进行比较（参考第 26 章）。FFR 就是在这个比较结果的基础上计算出来的，能够帮助评估病变的血流动力学意义，可用于分析血管造影显示中度狭窄病变的临床意义。血管内超声（intravascular ultrasound，IVUS）使用带超声核心的导管来提供血管横断面的影像，可以识别和描述出血管的三层结构（内膜、中膜和外膜）（图 12.9）。光学相干断层扫描（optical coherence tomography，OCT）是另一种冠状动脉导管，其携带的是光学成像核心，能够提供血管横断面的高清影像。OCT 和 IVUS 可以用来分析动脉的大小、血管壁和斑块成分及负荷，还可以用来分析和优化 PCI 结果。

表 12.3	冠状动脉影像的综合分析
正常冠状动脉造影表现	**异常冠状动脉造影表现**

• 主要冠状动脉起源
• 冠状动脉管径
• 冠状动脉走行
• 大、中管径冠状动脉分支
• 优势型（右优势、左优势或均衡型）
	• 冠状动脉粥样硬化斑块
	  • 存在
	  • 位置
	  • 长度
	  • 狭窄程度（严重程度）
	  • 形态（如偏心、血栓、钙化）
	  • 累及边支血管
	  • 血流（如：TIMI 分级）
	• 冠状动脉发育异常
	• 冠状动脉心肌桥
	• 侧支循环
	• 冠状动脉瘘
	• 冠状动脉夹层
	• 冠状动脉瘤
	• 硝酸甘油可以解除的冠状动脉痉挛

TIMI，心肌梗死溶栓

并发症

冠状动脉造影过程中或术后即刻发生的严重并

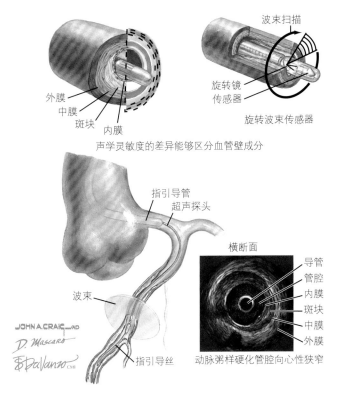

外膜
中膜
斑块
内膜

波束扫描

旋转镜
传感器

旋转波束传感器

声学灵敏度的差异能够区分血管壁成分

指引导管
超声探头

横断面

波束

导管
管腔
内膜
斑块
中膜
外膜

JOHN A. CRAIG_AD
D. Mascaro
DaVanzo CMI

指引导丝

动脉粥样硬化管腔向心性狭窄

图 12.9　血管内超声

发症包括死亡、心肌梗死和卒中，发生率为 0.3%。次要并发症包括冠状动脉夹层、出血、血管并发症、心律失常和对比剂反应，这些并发症的发生率均 <2%。高并发症风险的患者为急性冠状动脉综合征、左主干病变、休克、充血性心力衰竭、严重血管疾病、肾衰竭、外周血管疾病、高龄和既往对比剂过敏。自 20 世纪 80 年代以来，冠状动脉造影并发症的发生率无变化，而 PCI 并发症的发生率则是近期注册分析的焦点。

未来方向

　　冠状动脉造影是评估冠心病的一种有效且安全的诊断方法，是 PCI 和 CABG 血运重建的基础。新技术、新材料和桡动脉途径的应用增加了操作的安全性和有效性。近年来发展起来的 FFR、OCT 和 IVUS 等诊断方法进一步完善了冠状动脉造影提供的信息。

补充资料

Amsterdam EA, Wenger NK, Brindis RG, et al. 2014 AHA/ACC guideline for the management of patients with non-ST-elevation acute coronary syndromes: a report of the American College of Cardiology/American Heart Association Task Force on Practice Guidelines. *J Am Coll Cardiol.* 2014;64:e139-e228.
本文概述了非 ST 段抬高型心肌梗死患者管理的临床实践指南。

Fihn SD, Gardin JM, Abrams J, et al. 2012 ACCF/AHA/ACP/AATS/PCNA/SCAI/STS guideline for the diagnosis and management of patients with stable ischemic heart disease: a report of the American College of Cardiology Foundation/American Heart Association Task Force on Practice Guidelines, and the American College of Physicians, American Association for Thoracic Surgery, Preventive Cardiovascular Nurses Association, Society for Cardiovascular Angiography and Interventions, and Society of Thoracic Surgeons. *J Am Coll Cardiol.* 2012;60:e44-e164.
本文概述了稳定性缺血性心脏病诊断和治疗的临床实践指南。

Lotfi A, Jeremias A, Fearon WF, et al. Expert consensus statement on the use of fractional flow reserve, intravascular ultrasound, and optical coherence tomography: a consensus statement of the Society of Cardiovascular Angiography and Interventions. *Catheter Cardiovasc Interv.* 2014;83:509-518.
这是一篇关于冠状动脉造影辅助诊断方法的专家共识声明，包括 FFR、IVUS 和 OCT。

O'Gara PT, Kushner FG, Ascheim DD, et al. 2013 ACCF/AHA guideline for the management of ST-elevation myocardial infarction: a report of the American College of Cardiology Foundation/American Heart Association Task Force on Practice Guidelines. *J Am Coll Cardiol.* 2013;61:e78-e140.
本文概述了 STEMI 患者管理的临床实践指南。

Scanlon PJ, Faxon DP, Audet AM, et al. ACC/AHA guidelines for coronary angiography. A report of the American College of Cardiology/American Heart Association Task Force on practice guidelines (Committee on Coronary Angiography). Developed in collaboration with the Society for Cardiac Angiography and Interventions. *J Am Coll Cardiol.* 1999;33:1756-1824.
本文概述了冠状动脉造影应用的临床实践指南。

循证文献

Angelini P, Velasco JA, Flamm S. Coronary anomalies: incidence, pathophysiology, and clinical relevance. *Circulation.* 2002;105:2449-2454.
该综述介绍了各种冠状动脉异常。

Nissen SE, Yock P. Intravascular ultrasound: novel pathophysiological insights and current clinical applications. *Circulation.* 2001;103:604-616.
该综述描述了 IVUS 在冠状动脉造影中的应用及证据。

Pijls NH, de Bruyne B, Peels K, et al. Measurement of fractional flow reserve to assess the functional severity of coronary artery stenosis. *N Engl J Med.* 1996;334:1703-1708.
这项研究将 FFR 与各种负荷试验进行了比较。

（David W. Lee，George A. Stouffer　著
张大为　汪宇鹏　译　高炜　审校）

第13章

左心和右心导管术

右心和左心导管术是指将导管分别插入右侧和左侧心腔，其提供的关键血流动力学信息可用于诊断不同的心血管疾病。左心导管术还可以进行左心室造影以评估左心室收缩功能和瓣膜功能。本章将针对右心和左心导管术的操作技术、数据解读和临床应用做重点阐述。

右心导管术

右心导管术是将一种末端带有球囊的导管插入右心房（RA）、右心室（RV）和肺动脉（PA）。20世纪70年代由 Harold Swan 和 William Ganz 医生等发明的右心导管术，通过将导管末端的球囊充气可以使导管快速而安全地通过静脉和右心腔。肺动脉导管在远端尖端有一个端口，在距末端约30 cm处有另一个端口，充气球囊位于远端末端，热敏电阻也紧邻于此。两个端口可用于传递压力，或作为液体和药物的输注通道。球囊充气后可以暂时阻塞肺动脉，可经末端端口传递"嵌顿（wedge）"压力。热敏电阻可以检测注射到近端端口的液体温度的变化，用于计算心输出量。

病史、体格检查、常规实验室数据、12导联心电图和经胸超声心动图等全面的术前评估有助于指导适当的患者选择、操作规划制订和数据解读。

适应证

美国心脏病学会（ACC）、美国心脏协会（AHA）、美国胸科医师学会（American College of Chest Physicians，ACCP）、美国胸科学会（American Thoracic Society，ATS）、危重症医学学会（Society of Critical Care Medicine，SCCM）、美国麻醉学学会（American Society of Anesthesiologists，ASA）联合发布了关于右心导管术适应证的指南和共识声明。表13.1列出了右心导管术的常见适应证。尽管右心导管术适合于许多疾病的诊断评估，但对常规使用肺动脉导管指导危重症患者的临床处理也存在很多争议。几个临床随机对照研究在心力衰竭患者、接受高危非心脏外科手术患者、急性呼吸窘迫综合征（acute respiratory distress syndrome，ARDS）患者中评价了基于肺动脉导管信息决定临床处理的疗效和安全性。这些研究证实肺动脉导管组患者的生存率并没有改善，相反增加了并发症风险。但这些研究的设计、患者选择、肺动脉导管操作者经验及数据解读等方面均受到质疑。随着时间的推移，肺动脉导管指导临床处理决策是否有益尚未达成共识。

专栏 13.1　右心导管主要适应证

- 确定休克原因（血管扩张与心源性或低血容量）
- 继发于急性心肌梗死的心源性休克的处理
- 心肌梗死期间右心室缺血的诊断
- 心肌梗死后机械并发症的诊断和处理
- 心内分流的诊断与定位
- 瓣膜性心脏病患者的诊断和预后评估
- 确定肺水肿的病因（心源性与非心源性）
- 充血性心力衰竭的诊断和治疗
- 限制型心肌病的诊断
- 缩窄性心包炎的诊断
- 确定心包积液的血流动力学意义
- 肺动脉高压的诊断
- 通过血管扩张试验确定肺动脉高压的可逆性
- 评价心、肺和肝移植风险（因为不可逆的肺动脉高压可提供移植获益与风险的信息）
- 外周血管、主动脉或心脏外科手术时某些高危患者的血流动力学监测
- 左心室前负荷的定量评估

禁忌证

右心导管术的绝对禁忌证：第一，无知情同意；第二，有创血流动力学评估无益于患者治疗与预后的终末期疾病患者；第三，已接受三尖瓣或肺动脉瓣机械性人工瓣膜置换的患者，有发生导管卡在瓣膜装置内的风险；第四，右侧心内膜炎、血栓或心内肿瘤的患者也不应行右心导管术。右心导管术的相对禁忌证包括未控制的感染、活动性出血、严重血小板减少症、严重凝血性疾病和存在左束支阻滞（如果肺动脉导管诱发右束支阻滞会增加完全性心脏阻滞的风险）。

操作技术和数据解读

右心导管术可以在导管室、重症监护室（ICU）和手术室进行。可通过经皮穿刺股静脉、肘正中静脉、肱静脉或锁骨下静脉来进入中心静脉。操作前，可用血管超声评价静脉的通畅性。然后，给患者消毒铺无菌巾。准备就绪后实施局部麻醉，用穿刺针穿刺所选静脉，在血管超声引导下按照改良的 Seldinger 技术将鞘管送入静脉（通常不需要超声引导，译者注）。

经静脉鞘管送入肺动脉导管使其出鞘后，充气远端球囊，继续推送肺动脉导管进入右心房、右心室和主肺动脉。肺动脉导管的推送可以在 X 线直视下或通过压力监测来引导，每一心腔的压力波形要仔细检查并在肺动脉导管进入下一心腔前记录。肺动脉导管到达主肺动脉后，继续推送直至其阻塞远端肺动脉，此时由末端端口传来的压力被定义为肺毛细血管嵌压（pulmonary capillary wedge pressure，PCWP），反映估测的左心房（LA）压力和左心室舒张压（若左心房和左心室间无阻塞存在）。一旦记录到了 PCWP，就将球囊放气，回撤肺动脉导管至近端肺动脉。最后，抽取肺动脉血液样本以测量混合静脉血血氧饱和度。右心导管术通过直接测量和基于测量指标的公式计算，可以提供如下血流动力学数据：心室前负荷（右心房压力是右心室前负荷的一种反射，PCWP 是左心室前负荷的功能表现）、心室后负荷（体循环阻力和肺循环阻力）和心输出量（cardiac output，CO）。这些数据被用于评估不同的异常状态，包括休克、瓣膜病变、心肌病、心包疾病（图 13.1）和心内分流（表 13.1）。

腔静脉、右心房、右心室、肺动脉的压力和 PCWP 可以由肺动脉导管直接测定。混合静脉血血氧饱和度也可经肺动脉导管抽取肺动脉血液直接测定。CO 和心脏指数（cardiac index，CI）可以通过两种方法计

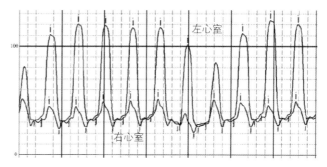

图 13.1　缩窄性心包炎的血流动力学表现。同时记录的左心室和右心室压力曲线。此例缩窄性心包炎患者，左、右心室舒张压相等，但收缩压不一致

算：热稀释曲线法和 Fick 法。热稀释曲线法 CO 计算，需要通过肺动脉导管近端端口注射温度低于血液的物质（通常为室温生理盐水）。当注射物质通过肺动脉时此处的血液温度下降，位于肺动脉导管末端的热敏电阻会测量到这种温度变化。温度随时间的变化被用于计算 CO。Fick 原理由 Adolph Fick 于 1987 年首先描述，指出器官对某种物质总的摄取或释放是流向该器官的血流量与该物质动 - 静脉浓度差值的乘积。随着 Fick 理论的应用，肺血流量可以应用跨肺循环的动 - 静脉氧含量差和氧耗量来确定。氧耗量可以被推算，但更准确的 CO 需要实际测量氧耗量。氧耗量的直接测量可以用水罩（Water's hood）或代谢车（metabolic cart）法。CI 为 CO 除以患者体表面积（body surface area，BSA），即 CI = CO/BSA，用于比较不同体重指数患者的心脏功能。

体循环和肺循环阻力可以用前面测得的血流动力学数据计算。体循环阻力（systemic vascular resistance，SVR）是对体循环后负荷的测量，计算公式为：SVR =（MAP-CVP）/（CO×80），MAP 代表动脉平均压，CVP 代表中心静脉压，CO 为心输出量，80 是将 SVR 单位转换成 $dynes/s/cm^5$ 的矫正系数。肺循环阻力（pulmonary vascular resistance，PVR）的计算类似于 SVR，将前面公式中的（MAP-CVP）替换成（MPAP-PCWP），MPAP 为肺动脉平均压。PVR 的单位有时采用 Wood，相应公式为：PVR =（MPAP-PCWP）/80。

并发症

潜在的并发症包括三个层面：①与中心静脉穿刺相关的并发症（如出血、感染和气胸）；②肺动脉导管相关并发症；③数据的错误解读。与肺动脉导管相关的静脉穿刺并发症和其他中心静脉经皮穿刺的并发症一样。肺动脉导管相关特殊的并发症包括：①肺动脉导管通过右侧心腔诱发房性和室性心律失

表 13.1　特定临床状态的血流动力学表现

临床状态	导管检查发现
血管扩张性休克	CO 升高，SVR 降低，PCWP 降低
心源性休克	CO 降低，SVR 升高，PCWP 升高
二尖瓣狭窄	LA（PCWP）压力增高伴有全舒张期的 LA（PCWP）和 LV（LVEDP）间的压力阶差，静态和 / 或运动时右心压力增高，右心房压力曲线 a 波明显，y 倾斜斜率下降
二尖瓣关闭不全	急性 MR：PCWP 和 PA 压力升高，v 波明显，高动力 LV 功能；血流动力学类似于缩窄性心包炎，可有低血压或休克 慢性代偿性 MR：右心压力正常或轻度升高，v 波优势不明显，LVEF 正常 慢性失代偿性 MR：PCWP 和 PA 压力及右心压力均有升高，LVEF 降低
限制型心肌病	PA 收缩压 >50 mmHg，RV/LV 收缩压一致，RVEDP/LVEDP 分离 >5 mmHg，y 倾斜明显，RVEDP/RV 收缩压 <1/3，RV 压力倾角和平台，Kussmaul 征缺失
缩窄性心包炎	RA 压和 PCWP 升高，PA 收缩压通常 <50 mmHg，RV/LV 收缩压不一致，RVEDP/LVEDP 分离 <5 mmHg，y 倾斜明显，RVEDP/RV 收缩压 >1/3，RV 压力倾角和平台，Kussmaul 征存在
心脏压塞	右心房压力曲线舒张压升高和舒张末期压力平衡，x 倾斜保留或优势，y 倾斜弱化或消失，右心室压力曲线没有倾角和平台，脉冲震荡
扩张型心肌病	右心和左心充盈压典型升高，CO 和 CI 降低，混合静脉血氧饱和度降低，脉冲变化（每次波动的收缩压不同）
肥厚型梗阻性心肌病	柱状和穹顶样动脉搏型，有室内收缩期压力阶差，LVEDP 增高，可见 Brockenbrough 征（PVC 后主动脉波不增加）
主动脉瓣狭窄	LV 和主动脉间存在压力阶差，PCWP 升高，PA 压力增高导致心力衰竭进展，随着前负荷降低，LV/ 主动脉压差降低，PVC 后脉压增加（Brockenbrough 征阴性），严重主动脉瓣狭窄可见 Carabello 征（导管离开左心室时主动脉收缩压峰值升高 >5 mmHg）
主动脉瓣关闭不全	脉压增宽，低主动脉舒张压，高 LVEDP；严重主动脉瓣关闭不全时，LV 舒张末压和主动脉压力相等，舒张期二尖瓣提前关闭

CO，心输出量；LA，左心房；LV，左心室；LVEDP，左心室舒张末压；MR，二尖瓣关闭不全；PA，肺动脉；PCWP，肺毛细血管楔压；PVC，室性期前收缩；RA，右心房；RV，右心室；RVEDP，右心室舒张末压；SVR，体血管阻力

常或完全性心脏阻滞。这些心律失常多为自限性，或在改变导管位置时消失。肺动脉导管跨过三尖瓣时可能损伤右束支而导致短暂的右束支阻滞。如果患者既往有左束支阻滞，在术中发生肺动脉导管诱发的右束支阻滞时，患者可能发生短暂的完全性心脏阻滞。所以，有左束支阻滞的患者，备用临时起搏对一旦发生的完全性心脏阻滞会发挥保护作用。②直接破坏三尖瓣或肺动脉瓣、导管相关的瓣膜心内膜炎和导管相关血栓形成，后者导致肺动脉栓塞或肺梗死的风险增加。肺梗死也可以由肺动脉分支球囊长时间充气而诱发。③死亡率最高的并发症是由球囊过度充气或反复损伤肺动脉引发的肺动脉破裂。肺动脉破裂的死亡率约 50%，尽管少见，但这种并发症最常见于肺动脉高压患者。增加肺动脉破裂风险的其他因素有高龄、女性和频繁的球囊嵌顿操作。

左心导管术

左心导管术与冠状动脉造影不同，后者包括冠状动脉插管和显像。接受冠状动脉造影或右心导管术的患者，通常也将左心导管作为全面血流动力学评估的一部分。左心导管术常见的适应证包括：评估左心室血流动力学、左心室收缩功能、心肌病、瓣膜病（如主动脉瓣狭窄或二尖瓣关闭不全）和心内分流（如室间隔缺损）。左心导管术的绝对禁忌证包括患者拒绝、已知或怀疑左心室血栓、机械性主动脉瓣。相对禁忌证有活动性出血、严重血小板减少症、严重凝血性疾病、未控制的感染、严重外周血管病、妊娠和患者不能配合。

操作技术和数据解读

　　左心导管术常规在心导管室进行。动脉径路通常采用股动脉、肱动脉或桡动脉经皮穿刺来完成，具体见第 18 章。将标准的 0.035 英寸，J 形头的导引导丝插入选定的动脉入路，引导左心导管到升主动脉。左心导管术最常用的导管是猪尾（pigtail）导管和右 Judkins 导管（Judkins right，JR）。每一种导管均需要特殊的技术跨过主动脉瓣进入左心室。猪尾导管需要旋转使其尾部形状类似 "6"，再轻轻前送直到顶住主动脉瓣滑脱进入左心室。使用 JR 导管时，将导管前送至主动脉瓣上几厘米再旋转，使导管远端迂曲点位于时钟的 4 点和 6 点之间。然后，推送导引导丝跨过主动脉瓣，再沿导丝推送 JR 导管进入左心室。跨主动脉瓣的典型 X 线透视投照位是右前斜位（RAO）。

　　导管跨过主动脉瓣后，将导管的末端置于左心室腔的中部。撤出导引导丝，将导管连接到接有压力传感器的多通路装置。左心室压力波形需要仔细检查并记录，特别要注意左心室峰收缩压和左心室舒张末压（图 13.2）。与右心导管术一起同时描记右心腔压力则有助于进一步定义特殊的血流动力学特征（表 13.1）。

　　左心导管术也可用于明确是否存在左心室流出道压力梯度及病因。主动脉瓣下、瓣膜或瓣上水平固定的梗阻，或肥厚型梗阻性心肌病患者左心室流出道的动力性梗阻均可引起左心室心尖和主动脉之间的压力阶差（图 13.3）。压力梯度可以通过几种方法测量：回测（pullback）曲线，将导管缓慢地从左心室回撤至主动脉；同时记录左心室和股动脉压力（作为主动脉压力的替代）；同时记录左心室和主动脉压力（使用双腔导管，一个腔通向左心室，另一个腔通向主动脉）。在所有这些方法中，梗阻部位的确定可以通过缓慢从左心室心尖部回撤端孔导管并监测压力降低的位置来决定。动力性左心室流出道梗阻

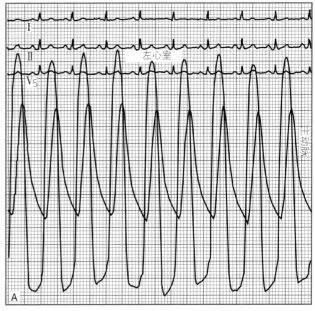

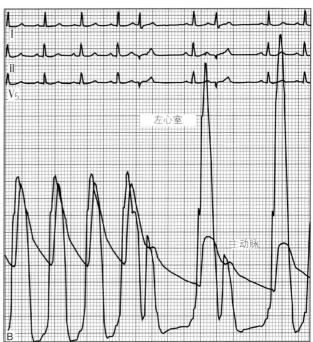

图 13.3　在主动脉瓣狭窄（A）和肥厚型梗阻性心肌病（B）同时记录的左心室心尖和主动脉的压力曲线。主动脉瓣狭窄患者跨主动脉瓣压力变化约 40 mmHg；肥厚型梗阻性心肌病患者基线时压力差别微小，但在室性期前收缩后，左心室收缩压超过主动脉收缩压达 100 mmHg 以上。室性期前收缩后第一个窦性心搏产生的主动脉脉压较室性期前收缩前最后一个窦性心搏的脉压降低，这种现象被称为 Brockenbrough-Braunwald-Morrow 征

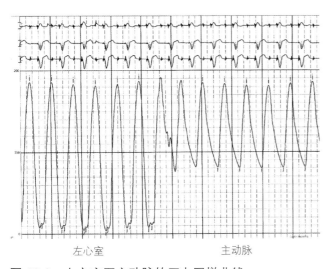

图 13.2　左心室至主动脉的压力回撤曲线

常发生在严重的室间隔肥厚，无论是否伴有二尖瓣收缩期前向运动的患者，都可被几种不同的刺激诱发。这些刺激或减少前、后负荷（例如，Valsalva 动作或应用硝酸甘油），或增加收缩力（例如，异丙肾上腺素输注或诱发室性期前收缩）。

血流动力学评价后，可以进行左心室造影评估左心室射血分数（LVEF）、检查特殊的室壁功能、明确二尖瓣关闭不全与否及严重程度、确定室间隔缺损程度。左心室造影在机械高压注射或人工注射对比剂的同时采用 X 线摄影技术完成。左心室造影典型的投照体位是右前斜位和左前斜位（图 13.4）。右前斜位适合观察下壁、心尖和前壁；左前斜位则可以很好地看到间隔、侧壁、后壁及左心室流出道和主动脉根部。按照惯例，二尖瓣关闭不全可以通过观察与左心室有关的左心房显影程度进行定量（图 13.5）。二尖瓣关闭不全分级如下：

1 级：对比剂不能显影整个左心房并随每一次心搏而清除。

2 级：整个左心房轻度显影，显影程度在几个心搏后弱于左心室，但不能被一次心搏清除。

3 级：左心房完全显影，程度与左心室相同。

4 级：一次心搏左心房即完全显影，随着每一次心搏显影程度增强。此外，可见对比剂充盈肺静脉。

未来方向

右心和左心导管术用于心脏病诊断的历史已超过 50 年。时至今日，随着操作技术和设备的改进，这项技术已成为心导管室安全而有效的常用操作。目前的研究工作集中在更好地了解先天性心脏病、心脏瓣膜病和心肌病等患者血流动力学的自然变化，以及开发治疗结构性心脏病的设备。设备开发和临

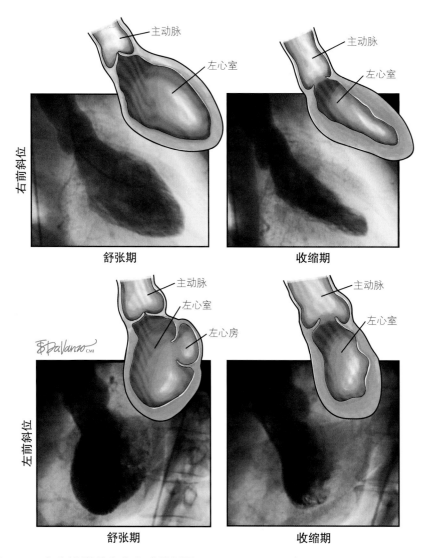

图 13.4　心室造影的左心室功能测量

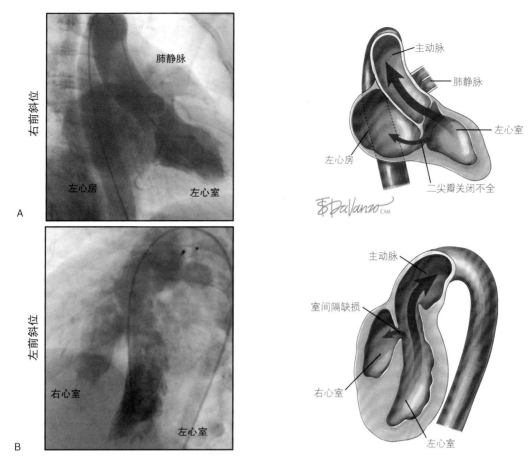

图 13.5 （A）严重二尖瓣关闭不全患者，对比剂注射进左心室（右前斜位可见左心房和肺静脉显影）。（B）室间隔缺损患者，对比剂注射进左心室（左前斜位可见右心室显影）

床应用的例子包括经皮瓣膜治疗（主动脉瓣、二尖瓣和肺动脉瓣）、间隔缺损封堵器（房间隔缺损、卵圆孔未闭、室间隔缺损）、心房耳封堵器（降低心房颤动患者血栓栓塞风险）以及先进的心内影像设备（心内超声心动图）。

补充资料

American Society of Anesthesiologists Task Force on Pulmonary Artery Catheterization. Practice guidelines for pulmonary artery catheterization: an updated report by the American Society of Anesthesiologists Task Force on Pulmonary Artery Catheterization. *Anesthesiology*. 2003;99:988–1014.

美国麻醉学会指南。

Bernard GR, Sopko G, Cerra F, et al. Pulmonary artery catheterization and clinical outcomes: National Heart, Lung, and Blood Institute and Food and Drug Administration Workshop Report. Consensus Statement. *JAMA*. 2000;283:2568–2572.

国家心肺血液研究所和 FDA 的共识声明。

Mueller HS, Chatterjee K, Davis KB, et al. ACC expert consensus document. Present use of bedside right heart catheterization in patients with cardiac disease. American College of Cardiology. *J Am Coll Cardiol*. 1998;32:840–864.

美国心脏病学会的共识声明。

Pulmonary Artery Catheter Consensus conference: consensus statement. *Crit Care Med*. 1997;25:910–925.

美国胸科医师学会、美国胸科学会、美国重症监护医学学会、重症监护医学学会、欧洲重症监护医学学会和美国重症监护护士协会的共识声明。

Stouffer GA, ed. *Cardiovascular Hemodynamics for the Clinician*. London: Blackwell Publishing; 2007.

本书概述了正常心血管血流动力学和各种疾病，包括瓣膜病、先天性心脏病、心肌病和缺血性心脏病的血流动力学变化。

循证文献

Shah MR, Hasselblad V, Stevenson LW, et al. Impact of the pulmonary artery catheter in critically ill patients: meta-analysis of randomized clinical trials. *JAMA*. 2005;294:1664–1670.

关于右心导管术患者临床结局的 meta 分析。

Swan HJ, Ganz W, Forrester J, et al. Catheterization of the heart in man with use of a flow-directed balloon-tipped catheter. *N Engl J Med*. 1970;283:447–451.

右心导管气囊的原始描述。

（David W. Lee，Allison G. Dupont，Mark E. Boulware，George A. Stouffer 著　郭丽君 译 / 审校）

冠状动脉疾病的血管生物学和危险因素

第14章

血管新生与动脉粥样硬化

冠状动脉旁路移植术（CABG）和经皮冠状动脉介入治疗（PCI）进行血运重建仍然是难治性缺血性心脏病患者，尤其是伴左心室功能障碍患者的最佳治疗。CABG可以降低多支冠状动脉疾病和左心室功能不全患者的死亡率。但手术本身是有创的，可增加死亡率和并发症发生率。事实上，接受CABG的患者中约37%的人可能有一支或多支血管在技术上并不适合搭桥。此外，基于冠状动脉解剖结构、伴随疾病或心力衰竭的严重程度，许多患者也不适合接受CABG。同样，许多冠状动脉解剖结构异常的患者亦不适用PCI（例如球囊血管成形术和支架植入术）。高达10%~30%的心绞痛和阻塞性冠状动脉疾病患者因弥漫性阻塞性冠状动脉病变而不能接受CABG或PCI治疗。因此，迫切需要替代的血运重建方法。对于血管生成的内源性途径（即新生血管途径）的认识为我们提供了一种新的假设，即如果血管生成能够以可控的方式进行，通过激活内源性途径，则可刺激心肌缺血区的血管形成和血管重建。

血管生成机制

血管生成是由现有血管中的新血管出芽形成的（图14.1）。炎症和缺氧是新血管生成的两个重要刺激因素。缺氧主要通过激活转录因子、缺氧诱导因子（hypoxia-inducible factors，HIF）1和2来调节血管生成，进而激活血管生成基因级联表达，包括血管内皮生长因子（VEGF）、血小板生长因子、血管生成素1和2以及基质细胞衍生因子1α。基于这一概念，HIF-1通过诱导干细胞归巢和促进血管内皮细胞增殖，促进血管出芽和新生血管形成。HIF-2介导血管维持。炎症可通过巨噬细胞分泌炎性细胞因子来刺激血管新生。这两种情况均产生VEGF和其他有效的血管生成肽。VEGF与内皮细胞上的特异性受体

相互作用，进而激活信号转导途径，破坏细胞外基质、刺激增殖和朝向血管生成刺激因素的迁移，并招募干细胞、周细胞和平滑肌细胞，以建立血管的三维结构。在与血管系统建立适当的连接后，新形成的血管能够维持血流，并为组织供氧。

血管生成存在多种情况，一些是正常发育和器官功能所必需的，而在某些情况下血管新生则是对局部损伤或压力的适应不良性反应。在发育过程中，每个器官系统的形成都依赖于血管新生，而心血管系统是胚胎发生过程中第一个起作用的器官系统。女性的月经周期取决于部分由生殖激素刺激的周期性血管生成。但大多数成人血管新生仅仅发生在病理情况下或作为对损伤的反应。肿瘤生长和转移、糖尿病血管疾病（包括视网膜病变）、炎症性关节炎和伤口愈合都依赖血管新生过程。此外，在慢性阻塞性冠状动脉疾病中，会有新的毛细血管侵入缺血组织和形成侧支循环，以供应血管闭塞导致缺血的组织区域，这均为血管新生过程。

血管生成与动脉粥样硬化

心脏等器官对缺血的反应涉及血管新生，以增加受损组织灌注。但动脉粥样硬化（心肌缺血的最常见原因）本身就是血管新生依赖性过程。荧光摄影显示，人类动脉粥样硬化斑块周围存在丰富的血管网，提示血管新生参与动脉粥样硬化病理生理过程。氧气和其他营养素在血管腔的扩散距离为100 μm，足以滋养正常动脉的内部介质和内膜层。在临界扩散距离之内的动脉中膜无血管，但超过临界距离后则必须对血管提供营养。在有血管疾病的情况下，随着血管壁厚度的增加，可观察到血管的增生和内膜新生血管形成。动脉粥样硬化病变内的血流增加是由于斑块内部血管的新生，而不是原有

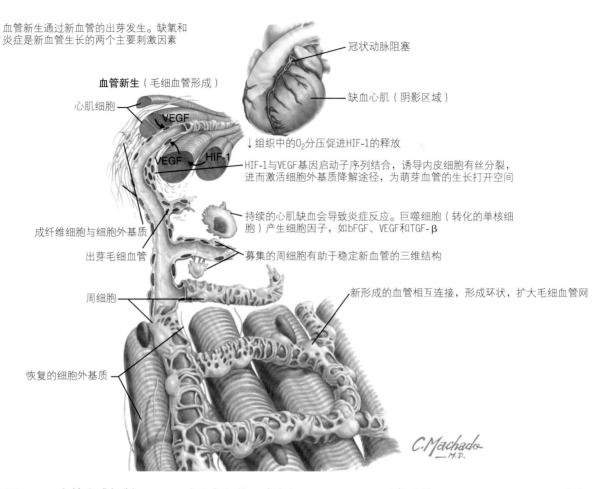

血管新生通过新血管的出芽发生。缺氧和炎症是新血管生长的两个主要刺激因素

血管新生（毛细血管形成）

心肌细胞

VEGF

VEGF　HIF-1

成纤维细胞与细胞外基质

出芽毛细血管

周细胞

恢复的细胞外基质

冠状动脉阻塞

缺血心肌（阴影区域）

↓组织中的O_2分压促进HIF-1的释放

HIF-1与VEGF基因启动子序列结合，诱导内皮细胞有丝分裂，进而激活细胞外基质降解途径，为萌芽血管的生长打开空间

持续的心肌缺血会导致炎症反应。巨噬细胞（转化的单核细胞）产生细胞因子，如bFGF、VEGF和TGF-β

募集的周细胞有助于稳定新血管的三维结构

新形成的血管相互连接，形成环状，扩大毛细血管网

图 14.1　血管生成机制。bFGF，碱性成纤维细胞生长因子；HIF-1，缺氧诱导因子-1；TGF-β，转化生长因子β；VEGF，血管内皮生长因子

血管的扩张。动脉粥样硬化病变中的新血管主要是外膜脉管血管分支而形成。

新生血管可能通过多种机制影响动脉粥样硬化的临床后果。新生血管为中膜和新生内膜细胞提供营养、生长因子和血管活性分子，这从动脉粥样硬化病变的新血管形成与相邻平滑肌细胞增殖之间的关联中可以明确。病变周围丰富而脆弱的新生毛细血管网破裂可导致斑块不稳定相关的内膜出血。通过斑块微血管的血流调节可能有助于改善晚期病变血管痉挛。血管壁重塑似乎也与新生血管有关。此外，人动脉粥样硬化病变内的新生血管与黏附分子的表达有关，而黏附分子与新生内膜炎性细胞募集密切相关。越来越多的组织病理学数据证实，斑块血管生成与血管疾病的快速进展和不稳定相关。易损斑块特征是明显的巨噬细胞浸润、薄纤维帽和大的富脂核心，在易损斑块中微血管密度最大。斑块底部的血管生成与斑块破裂独立相关，新生血管在

这一过程中可能起直接作用。抗血管生成治疗是一个很有吸引力的概念，其目标是抑制动脉粥样硬化斑块内微血管的形成及其功能。尽管已鉴定出超过300种血管生成抑制剂，并且有超过80种正在进行癌症治疗的临床研究，但血管生成抑制剂治疗动脉粥样硬化还是令人担忧，最关键的问题是，抑制有益的血管生成可能会加重已有缺血性心脏病的心肌缺血。

血管新生与缺血性心脏病

不适宜血运重建的难治性冠状动脉缺血，尤其是合并左心室功能减退的患者的治疗仍是一个棘手的临床问题。血管生成是增加缺血组织灌注的内源性机制，血管生成因子或其来源细胞有望成为难治性缺血患者的治疗手段。血管生成适合采用基因治疗方法。虽然基因治疗在大部分缺血动物模型中均可诱导血管生成和改善心肌灌注，但迄今为止，这

些方法在人类的作用还是有限的。新血管的生长是一个持续数周到数月的过程（不包括单剂量疗法）。管道型新血管形成后往往不退化，可能不需要长期治疗。质粒和腺病毒的基因传递可以直接发生在这个"血管生成窗口"内，为慢性缺血性综合征的血管生成基因治疗带来了希望。

尽管未达到 1990 年代初期的期望，VEGF 基因治疗缺血性冠状动脉和外周血管疾病患者已经取得进展。血管生成基因治疗对那些没有其他选择的难治性缺血性心脏病患者仍有巨大的潜力。血管生成是治疗这种疾病的一种新机制，是药物治疗（β 受体阻滞剂、阿司匹林和硝酸酯）的补充。建立新的、长效的管道型血管可望"治愈"缺血性疾病，因为这些新血管可以在 VEGF 或其他血管生成因子的影响消失后保存并发挥供血作用。

血管生成主要产生毛细血管，能否产生增加缺血组织血流量的血管，目前尚不清楚。失控的毛细血管生长可能导致有害的血管瘤形成。尚缺乏血管生成基因治疗合适剂量、部位和持续时间的研究数据。心肌缺血的有创治疗方法可增加并发症已为人们知晓。尽管根据已知血管生成相关的疾病可预测血管生成治疗潜在的副作用，但对其可能发生的问题还是知之甚少。众所周知，肿瘤生长是一个血管生成依赖的过程，血管生成疗法最令人担忧的是可能加速或导致隐匿性肿瘤进展或转移。糖尿病在严重动脉粥样硬化疾病患者中的患病率很高，糖尿病新生血管并发症恶化，尤其是糖尿病视网膜病变，也是一个值得关注的问题。

对早期血管生成临床试验结果的解读不尽相同。在涉及冠状动脉（胸痛患者）和外周血管（限制性跛行患者）的血管生成试验中，患者的无痛运动持续时间改善微小，但具有统计学意义。这些数据支持临床血管生成治疗的概念。另一种相反的观点认为，由于改善幅度不大，这些研究未能证明其具有重要的临床益处。此外，到目前为止，还没有研究表明血管新生疗法对死亡率或主要发病率有影响。

仍需要大量的研究工作去明确血管生成是否是一种有效的治疗手段，需要明确如何以及何时使用血管生成剂，血管生成刺激剂可能产生的副作用。为规避该治疗的不良后果（例如肿瘤促进），有必要进行长时程的临床研究。

血管生成和动脉生成：血管新生的替代品

对于慢性缺血综合征，血管新生是一种有潜力的疗法。幸运的是，不止一种机制可以产生新的血管。血管新生是指现有血管出芽产生新血管。而血管生成是通过血细胞的分化从头产生血管。骨髓中的内皮细胞前体以及血液循环中的内皮细胞前体可以整合到发育中的血管中，并以类似于胚胎发育的血管生成方式促进血管生长。这些细胞可以从骨髓中募集，虽然治疗潜力尚未得到验证，但有可能是加速缺血患者内源性血运重建的一种手段。

与血管生成相反，动脉生成或侧支生成是指募集已有血管增加其容量，从而使血液流向缺血组织（图 14.2）。动脉生成是指对已存在的成熟血管的动员利用，这些血管在给予适当刺激前不会影响局部血流。大多数动脉造影所见的侧支血管可能是动脉生成而不是新生血管。动脉生成产生容量型血管，会更为有效地影响组织灌注，增加组织血液供应。影响动脉生成的蛋白不同于调节血管生成的蛋白。VEGF 对动脉生成并不重要，而巨噬细胞源性因子是动脉生成所必需的。动脉生成的治疗潜力尚未得到验证，但由于动脉生成在慢性心肌缺血患者侧支形成中的作用，它有可能是难治性心绞痛患者产生新血管的另一种潜在治疗手段。

未来方向

尽管冠状动脉粥样硬化患者的治疗方法多种多样，但仍有大量的患者由于冠状动脉解剖结构或其他合并疾病而不能通过 CABG 或 PCI 进行血运重建，未能得到充分的治疗。建立新血管以增加组织灌注是减轻心肌缺血的一种方法。目前的挑战是如何确定以最小的副作用获得增加组织灌注的最佳方法。VEGF 和干细胞移植在新的治疗药物及治疗方法的开发中处于领先地位，但它们的整体效益尚未得到证实。还需要在患者群中评价刺激血管生成和动脉生成的其他疗法。目前已有一些促进血管生长的治疗方法正在其他难治性疾病患者身上进行试验，但最终这些方法还需要在大样本人群队列进行验证，以明确是否可以应用于所有缺血性心脏病患者，是否有望免除患者对血运重建手术的需要。

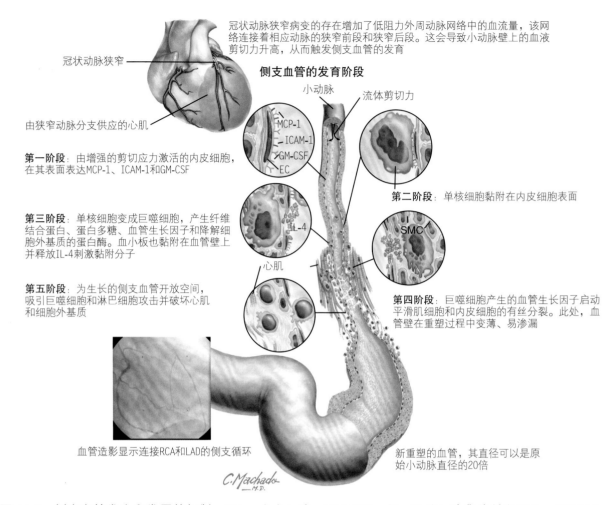

冠状动脉狭窄

由狭窄动脉分支供应的心肌

冠状动脉狭窄病变的存在增加了低阻力外周动脉网络中的血流量，该网络连接着相应动脉的狭窄前段和狭窄后段。这会导致小动脉壁上的血液剪切力升高，从而触发侧支血管的发育

侧支血管的发育阶段

小动脉　　流体剪切力

MCP-1
ICAM-1
GM-CSF
EC

第一阶段： 由增强的剪切应力激活的内皮细胞，在其表面表达MCP-1、ICAM-1和GM-CSF

第三阶段： 单核细胞变成巨噬细胞，产生纤维结合蛋白、蛋白多糖、血管生长因子和降解细胞外基质的蛋白酶。血小板也黏附在血管壁上并释放IL-4刺激黏附分子

IL-4

心肌

第五阶段： 为生长的侧支血管开放空间，吸引巨噬细胞和淋巴细胞攻击并破坏心肌和细胞外基质

第二阶段： 单核细胞黏附在内皮细胞表面

SMC

第四阶段： 巨噬细胞产生的血管生长因子启动平滑肌细胞和内皮细胞的有丝分裂。此处，血管壁在重塑过程中变薄、易渗漏

血管造影显示连接RCA和LAD的侧支循环

C.Machado M.D.

新重塑的血管，其直径可以是原始小动脉直径的20倍

图 14.2 侧支血管发生和发展的机制。ECs，内皮细胞；GM-CSF，粒 - 巨噬细胞集落刺激因子；ICAM-1，细胞间黏附分子-1；IL-4，白细胞介素 -4；LAD，左前降支；MCP-1，单核细胞趋化蛋白 -1；RCA，右冠状动脉；SMC，平滑肌细胞

补充资料

Folkman J. Angiogenesis. *Annu Rev Med.* 2006;57:1–18.

这篇综述全面概述了血管生成在包括心血管疾病在内的各种生理和病理过程中的作用。

Freedman SB, Isner J. Therapeutic angiogenesis for coronary artery disease. *Ann Intern Med.* 2002;136:54–71.

这篇综述总结了靶向治疗血管生成以治疗或预防动脉粥样硬化并发症的潜在作用。

Henning RJ. Therapeutic angiogenesis: angiogenic growth factors for ischemic heart disease. *Future Cardiol.* 2016;12(5):585–599.

本文综述了血管生成的旁分泌机制和治疗性血管生成在缺血性心脏病中的有效性的临床试验进展。

这篇综述总结了动脉粥样硬化中新血管形成的机制和影响，并讨论了使用血管生成抑制剂对动脉粥样硬化进行抗血管生成治疗的概念。

Hou L, Kim JJ, Woo YJ, Huang NF. Stem cell-based therapies to promote angiogenesis in ischemic cardiovascular disease. *Am J Physiol Heart Circ Physiol.* 2016;310(4):H455–H465.

这篇综述总结了干细胞作为治疗性血管新生手段用于治疗缺血性肢体疾病和心脏病的研究现状。

Virmani R, Kolodgie FD, Burke AP. Atherosclerotic plaque progression and vulnerability: angiogenesis as a source of intraplaque hemorrhage. *Arterioscler Thromb Vasc Biol.* 2005;25:2054–2061.

本文综述了斑块内血管生成在斑块不稳定中的特殊作用，其对动脉粥样硬化病变内出血的影响，以及增强血管新生作为心血管疾病治疗策略的潜在不利后果。

循证文献

Doyle B, Caplice N. Plaque neovascularization and antiangiogenic therapy for atherosclerosis. *J Am Coll Cardiol.* 2007;49(21):2073–2080.

（Xuming Dai，Cam Patterson 著

于海奕 译　高炜 审校）

第 15 章

高血压

高血压是动脉粥样硬化性心血管病（atherosclerotic cardiovascular disease，ASCVD）的重要危险因素（专栏 15.1）。尽管我们对高血压的病理生理学、流行病学和自然病程的认知不断进展，治疗也在进步，但仍有许多高血压患者未得到诊断或治疗不足。高血压仍然是导致冠状动脉事件、心力衰竭、卒中和终末期肾病的重要原因。

血压是一个连续变量，可以任选一个血压水平来定义高血压。多年来，高血压的诊断标准一直为诊室多次测定的平均收缩压 ≥ 140 mmHg 和 / 或舒张压 ≥ 90 mmHg。但 2017 年发布的《成人高血压预防、检测、评估和管理指南》提出了一种新的血压分类方法，将血压 ≥ 130/80 mmHg 定义为高血压，血压 130~139/80~89 mmHg 为 1 期高血压；2 期高血压为血压≥140/ 90 mmHg。血压 < 120/80 mmHg 为正常，120~129 /<80 mmHg 是血压高值（但大多数指南仍推荐 140/90 mmHg 的高血压诊断标准 – 译者注）。

美国有超过 1 亿人患有高血压，但血压得到控制的人数不足一半。在许多西方国家，高血压控制率更低，发展中国家则低于 10%。由于治疗药物和公众及医生对高血压风险认知不足导致了这种令人沮丧的状态。高血压是世界范围的公共健康问题，

也是心血管疾病的主要危险因素之一，对其预防、诊断、治疗应该得到更多的重视。

病因和发病机制

高血压是由心输出量增加或外周血管阻力增加引起的血压调节紊乱。尽管心输出量增加在高血压发病中起着重要作用，但在确诊的原发性高血压患者中心输出量通常是正常的。血压的自调节现象可以解释心输出量增加导致外周血管阻力持续升高，从而使心输出量恢复正常。肾素 - 血管紧张素系统的不适当激活、肾钠排泄减少和交感神经系统活性增加，可单独或联合参与所有类型的高血压发病。高血压也有遗传和环境因素参与，后者包括钠摄入量过多、肥胖和压力。无论什么原因，均可使肾排钠减少，血容量增加，进而导致血压升高。

许多老年高血压患者表现为单纯收缩期高血压，收缩压 ≥ 130 mmHg，舒张压正常。大动脉硬化和收缩期脉搏波速度增加导致收缩期血压升高，心脏作功增加，冠状动脉灌注减少。

临床表现

大多数高血压患者患病早期并无相应的临床表现，但长期血压升高可导致高血压性心脏病、主动脉及周围血管粥样硬化、脑血管疾病和慢性肾病。

左心室肥厚（left ventricular hypertrophy，LVH）是高血压心脏损害的主要表现。近 30% 未经选择的成年高血压患者和大多数长期、严重的高血压患者可通过超声心动图检测出左心室质量的增加。左心室肥厚在男性中更常见，在黑人中也比血压相似的白人中更普遍。高龄、肥胖、高钠饮食和糖尿病也与心肌肥厚有关。

专栏 15.1　高血压是心血管疾病的危险因素

- 高血压加速动脉粥样硬化的发生，使心血管事件的风险增加 2~3 倍
- 收缩压和舒张压水平与心血管事件发生均呈连续、分级独立相关，其中收缩压与之关系更密切
- 收缩压 >115 mmHg 时，血压每增加 20 mmHg，冠心病和卒中的死亡率增加 1 倍
- 高血压常与其他导致动脉粥样硬化的危险因素有关，包括血脂异常、糖耐量异常和肥胖，这些因素与高血压叠加会显著增加心血管事件风险

由周围血管阻力和动脉僵硬度增加引起的心室后负荷增加是高血压患者心肌肥厚的主要决定因素。血流动力学超负荷刺激心肌细胞肥大和收缩纤维合成增加，成纤维细胞的增殖和细胞外胶原的沉积可导致心室僵硬及心肌缺血。越来越多的证据表明，血管紧张素Ⅱ和醛固酮独立于压力负荷刺激这种纤维化（图 15.1）。

高血压性心脏病的临床后果是心力衰竭和冠心病。90% 以上的心力衰竭患者合并有高血压，弗明汉心脏中心的研究数据表明，高血压几乎占心力衰竭人口负担的一半，而治疗高血压可将心力衰竭的风险降低近 50%。心力衰竭的发生是由于心肌细胞肥大和心肌间质纤维化，这是高血压左心室肥厚的特征。如图 15.2 所示，左心室肥厚的早期表现为左心室舒张功能受损，包括左心室松弛障碍和顺应性降低。虽然早期射血分数正常，但舒张功能不全常导致心脏充盈压增加，进而出现肺充血，这一机制可以解释近 40% 的高血压心力衰竭患者的临床表现。如果血压持续升高，心肌细胞减少和纤维化将导致心脏重塑和收缩功能障碍，而代偿性周围血管重塑、交感神经和肾素 - 血管紧张素系统激活等会加快心肌收缩功能的恶化。最终，收缩功能障碍导致心肌病变和失代偿性心力衰竭。

冠心病在高血压患者中的发病率大约是同龄正常血压人群的 2 倍，随着收缩压和舒张压的增加，冠心病的风险明显增加。药物降压治疗后，舒张压每降低 5 mmHg 可使心肌梗死的发生率降低约 20%。

多种因素可导致高血压合并冠心病风险增加：心外膜冠状动脉粥样硬化性狭窄加速；冠状动脉血管壁增厚、心肌血管密度减低和血管周围纤维化可降低冠状动脉血流储备并导致心肌缺血；冠状动脉内皮功能障碍导致冠状动脉阻力增加。心肌梗死和慢性缺血加重左心室功能障碍，增加心力衰竭和心血管死亡的风险。

鉴别诊断

大约有 95% 的高血压患者血压升高的原因不明，即所谓的原发性高血压，其余 5% 的患者有确定的继发性高血压的原因（专栏 15.2）。虽然继发性高血压的患者相对较少，但明确诊断非常重要，这些患者的高血压大多可以通过干预治疗、特异的药物治疗或停用导致高血压的药物而治愈或显著改善。

高血压的病因应该从最初的病史、体格检查和实验室检查中寻找。当患者临床表现不是典型的原发性高血压表现，或者有某种继发性高血压线索时，

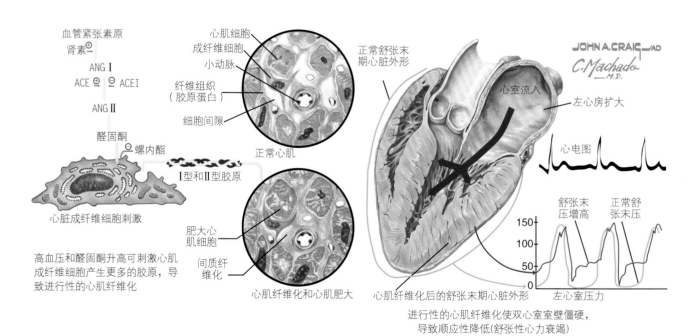

图 15.1　心肌纤维化。ACE，血管紧张素转化酶；ACEⅠ，血管紧张素转化酶抑制剂；ANG Ⅰ，血管紧张素Ⅰ；ANG Ⅱ，血管紧张素Ⅱ

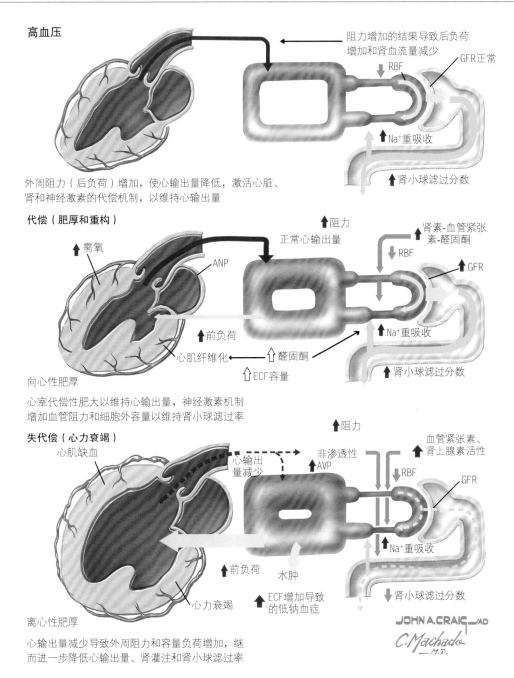

高血压

阻力增加的结果导致后负荷增加和肾血流量减少

↓RBF

GFR正常

↑Na⁺重吸收

↑肾小球滤过分数

外周阻力（后负荷）增加，使心输出量降低，激活心脏、肾和神经激素的代偿机制，以维持心输出量

代偿（肥厚和重构）

↑需氧

ANP

↑前负荷

心肌纤维化←　⇑醛固酮

⇑ECF容量

向心性肥厚

↑阻力

正常心输出量

肾素-血管紧张素-醛固酮

↓RBF

↑GFR

↑Na⁺重吸收

↑肾小球滤过分数

心室代偿性肥大以维持心输出量，神经激素机制增加血管阻力和细胞外容量以维持肾小球滤过率

失代偿（心力衰竭）

心肌缺血

心输出量减少

非渗透性↑AVP

↑前负荷

水肿

↑ECF增加导致的低钠血症

心力衰竭

离心性肥厚

↑阻力

血管紧张素、肾上腺素活性

↓RBF

GFR

↑Na⁺重吸收

↓肾小球滤过分数

心输出量减少导致外周阻力和容量负荷增加，继而进一步降低心输出量、肾灌注和肾小球滤过率

JOHN A. CRAIG ₋AD
C. Machado ₋M.D.

图 15.2　高血压和心力衰竭。 ANP，心房利钠肽；AVP，血管加压素；ECF，细胞外液；GFR，肾小球滤过率；RBF，肾血流量

就需要对继发性高血压病因做进一步的诊断评估（专栏 15.3）。

诊断方法

　　高血压患者初步评估的目的包括确诊和分级、评估靶器官损害的程度、识别心血管危险因素和影响预后治疗的其他因素，以及排除或检测继发性高血压的病因。这些目标通常可以通过全面的病史采集、细致的体格检查和选择性的实验室检查来实现（专栏 15.4）。

　　高血压的检测和诊断始于准确的血压测量。每位患者就诊时均应进行血压检测，并根据初始水平每隔一段时间进行后续测定。如专栏 15.5 所述，精准的设备和正确的测量至关重要。臂式自动血压检测仪优于传统的听诊方法，诊室自动化血压测量（automated office BP measurement，AOBP），即在无医疗专业人员的情况下使用自动设备重复血压测量

专栏 15.2　继发性高血压病因

肾疾病
　　肾实质疾病
　　肾血管疾病
内分泌疾病
　　甲状腺功能减退或甲状腺功能亢进
　　肾上腺疾病
　　原发性醛固酮增多症
　　Cushing 综合征
　　嗜铬细胞瘤
外源性激素
　　糖皮质激素
　　盐皮质激素
　　拟交感神经药物
　　促红细胞生成素
主动脉缩窄
睡眠呼吸暂停
神经系统疾病
　　颅内压升高
　　肢体瘫痪
急性应激
　　围手术期
　　低血糖症
　　酒精戒断
药物和药物治疗
　　酒精
　　可卡因
　　尼古丁
　　非甾体类抗炎药物
　　免疫抑制剂（环孢霉素、他克莫司）

专栏 15.3　高血压病因筛查适应证

- 30 岁以下突然发病或恶化的高血压，或 55 岁以上开始出现的舒张期高血压
- 靶器官损伤表现
  - 血清肌酐浓度 >1.5 mg/dl
  - 心电图显示左心室肥厚
- 继发性高血压的特征
  - 低钾血症
  - 腹部杂音
  - 血压波动伴有心动过速、出汗和手颤
  - 肾疾病家族史
- 降压药物耐药 ≥ 3 种

是最理想的。在开始药物治疗前，应有非诊室血压测量来确认高血压诊断。动态血压监测（ambulatory BP monitoring，ABPM）（专栏 15.6）是诊断高血压的最佳方法，其测量方法为患者随身佩戴的小型便携式仪器测量一天内的血压。也可以用经过验证的自动血压测量仪进行家庭血压监测（home BP monitoring，HBPM）来确认高血压（专栏 15.7）。动态血压监测和家庭自测血压都具有可重复性，与靶器官损伤的关系更为密切，比诊室血压更能预测心血管事件。约有 20% 的高血压患者诊室血压升高，而诊室外血压不高，不需要药物治疗。但也有一些患者为"隐匿性"高血压，表现为诊室血压正常，但一天中大部分时间测量的血压都高。

管理和治疗

高血压治疗的主要目标是降低心血管疾病发病率和死亡风险。治疗方法不仅取决于血压水平，还取决于其他主要心血管危险因素和靶器官损害情况。血压轻度升高的低风险患者可暂时观察和进行生活方式调整。监测数月后，如果血压平均水平 >140/90 mmHg，则给予药物治疗。2017 年高血压指南推荐，心血管事件绝对风险高的患者药物治疗阈值为 130/80 mmHg，包括有临床心血管疾病（冠心病、心力衰竭或卒中）、糖尿病、慢性肾疾病［3 期或以上，或伴有蛋白尿的 1 期或 2 期（尿白蛋白 ≥300 mg/d，或白蛋白 - 肌酐比值 ≥300 mg/g）］，或 10 年 ASCVD 风险超过 10% 者。对确诊高血压但心血管疾病风险较低的患者治疗阈值为 140/90 mmHg 是合理的。建议大多数患者的血压目标 <130/80 mmHg。在某些高危患者将收缩压降至 120 mmHg 以下可能更为合适。

改变生活方式是高血压治疗的重要组成部分。所有的高血压患者，或血压正常高值患者，或有较强高血压病家族史的患者，均建议采取专栏 15.8 中所列的措施来改变生活方式。有证据表明这些生活方式的改变可以降低血压，减少药物治疗的需要，提高降压药物的疗效，对其他心血管疾病危险因素也有良好的影响。其他措施，包括戒烟和减少饱和脂肪酸的摄入可以进一步降低心血管疾病的风险。

高血压的药物治疗可以降低心力衰竭、卒中和心肌梗死的发生率，降低中老年患者心血管疾病的死亡率。如果生活方式改变不能使血压在一定时间内达到预期目标，则需要进行药物治疗。噻嗪类利尿剂、血管紧张素转换酶抑制剂（ACEI）、血管

专栏 15.4 病史采集、体格检查、实验室检查

全面的病史采集

- 评估血压升高的持续时间和严重程度以及既往用药情况和疗效
- 评估是否存在糖尿病、高胆固醇血症、吸烟和其他心血管风险因素
- 了解靶器官损伤的病史或症状，包括冠心病、心力衰竭、脑血管病、周围血管疾病和肾疾病
- 继发性高血压症状的评估
- 确定是否服用可引起血压升高的药物
- 可能影响血压控制的生活方式（如饮食、体育活动情况或体重增加）的评估
- 评估影响高血压治疗效果的社会心理和环境因素，如家庭支持、收入和受教育程度
- 了解高血压或心血管疾病家族病史

体格检查

- 仔细地测量血压
- 测量身高和体重
- 眼底检查是否有高血压视网膜病变
- 检查颈部是否有颈动脉杂音、颈静脉压升高和甲状腺增大
- 检查心脏是否有心尖搏动异常、额外心音或杂音
- 检查腹部是否有杂音、增大的肾和其他肿块
- 检查四肢是否有动脉搏动减弱或水肿

实验室检查

- 全血细胞计数
- 测定血清钾、钙、肌酐、促甲状腺激素、HbA1c、空腹血糖、甘油三酯、总胆固醇、HDL-C 和 LDL-C 浓度
- 尿液的隐血、蛋白、葡萄糖及显微镜检查
- 心电图检查

HbA1c，糖化血红蛋白；HDL-C：高密度脂蛋白胆固醇；LDL-C：低密度脂蛋白胆固醇

专栏 15.5 诊室血压测量方法

- 采用有资质的供应商提供的通过质量验证的设备进行测量，并配备合适大小的袖带
- 最好使用示波装置的血压计；在无医疗专业人员的情况下使用电子血压计重复测量血压是最理想的
- 在进行血压测量前，患者应静坐 5 分钟，双脚平放在地板上，手臂与心脏在同一水平
- 测量前至少 30 分钟内应避免摄入咖啡因、运动和吸烟
- 应使用在两个或两个以上不同时间采集的 ≥ 2 次血压测量值的平均值来评估血压水平
- 老年患者和有体位变化相关症状的患者，应测量立位血压
- 应向患者提供血压值的口头和书面报告

专栏 15.6 动态血压监测

- 应使用经验证的带有合适袖带的上臂式电子血压监测仪进行监测
- 袖带应绑在非优势臂，除非优势臂血压比非优势臂血压高 10 mmHg
- 设备应记录 24 小时血压测量数据，测量频率为日间每 15~30 分钟一次，夜间每 15~60 分钟一次
- 最好使用患者报告日记来确定日间和夜间时段
- 血压监测报告应包括各时间的测量值、24 小时的血压平均值、白天和夜间的血压平均值；成功测量血压次数的百分比；以及夜间血压下降百分比
- 动态血压监测成功的标准是包括至少 70% 的成功读数，其中包括至少白天 20 次成功的血压测量及夜间 7 次成功的血压测量
- 高血压定义为日间（患者报告日记的清醒时间）平均血压 ≥ 130/80 mmHg 或 24 小时平均血压 ≥ 125/75 mmHg

专栏 15.7 家庭血压监测

- 家庭血压监测应使用经过质量验证的示波装置的血压计测量，并配有合适大小的袖带
- 进行测量前患者应静坐 5 分钟，双脚平放在地板上，手臂与心脏在同一水平
- 测量前至少 30 分钟内应避免摄入咖啡因、运动和吸烟
- 患者就诊前一周中，应在早上（用药前）和晚上进行 2~3 次血压测量
- 临床确诊需要有至少 12 次的血压检测结果，应计算平均收缩压和平均舒张压，但不包括第一天的血压
- 高血压定义为家庭血压 ≥ 130/80 mmHg

专栏 15.8 防治高血压的生活方式改变

- 减重。所有超重的高血压患者都应参加有监督的减肥计划，目标 BMI<25 kg/m²
- 饮食调整。推荐水果、蔬菜、低脂乳制品和全谷物的摄入，尽量减少饱和脂肪和甜食（DASH 饮食）
- 限制饮食中的钠摄入量，每天不应超过 2400 mg
- 有规律的有氧运动。鼓励久坐的人定期进行有氧运动，目标为每周 4~7 天、每天 30~60 分钟的中等强度运动
- 限酒。建议高血压患者每天的饮酒量限制在男性 2 标准杯、女性 1 标准杯之内（大多数指南建议不饮酒—译者注）

紧张素受体阻滞剂（angiotensin-receptor blockers，ARBs）和钙通道阻滞剂是一线降压药物。噻嗪类利尿剂和钙通道阻滞剂是无明确 ACEI 或 ARB 适应证的黑人患者的首选药物。降压药物的选择应兼顾合并疾病。表 15.1 列出了在特定情况下首选或相对禁忌的药物。

表 15.1　合并临床疾病患者的降压药物选择	
特点	**药物**
适应证	
合并肾病的糖尿病或心血管疾病	ACEI 或 ARB
心力衰竭	ACEI 或 ARB，β 受体阻滞剂，利尿剂，醛固酮拮抗剂
心肌梗死	ACEI 或 ARB，β 受体阻滞剂，醛固酮拮抗剂
慢性冠心病	ACEI 或 ARB，β 受体阻滞剂
慢性肾病	ACEI 或 ARB
禁忌证	
妊娠	ACEI，ARB，肾素抑制剂
慢性肾病[a]	保钾药物
周围性血管疾病[a]	β 受体阻滞剂
痛风[a]	噻嗪类利尿剂
抑郁症[a]	β 受体阻滞剂，中枢性 α 受体激动剂
气道高反应性疾病[a]	β 受体阻滞剂
二度或三度房室传导阻滞	β 受体阻滞剂，非二氢吡啶类钙通道阻滞剂
肝功能不全	拉贝洛尔、甲基多巴

[a] 相对禁忌证

许多高血压患者已合并心血管疾病，其治疗方案应该包括控制症状、减缓疾病进展和预防心血管事件的药物治疗。缺血性心脏病或心力衰竭患者的治疗策略将会在第 19 章和第 29 章中阐述。

简言之，β 受体阻滞剂和 ACEI 可以缓解冠心病或左心室功能障碍患者的症状，并延长其生存期。对于不能耐受 ACEI 的心力衰竭患者，可选择 ARBs。此外，醛固酮拮抗剂可使左心室功能障碍或有心肌梗死病史的患者获益。对于 β 受体阻滞剂和 ACEI

无法控制的心绞痛或高血压患者，可加用钙通道阻滞剂。对射血分数保留的心力衰竭患者的最佳治疗方法尚不明确，仍在研究中；醛固酮受体拮抗剂对左心室收缩功能障碍的患者具有一定的作用。任何一种一线降压药物都有改善左心室肥厚的作用。

对于合并单纯收缩期高血压的慢性缺血性心脏病患者的最佳降压目标仍存在争议。一般来说，收缩压越低预后越好。但冠状动脉的血流灌注主要在舒张期，理论上讲，有阻塞性冠状动脉疾病的患者，舒张期血压过低可能会导致心肌缺血，增加冠状动脉事件发生风险。多项研究表明，舒张期血压与冠状动脉风险呈 J 形关系，当舒张压降至 <80 mmHg 时，心血管事件发生率增加。鉴于这样的观察结果，心血管疾病专家建议对单纯收缩期高血压伴缺血性心脏病患者的血压不能控制过低。

一般来说，抗高血压药物治疗应从低剂量开始，尽量减少副作用。具有 24 小时疗效的长效制剂比短效制剂更受青睐，不仅患者的依从性高，而且全天血压控制更稳定。可根据患者的反应缓慢向上滴定药物剂量，或添加低剂量的第二种药物。大部分高血压患者需要多种药物才能有效控制血压。不同种类的有效的药物组合不仅可产生额外的降压效应，同时可减少剂量依赖性不良反应。噻嗪类利尿剂增强 ACEI、ARBs 和钙通道阻滞剂的降压作用；其他组合还包括钙通道阻滞剂和 ACEI 或 ARBs。ACEI 或 ARB 联合噻嗪类利尿剂和钙通道阻滞剂对需要使用三种药物治疗的患者通常具有较好的降压效果。推荐的抗高血压药物组合如图 15.3 所示。

难治性高血压的定义是尽管坚持使用三种不同种类的最佳剂量降压药（其中一种是利尿剂），但血压仍未达标。难治性高血压的真实患病率尚不清楚，但在接受治疗的高血压患者中，大约有 15% 为难治性高血压。同易于控制的高血压患者相比，这些患者更容易发生靶器官损伤，卒中、心肌梗死、心力衰竭和慢性肾疾病的患病风险更大。难治性高血压患者应推荐到高血压专科进行深入评估和治疗。在使用三种降压药物的基础上加用醛固酮拮抗剂是治疗难治性高血压的有效方案。一些基于器械的干预方式，包括肾交感神经消融术、颈动脉窦刺激器、动静脉耦合器均在研究中，这些技术目前在美国均未获批准。

降低血压只是降低高血压患者心血管风险的途径之一。无论基线胆固醇水平如何，均推荐他汀类

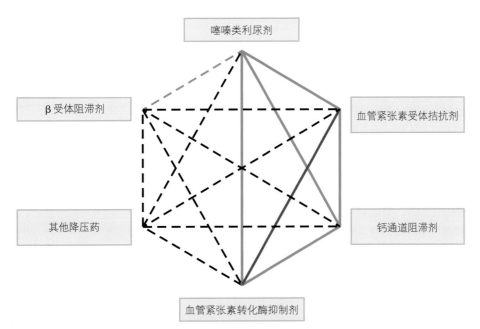

图 15.3　各类降压药物组合。绿色实线，优选组合；绿色虚线，有用的组合（有一些使用限制）；黑色虚线，理论上可以组合，但无证据。红色实线，不推荐的组合（With permission from Giuseppe Mancia M，Fagard R，Narkiewicz K，et al. 2013 ESH/ESC Guidelines for the management of arterial hypertension. J Hypertens 2013；31:1281-1357；Fig. 4，p. 1315.）

药物治疗，以降低中高危心血管事件风险患者的心肌梗死和卒中发生率。低剂量阿司匹林也可降低特定患者的心血管事件发生率。

展望

　　未来的研究和公共卫生措施应阐明各种常用的测量血压方法在高血压患者的初始评估和后续管理中的有效性和成本效益；确定对射血分数保留的高血压和心力衰竭患者具有缓解症状和延长寿命的最佳药物；开发更有效的治疗老年单纯性收缩期高血压的药物；提供更好的策略，以提高患者对生活方式改变和药物治疗方案的认识和坚持；并验证基于器械的高血压治疗方法的疗效。

补充资料

2013 AHA/ACC guideline on lifestyle management to reduce cardiovascular risk: a report of the American College of Cardiology/American Heart Association Task Force on Practice Guidelines. *J Am Coll Cardiol.* 2014;63:2960–2984.

这一严格的循证指南为饮食模式、营养摄入、体力活动的水平和类型提供了建议，对高血压和高胆固醇血症的治疗很有用。

2013 AHA/ACC guideline on the assessment of cardiovascular risk: a report of the American College of Cardiology/American Heart Association Task Force on Practice Guidelines. *J Am Coll Cardiol.* 2014;63:2935–2959.

本文描述了 2017 年高血压指南中用于预测 ASCVD 10 年风险的多变量风险方程的研发。

2017 ACC/AHA/AAPA/ABC/ACPM/AGS/APhA/ASH/ASPC/NMA/PCNA guideline for the prevention, detection, evaluation, and management of high blood pressure in adults: a report of the American College of Cardiology/American Heart Association Task Force on Clinical Practice Guidelines. *Hypertension.* 2018;71:e13–e115.

这一综合性指南对美国高血压的评估和管理产生重大影响。该文件的主要特点包括对血压的新分类，将高血压定义为血压 ≥ 130/80 mmHg；强调在诊断高血压和评估治疗效果时进行诊室外血压测量；以及对心血管事件高危患者血压治疗阈值和目标 130/80 mmHg 的认可。

ACC/AHA Pooled Cohort Equations risk calculator: http://tools.acc.org/ASCVD-Risk-Estimator/.

这一工具具有在线和手机 app 版本，可用于估测无心血管病史的成人 10 年 ASCVD 风险。

Detailed Summary from the 2017 Guideline for the prevention, detection, evaluation, and management of high blood pressure in adults. http://professional.heart.org/idc/groups/ahamah-public/@wcm/@sop/@smd/documents/downloadable/ucm_497446.pdf.

这是 2017 年高血压指南的简要总结。

European Society of Hypertension practice guidelines for ambulatory blood pressure monitoring. *J Hypertens.* 2014;32:1359–1366.

这是在临床实践中使用 ABPM 重要性的简要总结。

Hypertension Canada's 2017 Canadian hypertension guidelines for risk assessment, prevention, and treatment of hypertension in adults. *Can J Cardiol.* 2016;33:557–576.

加拿大高血压教育计划指南工作组每年提供更新、简明、基于循证的建议，以指导高血压的评估和治疗。

Kaplan NM, Victor RG. *Clinical Hypertension*. 11th ed. Philadelphia: Wolters Kluwer; 2014.

这是 Kaplan 和 Victor 博士撰写的一个全面、详细、简单明了、值得一读的有关临床高血压的教科书。这本书每 4 年更新一次，反映了作者丰富的临床经验和智慧，并提供了所有主题的最新参考资料。

Screening for high blood pressure in adults: U.S. Preventive Services Task Force recommendation statement. *Ann Intern Med*. 2015;163: 778–786.

本报告回顾了支持高血压筛查、检验不同方法对高血压诊断准确性的证据。在开始治疗前要确认诊断，建议在临床环境之外测量血压，最好是动态血压监测。

循证文献

The ALLHAT Officers and Coordinators for the ALLHAT Collaborative Research Group. Major outcomes in high-risk hypertensive patients randomized to angiotensin-converting enzyme inhibitor or calcium channel blocker vs. diuretic: The Antihypertensive and Lipid-Lowering treatment to prevent Heart Attack Trial (ALLHAT). *JAMA*. 2002;288:2981–2997.

这是迄今为止在高血压患者中进行的最大规模的双盲试验，对美国的高血压治疗建议产生了重大影响。该试验比较了氨氯地平或赖诺普利与对照药物氯沙利酮的治疗效果，发现新药物在预防致命性冠心病或非致命性心肌梗死方面不优于噻嗪类利尿剂。

Blood Pressure Lowering Treatment Trialists' Collaboration. Effects of different blood-pressure-lowering regimens on major cardiovascular events: results of prospectively-designed overviews of randomized trials. *Lancet*. 2003;362:1527–1535.

这一经典的前瞻性综述包含了 29 项随机试验的数据，比较了不同降压方案的疗效，以及较低血压目标值对降低主要心血管事件和死亡风险的益处。总体结论是，任何常用的治疗方案都能降低主要心血管事件的风险，血压降低幅度越大，风险降低越多。

Piper MA, Evans CV, Burda BU, Margolis KL, O'Connor E, Whitlock EP. Diagnostic and predictive accuracy of blood pressure screening methods with consideration of rescreening intervals: a systematic review for the U.S. Preventive Services Task Force. *Ann Intern Med*. 2015;162:192–204.

这篇系统回顾对动态和家庭血压监测与诊室血压进行了比较，为美国预防服务工作组建议进行非诊室血压测量以确认高血压诊断提供了依据。

Reboussin DM, Allen NB, Griswold ME, Guallar E, Hong Y, Lackland DT, Miller ER 3rd, Polonsky T, Thompson-Paul AM, Vupputuri S. Systematic review for the 2017 ACC/AHA/AAPA/ABC/ACPM/AGS/APhA/ASH/ASPC/NMA/PCNA guideline for the prevention, detection, evaluation, and management of high blood pressure in adults: a report of the American College of Cardiology Foundation/American Heart Association Task Force on Clinical Practice Guidelines. *Hypertension*. 2018;71:e116–e135.

这篇系统回顾研究了自我监测和基于诊室的血压测量、降压治疗期间的降压目标，比较了一线降压药物。研究结果为 2017 年高血压指南的制定提供了依据。

SPRINT Research Group. A randomized trial of intensive versus standard blood pressure control. *N Engl J Med*. 2015;373:2103–2116.

这项具有里程碑意义的试验在具有心血管风险但不合并糖尿病的患者中探讨了降低心血管发病率和死亡率的收缩压最佳靶点。与血压 <140 mmHg 相比，以收缩压 <120 mmHg 为目标，可降低致死性和非致死性主要心血管事件及全因死亡率。

（Alan L. Hinderliter，Raven A. Voora，Romulo E. Colindres 著　汪羚利 译　李昭屏 审校）

第 16 章

脂质代谢异常的管理

在过去的几年里，以降低冠心病风险为目的的脂质代谢异常管理不断进展。推动这些进展的因素有很多，包括 2013 年 AHA / ACC 胆固醇管理指南的推出、一系列非他汀类药物治疗的临床试验，尤其是有几项试验涉及胆固醇酯转移蛋白抑制剂（cholesteryl ester transfer protein inhibitors，CETPi）升高高密度脂蛋白（high-density lipoprotein，HDL）的治疗，以及前蛋白转化酶枯草杆菌蛋白酶 /kexin 9（proprotein convertase subtilisin/kexin type 9，PCSK9）治疗的引入。基于循证医学证据的 2013 年指南是患者管理的核心依据。该指南简化了血脂的治疗方法和一些具有挑战性的问题，如剂量滴定，以及实现一个特定的、甚至是无法达到"目标"的血脂水平。更重要的是，指南允许与患者共同决策制订个体化的药物治疗方案，正如原文所述："指南旨在定义大多数情况下满足患者需求的临床实践而并非取代临床决策。"

对于大多数具有冠心病风险的人群，血脂水平升高，特别是低密度脂蛋白胆固醇（LDL-C）升高是首要的可改变的危险因素。在降低血管疾病风险的各种协同因素之中，不能低估改善饮食和运动等生活方式的重要性。确诊的代谢综合征患者是高血管风险人群（图 16.1）。改善生活方式结合适当的药物治疗，是所有患者治疗的重要而有效的方法。

LDL-C 水平与动脉粥样硬化和冠心病事件密切相关。遗传学、流行病学以及多个临床试验的数据进一步证实，LDL-C 是导致动脉粥样硬化的必要且充分原因，因而，应着眼于降低 LDL-C。随着药物和饮食控制带来的 LDL-C 水平逐步降低，冠心病事件风险也逐渐降低。2013 AHA/ACC 指南总结了四大类人群使用他汀类药物降低 LDL-C 的循证医学证据，这四类人群均根据其未来发生心血管事件的风险使用他汀类药物。描述如下：

- 已知患有动脉粥样硬化性心血管疾病（atherosclerotic cardiovascular disease，ASCVD）；
- 原发性 LDL-C 升高，LDL-C>190 mg/dl，即典型的遗传性血脂代谢异常；
- 40~75 岁确诊糖尿病，LDL-C 70~189 mg/dl，但不伴有 ASCVD；
- 无 ASCVD 或糖尿病，LDL-C 70~189 mg/dl，且预计 10 年 ASCVD 风险 >7.5%。

他汀类药物应用指南对血脂管理至关重要。2017 年 ACC 专家共识决策路径重点更新和补充了有关 ASCVD 风险管理中非他汀类药物治疗的指导意见，为那些他汀类药物治疗反应不佳或可能无法耐受最大剂量他汀类药物的人群提供了专家指导意见。如依折麦布和 PCSK9 抑制剂，是进一步降低 LDL-C 和减少心血管风险的重要选择。对于特殊的患者也可考虑使用其他方案，包括转诊给脂质专家、使用其他药物如米泊美生或洛美他派，或 LDL 血浆分离治疗等。

评估

应在 β 定量分析检测的标准实验室进行脂质化验，包括直接测定的总胆固醇、甘油三酯和 HDL-C 水平，以及根据 Freidewald 方程估算的 LDL-C 水平。通过超速离心、梯度凝胶电泳和磁共振可以直接检测 LDL-C 水平、颗粒大小和颗粒密度。尽管载脂蛋白 B 的检测和 LDL-C 的其他检测可以提供有关脂蛋白特征的其他信息，但目前尚无充分的临床研究表明针对这些单个脂质成分的药物的有效性。因此，由于不能改变大多数患者的治疗决策，这些检测的价值有限。LDL-C 是评估风险和监测血脂治疗效果的标准。对于需要进行长期治疗的患者，应当有两次空腹脂蛋白检测结果（至少间隔 1 周）来指导临床决策。

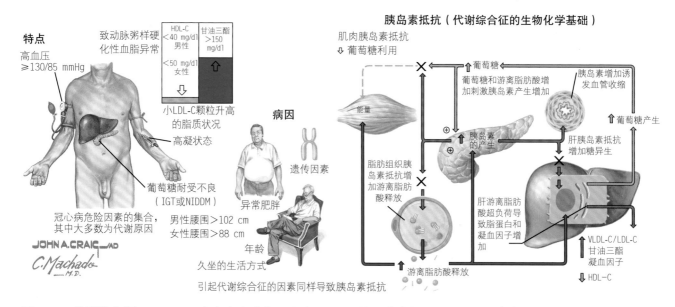

图 16.1　代谢综合征。HDL-C，高密度脂蛋白胆固醇；IGT，糖耐量受损；LDL-C，低密度脂蛋白胆固醇；NIDDM，非胰岛素依赖的糖尿病；VLDL-C，极低密度脂蛋白胆固醇

空腹甘油三酯的监测也很重要，升高的甘油三酯（>200 mg/dl）可能掩盖极低密度脂蛋白和其他残余胆固醇颗粒的残余风险，而后者也可以导致动脉粥样硬化。

治疗的目标是使 LDL-C 降低的幅度与患者风险相匹配。由于不同他汀类药物的效果存在差别，诊断 ASCVD 的患者将接受高强度他汀治疗使 LDL-C 降低 ≥ 50%。风险较低的患者可以采用更温和的 LDL-C 降低方案进行治疗。治疗的获益必须首先考虑安全性，所有患者均应避免发生可能的不良事件。

HDL-C 是流行病学和临床研究的另一热点。HDL-C 水平受生活方式因素的影响，例如饮食、运动、饮酒、肥胖、吸烟以及某些药物治疗（如利尿剂和合成类固醇）等。在这些因素中，运动、雌激素和酒精可以增加 HDL-C，但其潜在获益尚未得到证实，不推荐作为预防策略。最新的临床试验已经证实，包括烟酸和 CETP 抑制剂在内的升高 HDL-C 的治疗，其临床作用非常有限。

关注烟酸制剂的临床研究可以追溯到 40 多年前开展的《冠心病药物治疗项目》的研究成果。作为一种治疗性干预措施，烟酸对血清脂蛋白（包括 LDL-C、TG 和 HDL-C）具有多种作用。但最近的试验，包括 AIM-HIGH（Atherothrombosis Intervention in Metabolic syndrome with Low-HDL and High Triglycerides）和 HPS₂THRIVE（Heart Protection Study 2-Treatment of HDL to Reduce the Incidence of Vascular Events）研究均显示烟酸并无获益，甚至有潜在危害。

最近完成的应用 CETP 抑制剂升高 HDL-C 的研究显示，原型药物托法替尼（torcetrapib）在使 HDL-C 升高 50% 以上的同时降低 LDL-C 15%~20%，但由于治疗组心血管和总体死亡率增加而提前终止了研究。不良后果可能与该 CETP 抑制剂对电解质的影响和血压升高的非靶向效应有关。另一种 CETP 抑制剂类药物达塞曲匹（dalcetrapib）没有类似于托法替尼的明显的非靶向效应，但对 HDL-C 和 LDL-C 的影响较小。早期的 dal-OUTCOMES 研究由于没有临床效果而终止。最新的一项研究旨在通过依塞曲匹（evacetrapib）证明 CETP 抑制剂疗效，该药对 HDL-C 有很强的作用，对其他脂质生物标志物也有益处；但 LDL-C 和载脂蛋白 (a)［Lp (a)］等在血管事件的主要终点上没有显示出任何获益。另一项研究使用的安塞曲匹（anacetrapib）也证实了其对 HDL-C、LDL-C 和 Lp (a) 有类似的明显效应，虽然是轻微获益，但有显著意义。上述研究表明，CETP 抑制剂和升高 HDL-C 的药物不是改善心血管预后的主要途径。然而，尽管 HDL-C 作为治疗靶标的意义尚未明确，但 HDL-C 作为心血管风险的重要预测指标的作用仍不容置疑。

甘油三酯是重要的血浆脂质成分，以不同浓度存在于所有的脂蛋白中。由于缺乏明确的随机试验显示其临床获益，血浆甘油三酯和冠心病之间的关系仍不清楚。最新的流行病学分析表明，甘油三酯或所谓的残余脂蛋白升高是导致 ASCVD 残余风险的原因。甘油三酯升高至 200~500 mg/dl 可以成为残余风险，并且可能影响实验室检测 LDL-C 水平。标准实验室分析出现问题时应使用高级诊断参数，如载脂蛋白 B 或 LDL 颗粒（通过磁共振）等与临床结果相比较，以评估发生心血管疾病的风险。

遗传性脂质代谢紊乱或家族性高胆固醇血症（familial hypercholesterolemia，FH）的患者患冠状动脉性疾病的风险非常高。这一类人群表现为早发动脉粥样硬化性心脏病和极强的冠心病家族病史，也是医务人员所面对的重大临床挑战。最新的人口数据显示，LDL-C 水平 >190 mg/dl 的杂合型家族性高胆固醇血症（heterozygote FH，HeFH），在普通人群中的发生率为 1/250。根据最新的治疗指南，此类患者应当进行积极治疗。PCSK9 抑制剂的引入以及随后的关于 LDL 受体调控的相关研究为应对 FH 的挑战提供了流行病学资料和临床参考。大多数 FH 未得到充分的诊断和治疗，直到发生主要冠状动脉事件。一直以来，其治疗方法仅限于他汀类药物联合其他口服药物治疗或 LDL 血浆分离治疗。新型治疗策略的出现，包括米泊美生、洛美他派和 PCSK9 抑制剂（依洛尤单抗和阿莫罗布单抗）等，为这类患者带来巨大希望。

管理和治疗

改善生活方式

有效的生活方式改善，如健康饮食和体育锻炼等，是他汀类药物和其他药物治疗获益的基础，在随机试验中通常将有效生活方式改善与药物治疗联合进行（图 16.2）。患者应接受训练有素的医生、护士或营养师制订的饮食建议。与先前的临床建议相同，最新的 AHA/ACC 指南继续强调改善生活方式（例如坚持心脏健康饮食习惯、规律的运动习惯、远离烟草和保持健康的体重等）的重要性，作为健康促进和降低 ASCVD 风险的重要组成部分，改善生活方式应当在降低胆固醇的药物治疗之前及与药物治疗同时进行。《2013 生活方式管理工作组指南》推荐了针对健康成年人生活方式的营养模式，而不是诸如"高血压饮食方法（Dietary Approach to Stop Hypertension，DASH）"或"地中海饮食"等特定饮食模式。这些"模式"强调摄入水果、蔬菜和全麦制品。蛋白质的来源应包括低脂乳制品、禽类、鱼类和豆类，以及限制甜食、含糖饮料、红肉以及饱和脂肪中的总摄取热量。建议使用植物固醇 / 固醇类（2 g /d）和最多 25 mg 可溶性纤维，单独或联合应用合适的药物，来协同降低 LDL-C。

《2008 美国人体育锻炼指南》将体育锻炼视为健康老龄化的关键。尽管《2013 AHA/ACC 生活方式管理指南》建议每周进行 2.5 小时中等强度运动并促进体育锻炼，但是只要个体能力和条件允许，应当设计一种个体化方案来鼓励尽可能多的体育锻炼。

药物治疗

尽管不是所有治疗方案都可作为一线治疗，但仍有多种方案通过不同的作用机制影响 LDL-C 和甘油三酯水平（图 16.3）。《2013 ACC/AHA 实践指南》为治疗 LDL-C 和降低心血管风险提供了循证药物治疗框架。这些建议是基于他汀类药物的随机临床试验的综合回顾。指南强调，作为患者管理的初始方案，他汀类药物治疗强度应基于患者风险。根据患者的风险分组，建议使用高强度他汀类药物治疗使 LDL-C 降低 ≥ 50%，而使用中等强度治疗使 LDL-C 降低 30% ~50%。治疗决策和 LDL-C 降低幅度取决于四大类治疗人群中患者的基线风险，并强调与每个患者共同决策。

尽管众多他汀类药物的随机临床试验表明 LDL-C 的控制程度与心血管事件降低的幅度直接相关，但现有数据并不支持为治疗目标规定特定指标。即使在已经接受有效剂量他汀类药物治疗的患者中，通过更积极地降低 LDL-C 仍可以额外减少心血管事件。依折麦布联合他汀类药物的 IMPROVE-IT（IMProved Reduction of Outcomes：Vytorin Efficacy International Trial）研究的结果显示，通过加入这种非他汀类药物治疗使心血管事件进一步降低，虽然是轻微降低却具有重要意义。

PCSK9 抑制剂与他汀类药物同样具有增加 LDL-C 受体活性并显著降低 LDL-C 的作用，为患者的治疗提供重要的选择。PCSK9 联合他汀治疗可以使 LDL-C 降低 50% ~60%，且治疗效果远远优于仅使用他汀类药物所达到的水平。有关 PCSK9 抑制剂的大规模临床研究已显示其巨大的应用前景。近期，一项 meta 分析也表明 PCSK9 抑制剂使全因死亡率降低、心肌梗死事件减少且心血管死亡率也可能降低。

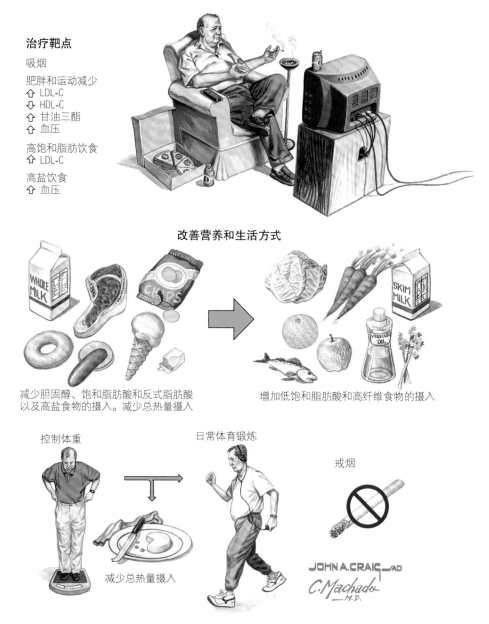

治疗靶点

吸烟

肥胖和运动减少
⇧ LDL-C
⇩ HDL-C
⇧ 甘油三酯
⇧ 血压

高饱和脂肪饮食
⇧ LDL-C

高盐饮食
⇧ 血压

改善营养和生活方式

减少胆固醇、饱和脂肪酸和反式脂肪酸
以及高盐食物的摄入。减少总热量摄入

增加低饱和脂肪酸和高纤维食物的摄入

控制体重

减少总热量摄入

日常体育锻炼

戒烟

图 16.2 脂质目标管理的非药物治疗。HDL-C，高密度脂蛋白胆固醇；LDL-C，低密度脂蛋白胆固醇

与 PCSK9 抑制剂相关的潜在严重不良事件似乎很少。

实际问题

尽管大量研究数据支持他汀类药物降低 LDL-C 的安全性和有效性，但仍有许多患者无法接受获得最佳疗效所必需的他汀类药物治疗剂量。这可能部分是由于患者对药物安全性的担忧，以及患者对他汀类药物的风险和获益的认识不足所导致。药物依从性通常是多方面的问题，改善他汀类药物依从性的干预措施必须针对患者进行个体化处理。基于合并多重用药的考虑，以及权衡风险和获益，为老年

人"调整处方"是合理的。但是对所有患者而言，治疗决策应在患者充分了解其治疗方案的风险和获益的情况下制订。

未来方向

更精准地评估患者发生冠心病事件风险以及更好地反映其脂质代谢状况的诊断试验正在不断发展，包括评估新型危险因素的血液检测以及评估早期动脉粥样硬化疾病的定量检测方法等。诊断试验包括：高敏 C 反应蛋白测定评估慢性炎症、脂质颗粒大小

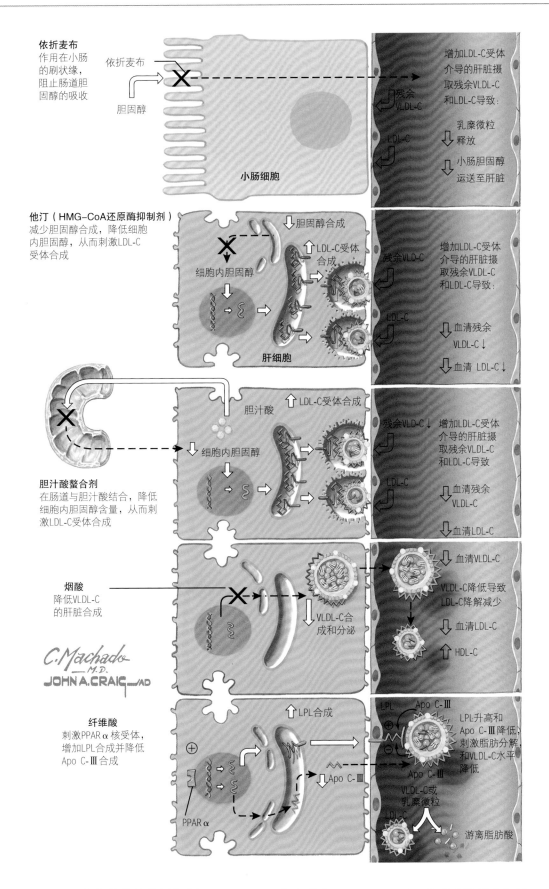

图 16.3 降脂药物的作用机制。Apo C-III，载脂蛋白 C-III；HDL-C，高密度脂蛋白胆固醇；HMG-CoA，3- 羟基 -3 甲基乙酰辅酶 A；LDL-C，低密度脂蛋白胆固醇；LPL，脂蛋白酶；PPAR α，α 过氧化物酶体增殖物激活受体；VLDL-C，极低密度脂蛋白胆固醇

和密度的评估、电子束断层显像评估冠状动脉钙化积分、颈动脉多普勒超声测定内 - 中膜厚度比以及踝臂指数评估周围血管疾病等。新的诊断试验可以更好地识别具有冠心病事件风险的患者并拓展血脂异常的治疗方法，将在冠心病预防方面取得重大进展。

补充材料

ACC Writing Committee. 2016 ACC expert consensus decision pathway on the role of non-statin therapies for LDL-cholesterol lowering in the management of atherosclerotic cardiovascular disease risk. *J Am Coll Cardiol.* 2016;68(1):92–125.

更新了原版指南对于治疗方案的总结。

DiBartolo BA, Duong M, Nicholls SJ. Clinical trials with cholesterol ester protein inhibitors. *Curr Opin Lipidol.* 2016;27:545–549.

一类无改善作用的治疗方法的总结。

Eckel RH, et al. 2013 AHA/ACC guideline on lifestyle management to reduce cardiovascular risk. *Circulation.* 2013;00:1–46.

这篇文献很好地描述了药物治疗以外的重要管理。

Gidding SA, Champagne MA, Ferranti SD, et al. The agenda for familial hypercholesterolemia: a scientific statement from the American Heart Association. *Circulation.* 2015;132:2167–2192.

这篇声明总结了我们对于遗传性血脂异常的不断扩展的认识。

Hassan M. HPS2-THRIVE, AIM-HIGH and dal-OUTCOMES: HDL-cholesterol under attack. *Glob Cardiol Sci Pract.* 2014;37:235–240.

使用烟酸缺乏获益的重要观点。

Lloyd-Jones DM, et al. 2017 Focused update of the 2016 ACC expert consensus decision pathway on the role of non-statin therapies for LDL-cholesterol lowering in the management of atherosclerotic cardiovascular disease risk. *J Am Coll Cardiol.* 2017;70:1785–1822.

为非他汀类药物治疗的使用提供了重要指导——临床医生的实用指南。

Navarese EP, Kolodziejczak M, Schulze V. Effects of proprotein convertase subtilisin/kexin type 9 antibodies in adults with hypercholesterolemia: a systematic review and meta-analysis. *Ann Intern Med.* 2015;163:40–51.

对 PCSK9 抑制剂等新型治疗预期的序章。

Nordestgaard BG. Triglyceride-rich lipoproteins and atherosclerotic cardiovascular disease: new insights from epidemiology, genetics, and biology. *Circ Res.* 2016;118:547–563.

尽管 LDL-C 是脂质管理的重点，甘油三酯水平升高也必须得到关注。

O'Keefe JH, DiNicolantonio JJ, Lavie CJ. Statins, ezetimibe, and proprotein convertase subtilisin-kexin type 9 inhibitors to reduce low-density lipoprotein cholesterol and cardiovascular events. *Am J Cardiol.* 2017;119:565–571.

有关降脂治疗的重要的循证总结。

Pearson TA, Mensah GA, Alexander RW, et al. AHA/CDC Scientific Statement. Markers of inflammation and cardiovascular disease: application to clinical and public health forum: a statement for healthcare professionals from the Centers for Disease Control and Prevention and the American Heart Association. *Circulation.* 2003;107:499–511.

探讨炎症在血管疾病和心脏事件中的作用。

Stone NJ, Robinson J, Lichtenstein AH, et al. 2013 ACC/AHA guideline on the treatment of blood cholesterol to reduce atherosclerotic cardiovascular risk in adults: a report of the American College of Cardiology/American Heart Association Task Force on Practice Guidelines. *Circulation.* 2013;00:1–85.

有助于降低胆固醇和血管病风险的有证据支持的重要更新。

（ Phil Mendys，Golsa Joodi，Sidney C. Smith，Jr.，Ross J. Simpson，Jr. 著　刘丹 译　孙丽杰　高炜 审校）

第 17 章

糖尿病与心血管事件

病因和发病机制

糖尿病是胰岛素缺乏导致血糖升高的结局之一。根据胰岛素缺乏的病因大致可以分为 1 型或 2 型糖尿病两类。1 型糖尿病（Type 1 diabetes，T1DM）以 β 细胞功能障碍和胰岛素分泌不足的自身免疫过程为特征，通常在儿童或青少年时期即发病，因胰腺分泌胰岛素不足而需要补充胰岛素。

2 型糖尿病（Type 2 diabetes，T2DM）在成年人更为常见，其特点是胰岛素抵抗。由于有相当数量的成年人患有 T2DM，因此本章将重点讨论这一群体。胰岛素抵抗的发生机制尚未完全阐明。该疾病很可能因多种因素（包括遗传、环境和生活方式等因素）相互作用所致，所有因素都参与疾病的发展。其中肥胖发挥核心作用，并且会降低机体对胰岛素的反应性。这种对胰岛素反应的降低称为胰岛素抵抗，可以认为具有胰岛素抵抗的患者处于糖尿病前期。糖尿病前期患者需要更高水平的胰岛素来维持葡萄糖稳态。对胰腺分泌胰岛素需求的增加使生成胰岛素的 β 细胞处于应激状态，胰腺可能难以产生足量的胰岛素来维持正常血糖，从而导致高血糖症。此时，患者从糖尿病前期发展为 T2DM。病程较长且血糖控制不佳的 T2DM 患者，可能出现胰岛素生成减少，导致胰岛素缺乏和肝葡萄糖生成增多，在生理学上类似于 T1DM。

T2DM 可增加包括死亡在内的多种不良事件风险。糖尿病并发症广义上可分为起源于微血管或大血管的并发症（图 17.1）。微血管疾病包括视网膜病变（糖尿病仍然是导致失明的首要原因）、肾病（可导致终末期肾病）和神经病变。糖尿病的大血管并发症是指主要发生于大血管的事件，包括心肌梗死、卒中和外周动脉疾病。糖尿病患者发生动脉粥样硬化和缺血性事件的风险显著增加。

多种生物学机制将糖尿病和动脉粥样硬化联系起来。糖尿病患者较高的动脉粥样硬化负荷可能与高血糖的直接作用有关。高血糖可促进血管平滑肌细胞增殖，从而使血管床发生弥漫病变并导致血液输送能力降低（图 17.2）。高血糖还会导致氧化应激和活性氧生成，进而促进脂质氧化、内皮损伤、炎症和富含脂质斑块的进展。糖尿病患者常见的脂质代谢改变，以及与高血压和肥胖的关联，也促进了动脉粥样硬化的发展和心血管事件风险的增加。

此外，糖尿病患者可增加心力衰竭风险已日渐明确。糖尿病和心力衰竭具有相关性的认识已有时日。糖尿病主要增加缺血性心肌病的风险，归因于该人群中冠心病的高发病率。尽管冠状动脉性疾病仍然是心力衰竭的主要危险因素，但已有研究表明糖尿病与心力衰竭之间的关系独立于动脉粥样硬化。一项入组动脉粥样硬化或动脉粥样硬化高风险患者的大型国际注册研究——REACH（REduction of Atherothrombosis for Continued Health）研究显示，既往有心肌梗死或卒中的患者心力衰竭发生率高于无心血管疾病的患者。然而，无论患者既往是否发生过缺血事件或仅有心力衰竭的危险因素，糖尿病的存在都导致了心力衰竭风险的相对增加。糖尿病患者在射血分数正常的情况下也有发生心力衰竭的风险，且独立于冠状动脉疾病。虽然糖尿病也会增加其他事件（如感染）的风险，但预防微血管、大血管和心力衰竭并发症是当前糖尿病治疗的主要目标。

流行病学

世界范围内糖尿病的患病率呈持续增长。1980 年估算的糖尿病患病人数为 1.08 亿，约占世界人口总数的 4.3%。在过去的 25 年中，糖尿病的发病率呈指

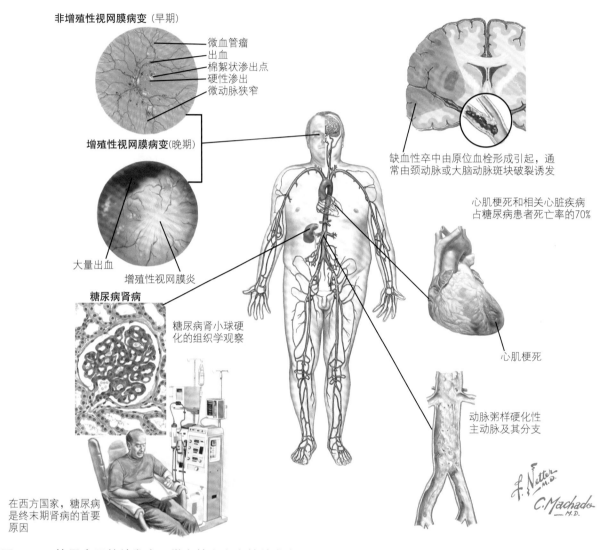

糖尿病视网膜病变
糖尿病视网膜病变在扩瞳检查中很容易被发现，在美国，它是导致成人失明的首要原因。早期识别和治疗视网膜病变可预防视力丧失

非增殖性视网膜病变（早期）
微血管瘤
出血
棉絮状渗出点
硬性渗出
微动脉狭窄

增殖性视网膜病变（晚期）
大量出血
增殖性视网膜炎

糖尿病肾病
糖尿病肾小球硬化的组织学观察

在西方国家，糖尿病是终末期肾病的首要原因

脑血管疾病
糖尿病患者血管并发症的高发生率不仅与血糖升高有关，还与血脂异常、高血压、促凝状态和动脉壁形成不稳定斑块的倾向密切相关

缺血性卒中由原位血栓形成引起，通常由颈动脉或大脑动脉斑块破裂诱发

心肌梗死和相关心脏疾病占糖尿病患者死亡率的70%

心肌梗死

动脉粥样硬化性主动脉及其分支

图 17.1 糖尿病及其并发症：微血管和大血管并发症

数增长。例如在 2014 年，全世界估算的糖尿病患病人数为 4.22 亿，影响了约 9% 的男性和 8% 的女性。尽管这一增长的部分原因是人口老龄化，但肥胖症发生率的总体上升也是糖尿病患病率 4 倍以上增长的重要原因。而且，预计糖尿病的发病率将持续攀升，有研究表明 2025 年全球将有超过 7 亿人罹患糖尿病。

糖尿病的发生与多种危险因素相关，包括遗传易感性、卡路里摄入量和 / 或饮食，以及缺乏体力活动，这些因素都会增加糖尿病的患病风险。值得注意的是，T2DM 的发病率与肥胖密切相关。糖尿病患

病率的增加大部分或者至少在某种程度上与肥胖症发病率的增加有关。尽管美国的糖尿病和肥胖症发病率均在增长，但发展中国家糖尿病的发病率正以最高绝对率增长。随着发展中国家从以农业为主向更加工业化的生活方式转变，这一增长可能部分归因于高卡路里饮食的增多和能量消耗减少。由于发展中国家对糖尿病发病率的总体上升影响显著，我们应该把主要精力集中在控制这些国家的糖尿病患病率上。

与非糖尿病患者相比，糖尿病患者的死亡率更高。糖尿病患者死亡风险增加的最主要原因是心血

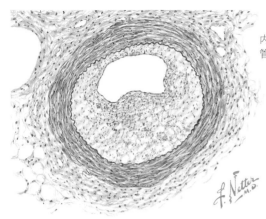

内膜增生（动脉粥样硬化），管腔明显减小

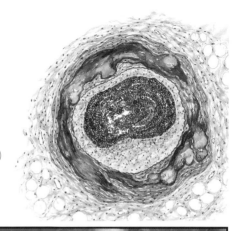

中层钙化（Mönckeberg型硬化）合并部分内膜增厚和血栓形成

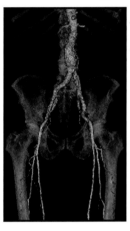

腹主动脉CT血管造影显示肾下腹主动脉轻度扩张。左髂内动脉起始处狭窄

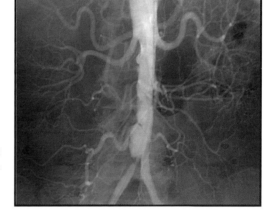

主动脉造影显示晚期动脉粥样硬化性疾病累及肾下腹主动脉，并且有多处溃疡。右髂总动脉起始处狭窄

图 17.2　糖尿病中患者的动脉粥样硬化

管事件，因此，以降低心血管事件为目标可能是改善糖尿病患者预后最有效的策略。尽管普通人群和糖尿病患者的心血管并发症发生率都在下降，但肥胖症和糖尿病患者数量的大幅增加可能会对心血管事件发生率的长期下降产生威胁。

临床表现

　　糖尿病的病程和血糖控制程度是未来发生糖尿病并发症的重要预测因子。既往研究表明，无论是否患糖尿病，作为反映过去 3 个月血糖水平的标志物——糖化血红蛋白（glycosylated hemoglobin，HbA1c），均可预测患者的心血管事件。病程也是糖尿病并发症的重要独立预测因子。因此，识别糖尿病、糖尿病前期和新发糖尿病风险的患者，有助于强化治疗，降低糖尿病导致远期并发症的风险。

　　美国糖尿病协会（American Diabetes Association，ADA）已确定与糖尿病发生相关的重要危险因素，包括缺乏体力活动；非裔美国人、拉丁美洲人、美洲原住民、亚裔美国人、太平洋岛民血统或种族的患者；有糖尿病家族史的患者（尤其是一级亲属患有糖尿病）；曾被诊断为妊娠期糖尿病的妇女；低 HDL-C（<35 mg/dl）和 / 或高甘油三酯（>250 mg/dl）的患者；有胰岛素抵抗证据的患者（HbA1c ≥ 5.7%）；糖耐量降低（2 小时葡萄糖耐量试验血糖 140~199 mg/dl）或空腹血糖受损（100~125 mg/dl）；重度肥胖患者；黑棘皮病和 / 或多囊卵巢综合征患者；高血压患者（≥ 140/90 mmHg 或接受降压治疗）；以及有心血管疾病的患者都是糖尿病的独立预测因子。

　　目前的指南建议对超重和 / 或肥胖，且至少具有前述糖尿病危险因素之一的患者进行糖尿病筛查。糖尿病的诊断要求至少满足下列四种临床指标中的一项：①空腹血糖 ≥ 126 mg/dl；②口服葡萄糖耐量试验（相当于 75 g 无水葡萄糖溶于水），餐后 2 小时血糖 ≥ 200 mg/dl；③ HbA1c≥6.5%；④随机血糖 ≥200 mg/dl。

　　如果 HbA1c 在 5.7%~6.4%，则为糖尿病前期

（其他标准包括空腹血糖在 100~124 mg/dl，或者葡萄糖耐量试验的 2 小时血糖在 140~199 mg/dl）。随着时间的推移，糖尿病前期患者罹患糖尿病的风险会增加，而且测试结果接近糖尿病前期上限范围的患者风险更高。应该鼓励糖尿病患者启动锻炼计划，努力减重，启动干预心血管危险因素的治疗，降低心血管事件风险。既往研究发现，锻炼和减重在降低糖尿病患病风险方面效果明显。

管理与治疗

糖尿病患者的管理取决于患者是否为糖尿病前期和 / 或胰岛素敏感性，或者是否患 T2DM。糖尿病前期患者的治疗目标是控制危险因素、防止胰岛素抵抗进展为糖尿病。目前的推荐意见集中在改善胰岛素敏感性的治疗。运动和减重可改善胰岛素敏感性，且已被证明是降低进展为糖尿病风险的有效策略。一项针对 3234 名空腹和负荷后血糖升高但无糖尿病患者的试验中，被随机分配到生活方式改善组（目标是体重减轻 ≥ 7%，每周体力活动 150 分钟）的患者糖尿病发病率较低。同一研究显示，与常规治疗的患者相比，随机分配到二甲双胍组的患者糖尿病发病率也较低；然而，接受生活方式干预的患者新发糖尿病的发病率最低。因此，生活方式干预和二甲双胍是糖尿病前期患者治疗的基础。已证明，在有卒中或短暂性脑缺血发作的糖尿病前期患者，给予吡格列酮治疗可有效延缓糖尿病的进展和降低未来卒中或心肌梗死的风险。

已确诊的糖尿病患者要重点预防糖尿病微血管和大血管并发症。通过早期进行眼部检查识别糖尿病视网膜病变，通过尿微量白蛋白检测发现糖尿病肾病，以及糖尿病足检查以确定神经病变及其并发症是预防微血管并发症的关键（图 17.3）。控制血糖和降糖药物在预防糖尿病微血管并发症方面尤为重要。　在 UKPDS（United Kingdom Prospective Diabetes Study）研究中，强化血糖控制可以减少糖尿病肾病等微血管病变的发生。虽然这项研究是在治疗糖尿病的药物有限并且心血管危险因素没有得到积极控制的时代进行的，但血糖控制在减少微血管并发症方面仍持续发挥作用。

血糖控制对心血管和其他大血管事件的影响尚不十分清楚。既往研究表明，血糖控制程度与心血管事件风险之间存在明显的关联；但关于控制血糖能否降低心血管事件风险的数据较少。在 UKPDS 试

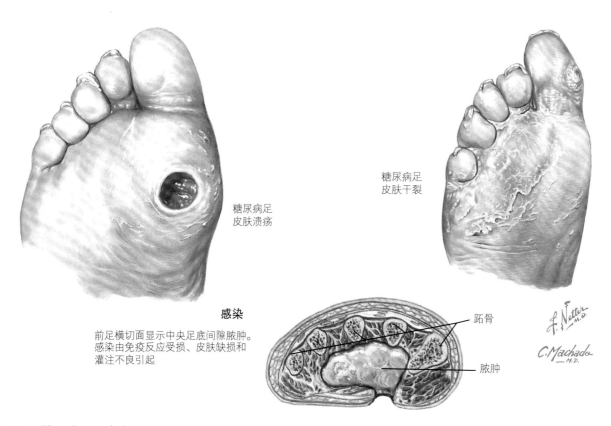

糖尿病足
皮肤溃疡

糖尿病足
皮肤干裂

感染

前足横切面显示中央足底间隙脓肿。感染由免疫反应受损、皮肤缺损和灌注不良引起

跖骨

脓肿

图 17.3　糖尿病足的病变

验中，随机接受强化降糖的患者心肌梗死发生率较低。但在试验初期未发现这种获益，只是在 10 年随访之后这种获益才变得明显。类似的研究，如 ACCORD（Action to Control Cardiovascular Risk in Diabetes）、VADT（Veterans Affairs Diabetes Trial）以及 ADVANCE（Action in Diabetes and Vascular Disease: Preterax and Diamicron MR Controlled Evaluation）研究，将患者随机分配到强化或常规降糖策略组，心血管死亡或心肌梗死发生率无差异。而将全部结果进行 meta 分析时，发现强化血糖控制可能减少心肌梗死的发生。

目前糖尿病治疗指南推荐二甲双胍作为糖尿病患者降糖的一线治疗。二甲双胍能有效降低血糖，并且有一项小型临床试验发现，二甲双胍还可以减少心血管事件，尽管事件数很少。基于长期使用过程中积累的安全性和有效性的观察证据，二甲双胍仍然是一线的治疗方法。尽管减少心血管事件的证据有限，但二甲双胍获取渠道广泛且价格实惠，使其成为糖尿病患者初始治疗的合理选择。

大多数糖尿病患者确诊后或因血糖控制不满意而需要一种以上的药物，或是随着时间推移糖尿病进展必须进一步治疗。目前的治疗指南支持个体化治疗理念。对于有心血管疾病风险的患者，应优先考虑使用已证实可降低心血管风险的治疗，而不是使用那些仅对血糖控制有效的药物。

钠 / 葡萄糖共转运体 -2 抑制剂

目前已有研究显示两种不同类别的药物可有效减少糖尿病患者的心血管事件。不论是确诊的动脉粥样硬化，还是具有心血管疾病高风险，钠 / 葡萄糖共转运体 -2 抑制剂（sodium/glucose cotransport-2 inhibitors，SGLT-2i）均可有效降低糖尿病患者心血管事件的发生率。这些药物通过抑制近端肾小管的 SGLT-2 共转运蛋白发挥作用。当功能正常时，这种共转运蛋白重新摄取已被肾脏过滤的葡萄糖。抑制这种转运蛋白会导致糖尿，引起轻微的渗透性利尿作用，从而降低血压和体重。

到目前为止，两项大型心血管预后研究发现，恩格列净（Empagliflozin Cardiovascular Outcome Event Trial in Type 2 Diabetes Mellitus Patients-Removing Excess Glucose，EMPA-REG 研究）和坎格列净（Canagliflozin Cardiovascular Assessment Study，CANVAS 研究）可以减少主要心血管事件以及因心力衰竭和肾脏疾病进展的住院率。纳入 6 个不同国家和地区的 140 万糖尿病患者的大型观察性研究——CVDREAL（Comparative Effectiveness of Cardiovascular Outcomes）研究中，服用 SGLT-2i 治疗的糖尿病患者死亡和因心力衰竭住院的风险较低，为 SGLT-2i 在糖尿病治疗中的作用提供了进一步的支持。这些药物是第一类专门为降低血糖而研发、却在降低心血管疾病风险方面有效的药物。基于药物的性质，其疗效不太可能用降糖解释。这些药物改善心血管结局的确切机制仍不清楚，但可能继发于对体重、血压和肾脏疾病进展的影响。

胰高血糖素样肽 -1 激动剂

一些胰高血糖素样肽 -1（glucagon-like peptide-1，GLP-1）激动剂也能够改善糖尿病患者的预后。GLP-1 的生理作用是帮助维持葡萄糖稳态和糖原存储。摄入食物引起 GLP-1 释放，通过促进胰岛素分泌和糖原存储来降低血浆葡萄糖。研究发现，GLP-1 激动剂和二肽基肽酶Ⅳ（dipeptidyl peptidase Ⅳ，DPP-Ⅳ）抑制剂（上述药物可阻断 GLP-1 分解，提高生物活性 GLP-1 的水平）可有效降低血浆葡萄糖水平。研究证实，两种特殊的 GLP-1 激动剂——利拉鲁肽和司美格鲁肽可以减少糖尿病患者的心血管事件。其他 GLP-1 激动剂或 DPP-Ⅳ抑制剂尚未显示类似益处。利拉鲁肽对糖尿病的影响和作用：LEADER（Liraglutide Effect and Action in Diabetes: Evaluation of cardiovascular outcome Results）研究中，接受利拉鲁肽治疗的患者心血管死亡、心肌梗死或卒中的风险较低（13.0% vs.14.9%；HR：0.87；95% CI：0.78~0.97），对心血管死亡（4.7% vs.6.0%；HR：0.78；95%CI：0.66~0.93）、心肌梗死（HR：0.86；95%CI：0.73~1.00；$P = 0.046$）和卒中（HR：0.86；95% CI：0.71~1.06）的影响一致。司美格鲁肽是一种作用时间更长的 GLP-1 激动剂，一项小型随机临床试验显示其可降低心血管事件。

利拉鲁肽和司美格鲁肽降低主要心血管事件的确切机制尚未完全阐明。GLP-1 受体存在于多种不同的心血管组织中。动物实验表明，GLP-1 激动剂可能激活了对心肌存活至关重要的分子通路。静脉注射药理剂量 GLP-1 的人体研究显示，充血性心力衰竭患者的左心室功能、最大摄氧量和体能都有所改善，高血压患者的血压也有所降低。这些研究提示，GLP-1 激动剂的心血管获益机制可能独立于降糖作用。

控制高血压

除 SGLT-2i 和 GLP-1 激动剂外，糖尿病和合并明确心血管疾病的患者还应该对心血管危险因素进行积极干预。收缩压 >120 mmHg 或舒张压 >80 mmHg 的患者应增加运动量、减轻体重并减少食盐摄入量。对 40 项降压治疗临床试验进行的大规模 meta 分析结果发现，基线收缩压 >140 mmHg 的糖尿病患者接受降压治疗最有益。有研究建议将目标收缩压设定为 130 mmHg 而不是 140 mmHg，有助于使心血管事件和卒中的百分比略降低。但现行的 ADA 指南仍建议对收缩压 >140 mmHg 或舒张压 >90 mmHg 的患者启动降压治疗。

降脂治疗

降脂是预防糖尿病患者心血管疾病的重要治疗措施。患有糖尿病和明确心血管疾病的患者，低密度脂蛋白胆固醇（LDL-C）降至极低的水平可降低心血管事件发生风险。在 IMPROVE-IT（Improved Reduction of Outcomes：Vytorin Efficacy International Trial）研究中，将急性冠状动脉综合征患者随机分配到辛伐他汀 40 mg / 依折麦布 10 mg 或辛伐他汀 40 mg 组，7 年随访结果显示：辛伐他汀 / 依折麦布治疗组糖尿病患者的心血管死亡、心肌梗死和不稳定性心绞痛需住院治疗、冠状动脉血运重建或卒中的发生率较低（45.5% *vs.* 40.0%；HR：0.86；95% CI：0.78~0.94）。辛伐他汀 / 依折麦布在糖尿病患者中的作用优于无糖尿病患者［P（交互作用）=0.02］。除他汀类药物外，使用前蛋白转化酶枯草杆菌蛋白酶 / Kexin 9 型（PCSK9）抑制剂可进一步降低心血管事件率。在 FOURIER（Further Cardiovascular Outcomes Research with PCSK9 Inhibition in Subjects with Elevated Risk）研究中，接受依洛尤单抗（一种 PCSK9 抑制剂）治疗的患者平均 LDL-C 为 30 mg/dl，心血管事件的发生率显著降低。尽管没有针对糖尿病患者的特定试验，但在 FOURIER 试验中 37% 的患者合并糖尿病。这些研究表明，糖尿病患者可从强化降低 LDL-C 中获益。

当前的指南建议，对于所有患有糖尿病和已知心血管疾病的患者，或年龄 <75 岁同时合并心血管疾病危险因素的患者，应强化他汀类药物治疗。40~75 岁但无心血管疾病危险因素的患者应使用中等强度的他汀类药物。由于在他汀类药物之外使用了依折麦布和 PCSK9 抑制剂，未来的指南很可能会支持糖尿病患者低 LDL-C 目标值的推荐。

抗血小板药物

针对无明确动脉粥样硬化的心血管疾病高风险患者和已明确动脉粥样硬化患者，抗血小板治疗可降低未来发生心血管事件的风险。建议既往有缺血事件或已知动脉粥样硬化的糖尿病患者长期服用阿司匹林。在缺乏动脉粥样硬化证据的糖尿病患者中，阿司匹林的益处尚不清楚。因此，当前的建议为 10 年心血管疾病风险为 10% 的患者应服用阿司匹林。通常将年龄在 50 岁或 50 岁以上，至少有其他一种心血管疾病危险因素（早期动脉粥样硬化、高血压、吸烟、血脂异常或蛋白尿家族病史）的糖尿病患者定义为高风险患者。年龄 <50 岁且无心血管危险因素的糖尿病患者，不推荐使用阿司匹林治疗。

发生心肌梗死后，建议终身服用阿司匹林并使用 P2Y$_{12}$ 抑制剂进行至少 1 年的双联抗血小板治疗。由于糖尿病患者的心血管事件复发率很高，因此这部分人群特别受益于使用替格瑞洛或普拉格雷进行强化抗血小板治疗。尽管临床实践中，患者通常仅接受 12 个月的双联抗血小板治疗，但推荐对糖尿病患者进行长期治疗。PEGASUS-TIMI 54（Prevention of Cardiovascular Events in Patients with Prior Heart Attack Using Ticagrelor Compared to Placebo on a Background of Aspirin‑Thrombolysis in Myocardial Infarction 54）研究评估了长期服用替格瑞洛对急性心肌梗死后 1~3 年的有效性，结果显示，这些患者心血管事件（包括心血管死亡）的发生率较低。该结果为糖尿病和既往心肌梗死患者接受更长的疗程或更规范化的抗血小板治疗提供了证据支持。

未来方向

总体心血管事件发生率的下降得益于糖尿病治疗的重大进展。然而，随着大量合并心血管事件的糖尿病的流行，这些改善将面临巨大挑战。未来改善 T2DM 患者预后的关注点将调整为糖尿病的精准预防上。当前的预防策略主要通过识别已经发生的事件（如既往心肌梗死）来关注风险分层。展望未来，使用高敏肌钙蛋白或 B 型利尿钠肽等心血管生物标志物可以更准确地预测哪些患者未来发生心血管事件的风险最高，以及哪些患者可以从更强化的治疗中受益。

　　GLP-1 激动剂和 SGLT-2i 等新药可降低糖尿病和已知心血管疾病患者的心血管风险。但在未确诊心血管疾病的患者，甚或是糖尿病前期的患者是否有同样的心血管获益尚需深入研究。此外，更好地了解这些药物的作用机制，探索可能提供进一步益处的其他靶点，并使临床医生充分了解如何最有效地使用这些治疗都很重要。

补充资料

Cavender MA, Steg PG, Smith S, et al. Impact of diabetes mellitus on hospitalization for heart failure, cardiovascular events, and death: outcomes at 4 years from the Reduction of Atherothrombosis for Continued Health (REACH) Registry. *Circulation*. 2015;132(10):923–933.

非常有特色的关于 T2DM 患者心血管事件发生率的观察性研究，证实了糖尿病不仅心力衰竭发生率高，同时也是心力衰竭的独立危险因素。

Cavender MA, White WB, Jarolim P, et al. Serial measurement of high sensitivity troponin I and cardiovascular outcomes in patients with type 2 diabetes mellitus in the EXAMINE Trial. *Circulation*. 2017;135(20):1911–1921.

超过 90% 的 T2DM 患者可检测到高敏肌钙蛋白水平，并且随着时间的变化可预测未来的心血管事件。

Chatterjee S, Khunti K, Davies MJ. Type 2 diabetes. *Lancet*. 2017;389(10085):2239–2251.

有关 T2DM 的精彩综述。

Gregg EW, Li Y, Wang J, et al. Changes in diabetes-related complications in the United States, 1990-2010. *N Engl J Med*. 2014;370:1514–1523.

本研究显示，心肌梗死是 T2DM 患者常见的心血管事件，但糖尿病并发症和心肌梗死的发生率随着时间的推移而下降。

Knowler WC, Barrett-Connor E, Fowler SE, et al. Reduction in the incidence of type 2 diabetes with lifestyle intervention or metformin. *N Engl J Med*. 2002;346(6):393–403.

这一随机临床试验证实对糖尿病前期的患者进行干预可降低 T2DM 发病率。

Kosiborod M, Cavender MA, Fu AZ, et al. Lower risk of heart failure and death in patients initiated on SGLT-2 inhibitors versus other glucose-lowering drugs: the CVD-REAL Study. *Circulation*. 2017;doi:10.1161/CIRCULATIONAHA.117.029190.

这项观察性研究发现，使用 SGLT-2i 与心血管事件风险降低之间存在关联，从而支持在临床实践中使用这些药物。

Marso SP, Daniels GH, Brown-Frandsen K, et al. Liraglutide and cardiovascular outcomes in type 2 diabetes. *N Engl J Med*. 2016;375(4):311–322.

利拉鲁肽（GLP-1 激动剂）可降低 T2DM 的心血管事件发生率。

Neal B, Perkovic V, Mahaffey KW, de Zeeuw D, Fulcher G, Erondu N, Shaw W, Law G, Desai M, Matthews DR. Canagliflozin and cardiovascular and renal events in type 2 diabetes. *N Engl J Med*. 2017;doi:10.1056/NEJMoa1611925.

坎格列净降低 T2MD 患者包括心力衰竭在内的心血管事件发生率。

Scirica BM, Bhatt DL, Braunwald E, Raz I, Cavender MA, Im K, Mosenzon O, Udell JA, Hirshberg B, Pollack PS, Steg PG, Jarolim P, Morrow DA. Prognostic implications of biomarker assessments in patients with type 2 diabetes mellitus at high cardiovascular risk. *JAMA Cardiol*. 2016;1(9):989–998.

高敏肌钙蛋白有助于识别高心血管风险的 T2DM 患者。

Zinman B, Wanner C, Lachin JM, et al. Empagliflozin, cardiovascular outcomes, and mortality in type 2 diabetes. *N Engl J Med*. 2015;373(22):2117–2128.

达格列净降低 T2MD 患者包括心力衰竭在内的心血管事件发生率。

（Matthew A. Cavender 著

尚志　李蕾 译　高炜 审校）

第18章

空气污染对心血管系统的影响

心血管疾病的危险因素，包括高血压、脂质异常、糖尿病、肥胖、缺乏运动和吸烟，是心脏病一级和二级预防的目标。然而，这些危险因素仅占缺血性心脏病和心脏事件成因的50%~75%。空气污染是一种可独立导致或影响已知的心血管危险因素的环境因素。世界卫生组织估计，每年超过700万的过早死亡可归因于固体燃料燃烧引起的城市室外和室内空气污染。但是，患者或医护人员通常不了解空气污染物对心血管系统的影响。本章回顾了空气污染与心血管疾病之间的联系，解释了这些效应可能的生理机制，并为医生和患者提供了避免暴露于空气污染以及在不可避免的情况下降低风险的教育资源。

历史

在20世纪，三个著名的极端空气污染事件吸引了公众和政府的注意力，使人们意识到空气污染对公共健康的不利影响。这些事件发生在比利时默兹谷、美国宾夕法尼亚州多诺拉和英国伦敦。由于天气条件，燃烧产物和来自煤燃烧、车辆、发电厂排放到空气中的其他工业污染物被截留在空气中。其中最著名的是大伦敦烟雾事件。1952年，冷空气逆流使整个830万人口的城市工业燃烧产物滞留，导致严重空气污染事件，夺去了1万多人的生命。该事件中，每日死亡率增加了近4倍；而且在空气污染事件过后的几周内，死亡率仍大大高于平时。令人惊讶的是，后续增加的死亡并不能仅用肺部疾病解释，而大多归因于心血管疾病。

这些重要的历史事件对地方和政府对空气污染的反应产生了深远影响，并推动了1970年美国通过《清洁空气法案》（Clean Air Act，CAA），该法案后续进行了多次更新和修订。根据该法案，美国环境保护局承担监管环境空气污染物的法定责任，包括颗粒物（particulate matter，PM）、二氧化硫（SO_2）、二氧化氮（NO_2）、一氧化碳（CO）、臭氧（O_3）和铅。允许的空气污染物水平由预期可监测的健康风险剂量确定，并确保足够的安全范围。该风险评估报告基于每5年更新一次的科学数据，由"美国国家环境空气质量综合科学评估"机构发布。尽管解决城市空气污染仍然是巨大挑战，但自实施《清洁空气法案》以来，美国的整体空气质量不断提高。空气质量的改善已转化为与暴露于空气污染物有关的整体死亡率和心肺死亡率的降低。尽管空气质量已显著改善，但空气污染相关健康风险仍然存在。空气污染的间歇性增加仍然给健康带来挑战，特别是在弱势和敏感人群中，例如老年人、社会经济地位低下者以及心血管疾病、肥胖症和糖尿病患者。

颗粒物

空气中的颗粒物（PM）不是单一化合物，而是具有碳质核和相关成分的混合物，例如有机化合物、酸、金属、地壳成分以及生物物质，包括花粉、孢子和内毒素等。汽车和发电厂的燃烧产物是人为产生PM的主要原因。另外，机械加工、风沙和野火产生的颗粒也是PM的来源。

根据颗粒物大小进行分类：超细颗粒的等效空气动力学直径 $<0.1\ \mu m$（约为头发直径的千分之一）；细颗粒（PM 2.5）的直径 $\leqslant 2.5\ \mu m$；粗颗粒（PM 10）的直径在 $2.5\sim10\ \mu m$。只有直径 $<10\ \mu m$ 的颗粒可被人体吸入（图18.1）。超细和细颗粒主要由燃烧产生，而粗颗粒则更可能为地壳和生物物质。受建筑材料以及空调和暖气的影响，室外PM容易渗透到房屋和建筑物中；因此，室外PM的增加也会导致室内PM水平的上升。尽管在美国，因室内空气

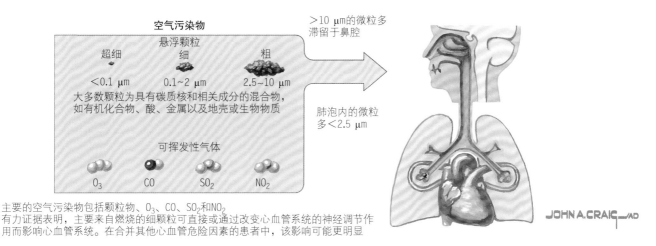

主要的空气污染物包括颗粒物、O₃、CO、SO₂和NO₂
有力证据表明，主要来自燃烧的细颗粒可直接或通过改变心血管系统的神经调节作用而影响心血管系统。在合并其他心血管危险因素的患者中，该影响可能更明显

图 18.1　空气污染的心血管效应。CO，一氧化碳；NO₂，二氧化氮；O₃，臭氧；SO₂，二氧化硫

污染引起的心血管疾病较少，但烹饪、吸烟、除尘和吸尘也会增加室内 PM。美国国家空气质量标准允许的 24 小时平均 PM 2.5 水平为 35 μg/m³，年平均为 12 μg/m³，24 小时内 PM 10 的平均值为 150 μg/m³。

　　PM 对健康的影响与颗粒大小有关。与 PM 10 相比，PM 2.5 与不良心血管事件的关联更强，可能是由于细颗粒能渗透到肺深部组织。数据最多的空气污染源是 PM 2.5，与急性冠状动脉综合征（不稳定性心绞痛和心肌梗死）、深静脉血栓形成、心律失常、卒中和心力衰竭加重有关。

　　与 PM 暴露相关的心血管影响可分为短期和长期影响。数小时至数周的短期暴露会触发心血管疾病，可能与更高的死亡率和非致命事件有关，最有力的证据是缺血性心脏病的发生，尤其是心肌梗死和心力衰竭住院事件。几年的长期暴露比短期暴露会进一步增加心血管死亡率，降低预期寿命。

既往20年中，有关沉积在呼吸道表面的吸入颗粒物与心血管健康之间的因果关系一直是研究热点。PM暴露会升高心率、血压，并在数小时内降低血氧饱和度。PM也会对肺的氧气运输和窦房结及血管系统的神经调节有一定影响。心率增加可能是由于PM兴奋心脏交感神经或抑制副交感神经所致。PM暴露会减少心脏迷走神经兴奋，可表现为心率变异性（heart rate variability，HRV）降低。然而，心率变异性的变化与周围环境中PM浓度之间的关联并不一致。目前尚不清楚这些差异是否与PM的化学成分、其他相关污染物、年龄、性别、遗传背景、并发性心脏病、药物治疗或心率变异性的测量方法有关。与PM暴露有关的心率变异性的变化是否是独立风险因素亦尚不清楚。

许多流行病学研究关注了全球单个或多个城市中空气颗粒物污染与心血管疾病死亡率和发病率之间的关系，结果表明，环境空气颗粒物污染与心血管疾病死亡率和住院率增加相关。最著名的两项研究是"国家发病率、死亡率和空气污染研究"（National Morbidity，Mortality and Air Pollution Study）和"空气污染与健康：欧洲方法项目"（Air Pollution and Health：A European Approach Project）。这些研究探索了美国和欧洲多个城市的空气污染效应，结果表明，空气颗粒物污染暴露导致心血管疾病死亡率相对风险增加，PM 10每增加20 μg/m³，其相对危险度升高0.4%~1.5%。同样，其他流行病学研究也表明，PM暴露，尤其是交通相关颗粒物的暴露与心肌梗死或因急性冠状动脉综合征、卒中、心律失常和心力衰竭住院的发生有关；这些关联在患有基础心脏病的个体中更强。

有三项重要的队列研究明确了空气污染的长期影响，即哈佛六城市研究、美国癌症协会研究、妇女健康倡议观察性研究。与既往研究相比，这些研究调查了多个城市数年来细微颗粒物对健康的长期影响，分析了不同浓度和种类的空气污染物的作用。研究结果表明，PM 2.5和硫酸盐与心肺死亡率和心血管事件之间呈正相关。校正潜在混杂因素和效应影响因素后，居住在哈佛六城市中污染最严重城市中的受试者平均寿命比居住在污染最小的城市中的受试者少2年。

PM至少通过三种可能的机制诱发心脏生理变化：来自肺部传入神经的神经反射直接或间接通过相关的肺部炎症与PM相互作用；炎性细胞因子和急性期全身性和肺局部的反应物以及凝血蛋白的继发作用；PM颗粒或吸附的可溶性成分对负责心电冲动形成和复极的心肌膜电流的直接影响。吸入细颗粒空气污染物和O_3会引起动脉血管收缩，激活交感神经，以减少内皮依赖性的血流介导的血管舒张；这一发现解释了心率变异性的变化与血管反应性之间的关系，而后者是已知的心血管事件危险因素。由于心脏神经突然变化可能会导致心律失常，因此心率变异性的变化提示心脏神经支配改变是导致心律失常的机制之一。此改变会增加血栓形成和心律失常等导致的心血管事件风险。

流行病学研究中将心血管疾病的危险因素和预测的空气污染暴露与死因联系起来，可以推断长期暴露于细颗粒空气污染的影响。此类观察性研究表明，细颗粒空气污染会增加心肺原因相关的死亡率。与较大的颗粒相比，心肺死亡的风险与微小颗粒更相关。尽管机制尚不清楚，但可能的解释包括氧化应激、全身性炎症反应，以及加速动脉粥样硬化进程，从而导致冠状动脉斑块不稳定或电不稳定。越来越多的数据表明，PM促进了人体和长期PM暴露的动物模型的动脉粥样硬化，可能是通过增加炎症和氧化应激间接介导的。例如，高敏C反应蛋白（high-sensitivity C-reactive protein，hs-CRP）与心脏事件相关。肝脏对细胞因子白介素（cytokines interleukin，IL）-1、IL-6和肿瘤坏死因子-α产生反应，继而合成CRP。检测细胞因子及hs-CRP可能用于评估PM暴露的心血管风险。由于调节动脉粥样硬化发生发展机制的复杂性，以及PM的复杂成分，很难证明PM对动脉粥样硬化发展的因果关系。然而，"多族裔动脉粥样硬化研究"的子研究"MESA Air"确实显示了长期暴露于PM 2.5和NO_2与冠状动脉钙化进展相关。

PM可能直接影响心脏自主神经功能、心脏复极或同时影响两者，并且增加个体对心肌缺血的敏感性以及在局部心肌缺血期间发生心室颤动的风险。长期暴露于PM可能会启动细胞信号传导，影响对心脏电脉冲形成和传导具有重要作用的细胞蛋白的表达。其潜在的蛋白靶标包括结构蛋白、电压门控通道、配体门控通道以及离子交换器。因此，在心源性猝死高危患者中，与PM暴露相关的心源性死亡很可能是由于PM对血管功能、心脏电生理、自主调节和／或冠状动脉血栓形成的直接作用所致。

二手烟暴露是理解 PM 暴露如何介导心血管系统变化并促进心脏事件的合理模型。短期暴露会激活血小板、降低内皮功能，而长期暴露会促进动脉粥样硬化的形成。

二氧化硫

SO_2 是由燃煤发电厂、冶炼厂、精炼厂、纸浆厂和食品加工厂产生的气体。SO_2 与空气发生反应，形成硫酸（酸雨）和硫酸盐。SO_2 水平与住院人数、老年人死亡率和心血管疾病之间存在正相关。通常很难区分空气污染的各个组成部分，并评价其对健康的影响。在一项研究中，估计 SO_2 每增加 0.038 ppm（parts per million），总死亡率将增加 5%；但是，当统计模型中包含可吸入颗粒物时，效应不再显著。因此，由于 SO_2 和 PM 的来源相同，SO_2 可能是 PM 的替代标志。根据美国国家空气质量标准，一小时内平均允许的 SO_2 含量为 75 ppb。

二氧化氮

NO_2 和一氧化氮（NO）是汽油和柴油燃烧、发电、化学制造、土壤排放（包括肥料）和固体废物处理产生的反应性气体。NO_2 也是燃气灶和燃气加热器产生的主要室内空气污染物。两种气体都是光氧化循环和 O_3 形成的关键成分。内源性产生的 NO 也可能超过 1 ppm。NO 作为细胞信号因子，是强血管舒张剂和支气管扩张剂。环境空气和生物体中的 NO_2 和 NO 最终会形成亚硝酸盐和硝酸盐。

NO_2 主要与长期的呼吸道效应有关。患有呼吸系统疾病的儿童和成人吸入 NO_2 后出现呼吸道风险更高。健康个体在运动中吸入 NO_2 时，心输出量会略有下降。NO_2 与炭黑粉末水平升高与心律失常相关。NO_2 与心肌梗死风险增加之间也存在正相关关系。大量流行病学研究证实，NO_2 水平升高与冠心病关系密切。研究表明，冠心病患者长时间暴露于 NO_2 与心率变异性的降低有关。尤其是在老年人中，每天暴露于 NO_2 与缺血性心脏病的急诊就诊次数显著相关。美国国家空气质量标准规定的 1 小时内的平均 NO_2 容许浓度为 100 ppb，一年内的平均水平为 53 ppb。

一氧化碳

CO 通过燃烧产生。吸入后，CO 与血红蛋白紧密结合，导致血液向组织输氧的能力下降。在组织内，CO 可能与细胞色素 P450、细胞色素氧化酶和肌红蛋白结合，影响细胞功能。血流受限的冠心病患者最容易受这些因素的影响。

有研究在桥梁工人和隧道工人中比较 CO 暴露对长期健康的影响，结果表明，隧道工人（由于 CO 暴露更高）患冠心病的相对风险更大。长时间暴露于 CO 和随之而来的碳氧血红蛋白（carboxyhemoglobin, COHb）浓度超过 10% 会增加心率、收缩压、红细胞体积和血容量。CO 与动脉粥样硬化的发生和心肌梗死的风险增加有关。通常，在有缺血性心脏病的个体中，对 CO 的受控暴露可导致缩短运动诱发的有心电图证据支持的缺血和心绞痛发作出现的时间，并增加运动期间室性心律失常的风险。只要 COHb 达到 2.9% 就会出现这些效应。而在健康不吸烟者中，COHb 水平为 0.5% ~1.0%。长时间暴露于 9 ppm 的 CO 中会导致血液中 COHb 水平达到约 2%。因此，即使是达到美国国家 CO 空气质量标准（1 小时内平均 35 ppm，8 小时内平均 9 ppm），也应对患有缺血性心脏病的敏感人群提供保护。

臭氧

O_3 是一种大气中的二次空气污染物，通过主要污染物、挥发性有机化合物和 NOs 的光化学反应形成。美国国家对地面 O_3 的环境空气质量标准为 8 小时内的平均值为 0.07 ppm。暴露于 O_3 会刺激黏膜，降低肺功能，增加气道反应性，并引起气道炎症。因此，暴露于 O_3 会导致胸痛症状和运动能力下降。最初的流行病学研究显示了 PM 与死亡率之间的关联，却没有重现 O_3 与死亡率之间相似的关联性，主要是因为在许多城市中这两种污染物之间联系密切。但一些流行病学研究表明，暴露于 O_3 与死亡率和发病率增加之间存在关联。在一项研究中，O_3 增加 21.3 ppb，可使心血管疾病死亡率增加 2.5%，使呼吸系统疾病死亡率增加 6.6%，且 O_3 的影响与其他污染物无关。O_3 和 PM 是否通过类似或不同的机制影响心血管系统仍然未知。

空气污染对先天性心脏病的影响

已经有几项病例对照研究和回顾性研究关注了孕妇暴露于空气污染与先天性心脏病风险之间的关系。每个研究都针对不同的空气污染物。在佛罗里达，暴露于较高水平的 PM 2.5 与非孤立性永存动脉干、肺静脉回流异常、主动脉缩窄和主动脉弓破裂以及严重的孤立性和非孤立性先天性心脏缺陷的风险增加有关。在意大利，暴露于第 90 分位百分比的 SO$_2$ 与先天性心脏病和室间隔缺损的患病率增加有关。英格兰东北部的 CO、NO 和黑烟暴露与先天性心脏病有关。阐明空气污染与先天性心脏病的相关机制仍然极富挑战，主要由于与潜在合并症和孕期个人生活方式因素的影响相比，评估环境污染对孕妇的净影响存在困难。

预防空气污染的心血管性风险：患者可以做什么

应该让心脏病患者认识到空气污染暴露会导致心血管事件风险增加，并接受有关减少暴露策略的教育。当空气污染物的浓度有害健康时，患者应注意通过减少户外时间或降低户外体育活动的强度，以减少暴露和风险。例如，如果患者经常慢跑，则建议改为在有空调的室内运动。如果室内运动不可行，则应选择室外步行而非慢跑。由于室外 PM 也会传至室内，因此当条件恶劣时（如野火导致烟尘），也应限制室内活动，并考虑使用高效颗粒空气净化器以降低室内 PM 水平。通常，在通勤高峰时段，如早上和下午，PM 和 NO$_2$ 会升高。而中午和夏季的几个月，O$_3$ 浓度会增加。总之，患者可以通过以下方式减少暴露：在空气污染物浓度较高的下午减少户外运动；在室内或远离道路处运动；关闭门窗并使用空调；查看空气质量报告和预报；使用空气质量指数（Air Quality Index，AQI）指导户外活动。空气质量指数为报告的每日空气质量及其预期的健康影响提供了国家标准，可以在本地媒体或美国环境保护局网站上查看。

在美国的某些地区、州和地方环保机构与环境保护局合作提供了 EnviroFlash 服务（http://www.enviroflash.info/），该服务通过电子邮件提供空气质量警报。患者可以自定义报告内容，选择性接受那些可能对其特定身体状况造成健康风险的通知。

未来方向

仍然需要更多信息来确定特定污染物对心血管健康的影响。这些影响的剂量依赖性是确定空气质量标准的关键。空气污染物的环境浓度差异很大，其来源和毒性也不同。识别各种 PM 成分的来源十分重要，据此可以评估 PM 的特定成分对健康的影响。

关于空气污染物对心血管的影响仍然存在许多问题。空气污染物的相互作用是否会导致附加、协同作用或抵消对健康的影响？造成短期和长期健康影响的信号转导途径是否不同？为何老年人和患有心肺疾病、糖尿病和高血压的患者更容易受到空气污染的影响？PM 引起的全身性炎症在 ASCVD 的发生和发展中起什么作用？基因与环境的相互作用在多大程度上决定了空气污染暴露对健康的影响？以上诸多问题仍需进一步探索。

补充资料

AIRNow. Available at: http://www.epa.gov/airnow. Accessed January 3, 2017.
美国环境保护局支持的网站，概述了美国空气质量，包括空气质量指数。该空气质量指数提供有关的空气质量水平的预期健康风险水平的信息。还有其他一些学习和信息资源。

Brook RD, Franklin B, Cascio W, et al. Air pollution and cardiovascular disease: a statement for healthcare professionals from the expert panel on population and prevention science of the American Heart Association. *Circulation*. 2004;109:2655–2671.
由该领域专家编写的 AHA 科学声明，对 2004 年之前的文献进行了全面回顾。

Brook RD, Rajagopalan S, Pope A III, et al. Particulate matter air pollution and cardiovascular disease: an update to the scientific statement from the American Heart Association. *Circulation*. 2010;121:2331–2378.
由该领域的专家汇编的 AHA 科学声明，对 2004 年至 2010 年间的文献进行了全面回顾。

Gold DR, Mittleman MA. New insights into pollution and the cardiovascular system 2010 to 2012. *Circulation*. 2013;127:1903–1913.
关于空气污染对心血管影响的当代评论。

Kaufman JD, Adar SD, et al. Association between air pollution and coronary artery calcification within six metropolitan areas in the USA (the Multi-Ethnic Study of Atherosclerosis and Air Pollution): a longitudinal cohort study. *Lancet*. 2016;388:696–704.
纵向研究显示，长期暴露于 PM 2.5 和 NO$_2$ 与冠状动脉钙积累之间存在正相关。

National Ambient Air Quality Standards (NAAQS) Table. Available at: http://www.epa.gov/criteria-air-pollutants/naaqs-table. Accessed January 3, 2017.
美国环境保护局支持的网站，提供了针对六种主要污染物的《国家环境空气质量标准》。

U.S. Environmental Protection Agency. Available at: http://www.epa.gov. Accessed January 3, 2017.
美国环境保护局主页提供了通往科学技术、法律法规和健康信息的门户，包括与空气污染有关的继续医学教育计划。

循证文献

Chen Y, Craig L, Krewski D. Air quality risk assessment and management. *J Toxicol Environ Health A*. 2008;71:24–39.

全面回顾了空气污染对健康的影响，并对气体对健康的影响进行了很好的讨论。

Dockery DW, Pope CA III, Xu X, et al. An association between air pollution and mortality in six U.S. cities. *N Engl J Med*. 1993;329:1753–1759.

长期随访的大型队列研究，覆盖六个美国城市，探索了不同空气污染物梯度下空气污染物与死亡率之间的关系。这是第一项对空气污染对死亡率的影响进行定量评估的大型队列研究。

Dominici F, Peng RD, Bell ML, et al. Fine particulate air pollution and hospital admission for cardiovascular and respiratory diseases. *JAMA*. 2006;295:1127–1134.

一项前景广阔的综合研究，探索了美国医疗保险人群中空气污染对短期心血管和呼吸系统健康的影响。

Miller KA, Siscovick DS, Sheppard L, et al. Long-term exposure to air pollution and incidence of cardiovascular events in women. *N Engl J Med*. 2007;365:447–458.

妇女健康倡议队列用于调查空气污染对绝经后妇女的影响。这些发现与哈佛六城市研究和美国癌症协会研究的结果一致，并表明 PM 2.5 的增加与心血管死亡的风险增加有关。该研究还证明 PM 2.5 升高与心血管事件相关的假设。

Pope CA III, Burnett RT, Thun MJ, et al. Lung cancer, cardiopulmonary mortality, and long-term exposure to fine particulate air pollution. *JAMA*. 2002;287:1132–1141.

这项大型的纵向美国癌症协会研究用于检验以下假设：空气颗粒污染与心肺死亡率的增加有关。与哈佛六城市研究类似，该研究表明长期暴露于吸入性 PM 与心肺死亡率和肺癌的增加之间存在正相关。

Pope CA III, Muhlestein JB, May HT, et al. Ischemic heart disease events triggered by short-term exposure to fine particulate air pollution. *Circulation*. 2006;114:2443–2448.

本文介绍了在犹他州 Wasatch Front 地区短期接触空气污染对心血管健康的不利影响。病例交叉设计用于证明环境 PM 2.5 升高与急性冠状动脉综合征（不稳定性心绞痛和心肌梗死）的增加有关。

（Weeranun D. Bode，Wayne E. Cascio 著
李延广 译　孙丽杰　高炜 审校）

冠状动脉心脏病

第 19 章

稳定性冠心病

药物治疗和血运重建的发展显著改善了动脉粥样硬化性冠状动脉疾病（冠心病）患者的短期和长期预后。然而，肥胖和 2 型糖尿病使全球动脉粥样硬化和冠心病的发病率日益攀升。因此，动脉粥样硬化和冠心病在未来很长时间内仍将是主要的公共卫生问题。

冠心病患者的表现不一。本章重点介绍慢性稳定性心绞痛，急性冠状动脉综合征（acute coronary syndromes，ACS）、充血性心力衰竭、心源性猝死和心源性休克将分别在相应章节（第 20、21、24、28、29 和 44 章）中阐述。

病因和病理生理学

与骨骼肌耗氧相比，心脏的耗氧量更大，即使静息状态亦是如此（图 19.1）。心脏通过增加心率和收缩力而增加心输出量，这两者都会增加室壁张力和心肌耗氧量。若不能通过提高摄氧能力满足心肌氧供，则必然依赖于冠状动脉血流量的增加。若存在明显的冠状动脉狭窄和血流受限，则需通过代偿性地扩张冠状动脉血管床维持。然而，这样会降低冠状动脉血流储备，在心肌需氧量增加且无法满足供氧需求时即出现供需失衡。心绞痛是心肌缺血的症状之一，在心脏某一区域的血供不能充分增加以满足心肌需氧时即可出现。临床中常使用跑步机或踏车运动试验（或使用药物进行激发试验）诱发心肌缺血，也可通过超声心动图收缩期增厚率消失、SPECT 心肌灌注减少、体表心电图 ST 段压低和出现心绞痛或其类似症状加以判断。

无论心肌耗氧是否增加，冠状动脉痉挛也可能导致心肌血流减少。冠状动脉痉挛往往与昼夜节律、季节和情绪相关。另一个导致心肌缺血的主要病理生理学机制是冠状动脉粥样硬化斑块自发破裂或侵蚀，导致血流突然减少或中断，如第 20 章和第 21 章所述。

临床表现

慢性稳定性心绞痛的特征是随着需氧增加而发生心绞痛。劳累、暴饮暴食或情绪应激均可能诱发症状。症状通常在数月或更长时间内反复发作。最常见的原因是冠状动脉的固定狭窄（图 19.2）。通常表现为左前胸压迫感或紧缩感等胸部不适，亦有很多心肌缺血患者无典型症状。胸部不适可放射至左臂尺侧、咽喉部、下颌、肩胛间区和上腹部，可伴有气短、恶心和出汗（图 19.3）。若心前区不适向脐下和枕部放射、位置局限于指尖范围，或触诊和移动可诱发症状、平卧可缓解等均为不典型症状。稳定性心绞痛的特征性表现为症状持续几分钟至 10 分钟，与劳累或其他负荷相关，休息或舌下含服硝酸甘油 1~2 分钟可缓解。心绞痛有时会被误认为消化不良，从而导致诊断或治疗延误。值得注意的是，心绞痛的非典型表现可能发生在任何患者身上，尤其在糖尿病患者、女性和老年人中更常见。对于上述患者，需要进一步评估任何可能反映心肌供氧能力下降、劳力相关的症状，包括显著的劳力性呼吸困难、劳累引起的新发或恶化的疲劳或类似症状。

鉴别诊断

慢性稳定性心绞痛在胸痛特点上与不稳定性心绞痛或急性心肌梗死相似。不稳定性心绞痛或急性心肌梗死的胸痛程度更强、持续更久，但这种差异可能是主观的。另一个重要鉴别点是，急性心肌梗死引起的疼痛尽管在严重程度上时轻时重，但通常是持续性的。心绞痛或其他反映心肌氧供受限的症

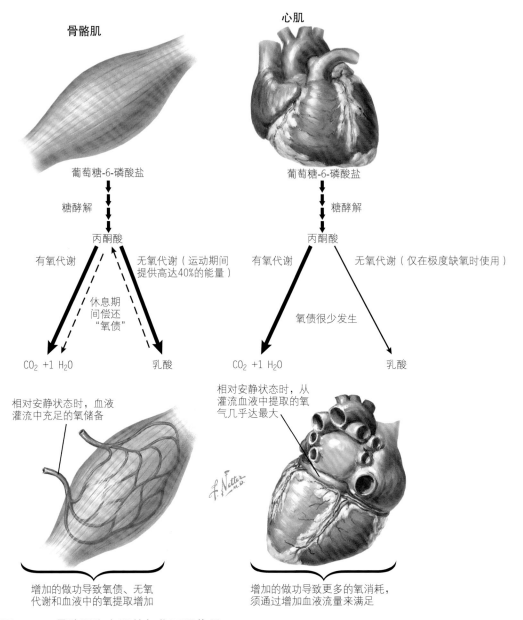

骨骼肌

心肌

葡萄糖-6-磷酸盐

糖酵解

丙酮酸

有氧代谢　无氧代谢（运动期间提供高达40%的能量）

休息期间偿还"氧债"

$CO_2 + 1\ H_2O$　乳酸

葡萄糖-6-磷酸盐

糖酵解

丙酮酸

有氧代谢　无氧代谢（仅在极度缺氧时使用）

氧债很少发生

$CO_2 + 1\ H_2O$　乳酸

相对安静状态时，血液灌流中充足的氧储备

相对安静状态时，从灌流血液中提取的氧气几乎达最大

增加的做功导致氧债、无氧代谢和血液中的氧提取增加

增加的做功导致更多的氧消耗，须通过增加血液流量来满足

图 19.1　骨骼肌和心肌的氧化还原作用

状也可能为非冠状动脉疾病所致，包括严重的主动脉瓣狭窄、肥厚型心肌病和微血管功能障碍。其他引起胸痛的心血管疾病包括心包炎、主动脉夹层和肺栓塞。根据病史和体格检查很难将这些情况与心绞痛鉴别，通常需要进一步的诊断评估。心绞痛样疼痛最常见的非心脏原因是胃肠道疾病，如胃食管反流病、食管痉挛、消化性溃疡、胆道疾病和胰腺炎。其中胃食管反流病最常见。胸膜炎或其他肺部疾病、颈椎疾病、肋软骨综合征和带状疱疹也可能表现为类似心绞痛。胸部不适也是惊恐障碍患者的常见表现，但这是一种排他性诊断。

冠心病相关的死亡率和发病率远高于表现类似

心绞痛症状的非心脏性疾病，因此排除冠心病诊断之前，须充分鉴别。

诊断方法

对病史提示心绞痛的患者需进行诊断和预后评估。治疗的紧迫性取决于最初的主诉和临床评估。初发性心绞痛、恶化劳力性心绞痛、低运动阈值诱发的心绞痛和静息型心绞痛均提示病情不稳定，需要紧急处理。对既往有稳定性心绞痛表现的患者，需要评估是否存在贫血、甲状腺功能亢进、严重的情绪压力等非心脏原因导致需氧增加的诱发因素。

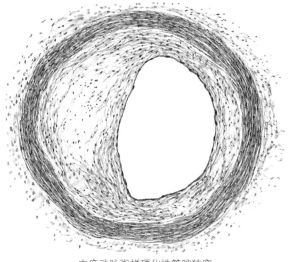

中度动脉粥样硬化性管腔狭窄

动脉粥样硬化伴钙沉积导致管腔几乎完全闭塞

图 19.2 冠状动脉粥样硬化狭窄或闭塞的类型及严重程度

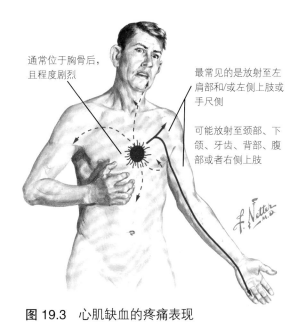

通常位于胸骨后，且程度剧烈

最常见的是放射至左肩部和/或左侧上肢或手尺侧

可能放射至颈部、下颌、牙齿、背部、腹部或者右侧上肢

图 19.3 心肌缺血的疼痛表现

专栏 19.1　代谢综合征的表现
• 腹型肥胖
• 男性 >102 cm
• 女性 >88 cm
• 血压 >130/85 mmHg
• 空腹血糖 >110 mg/dl
• 高密度脂蛋白胆固醇
• 男性 <40 mg/dl
• 女性 <50 mg/dl
• 甘油三酯 >150 mg/dl

常规体格检查可能无异常表现，但临床医生应观察是否合并左心室功能不全的临床证据（静息性心动过速、心脏扩大、S_3、肺部啰音、颈静脉扩张、肝颈静脉征阳性、下肢水肿）。除了评估传统心脏危险因素（高血压、吸烟、高脂血症、糖尿病）外，要注重了解跛行、卒中和短暂性脑缺血发作的病史，并仔细检查动脉粥样硬化的相应表现（如血管杂音、脉搏搏动不对称，可触及的动脉瘤，踝臂指数异常）。如合并这些部位的动脉硬化，冠心病的可能性显著增加。检查者还应关注代谢综合征（专栏 19.1）以及遗传性高脂血症的特征性表现（图 19.4）。

基于疾病的验前概率进行下一步的诊断评估。传统危险因素和遗传特征的相互作用会影响动脉粥样硬化的进展（图 19.5）。患者存在典型的心绞痛，合并多种危险因素和 / 或左心室功能受损，则冠心病可能性较大，应考虑进行冠状动脉造影诊断。对于验前概率很低或者明显的非心脏病病因的患者，则无需进行心脏检查，应给予安慰并提供适当的咨询。

对大多数患者来说，应在评估疾病风险分层前首先明确冠心病的可能性。负荷试验有助于进一步进行风险分层（图 19.6）。静息心电图正常的患者可进行标准运动平板试验。但正如第 10 章所提及的，运动试验的诊断准确性有限。因此，推荐同时进行心肌核素显像和 / 或负荷超声心动图检查以提高诊断的准确性。需要注意的是，不能完成运动试验本身即提示预后不良。这部分患者可采用 SPECT、PET 或 MRI 下的药物激发试验进行评估。中年患者如疑诊不稳定性冠心病且肾功能正常时，可进行冠状动

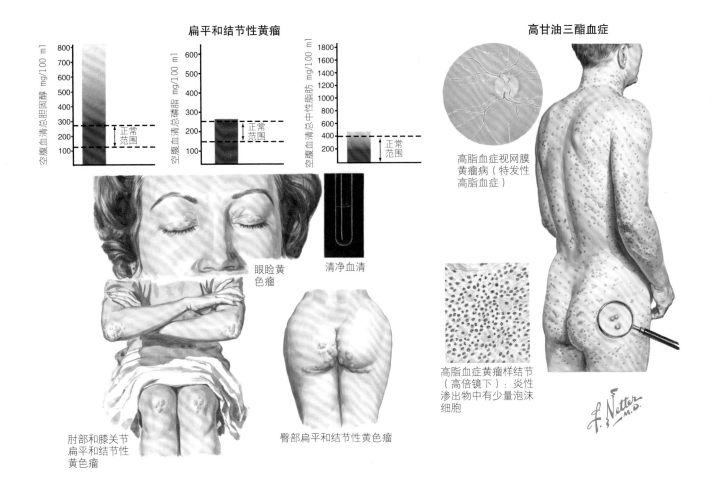

图19.4　高胆固醇性黄瘤病

脉CT协助明确冠状动脉解剖结构。

　　有典型症状和/或较高疾病验前概率的患者应进行诊断性冠状动脉造影。有严重的节段性左心室功能障碍或者无法诱发心肌缺血的患者应评估有无瘢痕心肌或存活心肌。小剂量多巴酚丁胺超声心动图、铊-双嘧达莫显像、PET和MRI均可用于评估存活心肌。有心肌存活的证据则建议进行血管造影并尝试血运重建。非侵入性检查评估为低风险的患者，应该给予药物治疗、风险咨询和后续随访。

管理与治疗

优化治疗

　　慢性稳定性心绞痛患者的治疗目标是延长寿命和改善生活质量。最佳药物治疗（optimal medical therapy，OMT）通常包括β受体阻滞剂、血管紧张素转换酶抑制剂（ACEI）、他汀类药物、抗血小板治

疗和生活方式调整（图19.7）。这种联合干预方式可明显减轻心绞痛，延缓冠心病进展。

　　针对吸烟的患者，应强调戒烟并推荐转至戒烟机构协助戒烟。戒烟比联合用药和血运重建可能更显著降低未来心脏事件的风险。同时还应教育患者进行体育锻炼。

　　对于稳定性冠心病患者，选择降压药物时可同时兼顾降低血压和缓解心绞痛症状。糖尿病患者应严格控制血糖，并首选对心血管有获益的降糖药物。建议患者适当减重。患者应接受有关心肌梗死和卒中预警的相关教育，及时使用阿司匹林和硝酸甘油，病情变化时尽快到医疗机构就诊。

抗血小板治疗

　　所有冠心病患者均应接受抗血小板治疗。阿司匹林的低成本和有效性使它成为治疗的首选。SAPAT（Swedish Angina Pectoris Aspirin Trial）研究发现，与安慰剂相比，每天服用75 mg阿司匹林可以使稳定性

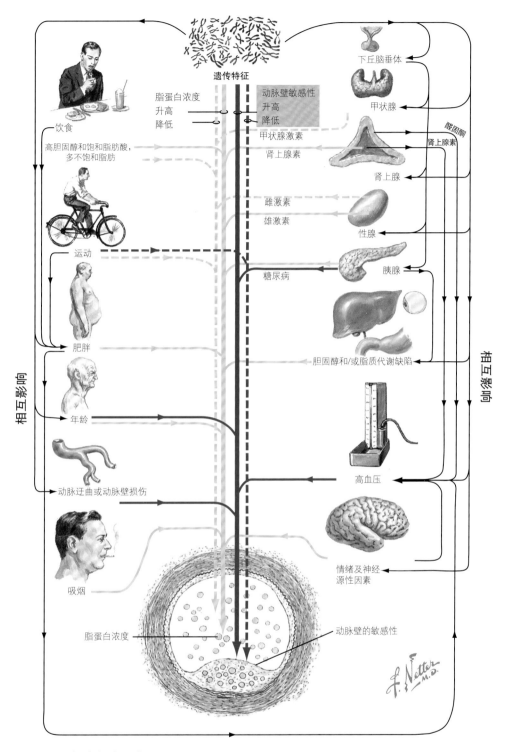

图 19.5 心脏危险因素

心绞痛患者心血管事件的绝对风险降低 4%。同样，一项协同 meta 分析表明，在高危患者中使用抗血小板治疗可以使非致死性心肌梗死减少 34%，非致死性心肌梗死或死亡减少 26%。氯吡格雷是存在阿司匹林禁忌证患者的良好替代治疗。

　　CHARISMA（The Clopidogrel for High Atherothrombotic

Risk and Ischemic Stabilization Management and Avoidance）试验评估了阿司匹林和氯吡格雷双重抗血小板治疗对存在心血管疾病或多个心血管危险因素患者的疗效。相比于双重抗血小板治疗，氯吡格雷并没有显著减少总体人群的心血管事件。但亚组分析显示，氯吡格雷可减少明确患有心血管疾病患者的死亡、

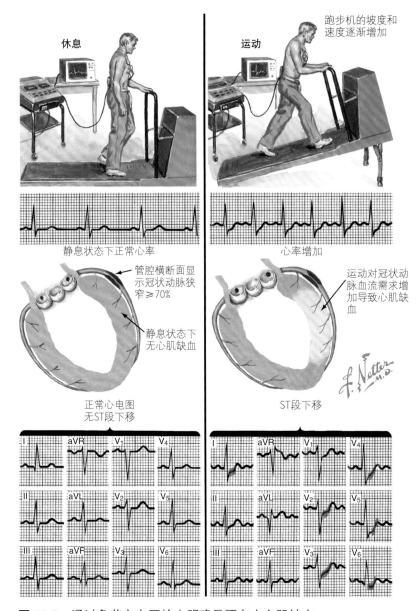

图 19.6　通过负荷心电图检查明确是否存在心肌缺血

心肌梗死或卒中风险。

　　所有患者在 ACS 后应接受双联抗血小板治疗 12 个月。是否长期双联抗血小板治疗应以不同患者个体的缺血和出血风险为依据，并可通过双联抗血小板治疗（Dual Antiplatelet Therapy，DAPT）评分等风险计算器进行评估。对于高缺血风险和低出血风险的患者，可以考虑继续使用阿司匹林和氯吡格雷或小剂量替格瑞洛的双联抗血小板治疗。虽然低剂量利伐沙班联合小剂量阿司匹林也可以降低心血管事件的风险，包括降低稳定性心绞痛患者的死亡率，但可能增加出血风险。

β 受体阻滞剂

　　若无禁忌，所有有症状的冠心病和 / 或陈旧性心肌梗死患者都应该使用 β 受体阻滞剂。在 BHAT（Beta Blocker Heart Attack Trial）研究中，β 受体阻滞剂普萘洛尔使非致死性再发心肌梗死和致死性冠心病的再发风险显著降低（安慰剂组：13%；治疗组：10%）。在稳定性心绞痛的试验中，β 受体阻滞剂在减轻心绞痛方面优于钙通道阻滞剂，尽管两者在减少心源性死亡和心肌梗死发生率方面相似。

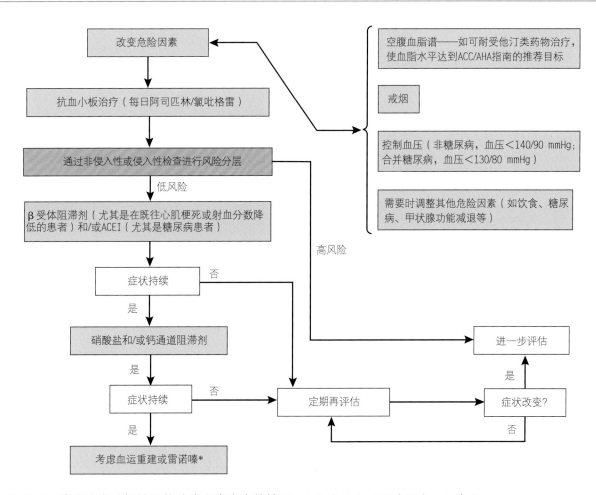

图 19.7　临床稳定的慢性冠状动脉疾病患者的管理。* 临床很少应用雷诺嗪—译者注

血管紧张素转换酶抑制剂

　　所有冠心病合并左心室功能不全的患者均应积极使用 ACEI。3 个大型心肌梗死后的试验发现，与安慰剂相比，ACEI 组的死亡率更低。LVEF 保留的高危患者也可能从中获益。在 HOPE（Heart Outcomes Prevention Evaluation）试验中，55 岁以上且 LVEF 保留的受试者中使用雷米普利可显著降低心肌梗死、卒中和心源性死亡的风险。对于不能耐受 ACEI 不良反应的患者，应考虑使用血管紧张素 II 受体阻滞剂（ARB）。虽然临床证据方面不及 ACEI 充分且有力，但 ARB 可能对这类人群亦有长远获益。

硝酸酯

　　硝酸酯是非内皮依赖性的血管扩张剂，可减少心肌缺血，改善冠状动脉血流。当应用于稳定性心绞痛患者时，硝酸酯能提高运动耐力及心绞痛阈值。心绞痛发作频繁的患者应采用长效口服硝酸盐或经

皮贴片治疗。如果使用经皮贴片，应该确保硝酸酯的空窗期。无硝酸酯空窗期的患者容易出现快速耐药（即药效丧失）。心绞痛患者还可使用舌下含片或者喷雾剂快速缓解心绞痛症状。

雷诺嗪

　　雷诺嗪是一种新型治疗慢性心绞痛的药物。雷诺嗪是一种钠通道阻滞剂，通过降低细胞内钙离子浓度和减少心肌作功而实现抗心绞痛作用。与其他抗心绞痛药物不同，雷诺嗪不影响心率或血压。但雷诺嗪的疗效并不确切。RIVER-PCI（Ranolazine in Patients with Incomplete Revascularization after Percutaneous Coronary Intervention）随机对照研究发现，雷诺嗪并不能减少心绞痛症状导致的住院治疗或血运重建。

血脂异常的管理

　　所有患者都应该接受饮食咨询和指导、减轻体重和增加体力活动。现有的证据表明，不论血脂水

平如何，所有心血管风险增高的患者都能从他汀治疗中获益。ACC/AHA 与美国预防服务工作组共同提倡使用全球心血管风险分层来指导他汀类药物治疗。目前的胆固醇指导方案建议对 21~71 岁有冠心病病史、10 年心血管风险 ≥ 7.5%、或 LDL-C ≥ 190 mg/dl 的人进行高强度他汀类药物治疗。75 岁以上有冠心病病史、10 年心血管风险 >7.5% 或糖尿病患者 10 年心血管风险 <7.5% 的人群推荐使用中等强度他汀类药物。在 ACC/AHA 和美国预防服务工作组网站上可以找到计算心血管风险的集合队列风险模型。该模型使用年龄、性别、种族、总胆固醇、HDL-C、收缩压、舒张压、降压治疗、糖尿病和吸烟状况来评估心血管风险。一项综合了 3 项二级预防试验和 2 项一级预防试验结果的 meta 分析发现，他汀类药物治疗可使主要冠状动脉事件降低 31%，全因死亡率降低 21%。高甘油三酯血症患者可以考虑使用贝特类药物或烟酸，尽管缺乏这些药物减少主要心血管不良事件的试验证据。迄今为止，并无证据提示烟酸对高风险冠心病患者或 HDL-C<40 mg/dl 的高危患者有心血管益处。

最近的研究发现：需要强化 LDL-C 的靶点和目标值。在他汀类药物治疗基础上使用依折麦布可减少累积心血管风险。在 IMPROVE-IT（Improved Reduction of Outcomes：Vytorin Efficacy International Trial）研究中，经过对 ACS 患者的长期随访发现：在辛伐他汀基础上联合依折麦布可将 LDL-C 从 69.9 mg/dl 降低到 53.2 mg/dl，心血管疾病、重大冠状动脉事件或非致死性卒中的死亡率从 34.7% 降至 32.7%。PCSK9 抑制剂是一类新型的降脂药物。目前对于遗传性高胆固醇血症或不耐受他汀类药物治疗的冠心病患者，PCSK9 抑制剂联合大剂量他汀类药物治疗后，可显著降低 LDL-C。FOURIER（Further Cardiovascular Outcomes Research with PCSK9 Inhibition in Subjects with Elevated Risk）试验中，依洛尤单抗每 2 周 140 mg 或每月 420 mg 皮下注射给药，联合使用他汀类药物治疗可以使高危患者的 LDL-C 降低至 30 mg/dl。该方案不仅安全有效，同时使随访 2.2 年的包含心血管死亡、心肌梗死、卒中、不稳定性心绞痛住院或冠状动脉血运重建的复合终点事件的相对风险降低 15%。

冠状动脉血运重建适应证

稳定性冠心病患者行血运重建的主要目的是改善心绞痛症状，延长寿命。对于左主干狭窄、三支血管病变或双支病变并累及左前降支近段的患者，血运重建对延长寿命的获益最大。合并左心室功能不全的患者手术获益更多，但手术风险也相应较高。采用经皮冠状动脉介入治疗（PCI）或冠状动脉旁路移植术（CABG）进行血运重建取决于患者的临床特点和偏好、解剖特征、是否存在糖尿病和左心室功能不全的程度。总之，合并多支血管疾病的患者，相比于 PCI，CABG 更能长期控制心绞痛发作，且减少血运重建次数。然而，CABG 可能与较高的围术期死亡率、卒中和认知功能下降相关；PCI 则受到解剖学的限制可能导致不完全性血运重建，需要再次手术。糖尿病及多支病变患者优选 CABG。在 FREEDOM（Future Revascularization Evaluation in Patients with Diabetes Mellitus：Optimal Management of Multivessel Disease）试验中，CABG 组在随访 5 年时，死亡率和心肌梗死发病率均低于 PCI 组，但卒中的发生率较高。

GOURAGE（Clinical Outcomes Utilizing Revascularization and Aggressive Drug Evaluation）试验纳入慢性心绞痛、适合 PCI 的稳定性冠心病、可诱发心肌缺血的患者，将最佳药物治疗与 PCI 进行比较。LVEF<30% 为排除条件。与单纯最佳药物治疗相比，PCI 并未减少全因死亡或心肌梗死发生率。但这项研究因交叉率高、排除标准严格、药物洗脱支架使用率低，结果受到质疑。COURAGE 试验和其他研究的数据显示，尽管 PCI 可以有效改善缺血症状，但在预防死亡或心肌梗死方面，可能并不比单纯最佳药物治疗带来更多获益。ISCHEMIA（International Study of Comparative Health Effectiveness With Medical and Invasive Approaches）研究进一步探索了这种情况下血运重建的益处。

目前，ACC/AHA 提出 PCI 的 I 级指征为控制心绞痛症状、单支和双支病变伴大面积缺血或左心室功能障碍，或持续性室性心动过速和支架内再狭窄。药物治疗无效的心绞痛患者应考虑行 PCI。

血运重建有助于一部分冠心病患者恢复部分功能。在推荐或反对血运重建时，应该考虑左心室功能和评估心肌存活情况。STICH（Surgical Treatment for Ischemic Heart Failure）试验将 1212 例冠心病合并 LVEF<35% 的患者随机分为 CABG 组和单纯药物治疗组。随访 10 年，相比于药物治疗组，CABG 组全因死亡率降低 16%。尽管 STICH 存活试验使用了多

巴酚丁胺超声心动图和 SPECT 作为评价手段，但其对存活心肌的鉴别并无裨益。PET 和 MRI 可以更准确地识别和评估功能不全但存活的心肌，这些心肌可以通过血运重建获益。

冠状动脉疾病功能学评估可能有助于判断受益于血运重建的病变。冠状动脉血流储备分数（fractional flow reserve，FFR）是测量冠状动脉病变压力梯度的一种有创手段。FFR 的计算公式为病变近端压力 / 病变远端压力。FAME 2（Fractional Flow Reserve versus Angiography for Multivessel Evaluation 2）试验发现，在稳定性冠心病患者中，FFR ≤ 0.8 的病变进行 PCI 治疗可降低死亡、非致死性心肌梗死和紧急血运重建的复合终点。

未来方向

通过 CT、血管内超声、FFR、颈动脉内膜厚度测量和内皮血管反应性对动脉粥样硬化进行识别和量化，淡化了冠心病一级预防和二级预防的区别。生物标志物、遗传和蛋白质组学研究使冠心病的预测更加准确。使斑块稳定和消退的崭新治疗目标已从实验室转移到临床上。血管生成研究进展和干细胞移植可能会彻底颠覆既往的治疗方法，未来可期。

循证文献

AIM-HIGH investigators. Niacin in patients with low HDL cholesterol levels receiving intensive statin therapy. *N Engl J Med*. 2011;365:2255–2267.
在心血管疾病患者中，在他汀类药物治疗基础上联合烟酸，可以改善 HDL-C 和甘油三酯水平，但并未增加临床获益。

Antithrombotic Trialists Collaboration. Collaborative meta-analysis of randomized trials of antiplatelet therapy for prevention of death, myocardial infarction, and stroke in high risk patients. *BMJ*. 2002;324:71–86.
使用抗血小板药物预防高风险血管事件（如心肌梗死，卒中或死亡）的 meta 分析。阿司匹林或其他抗血小板药物在大多数类型的闭塞性血管事件风险增加的患者中具有保护作用，绝对获益超过发生颅外大出血的风险。

BHAT investigators. The beta-blocker heart attack trial. *JAMA*. 1981;246:2073–2074.
心肌梗死早期患者使用普萘洛尔与安慰剂的早期随机、双盲、多中心试验。与安慰剂相比，β 受体阻滞剂具有显著降低死亡风险的作用。

COURAGE Investigators. Optimal medical therapy with or without PCI for stable coronary disease trial has affected practice protocols. *N Engl J Med*. 2007;356(15):1503–1516.
研究纳入了在最佳药物治疗基础上接受 PCI 治疗的慢性稳定

性心绞痛患者，在左心室功能保留的稳定性冠心病患者中，最佳药物治疗基础上进行 PCI 治疗并不能降低死亡、心肌梗死或其他主要心血管事件的风险。

The FAME 2 Investigators. Fractional flow reserve-guided PCI vs medical therapy in stable coronary disease. *N Engl J Med*. 2012;367:991–1001.
FAME 2 试验随机选择了稳定性冠心病患者合并至少一处 FFR ≤ 0.80 的冠状动脉病变，比较 PCI 和最优药物治疗。接受 PCI 的患者减少了未来紧急血运重建的可能性。

Flather MD, Yusuf S, Keber L, et al. Long-term ACE-inhibitor therapy in patients with heart failure or left ventricular dysfunction: a systematic overview of data from individual patients. *Lancet*. 2000;355:1575–1581.
对 5 项心肌梗死后使用 ACEI 的长期随机前瞻性研究发现，ACEI 可以显著降低死亡率、再发心肌梗死和心力衰竭再入院率。在该研究参与者中发现，不同射血分数的患者均有获益。

Fourier Steering Committee and Investigators. Evolocumab and clinical outcomes in patients with cardiovascular disease. *N Engl J Med*. 2017;376:1713–1722.
在他汀基础上联合依洛尤单抗显著降低 LDL-C 水平，并且降低心血管事件。

The FREEDOM Trial Investigators. Strategies for multivessel revascularization in patients with diabetes. *N Engl J Med*. 2012;367:2375–2384.
一项针对糖尿病患者比较药物洗脱支架与 CABG 的随机、多中心试验。在随访 5 年时，CABG 优于 PCI，可减少死亡、心肌梗死风险，但增加卒中发生率。

Heidenreich PA, McDonald KM, Hastie T, et al. Meta-analysis of trials comparing beta-blockers, calcium antagonists, and nitrates for stable angina. *JAMA*. 1999;281:1927–1936.
比较稳定性心绞痛患者使用 β 受体阻滞剂、钙通道阻滞剂和长效硝酸酯治疗的相对疗效和耐受性的随机试验中发现，与钙通道阻滞剂相比，β 受体阻滞剂具有相似的疗效，且不良反应较少。

HOPE investigators. Effects of an angiotensin-converting-enzyme inhibitor, ramipril on cardiovascular events in high-risk patients. *N Engl J Med*. 2000;342:145–153.
评估 ACEI 在心血管事件高风险但无左心室功能障碍或充血性心力衰竭的患者中的作用。入组的患者通常患有血管疾病或糖尿病，并伴有另一种危险因素。与安慰剂相比，雷米普利降低了死亡率、心肌梗死和卒中率。

HPS2-Thrive Collaborative Group. Effects of extended-release niacin with laropiprant in high-risk patients. *N Engl J Med*. 2014;371:203–212.
在 ASCVD 的患者中，在他汀类药物降低 LDL-C 的基础上联合缓释烟酸 - 拉罗哌坦并没有显著降低重大血管事件的发生风险，但却增加了严重不良事件的风险。

IMPROVE-IT investigators. Ezetimibe added to statin therapy after acute coronary syndromes. *N Engl J Med*. 2015;372:2387–2397.
辛伐他汀基础上联合依折麦布不仅可以显著降低 LDL-C，还可以降低后续发生心肌梗死的风险。

RIVER-PCI investigators. Ranolazine in patients with incomplete revascularisation after percutaneous coronary intervention (RIVER-PCI): a multicentre, randomised, double-blind, placebo-controlled trial. *Lancet*. 2016;387:136–145.
雷诺嗪并未减少明确冠心病患者未来进行血运重建或住院治

疗的可能。

SAPAT investigators. Double-blind trial of aspirin in primary prevention of myocardial infarction in patients with stable chronic angina pectoris. The Swedish Angina Pectoris Aspirin Trial (SAPAT) Group. *Lancet.* 1992;340:1420–1425.

早期随机试验显示，与安慰剂相比，在慢性稳定性心绞痛患者中使用阿司匹林可减少心血管事件。

The STICH Investigators. Coronary-artery bypass surgery in patients with ischemic cardiomyopathy. *N Engl J Med.* 2016;374:1511–1520.

在缺血性心肌病患者的 10 年随访中，CABG 在降低死亡率和心血管住院治疗方面与药物治疗效果相当。

The STICH Investigators. Myocardial viability and survival in ischemic left ventricular dysfunction. *N Engl J Med.* 2011;364:1617–1625.

STICH 试验将 LVEF ≤ 35% 的缺血性心肌病患者随机分为 CABG 组和最佳药物治疗组，随访 10 年时全因死亡率降低。1212 名随机进入该试验的患者中，有 601 名接受了存活心肌的评估（主要是负荷超声心动图和 SPECT）。结果显示，调整混杂因素后，存活心肌的评估并不能判断出 CABG 后生存获益的患者。

（Venu Menon 著　范媛媛 译　高炜 审校）

第 20 章

非 ST 段抬高型急性冠状动脉综合征

定义与流行病学

急性冠状动脉综合征（acute coronary syndrome，ACS）是急性心肌缺血的一组临床综合征，包括不稳定性心绞痛（unstable angina，UA）、非 ST 段抬高型心肌梗死（non-ST-segment elevation myocardial infarction，NSTEMI）和 ST 段抬高型心肌梗死（ST-segment elevation myocardial infarction，STEMI）。由于 UA 和 NSTEMI 患者的病理生理和治疗方法类似，因此又将这两组进一步归类为非 ST 段抬高型 ACS（non-ST-segment elevation ACS，NSTE-ACS）。

据估计，在美国每年有 140 万人罹患 ACS，发病年龄中位数为 68 岁，男女比例约为 3：2。ACS 患者中 70% 为 NSTE-ACS，其余 30% 为 STEMI。本章重点介绍 NSTE-ACS 患者的诊断和治疗。

病理生理学

NSTE-ACS 的发病机制是冠状动脉粥样斑块突然破裂，继发血栓形成，导致冠状动脉血流的部分中断（图 20.1）。粥样斑块是由富含脂质的脂核和纤维帽组成的动脉粥样硬化性病变。既往的冠状动脉造影和近期采用血管内超声的研究表明，斑块破裂主要与纤维帽的厚度相关，而与脂核的大小关系不密切。薄纤维帽的粥样斑块较厚纤维帽的粥样斑块更易发生破裂。因此，ACS 的斑块破裂更易发生在狭窄程度较轻（<50%）但纤维帽较薄的病变。较少见的病因包括继发于血管内皮功能紊乱和使用血管收缩剂所致的冠状动脉痉挛、自发性冠状动脉夹层和血栓栓塞等。

临床表现与鉴别诊断

NSTE-ACS 的常见症状是突发性胸骨后疼痛，可放射到颈部、下颌和 / 或手臂。典型的胸痛发生在静息或由轻微活动诱发，持续至少 10 分钟。既往有心绞痛病史的患者，NSTE-ACS 心绞痛可由较轻的体力活动诱发，发作频率和 / 或强度增加，持续时间更长。伴随症状包括出汗、恶心和呼吸困难。约 30% 的患者可表现为不典型的症状，如疲劳、上腹部不适和胸膜炎样疼痛。

许多其他疾病也可有类似心肌缺血的临床表现。累及颈椎、肩部、肋骨和胸骨的肌肉骨骼疾病可导致非特异性胸部不适，甚至出现类似于心绞痛的疼痛综合征。胃肠道疾病如食管反流伴痉挛、消化性溃疡和胆囊炎等引起的症状，有时也很难与心绞痛相鉴别。胸部疾病如肺炎、胸膜炎、肺栓塞、气胸、主动脉夹层和心包炎也可引起胸部不适。另外，神经精神综合征如惊恐发作和过度通气甚至也可被误认为 ACS。

诊断方法

病史与体格检查

根据患者的病史可以做出 NSTE-ACS 的初步临床诊断。典型症状包括胸痛和 / 或压榨感，并放射到肩、颈、手臂或下颌。症状通常在休息时突然发生，持续时间超过 10 分钟。部分患者如女性或糖尿病患者可能表现出不典型症状，如恶心、呕吐、乏力甚至晕厥。仔细评估患者出血风险、病史、用药依从性和随后的治疗选择，对确定患者是否具有长期双联抗血小板治疗的适应证非常重要。

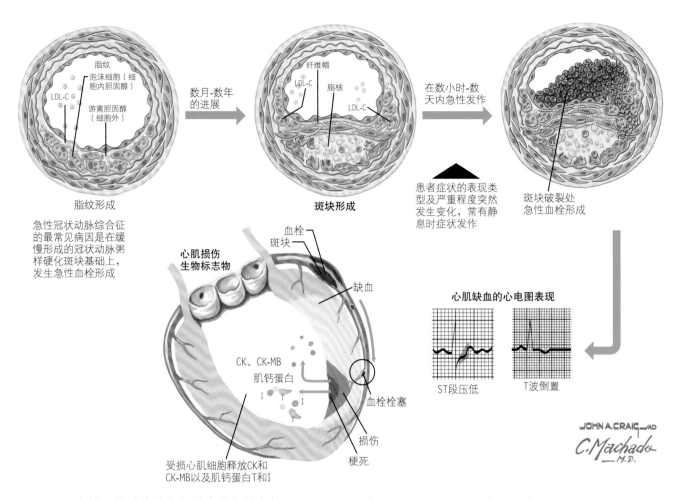

图 20.1   急性冠状动脉综合征的病理生理改变。CK，肌酸激酶；CK-MB，肌酸激酶同工酶 MB

NSTE-ACS 患者的体格检查重点是评估血流动力学不稳定和心力衰竭的体征，这有助于发现高危患者。心力衰竭的体征包括颈静脉怒张、肺淤血（啰音）和低血压等。对于考虑采用有创性治疗策略的患者，外周脉搏评估对于决定手术入路也很重要。

心电图

静息心电图检查是评估可疑 ACS 患者的关键步骤，应在患者到达急诊科后 10 分钟内完成。ACS 患者初始心电图可能正常，因此，对高度怀疑 ACS 的患者，应间隔 15~30 分钟进行系列的心电图复查。NSTE-ACS 的心电图表现包括 ST 段压低、T 波倒置和一过性 ST 段抬高（图 20.2），务必注意心电图正常不能排除 ACS，约 5%~15% 的 ACS 患者心电图表现完全正常。

心肌损伤生物标志物

心肌坏死的生物标志物，如肌酸激酶（CK）及其相对心脏特异性的 MB 同工酶（CK-MB）、肌钙蛋白 T 和 I，对 ACS 患者的诊断和判断预后均至关重要。心肌细胞坏死后细胞膜完整性丧失，细胞内大分子释放出来，使得这些生物标志物可以在外周循环血中被检出。

过去，CK 和 CK-MB 是评估胸痛患者的主要生化指标。然而，CK 和 CK-MB 的几个特点限制了它们的预测价值，如正常状态下循环血中可检测到低水平 CK 和 CK-MB，以及非心源性来源等。因此，在大多数医疗中心，由于肌钙蛋白对心肌损伤更高的敏感性和特异性，已成为心肌坏死的优选生物标志物。但同样值得注意的是在慢性肾衰竭、严重高血压和其他一些原因尚不明的情况下，有些患者的肌钙蛋白会长期处于偏高水平。另外，初始正常的

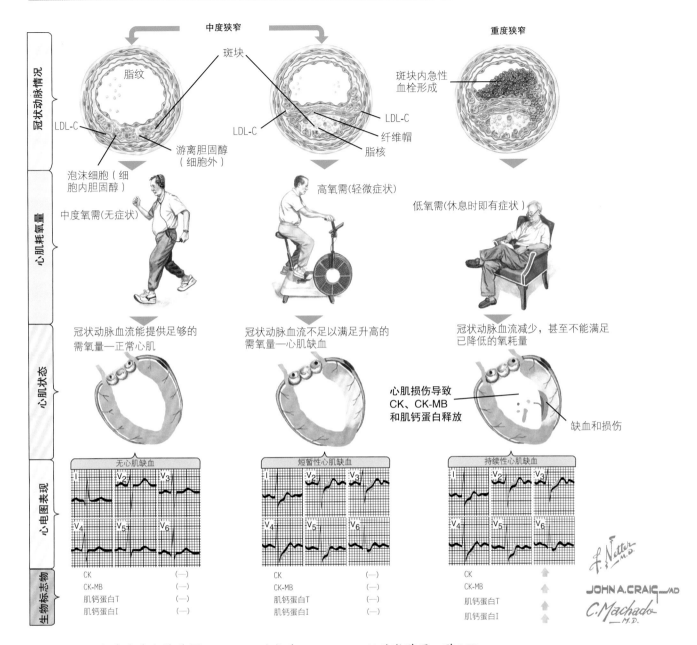

图 20.2　冠心病患者危险分层。CK，肌酸激酶；CK-MB，肌酸激酶同工酶 MB

肌钙蛋白水平不能除外 ACS，所有临床怀疑 ACS 的患者都需要进行系列的生物标志物的动态监测，心肌肌钙蛋白的先升后降的变化趋势应符合 ACS 的典型特点。

处理与治疗

　　NSTE-ACS 患者的管理包括四个关键部分：①危险分层；②总体治疗策略的选择；③抗血小板和抗凝治疗；④抗缺血治疗。

危险分层

　　由于 NSTE-ACS 包含了一组异质性的患者，因此合理的危险分层对于决定 NSTE-ACS 患者的恰当处理策略非常重要。不稳定患者应被归属高危组，如心绞痛对优化治疗反应不佳、血流动力学紊乱、持续性室性心动过速或心室颤动患者。对于较为稳定的患者可以根据临床和实验室所见进行危险分层。

　　TIMI（Thrombolysis in Myocardial Infarction）风险评分是常用的危险分层工具之一，在 NSTE-ACS 患者的评估中易于快速实施。评分模型的构建是基于非 Q

波冠状动脉事件皮下注射依诺肝素的有效性和安全性评估（ESSENCE）以及心肌梗死溶栓 11（TIMI 11）两项临床试验的历史和临床数据，积分模型包括 7 个赋值 1 分的风险因素。7 个因素及其相关风险评分模型如表 20.1 所示。

表 20.1　心肌梗死溶栓治疗风险评分（TIMI 评分）		
危险因素	不良心血管事件风险[a]	
年龄 >65 岁	# 危险评分	% 风险
>3 个冠心病危险因素	0~1	4.7
已知冠状动脉狭窄 >50%	2	8.3
24 小时内发作 >2 次心绞痛	3	13.2
过去 7 天内应用阿司匹林	4	19.9
ST 段改变	5	26.2
心肌损伤标志物升高	6~7	41

[a] 心肌梗死、心脏相关死亡 和 / 或持续心肌缺血

GRACE（Global Registry of Acute Coronary Events）风险模型是另一常用的 NSTE-ACS 患者危险分层工具。GRACE 模型更加复杂，包括多个患者变量和辅助检查项目，它不同于 TIMI 风险评分模型，若没有网络或智能手机的辅助，该模型评分很难在床旁完成。目前，已有可实时应用的 web 版程序：http：//www.outcomes-umassmed. org/ grace。

整体处理策略的选择

完成了患者的危险分层后应选择出整体的处理策略。下面将讨论四种处理策略。

立即有创性策略

发病 2 小时内的患者应紧急转运至心导管室，进行可能的血运重建治疗。该策略只适用于分层极高危的 NSTE-ACS 患者，即存在下列任一情况者：优化药物治疗后仍反复发作心绞痛、有血流动力学不稳定的体征或症状、持续性室性心动过速或心室颤动。

早期有创性策略

发病 24 小时内的患者应接受非急诊的冠状动脉造影检查。不符合立即有创性策略标准的 NSTE-ACS 患者，若 GRACE 评分 >140 分、肌钙蛋白水平随发病时间明显改变、心电图新发的 ST 段明显压低，都

应该考虑选择早期有创性策略。

延迟有创性策略

对于发病 25~72 小时内的不符合立即或早期有创性治疗标准，而分层为中危风险的患者，可行延迟冠状动脉造影检查。中危风险患者包括 TIMI 风险评分 ≥ 2、GRACE 风险评分 109~140 分以及 LVEF 降低（<40%）患者。

缺血指导策略

不符合以上有创性治疗策略标准的低风险患者，应接受缺血指导的治疗策略。择期对患者进行影像学负荷试验评估心肌缺血情况，对于缺血明显的患者可以考虑进一步的有创性治疗，而仅有轻微缺血或无缺血证据的患者可采用更为保守的处理策略。

抗血小板和抗凝治疗

由于 NSTE-ACS 的病理生理机制是冠状动脉内斑块破裂继发血栓形成，因此抗血小板和抗凝治疗是其药物治疗的重要组成部分。所有疑似 NSTE-ACS 的患者，无论其初始治疗策略如何（有创性治疗或缺血指导），均应预先给予双联抗血小板治疗和抗凝治疗。

双联抗血小板治疗

阿司匹林：是一种不可逆的环氧化酶 -1 抑制剂，可阻止血小板激活物血栓素的合成。所有怀疑 NSTE-ACS 的患者均应口服 162~325 mg 负荷剂量的非肠溶阿司匹林，而后给以 81 mg/d 的维持剂量。有研究证明，在预防远期心脏事件方面，小剂量的阿司匹林和 325 mg 的阿司匹林有效性一致，且出血风险更低。肠溶阿司匹林因其吸收率低且吸收速度慢，不建议在急性期应用。

$P2Y_{12}$ 受体抑制剂：除阿司匹林外，所有疑诊 NSTE-ACS 的患者均应接受 $P2Y_{12}$ 受体抑制剂治疗。无论患者采用何种治疗策略，单纯药物治疗、接受金属裸支架或药物洗脱支架植入的经皮冠状动脉介入治疗（PCI），所有 NSTE-ACS 患者双联抗血小板治疗至少应用 1 年。目前，美国有 3 种口服的 $P2Y_{12}$ 受体抑制剂。

氯吡格雷：是一种间接不可逆的 $P2Y_{12}$ 受体抑制剂。由于其需要转化为活性代谢产物才能发挥作用，起效较慢（3~6 小时）。氯吡格雷负荷量为 600 mg，而

后每日维持剂量为 75 mg。

普拉格雷：与氯吡格雷相似，普拉格雷也是一种间接不可逆的 $P2Y_{12}$ 受体抑制剂。普拉格雷转化为活性代谢产物的速度比氯吡格雷更快，结构改变更小。推荐的普拉格雷负荷剂量为 60 mg，维持量为每日 10 mg。普拉格雷不建议应用于有脑血管病史的患者，也不建议在冠状动脉造影术前预先使用。因此它不是 NSTE-ACS 患者初始治疗药物，而是作为氯吡格雷的替代方案，用于已采取有创性治疗策略的患者。

替格瑞洛：是一种直接可逆的 $P2Y_{12}$ 受体抑制剂。与氯吡格雷和普拉格雷不同，替格瑞洛不需要转化为活性代谢产物，因此起效更快。负荷剂量为 180 mg，维持剂量为 90 mg 每日 2 次。替格瑞洛在化学结构上与腺苷相似，因此有一部分患者（约 10%~15%）在用药过程中可能会出现呼吸困难。

静脉糖蛋白 Ⅱb/Ⅲa 受体抑制剂

糖蛋白（glycoprotein，GP）Ⅱb/Ⅲa 受体负责血小板与纤维蛋白原的交联。过去，GP Ⅱb/Ⅲa 受体抑制剂是高危 NSTE-ACS 患者的主要治疗药物。但随着初始双联抗血小板使用的增加，GP Ⅱb/Ⅲa 抑制剂的常规使用已大大减少。目前，替罗非班和依替巴肽仅推荐用于未使用双联抗血小板治疗且正在接受有创性治疗策略的患者。

抗凝

与上述的抗血小板治疗一起，启动全身抗凝治疗在 NSTE-ACS 患者的初始治疗中同样至关重要。尽管仍有许多争议，还是认为有必要对所有疑诊 NSTE-ACS 的患者，即便最初心电图或肌钙蛋白正常的患者进行预先抗凝治疗。有下列四种抗凝药物可供选择。

普通肝素：普通肝素（unfractionated heparin，UFH）因其起效快、成本相对低、具有普遍可用性而成为 NSTE-ACS 中最常用的全身抗凝药物。建议初始负荷剂量为 60 IU/kg（最大 4000 IU），然后以 12 IU/kg/h（最大 1000 IU/h）的速率输注，并根据标准列线图进行调整。

低分子肝素：与普通肝素相比，低分子肝素（low-molecular-weight heparin，LMWH）的抗 Xa 因子活性比抗 Ⅱa 因子（抗凝血酶）活性作用更强。LMWH 可以皮下注射，其抗凝效果比普通肝素更具有可预测性。不同于普通肝素，LMWH 不需要常规根据标准列线图进行监测。依诺肝素是在 ACS 患者治疗中唯一优于普通肝素的 LMWH，也是 ACS 患者 LMWH 的首选，其标准剂量为每 12 小时皮下注射 1 mg/kg。对于肌酐清除率 <30 ml/min 的患者，应采用 1 mg/kg 每日 1 次的低剂量方案。对于接受立即有创性策略的患者，相较于依诺肝素，应首选普通肝素。

比伐芦定：比伐芦定是一种可逆的直接凝血酶抑制剂，已经在接受 PCI 的 ACS 患者中进行了研究。在已接受了预先双联抗血小板治疗及 PCI 的 ACS 患者中，比伐芦定与普通肝素联合 GP Ⅱb/Ⅲa 受体抑制剂疗效相似且降低出血风险。然而，比伐芦定组患者支架血栓的风险更高，且比伐芦定在未接受双联抗血小板治疗的 NSTEMI 亚组中无效。因此，比伐芦定仅适用于接受立即或早期有创性策略且已接受预先双联抗血小板治疗的 NSTE-ACS 患者。对于肾功能正常的患者，推荐先给负荷剂量 0.10 mg/kg 静脉注射，而后以 0.25 mg/kg/h 静脉输注。与普通肝素和 LMWH 不同，比伐芦定可用于肝素诱导的血小板减少症（Heparin-induced thrombocytopenia，HIT）患者。

磺达肝癸钠：磺达肝癸钠是一种 Xa 因子抑制剂，可以皮下给药，不需要常规监测。磺达肝癸钠可用于患有 HIT 的患者，研究证明它也可用于治疗接受缺血指导策略的 NSTE-ACS 患者。在接受有创性治疗的患者中，磺达肝癸钠增加导管相关血栓形成风险，因此，所有接受磺达肝癸钠的患者在进行介入治疗时应给予额外的普通肝素。磺达肝癸钠仅可用于肾功能正常的患者，建议每日一次皮下注射 2.5 mg。

抗缺血治疗

硝酸酯类

硝酸酯类药物通过舒张外周血管和扩张内皮依赖性心外膜冠状动脉，减轻前负荷，降低心肌耗氧量和增加冠状动脉血流量。血流动力学稳定的 NSTE-ACS 患者应接受短效硝酸酯药物的抗缺血治疗。硝酸酯类药物不应用于右心室缺血或近期使用磷酸二酯酶 -5 抑制剂的患者。

β 受体阻滞剂

β 受体阻滞剂常规用于 NSTE-ACS 患者。β 受体阻滞剂通过减慢心率、减弱心肌收缩力和降低血压，从而降低心肌耗氧量。一项在 ACS 患者中进行的大型随机研究提示应避免静脉使用 β 受体阻滞剂，对有心力衰竭或休克征象的 ACS 患者不应口服或静脉使用 β 受体阻滞剂。

非二氢吡啶类钙通道阻滞剂

维拉帕米和地尔硫䓬是非二氢吡啶类钙通道阻滞剂，可用于因过敏或气道高反应性疾病而无法耐受 β 受体阻滞剂的 NSTE-ACS 患者。这类药物可减慢心率，减弱心肌收缩力和降低血压，从而降低总体心肌耗氧量。非二氢吡啶类钙通道阻滞剂也不应用于有心力衰竭或休克征象的 ACS 患者。

未来方向

使用高敏肌钙蛋白测定将有助于 NSTE-ACS 患者的早期诊断和危险分层。早期诊断可能会改善胸痛患者的预后并提高患者分诊效率。另外，使用手持式、床边、即时肌钙蛋白检测的方法也可以提高诊断速度和危险分层能力。

补充资料

Amsterdam EA, Wenger NK, Brindis RG, et al. 2014 AHA/ACC guideline for the management of patients with non–ST-elevation acute coronary syndromes. *Circulation*. 2014;130:e344–e426.
美国心脏病学会（ACC）NSTE-ACS 处理指南。

Apple FS, Sandoval Y, Jaffe AS, Ordonez-Llanos J. Cardiac troponin assays: guide to understanding analytical characteristics and their impact on clinical care. *Clin Chem*. 2017;63:73–81.
NSTE-ACS 生物标志物应用的综述。

Corcoran D, Grant P, Berry C. Risk stratification in non-ST elevation acute coronary syndromes: risk scores, biomarkers and clinical judgment. *Int J Cardiol Heart Vasc*. 2015;8:131–137.
讨论危险分层价值作用的综述。

Eisen A, Giugliano RP, Braunwald E. Updates on acute coronary syndrome: a review. *JAMA Cardiol*. 2016;1:718–730.
NSTE-ACS 的新近综述文章。

Elgendy I, Kumbhani D, Mahnoud A, Wen X, Bhatt D, Bavry A. Routine invasive versus selective invasive strategies for non-ST-elevation acute coronary syndromes: an updated meta-analysis of randomized trials. *Catheter Cardiovasc Interv*. 2016;88:765–774.
NSTE-ACS 治疗策略的综述。

（Eric H. Yang 著　赵静雯 译
张永珍　郭丽君 审校）

第 21 章

ST 段抬高型心肌梗死

急性冠状动脉综合征（ACS）的诊断主要是根据临床表现、心电图和／或生化改变以及病理学特征。ACS 涵盖以下诊断：不稳定性心绞痛，非 ST 段抬高型心肌梗死（NSTEMI）和 ST 段抬高型心肌梗死（STEMI）。粗略估计，美国每年发生 22 万例次 STEMI。

病因与发病机制

阻塞性冠状动脉内血栓形成始于粥样斑块的破裂或溃疡。斑块破裂使血液循环中的血小板暴露于斑块部位的促栓成分，如胶原纤维、von Willebrand 因子、玻连蛋白、纤维蛋白原和纤连蛋白等。血小板黏附在溃疡斑块，继之发生血小板活化、聚集，促使凝血酶生成，凝血酶将纤维蛋白原转化为纤维蛋白，进一步激活血小板，释放血小板衍生血管收缩物质引起血管收缩。这种促栓微环境促使富含有血小板、纤维蛋白、凝血酶和红细胞的活跃状态血栓进一步扩展，并趋于稳定，引起梗死相关动脉闭塞（图 21.1A）。一旦心外膜冠状动脉的前向血流

中断，其所供应区域的心肌就会立即发生收缩功能障碍（图 21.1B），包括收缩不同步、运动减弱、运动消失或反常运动。缺血区域心肌发生收缩功能障碍时，交感神经系统激活等急性代偿机制，可使残余正常心肌的收缩能力增强。除斑块破裂外，一些少见原因亦可引起冠状动脉阻塞，如冠状动脉痉挛（多由可卡因引起）、心房颤动或机械瓣膜血栓形成引发的冠状动脉栓塞，以及高凝状态所致冠状动脉内血栓形成。

临床表现

大部分患者可出现典型的前驱症状，但并非出现于所有心肌梗死患者。最常见的前驱症状为在静息时或活动量较平素低时出现胸部不适，类似于典型心绞痛发作。心肌梗死胸痛的程度变化较大，通常程度剧烈，甚至难以忍受，持续时间较长，通常超过 30 分钟，多持续数小时。典型胸部不适的性质为压榨样、紧缩感或压迫感。部位多在胸骨后，常向前胸两侧扩散，以左侧为著。一些急性心肌梗死

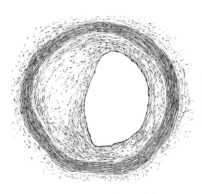
中度动脉粥样硬化性管腔狭窄

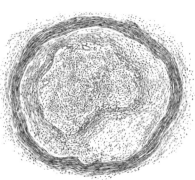
血栓机化

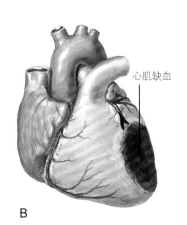
心肌缺血

图 21.1 （A）急性心肌缺血的病理生理；（B）心肌缺血

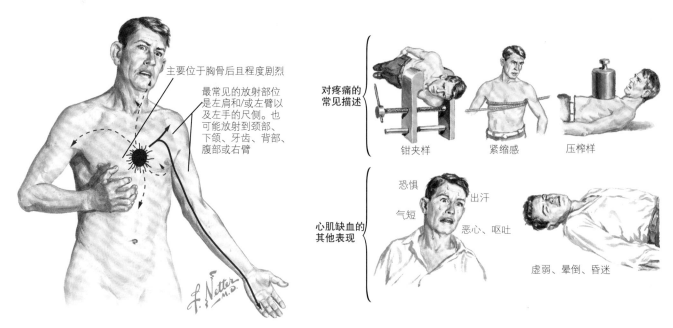

主要位于胸骨后且程度剧烈

最常见的放射部位是左肩和/或左臂以及左手的尺侧。也可能放射到颈部、下颌、牙齿、背部、腹部或右臂

对疼痛的常见描述

钳夹样　　　紧缩感　　　压榨样

心肌缺血的其他表现

恐惧
气短
出汗
恶心、呕吐

虚弱、晕倒、昏迷

图 21.2　心肌缺血性胸痛的特点

患者以腹痛为首发表现，易与腹部疾病混淆。而一些患者的胸部不适可向肩部、颈部、下颌或背部放射（图 21.2）。有些患者发生急性心肌梗死时并无疼痛，而表现为急性左心衰竭症状和胸闷，或严重乏力、晕厥，可伴出汗、恶心和呕吐。无痛性心肌梗死多见于老年人。

急性心肌梗死患者可出现许多体征。左心室功能障碍可导致肺水肿、低血压以及外周灌注不足引起的四肢湿冷和花斑。此外，发生急性二尖瓣关闭不全时可出现左心室功能障碍体征，听诊可闻及全收缩期杂音。出现 S_3 提示严重左心室功能障碍伴充盈压升高，出现明显的颈静脉怒张和与三尖瓣关闭不全一致的 γ 波提示发生右心室梗死。

鉴别诊断

急性心肌梗死的胸痛可酷似急性心包炎的胸痛，急性心包炎具有胸膜样疼痛的特点，随呼吸及咳嗽而加重。胸膜样疼痛性质通常呈尖锐、刀割样，随呼吸运动周期性加重。这些特征可与心肌梗死的深在、钝性、持续性胸痛相区别。肺栓塞多出现单侧胸痛，常为胸膜样疼痛，可伴咯血。急性主动脉夹层的疼痛部位多位于胸部或背部中心，程度极为严重、持续数小时，常放射至背部或下肢，并在发作后不久疼痛程度即达到高峰，常伴有一处或多处大动脉搏动消失。肋软骨和胸肋关节引起胸痛的特征

是明显的局部压痛。急性心肌梗死尤其是下壁心肌梗死的疼痛也需要与食管痉挛、消化性溃疡或应激性胃炎引起的疼痛相鉴别。

诊断方法

心电图表现

心电图出现 ST 段抬高伴对应导联 T 波改变和 ST 段压低，且胸痛持续时间 >20 分钟，应高度疑诊 STEMI（图 21.3）。STEMI 的心电图诊断标准如下：$V_2 \sim V_3$ 导联中至少两个相邻导联 ST 段抬高（男性至少 0.2 mV，女性至少 0.15 mV）和 / 或其他导联 ST 段抬高 >0.1 mV。无 ST 段抬高而出现新发左束支阻滞（left bundle branch block，LBBB）的 ACS 患者，或存在明确正后壁心肌梗死时也考虑 STEMI 诊断。许多因素可影响心电图对心肌梗死的诊断和定位，包括心肌损伤的程度、心肌梗死时间、传导异常、陈旧性心肌梗死或急性心包炎、电解质浓度改变以及血管活性药物的应用。此外，一些急性心肌梗死患者可因梗死部位的原因并不出现明显 ST 段改变，鉴于这些原因，即使不满足 STEMI 的心电图诊断标准，也可能存在需要治疗的严重心肌缺血。当有可疑临床症状时，则需要进一步完善诊断性检查以除外急性心肌梗死。

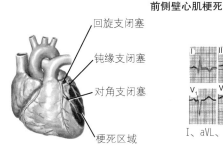

前壁心肌梗死

左前降支近端闭塞

梗死区域

I、V₂、V₃和V₄导联明显的Q波和T波倒置

膈面或下壁心肌梗死

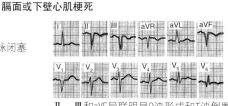

右冠状动脉闭塞

梗死区域

II、III和aVF导联明显Q波形成和T波倒置。累及侧壁时，V₅和V₆导联也可能发生以上变化

前侧壁心肌梗死

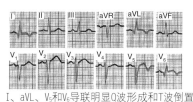

回旋支闭塞

钝缘支闭塞

对角支闭塞

梗死区域

I、aVL、V₅和V₆导联明显Q波形成和T波倒置

正后壁心肌梗死

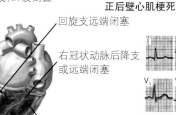

回旋支远端闭塞

右冠状动脉后降支或远端闭塞

梗死区域

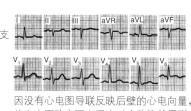

因没有心电图导联反映后壁的心电向量，故心电图改变可出现在对应的胸前导联，可见V₁导联出现异常高大的R波（与后壁Q波相对应）和T波直立（与后壁T波倒置对应）

图 21.3　ST 段抬高型心肌梗死的心电图定位

血清心脏标志物

在血清中检测出心脏标志物之前，心肌细胞膜已经失去了它的完整性。由于细胞膜完整性的破坏随时间进展，故血清心脏标志物不能用于急性心肌梗死的早期诊断，但其是诊断心肌梗死的依据和风险预测指标。目前用于诊断急性心肌梗死的血清心脏标志物有肌酸激酶（CK）和 CK 同工酶（CK-MB）、肌红蛋白和心脏特异性肌钙蛋白（肌钙蛋白 I 和肌钙蛋白 T）。分子量较小的肌红蛋白可以从梗死心肌中快速释放入血，但其不具有心脏特异性，心肌梗死发生后早期检测到的肌红蛋白水平升高需要进一步用更具心脏特异性的标志物加以验证，如肌钙蛋白 I 或肌钙蛋白 T。在临床所用的生物标志物中，肌钙蛋白最具有特异性，但在无心肌缺血的其他心脏疾病或非心脏疾病中亦可能升高。

其他影像学检查

有心源性休克的 STEMI 患者，超声心动图有助于明确引起低心排的可纠正的机械性原因，如室间隔穿孔、乳头肌功能不全，并可与整体左心室功能障碍相鉴别。MRI 可以早期识别心肌梗死和评估缺血后果的严重程度，但目前大多数医学中心尚未将 MRI 用于 STEMI 患者。由于 STEMI 治疗强调早期再灌注，而这些影像学检查则较耗时，因此在 STEMI 患者影像技术的使用非常受限。

处理与治疗

优选治疗

　　有几种治疗方法可以降低 STEMI 患者的病死率（图 21.4）。这些方法包括经皮冠状动脉介入治疗（PCI）或溶栓治疗的早期再灌注策略、联合使用阿司匹林与 P2Y$_{12}$ 受体抑制剂、抗凝治疗、β 受体阻滞剂、ACEI 和他汀类治疗。其他治疗方法包括应用硝酸盐和抗心律失常药物，但缺乏有力的循证证据支持。除阿司匹林外，其他非甾体抗炎药有增加心血管事件的风险，不建议应用。

　　迄今为止，再灌注治疗是 STEMI 最有效的治疗策略。PCI 是 STEMI 患者的首选治疗方法（图 21.5）。PCI 的疗效优于溶栓治疗，梗死相关动脉再通率和 TIMI 3 级血流恢复率更高（图 21.6），PCI 在以下几

个方面亦具有优势：近期病死率、出血并发症（包括颅内出血）和卒中的发生率。长期随访表明直接PCI 术的益处持续存在，包括降低病死率、再梗死率和心肌缺血复发率。早期介入的另一优势是可从冠状动脉造影获得冠状动脉解剖信息，有利于进行早期危险分层，尤其是识别再发心肌梗死或心血管事件危险的高危或低危患者。支架的应用使直接 PCI进一步获益，主要归因于支架解决了常见的血管再狭窄和再次血运重建问题。由于药物洗脱支架可降低再狭窄风险，故 STEMI 患者进行 PCI 治疗时提倡使用药物洗脱支架。即使转运患者至可行急诊 PCI中心需要较长的时间，PCI 仍优于溶栓治疗。目前的指南建议，若首次医疗接触（first medical contact，FMC）后可在 90 分钟内将急性心肌梗死患者转运至可行急诊 PCI 的医院，或先转运至不可行急诊 PCI 医院后再转运至可行急诊 PCI 医院且时间在 FMC 后 2 小时内，直接 PCI 治疗较溶栓治疗仍能更好地改善预后。

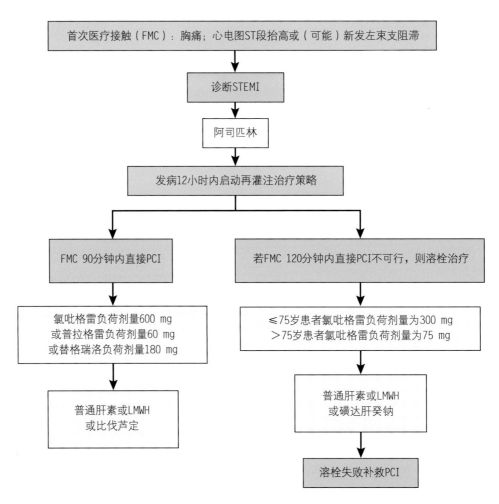

图 21.4　ST 段抬高型心肌梗死（STEMI）的最佳治疗方法。 完整的分类和证据级别建议参见《AHA/ACC STEMI 指南 2013》。LMWH，低分子肝素；PCI，经皮冠状动脉介入治疗

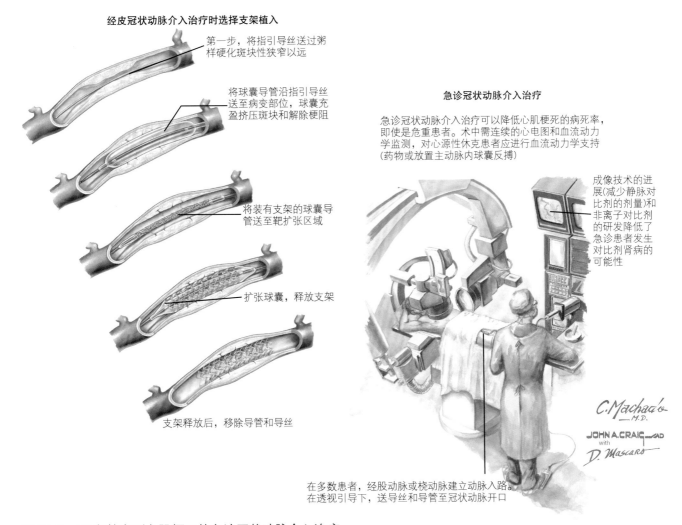

经皮冠状动脉介入治疗时选择支架植入

第一步，将指引导丝送过粥样硬化斑块性狭窄以远

将球囊导管沿指引导丝送至病变部位，球囊充盈挤压斑块和解除梗阻

将装有支架的球囊导管送至靶扩张区域

扩张球囊，释放支架

支架释放后，移除导管和导丝

急诊冠状动脉介入治疗

急诊冠状动脉介入治疗可以降低心肌梗死的病死率，即使是危重患者。术中需连续的心电图和血流动力学监测，对心源性休克患者应进行血流动力学支持（药物或放置主动脉内球囊反搏）

成像技术的进展（减少静脉对比剂的剂量）和非离子对比剂的研发降低了急诊患者发生对比剂肾病的可能性

在多数患者，经股动脉或桡动脉建立动脉入路。在透视引导下，送导丝和导管至冠状动脉开口

图 21.5 ST 段抬高型心肌梗死的急诊冠状动脉介入治疗

对于可行择期 PCI 的医院，在急诊 PCI 成为标准治疗之前，溶栓治疗是行之有效的再灌注治疗方法。在不可行 PCI 的社区医院，将患者转运至可行急诊 PCI 的医院耗时过长时，对发病 12 小时内且无溶栓禁忌证的 STEMI 患者静脉溶栓治疗是适应证。实施静脉溶栓不需要特殊设备或专业人员，可迅速给予溶栓药物，使延迟时间缩至最短。许多大型临床试验表明，溶栓治疗可以保护左心室功能，缩小梗死面积，显著降低病死率。溶栓治疗后仍有 45%~60% 的患者不能完全恢复正常冠状动脉血流，说明溶栓治疗的有效性非常有限。即使溶栓再灌注治疗成功，仍有高达 20% 的患者会出现冠状动脉再闭塞而导致再梗死。而且，仅有约 25% 接受溶栓治疗的患者能够获得理想的结果，即梗死相关动脉迅速、持续的血流正常化。最后，溶栓治疗的应用受到禁忌证的限制，高达 30% 的患者存在溶栓禁忌，发生致死性或颅内出血的风险约为 1%。

辅助治疗

抗血小板和抗凝治疗是 STEMI 治疗的基石。辅助治疗的抗缺血效能取决于它的抗栓效应，并需要平衡个体患者的出血风险。阿司匹林是血小板激活花生四烯酸通路的不可逆抑制剂，可降低死亡率，所有 STEMI 患者无论是否计划进行血运重建治疗，阿司匹林作为一线药物都需尽早使用。P2Y$_{12}$ 受体抑制剂抑制血小板激活，如氯吡格雷、普拉格雷和替格瑞洛，可以降低接受 PCI 治疗 STEMI 患者的缺血事件和病死率。氯吡格雷为前体药物，必须经肝脏代谢活化，因此起效较慢。为尽快获得有效的血小板抑制效应，ACC/AHA 指南建议给予氯吡格雷负荷剂量 600 mg，此后 75 mg/d 维持。也可用新型、作用更强的普拉格雷和替格瑞洛替代。

ACS 患者传统的抗凝药物为普通肝素，已经研制出新型抗凝剂以规避普通肝素的缺陷，如抗栓作用个体差异大，需要密切监测抗凝效果调整剂量，以及发生肝素诱导血小板减少症风险，后者是一种可能危及生命的副作用。低分子量肝素减少了与内皮细胞和血浆蛋白的结合，相比于普通肝素，其抗栓作用更具有可预测性。可以根据体重调整剂量而无需进一步监测。不管选择何种血运重建策略，均应使用普通肝素或低分子量肝素。直接凝血酶抑制剂比伐芦定的出血风险低于血小板糖蛋白（Glycoprotein，GP）Ⅱb/Ⅲa 受体拮抗剂与普通肝素联用，已经被批准用于接受介入血运重建的 STEMI 患者。然而，新近的研究表明，其出血风险与单用普通肝素相当，也发现使用比伐芦定的早期支架内血栓发生率更高，且费用也更高。因此，在大多数患者，普通肝素优于比伐芦定。GP Ⅱb/Ⅲa 受体拮抗剂偶尔用于接受直接 PCI 且血栓负荷重或出现冠状

动脉无复流的患者。

静脉溶栓患者应给予阿司匹林和氯吡格雷负荷剂量 300 mg（年龄 ≤ 75 岁）或氯吡格雷负荷剂量 75 mg（年龄 >75 岁）进行抗血小板治疗。此外，对于出血风险较高患者，应使用依诺肝素、磺达肝癸钠，或进行 PCI 应予以普通肝素进行抗凝治疗。

血流动力学障碍与心律失常

左心室功能障碍仍是 STEMI 急性期后死亡的最重要的预测因素。STEMI 患者心力衰竭的特征是收缩功能障碍，或是兼具收缩与舒张功能障碍。左心室舒张功能障碍可导致肺静脉高压和肺淤血；收缩功能障碍可导致严重的低心排甚至心源性休克。STEMI 患者的死亡率随血流动力学障碍的严重程度而增加。

引起 STEMI 患者发生心力衰竭的机械性原因包括：心室游离壁破裂、假性室壁瘤、室间隔穿孔或乳头肌断裂。心肌梗死时心电活动不稳定可导致心律失常。窦性心动过缓（有时伴有房室阻滞和低血压）可能是迷走神经兴奋性增强所致。心肌缺血损伤可以引起房室或室内传导通路任何部位的阻滞。

急性心肌梗死后的其他并发症包括再发胸部不适、心肌缺血甚至梗死。此外，还可能出现心包积液、心包炎和 Dressler 综合征。不到 5%~10% 的 STEMI 患者（尤其是前壁心肌梗死）会出现左心室室壁瘤。有室壁瘤形成的患者病死率比无室壁瘤的患者高 6 倍。左心室室壁瘤患者常会发生猝死，可能与室壁瘤患者易于发生快速性室性心律失常有关。

改善预后的药物治疗

一些药物可以改善 STEMI 患者的预后。对陈旧性心肌梗死患者进行的随机临床试验表明，延长抗血小板治疗时程可以使再梗死、卒中或血管性死亡的风险降低约 25%。无论选择何种再灌注策略，所有 STEMI 患者都应终身口服阿司匹林以及接受为期 1 年的联合 P2Y$_{12}$ 受体抑制剂的治疗。临床症状显著的充血性心力衰竭患者、LVEF 下降（≤ 40%）或较大范围节段性室壁运动异常的患者，均推荐长期应用 ACEI。左心功能保留的患者也可从 ACEI 的长期治疗中获益。临床试验的 meta 分析显示，口服 β 受体阻滞剂可以使 STEMI 患者的远期死亡率降低 20%，这可能与其既具有抗心律失常（预防心源性猝死）又兼具预防心肌再梗死的作用有关。需要注意，伴

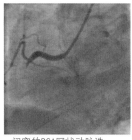

闭塞的RCA冠状动脉造影图像（下壁STEMI）

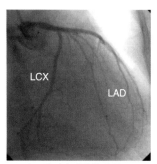

LCX
LAD

左冠状动脉系统的造影

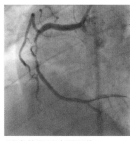

球囊扩张后造影图像

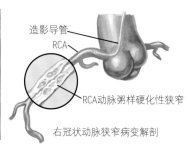

造影导管
RCA

RCA动脉粥样硬化性狭窄

右冠状动脉狭窄病变解剖

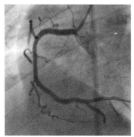

支架植入后冠状动脉造影

JOHN A.CRAIG—AD

图 21.6　闭塞的右冠状动脉（RCA）血运重建治疗。
LAD，左前降支；LCX，左回旋支

有左心功能衰竭或心源性休克风险的患者，应用 β 受体阻滞剂需慎重。如果开始存在禁忌证而未应用 β 受体阻滞剂，则应该在出院前重新评估应用指征，必要时启用 β 受体阻滞剂治疗。研究表明，盐皮质激素受体拮抗剂可以降低 LVEF<40%、心力衰竭或糖尿病患者的死亡率。高强度他汀类药物治疗可以降低 STEMI 患者主要不良心血管事件。如无禁忌证，上述治疗均应在院内开始。接受再灌注治疗且无并发症的患者在发病 3~5 天内早期出院是安全的。

二级预防

二级预防的概念是指预防急性心肌梗死恢复后发生再梗死及死亡，措施包括改变生活方式、戒烟以及控制高血压、糖尿病及胆固醇水平。对所有患者均应该给予心脏康复评估。心脏康复可以改善上述危险因素，而且已被证明可以降低全因和心血管死亡率。

对左心室功能保留而存在严重心律失常的患者，使用胺碘酮可以改善存活率。植入式心脏转复除颤器提供了一种预防室性心律失常诱发心搏骤停的非药物治疗方法，可考虑用于 LVEF<35% 且 NYHA 心功能分级 Ⅱ~Ⅲ 级的缺血性心肌病患者。这些患者应接受指南导向的优化药物治疗，并应在心肌梗死后至少 40 天或血运重建至少 3 个月后再次评估植入装置的指征。

未来方向

由于冠状动脉疾病及其并发症，急性心肌梗死初期幸存的患者仍存在风险，降低这些风险势在必行，应将预防性治疗推广到尚未发生心脏事件的每个高危患者。目前，对 STEMI 的认识仍具有挑战性，强调对住院（院内）发生 STEMI 事件的患者要特别关注，这部分患者较院外 STEMI 患者预后更差。

补充资料

Aboufakher R. ECG in STEMI: Importance and Challenges. https://www.heart.org/idc/groups/heart-public/@wcm/@mwa/documents/downloadable/ucm_467056.pdf. Accessed July 2017.
AHA 网站上免费提供的 STEMI 心电图诊断的经典综述。

Braunwald E. Heart Disease. A Textbook of Cardiovascular Medicine. 10th ed. Philadelphia: WB Saunders; 2014.

一本优秀的教科书，不仅涵盖了广泛的急性心肌梗死的主题，而且还涵盖了其他心脏病学的大多数主题。

Mercader M. STEMI: 3-Minute Diagnosis, 90-Minute Reperfusion: Saving Time, Saves Lives. 1st ed. CreateSpace Independent Publishing Platform; 2014.
一本全面解释 STEMI 诊断的教科书，是良好的学习工具。

Moscucci M. Grossman & Baim's Cardiac Catheterization, Angiography and Intervention. 8th ed. Philadelphia: Lippincott Williams & Wilkins; 2013.
关于心导管理论和技术的高级教科书。

O'Rourke R. Hurst's The Heart. 13th ed. New York: McGraw-Hill Education; 2011.
一部涵盖急性心肌梗死和其他心脏病内容的参考书。

循证文献

2013 ACCF/AHA guideline for the management of ST-elevation myocardial infarction: a report of the American College of Cardiology Foundation/American Heart Association Task Force on Practice Guidelines.
ACC/AHA 关于 STEMI 的处理指南，内有详细的推荐和每一推荐的证据水平。

Cavender M, Sabatine M. Bivalirudin versus heparin in patients planned for percutaneous coronary intervention: a meta-analysis of randomised controlled trials. Lancet. 2014;384(9943):599–606.
一项 meta 分析，比较心肌梗死患者以肝素和比伐卢定为基础治疗方案的作用。

Grines CL, Browne KF, Marco J, et al. A comparison of immediate angioplasty with thrombolytic therapy for acute myocardial infarction. The Primary Angioplasty in Myocardial Infarction Study Group. N Engl J Med. 1993;328(10):673.
一项试验证实，直接血管成形术在降低死亡率、再梗死和颅内出血方面优于溶栓治疗。

ISIS-2 (Second International Study of Infarct Survival) Collaborative Group. Randomised trial of intravenous streptokinase, oral aspirin, both, or neither among 17,187 cases of suspected acute myocardial infarction: ISIS-2. Lancet. 1988;2(8607):349.
首个临床试验显示，急性 STEMI 后给予阿司匹林治疗的重要性。阿司匹林使心血管死亡率降低 23%。

O'Gara PT, Kushner FG, Ascheim DD, et al. 2013 ACCF/AHA guideline for the management of ST-elevation myocardial infarction: a report of the American College of Cardiology Foundation/American Heart Association Task Force on Practice Guidelines. Circulation. 2013;127(4):e362.
ACC/AHA 有关 STEMI 患者的治疗指南。

Thygesen K, Alpert JS, Jaffe AS, et al. Third universal definition of myocardial infarction. Circulation. 2012;126(16):2020.
第三版心肌梗死的全球定义。

（Michael Bode，Christoph Bode 著

赵静雯 译　张永珍　郭丽君 审校）

第 22 章

经皮冠状动脉介入治疗

自 20 世纪 70 年代问世以来，经皮冠状动脉介入治疗（PCI）发生了翻天覆地的变化。在 20 世纪 90 年代初期，冠状动脉支架术改进了 PCI 技术，改善了手术效果，并大大减少了紧急冠状动脉旁路移植术（CABG）的需要。与金属裸支架（bare metal stents，BMS）相比，21 世纪初问世的药物洗脱支架（drug-eluting stents，DES）大大减少了后期再次血运重建的频率，而第二代药物洗脱支架进一步提高了支架的输送性并降低了支架血栓形成的风险。新设备的引入和辅助药物学使治疗更复杂的病变和提高安全性成为可能。如今，由于能够挽救生命并改善生活质量，PCI 已成为冠心病患者治疗中不可或缺的一部分。

经皮冠状动脉介入治疗的操作

操作及设备

PCI 在心导管室进行，所使用的 X 射线造影设备与诊断性冠状动脉造影相同。动脉入路通常为股动脉或桡动脉（图 22.1）。股动脉是既往曾广泛使用的入路，但如今桡动脉入路已成为首选，并在大多数教学中心中进行教授。桡动脉入路的优点包括很少发生穿刺部位出血、能够更早下床活动、患者满意度更高、成本更低，并具有降低死亡率的趋势。缺点是学习曲线明显、存在桡动脉闭塞的可能性以及无法经该入路使用更大直径的导管，需要经上肢血管进行肾脏替代治疗和需要血流动力学监测支持的患者也无法使用桡动脉入路。

目前已经具有满足通常状态下输送支架系统的经桡动脉指引导管，但为便于球囊、支架和其他设备通过，介入指引导管的外径大于诊断导管。冠状动脉和靶病变经造影显影后，给予充分抗凝，随后

送冠状动脉指引导丝通过病变至血管远端。沿指引导丝送远端带有球囊的导管至病变处。支架植入前通常用球囊预扩张病变，利用球囊张力撕裂和挤压斑块来打开阻塞病变。如今，冠状动脉支架植入已成为所有血管成形术中必不可少的部分。预扩张后将载有未释放支架的球囊导管沿导丝送至靶病变处，确定位置后充盈球囊，扩张和释放支架（图 22.2）。通常会使用耐高压球囊导管后扩张，以保证支架完全膨胀。随着器械的不断改进，不做预扩张而直接

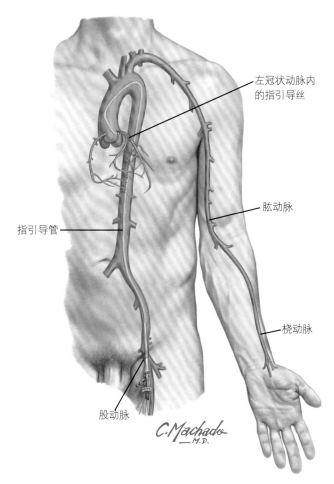

左冠状动脉内的指引导丝

肱动脉

指引导管

桡动脉

股动脉

图 22.1 经皮冠状动脉介入治疗：血管入路

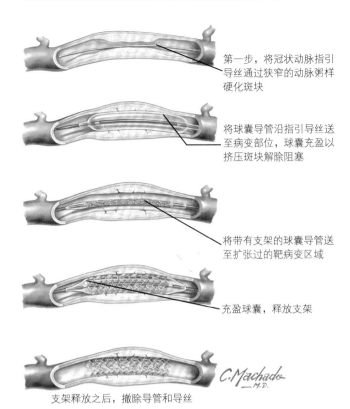

第一步，将冠状动脉指引导丝通过狭窄的动脉粥样硬化斑块

将球囊导管沿指引导丝送至病变部位，球囊充盈以挤压斑块解除阻塞

将带有支架的球囊导管送至扩张过的靶病变区域

充盈球囊，释放支架

支架释放之后，撤除导管和导丝

图 22.2　经皮冠状动脉介入治疗的操作：支架植入

释放支架越来越普遍。

通过股动脉入路进行 PCI 后，一旦活化凝血时间恢复到基线即可拔除股动脉鞘管。手法压迫是传统的止血方法，但是闭合装置的使用越来越普遍，可使适合的患者立即止血，并能够更早下床活动。而桡动脉入路患者通常不需要考虑是否在抗凝状态，一般在术后可立即拔除桡动脉鞘管，并通过固定的加压装置保持压力来止血。

辅助药物治疗

为防止血管内器械形成血栓，所有接受 PCI 治疗操作的患者均应在术前接受阿司匹林治疗，并在手术过程中进行充分抗凝。肝素是传统的选择，而对于包括急性冠状动脉综合征（ACS）在内的围术期梗死和缺血事件风险增加的高危患者，也曾建议联合应用血小板糖蛋白Ⅱb/Ⅲa受体拮抗剂。随着起效快而作用更强的口服抗血小板药的问世，不用血小板糖蛋白Ⅱb/Ⅲa受体拮抗剂而仅用比伐卢定或肝素治疗的策略已成为大多数中心的标准抗凝方案。比伐卢定具有半衰期短的显著优势，可减少穿刺和非穿刺部位的出血。但肝素单药治疗具有成本低廉的优势，在采用桡动脉入路且出血风险较低的患者中，

比伐卢定是否优于肝素尚无定论。

药物洗脱支架植入后，可能需要数月的时间其支架小梁才能完全为内皮所覆盖，这易于促发患者血栓形成和支架血栓形成。尽管第二代药物洗脱支架的内皮化特性有了改善，降低了支架血栓形成的风险并允许接受更短期的双重抗血小板治疗（dual antiplatelet therapy，DAPT）时长，但 DES 植入后长达 1 年时间的晚期支架血栓形成一直是药物洗脱支架植入后需要考虑的主要问题。新近的指南要求，植入 DES 的稳定性冠心病患者需要至少 6 个月的 DAPT（通常是阿司匹林联合氯吡格雷），而植入药物洗脱支架的 ACS 患者 DAPT 时长至少 1 年。更新的指南建议 ACS 患者可使用更强效的抗血小板药物（普拉格雷或替格瑞洛），这可克服某些应用氯吡格雷的患者残留的血小板高反应性。某些高风险患者建议使用更长时程的 DAPT，如既往有心肌梗死或植入第一代药物洗脱支架（紫杉醇洗脱支架），而出血风险可接受的患者。

经皮冠状动脉介入治疗的预后

新一代药物洗脱支架的使用、术者经验的积累、更好的成像系统以及改进的辅助治疗，使 PCI 手术的结果得到了显著改善。通过选择适当的患者并由有经验的术者完成手术，手术操作在 >95% 的患者可以预期获得成功。目前，导管室很少发生导致血管闭塞的冠状动脉夹层或穿孔并发症。随着操作安全性的提高，PCI 现在也常在无紧急外科手术条件的医院中开展，谨慎选择患者、有良好的组织管理转运流程，在需要时迅速将患者紧急转运到指定的心脏中心，这种方法是安全可行的。

术者的经验是保证手术安全所必需的。AHA/ACC 的 PCI 指南建议 PCI 手术仅在每年 PCI 数量 >400 例的中心进行，且由每年 PCI 数量 >75 例的术者操作。

冠状动脉支架常规使用之前，再狭窄是球囊血管成形术的主要问题，但是在 20 世纪 80 年代后期诞生的金属裸支架大大降低了再狭窄率。药物洗脱支架是在金属裸支架基础上载有免疫抑制剂或抗增殖药物的薄层聚合物，植入病变后药物随时间而逐渐释放，可预防新生内膜过度增生，显著降低了再狭窄率。6 个月时晚期再次血运重建率从金属裸支架的 15%~20% 降至药物洗脱支架的 5%~7%。如今，大多数接受 PCI 的患者首选新一代药物洗脱支架，不仅降低了再狭窄率，而且与金属裸支架和第一代

药物洗脱支架相比，也降低了晚期和极晚期支架血栓的发生率。

由于这些进步，以往需要 CABG 的许多患者现在可以在导管室中得到有效治疗。尽管 CABG 仍然是治疗复杂冠心病患者的有效手段，但现在只有很小比例的患者需要此种治疗。

操作并发症

PCI 最常见的并发症与动脉穿刺部位有关。股动脉入路的患者出血和血肿发生率为 3%~5%，但通常可以保守治疗，偶尔需要输血或外科干预。穿刺部位假性动脉瘤形成 <1%，通常可以用超声引导下压迫和 / 或注射凝血酶治疗。腹膜后出血是少见但可能危及生命的并发症，尤其是未被及时诊治时，并可能需要外科干预。由于手部具有双重供血，即便桡动脉入路可能会发生桡动脉闭塞，但却很少有症状。

心脏并发症非常少见。球囊扩张和支架释放偶尔会导致动脉粥样硬化斑块碎屑栓塞到远端冠状动脉血管床，有时伴有血栓形成和心肌损伤，但所产生的心肌梗死通常很小且耐受性良好。缺血导致的心律失常，包括室性心动过速和心室颤动，可以通过药物和 / 或心脏电复律来成功处理。PCI 引起的冠状动脉夹层和 / 或血栓性血管闭塞可导致心肌梗死、紧急 CABG，且偶尔可导致死亡，但现代 PCI 技术和经验丰富的术者使这些并发症变得非常罕见。

辅助设备

高速旋磨术

高速旋磨术使用包被金刚石的旋磨头在高速旋转下将斑块磨碎成微小的碎屑，并被血流冲刷吸收（图 22.3）。旋磨术主要用于严重钙化病变、开口病变和分叉病变的治疗，通常联合支架植入。

轨道旋磨术

轨道旋磨术于 2014 年获得美国 FDA 的批准，现已在许多导管室中使用。这项技术由气动驱动控制台提供动力，在驱动轴末端有一个可沿轨道运动的具有偏心金刚石涂层的冠。它主要用于钙化冠状动脉病变的治疗，但与高速旋磨术具有相似的局限性，包括增加冠状动脉夹层的风险，特别是在小血管或迂曲血管。

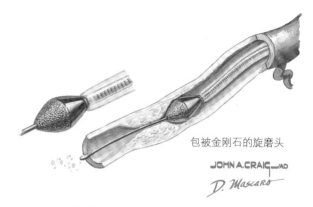

包被金刚石的旋磨头

图 22.3　旋磨术

预防远端栓塞的装置

CABG 的大隐静脉桥血管中形成的易碎斑块和血栓，在 PCI 术中易引发远端栓塞。有几种预防远端栓塞的装置，其中最常见的是冠状动脉滤网（图

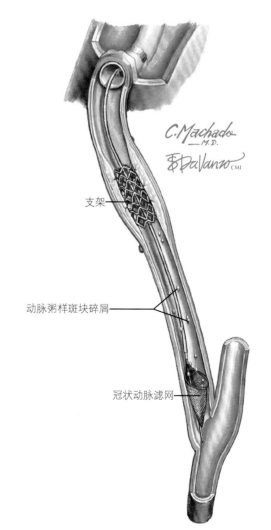

支架

动脉粥样斑块碎屑

冠状动脉滤网

图 22.4　远端保护装置：用于大隐静脉桥血管介入治疗的滤器

22.4)。冠状动脉滤网固定在冠状动脉导丝上，被包在释放鞘内，使用时先将其沿冠状动脉导丝放置在静脉桥病变远端，然后在滤网近端植入支架。支架释放过程中脱落的动脉粥样硬化斑块和血栓碎屑被捕获在滤网中，不会栓塞下游微血管，避免了微栓塞导致的心肌损伤。完成支架植入后，用回收鞘回收滤网。在大隐静脉桥血管 PCI 中，远端保护装置具有减少围术期心肌梗死的作用。

血栓去除装置

血栓经常出现在阻塞性冠状动脉病变部位，尤其是在 STEMI 和其他 ACS 患者中，并且可能在 PCI 术中栓塞到冠状动脉远端血管床，影响预后。最常用的血栓去除装置是血栓抽吸装置，该装置具有两个内腔，一个内腔用于沿冠状动脉导丝输送该装置，另一内腔远端有开口，用于手动抽吸血栓性物质。这些装置最常用于血栓负荷大的 STEMI 患者。但在 STEMI 患者中进行血栓抽吸的多项随机临床试验并未显示临床获益，且血栓抽吸术可能增加卒中风险。尽管血栓抽吸术仍在使用，但其适应证的指南推荐力度已显著降低，在 STEMI 患者中的使用频率也有下降。

变流式血栓去除装置，利用反向注入盐水的射流产生吸力，是处理高血栓负荷病变的有效工具。

血管内超声和光学相干断层扫描

血管内超声（intravascular ultrasound，IVUS）和光学相干断层扫描（optical coherence tomography，OCT）是在血管腔内观察冠状动脉的技术。IVUS 通过传感器完成，将镶有传感器的导管沿指引导丝送入冠状动脉。IVUS 使用高频声波（超声）探查动脉粥样硬化斑块和血管壁，能提供冠状动脉造影无法获得的诊断信息（图 22.5）。在 PCI 之前使用 IVUS 可评估病变的严重程度和血管大小，帮助确定是否需要辅助设备，并有助于确定支架大小。植入支架后，常用 IVUS 评估支架膨胀是否充分，并确定支架是否完全贴壁。OCT 使用近红外光而非超声来获得血管内图像。与 IVUS 相比，OCT 的分辨率更高，可更好地看到血管内表面细节，而 IVUS 具有更好的穿透性和更好的中膜显像效果。OCT 在显示精细的支架微小结构和血栓显影方面特别有效，但为了显影需要额外使用对比剂。许多导管室同时使用两种技术来优化 PCI 结果。

切割球囊

切割球囊为标准的球囊血管成形术提供了替代方案，用于治疗技术上困难的病变，例如支架内病变、冠状动脉分叉部位病变、冠状动脉开口病变和冠状动脉小血管病变。最常用的切割球囊具有三个切割刀片，使粥样硬化病变形成可控性夹层。

血流储备分数

血流储备分数（fractional flow reserve，FFR）是一种用于评估冠状动脉临界狭窄生理意义的技术。压力导丝具有压力换能器，它也可作为冠状动脉指引导丝使用，操作时将该导丝送入冠状动脉，跨过狭窄病变至血管远端。在静脉输注腺苷获得冠状动脉最大血流的情况下，计算由压力导丝在狭窄远端测得的压力与由指引导管获得的狭窄近端的压力的比值，即为 FFR。FFR < 0.75~0.80 为异常，提示血运重建获益的可能性很高，现在常用作决定介入治疗的依据。瞬时无波形比值是 FFR 的一种替代，它可以在不使用血管扩张剂的情况下测量舒张期内特定时间段中跨病变的压力梯度，是一种很有潜力的技术，检测时没有药物负荷带来的费用增加、时间延长和不适感，并与 FFR 具有良好的相关性。

适应证

PCI 对冠状动脉进行血运重建可缓解阻塞性冠心病患者的心绞痛症状，并可改善某些患者的生存率。AHA / ACC / 冠状动脉造影和介入治疗协会 PCI 指南中概述了 PCI 的适应证。进行 PCI 治疗需要权衡手术成功的可能性和长期获益与手术风险之间的关系，并将 PCI 与 CABG 在内的替代治疗策略进行比较。PCI 手术成功和远期获益如何，取决于病变和患者的选择以及术者和机构的经验。

患者选择

对无症状或仅有轻度心绞痛，且在负荷试验中无 / 或仅有轻度缺血的阻塞性冠心病患者可进行药物治疗。但负荷试验有明显心肌缺血、导管检查时可见严重阻塞性冠状动脉病变的无症状患者，处于心血管发病高风险状态，应考虑通过 PCI 或 CABG 进行血运重建。

与药物治疗相比，PCI 通常可使单支和双支血管

血管内超声显像

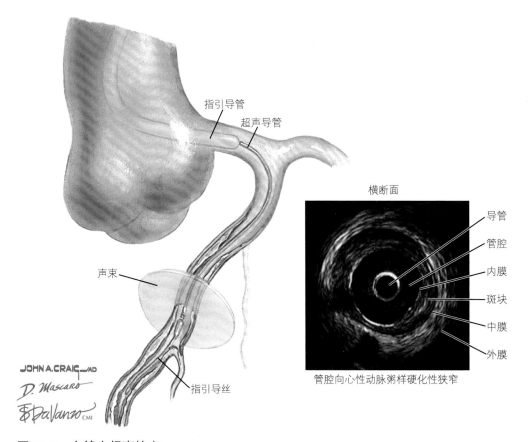

图 22.5 血管内超声检查

严重阻塞的稳定性心绞痛患者的症状改善，获得更高的生活质量。但 PCI 不能降低大多数稳定性心绞痛患者的死亡率或再梗死率。如果病变适合 PCI，在单支或双支血管病变的冠心病患者中，PCI 通常比 CABG 更易被选择作为血管重建的策略。来源于随机试验的评分系统（如 Syntax 积分）可用于辅助选择适合 PCI 或 CABG 的患者。

对于多支血管病变患者，CABG 和 PCI 均可选择。比较 PCI 与 CABG 的临床试验结果显示，CABG

的卒中发生率较高，但再次血运重建的需求率较低，而两种手术的死亡率和心肌梗死发生率相似。选择 CABG 还是 PCI 取决于是否存在可能影响外科手术风险的伴随疾病、可能影响 PCI 预后的病变特征、患者的意愿，并应将心脏直视手术的基本风险和发病率与 PCI 术后增加的再次血运重建的需求进行权衡。多支血管病变的糖尿病患者 CABG 的生存率高于 PCI。

与单纯药物治疗相比，不稳定性心绞痛或非 ST 段抬高型心肌梗死患者可从侵入性治疗策略中获益，减少主要事件（死亡或心肌梗死）。侵入性治疗策略包括根据冠状动脉造影进行紧急评估，然后根据冠状动脉解剖结构和并存的医学状况对患者进行 PCI、CABG 或药物治疗。

STEMI 患者是 PCI 的最大获益者。当 PCI 由有经验的人员及时进行时，STEMI 患者的 PCI（直接 PCI）已成为首选的再灌注策略。直接 PCI 对心源性休克患者和不适合溶栓治疗的患者具有特殊优势。最近，正努力缩短开始 PCI 治疗的时间，以使大多数 STEMI 患者可接受直接 PCI 治疗。持续性胸痛伴心电图 ST 段回落不良患者的研究表明，溶栓失败的 STEMI 患者进行补救性 PCI 可以改善预后。成功进行溶栓治疗后数小时或几天内进行的 PCI 可能会减少再发缺血事件的风险。

随着一级和二级预防的改善、更好的药物治疗以及更加明智的患者选择，近年来需要 PCI 或 CABG 进行血运重建的患者人数，以及血运重建的频率有所下降，其主要原因是稳定性心绞痛患者对血运重建治疗的需求减少。

冠状动脉病变的选择

冠状动脉病变特征是决定患者应接受 PCI、CABG 还是药物治疗的重要因素。冠状动脉复杂病变包括长病变、严重迂曲或钙化病变、极度成角病变、部分分叉病变、开口病变、退化的静脉桥、小血管病变和慢性完全闭塞病变。这些病变的存在会使 PCI 更加困难，并可能影响短期和长期预后。当存在冠状动脉复杂病变且 PCI 获得良好结果的可能性降低时，其他替代方法，如药物治疗或 CABG 会更合适。

CABG 后大隐静脉桥血管病变特征包括弥漫、易碎的斑块和血栓，并且 PCI 时远端栓塞风险增加。静脉桥血管的局限性病变可在使用远端保护装置防止远端栓塞（如前所述）的情况下进行支架治疗。如果多支大隐静脉桥血管发生弥漫性退化病变，而自身冠状动脉血管仍适合时也可选择再次 CABG。

以往，CABG 是左主干病变的标准治疗策略。但随着 PCI 技术的改进和药物洗脱支架的使用，支架治疗左主干病变已成为可能。最近完成的随机研究得出的结果不尽一致，但已证实了左主干介入治疗是安全的，特别是对解剖结构较简单的患者。左主干病变的 PCI 治疗可能会不断增加，现行临床指南也支持左主干支架置入。

借助新设备、更好的手术技术和新的治疗流程，慢性完全闭塞病变的治疗已有显著改善。经验丰富的术者，采用混合策略的成功率已接近 90%，该策略利用了多种方法（正向、逆向和内膜下再进入），并且由经验丰富的术者历经十余年精心磨砺明确规范操作流程。

未来方向

新一代支架设计具有减少支架梁厚度、改进聚合物和更好的药物输送功能，可显著减少早期、晚期和极晚期支架血栓的形成。现在，支架的新设计包括生物可降解聚合物、无聚合物支架以及仅存在于管壁侧表面的聚合物和 / 或药物。目前，正在进行多项临床试验评估生物可降解支架，该支架可恢复血管舒缩反应性并改善内皮功能。早期的支架输送和支架血栓形成问题已基本上得到解决，并将通过材料科学和工程学方面的不断创新来进一步改进。新的支架设计和植入策略也正在积极研究中，以解决诸如分叉病变等具有挑战性的问题。其他发展包括桡动脉导管设计方面的技术进步，以及减少术者防护衣的铅用量和辐射暴露的策略，例如导管操纵机器人。PCI 相关药物学的继续发展也在预料之中。总之，这些方法为接受 PCI 的患者提供了持续改善预后的希望。

补充资料

2016 ACC/AHA Focused Update on Duration of Dual Antiplatelet Therapy in Patients with Coronary Artery Disease. *J Am Coll Cardiol.* 2016;68:1082–1115.
对冠心病患者 DAPT 的使用和持续时间的决策有很好的更新。

2011 ACCF/AHA/SCAI 2005 Guideline for Percutaneous Coronary Intervention. *J Am Coll Cardiol.* 2011;58:e44–e122.
为 PCI 的患者选择和 PCI 的辅助治疗提供了当前的治疗标准。

ACCF/SCAI/STS/AATS/AA/ASNC. 2012 Appropriate use criteria for coronary revascularization. *J Am Coll Cardiol.* 2012;59:857–881.
为冠状动脉血运重建患者选择 PCI 还是 CABG 提供了详细的指南。

Samady H, Fearon WF, Yeung AC, King SB III, eds. *Interventional Cardiology.* New York: McGraw-Hill; 2017.
为 PCI 和介入心脏病学提供了很好的通用参考。

（Thomas D. Stuckey，Bruce R. Brodie 著
何立芸 译　郭丽君 审校）

第23章

冠状动脉旁路移植术

心血管疾病是美国及其他发达国家男性或女性的主要死亡原因，并日益成为发展中国家的重要死因。根据疾病控制和预防中心的数据，美国每年约有60万人死于心脏病，其中15万人的年龄在65岁以下。2017年，约79万美国人发生心肌梗死。其中，初发心肌梗死患者约为52.5万人，再发心肌梗死约为21万人。急性和慢性冠状动脉综合征导致心肌供氧不足，引发氧代谢紊乱。冠状动脉供血不足造成心肌缺血从而导致心绞痛症状。长时间缺血会导致心肌细胞死亡。解决冠状动脉供血不足最直接的办法是通过其他通路绕过阻塞的冠状动脉，提供血流给缺血心肌。这一理念促进了冠状动脉旁路移植术（CABG）的发展。

病因与发病机制

老年、遗传易感性、男性、高血压、糖尿病、肾病、高脂血症和吸烟等动脉粥样硬化相关危险因素的存在，都会导致正常状态下很薄的冠状动脉内膜厚度及平滑肌细胞增生。动脉粥样硬化的早期阶段涉及平滑肌细胞的增殖，胶原、弹性蛋白和蛋白多糖组织基质的形成以及细胞内和细胞外脂质的堆积。因此，动脉粥样硬化病变形成的第一阶段是内膜局灶性增厚，伴有平滑肌细胞和细胞外基质增多。细胞内的脂质沉积蓄集成病变，即所谓脂纹形成。脂质条纹是细胞内外脂质堆积的结果，在受累动脉的病变段可以见到。随着病变的发展，成纤维细胞不断增生积累，覆盖于富含脂质和细胞碎片的增生平滑肌细胞上，最终形成纤维斑块。斑块的进展极其复杂，包括持续的细胞退化导致血液成分进入和钙化、坏死的斑块核心扩大并钙化。斑块内出血破坏原有光滑的纤维表面，导致血栓性溃疡。斑块表面血栓形成会导致动脉管腔闭塞或几近闭塞，血流

进一步减少（另见第14章）。

动脉粥样硬化病变形成的速度存在个体差异，缺血性心脏病的表现也各不相同。目前，心肌缺血最客观的证据是冠状动脉造影证实存在限制血流的粥样硬化病变。合并多支冠状动脉病变的急性冠状动脉综合征患者或病情稳定但有显著心绞痛的患者通常需要外科治疗。急诊CABG的适应证包括急性心肌梗死患者出现心肌梗死后心绞痛、室间隔穿孔、急性二尖瓣关闭不全、游离壁破裂和／或心源性休克。上述每一种急性状况都需要外科手术及血运重建治疗。

鉴别诊断

心肌缺血的鉴别诊断包括鉴别冠状动脉阻塞的病因是动脉粥样硬化或非动脉粥样硬化性。非动脉粥样硬化性病因包括先天性异常、心肌桥、多血管炎、主动脉夹层、主动脉瓣狭窄、肉芽肿、肿瘤、创伤瘢痕以及血管痉挛和栓塞。其中有许多疾病状态也是CABG的手术指征。

其他类似心绞痛的疾病包括反流性食管炎、消化性溃疡病、胆绞痛、内脏动脉缺血、心包炎、胸膜炎、胸主动脉夹层和肌肉骨骼疾病。

诊断方法

尽管缺血性心脏病患者有一系列临床急症表现，但诊断评估依然必要，要评估缺血的客观证据、病变程度和决定冠状动脉解剖是否适合外科血运重建。诊断方法应该从完整的病史采集和全面的体格检查开始（见第2章）。必须注意的是，体格检查是一种不敏感的手段，可能无助于慢性缺血性心脏病的诊断。许多慢性缺血性心脏病患者没有相关的体征，

或有体征但并非冠状动脉疾病的特异性表现。但冠状动脉粥样硬化很常见，任何提示心脏病的体征都应考虑到慢性缺血性心脏病的可能。

诊断评估包括多种方法。实验室检查可用以筛查是否存在心脏病危险因素，如糖尿病、高脂血症、肾功能不全、肝功能不全和甲状腺功能亢进症。心电图可以记录胸痛期间的心肌缺血或进行生理或药物负荷试验。负荷试验可用于发现冠状动脉疾病或评估冠状动脉病变是否具有功能学意义。如果患者有心绞痛体征或症状伴有典型的缺血性心电图改变，则负荷试验阳性。心电图对心肌缺血的预测价值各不相同，其敏感性和特异性通常 <70%。心电图联合核素及超声心动图影像，可以提高负荷试验的预测价值。不能运动的患者可静脉给予多巴酚丁胺进行诱发，替代运动试验。血管扩张药物，如双嘧达莫和腺苷，常被用来观察冠状动脉疾病患者的血流变化。血管扩张可导致心率增快，每搏输出量增加及心肌耗氧量增加。静息或负荷状态时的室壁运动异常可通过经胸超声心动图、核素心肌显像或磁共振进行评估（见第 10 章和第 11 章）。

冠状动脉造影是评价冠状动脉解剖以确定是否适合外科血运重建的金标准。冠状动脉造影可以准确评估冠状动脉粥样硬化，包括量化病变部位和严重程度。评价冠状动脉狭窄与心肌缺血关系的研究支持一种观点，即病变使冠状动脉横截面积减少 ≥70%（直径 ≥50%）就会引起血流受限，特别是在心肌耗氧量增加的情况下。这种病变的存在可能是造成患者心肌缺血症状或其他相关表现的原因。但由于动脉粥样硬化可能为不对称性，有时冠状动脉造影并不一定精确。冠状动脉病变处的横截面积必须在多个平面上通过二维直径测量来估计。与尸检结果相比，冠状动脉造影常常低估狭窄的严重程度。

此外，冠状动脉造影不能反映冠状动脉单处病变或多处病变对血流的影响。与单个病变预估的血流限制相比，冠状动脉多处病变可能会更明显地减少远端血管的流量。一支血管上有多处狭窄程度不严重的病变也可显著减少心肌血流量。

在选择诊断方法时，只要能除外不稳定的冠状动脉综合征，对疑诊冠状动脉粥样硬化的患者应首选无创性负荷试验。尽管在稳定性心绞痛或心肌梗死后患者的评估中，负荷试验和冠状动脉造影的风险均很低，但负荷试验的风险低于冠状动脉造影，负荷试验的死亡率平均为 1/10 000，而冠状动脉造影

为 1/1000（目前冠状动脉造影的死亡率 <1/1000，译者注）。无论冠状动脉解剖如何，心肌缺血的生理学表现及其程度是决定治疗方法的依据。剧烈运动时有小面积缺血和症状轻微的患者预后良好，尤其是左心室功能正常或接近正常的患者，通常可给予药物治疗。这种治疗决定并不需要基于冠状动脉解剖信息。因此，对于稳定的患者，在考虑冠状动脉造影之前，无创性评估心肌缺血及其程度是合理的。

轻度运动时即有严重心肌缺血症状的患者更易伴随严重、弥漫性、多支冠状动脉粥样硬化或冠状动脉左主干狭窄。这些患者需要血运重建的可能性很高，应尽快进行冠状动脉造影。患有严重不稳定性心绞痛的患者不应进行负荷试验，因为这一人群负荷试验的风险增加，冠状动脉造影是首先推荐的诊断方法。心肌梗死后早期出现心绞痛或缺血属于不稳定性心绞痛，也应接受冠状动脉造影而不是负荷试验。冠状动脉造影的其他指征包括无创性检查不准确的情况，例如左束支阻滞或无法运动，以及一些难以获得无创影像的患者。

管理与治疗

确定外科心肌血运重建适应证后需要决定手术时机（急诊、限期或择期）和手术策略，即传统的体外循环（cardiopulmonary bypass，CPB）支持下心脏停搏血运重建或非体外循环不停搏的 CABG（off-pump CABG，OPCABG）（专栏23.1；图 23.1 和图 23.2）。经

专栏 23.1　冠状动脉旁路移植术适应证

- 左主干病变
- 射血分数正常或降低的三支血管病变
- 射血分数正常或降低的累及左前降支近端的两支血管病变
- 不稳定（逐步加重）性心绞痛
- 心肌梗死后心绞痛
- 威胁生命的室性心律失常伴有左主干或三支血管病变狭窄 >50%
- 经皮冠状动脉介入术后急性冠状动脉闭塞
- 尽管进行了最大程度的药物治疗，但仍持续有症状
- 冠心病合并其他需要手术的心脏病（例如瓣膜置换手术）
- 急性心肌梗死机械并发症
- 室间隔穿孔
- 急性二尖瓣关闭不全
- 左心室游离壁破裂
- 心源性休克

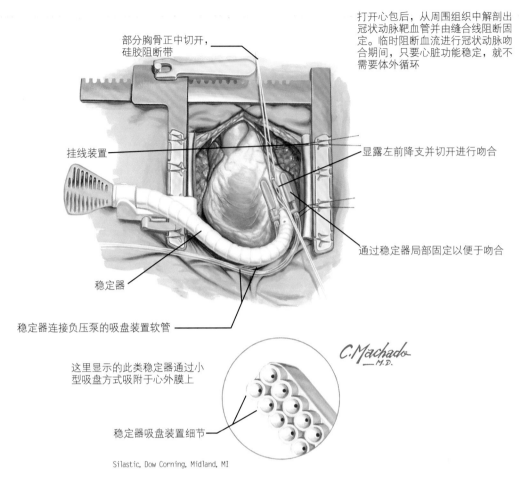

打开心包后，从周围组织中解剖出
冠状动脉靶血管并由缝合线阻断固
定。临时阻断血流进行冠状动脉吻
合期间，只要心脏功能稳定，就不
需要体外循环

部分胸骨正中切开，
硅胶阻断带

挂线装置

显露左前降支并切开进行吻合

稳定器

通过稳定器局部固定以便于吻合

稳定器连接负压泵的吸盘装置软管

这里显示的此类稳定器通过小
型吸盘方式吸附于心外膜上

稳定器吸盘装置细节

Silastic, Dow Corning, Midland, MI

图 23.1　不停搏冠状动脉旁路移植术

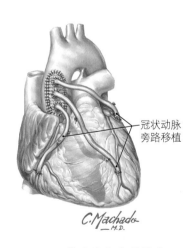

冠状动脉
旁路移植

图 23.2　冠状动脉旁路移植术

皮血运重建术相比外科血运重建术在特定患者中的
优点在第 19~22 章中讨论。当冠状动脉造影证实阻
塞性冠状动脉病变伴血流动力学不稳定和 / 或强化
内科治疗后仍有持续性心肌缺血时，需要实施急诊
CABG。虽然主动脉内球囊反搏（intraaortic balloon
pump，IABP）能在短期内有效增加心肌灌注，但对

于需要 IABP 控制心肌缺血的患者也应尽快进行血运
重建。住院期间症状不稳定，冠状动脉严重解剖性
阻塞的患者应接受限期手术。稳定性心绞痛，血流
动力学稳定、冠状动脉病变程度不严重的患者可进
行择期 CABG。2017 年的一项倾向积分匹配分析比较
了接受早期 CABG（入院 48 小时内）和延迟 CABG
（入院 48 小时后）患者的临床预后，结果显示院内
死亡率无显著差异（Ha2017）。已接受血小板 P2Y$_{12}$
受体抑制剂（普拉格雷或替格瑞洛）预处理并需要
限期 CABG 的急性心肌梗死患者，需要平衡缺血和
出血风险。术前停药时间 <5~7 天的患者，进行血小
板功能测定有助于确定血小板功能恢复情况，防止
CABG 被延迟进行（Orvin 2017）。

优选治疗

CABG 治疗的金标准是完全心肌血运重建。相比
经皮冠状动脉血运重建术，CABG 通常能实现更完全
的血运重建。传统的 CABG 是在由体外循环提供循
环支持的停搏的心脏上完成的。体外循环系统包括

一个泵（通常是一个滚流泵）、一个膜式氧合器和一个开放式储血罐。在停搏的心脏上进行手术可以仔细检查病变血管，选择桥与冠状血管吻合的最佳部位，被吻合的冠状动脉血管直径可以细小到 1.5 mm。

早期研究提示了体外循环支持存在潜在的有害影响，而广泛应用的 OPCABG 将改善预后，减少终末器官损伤，包括神经系统、肺部和肾损伤。随后有研究表明，如果手术进行得快，体外循环时间短，传统 CABG 与 OPCABG 的结果几乎相同。但在 2017 年 ROOBY-FS（Randomized On/Off Bypass Follow-up Study）结果显示，与传统停搏 CABG 相比，随机到 OPCABG 组的患者 5 年生存率和无事件生存率更低（Shroyer 2017）。这些结果得到了其他随机临床试验和 2012 年 Cochrane 系统性综述结果的支持。

为获得 CABG 的最佳效果需要注意几个重要的技术细节。传统的外科血运重建技术需要在升主动脉上放置主动脉钳夹来控制手术视野。钳夹阻断主动脉会导致心肌缺血。为了减少心肌损伤，心脏保护的措施有使用停搏液和心脏降温减少代谢需求两种方法。有含血停搏液和晶体停搏液可供使用，选择哪一种由外科医生的倾向以及是否存在急性缺血来决定。低温（4℃）氧合的血液和停搏液的混合剂可经顺行和逆行两种途径给予，从而迅速冷却心脏。体循环低温灌注可以增强右心室保护作用，通过冠状窦逆灌停搏液可以减少液体进入右心室。逆行灌注停搏液非常重要，特别是对于右心室功能受损、右冠状动脉近端闭塞、缺血时间延长或右心室代谢需求增加的患者。由于心室负荷大可以降低术后心室功能，故在体外循环期间可以使用左心室引流来减压左心室。在吻合完成后，如果担心心肌保护不足，则可将大约 100 ml、4℃的晶体停搏液通过每个移植血管释放入心肌。在整个阻断期间，每 20 分钟通过主动脉根部或冠状窦追加灌注一次心脏停搏液以保证严格的局部降温，这为阻断期间组织低温的充分维持提供了保证。目前，一些新的心脏停搏液有不同的配方，但无论使用哪种溶液，心肌保护的原则都是舒张期停搏和降温。

在阻断主动脉和诱导了心脏停搏后，首先要进行远端吻合。优先对心脏膈面的血管（右冠状动脉、后降支、左心室后支）进行血管吻合。随后，逆时针方向处理移植血管，根据需要依次吻合后缘、中缘、前缘、中间支、对角支，最后吻合左前降支。最后进行乳内动脉与左前降支（或替代的其他最重要的远端靶血管）的吻合。然后开始近端吻合，在主动脉切开小口，然后用打孔器将其撑开至 4 mm。如果升主动脉有实体动脉粥样硬化病变（通过检查或经食管超声心动图检测），可采用无钳夹阻断的操作减少栓塞风险。许多外科医生会在近端移植物吻合处放置不锈钢垫圈（可以透过 X 线显影），以协助后续的导管检查。完成近端和远端吻合后，主动脉和移植血管进行排气，随后撤除主动脉阻断钳，启动心肌再灌注，并开始为患者从体外循环辅助中脱机做准备。

当纠正了电解液、酸碱平衡和红细胞比容并在正性肌力药物（若需要）的辅助下，心脏就可以从无负荷跳动状态下逐步恢复承担全身灌注功能。一般来说，是否需要正性肌力药物取决于术前或术中的一些因素。术前因素包括高龄、射血分数降低、肺动脉压力升高、左心室舒张末期压增高或中心静脉压升高。术中的因素包括不完全血管重建、严重的远端病变、较长的体外循环或阻断时间、心肌保护不良、阻断钳撤除后肉眼可见的左心室收缩性差。术中经食管超声心动图有助于判断脱离体外循环后是否需要应用正性肌力药物。

作为传统 CABG 的替代方法是在跳动的心脏上进行手术，即所谓的 OPCABG。在靶冠状动脉血管上放置稳定装置使这项技术可以实施（见图 23.1，底部）。短暂阻断冠状动脉（10~20 分钟），或使用冠状动脉内分流栓，使移植血管与冠状动脉粥样硬化狭窄以远的靶血管得以吻合。术中，靶血管被稳定，通过调整容量和血管活性药物来控制血压。在整个手术过程中，OPCABG 术者需要与麻醉师持续沟通。尽管血流动力学和技术上更具挑战性，但该手术保留了冠状动脉和全身循环的搏动性顺行血流，而无需面对低温、体外循环和由于体外循环造成的炎症反应。

微创外科是另一种尚未广泛采用的技术。简言之，这种方法结合了小切口和 OPCABG 的理念。经左胸前外侧第四肋间行微创的胸廓切开术，不切断及切除肋骨。打开心包后，从周围组织中分离出靶冠状动脉血管，在邻近吻合口的近端和远端用缝合线缠绕，将缝合线固定在心包上，暂时中断血流。只要心脏收缩功能稳定就无需体外循环。应用稳定器局部固定以便于吻合。同其他术式相比，该手术的适应证相对有限，小切口可能造成暴露不佳，限制了血流动力学不稳定和多支血管病变的患者的选择。在大多数情况下，这项技术主要用于乳内动脉对左前降支冠状动脉进行血管移植。因此，微创CABG最适合于单支血管血运重建。

防范治疗错误

避免CABG手术失败要注意多个方面。首要的问题是确定患者是否适合CABG。其次是CABG手术技术。此外，移植血管的选择对桥血管的长期通畅以及患者最终的长期存活至关重要。例如，使用乳内动脉优于单独使用静脉移植。另外，使用双侧乳内动脉桥的生存率要比使用左乳内动脉和静脉桥有所改善。大隐静脉桥血管（Saphenous vein grafts，SVGs）的寿命短于动脉桥血管，大隐静脉桥血管闭塞与严重的心脏不良预后和死亡率相关。预防大隐静脉桥血管闭塞的内科处理包括抗血小板、抗凝、降脂治疗和基因治疗（McKavanagh 2017）。尽管多支动脉搭桥在技术上更具挑战性，但多项研究表明，多动脉桥CABG比单支动脉桥CABG有更好的疗效（Tomoaki 2017）。最后，良好的术后护理是任何心脏外科手术成功的必要条件。

未来方向

综前所述，最近的研究表明，接受OPCABG的患者5年生存率和无事件生存率低于传统心脏停搏的CABG。OPCABG的潜在缺点是心肌血运重建不完全或远端吻合口质量不佳，这是由于在跳动的心脏上进行操作会使技术难度增加。对于所有CABG术式，完全血运重建是首要原则。为达到完全血运重建，有时需要术中转换不停搏为停搏体外循环辅助。在特殊情况下，如广泛钙化（瓷性）的主动脉，OPCABG可能是首选，因为它可以减少主动脉的操作，降低主动脉栓塞或卒中的潜在风险（Shroyer 2017）。尚需进行更多CABG术后远期预后的研究。

随着心力衰竭发病率的迅速增长而心脏移植供体数量有限，在心肌血运重建的同时进行改善左心室功能的技术已经有所进展。对心肌梗死后患者采用外科手术恢复正常左心室形态和容积已引起广泛关注。美国国立卫生研究院（National Institutes of Health）赞助的一项多中心、前瞻性、随机试验，旨在研究与单纯药物治疗或单纯CABG相比，CABG同时行室壁瘤治疗术对发病率和死亡率的影响。

机器人技术、不停搏多支血管搭桥技术和闭合式胸腔体外循环系统的发展推动了远程CABG技术的探索性应用。一项研究比较了经皮介入治疗与微创小切口不停搏单支冠状动脉搭桥术治疗左前降支近端病变的效果，研究结果倾向于杂交微创手术。

机器人CABG的应用目标是不需要切开胸骨，甚至无需小切口的情况下完成不停搏的多支血管血运重建。这要求桥血管采集和准备、靶血管准备、控制和吻合都要经主控制单元远程执行。尽管用这种方法在欧洲已经成功地进行了双支血管的CABG，但仍存在局限性。最近的一项研究表明，尽管机器人CABG有较长的体外循环和主动脉阻断时间，但在长期预后（围术期死亡率、心肌梗死和卒中率）方面与传统CABG并无显著差异（Kofler 2017）。为了实现机器人多支血管CABG的愿景，必须在吻合器材的易使用性、集成的实时成像和制导控制系统方面进行技术改进。

最后，随着经皮冠状动脉介入治疗领域的最新进展，在2007年发表了一项纳入多个对比药物洗脱支架和CABG治疗左主干病变的随机对照试验和观察性研究的meta分析，结果表明两者尽管在死亡率、心肌梗死和卒中方面无显著差异，但药物洗脱支架与再次血运重建率增加相关（Takagi，2017）。未来的研究将进一步比较CABG与经皮冠状动脉介入治疗术以及CABG与杂交血管重建术的长期获益，后者是一种涉及新一代冠状动脉支架和左乳内动脉桥联合的血运重建策略。

补充资料

Ha LD, Ogunbayo G, Elbadawi A, et al. Early versus delayed coronary artery bypass graft surgery for patients with non-ST elevation myocardial infarction. *Coron Artery Dis.* 2017;doi:10.1097/MCA.0000000000000537.
一项评估急性心肌梗死后CABG手术时机的研究。

Hillis LD, Smith PK, Anderson JL, et al. 2011 ACCF/AHA Guideline for Coronary Artery Bypass Graft Surgery: a report of the American College of Cardiology Foundation/American Heart Association Task Force on Practice Guidelines. *J Am Coll Cardiol.* 2011;58:e123–e210.
围绕CABG的数据进行全面分析。提供了有关适应证、治疗、风险和结果的最新建议。对于任何关心冠心病患者的人都有重要的参考价值。

Kofler M, Stastny L, Reinstadler SJ, et al. Robotic versus conventional coronary artery bypass grafting: direct comparison of long-term clinical outcome. *Innovations.* 2017;12(4):239–246.
比较机器人及传统CABG的结果，发现远期效果无显著差异。

McKavanagh P, Yanagawa B, Zawadowski G, et al. Management and prevention of saphenous vein graft failure: a review. *Cardiol Ther.* 2017;6:203–223.

通过手术及药物方式防止大隐静脉桥闭塞的综述。

Orvin K, Barac YD, Kornowski R, et al. Monitoring platelet reactivity during prasugrel or ticagrelor washout before urgent coronary artery bypass grafting. *Coron Artery Dis.* 2017;28:465–471.

围手术期应用血小板功能检测的良好示范。

Shroyer AL, Hattler B, Wagner TH, et al. Five-year outcomes after on-pump and off-pump coronary-artery bypass. *N Engl J Med.* 2017;377:623–632.

ROOBY-FS 临床试验 5 年随访表明，传统 CABG 相较不停搏 CABG 有更高的生存率。

Takagi H, Ando T, Umemoto T, et al. Drug-eluting stents versus coronary artery bypass grafting for left-main coronary artery disease. *Catheter Cardiovasc Interv.* 2018;91:697–709.

应用药物洗脱支架及 CABG 处理左主干病变随机对照研究的 meta 分析。

Tomoaki S. Optimal use of arterial grafts during current coronary artery bypass surgery. *Surg Today.* 2017;doi:10.1007/s00595-017-1565-z.

支持动脉桥血管应用的外科技术及数据的综述。

循证文献

Loop FD, Lytle BW, Cosgrove DM, et al. Influence of the internal mammary artery graft on 10 year survival and other cardiac events. *N Engl J Med.* 1986;314:1–6.

克利夫兰中心的研究表明，乳内动脉移植优于全静脉血管移植。

Lytle BW, Blackstone EH, Sabik JF, et al. The effect of bilateral internal thoracic artery grafting on survival during 20 postoperative years. *Ann Thorac Surg.* 2004;78:2005–2014.

克利夫兰中心的术后 20 年随访研究显示，双侧乳内动脉作为移植血管具有更好效果。

Puskas JD, Kilgo PD, Lattouf OM, et al. Off-pump coronary artery bypass provides reduced mortality and morbidity and equivalent 10-year survival. *Ann Thorac Surg.* 2008;86:1139–1146.

埃默里大学对于 OPCABG 结果的研究分析。

（Timothy Brand，Audrey Khoury，Kristen A. Sell-Dotin，Thomas G. Caranasos，Michael E. Bowdish，Sharon Ben-Or，Michael R. Mill，Brett C. Sheridan 著

崔仲奇 译　郭丽君 审校）

第 24 章

心肌梗死后心源性休克

心源性休克（cardiogenic shock，CS）的特征为低心输出量引起的低血压和终末器官灌注不足。心源性休克目前仍是心肌梗死后最常见的死亡原因。在因急性心肌梗死住院的患者中，心源性休克发生率高达 10%，且仍为患者院内死亡的主要原因。随时间推移，心源性休克的发病率仅略有下降。尽管介入治疗和药物治疗方面已取得长足进步，但心源性休克死亡率仍可高达 50%。对于继发于心肌梗死的缺血病因的患者，早期识别并进行血运重建和使用机械循环辅助装置（mechanical circulatory support，MCS）可改善预后、稳定病情，而对部分难治性病例可考虑长期使用左心室辅助装置（left ventricular assist device，LVAD）和心脏移植。

病因

急性心肌梗死相关的心源性休克最常继发于严重的左心室功能障碍，如左心室大面积心肌梗死或者在既往左心室功能障碍基础上发生的急性心肌损伤。在 SHOCK（Should We Revascularize Occluded Coronaries for Cardiogenic Shock）研究中，严重的左心衰竭患者占全部病例的 4/5，约有 1/3 的入组患者既往曾罹患心肌梗死。

一些特殊的临床状态也可以表现为急性血流动力学崩溃。与休克有关的机械并发症包括源于乳头肌功能障碍或断裂所致的急性二尖瓣关闭不全、室间隔穿孔（ventricular septal rupture，VSR）或心室游离壁破裂。右心室心肌梗死引发的单纯右心衰竭或与左心衰竭联合存在也可有类似的临床表现。临床医师还应该关注医源性休克，即不恰当的药物治疗（例如 β 受体阻滞剂）诱发。手术相关并发症，或联合使用抗凝、抗血小板和溶栓药物引起的隐匿性出血也可导致低血压和休克。

鉴别诊断

在低血压和疑似心源性休克的患者中，要注意鉴别非缺血性和非心脏性病因。感染或毒素导致的急性心肌炎，可在首发症状出现数小时内发展为心源性休克。Takotsubo 心肌病（也被称为应激性心肌病或心尖球形综合征）是急性左心室功能障碍的另一原因，常继发于情绪或身体的严重应激，可以表现为心源性休克。鉴别诊断还应包括急性主动脉夹层，其可导致急性主动脉瓣关闭不全、冠状动脉夹层、主动脉破裂及心脏压塞。心脏压塞也可继发于心脏手术或创伤后局部的心肌血肿，或由恶性肿瘤、心肌梗死、感染引起的环心包积液所致。肺栓塞可致右心室容量和压力负荷过大、右心室流出道受阻，从而导致血流动力学障碍。继发于感染性休克的心肌顿抑也应被排除。由退行性疾病或细菌性心内膜炎引起的急性主动脉瓣或二尖瓣关闭不全也可有心源性休克的血流动力学表现。

发病机制

严重左心衰竭

心源性休克的传统定义是无支持状态下收缩压 <90 mmHg 伴左心室充盈压正常 / 升高及存在终末器官灌注不足的证据。由斑块破裂和 / 或血栓形成所致的急性心肌梗死发生时，可导致急性心肌功能障碍，引发左心室每搏输出量不足继而使心输出量下降。低血压可导致冠状动脉灌注压进一步降低，心肌缺血恶化。远离梗死相关血管的非梗死相关心外膜冠状动脉内固定的限制血流的狭窄也可导致心脏缺血。因此，不断加重的心肌缺血使血流动力学障碍

进入恶性循环，最终导致死亡。在这种心源性休克的传统程序中，心输出量下降引起的血管收缩被认为是神经内分泌系统对低血压的主要代偿机制。然而，诸多患者在心源性休克状态下却出现了意料之外的血管扩张和全身血管阻力降低，这一现象改变了对前述概念的认知。观察性证据表明，心源性休克患者的炎症细胞因子，如白细胞介素 -6、白细胞介素 -1 和肿瘤坏死因子 -α 可升高到与脓毒症患者相同的水平。这些发现提示，心肌梗死引发了先前在感染及创伤疾病中观察到的全身炎症反应综合征，进而导致独立于心肌缺血的心肌抑制和低血压（图 24.1）。这些发现对心源性休克患者的诊断评估和最佳治疗决策的制订十分重要（见下文）。

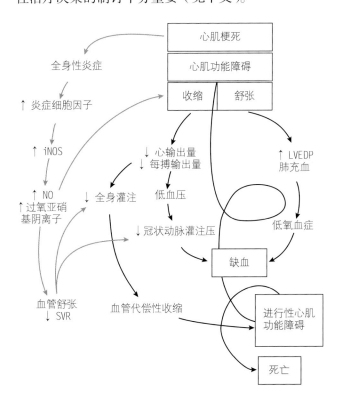

图 24.1　最近观察到关于心源性休克的经典范例：炎症介质在低血压和进一步缺血的恶性循环中起介导作用。iNOS，诱导型一氧化氮合酶；LVEDP，左心室舒张末压；NO，一氧化氮；SVR，全身血管阻力（改编自 Hochman JS. Cardiogenic shock complicating acute myocardial infarction:expanding the paradigm. Circulation. 2003; 107; 2998-3002.）

右心衰竭

右冠状动脉锐缘支供血区梗死常导致右心室功能障碍（图 24.2）。典型表现为低血压，而肺野清晰，常伴缓慢性心律失常，包括高度房室传导阻滞，甚至完全性心脏传导阻滞。V_{3R} 和 V_{4R} 导联 ST 段抬高是右心室梗死的特异性心电图表现。所有急性下壁心肌梗死的患者及任何怀疑右心室梗死的患者都应进行右胸导联心电图检查。右心室梗死时，由于通过肺循环进入左心的血量减少，右心房及右心室充盈压迅速升高。右心室舒张末期压力升高也可通过引起室间隔向左心室偏移而对左心室充盈产生负面影响，进而导致左心室充盈不良，心输出量进一步减少。右冠状动脉再灌注治疗可改善右心室功能，恢复传导，使血流动力学恢复正常。

二尖瓣关闭不全

二尖瓣解剖如图 24.3 所示，二尖瓣瓣叶闭合依赖于乳头肌。每个二尖瓣瓣叶由腱索连接到后内侧和前外侧乳头肌。后内侧乳头肌通常仅由后降支供血，发生缺血性损伤的风险较大，而前外侧乳头肌常接受左前降支和回旋支的双重供血。因此，下壁、后壁心肌梗死更容易引起乳头肌功能障碍和 / 或断裂，并导致严重的二尖瓣关闭不全。乳头肌断裂的其他危险因素包括年龄、女性、首次心肌梗死、高血压和冠状动脉单支病变。当发生急性乳头肌断裂时，二尖瓣关闭不全的血流通常是偏心的，并且远离受累的连枷状二尖瓣瓣叶。与之相反，慢性缺血性二尖瓣关闭不全通常是由受累的二尖瓣后叶引起的，进而形成中央或后向的二尖瓣关闭不全。

乳头肌断裂引起的急性严重二尖瓣关闭不全预后较差，3/4 的患者在 24 小时内死亡，只有 6% 的患者可存活超过 2 个月。严重的二尖瓣关闭不全导致左心房压和肺毛细血管楔压显著升高，引起肺水肿和缺氧。在 SHOCK 研究中，与左心室衰竭患者相比，急性重症二尖瓣关闭不全患者尽管平均左心室射血分数更高，但二者的院内死亡率相近。与单纯进行血运重建患者相比，额外接受手术修复的患者院内生存率有所改善（40% vs.71%，P = 0.003）。急性心肌梗死时的缺血性二尖瓣关闭不全可能难以早期识别。因此，在评估合并心源性休克的心肌梗死患者时，牢记这一潜在诊断至关重要。目前，仍建议本类患者进行瓣膜修复手术或行二尖瓣置换术，并行急诊血运重建。

室间隔穿孔

急性心肌梗死并发室间隔穿孔导致的心源性休克死亡率超过 75%。虽然被归类为晚期并发症，但

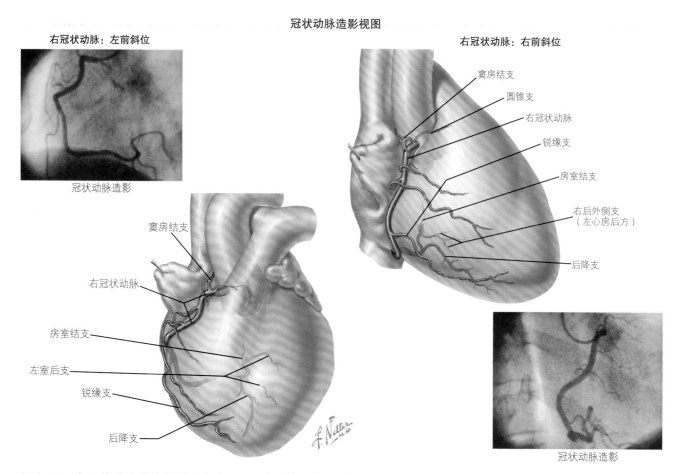

图 24.2　右冠状动脉的造影视图和由 RCA 灌注的正常区域的图示

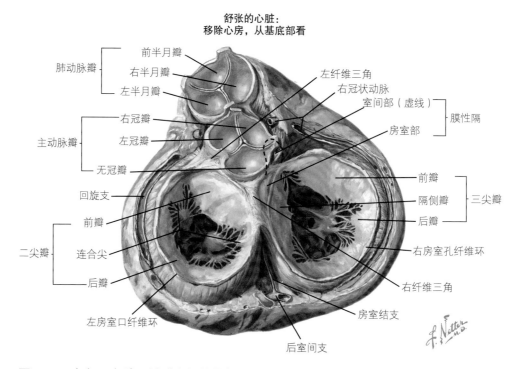

图 24.3　心包、心脏、瓣膜和纤维骨架的结构关系

其也可以在心肌梗死后早期出现。在 SHOCK 研究中，从心肌梗死发病到出现室间隔穿孔的中位时间仅为 16 小时。前壁、下壁心肌梗死均可引起室间隔穿孔。下壁心肌梗死引起下壁基底段室间隔穿孔，且穿孔多为复杂且具匍行性，常累及右心室。相反，前壁心肌梗死更易引起室间隔心尖部穿孔。与缺血性二尖瓣关闭不全和 / 或乳头肌断裂一样，心肌梗死室间隔穿孔的主要治疗方法是外科手术；但接受手术治疗的患者死亡率无明显下降。室间隔心尖部穿孔的手术操作更为简单，疗效优于基底段室间隔穿孔。血管内装置常被用于救治不适合手术的患者。近期，Amplatzer 型心肌梗死后伞型室间隔穿孔封堵器（St. Jude Medical）已经通过美国 FDA 的伦理审批用于临床治疗。

游离壁破裂

心脏破裂是心肌梗死最严重的并发症，易患因素包括高龄、首次心肌梗死和女性。在 1975 年进行的 50 次尸检中描述了三种类型的心脏破裂。I 型破裂通常发生在心肌梗死后 24 小时内，特征为正常厚度的梗死灶破裂。II 型破裂多发于后壁心肌梗死，为梗死心肌的局部侵蚀。III 型破裂最常见于前壁心肌梗死，当梗死灶严重扩展、变薄和扩张时破裂。因急性心血管系统崩溃，心脏破裂常导致猝死。在部分患者中，心脏游离壁破裂可能会形成假性室壁瘤。在这两种情况下，若患者情况稳定应首选急诊心脏手术治疗。

急性心肌梗死的溶栓治疗和 PCI 可以降低患者室间隔穿孔和游离壁破裂的发生率。但是，这两种机械并发症仍然可以见到，早期诊断和治疗是降低死亡率的关键。

临床表现与诊断方法

心源性休克的症状和体征与其基本的病理生理学机制密切相关。心肌梗死患者主要临床表现为胸痛。再发性胸痛往往提示持续性缺血或再梗死，但也可能提示出现机械并发症，如乳头肌断裂、室间隔穿孔或游离壁破裂。缺血相关症状包括恶心、呕吐、不安和躁动。由于选择性血管收缩致血液再分配至重要脏器，导致终末器官灌注不足，进而引起四肢湿冷，还可导致尿量减少和精神状态改变。

左心室充盈压增高导致肺水肿、呼吸困难、气促，体格检查可闻及双肺湿啰音。有时可快速进展至呼吸衰竭。实验室检查可发现急性肝肾功能不全，以及乳酸酸中毒。

心肺体格检查可提供血流动力学障碍的病因学线索。心肺体格检查中心尖最强搏动点弥散、S_3 奔马律、颈静脉充盈或怒张伴肺部啰音为心力衰竭的特征性表现。新出现的全收缩期杂音应考虑二尖瓣关闭不全（尽管急性二尖瓣关闭不全杂音常因持续时间短、强度低而难以发现）、室间隔穿孔、右心衰竭伴功能性三尖瓣关闭不全（右心室扩大及容量负荷过重引起）。心前区震颤有助于鉴别室间隔穿孔。低血压伴脉压减低、奇脉、心音遥远提示游离壁破裂导致的心脏压塞。

超声心动图是心肌梗死患者的一种强有力的诊断工具。在心源性休克时，超声心动图可以提供详尽的病因信息，对病史及体格检查进行补充。超声心动图能反映左心室、右心室大小及功能情况，并明确有无瓣膜及器质性并发症发生。

管理及治疗

优选治疗

心肌梗死后心源性休克的处理包括围绕梗死相关冠状动脉的早期再灌注治疗及存在严重多支血管病变的状态下实现完全血运重建。与溶栓治疗相比，冠状动脉造影后直接进行血运重建更具优势（图 24.4）。在 SHOCK 研究中，与早期药物治疗后不进行或晚期进行血运重建相比，早期血运重建可使 1 年内每 1000 名受试者中额外存活 132 人。这种生存获益主要为年龄 <75 岁的患者，且长期随访中仍持续存在。心源性休克血运重建获益的时间窗长于 STEMI 行急诊再灌注治疗获益的时间窗。SHOCK 研究纳入了心肌梗死发病 36 小时内的患者，所有时间窗的患者均可从血运重建治疗中获益。观察性研究发现，若由经验丰富的医生进行操作，部分年龄 >75 岁的患者可能同样能从血运重建中获益。血运重建的方式取决于冠状动脉病变的累及范围和严重程度。对适于血运重建的单支血管和双支血管病变患者，应采用支架植入治疗。除开通梗死相关动脉外，对于其他严重狭窄的病变，也应该考虑在急性期行介入治疗。对于严重三支血管病变或左主干严重狭窄的患者，尤其在 PCI 不

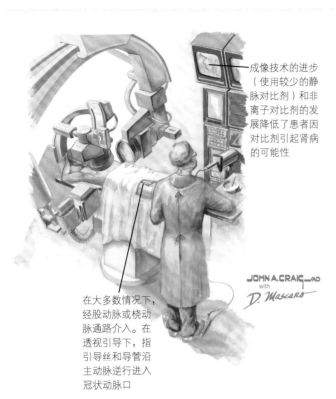

图 24.4　紧急冠状动脉介入治疗

成像技术的进步（使用较少的静脉对比剂）和非离子对比剂的发展降低了患者因对比剂引起肾病的可能性

在大多数情况下，经股动脉或桡动脉通路介入。在透视引导下，指引导丝和导管沿主动脉逆行进入冠状动脉口

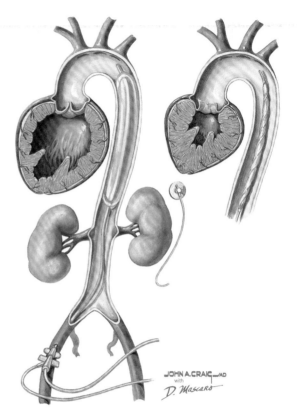

图 24.5　主动脉内球囊反搏

可行的情况下，可以考虑急诊冠状动脉旁路移植术。

肺动脉导管（Swan-Ganz catheter）是心源性休克时血流动力学监测的有用工具。尽管单独进行研究时没能发现患者有生存获益的证据，但其对诊断及治疗有较大帮助。当低血压的原因尚不确定时，肺动脉导管可以明确有无心排血量降低、心内充盈压力升高，从而区分心源性休克和其他病因引起的休克。肺动脉导管可通过血流动力学监测指标进一步协助诊断右心室衰竭、乳头肌断裂和室间隔穿孔的存在。此外，可以实时监测机械循环辅助装置和药物治疗后的血流动力学反应。

机械循环辅助装置是心源性休克治疗的另一重要辅助措施。主动脉内球囊反搏（IABP）（图 24.5）曾被认为是初始处理的主要治疗方法。在心动周期中它通过心电或压力波形触发舒张期充气和收缩期放气球囊而发挥功能。在收缩期，IABP 产生真空效应，降低左心室的后负荷，在舒张期，IABP 提高舒张压，理论上可增加冠状动脉灌注压。目前 ACC/AHA 指南支持将 IABP 作为稳定心源性休克状态的治疗措施。

近期，Impella 系列装置（Abiomed Inc）因其对心源性休克患者卓越的血流动力学支持效果而受到关注，且目前 Impella 心室辅助装置是唯一一种获得 FDA 批准的治疗心源性休克的机械循环辅助装置。Impella 装置使用轴流泵经左心室内流入管路将血液从左心室直接输送到升主动脉。在高流速下，流入管路的负压效应可使装置向心尖移动或反作用于乳头肌。这种作用会导致局部涡流形成和溶血，进而阻碍血流，影响血流动力学支持效果。Impella 装置可提供 2.5~5 L/min 的心输出量。设备插入后，往往需要在床边超声引导下重新再确认合适的位置。Impella RP 设备也可用于右心室支持治疗，并已获得 FDA 的伦理审批。

还有许多其他设备可用作心源性休克患者早期稳定到恢复的桥梁，同时需要评估有无长期置入左心室辅助装置或心脏移植的指征。在心导管室使用 V-A 模式体外膜肺氧合（extracorporeal membrane oxygenation，ECMO）已极为普遍，TandemHeart 设备（CardiacAssist Technologies）也在一些特定的中心使用。由于心源性休克患者预后较差，应结合患者的合并症及长期预后考虑使用机械循环辅助装置治疗。表 24.1 总结了各种机械循环辅助装置策略在血流动力学支持应用方面的局限性。

诱导型一氧化氮合酶的表达可能对休克的发生

表 24.1 心源性休克患者短期机械循环辅助装置对比				
	IABP	Impella 2.5/CP	Impella 5.0	TandemHeart	ECMO
支持的心输出量（L/min）	<1.0	2.5 3.8（CP）	5.0	4.0	>4.5
入路	股动脉 7~8Fr	股动脉 13~14Fr	手术切口 22Fr	动脉流出 21Fr 静脉流入 15Fr	动脉流出 16~19Fr 静脉流入 19~23Fr
机制	主动脉反搏	轴流泵	轴流泵	离心泵	离心泵
外科置入	否	否	是	否	否
局限性	节律依赖	溶血、泵在左心室内活动会限制血流	溶血、泵在左心室内活动会限制血流	需要穿刺房间隔将左心房血液引出	需要氧合装置；股动脉穿刺置入时可能需要顺行灌注管

ECMO，体外膜肺氧合；IABP，主动脉内球囊反搏

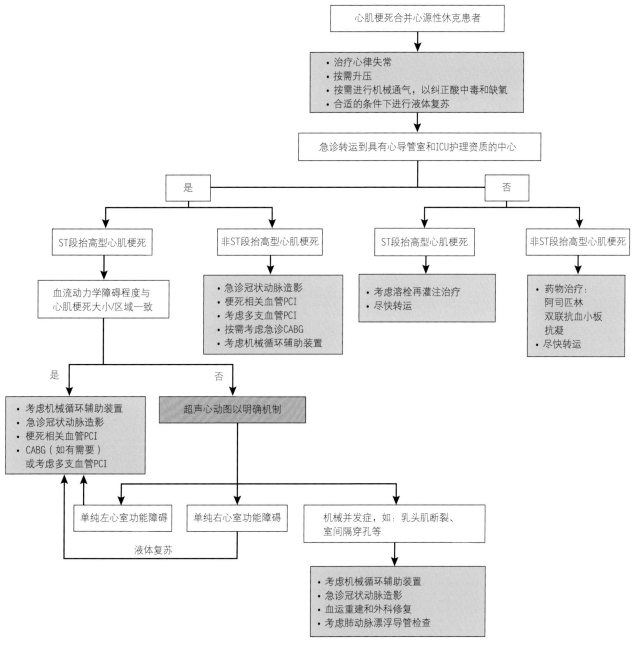

图 24.6 急性心肌梗死并发心源性休克的一般治疗。CABG，冠状动脉旁路移植术；ICU，重症监护室；PCI，经皮冠状动脉介入治疗

和结局有重要作用。但在多中心随机试验中，一氧化氮合酶抑制剂 l-N（G）- 单甲基精氨酸并没有降低心源性休克的死亡率。

心肌梗死伴心源性休克患者的一般治疗方法是稳定氧合、血压和心律，同时紧急进行冠状动脉造影。一旦明确了冠状动脉的解剖情况，就应立即做出血运重建治疗策略的选择。当无法行心导管检查时，对 STEMI 及症状出现 3 小时内即发生早期休克的患者，可考虑进行溶栓再灌注治疗。所有心源性休克和急性心肌梗死接受药物再灌注的患者均应转运至具有心导管室和冠心病监护治疗病房的中心（图 24.6）。美国心脏协会临床心脏病学委员会最近发表的一份立场声明强调了救治心源性休克患者病例数量与生存率间的关系，并建议所有心源性休克患者都应尽早考虑转运至具有机械循环辅助装置的 PCI 中心。

避免治疗误区

对于大面积心肌梗死或血流动力学不稳定的患者，在重症监护病房进行严密监测对于诊断并发症及指导治疗有益。早期发现机械并发症有利于选择合适的机械支持和 / 或手术干预手段。使用常规药物时必须谨慎，以避免医源性休克的发生。右心室梗死患者对前负荷降低非常敏感，使用硝酸甘油可能导致低血压和加重缺血。同样，右心室梗死患者可能需要大量补液（数升）来维持血流动力学稳定。对这些患者补液必须个体化，监测平均动脉压可以辅助确定补液量是否足够，同时还应该通过体格检查和测量氧饱和度来观察患者是否存在容量负荷过重。大面积心肌梗死和左心室功能不全患者会出现心动过速以维持足够的心输出量，给这些患者使用 β 受体阻滞剂会导致心排血量下降和血流动力学崩溃。在 COMMIT（Clopidogrel and Metoprolol in Myocardial Infarction）试验中，急性心肌梗死患者早期使用 β 受体阻滞剂与心源性休克发生率增高有关。过度使用 ACEI 也可能导致医源性低血压的发生。

未来方向

血运重建后仍持续性休克的患者预后很差，符合条件的患者可以考虑进行心脏移植。心源性休克时需要机械循环辅助装置的患者选择具有挑战性。需要在单纯紧急血运重建以恢复心室功能与机械循环辅助迅速建立足够心输出量以避免终末器官功能障碍间做出权衡。随着经皮左心室辅助装置的研究数据日益丰富，选择从早期干预中获益的患者更加容易。将开发小型化的设备进一步提高心输出量而同时减少血管并发症。机械循环辅助装置常用作心脏移植的桥梁，但随着技术的进步将允许其更长时的辅助支持，或成为所谓的目标治疗，作为不适合心脏移植患者的永久性左心室辅助装置。

补充资料

Aymong ED, Ramanathan K, Buller CE. Pathophysiology of cardiogenic shock complicating acute myocardial infarction. *Med Clin N Am*. 2007;91:701–712.
心肌梗死后心源性休克低血压的病理生理学及细胞机制总概述。

Chen EW, Canto JG, Parsons LS, et al. Relation between hospital intra-aortic balloon counterpulsation volume and mortality in acute myocardial infarction complicated by cardiogenic shock. *Circulation*. 2003;108:951–957.
应用 IABP 稳定心源性休克患者的资料综述。

Hochman JS. Cardiogenic shock complicating acute myocardial infarction: expanding the paradigm. *Circulation*. 2003;107:2998–3002.
SHOCK 研究数据的影响和适当应用到临床的编辑述评。

van Diepen S, Katz JN, Albert NM, et al. Contemporary management of cardiogenic shock: a scientific statement from the American Heart Association. *Circulation*. 2017;136:e232–e268.
关于心源性休克循证管理的最新科学更新。

Vlodaver Z, Edwards JE. Rupture of ventricular septum or papillary muscle complicating myocardial infarction. *Circulation*. 1977;55:815–822.
心肌梗死合并乳头肌断裂和室间隔穿孔导致心源性休克的既往主要病理描述。

循证文献

Becker AE, van Mantgem JP. Cardiac tamponade: a study of 50 hearts. *Eur J Cardiol*. 1975;15:349–358.
心肌梗死后并发症的原始病理特征。

Fox KA, Steg PG, Eagle KA, et al. Decline in rates of death and heart failure in acute coronary syndromes, 1996–2006. *JAMA*. 2007;297:1892–1900.
急性冠状动脉综合征死亡率和并发症随时间变化趋势的统计分析。

Gianni M, Dentali F, Grandi AM, et al. Apical ballooning syndrome or Takotsubo cardiomyopathy: a systematic review. *Eur Heart J*. 2006;27:1523–1529.
新近综述：关于临床表现类似于 ACS 但冠状动脉正常，且有特征性和可逆性左心室功能障碍患者的诊断特征。

Hochman JS, Sleeper LA, Webb JG, et al. Early revascularization in acute myocardial infarction complicated by cardiogenic shock. *N Engl J Med*. 1999;341:625–634.
包含心源性休克患者早期血运重建原始数据具有里程碑意义的研究。

Menon V, Webb JG, Hillis LD, et al. Outcome and profile of ventricular septal rupture with cardiogenic shock after myocardial infarction: a report from the SHOCK Trial Registry. Should we emergently revascularize occluded coronaries in cardiogenic shock? *J Am Coll Cardiol.* 2000;36(3 supplA):1110–1116.

对 SHOCK 研究中室间隔穿孔的患者进行初步循证分析，并讨论适当的治疗方案。

O'Gara PT, Kushner FG, Ascheim DD, et al. 2013 ACCF/AHA guideline for the management of ST-elevation myocardial infarction. *J Am Coll Cardiol.* 2013;61:e78–e140.

基于循证证据和委员会指导的 STEMI 治疗指南。

Reynolds HR, Hochman JS. Cardiogenic shock: current concepts and improving outcomes. *Circulation.* 2008;117:686–697.

关于心源性休克治疗方法的循证概述和评论。

Thompson CR, Buller CE, Sleeper LA, et al. Cardiogenic shock due to acute severe mitral regurgitation complicating acute myocardial infarction: a report from the SHOCK Trial Registry. *J Am Coll Cardiol.* 2000;36(3 supplA):1104–1109.

对 SHOCK 研究中二尖瓣关闭不全患者进行初步循证分析，并讨论适当的处理方案。

TRIUMPH Investigators. Effect of tilarginine acetate in patients with acute myocardial infarction and cardiogenic shock: the TRIUMPH Randomized Controlled Trial. *JAMA.* 2007;297(15):1711–1713.

对一种可能影响心肌梗死合并心源性休克临床实践的新药物的评估研究。

Wei JY, Hutchins GM, Bulkley BH. Papillary muscle rupture in fatal acute myocardial infarction: a potentially treatable form of cardiogenic shock. *Ann Intern Med.* 1979;90(2):149–152.

对心肌梗死后乳头肌断裂患者治疗结果和潜在靶点的初步认识。

（Venu Menon，Jay D. Sengupta，Joseph S . Rossi 著
杨林承　徐媛 译　祖凌云　郭丽君 审校）

第25章

先天性冠状动脉异常

先天性冠状动脉异常的常见表现是心搏骤停或心源性猝死。我们需要掌握先天性冠状动脉异常的解剖结构和症状，慎重选择治疗策略。本章重点介绍两种主要的先天性冠状动脉异常：左冠状动脉异常起源于肺动脉（anomalous connection of the left coronary artery from the pulmonary artery，ALCAPA）和冠状动脉异常起源于主动脉，以及两个与冠状动脉异常相关的类型：冠状动脉瘘和冠状动脉循环异常（图 25.1）。

既往曾认为左、右冠状动脉分别由主动脉窦发出。但目前的胚胎学研究资料显示，近端冠状动脉是从环周区向内生长到主动脉窦，分别形成了左、右冠状动脉的开口。随后，左冠状动脉分出沿着前室间沟走行的左前降支（LAD）和沿着左房室沟走行的左回旋支（LCX）。正常的右冠状动脉（RCA）一般都是从右主动脉窦前方发出，沿着右房室沟下行并发出后降支。

左冠状动脉异常起源于肺动脉

左冠状动脉异常起源于肺动脉是一种罕见的先天性异常，通常是独立病变，在活胎出生婴儿中的发生率为 1/30 万 ~1/3 万（图 25.2）。这种先天性异常也称为布 - 怀 - 加综合征（Bland-White-Garland 综合征）。出生 4~6 周龄时，心肌缺血的婴儿通常表现为发育不良，在进食或哭闹时多汗、呼吸困难、面色苍白。到 2~3 月龄时，患儿会出现明显的心力衰竭表现，并有持续的呼吸急促和心动过速。左冠状动脉异常起源于肺动脉心肌缺血最严重的表现是恶性心律失常导致的心源性猝死。在新生儿期间，增高的肺血管阻力可驱动血液从肺动脉流向左冠状动脉。但随着肺血管阻力的减小，最终会出现反向血流，通过肺动脉从左向右分流，其结果是产生"冠状动

脉窃血"的现象，而左心室的灌注则依赖于来自右冠状动脉的侧支循环。

由于婴儿几乎没有冠状动脉侧支形成，因此左冠状动脉异常起源于肺动脉会导致严重的心肌缺血，从而导致左心室扩大和功能障碍。左心室扩大除了与持续的心肌缺血有关，还与乳头肌缺血所致的二尖瓣关闭不全有关。如果不予手术纠正，90% 的患儿会在 1 岁时死亡。尽管存在亚临床持续性心肌缺血，但由于侧支循环的建立，存活至成年的患者可能无任何缺血症状。据报道，至 35 岁时，80%~90% 的患者会发生心律失常性猝死。

尽管左冠状动脉异常起源于肺动脉很少见，但当婴儿出现心肌缺血或心功能障碍，或青少年在剧烈运动后出现晕厥、胸痛或心搏骤停时，应高度怀疑该病。扩张型心肌病和心内膜弹性纤维增生患者有类似的临床表现，很难与左冠状动脉异常起源于肺动脉相鉴别，三种情况均可能引起心脏扩大、二尖瓣关闭不全引起的心尖部全收缩期杂音和奔马律、心电图显示心肌缺血和左心室肥厚。如果二维和脉冲多普勒超声心动图检查发现右冠状动脉粗大并伴左心室扩大和弥漫性运动减弱，则在鉴别诊断中必须要考虑左冠状动脉异常起源于肺动脉。诊断的金标准是心脏导管检查和血管造影。血流动力学数据显示，虽然充盈压和肺动脉压升高，但心输出量仍然较低。磁共振血管造影是一种无创的诊断方法，其敏感性和特异性与心脏导管检查相似。脉冲和彩色多普勒检查有助于发现左向右分流。左心室造影除了显示冠状动脉解剖外，还可以显示二尖瓣关闭不全的严重程度和左心室功能状态。冠状动脉造影也有助于排除引起缺血和心室功能障碍的其他解剖学因素。

手术矫正仍然是治疗左冠状动脉异常起源于肺动脉患者的最佳手段。由于存在进一步心肌缺血和

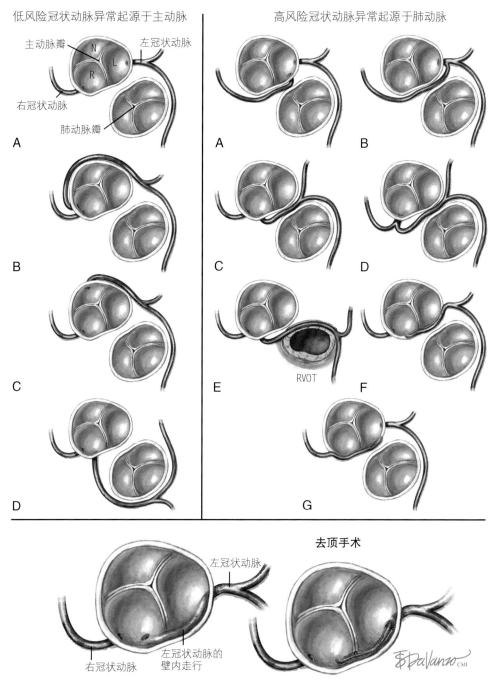

图 25.1　冠状动脉异常起源主动脉：解剖学变异。显示了右冠窦（R）、左冠窦（L）和无冠窦（N）的解剖学位置。RVOT，右心室流出道

死亡的风险，所有确诊的患者都需要手术治疗。随着手术技术的重大进步，疗效已得到显著改善。手术修复包括将异常左冠状动脉从肺动脉连接处切断后直接重植到主动脉上（图 25.3）。在对异常左冠状动脉行移植术时，可依据其走行和长度选择不同的术式，包括隧道手术和 / 或 Takeuchi 修复、左冠状动脉移植以及锁骨下动脉 - 左冠状动脉吻合。成年人行

左冠状动脉重植术的技术风险更高，选择左胸内动脉搭桥术可获得相同效果。如果血运重建后左心室功能仍未改善，则可考虑进行心脏移植。

　　双冠状动脉系统重建后，先前扩张的右冠状动脉通常会恢复正常大小，术前形成的侧支循环消退。无论应用哪种术式，手术死亡率均明显降低。据报道，双冠状动脉系统再建手术的死亡率已经从 1980

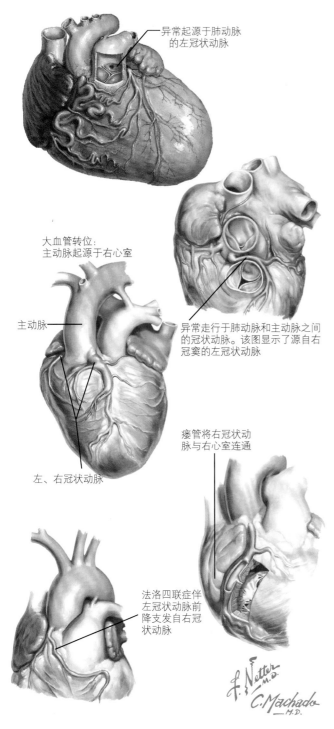

异常起源于肺动脉的左冠状动脉

大血管转位：主动脉起源于右心室

主动脉

异常走行于肺动脉和主动脉之间的冠状动脉。该图显示了源自右冠窦的左冠状动脉

左、右冠状动脉

瘘管将右冠状动脉与右心室连通

法洛四联症伴左冠状动脉前降支发自右冠状动脉

图 25.2　先天性冠状动脉异常

冠状动脉主动脉异常起源

冠状动脉异常起源主动脉（anomalous aortic origin of coronaries，AAOC）比左冠状动脉异常起源于肺动脉的变异性更多，其特征是冠状动脉与主动脉的异常连接，包括走行、狭窄和挤压。一些患者会因心肌缺血而出现猝死，但有些则可完全无症状，只是在心脏导管检查或其他冠状动脉成像检查时被偶然发现。临床表现差异化的原因是异常冠状动脉的解剖和走行的亚型不同（图 25.2）。具有潜在风险的异常连接包括：右冠状动脉起源于左冠窦，左冠状动脉起源于右冠窦，一支或两支冠状动脉主支均起源于主动脉后窦（也称无冠窦），以及单一冠状动脉起源于主动脉，即供血给心脏的所有分支均发自该冠状动脉主支。

手术矫正适合于症状明显的患者。对于无症状患者，如果左冠状动脉来自右冠窦并且走行于主动脉和肺动脉之间，则应进行手术干预，因为此类患者心脏猝死的风险较高。但如果右冠状动脉起源于左冠窦且为非优势型，则通常预后良好。

由于缺乏一致的病生理和临床特征，冠状动脉异常走行于肺动脉和主动脉之间（anomalous course of a coronary artery between the pulmonary artery and aorta，ACCBPAA）的患病率尚不明确，目前估计其在人群的发病率为 0.1%~0.3%。一项包含 126 595 例心脏导管检查的综述报道该病的患病率是 1.15%，占所有冠状动脉异常类型总数的 87%。最重要的是，这篇综述还报道了在 242 例患者中有 59% 发生猝死。年轻人如出现运动诱发心肌缺血、原发性心搏骤停或猝死应进行必要的检查，明确诊断是否存在冠状动脉异常走行于肺动脉和主动脉之间。因为可能有潜在的家族性关联因素，近期已建议使用超声心动图检查对这类患者的直系亲属进行筛查。经胸彩色多普勒超声检查可以提供重要的信息，例如，心功能状态、识别冠状动脉的起源和显示主动脉壁内的血流方向。虽然冠状动脉造影仍是准确显示解剖结构并排除其他相关冠状动脉疾病的金标准，但它不太适用于对儿童患者的检查。对于患儿来说，CT 和 MRI 等无创成像技术方法可用于识别冠状动脉异常连接和确定诊断。

手术干预适合于冠状动脉异常走行于动脉间和动脉壁内，伴有心肌缺血或室性心律失常症状及体

年代初的 75%~80% 降低至 0~14%。一项长期生存研究报道了对 21 例患者进行了术后 2 个月至 18 年、共计 145 患者年的随访，无一例发生晚期死亡。目前，在血运重建术中无论使用何种技术，左心室功能或晚期死亡率都无差异。尽管先前使用的直接结扎异常冠状动脉的方法因预后差已放弃，但对于重症患者，也可在施行血运重建之前用此种方法来稳定病情。

征的患者。由于猝死风险很高，有左主干走行异常或左主干连接异常的无症状患者也应接受手术治疗。对于冠状动脉异常起源的手术，要依据形态学的细节特点，如术前的影像学资料来设计手术方式。对于走行于主动脉壁内与壁间的异常冠状动脉，手术通常采用去顶的方式。主动脉横行切口可充分暴露冠状动脉口。如果异常起源的冠状动脉发源自对侧的冠状动脉窦，则须游离主动脉瓣交界。狭小的冠状动脉口有时会导致心肌缺血或主动脉缩窄，对于这种病变要在手术时沿其长轴切开，切除主动脉壁与冠状动脉之间的组织至大约主动脉内膜的层次。主动脉瓣叶交界处使用垫片针悬吊暴露。去顶手术重建了冠状动脉的开口，同时消除了冠状动脉在内膜里的异常走行。

其他外科血运重建术式包括乳内动脉或大隐静脉旁路移植术（CABG）、自身冠状动脉直接重植术或重建冠状动脉开口。但是，桥血管与自身血管可能存在竞争性血流，使桥血管闭塞的可能性增加。自身冠状动脉重植入术的优点是血流仅通过冠状动脉血管供给心肌，不存在竞争血流。但是由于自身冠状动脉可能发生扭曲，或没有足够的管壁组织来重建冠状动脉开口，所以冠状动脉重植术的技术操作难度可能更大。

冠状动脉瘘

几乎半数的先天性冠状动脉畸形是冠状动脉瘘。冠状动脉瘘分成与右侧（动脉 - 静脉瘘）和与左侧（动脉 - 动脉瘘）心脏结构交通两种类型，产生左向右分流或左向左分流。最常见的冠状动脉瘘是右冠状动脉与右心室相交通。涉及左冠状动脉瘘的异常连接包括心腔、肺动脉或肺静脉、冠状窦或中心静脉。冠状动脉瘘在婴幼儿期很少出现症状，多在成年早期被诊断。无症状的冠状动脉瘘最常是在听诊心脏杂音时被发现。但以充血性心力衰竭和冠状动脉窃血引发心肌缺血症状就诊的冠状动脉瘘患者也并不少见。超声心动图可以发现瘘管的起源、接入的腔室以及心脏腔室是否扩大或肥厚。彩色多普勒也可显示瘘道，而 MRI 可作为诊断和显示冠状动脉瘘解剖结构的无创性工具。但对需明确诊断、准备进行手术修复或弹簧圈栓堵的患者，金标准仍然是心脏导管检查、选择性冠状动脉造影和主动脉造影。对于不需要血流动力学测量的成年和较

小的儿童患者，CT 血管造影则是决定治疗策略的首选。

介入治疗可防止心室容量超负荷和充血性心力衰竭的发生。经导管弹簧圈栓堵术可封闭瘘道，并避免了体外循环和开胸的并发症。但介入治疗仅限于高度选择的患者，外科闭合依然是治疗冠状动脉瘘的首选。建议有症状的冠状动脉瘘患者行瘘道闭合治疗，包括瘘道很小者，因其自然进程就是逐渐增大。此外，对有中至大的瘘道的无症状患者也建议行择期闭合手术。如果瘘道起自冠状动脉远端，则可以在非体外循环下进行结扎。在永久性结扎之前，应在冠状动脉远端部位进行试验性夹闭，以观察局部有无缺血迹象。如果没有心肌缺血则可以进行结扎。如果瘘道起自冠状动脉中段，需在体外循环心脏停搏状态下切开异常的冠状动脉并在该处缝合瘘道。如果冠状动脉管腔受影响，则可能需要行 CABG。某些情况下还可行腔室内瘘道封堵（图25.3）。

与先天性心脏病相关的冠状动脉异常

几个重要类型的先天性心脏病与冠状动脉异常相关，这对手术修复可能有重大的影响。冠状动脉异常在法洛四联症、大动脉转位（transposition of the great arteries，TGA）以及室间隔完整的肺动脉闭锁患者中特别重要（见图25.2）。

据报道，有 1%~10% 的法洛四联症患者伴有冠状动脉异常。最常见的是粗大的冠状动脉横跨紧邻肺动脉瓣下方的右心室流出道。这些冠状动脉异常包括：左前降支起源于右冠状动脉，大圆锥支横跨右心室流出道，右冠状动脉发出并行的左前降支以及左、右冠状动脉起源于左侧的同一开口。上述每一种冠状动脉异常都存在切开修复右心室流出道期间冠状动脉损伤和离断的潜在风险。

室间隔完整的肺动脉闭锁时，右心室的胚胎窦隙可能以几种方式持续存在并与心外膜冠状动脉连通。通常，这种情况多发生在右心室腔缩小和严重肥大的患者。胚胎窦隙可连接一支或两支冠状动脉，也可能会伴有瘘管进入处冠状动脉血管近端或远端甚或多处冠状动脉狭窄。在某些有冠状动脉狭窄的患者中，冠状动脉瘘的连接发育充分，能产生右心室依赖的冠状动脉循环。右心室造影可证实一或多支冠状动脉经瘘道逆行显影。冠状动脉造影可以确

ALCAPA的手术矫正

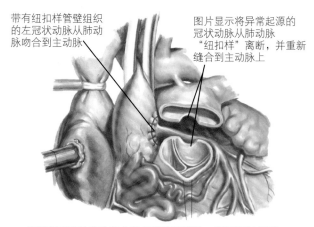

带有纽扣样管壁组织的左冠状动脉从肺动脉吻合到主动脉

图片显示将异常起源的冠状动脉从肺动脉"纽扣样"离断，并重新缝合到主动脉上

通过利用肺动脉的部分纽扣样管壁组织，将异常的LCA直接重新植入主动脉。可以看到肺动脉横切的变化

从RCA到右心室的瘘管闭合技术以及冠状动脉瘤皱褶修复术

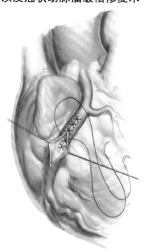

打开冠状动脉的动脉瘤并缝合瘘管。闭合冠状动脉，并通过褶皱修复术治疗动脉瘤

大动脉调转术中的动脉修复：第一步

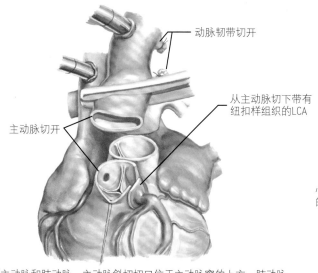

动脉韧带切开

从主动脉切下带有纽扣样组织的LCA

主动脉切开

切断主动脉和肺动脉。主动脉斜切切口位于主动脉窦的上方。肺动脉切口位于肺动脉窦上方，位于与主动脉切口相同的水平位置。分别切开主动脉窦和肺动脉窦，使得冠状动脉口从肺动脉转移至新的主动脉。心包被用于重建新的肺动脉窦

大动脉调转术中的动脉修复：最后一步

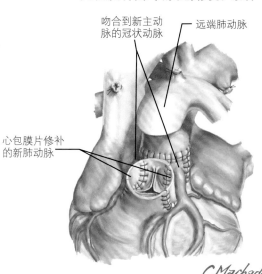

吻合到新主动脉的冠状动脉

远端肺动脉

心包膜片修补的新肺动脉

C.Machado
M.D.

图 25.3   纠正先天性冠状动脉异常的手术程序。ALCAPA，左冠状动脉异常起源于肺动脉；RCA，右冠状动脉

定左心室心肌灌注是正常，或是部分节段通过窦道由右心室来灌注。因此，修补术前应该明确由右心室灌注的左心室心肌部分。重要的是，纠正法洛四联症的右心室流出道梗阻会导致右心室压力下降，进而降低了窦间隙至左冠状动脉分支的灌注压而减少左心室心肌的灌注，引起术中心肌缺血和／或术中心肌梗死。

室间隔完整的肺动脉闭锁患者通常需要尽早进行体 - 肺循环分流术。如果三尖瓣和右心室具有生长潜力，则可手术解除肺动脉闭锁。如果右心室很小，Fontan 手术是标准治疗。但是，如果因冠状动脉狭窄，心肌需要通过右心室胚胎窦隙来灌注的话，那么体循环右心室必须被保留作为 Fontan 手术的一部分。心脏移植也许是室间隔完整的肺动脉闭锁患者的唯一治疗选择。

伴有室间隔缺损的简单右旋大动脉转位患者的治疗方法是在新生儿期进行大动脉调转术（见图 25.3）。无论是简单的还是伴有室间隔缺损的右旋大

动脉转位，均是主动脉发自右心室，肺动脉发自左心室。1970 年代以前，心房调转术曾是首选的外科治疗方法。但随着时间的推移，会观察到射血分数降低、三尖瓣关闭不全和心律失常等右心功能不全的表现。随后，大动脉调转术成为首选术式，把冠状动脉从前方半月瓣移植到后方瓣膜上，同时，反向将大动脉血管移植到正确的心室上。该手术存活率接近 100%，成功的关键是冠状动脉移植时没有减少冠状动脉循环的血供。右旋大动脉转位患者存在 7 种不同的冠状动脉类型，但 60%~70% 患者的解剖结构是正常的。尽管以前认为某些不常见的冠状动脉类型会增加手术死亡率，但是随着术者经验的积累和术式的改进，冠状动脉解剖类型的重要性也日渐削弱。壁内冠状动脉是指一段冠状动脉走行于主动脉壁内，且与主动脉之间不存在独立外膜结构，这仍然是冠状动脉移植操作的挑战。尽管术后冠状动脉造影随访发现约 10% 的患者有不同程度的冠状动脉异常，但大多数患者无症状。

未来方向

冠状动脉异常相关的几个问题仍有待探索，包括但不限于：选择最佳无创性影像诊断技术，这对儿童尤其重要；进一步明确冠状动脉异常患者心肌灌注的病理生理学特征；确定成年先天性冠状动脉异常患者出现有症状的冠心病时经皮介入治疗的适应证。

心脏 CT 血管造影（CCT）是展示冠状动脉开口异常和走行异常的首选影像学诊断方法，它能显示冠状动脉的解剖结构、走向和相邻的组织结构。但是，CCT 不能显示冠状动脉细小的远端部分及其分支，以及较小瘘道的远端汇入处。此外，儿童的最佳成像方案尚待确定。多排 CT（MDCT）冠状动脉成像能提供精准的诊断图像，可用于评估小儿患者的冠状动脉异常，血管的起源和走向，是否存在管腔受压狭窄均可被明确地显示。然而，与有创的冠状动脉造影相比，MDCT 由于没有指导治疗的作用而不能作为取而代之的工具。因为冠状动脉和周围组织之间密度不同，在自由呼吸状态下、心电图触发、导航器门控、T_2 加权的三维冠状动脉 MR 造影术不需要使用对比剂。然而，由于检查时间长和空间分辨率低等问题，MR 造影术不适合幼儿患者。新近，使用相互成 90° 角的两个 X 射线球管的双源 CT 设备可使扫描时间缩短一半，而且每个球管能产生不同能量的射线，这种不同的射线能量在生物组织内的衰减不同，便于后期处理去除影响图像质量的干扰因素。

对于左冠状动脉异常起源于肺动脉幸存者，进一步的研究应针对病因学（即心内膜和心内膜下纤维化，乳头肌损伤，斑片状心肌坏死，心室扩张，二尖瓣关闭不全，左冠状动脉中层发育不良，远端狭窄和右冠状动脉发育不良）与局部心肌血流储备。在这种常见的致命性疾病的长期幸存者中，术后心肌灌注这一生理问题也仍需要进一步研究。

大动脉转位的调转术治疗可显著改善患者预后。接受心房调转术患者发生并发症的主要原因是右心室、三尖瓣以及隔片本身功能障碍。这些患者的外科治疗仍具有挑战性，最终需要行心脏移植。

据报道，在接受冠状动脉造影的非选择性患者中，冠状动脉异常的检出率约为 1.33%。因此，可以预见有先天性冠状动脉异常的成年人在生命后期可以伴发有症状的冠状动脉病变。这些解剖异常，给介入性心脏病学专家提出了特殊的挑战，即使在经皮介入技术持续改进的时代，也仍需制订出针对这类患者的经皮介入治疗的适应证。

补充资料

Boxt LM, Abbara S. Cardiac computed tomography. In: *Cardiac Imaging: The Requisites.* 4th ed. Philadelphia, PA: Elsevier; 2016:143–199.
心脏 CT 概述。

Brothers JA, Gaynor J. Surgery for congenital coronary artery anomalies. In: Yuh DD, Vricella LA, Yang SC, Doty JR, eds. *Johns Hopkins Textbook of Cardiothoracic Surgery.* 2nd ed. New York, NY: McGraw-Hill; 2014.
儿童冠状动脉异常的综合概述。

Kouchoukos NT, Blackstone EH, Hanley FL, Kirklin JK. Congenital anomalies of the coronary arteries. In: *Kirklin/Barratt-Boyes Cardiac Surgery: Morphology, Diagnostic Criteria, Natural History, Techniques, Results, and Indications.* 4th ed. Philadelphia: Elsevier/Saunders; 2013:1643–1671.
冠状动脉异常的综合概述。

Zaer NF, Amini B, Elsayes KM. Overview of diagnostic modalities and contrast agents. In: Elsayes KM, Oldham SA, eds. *Introduction to Diagnostic Radiology.* New York, NY: McGraw-Hill; 2014.
诊断放射学概述。

循证文献

Dodge-Khamati A, Mavroudis C, Backer C. Anomalous origin of the left coronary artery from the pulmonary artery: collective review of surgical therapy. *Ann Thorac Surg.* 2002;74:946–955.
左冠状动脉异常起源于肺动脉的外科治疗综述。

Goo HW. Coronary artery imaging in children. *Korean J Radiol.* 2015;16(2):239–250.

儿童冠状动脉成像的研究进展。

Gulati R, Reddy VM, Culbertson C, et al. Surgical management of coronary artery arising from the wrong sinus, using standard and novel approaches. *J Thorac Cardiovasc Surg.* 2007;134:1171–1178.

冠状动脉异常窦内起源外科治疗的综述。

Hoffman JI. Abnormal origins of the coronary arteries from the aortic root. *Cardiol Young.* 2014;24(5):774–791.

冠状动脉异常起源主动脉的综述。

Hutchison SJ, Merchant N. Coronary artery anomalies of origin and course. In: *Principles of Cardiac and Vascular Computed Tomography*. Philadelphia: Elsevier/Saunders; 2015:108–142.

冠状动脉起源和走行异常心脏 CT 应用的描述。

Juan C-C, Hwang B, Lee P-C, Meng C-CL. Diagnostic application of multidetector-row computed tomographic coronary angiography to assess coronary abnormalities in pediatric patients: comparison with invasive coronary angiography. *Pediatr Neonatol.* 2011;52(4):208–213.

比较 MDCT 冠状动脉造影与有创冠状动脉造影评估小儿冠状动脉异常的能力。

Karimi M, Kirshbom PM. Anomalous origins of coronary arteries from the pulmonary artery: a comprehensive review of literature and surgical options. *World J Pediatr Congenit Heart Surg.* 2015;6(4):526–540.

左冠状动脉异常起源于肺动脉的外科手术方法的综述。

Loukas M, Germain AS, Gabriel A, John A, Tubbs RS, Spicer D. Coronary artery fistula: a review. *Cardiovasc Pathol.* 2015;24(3):141–148.

冠状动脉瘘的综述。

Mavroudis C, Mavroudis CD, Jacobs JP. Repair techniques for anomalous aortic origins of the coronary arteries. *Cardiol Young.* 2015;25(8):1546–1560.

冠状动脉异常起源于主动脉的外科治疗的综述。

Yamanaka O, Hobbs RE. Coronary artery anomalies in 126,595 patients undergoing coronary angiography. *Cath Cardiovasc Diag.* 1990;21:28–40.

接受冠状动脉造影患者中冠状动脉异常检出率的描述。

（Tiffanie Aiken，Michael R. Mill，Sharon Ben-Or 著
米琳 译 牛杰 郭丽君 审校）

第26章

冠状动脉血流动力学和血流储备分数

冠状动脉血流的基本概念

心肌细胞收缩和舒张是需氧的有氧运动过程。决定心肌耗氧量的因素包括心脏的前负荷、后负荷、心率、心肌收缩力和基础代谢率。除了基础代谢率，其他因素都会影响每搏量。收缩期室壁张力占用了约30%的心肌耗氧量。室壁张力本身受心室内压力、后负荷、舒张末期容积和心脏室壁厚度的影响。

冠状动脉是主动脉发出的第一条血管，当身体处于静息状态时，大约5%的心输出量（约250 ml/min）将通过冠状动脉输送至心脏。在基础状态下，心肌的氧摄取量约占氧输送的75%（图26.1）。心肌的基础代谢需求大约是静息状态骨骼肌需求的15~20倍，约等于严重酸中毒状态下的骨骼肌代谢需求。在所有人体器官中，心脏是单位组织质量耗氧量最高的器官，也是所有主要器官中动脉-静脉氧浓度差最大的器官。冠状窦是肌体中血氧饱和度最低的部位之一。

由于心脏增加摄氧的能力很小，无氧代谢的能力有限，因此心脏代谢需求的增加主要通过增加冠状动脉血流量来满足。在没有心外膜冠状动脉阻塞性疾病的情况下，冠状动脉血流量主要由小动脉和微动脉（微血管）的阻力变化控制，这些小动脉和微动脉在调节整体和局部心肌灌注和跨壁血流分布中具有重要作用。血流动力学影响更大的心外膜冠状动脉疾病会使基线微血管阻力降低，以维持冠状动脉血流；因此，心肌血流量随代谢需求增加的能力受到限制。

冠状动脉的血流灌注主要发生在舒张期。由于右心室（右冠状动脉分布的部分）的挤压张力低于左心室，因此左冠状动脉血流的舒张期优势比右冠状动脉更加显著（图26.1）。左前降支流量至少有85%发生在舒张期，而右冠状动脉流量在收缩期和舒张期大体上相等。血流的舒张期优势会加剧心动过速期间的心肌缺血。随着心率的增加，氧供给减少（因为舒张时间缩短），而氧需求却增加。

心脏具有在不同的灌注压下维持冠状动脉血流量的能力（称为自主调节）。自主调节可以在灌注压从60~150 mmHg的范围内维持恒定的冠状动脉血流量。在冠状动脉阻力血管最大扩张状态下，冠状动脉血流不再受自主调节，而与灌注压变化呈线性关系。当心外膜冠状动脉存在狭窄使灌注压降低时，自主调节维持血流量的能力更为重要。

冠状动脉血流储备

最大冠状动脉血流量与静息冠状动脉血流量比值被为冠状动脉血流储备（coronary flow reserve，CFR）（图26.2）。冠状动脉血流量主要受局部代谢产物（如腺苷或一氧化氮）来调控。缺氧是比高碳酸血症或酸中毒更强的冠状动脉扩张刺激因素。神经对冠状动脉血流量的影响相对较小。临床上，冠状动脉最大血流量可以通过冠状动脉内或静脉给予强效的微循环血管扩张剂——腺苷来获得。其他可增加冠状动脉血流量的制剂包括罂粟碱、雷加诺森、硝酸甘油和对比剂。

临床应用CFR的生理学原理是当粥样硬化使心外膜冠状动脉管腔逐渐阻塞时，最大血流量与基础状态下血流量的比值将降低。CFR可以使用末端镶有12 MHz电传感器的0.014英寸的导丝进行测量。将导丝送入冠状动脉使其传感器位于病变远端，测量相位频谱血流速度。假设冠状动脉直径变化极小，可以用血流速代替血流量（流量=流速×面积）。在测量基础状态下血流速度之后，给患者充血刺激（通常用腺苷）再测血流速度，最后计算CFR。

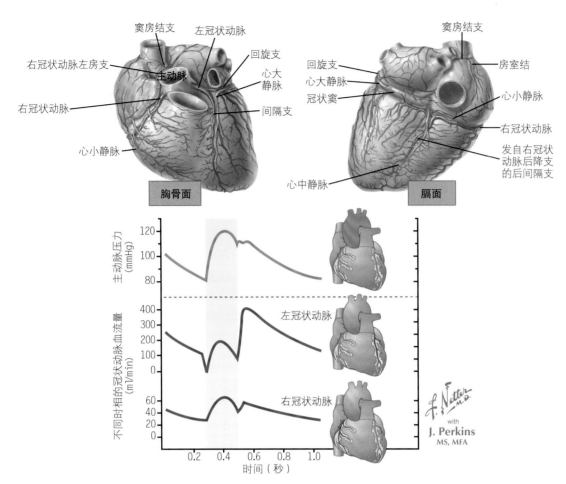

图26.1　冠状动脉血流

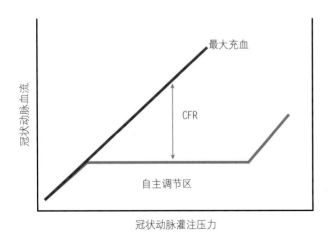

图26.2　冠状动脉血流储备（CFR）

　　虽然多普勒导丝在理论上具有很大优势，但因有几个重要限制，使其并没有得到广泛的应用。首先，动脉粥样硬化以外的状态也会影响CFR，这些因素包括增加基础冠状动脉血流量的因素（如发热、缺氧、心动过速、贫血或心室肥大）和降低微血管舒张反应的因素（如心室肥大或糖尿病）。第二，准

确的测量取决于多普勒导丝的正确位置。传感器应远离血管壁，声速与血流方向一致，以避免血管壁伪影。灰阶信号的振幅和峰值速度可以作为正确位置的提示。第三，缺乏有关CFR临界值与血流动力学明显的病变一致性的共识。在不同的临床研究中，判断病变是否诱发缺血的CFR临界值在1.6~2.5之间。

　　CFR不能区分心外膜病变和微血管功能障碍，因此提出了相对CFR（relative CFR，rCFR）的概念。该方法需要测量无病变的心外膜冠状动脉的CFR，以解释病变血管的CFR值。如果无病变血管的CFR异常，其结果反映微血管功能异常。使用rCFR的注意事项包括要求存在无明显病变的心外膜血管，并假设不同血管床区域的微血管功能保持一致性（这是陈旧性心肌梗死病例中的明显问题）。

血流储备分数

　　流量储备分数（fractional flow reserve，FFR）的

基本原理是当阻力恒定时，压力的变化与流量的变化成比例关系。早在血管内介入治疗的初期，就以存在压力梯度作为评价狭窄严重程度技术的理念。历史上，最早描述经皮冠状动脉腔内成形术的 Gruentzig 教授就曾报道，成功经皮冠状动脉腔内成形术治疗的 32 例患者的跨狭窄压力梯度从 58 mmHg 下降到 19 mmHg。早期尝试使用液体填充导管测量病变远端血管内压力未能成功，原因是导管较大的外径会增加压力梯度。镶有压力传感器的 0.014 英寸指引导丝的出现，克服了这些困难，使得压力衍生 FFR 的概念得以引入。

以压力代替流量的概念需要复习欧姆定律：流量 ≈ 压力 / 阻力。理论上，需要设定几个假设方可将其计算方程由：

$$FFR = \frac{(P_d - P_v)/R_{min}}{(P_a - P_v)/R_{min}}$$

简化为：

$$FFR = \frac{P_d}{P_a}$$

一旦满足这些假设，FFR 就与狭窄存在时的最大心肌血流量和血管正常时心肌血流量的理论最大值（即没有任何狭窄）的比值相关。在小动脉最大扩张状态时，正常心肌血管床产生的阻力最小，血流量与灌注压成正比。因此，FFR 代表心外膜冠状动脉狭窄时获得的最大血流分数。FFR 独立于心率、体循环血压或心肌收缩力。FFR 的测量和临床应用依赖于两个重要的假设，即靶血管最大程度充血和忽略冠状静脉压。实际测量时，FFR 可以通过在最大充血状态下，同时测量主动脉平均压（来自冠状动脉导管末端）和冠状动脉狭窄远端的冠状动脉内压力（来自位于病变远端的指引导丝的压力传感器）来获得（图 26.3）。

FFR 的关键临床研究

最初进行的是与无创性负荷试验对照的临床研究，目的是确定 FFR 判断哪些患者可能从血管重建中获益的临界值。Pijls 等给连续入选的 45 名有胸痛和中度冠状动脉狭窄的患者进行踏车负荷试验、铊闪烁显像和心脏负荷超声心动图检查。FFR<0.75 的 21 例患者均至少有一项负荷试验结果为阳性。在这

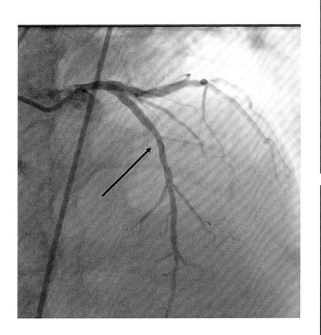

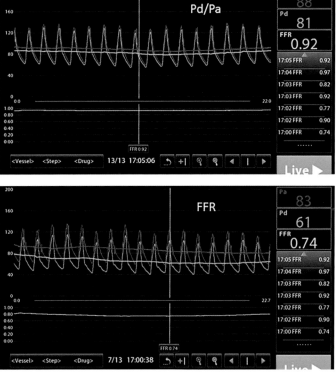

图 26.3 血流储备分数（FFR）的临床应用。这是一名 57 岁男性胸痛患者左前降支的冠状动脉造影影像。左前降支弥漫病变的 P_d/P_a=0.92，静脉输注腺苷后测量 FFR 得到的 P_d/P_a=0.74。导丝回撤过程中最显著的压力下降出现在箭头所示的左前降支中段病变

组人群中，使用 FFR 0.75 为临界值，获得的敏感性、特异性和准确性分别是 88%、100% 和 93%。对 FFR<0.75 的患者进行血运重建后阳性负荷测试结果均恢复正常。最值得注意的是 FAME（Fractional Flow Reserve versus Angiography for Multivessel Evaluation,）研究将 FFR 临界值调整为 0.80，并且已应用于临床实践中。

FAME 研究是在多支血管冠状动脉疾病患者中比较 FFR 和血管造影决定哪些病变需要血运重建的研究。1005 例多支血管冠状动脉疾病的患者被随机分配接受血管造影指导和 FFR 指导的经皮冠状动脉介入治疗（PCI）。血管造影组患者的所有明显的病变均接受药物洗脱支架治疗，而 FFR 组患者仅干预 FFR ≤ 0.80 的病变。1 年时死亡、非致命性心肌梗死和再次血运重建联合的主要终点事件发生率，血管造影组为 18.3%，而 FFR 指导组为 13.2%（P=0.02）。FFR 组植入的支架数量也显著减少。

FAME-2 研究显示，与单纯优化药物治疗相比，PCI 显著减少了主要的心血管不良事件。888 例稳定性冠心病伴至少一处 FFR ≤ 0.8 且适合 PCI 治疗的患者，被随机分为 PCI 联合优化药物治疗组和单纯优化药物治疗组。1 年随访，药物治疗组死亡、心肌梗死或紧急血运重建的联合主要终点发生率为 12.7%，而 PCI 加药物治疗组患者的终点事件率仅 4.3%（HR：0.32；95% CI：0.19~0.53）。值得注意，事件率主要为需要紧急血运重建。

FFR 在其他情况下的作用也得到了证明，包括左主干病变、急性冠状动脉综合征（ACS）的非罪犯病变、串联病变和分叉病变。

瞬时无波形比值

瞬时无波形比值（instantaneous wave-free ratio, iFR）是非充血状态下病变远段和舒张期主动脉压力的比值，是另一种测量冠状动脉狭窄血流动力学意义的方法。iFR 的测量时相是在舒张中晚期的无波期，这是心动周期中心肌血流量最高和微循环阻力最低的时段（图 26.4）。在此期间，压力和流速呈线性关系，使用压力比来判断病变对血流的限制程度。与 FFR 评估不同，iFR 测量并不需要在充血状态，即不需要使用腺苷。

DEFINE-FLAIR 和 iFR-SWEDEHEART 是两项大型临床研究，分别纳入 2492 名和 2037 名有临界病变

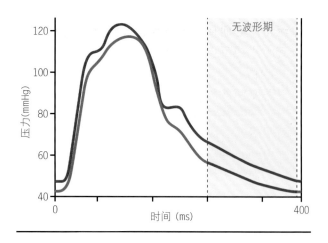

$$\frac{P_{d\ wave\text{-}free\ period}}{P_{a\ wave\text{-}free\ period}} = iFR$$

图 26.4 瞬时无波形比值（iFR）（Image from Nijjer SS, Sen S, Petraco R, et al. Improvement in coronary haemodynamics after percutaneous coronary intervention：assessment using instantaneous wave-free ratio. Heart 2013; 99: 1740-1748.）

的患者，随机分为使用 FFR 或 iFR 来确定病变血流动力学意义。大多数为稳定性心绞痛患者，但也包含了 ACS 需用流量储备评估非罪犯病变血流动力学意义的患者。FFR 测量的充血诱发采用冠状动脉内或静脉内给予腺苷。仅对 iFR ≤ 0.89 或 FFR ≤ 0.80 的病变进行血运重建。两项研究的主要终点均是术后 12 个月内全因死亡、非致命性心肌梗死或非计划血运重建的复合事件率。在 DEFINE-FLAIR 研究中，主要终点事件率在 iFR 组为 6.8%（78/1148）和 FFR 组为 7.0%（83/1182）（P=0.78）。在 iFR-SWEDEHEART 中，主要终点事件率在 iFR 组和 FFR 组分别为 6.7%（68/1012）和 6.1%（61/1007）（P=0.53）。两项研究中 iFR 组的 PCI 治疗率均较低。两项研究结论认为，对于稳定性心绞痛或 ACS 患者，在术后 12 个月的主要不良心脏事件发生率方面，iFR 指导的血管重建策略并不劣于 FFR 指导的血管重建策略。

CT-FFR

计算流体力学技术已用于测量基于冠状动脉 CT 血管造影（CCTA）的病变特异性 FFR，这些技术包括使用 Navier-Stokes 方程构建静息和模拟最大充血状态下的主动脉根部和心外膜动脉压力和流量的三维模型。

CT-FFR 基于三个基本假设：①静息时冠状动

脉血流量与心肌质量成正比；②静息时微循环阻力与血管大小成反向非线性关系；③冠状动脉血流正常患者的微循环对最大充血的反应可被预知。CT-FFR 不需要额外的放射线或对比剂，但需要高质量的 CCTA，而且图像必须没有伪影。小规模研究表明 CT-FFR 提高了 CCTA 的诊断准确性。然而，CT-FFR 非常耗时，只在特定的中心可行，适用于有限的人群。在一项研究中，即使排除了高体重指数、心房颤动和先前接受过 PCI 或 CABG 的患者，仍有 13% 的患者因图像质量欠佳而无法计算 CT-FFR。

FFR 和 iFR 的局限性

理论上，推导 FFR 和 iFR 的方程需要基于几个假设，包括忽略静脉压和阻力。极为重要的是要牢记 FFR 与临床结果而不是与定义的固定阈值呈连续和独立的关系。对于连续性生物变量（如 iFR 或 FFR）采用二分类的方式（即高于阈值与低于阈值）做出的临床决策会对患者医疗产生负面影响。已有研究提供这方面的证据，FFR>0.80 的患者的主要不良结果呈梯度变化。最后，FFR 和 iFR 不能检测微血管功能。微血管功能异常导致的心肌缺血在陈旧性心肌梗死和有冠心病危险因素的患者中早有报道。

循证文献

Davies JE, Sen S, Dehbi H-M, et al. Use of the instantaneous wave-free ratio or fractional flow reserve in PCI. N Engl J Med. 2017;doi:10.1056/NEJMoa1700445.

DEFINE-FLAIR 是一项纳入了 2492 名患者的随机对照研究，比较了 FFR 和 iFR。结果显示，iFR 指导的冠状动脉再血管化治疗的 1 年主要心脏不良事件结果不劣于 FFR，但是在症状缓解方面没有比较。

De Bruyne B, et al. Fractional flow reserve–guided PCI for stable coronary artery disease. N Engl J Med. 2014;371(13):1208–1217.

FAME 2 研究将 888 例至少有一处病变 FFR<0.8 的稳定多支冠状动脉疾病患者随机分为 FFR 指导 PCI 联合最佳药物治疗组，或单纯优化药物治疗组。由于中期分析显示 FFR-PCI 组的非计划住院率及紧急血运重建发生率明显降低（1.6% vs.11.1%；危险比 0.13；95%CI：0.06~0.30；P<0.001）而提前终止。

Götberg M, Christiansen EH, Gudmundsdottir IJ, et al. Instantaneous wave-free ratio versus fractional flow reserve to guide PCI. N Engl J Med. 2017;doi:10.1056/NEJMoa1616540.

两项大型随机研究比较了 FFR 和 iFR 在临床决策中的应用。

Gruentzig AR, Senning A, Siegenthaler WE. Non-operative dilation of coronary artery stenosis. N Engl J Med. 1979;301:61–68.

最早描述球囊扩张前后跨冠状动脉狭窄压力阶差的变化。

Johnson NP, Toth GG, Lai D, et al. Prognostic value of fractional flow reserve: linking physiologic severity to clinical outcomes. J Am Coll Cardiol. 2014;64:1641–1654.

两项回顾性研究表明，FFR 在 0.81~0.85 之间的事件发生率高于 FFR>0.85。

Masrani Mehta S, Depta JP, Novak E, et al. Association of lower fractional flow reserve values with higher risk of adverse cardiac events for lesions deferred revascularization among patients with acute coronary syndrome. J Am Heart Assoc. 2015;4(8):e002172. doi:10.1161/JAHA.115.002172.

在一项纳入了 674 名患者（816 个病变）的研究中，根据 FFR 值 >0.80 延迟血运重建的 ACS 患者中，较低的 FFR 值与较高的不良心脏事件发生率相关，而在非 ACS 患者中没有观察到这种相关性。

Pijls NH, De Bruyne B, Peels K, et al. Measurement of fractional flow reserve to assess the functional severity of coronary-artery stenoses. N Engl J Med. 1996;334:1703–1708.

早期的一项描述 FFR 与运动负荷试验相关性的研究。

Pijls NH, van Schaardenburgh P, Manoharan G, et al. Percutaneous coronary intervention of functionally nonsignificant stenosis: 5-year follow-up of the DEFER Study. J Am Coll Cardiol. 2007;49:2105–2111.

DEFER 研究将 325 例稳定的单支冠状动脉疾病患者随机分为两组，一组接受 PCI，另一组推迟 PCI。受试者被分为三个研究组："延迟组"（无 PCI，FFR ≥ 0.75）、"对照组"（进行 PCI，FFR<0.75）和"执行组"（进行 PCI，FFR ≥ 0.75）。延迟组的 5 年心源性死亡或急性心肌梗死发生率为 3.3%，执行组为 7.9%，对照组为 15.7%

Tonino PA, De Bruyne B, Pijls NH, et al. Fractional flow reserve versus angiography for guiding percutaneous coronary intervention. N Engl J Med. 2009;360:213–224.

FAME 研究将 1005 例合并多支血管病变的稳定性冠心病患者随机分为血管造影指导 PCI 组和 FFR 指导组。出现主要心脏不良事件（包括死亡、心肌梗死、重复血运重建）的患者数量在血管造影指导组中有 91 例（18.3%），FFR 指导组有 67 例（13.2%）（相对危险度：0.72；95%CI：0.54~0.96；P=0.02）。

（George A. Stouffer 著　徐昕晔 译　郭丽君 审校）

第五篇

心肌疾病和心肌病

第 27 章

心力衰竭的流行病学：射血分数保留的心力衰竭和射血分数降低的心力衰竭

在过去的几十年，心力衰竭（heart failure，HF）已一跃成为一种真正的流行病，全球患病人数约有 3800 万。美国成人心力衰竭患者 650 万，且每年约有近 100 万的新发病例。心力衰竭有许多病因，且存在诸多可识别的危险因素。在高收入国家，心力衰竭是 65 岁及以上老年患者最常见的住院原因。在中、低收入国家，心力衰竭的发病率和患病率逐年增长，这导致了全球心力衰竭的医疗支出增加和疾病负担严重。

定义

美国心脏协会 / 美国心脏病学会基金会（AHA/ACCF）的心力衰竭定义为：由多种原因导致的心脏结构或心室充盈或射血功能受损而引起的一组复杂临床综合征。临床症状多样，包括：呼吸困难、水肿、不安和运动耐量下降。心肌病是一组影响心肌的疾病，常常导致心力衰竭，但是它们不能与心力衰竭互为代名词。术语"充血性心力衰竭"已经不再使用，因为患者可以有很多种症状，但并没有严重的容量负荷过重。

心力衰竭可分为两种类型：射血分数降低的心力衰竭（HF with reduced ejection fraction，HFrEF）和射血分数保留的心力衰竭（HF with preserved ejection fraction，HFpEF）。这种命名分别取代了收缩性心力衰竭和舒张性心力衰竭的术语。既往临床试验和指南中使用了不同的左心室射血分数（LVEF）临界值定义 HFrEF（≤35%，<40% 和 ≤40%）和 HFpEF（>40%，>45%，>50% 和 ≥55%）。ACC/AHA/ 美国心力衰竭学会（Heart Failure Society of America，HFSA）和欧洲心脏病学会（European Society of Cardiology，ESC）发表的指南共识达成较为一致的意见，定义 HFrEF

为 LVEF ≤40%，HFpEF 为 LVEF ≥ 50%。LVEF 在 41%~49% 归为临界性 HFpEF，其在许多方面相似于 HFpEF。先前诊断为 HFrEF 的患者恢复到 LVEF>40% 则被分类为改善的 HFpEF，是一组有待进一步研究的特殊群体。

根据 ESC 的术语，LVEF 40%~49% 的心力衰竭称为 LVEF 中间型心力衰竭（HF with mid-range EF，HFmrEF）（2021 年 ESC 急性和慢性心力衰竭诊断和治疗指南又将其更名为射血分数轻度降低的心力衰竭—译者注）。若要符合 ESC 定义的 HFpEF 或 HFmrEF 标准，患者除了有心力衰竭的症状及相关的结构性心脏病或舒张功能不全，还必须有钠尿肽（natriuretic peptide，BNP）水平的升高。

心力衰竭还可进一步根据症状或分期进行分类（表 27.1）。常用的纽约心脏协会（NYHA）心功能分级依据症状将心力衰竭分为四级。ACC/AHA 的四期分类法则纳入了危险因素、结构性心脏病和症状。这种分期方法的制定有利于识别处于心力衰竭危险期的患者，早期给予干预措施预防心力衰竭的进展。A 期患者的干预措施主要针对改变危险因素，B 期患者则以治疗结构性心脏病为主。一旦患者出现症状，进展为 C 期或 D 期，治疗目标就是降低致残率和致死率。

心力衰竭的病因

心力衰竭的病因很多，但大部分继发于缺血性心脏病。新发心力衰竭患者中冠状动脉疾病患病率预计高达 68%。继发于冠心病的心力衰竭常称为缺血性心肌病，这主要是由冠状动脉循环血供减少了约正常的 2/3 的缘故。非缺血性心肌病代表各种其他病因所致的心力衰竭（专栏 27.1）。

表 27.1　ACC/AHA 心力衰竭分期和 NYHA 功能分级的比较

ACC/AHA 心力衰竭分期	NYHA 心功能分级的相关症状	举例	治疗
A. 具有心力衰竭风险，无症状或结构性心脏病证据	无	高血压，糖尿病，心力衰竭家族史，使用心肌毒性药物，酒精摄入	改变心力衰竭的危险因素
B. 有结构性心脏病但无心力衰竭症状	Ⅰ：无症状	左心室肥厚，既往心肌梗死，左心室扩大，瓣膜性心脏病	治疗结构性心脏病
C. 结构性心脏病合并既往或现症心力衰竭症状	Ⅱ：中等活动即有症状 Ⅲ：轻微活动即有症状 Ⅳ：静息即有症状	静息或活动时出现心力衰竭症状，正在接受控制现症或既往心力衰竭症状的治疗	有循证依据的心力衰竭药物，利尿剂
D. 难治性心力衰竭，需要特殊干预	Ⅳ：静息即有症状	反复住院，需要进一步心力衰竭治疗	有循证依据的心力衰竭药物，利尿剂，正性肌力药物或机械辅助，移植评价，临终关怀

ACC/AHA，美国心脏病学会 / 美国心脏协会；NYHA，纽约心脏协会

数据来源：Data from Hunt SA，Abraham WT，Chin MH，et al. ACC/AHA 2005 guideline update for the diagnosis and management of chronic heart failure in the adult：a report of the American College of Cardiology/American Heart Association Task Force on Practice Guidelines（Writing Committee to Update the 2001 Guidelines for the Evaluation and Management of Heart Failure）：developed in collaboration with the American College of Chest Physicians and the International Society for Heart and Lung Transplantation：endorsed by the Heart Rhythm Society. *Circulation*. 2005；112（12）：e154-e235；Yancy CW，Jessup M，Bozkurt B，et al. 2013 ACCF/AHA guideline for the management of heart failure：a report of the American College of Cardiology Foundation/American Heart Association Task Force on practice guidelines. *Circulation*. 2013；128（16）：e240-e327；Dolgin M，Fox AC，Gorlin R，Levin RI，New York Heart Association. Criteria Committee. Nomenclature and criteria for diagnosis of diseases of the heart and great vessels. 9th ed. Boston：Lippincott，Williams，and Wilkins；1994；and Criteria Committee，New York Heart Association. Diseases of the heart and blood vessels.Nomenclature and criteria for diagnosis. 6th ed. Boston：Little，Brown，and Co.；1964：114.

专栏 27.1　心力衰竭的主要病因

缺血性心脏病

高血压心脏病

心脏瓣膜病

先天性心脏病

扩张型心肌病：特发性或家族性

遗传性：肥厚型心肌病、致心律失常性右心室心肌病、左心室致密化不全、肌病、离子 - 通道异常

内分泌 / 代谢性：肥胖、糖尿病、甲状腺疾病

毒性：酒精、可卡因应用、药物 / 化疗、营养缺乏

心动过速导致

炎症 / 感染：HIV、Chagas 病、病毒性、心肌炎

风湿病 / 结缔组织病、过敏性心肌炎

浸润性：淀粉样变、结节病、血色病

应激性（Takotsubo）心肌病

围产期心肌病

患病率

2011 年至 2014 年 NHANES（National Health and Nutrition Examination Survey）的数据显示，美国约有 650 万成人罹患心力衰竭。尽管心血管疾病治疗已经有了很大进步，对危险因素也有了进一步的认识，但估计从 2012 年到 2030 年，美国心力衰竭的患病率还将继续增长达 46%，患病人数达到 800 万。这一预测很大程度源于人口老龄化和老年心力衰竭患者的增多。心力衰竭的患病率随年龄而增加。例如，2011 年至 2014 年，男性心力衰竭患病率在 20~39 岁、40~59 岁、60~79 岁和 80 岁以上分别为 0.3%、1.4%、6.2% 和 14.1%。女性的患病率也类似，从 20~39 岁的 0.5% 上升到 80 以上人群的 13.4%。不同性别心力衰竭的患病率相似，2012 年数据显示男性患病率为 2.3%，女性为 2.6%。过去的 10 年里，美国心力衰竭的发病率已趋于平缓，但患病率却仍持续上升（图 27.1）。

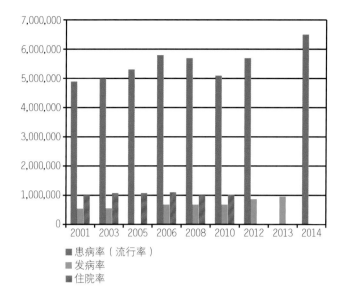

图 27.1　美国心力衰竭患病率、发病率和住院率
Based on data from Heart Disease and Stroke Statistics: 2003, 2006, 2008, 2010, 2013, 2014, 2015, 2016, 2017 updates (from the journal Circulation). Prevalence estimates are based on the National Health and Nutrition Examination Survey (NHANES) of adults aged 20 years or older. Incidence estimates of HF from 2001 through 2012 are from NHANES (aged 20 years or older); the 2013 estimate is from the Atherosclerosis Risk In Communities Study (aged 55 years or older). Hospitalization estimates are from the National Hospital Discharge Survey/National Center for Health Statistics and the National Heart, Lung, and Blood Institute (all ages).

图中图例：
患病率（流行率）
发病率
住院率

HFpEF 的患病率也在上升。指南 - 心力衰竭注册研究（Get With the Guidelines-Heart Failure Registry patients）资料显示，2005 至 2010 年间，49.8% 为 HFrEF，13.7% 为临界 HFpEF，36.5% 为 HFpEF。期间，因 HFpEF 住院的患者比例从 33% 增至 39%，而因 HFrEF 住院的患者却有下降。

发病率

心力衰竭的发病率是从多项人群研究中估算得到的，且随年龄增长而上升。ARIC（Atherosclerosis Risk In Communities）研究的社区监测报道，2005 年到 2013 年间，每年有 96 万例新发心力衰竭病例。FHS（Framingham Heart Study）研究提示，1950 年到 1999 年，心力衰竭的发病率在男性约每 1000 人年中 5 例，女性每 1000 人年中约 3 例。老年人发病率更高，65 岁以上老年人接近每 1000 人年中 10 例。40 岁以上人群心力衰竭的终身风险为 20%，且合并高血压或肥胖的患者风险更高。在 Health ABC 研究中，从

1990 年后期至 2000 年早期，观察年龄在 70~79 岁患者 7 年，心力衰竭的发病率为每 1000 人年中 13.6 例，且不存在性别差异。不过，更早期的 1980 年至 2003 年进行的 FHS 研究显示，心力衰竭的发病率在 65~85 岁男性中每 10 年翻一倍，而在 65~74 岁和 75~84 岁女性中每 10 年翻两倍。2000 年至 2005 年进行的 Kaiser Permanente 研究数据显示，心力衰竭的发病率在 75 岁及以上患者中更高（男、女性分别为每 1000 人年中 52.4 例和 47.9 例）。

种族也影响心力衰竭的发病率。许多研究都显示，黑人更容易发生心力衰竭，尤其是中、青年人。 在 CARDIA（Coronary Artery Risk Development in Young Adults）研究中，50 岁以下的年轻心力衰竭患者中黑人比白人更多见。ARIC 队列研究中，1987 年至 2002 年，年龄调整后心力衰竭发病率黑人男性最高（每 1000 人年 9.1 例），黑人女性紧随其后（每 1000 人年 8.1 例），然后是白人男性（每 1000 人年 6 例），最低的是白人女性（每 1000 人 年 3.4 例）。2005 年 至 2009 年 间 进 行 的 ARIC 研究显示，急性失代偿性心力衰竭的年发病率也有相似的趋势。虽然继发于 HFrEF 和 HFpEF 的急性失代偿性心力衰竭的发生率相似（分别为 53% 和 47%），但黑人男性具有更多的 HFrEF 事件（70%）。随着年龄增长种族差异消失。MESA（Multi-Ethnic Study of Atherosclerosis）研究也显示非裔美国人的心力衰竭发病率最高（每 1000 人年 4.6 例），接下来是西班牙裔（每 1000 人年 3.5 例）、白人（每 1000 人年 2.4 例）和华裔美国人（每 1000 人年 1 例）。非裔美国人心力衰竭发病率最高的原因是糖尿病、高血压的患病率不断增高以及社会经济因素。

随着时间的推移，HFpEF 引发的心力衰竭权重已有更多证据支持。在明尼苏达州奥姆斯特德县，有心血管事件或心力衰竭患者中经超声心动图检查确定，大约 55% 的患者存在 HFpEF。2005 年至 2009 年 ARIC 社区研究人群中，白人女性急性失代偿 HFpEF 的比例最高（54.4%），接下来为黑人女性（43.2%），然后为白人男性（33.0%）和黑人男性（25.9%）。

在过去的 20 年里，心力衰竭的发病率可能已有下降。在奥姆斯特德县，年龄、性别调整的发病率从 2000 年的 315.8/10 万降至 2010 年的 219.3/10 万，相当于每 10 年减少 37.5%。HFrEF 和 HFpEF 的发病率在这一阶段均有下降，但相比之下，HFrEF 发病率降低更明显（–45.1% *vs.* –27.9%），这可能还要

归功于缺血性心脏病和心肌梗死治疗水平的提高。与男性相比，女性心力衰竭的发病率下降也更显著（−43% *vs.* −29%）。

死亡率

尽管过去的几十年中，心力衰竭的治疗已经取得诸多的进展，但死亡率仍居高不下。死亡证明单显示，在美国8例死亡中就有1例死于心力衰竭。ARIC研究显示，心力衰竭住院后30天、1年、5年的死亡率分别高达10.4%、22%和42.3%。FHS研究显示，从1950年至1999年的40年间，无论男性还是女性，心力衰竭存活率均在上升。但1990年被诊断心力衰竭的患者5年死亡率仍然超过50%。奥姆斯特德县的资料也显示了类似的结果，1979年至2000年，调整后的5年存活率从43%提升到了52%。尽管生存率有了实质性的改善，但大多数受益者是男性和年轻患者，而女性和老年患者受益却寥寥无几甚至没有改善。在奥姆斯特德县，1987年至2001年间的HFpEF患者的生存率略优于HFrEF患者（1年存活率为29% *vs.* 32%，5年存活率为65% *vs.* 68%）。此外，在研究过程中，HFpEF患者生存率并没有显著改善，而HFrEF患者的生存率确有增加。在健康ABC老年队列研究中，心力衰竭患者的年死亡率远远高于标准年死亡率（18% *vs.* 2.7%）。

心力衰竭住院期间的死亡率已经有所改善。2000年间接受治疗的患者中，住院期间、出院30天及1年的死亡率分别降低了38%、16.4%和13%。然而，根据ARIC研究，心力衰竭住院后5年死亡率存在种族差别，与高加索人相比，非裔美国人的死亡率明显更高。

危险因素

心力衰竭具有多种危险因素，包括许多心脏病的传统危险因素。NHANES随访研究发现冠心病在人口归因风险（population attributable risk，PAR）中占到62%，这在可检查的危险因素中是最高的，接下来是吸烟（17%PAR）和高血压（10%PAR）。男性、缺乏运动、肥胖、教育程度低和糖尿病也增加心力衰竭的风险。FHS研究认为高血压与冠心病一样，都是导致心力衰竭发生的主要因素。采用高血压更新定义的随访研究提示心力衰竭的高血压PAR在男性和女性分别高达40%和60%。FHS中，>75%确诊心力衰竭的患者合并高血压，高血压患者的心力衰竭终身风险成倍增加。奥姆斯特德县资料显示，1979年至2002年间，高血压是心力衰竭最常见的危险因素（66%），其次是吸烟（51%）。在这段时间里，高血压的PAR从15%升至29%，肥胖的PAR则增长超过两倍，从8%升至17%，而冠心病、吸烟和糖尿病的PAR则未改变。相反，在内科医生健康研究中显示，可改变的危险因素包括正常体重、不吸烟、锻炼、适量饮酒和早餐摄入谷物和水果和/或蔬菜与心力衰竭终身风险下降有关。

许多生物标志物也是心力衰竭的独立危险因素。如B型钠尿肽（BNP）、尿白蛋白/肌酐、血清 γ-谷氨酰转移酶水平升高以及升高的红细胞容积、白细胞计数、C反应蛋白和肌钙蛋白，这些已在FHS和ARIC研究中得到证实。基于MESA研究结果，提示N-末端pro-BNP还可提供额外的预后信息。

HFpEF的危险因素可能与HFrEF患者相似，但也存在不同。在Framingham队列研究中，老年、糖尿病、心脏瓣膜病是HFpEF和HFrEF共同的危险因素。高体重指数（BMI）、吸烟、心房颤动是HFpEF的预测因子。奥姆斯特德县研究显示，HFpEF与高龄、女性、无心肌梗死病史相关。HFpEF也更常见于高血压病、心房颤动和肾疾病患者。实验室指标包括pro-BNP和肌钙蛋白水平在HFpEF趋向较低。

住院及费用

心力衰竭是65岁以上患者最常见的住院诊断。仅2010年就有超过100万的心力衰竭出院患者。在过去的几十年中，心力衰竭的住院率在稳步攀升，且大多数心力衰竭住院患者是65岁以上的老年人。奥姆斯特德县研究中，1077例心力衰竭患者中有83.1%至少住院一次，43%至少住院4次。因为发生心力衰竭而住院者占住院患者的16.5%，而61.9%的住院属于非心脏原因。HFpEF和HFrEF的住院率相似。除了住院，2010年大约有177万次的门诊就诊、2011年有超过55万次急诊就诊原因是心力衰竭。

由于心力衰竭具有高患病率、发病率和住院率，相应的医疗费用也相当高。老年人心力衰竭住院率的升高使医疗保险/医疗救助承受空前压力。AHA估算2012年全部心力衰竭所产生的总体费用高达307

亿美元，其中超过 2/3 的费用用于直接医疗花费。到
2030 年，预计心力衰竭的费用会增长至接近 700 亿
美元，几乎增长 127%。

全球负担

全球罹患心力衰竭的人数预计为 3800 万，这一
数字很可能低估了真实情况，因为很多无症状患者
未包括在内。至今，心力衰竭真实的全球患病率和
发病率也难以确定，因为大多数流行病学研究都是
在发达国家开展的。随着缺血性心脏病作为全球死
亡的首要原因，其年龄标化死亡率为 15.7%，更多
的努力将聚焦在较好地识别中低收入国家心力衰竭
和心脏疾病的负担。男性心力衰竭患病率在北美洲、
大洋洲和东欧地区最高，女性在大洋洲、北美洲、
北非 / 中东有最高的心力衰竭患病率。而在撒哈拉以
南的非洲地区，男性和女性心力衰竭的患病率都是
最低的，但呈上升趋势，几乎一半新诊断的心血管
疾病患者都合并心力衰竭。

全球疾病负担研究显示，心力衰竭的危险因素
随地区和社会经济状况而改变。缺血性心脏病最常
见于欧洲和北美洲，但在撒哈拉以南的非洲地区却
很少见。在发展中国家，高血压、风湿性心脏病、
心肌病和心肌炎成为了绝大部分心力衰竭病例的病
因。尽管在发达国家，风湿性心脏病已不常见，但
在南亚和撒哈拉以南的非洲地区仍是很常见的疾病，
全世界每年仍有 47 万的新诊断病例。在南美洲，
Chagas 病仍是心力衰竭的主要病因，40% 的患者会
发展为心力衰竭。与北美洲患者相比，南美洲患者
很少罹患冠心病、慢性阻塞性肺疾病和糖尿病。在
撒哈拉以南的非洲地区，继发于心肌病，包括 HIV
感染相关心肌病、特发性扩张型心肌病、围产期心
肌病和心内膜心肌纤维化的心力衰竭更常见。低收
入国家，未矫正的先天性心脏病也可能是许多患者
心力衰竭发生的主要原因。

心力衰竭在全球公共卫生支出中的所占比例不
断增长。心力衰竭是非洲住院心脏病患者最常见的
诊断。非洲的心力衰竭患者比西方国家更加年轻
（52 岁 *vs.* 70~72 岁）。南美洲和亚洲国家的心力衰竭
患者也显出类似的趋势。较早发生心力衰竭的患者
在丧失工作能力的同时，将会产生更高的经济和社
会花费。

关于全球心力衰竭的流行病学还有待进一步研
究。许多区域、人群，包括发展中国家的少数民族、
妇女也很少被纳入已有的研究。种族对心力衰竭的
影响尚未完全阐明。现有的许多研究中缺乏 HFpEF
的诊断，因为大多数研究都是在这一亚型被关注之
前进行的。在发展中国家开展更多的研究有助于更
好地识别心力衰竭的预防措施。

预防

心力衰竭（ACC/AHA 分期 A 期）的预防主要
是治疗心力衰竭的危险因素，包括高血压、冠心病、
糖尿病、肥胖、代谢综合征和任何其他可改变的危
险因素。估算的无症状左心室功能不全或 B 期心力
衰竭的患病率存在很大变化。例如，在 FHS 研究中，
估算的无症状收缩功能障碍的患病率在 5%，而无症
状舒张功能障碍的患病率在 36%。无症状左心室功
能障碍的严重程度还与发展为事件性心力衰竭的风
险相关，相关风险性在收缩功能障碍高于舒张功能
障碍。在 MESA 研究中，与白人、美籍华人和西班
牙裔（总体患病率为 1.7%）相比，无症状左心室收
缩功能障碍的患病率在非裔美国人最高，达 2.6%。
早期识别和治疗那些无症状的收缩功能障碍患者，
尤其是具有心肌梗死或收缩功能障碍病史的患者，
对于未来降低心力衰竭的患病率至关重要。

未来方向

随着美国和全球心力衰竭患病率的持续增加，
心力衰竭在很长时间内都将是重大课题。在发达国
家，人口的老龄化将持续加重心力衰竭患者健康保
健系统的负担。心力衰竭的传统危险因素已经在发
展中国家日渐流行，这可能导致全球心力衰竭的
发病率进一步增高。由于大量健康保健资源的占
用，心力衰竭将造成巨大的经济负担。虽然以循证
医学为基础的药物治疗已经使心力衰竭患者预后明
显改善，但总体死亡率仍然很高，且尚无有效降低
HFpEF 死亡率的治疗。除了研发新的治疗方法以改
善有症状患者的死亡率外，迫切需要的是采用更强
化的措施控制无症状心力衰竭患者的危险因素，尤
其是对 HFpEF 患者。

补充资料

American Heart Association. Heart and Stroke Statistics. https://www
.heart.org/HEARTORG/General/Heart-and-Stroke-Association-Statistics
_UCM_319064_SubHomePage.jsp.

AHA 目前的心力衰竭与卒中统计数字网址。

Sliwa K, Stewart S. Heart failure in the developing world. In: Mann DL, Felker
GM, eds. *Heart Failure: A Companion to Braunwald's Heart Disease*. 3rd
ed. Philadelphia, PA: Elsevier; 2015.

发展中国家心力衰竭流行病学的系统综述。

循证文献

Benjamin EJ, Blaha MJ, Chiuve ST, et al. Heart disease and stroke statistics
– 2017 update: a report from the American Heart Association. *Circulation*.
2017;135(10):e146–e603.

最新的关于心力衰竭和其他心血管疾病的统计数据，由 AHA
与疾病控制和预防中心、国立卫生研究院和其他政府机构
一起汇编。

Heidenreich PA, Albert NM, Allen LA, et al. Forecasting the impact of heart
failure in the United States: a policy statement from the American Heart
Association. *Circ Heart Fail*. 2013;6(3):606–619.

估计美国心力衰竭未来流行率和负担的声明。

Yancy CW, Jessup M, Bozkurt B, et al. 2013 ACCF/AHA guideline for the
management of heart failure: a report of the American College of
Cardiology Foundation/American Heart Association Task Force on
practice guidelines. *Circulation*. 2013;128(16):e240–e327.

ACC/AHA 2013 年的心力衰竭指南和定义。

（Adam W. Caldwell，Patricia P. Chang 著

陈宝霞 译　郭丽君 审校）

第 28 章

急性心力衰竭的管理

定义和流行病学

急性失代偿性心力衰竭（acute decompensated heart failure，ADHF）包含了一系列与心功能不全有关、伴有血流动力学和 / 或容量异常的疾病过程。既往 ADHF 患者均需要入院治疗，但目前越来越多的患者可以在门诊治疗。因此，心力衰竭的入院人数随着时间的推移而减少。一项有关心力衰竭流行病学趋势的研究发现，美国的心力衰竭住院率从 2001 年到 2009 年降低了约 27%。实际上，这种趋势在世界范围内基本一致，这主要归功于危险因素的有效控制（例如高血压和缺血性心脏病等）和遵循指南的强化药物治疗。

尽管 ADHF 住院率有所下降，但与心力衰竭相关的医疗支出却在增加。2013 年 AHA 发布了一项"预测美国心力衰竭的影响"政策声明，估计心力衰竭相关的医疗支出达到 310 亿美元，预计 2030 年这一数值将翻倍，且绝大部分支出与住院相关。因为心力衰竭发病率随年龄增长而增加，影响到多达 10% 的 65 岁以上人群，而这部分人大都具有联邦医疗保险（Medicare）。因此，ADHF 是这部分人群住院的最常见原因，相关医疗保险支出高于任何其他疾病诊断。

病因与发病机制

50% 的心力衰竭住院患者为左心室射血分数（LVEF）保留的心力衰竭（HFpEF），即 LVEF ≥ 40% 的心力衰竭，另一半为 LVEF 降低的心力衰竭（HFrEF）。理解 HFpEF 或 HFrEF 患者发生 ADHF 的不同机制对于指导治疗至关重要。大多数心力衰竭患者住院都有可循的原因，包括心肌缺血、心动

过速、未控制的高血压、肾疾病、呼吸系统疾病以及用药和饮食不规律。

启动负性肌力药物（例如钙通道阻滞剂和 β 受体阻滞剂）治疗和使用导致水钠潴留的药物（例如类固醇、非甾体类抗炎药和噻唑烷二酮类药物等）也是 ADHF 的诱发因素。最后，还应考虑是否存在药物滥用（例如酒精、可卡因和甲基苯丙胺）等引起的失代偿。一旦确定了 ADHF 的可逆病因，就有望通过针对性治疗（例如心肌缺血的再灌注治疗，心动过速的抗心律失常药物治疗，或教育患者规律用药和饮食管理等）使心力衰竭得到改善。

HFrEF 的病理生理学机制是心肌收缩力下降导致 Frank-Starling 曲线下移，在血容量不变的状态下心输出量显著降低（图 28.1）。随着心力衰竭失代偿，提高心输出量的急性代偿机制包括增加心率（通过激活交感神经系统）和增加血容量（通过激活肾素 - 血管紧张素 - 醛固酮系统）（图 28.2）而获得

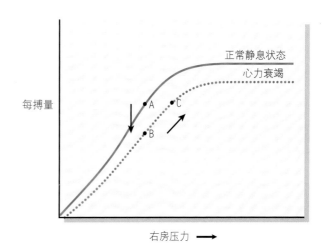

图 28.1 Frank-Starling 曲线代表每搏量和前负荷之间的关系。失代偿性心力衰竭时，心肌收缩力下降导致曲线下移，血容量代偿性增加以使曲线上移，从而维持类似于正常心脏的每搏量

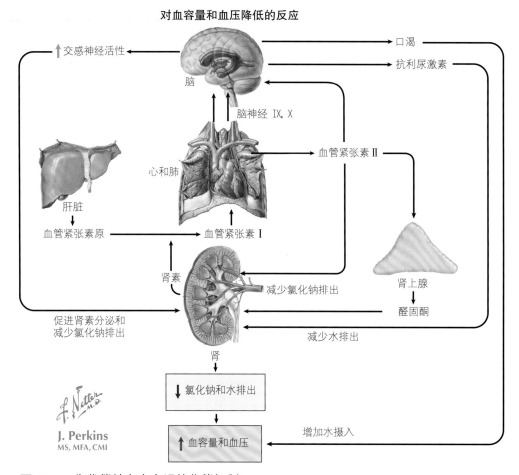

对血容量和血压降低的反应

图28.2   失代偿性心力衰竭的代偿机制

类似的每搏量。在生理上，这些是通过增加肾素释放进而增加血管紧张素Ⅱ的水平来实现的。之后，血管紧张素Ⅱ刺激肾上腺皮质释放醛固酮，垂体释放抗利尿激素，这两者均会导致液体潴留。

临床表现

呼吸困难是ADHF最常见的症状，但很多疾病均可引起这种症状，所以特异性不高。端坐呼吸是最能反映容量负荷过重的临床表现。尽管许多体格检查结果可能提示心力衰竭，但S_3和颈静脉充盈是诊断ADHF最特异的体征。颈静脉充盈程度与肺毛细血管楔压（pulmonary capillary wedge pressure，PCWP）升高有关。

诊断方法

患者的症状、体格检查、实验室检验、胸部X线和心电图对ADHF的诊断都是必不可少的。在急性状态下，心电图的主要目的是排除心力衰竭的可逆病因（如缺血）或鉴别诊断（如右心衰竭或心包疾病）。所有ADHF患者均应进行胸部X线检查，以评估心脏扩大或肺水肿，同时除外其他引起呼吸困难的疾病。所有新诊断的ADHF患者或已确诊但临床状态发生显著变化的ADHF患者，均应接受超声心动图检查。

如果患者已植入永久性起搏器或植入式心脏复律除颤器（implantable cardioverter-defibrillator，ICD），应请专业心内科团队评价临床表现是否与心律失常有关，这在ICD放电时特别重要。CardioMEMS装置是一种评估ADHF患者的重要技术。它是一种小型压力传感器，可直接植入肺动脉，用以评估容量状态。使用这些技术，患者可以在家中监测，并在出现ADHF之前接受干预。对那些治疗效果欠佳或肺动脉压力监测对门诊干预无反应的患者应住院接受强化干预治疗，例如静脉使用利尿剂或正性肌力药物。

治疗管理

急诊分类

决定 ADHF 患者是否需要住院和住院后给予何种程度的治疗是一个复杂的临床决策过程。注册研究资料显示 ADHF 共同的危险因素包括心率加快、收缩压下降、血尿素氮升高、血清肌酐升高和血清钠降低。临床医生可以使用这些指标决定哪些患者需要住院，哪些患者适合门诊治疗。鉴于风险分层的理念，构建了许多量表以帮助临床医生区分真正的心力衰竭和具有相似症状的其他疾病，其中一个是急诊室呼吸困难 ProBNP 检查流程。

对患者进行分类的另一种经典的辅助诊断方法是根据容量状态（湿或干）评估心室充盈状态和根据灌注状态（热或冷）估计心输出量。提示灌注不良的指标包括疲劳、精神萎靡、症状性低血压、交替脉、肾功能不全和四肢末梢发凉。充血加重的征兆如前所述，包括端坐呼吸和颈静脉充盈程度增加、S_3 和下肢水肿等临床表现。

基于这些因素，可以将心力衰竭患者分为暖干、暖湿、冷干和冷湿四种表型。暖干型患者处于较好的代偿状态，有相对良好的生存结局。而湿（冷或暖）型患者死亡风险较高。如果实验室检测结果和体格检查不能明确容量状态，超声心动图检查可提供帮助。必要时可行肺动脉导管进行有创血流动力学监测。由于大多数失代偿性心力衰竭患者属于暖湿型，故应该重点关注这一表型。

伴有高血压的暖湿型患者

伴有高血压的暖湿型 ADHF 患者最首要的治疗是血管扩张剂治疗。减少前负荷可减轻肺淤血，减少后负荷可降低血流前向阻力从而改善心输出量。能够同时降低前负荷（静脉血流量）和后负荷（动脉血流量）的两个药物是静脉硝酸甘油和硝普钠。尽管可以使用硝酸甘油贴剂，但是通过静脉给药起效更快。

硝酸甘油很少诱发高铁血红蛋白血症，而硝普钠可释放氰化物，导致氰化物中毒。因此，硝普钠禁用于肾功能或肝功能明显受损的患者，肝肾功能不全会影响氰化物清除。此外，硝普钠有发生冠状动脉窃血的风险，使血液更多流向顺应性好的血管，因此，硝普钠也应避免用于缺血性心脏病患者。奈

西立肽（nesiritide）是一种合成的 B 型利钠肽，具有血管舒张和利尿作用。然而，支持其应用的证据因可能引发肾功能恶化而被削弱。

如果容量负荷过重的表现仍然存在，可在血管扩张剂降压治疗的基础上启动利尿剂治疗。但使用呋塞米应谨慎，已证实呋塞米具有缩血管作用，其增加动脉血流阻力的作用会使心输出量降低。此外，如前文提到的 Frank-Starling 曲线，血容量减少所致的前负荷降低也会导致心输出量下降。

失代偿性心力衰竭时使用的最主要的、经典的利尿剂是袢利尿剂，可减少髓袢中钠的重吸收。袢利尿剂包括呋塞米、托拉塞米、布美他尼，它们的生物利用度和药效动力学不同（表 28.1）。袢利尿剂的剂量应该是能够获得预期疗效的最低剂量。如果需要增加利尿剂的剂量，尤其是对于 ADHF 患者，可以选择的方法包括将弹丸式给药转变为静脉持续滴注（呋塞米和布美他尼），更换为利尿作用更强的利尿剂（从呋塞米到托拉塞米或布美他尼），或更换为其他类型利尿剂（如噻嗪类利尿剂）。噻嗪类利尿剂，如美托拉宗作用于袢利尿剂的下游，阻止远端小管中钠的重吸收（图 28.3）。为了优化呋塞米（半衰期为 2 小时）的效果，经常在使用呋塞米之前给予美托拉宗（半衰期为 9 小时），以最大程度地同时阻断近端小管和远端小管对钠的重吸收。

总体而言，通过使用血管扩张剂降低平均动脉压，使用利尿剂降低中心静脉压（central venous pressure，CVP），可以优化器官灌注压。灌注压被定义为平均动脉压和中心静脉压之间的差值，其与 ADHF 期间的心、肾功能相关性良好，中心静脉压

表 28.1　袢利尿剂的药理比较			
	呋塞米	托拉塞米	布美他尼
相对 PO 效能	1	2x	40x
PO/IV 转换	2:1	1:1	1:1
口服生物利用度	50%~60%	80%	60%~90%
起效时间			
口服	30~60 分钟	60 分钟	30~60 分钟
静脉	5 分钟	10 分钟	3 分钟
半衰期	1~2 h	3~4 h	1 h

IV，静脉注射；PO，口服。

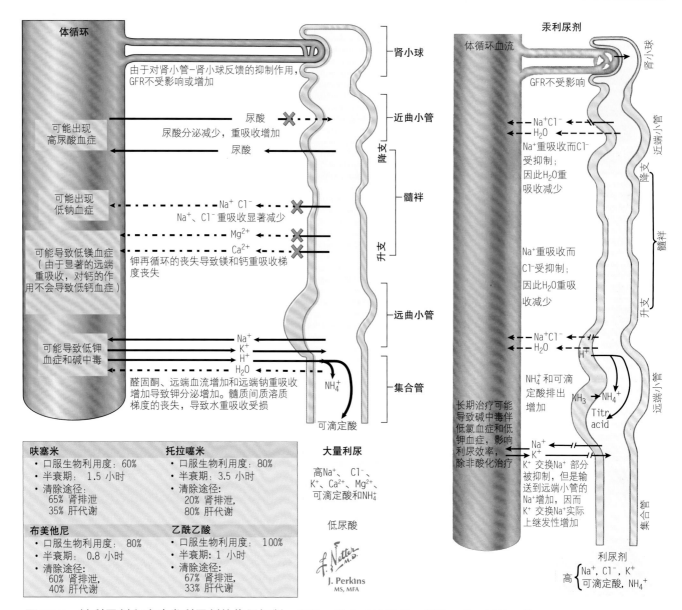

图 28.3 袢利尿剂和噻嗪类利尿剂的作用机制。GFR，肾小球滤过率；NH_3，氨；NH_4，铵

升高可影响心脏和肾灌注，会分别导致肌钙蛋白和肌酐水平升高。

血压正常的暖湿患者

血压正常的失代偿性心力衰竭患者的治疗方案同样聚焦于利尿剂和血管扩张剂，但是更加强调前者的重要性。不是使用针对血压的静脉制剂，而是采用口服制剂（例如 ACEI、肼苯哒嗪和长效硝酸甘油）来获得最大耐受程度的后负荷降低。药物目标剂量是逐渐增量至最大耐受剂量，而不引起严重的低血压或症状（例如头晕或晕厥）。如果患者对这种方法没有反应（表现为持续性液体潴留或肾功能恶

化），则应该减少 β 受体阻滞剂的用量，也可置入肺动脉导管进行有创血流动力学监测，以调整正性肌力药物的使用。

肺动脉导管经颈内静脉（右或左）插入，经过右心房和右心室，最终放置在肺动脉中。当导管头端的球囊被充气时，它会漂浮到肺毛细血管边缘位置。肺动脉导管可以获得大量有价值的血流动力学信息，包括右心房压力、右心室压力、肺动脉压力、PCWP、全身血管阻力（systemic vascular resistance，SVR）以及心输出量和心脏指数。正常值如图 28.4 所示。

右心房压力等于中心静脉压或右心室前负荷，

可以评价右心充盈压。在没有二尖瓣狭窄或肺血管疾病的情况下，PCWP 和肺动脉舒张压等于左心房压力或左心室舒张末期压力，可以评价左心充盈压。依据右心充盈压优势还是左心充盈压优势，可以进一步明确右心衰竭还是左心衰竭，并给予利尿和 / 或减少后负荷治疗。心输出量可以用来指导正性肌力药物的调整，后负荷可以用来指导血管扩张剂的调整。值得注意的是，在使用血管扩张剂降低全身血管阻力的同时应用正性肌力药物增加心输出量，并非不合理的治疗。

失代偿性心力衰竭治疗中合理使用三种正性肌力药物，需要了解它们作用的受体。α_1 和 α_2 受体促进外周血管收缩；β_1 受体增加心率和心脏收缩力；β_2 受体导致外周血管舒张；多巴胺亦可引起外周血管扩张，特别是在肾血管。多巴酚丁胺和多巴胺各自通过这些受体的组合起作用。

多巴酚丁胺主要作用于 β 受体，对 β_2 的作用强于 β_1。心力衰竭患者的治疗需要增加心输出量而不

增加后负荷。多巴酚丁胺可使快速性心律失常风险增加。此外，长时间大剂量输注可导致罕见的嗜酸性粒细胞超敏反应，其特征表现为嗜酸性粒细胞增多、皮疹和嗜酸性粒细胞性心肌炎。长期维持输注可产生快速耐药，需要不断增加剂量。此外，多巴酚丁胺可能不适用于慢性心力衰竭，这可能与 β 肾上腺素能受体敏感性降低有关。如果终末器官灌注对多巴酚丁胺无反应，可以考虑使用第二种药物，如米力农或多巴胺。

多巴胺作用的主要受体随其使用剂量的不同而存在差异。低剂量（每分钟 1~3 μg/kg）时，多巴胺受体被激活，其主要作用是增加肾灌注，但应用多巴胺改善肾功能尚未被临床证实。中等剂量（每分钟 2~5 μg/kg）时，激活 β 受体，发挥正性肌力作用，可伴有相应的血管舒张作用。高剂量（每分钟 >5 μg/kg）时，则激动 α 受体，增加血管收缩性、平均动脉压和全身血管阻力。因此，低和中等剂量多巴胺的正性肌力和血管舒张常被用来增强利尿作用，而大剂量的

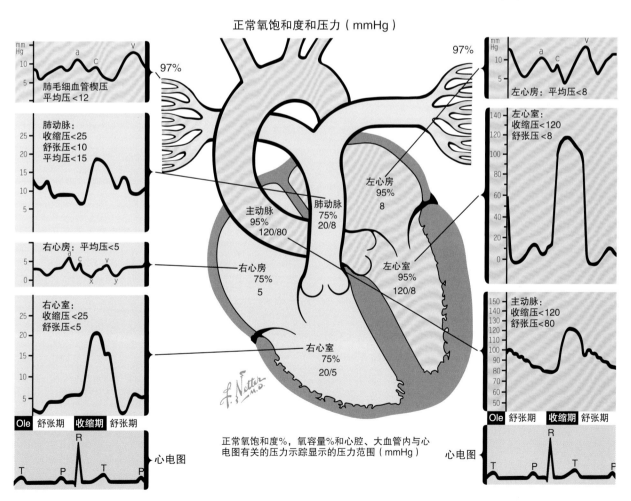

图 28.4　肺动脉导管和心内压力波形

多巴胺则主要用于治疗低血压。与多巴酚丁胺类似，多巴胺也可导致心律失常，且对慢性心力衰竭患者的作用更加有限。

米力农作为一种磷酸二酯酶抑制剂，通过抑制环磷酸腺苷的代谢来提高其水平，进而发挥增加心肌收缩力和强心作用，同时还可以扩张外周和肺循环血管床。米力农并不作用于β受体，在慢性心力衰竭患者中，比多巴酚丁胺或多巴胺能更有效地增加心输出量；也因米力农具有不同的作用机制，它也可与β肾上腺素能药物联合使用。应用米力农需考虑的主要问题是其血管舒张作用可导致10%的患者出现低血压，不应将米力农用于维持血压。此外，米力农的半衰期明显长于多巴胺或多巴酚丁胺（米力农为2小时，多巴胺、多巴酚丁胺为2分钟），特别是在肾功能不全时，其半衰期可以延长至18小时。米力农也可引发心律失常，但与多巴酚丁胺或多巴胺相比，米力农增加心率的作用较小。

冷干或冷湿患者

通常，伴有低心排血量的失代偿心力衰竭患者应在重症监护病房进行治疗，给予有创血流动力学监测、正性肌力药物或机械循环支持。对于特定患者，在决定是否置入永久左心室辅助装置或心脏移植之前，可用临时机械循环支持（mechanical circulatory support，MCS）治疗作为等待恢复或等待决策的桥梁。传统的机械循环支持包括主动脉内球囊反搏（IABP）和体外膜氧合（ECMO）。近年获批的装置包括TandemHeart经皮心室辅助装置（LivaNova）和Impella装置（Abiomed，Inc）。有明确适应证的患者可以直接接受左心室辅助装置或心脏移植治疗，而不需要临时机械循环支持治疗过渡。

出院计划

将静脉利尿剂和/或正性肌力药物转换为口服药物时，需充分考虑既往、当前和预期的家庭用药剂量。一旦停用正性肌力药物，就应非常慎重地重新启用心力衰竭药物治疗，特别是β受体阻滞剂。应根据患者住院期间低血压的程度，开始β受体阻滞剂的治疗时要严密观察。

除了针对ADHF的病因，住院期间也应该关注能使心力衰竭恶化的伴随疾病，如糖尿病、铁缺乏性贫血和阻塞性睡眠呼吸暂停。强调依从性也十分重要。药物治疗、低盐饮食和体育锻炼的依从性很难判定。依从性不佳与临床预后差和医疗费用增加密切相关。因此，患者自我管理的教育是治疗这种慢性疾病的重要组成部分。

由于心力衰竭患者出院后6个月死亡风险和再入院风险分别高达20%和30%，因此决定患者出院转家庭治疗是一个需要细致考虑的过程。目前的指南建议，所有ADHF住院的患者应在出院7~14天内本人亲自随访和/或在3天内通过电话随访。此外，建议使用生物标志物和风险预测模型确定那些预后不良的高危患者，随时调整强化治疗方案以改善临床预后。

补充资料

Feldman D, Pamboukian SV, Teuteberg JJ, et al. The 2013 International Society for Heart and Lung Transplantation Guidelines for mechanical circulatory support: executive summary. *J Heart Lung Transplant*. 2013;32:157–187.
这些指南基于循证医学证据和共识观点提出了机械循环支持的应用建议。

Heidenreich PA, Albert NM, Allen LA, et al. Forecasting the impact of heart failure in the United States. *Circ Heart Fail*. 2013;6:606–619.
AHA 的这份政策声明审查了心力衰竭相关的目前和预计的花费。

Lindenfeld J, Albert NM, Boehmer JP, et al. HFSA 2010 Comprehensive Heart Failure Practice Guideline. *J Card Fail*. 2010;16:e1–e194.
这些指南基于循证医学证据和共识观点提出了心力衰竭治疗的建议。

Rihal CS, Naidu SS, Givertz MM, et al. 2015 SCAI/ACC/HFSA/STS clinical expert consensus statement on the use of percutaneous mechanical circulatory support devices in cardiovascular care. *J Am Coll Cardiol*. 2015;65:2140–2141.
这些指南基于循证医学证据和共识观点提出了经皮机械循环支持应用的建议。

Yancy CW, Jessup M, Bozkurt B, et al. 2013 ACCF/AHA guideline for the management of heart failure. *Circulation*. 2013;128:e240–e327.
这些指南基于循证医学证据和共识观点提出了心力衰竭治疗的建议。

循证文献

Baggish AL, Cameron R, Anwaruddin S, et al. A clinical and biochemical critical pathway for the evaluation of patients with suspected acute congestive heart failure: the ProBNP Investigation of Dyspnea in the Emergency Department (PRIDE) algorithm. *Crit Pathw Cardiol*. 2004;3:171–176.
基于 PRIDE 研究的前瞻性数据，NT-ProBNP 可用于心力衰竭与其他疾病的鉴别诊断。

Chen J, Dharmarajan K, Wang Y, Krumholz HM. National trends in heart failure hospital stay rates, 2001 to 2009. *J Am Coll Cardiol*. 2013;61:1078–1088.

此研究分析了心力衰竭住院时间和死亡率的趋势。

Fonarow GC, Abraham WT, Albert NM, et al. Factors identified as precipitating hospital admissions for heart failure and clinical outcomes: findings from OPTIMIZE-HF. *Arch Intern Med*. 2008;168: 847–854.

分析了 OPTIMIZE-HF 研究的 48 612 名患者住院的具体原因，并得出结论，在大多数病例中可以确定心力衰竭诱发因素。

Nohria A, Tsang SW, Fang JC, et al. Clinical assessment identifies hemodynamic profiles that predict outcomes in patients admitted with heart failure. *J Am Coll Cardiol*. 2003;41:1797–1804.

这项经典的研究在容量负荷过重的患者中，定义了四种血流动力学分型和相关的恶化结果。

O'Connor CM, Hasselblad V, Mehta RH, et al. Triage after hospitalization with advanced heart failure: the ESCAPE (Evaluation Study of Congestive Heart Failure and Pulmonary Artery Catheterization Effectiveness) risk model and discharge score. *J Am Coll Cardiol*. 2010;55:872–878.

该研究分析了 ESCAPE 试验中 423 例患者的死亡和再住院的危险因素，并建立了风险评分模型，用于评估 ADHF 再住院的风险。

（Olivia N. Gibert，Jason N. Katz 著
哈拉哈提　陈宝霞 译　郭丽君 审校）

第29章

慢性心力衰竭的管理

心力衰竭（heart failure，HF）是一种复杂的临床综合征，是由各种心脏结构或功能紊乱引起的心室充盈能力受损（射血分数保留的心力衰竭，HFpEF）或射血能力受损（射血分数降低的心力衰竭，HFrEF）导致。心力衰竭最常见于心肌功能障碍，伴随左心室扩张和/或肥厚、重构和神经内分泌系统激活。当然，心脏瓣膜、心包、心内膜、心律和传导异常也可导致心力衰竭。

病因与发病机制

冠心病是导致心力衰竭的最常见原因，占50%。既往心肌梗死的患者由于间质纤维化和瘢痕形成，可以发展为收缩功能障碍和舒张功能障碍。严重的冠心病导致的冬眠心肌可以引起HFrEF，并可被再血管化治疗逆转。特发性心肌病、高血压和心脏瓣膜病也是导致心力衰竭的常见病因，其中，家族性心肌病中1/3以上是特发性的。其他导致扩张型心肌病的因素，包括甲状腺疾病、化疗、心肌炎、HIV感染、糖尿病、酒精、可卡因、结缔组织病、系统性红斑狼疮、围产期心肌病和心律失常等也可以导致心力衰竭。但肥厚和限制型心肌病是心力衰竭少见的病因。由于心力衰竭的可逆程度、进展和管理取决于其病因，因而识别心力衰竭的原因至关重要。积极治疗未控制的高血压、甲状腺疾病、心动过速和心肌缺血可以显著提高左心室功能。

射血分数降低的心力衰竭

HFrEF，又称为收缩性心力衰竭，被定义为射血分数（EF）<40%~50%。大多数临床研究纳入的是LVEF ≤ 40%的患者，这些患者需要针对性的药物治疗。最初的损害通常是由于心肌缺血或者压力或容量负荷增加导致的心输出量减少，进而触发肾素-血管紧张素-醛固酮系统（RAAS）激活，导致水盐潴留。血压下降激活交感神经系统并促进内分泌激素释放，导致全身血管收缩。血管收缩在短期内可以增加重要器官的灌注，但长期的血管收缩可导致左心室后负荷增加进而加重心力衰竭。A型利钠肽（ANP，心钠肽）和B型利钠肽（BNP，脑钠肽）代偿性增加可结合利钠肽受体，引起尿量增多、尿钠排泄以及发挥心肌松弛和抗心肌重构作用。ANP和BNP均可以拮抗肾素和醛固酮分泌。但这些有益肽类和缓激肽会被脑啡肽酶降解为非活性的代谢物。治疗HFrEF的最新药物诺欣妥（缬沙坦/沙库巴曲）是一种血管紧张素受体拮抗剂（ARB）和脑啡肽酶抑制剂的组合。

左心室重构作为一种非良性适应性反应，导致心肌细胞伸长，继而引起心室容量增加。同时出现心肌细胞肥大，伴随着凋亡和坏死增加，导致心肌细胞减少，成纤维细胞增生和纤维化的发生（图29.1）。此时心脏重构呈离心性，心脏由椭圆变为球形并扩张，而二尖瓣环扩张引起的瓣膜关闭不全和室壁张力增加导致心力衰竭进一步恶化。

射血分数保留的心力衰竭

HFpEF，曾被称为舒张性心力衰竭，占心力衰竭病例的50%以上，诊断困难，且为排除性诊断。目前的诊断标准包括：EF ≥ 50%，但有心力衰竭的症状和/或体征、有潜在的心脏结构和/或功能异常的客观证据、BNP/proBNP水平升高等。EF中间值（41%~49%）的心力衰竭通常也被归为HFpEF。其中，缺血性心脏病和高血压是孤立性/单纯性HFpEF最常见的原因。与HFrEF相比，HFpEF的患者住院和死亡原因通常为非心血管相关。

典型的HFpEF患者心室大小正常，但继发于二尖瓣或主动脉瓣关闭不全，或心脏高动力状态（贫

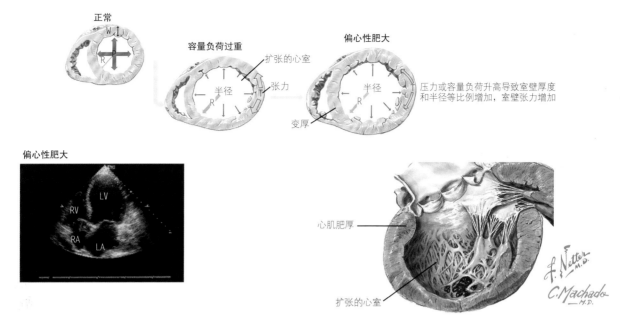

图 29.1　容量负荷过重导致的心脏重构。LA，*左心房*；LV，*左心室*；RA，*右心房*；RV，*右心室*

血或维生素 B₁ 缺乏）也可能发生心室扩大。肥厚型或限制型心肌病和缩窄性心包炎可以导致与 HFpEF 相似的临床表现。相比 HFrEF 心室舒张末期容积增加和偏心性重构，HFpEF 通常具有心室舒张末期容积正常、心肌肥大和室壁向心性增厚等特征（图 29.2）。细胞外基质增加、钙离子调控异常和神经内分泌激活等病生理机制导致心室舒张受损、左心室舒张末压升高、左心房充盈压升高等，引起心力衰竭的症状和体征。

临床表现

心力衰竭的体征包括肺淤血、水肿或器官灌注不足。症状包括劳力性呼吸困难、运动不耐受、端坐呼吸、夜间阵发性呼吸困难、咳嗽、胸痛（心绞痛或非心绞痛）、乏力、疲劳、水肿、夜尿增多、失眠、抑郁、体重增加等。终末期心力衰竭可能表现为呕吐、腹痛、少尿、意识障碍和体重下降。体格检查应包括评估颈静脉压、啰音、哮鸣音、心腔积液、心尖搏动最强点、右心室膨隆、P_2 亢进、S_3 和 S_4、杂音、肝大、肝颈静脉回流征、外周水肿等。终末期心力衰竭也可以表现为交替脉、心动过速、腹水、厥冷、肢端苍白和恶病质等。

HFrEF 和 HFpEF 的临床表现可能难以区分（图 29.3）。由于在 HFrEF 中的心室扩张和 HFpEF 中的心肌肥厚都会导致心脏增大，出现心界扩大。左心室

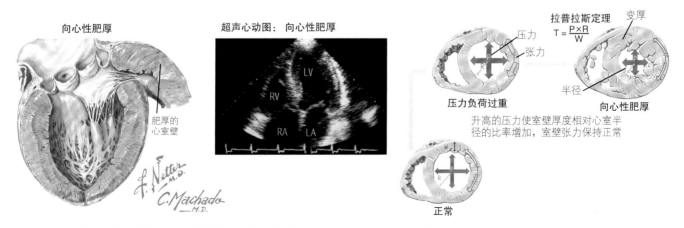

图 29.2　高血压导致的射血分数保留的心力衰竭。LA，*左心房*；LV，*左心室*；RA，*右心房*；RV，*右心室*

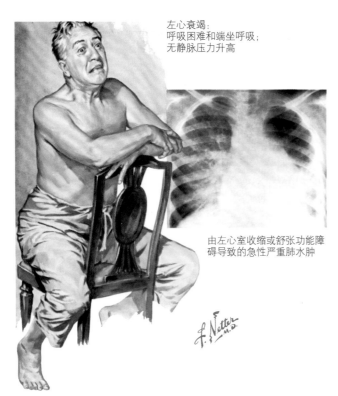

左心衰竭：
呼吸困难和端坐呼吸；
无静脉压力升高

由左心室收缩或舒张功能障
碍导致的急性严重肺水肿

图 29.3　左心衰竭和肺水肿

功能的评估是确定最佳治疗方法的关键。

鉴别诊断

　　心力衰竭的诊断难点在于其不特异的症状和与之相似的疾病（表 29.1）。呼吸困难和运动不耐受可以归因于多种诊断。肾病导致的嗜钠状态、肝硬化和心包疾病可以表现为颈静脉怒张、肝大和水肿等相似特点。

专栏 29.1　鉴别诊断	
心肌缺血	肝衰竭
肺部疾病	肾衰竭
睡眠呼吸障碍	低白蛋白血症
肥胖	静脉淤血
去适应	抑郁
血栓栓塞疾病	焦虑和过度换气综合征
贫血	

诊断方法

　　心力衰竭的诊断可通过仔细询问病史、进行指向性的查体、评估心脏结构和功能以及实验室检验得出。经胸超声心动图可以较容易获取心室容积、收

缩和舒张功能、室壁厚度、瓣膜功能和肺动脉高压等信息。评估与心脏充盈压升高相关的脑钠肽水平是基本的诊断性检验。尽管 BNP 和 / 或 proBNP 水平升高不能除外肺部原因导致的呼吸困难，但其正常水平可以除外心力衰竭的诊断。尽管在 HFrEF 中BNP 或 proBNP 通常升高更明显，但不能用于鉴别HFrEF 和 HFpEF。其他情况如肺动脉高压、肺心病、肺栓塞、危重症和肾功能异常等也可以导致BNP 或 proBNP 升高，而肥胖患者水平正常。基本的实验室检验还应包括电解质、估算的肾小球滤过率、血红蛋白、白细胞计数、血糖、糖化血红蛋白、血脂、白蛋白、肝功能、尿检、促甲状腺激素、铁蛋白和血清转铁蛋白等。疑诊特殊病理类型的心力衰竭时应当进行基因检测等进一步诊断性试验。实验室检验结果结合心电图、心脏 X 线和肺功能等检查可以排除绝大多数非心脏疾病。

　　对于超声心动图结果无诊断意义的患者，心脏磁共振（MRI）是一种可供选择的心脏成像检查，也用于复杂性先天性心脏病的诊断。MRI 可以精确地评估心脏大小、质量和左右心室功能，用于明确心肌存活性和识别浸润性疾病。钆对比剂可以增强 MRI作用，但是中重度肾病患者不能应用对比剂。尽管新的设备和方案正在发展中，起搏器或除颤仪植入仍是 MRI 检查的禁忌证。

　　冬眠心肌的再血管化治疗可以显著提高心脏收缩功能，因此，所有心力衰竭患者均应进行缺血性心脏病评估。节段性室壁运动异常通常提示冠心病，但并非所有节段性室壁运动异常都是冠心病。弥漫性左心室功能减退也不能除外缺血原因。辅助检查的选择包括心脏导管检查、运动或药物负荷心电图、核素负荷试验、CT 血管成像、MRI 或正电子发射断层显像（PET）等。左束支阻滞患者由于传导延迟可能导致假阳性结果，不适宜进行负荷心电图检查。

　　明确患者 NYHA 心功能分级对于评估患者预后非常重要，它作为药物治疗和植入辅助设备治疗的指征，并且可以用于治疗效果的评估。

管理与治疗

　　识别心力衰竭的病因和类型至关重要，决定了获得最佳结局的药物和治疗方案。纠正心力衰竭的诱因也非常重要，包括心肌缺血、不遵医嘱饮食、

未控制的高血压、心房颤动、低氧、甲状腺疾病、贫血和药物依从性差等。有症状的 HFrEF 的管理原则见图 29.4。

缺血性心脏病患者即使可能合并显著的心脏收缩功能不全也应进行再血管化治疗。由美国国立卫生研究院发起的 STICH（Surgical Treatment for Ischemic Heart Failure）研究将明确诊断冠心病（前降支或多血管病变）合并 EF ≤ 35% 的患者随机分为 CABG 联合优化药物治疗组和单纯优化药物治疗组。再血管化联合优化药物治疗显著降低患者死亡率和心血管住院率。尽管 5 年总死亡率无显著获益，但 STICHES 扩展研究发现 CABG 联合优化药物治疗显著降低 10 年死亡率。除非禁忌，所有冠心病患者均应服用阿司匹林，接受经皮冠状动脉介入治疗患者还应接受 $P2Y_{12}$ 受体抑制剂。此外，推荐缺血性心脏病患者使用他汀类药物治疗，因为半数研究表明这会使缺血性心脏病患者住院率减少。对于停用他汀类药物治疗的影响尚无结论，并且尚无证据支持非缺血性心脏病患者需要接受他汀类治疗。

射血分数降低的心力衰竭的药物治疗

降低死亡率的药物

推荐所有 HFrEF 患者使用 ACEI 或 ARB。这类药物可以提高 NYHA 心功能 Ⅱ~Ⅴ级和有症状的心肌梗死后 NYHA 心功能 Ⅰ级患者的生存率并降低住院率，还可以预防和降低 NYHA 心功能 Ⅰ级的非缺血性心脏病患者的住院率。处方的药物应当以临床试验中的目标剂量为准（表 29.1）。可以耐受 ACEI 或 ARB 的 NYHA 心功能 Ⅱ~Ⅲ级的慢性稳定期患者可替代使用血管紧张素受体脑啡肽酶抑制剂（angiotensin receptor neprilysin inhibitor，ARNI），即诺欣妥，可以进一步降低发病率和死亡率。PARADIGM-HF（Prospective Comparison of ARNI with ACEI to Determine Impact on Global Mortality and Morbidity in Heart Failure）研究中，将 BNP/proBNP 水平升高、可以耐受每天 2 次 10 mg 依那普利且已经接受 β 受体阻滞剂治疗后 BNP/proBNP 水平仍升高的患者随机分组，结果显示诺欣妥优于依那普利，可以使心血管死亡和 / 或心力衰竭住院率等复合终点降低 20%，总死亡率降低 16%。ACEI 或 ARB 的用药原则见图 29.5。血管性水肿病史或严重肝损伤的患者为 ARNI 使用禁忌证。因存在血管性水肿的风险，在 36 小时内曾用过 ACEI 的患者也应

表 29.1　射血分数降低的心力衰竭的药物治疗

药物	每日初始剂量	每日目标剂量
血管紧张素转化酶抑制剂		
依那普利	2.5 mg，2 次	10 mg，2 次
利诺普利	2.5~5 mg，1 次	20~40 mg，1 次
雷米普利	1.25~2.5 mg，1 次	10 mg，1 次
泉多普利	1 mg，1 次	4 mg，1 次
卡托普利	6.25 mg，3 次	50 mg，3 次
培哚普利	2 mg，1 次	8~16 mg，1 次
福辛普利	5~10 mg，1 次	40 mg，1 次
喹那普利	5 mg，2 次	20 mg，2 次
血管紧张素受体拮抗剂		
缬沙坦	20~40 mg，2 次	160 mg，2 次
坎地沙坦	4~8 mg，1 次	32 mg，1 次
氯沙坦	25 mg，1 次	150 mg，1 次
血管紧张素受体脑啡肽酶抑制剂		
缬沙坦 / 沙库巴曲	26~51/24~49	103/97
β 受体阻滞剂		
比索洛尔[a]	1.25 mg，1 次	10 mg，1 次
卡维地洛[a]	3.125 mg，2 次	25~50（>85 kg）mg，2 次
琥珀酸美托洛尔缓释剂[a]	12.5~25 mg，1 次	200 mg，1 次（原书数据，读者参考—译者注）
酒石酸美托洛尔	12.5~25 mg，2 次	100 mg，2 次
卡维地洛[a]	10 mg，1 次	80 mg，1 次
醛固酮受体拮抗剂		
螺内酯	12.5~25 mg 1 次	25~50 mg，1 次
依普利酮	12.5~25 mg 1 次	25~50 mg，1 次
硝酸酯 + 肼苯哒嗪		
硝酸异山梨酯[b]	10~20 mg，3 次	40~60 mg，3 次
肼苯哒嗪[b]	10~25 mg，3 次	75~100 mg，3 次
拜迪尔[c]（20 mg/37.7 mg）	1/2~1 片，3 次	2 片，3 次
地高辛	0.125 mg，1 次	0.125 mg，1 次
伊伐布雷定	2.5~5 mg，2 次	7.5 mg，2 次

[a] 选择性 β 受体阻滞剂

[b] 如果未使用血管紧张素转换酶抑制剂、血管紧张素受体拮抗剂或脑啡肽酶受体拮抗剂，硝酸异山梨酯的目标剂量为 160 mg 分次使用、肼苯哒嗪 300 mg 分次使用

[c] 拜迪尔：硝酸异山梨酯 + 肼苯哒嗪（译者注）

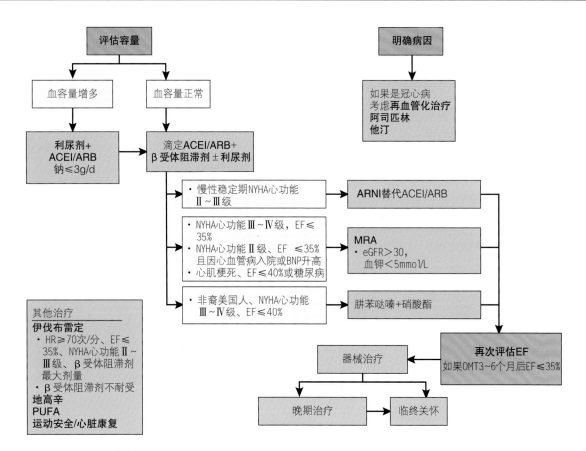

图 29.4　有症状的射血分数降低的心力衰竭的管理。ACEI，血管紧张素转换酶抑制剂；ARB，血管紧张素受体
拮抗剂；ARNI，血管紧张素受体脑啡肽酶抑制剂；BNP，脑钠肽；EF，射血分数；eGFR，估算肾小球滤过率；
MRA，醛固酮受体拮抗剂；OMT，优化药物治疗；PUFA，n-3 多不饱和脂肪酸

禁忌应用 ARNI。

　　ACEI/ARB/ARNI 的禁忌证还包括中重度主动
脉瓣狭窄、双侧肾动脉狭窄和高钾血症（血钾 >5.5
mmol/L）。ACEI 可引起顽固性咳嗽及罕见的血管性水
肿。尽管罕见，血管性水肿在服用 ARB 的患者中也
有报道。对于显著的肾功能不全和高钾血症患者，硝
酸异山梨酯联合肼苯哒嗪可作为替代治疗，但效果
不如 ACEI。

　　HFrEF 患者应当在 ACEI/ARB 基础上加用 β 受
体阻滞剂，可以降低 NYHA 心功能 Ⅱ~Ⅳ级和无症状
的心肌梗死后患者的死亡率和住院率。β 受体阻滞剂
改善射血分数的作用具有剂量依赖性。β 受体阻滞剂
同样被推荐用于预防和 / 或延缓 NYHA 心功能 Ⅰ级的
非缺血性心脏病患者的心力衰竭。提供的药物应当
以临床试验中的目标剂量为准（表 29.1）。禁忌证包
括日常接受吸入性 β 受体激动剂的严重气道反应性
疾病、严重的心动过缓或高度心脏传导阻滞。β 受体
阻滞剂应当小剂量起始并且每 2 周逐渐加量。大部
分患者在开始使用 β 受体阻滞剂期间需要利尿剂治

疗，并且可能需要增加利尿剂剂量以预防或治疗淤
血。容量负荷过重的患者不应开始或增加 β 受体阻
滞剂治疗，应当先对患者进行利尿治疗。β 受体阻滞
剂的副作用如乏力、体重增加、腹泻等在初始治疗
中更加常见。如果患者难以耐受，可以通过延长调
整药物时间、小剂量增加药物，或者在晚间给药一
次等方法放缓剂量调整。尽管应以达到目标剂量为
目的，但较小剂量的 β 受体阻滞剂同样具有降低死
亡率和发病率的获益。研究表明，至少 80% 的患者
可以耐受 β 受体阻滞剂治疗。ACEI/ARB 和 β 受体阻
滞剂可以交替调整剂量，而不应在加用 β 受体阻滞
剂之前将 ACEI/ARB 调整至目标剂量。住院期间患者
容量得到控制就可以加用 β 受体阻滞剂。

　　NYHA 心功能 Ⅲ~Ⅳ级、既往心血管病入院或
BNP/proBNP 升高的 NYHA 心功能 Ⅱ级和心肌梗死
后患者（EF<40% 或糖尿病），应当在 ACEI/ARB/
ARNI 和 β 受体阻滞剂基础上加用醛固酮受体拮抗
剂（MRAs）。仅当血钾 <5 mmol/L、血清肌酐 ≤ 2.5
mg/dl 且肌酐清除率 >30 ml/min 时可以开始 MRA 治

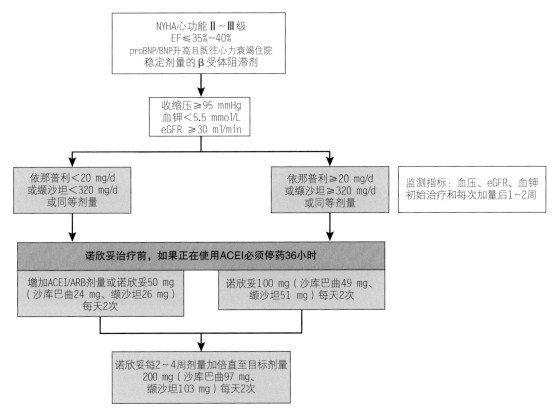

图 29.5 ARNI 替换 ACEI/ARB。ACEI，血管紧张素转换酶抑制剂；ARB，血管紧张素受体拮抗剂；ARNI，血管紧张素受体脑啡肽酶抑制剂；BNP，脑钠肽；EF，射血分数；eGFR，估算肾小球滤过率

疗。高钾血症的发生率为 25%~33%，在糖尿病和老年患者中更常见。用药期间需要常规进行监测，开始用药或调整剂量后至少每周和每月复查血钾和肾功能。由于高钾血症风险高，应避免联合使用 ACEI+ARB+MRA。ACEI/ARB 和 β 受体阻滞剂联合硝酸异山梨酯和肼苯哒嗪在心功能 Ⅲ~Ⅳ 级的非裔美国患者中可降低死亡率和发病率。

其他治疗

利尿剂可用于大多数心力衰竭患者以减少容量负荷。由于利尿剂可以激活 RAAS，应处方最小有效剂量。对于严重的心力衰竭患者可以使用联合治疗（袢利尿剂、氢氯噻嗪、美托拉宗），但必须监测血钾和血镁水平。

如果 EF≤35%，且使用目标剂量的 β 受体阻滞剂后心率仍 >70 次/分或存在 β 受体阻滞剂禁忌，则可以增加一种新的治疗，即伊伐布雷定。伊伐布雷定通过抑制窦房结特异性电流（I_f）减慢心率。该药可降低住院率和心力衰竭死亡率（非全因死亡率）。伊伐布雷定的禁忌证为血压 <90/50 mmHg 的失代偿心力衰竭。除非有起搏器，否则不能将其用于病态窦

房结综合征、窦房阻滞或三度房室传导阻滞的患者。

地高辛可减少住院率并改善症状，但不增加生存获益。较高的血清浓度（≥1.2 ng/ml）与死亡率增加有关。建议低剂量治疗，目标浓度 <1 ng/ml。NYHA 心功能Ⅳ级合并低血压的患者可以考虑加用地高辛。如果开始使用胺碘酮或华法林，应将地高辛的剂量减半并密切监测。地高辛不能控制心房颤动的运动心率。老年人和肾功能不全的患者慎用。

有研究显示，n-3多不饱和脂肪酸（polyunsaturated fatty acid，PUFA）可以降低 NYHA 心功能 Ⅱ~Ⅳ 级患者的死亡率。

硝酸酯作为抗心绞痛药物可降低心脏前负荷。不建议将氨氯地平和非洛地平作为常规用药，但可用于对 β 受体阻滞剂和硝酸酯无反应的高血压和心绞痛。临床试验证明这些药物对死亡率具有中性作用。

射血分数保留的心力衰竭的药物治疗

迄今为止，尚无药物可降低 HFpEF 的死亡率。指南有以下建议：控制收缩压和舒张压、利尿剂治疗淤血、有缺血症状的冠心病患者考虑血运重建，

以及管理心房颤动。ARB、ACEI、β 受体阻滞剂、钙通道阻滞剂和 MRA 都能减轻左心室肥厚。推荐使用减轻前负荷的药剂，例如利尿剂和用于治疗心肌缺血的硝酸酯。小样本研究表明，每天进行适度运动是有益的。

TOPCAT 研究（Treatment of Preserved Cardiac Function Heart Failure with an Aldosterone Antagonist Trial）证明，螺内酯可降低 HFpEF（LVEF ≥ 45%）患者的心力衰竭住院率（对总死亡率无影响）。与东欧患者相比，仅在美洲患者中复合终点（心血管死亡率、心搏骤停或心力衰竭住院率）显著降低，但并非前瞻性研究。

心力衰竭的器械治疗

植入式心脏复律除颤仪和心脏再同步治疗

对于接受优化药物治疗（ACEI/ARB/ARNI+β 受体阻滞剂 +MRA）3~6 个月的 HFrEF 患者，应考虑使用植入式心脏复律除颤仪（Implantable cardioverter-defibrillators，ICD）和心脏再同步治疗（cardiac resynchronization therapy，CRT）（图 29.4）。达到药物目标剂量或最大耐受剂量后，在植入设备前重新评估左心室功能非常重要，因为左心室功能可能已经得到改善，要避免不必要的器械植入。

应将 ICD 植入预期寿命至少为 1 年的患者。从导致血流动力学不稳定的室性心律失常中恢复的所有患者均有植入 ICD 的指征。无论是缺血性（心肌梗死后 >40 天、血运重建后 >90 天）或非缺血性的 NYHA 心功能 Ⅱ~Ⅲ 级、EF ≤ 35% 的患者，或是在 EF ≤ 30%、NYNA 心功能 Ⅰ 级的缺血性心脏病患者中，ICD 植入都可以降低死亡率。

对于预期寿命有限的心脏猝死高风险患者可考虑使用可穿戴 ICD，或将其作为植入式设备的桥接。大多数数据来自观察性研究，VEST（Vest Prevention of Early Sudden Death Trial）是一项随机对照试验，正在对可穿戴 ICD 进行研究。

CRT 可降低死亡率和住院率、适度增加 LVEF，并改善约 70% 有症状的 LVEF ≤ 35% 且 QRS 时程 ≥ 130 ms 的患者的生活质量。一项研究表明，CRT 对于 QRS 时程 <130 ms 的患者是有害的。无论 NYHA 心功能分级如何，建议将 CRT 用于具有心室起搏指征的患者以降低发病率。

液体监测装置

对于有症状的既往心力衰竭住院患者，可以考虑使用无线植入式血流动力学监测系统［CardioMems（Abbott）］监测肺动脉压。CHAMPION（The CardioMEMS Heart Sensor Allows Monitoring of Pressure to Improve Outcomes in NYHA Class Ⅲ Heart Failure Patients）试验发现，植入该监测系统的 HFpEF 和 HFrEF 患者在 6 个月和 18 个月时的再入院率显著降低。

合并症的治疗

积极管理高血压、糖尿病、阻塞性睡眠呼吸暂停和抑郁症是心力衰竭常规治疗的一部分。通过控制心率或心律来治疗合并 HFrEF 的心房颤动患者可获得相似的结果。在一项试验的子研究中，β 受体阻滞剂显著降低心房颤动患者的死亡率。常见的抗心律失常药物胺碘酮需每 6 个月监测甲状腺功能和肝功能，索他洛尔和多非利特需根据肾功能调整剂量。CASTLE-AF（Catheter Ablation vs. Standard conventional Treat-ment in patients with LEft ventricular dysfunction and Atrial Fibrillation）试验表明，在 397 例 LVEF ≤ 35% 且拒绝药物治疗或药物治疗失败的症状性阵发性或持续性心房颤动患者中，接受射频消融可使因心力衰竭恶化而导致的死亡率和住院率的联合和独立终点显著降低。但其中只有 13% 的合格患者被随机分组，那些在 5 周磨合用药最大化阶段中未幸存的患者被排除，有 12.5% 的射频消融患者失访，从而影响了结果的普适性。

非药物治疗策略

日常锻炼、限盐（<3 g/d）、液体限制和每日监测体重均应纳入患者的护理计划中。肥胖的心力衰竭患者可从减轻体重中受益，所有心力衰竭患者可从戒烟和减少酒精摄入中受益。酒精性心肌病患者应完全戒酒。所有患者都应每年接受流感疫苗注射。应当对患者及其家人进行疾病的症状和体征、预后、用药以及何时联系专业保健人员等方面的教育。

晚期指导和姑息治疗

由于心力衰竭的高发病率和高死亡率，与患者就预后和治疗目标进行讨论应视为标准化治疗的关键组成部分，包括生存意愿和医疗授权委托。WHO 将姑息治疗定义为预防和减轻痛苦，促进患者及其家人的最佳生活质量。确诊为晚期心力衰竭后即可开始姑息治疗。随着疾病的进展，姑息治疗与延长生命护理的比例逐渐增加。最终，可以根据患者的意愿或当治疗的危害大于其收益时终止延长寿命的护理，并从这一刻开始过渡到临终关怀。

终末期治疗

如果患者不能耐受上调药物剂量，优化药物治疗严重受限，应当将其转诊给心力衰竭专家。患者可能成为临床试验或心脏移植的候选人（难治性心力衰竭、LVEF<25%、无明显伴随疾病、依从性好、心理稳定且具有良好的社会支持），或使用左心室辅助装置（心脏移植和 / 或康复的过渡，或作为替代治疗）。接受 ICD 植入或终末期进行姑息治疗等待心脏移植的患者，可以长期使用多巴酚丁胺或米力农进行强心治疗。

需避免的治疗错误

不建议同时使用 ACEI、ARB 和 MRA，以避免发生高钾血症。强烈建议对接受包括 ARNI 在内的 RAAS 抑制剂的患者定期进行血钾和肾功能监测。

因非甾体类药物可增加液体潴留风险、恶化肾功能并增加死亡率和发病率，不建议心力衰竭患者常规应用。维拉帕米和地尔硫草具有负性肌力作用，HFrEF 患者不宜使用。噻唑烷二酮类药物增加心力衰竭的发生率，应避免处方此类药物。无心房颤动、既往血栓栓塞事件或心脏血栓的心力衰竭患者不建议抗凝治疗。

未来方向

心力衰竭是一种异质性较高的疾病状态，治疗策略复杂。在 HFpEF 中鉴别出更精确的心力衰竭表型可以进行更有针对性的治疗并改善患者预后。目前，LVEF 在 41%~49% 的心力衰竭尚未得到充分研究，需要进一步的临床试验来指导治疗。通过开发具有稳定性并降低相关治疗风险的合成产物以实现干细胞治疗的巨大希望。通过积极控制危险因素和早期发现导致心力衰竭的心血管疾病，将对疾病预防产生巨大影响。

补充资料

Heart Failure Society of America http://www.hfsa.org.
包括可供医疗专业人员、患者及家属使用的心力衰竭相关的有用信息。

循证文献

McMurray JJ, Packer M, Desai AS, et al. PARADIGM-HF Investigators and Committees. Angiotensin–neprilysin inhibition versus enalapril in heart failure. N Engl J Med. 2014;371:993–1004.
该试验将 8399 例有症状的 HFrEF（LVEF<35%~40%）、BNP/proBNP 升高、使用稳定的 β 受体阻滞剂且可以耐受每天 2 次 10 mg 依那普利的患者随机分为 LCZ696（缬沙坦 / 沙库巴曲）组或依那普利组。LCZ696 组心血管 / 心力衰竭住院的主要结局有所减少（21.8% vs. 26.5%），总死亡率也显著降低（17.0% vs. 19.8%）。

Ponikowski P, Voors AA, Anker SD, et al. 2016 ESC guidelines for the diagnosis and treatment of acute and chronic heart failure: the Task Force for the diagnosis and treatment of acute and chronic heart failure of the European Society of Cardiology (ESC). Developed with the special contribution of the Heart Failure Association (HFA) of the ESC. Eur J Heart Fail. 2016;18:891–975.
基于循证数据和共识意见的指南，为心力衰竭的治疗提供了建议。

Swedberg K, Komajda M, Böhm M, et al. on behalf of the SHIFT Investigators. Ivabradine and outcomes in chronic heart failure (SHIFT): a randomized placebo-controlled study. Lancet. 2010;376:875–885.
该试验将 6558 例有症状的 HFrEF（NYHA 心功能 Ⅱ~Ⅳ 级、LVEF ≤35%）且近一年内因心力衰竭住院治疗、最大程度地接受了药物治疗（如 ACE/ARB、β 受体阻滞剂、MRA）但静息心率≥ 70 次 / 分的患者随机分为伊伐布雷定组和安慰剂组。服用伊伐布雷定可使心力衰竭住院率降低 5%（29% vs. 24%），心力衰竭死亡率降低 2%（3% vs. 5%）。

Yancy CW, Jessup M, Bozkurt B, et al. 2013 ACCF/AHA guideline for the management of heart failure: a report of the American College of Cardiology Foundation/American Heart Association Task Force on Practice Guidelines. J Am Coll Cardiol. 2013;62:e147–e239.
这些指南基于循证数据和共识意见，提供了 2013 年有关心力衰竭治疗的建议。

Yancy CW, Jessup M, Bozkurt B, Butler J, et al. 2016 ACC/AHA/HFSA focused update on new pharmacological therapy for heart failure: an update of the 2013 ACCF/AHA guideline for the management of heart failure: a report of the American College of Cardiology/American Heart Association Task Force on Clinical Practice Guidelines and the Heart Failure Society of America. J Am Coll Cardiol. 2016;68:1476–1488.
这些指南基于循证数据和共识意见，为心力衰竭的治疗提供了最新的建议。

（Hannah Bensimhon，Carla A. Sueta 著
刘丹 译　崔鸣　高炜 审校）

第 30 章

肥厚型心肌病

病因与发病机制

在美国，约有 70 万人患有肥厚型心肌病（hyper-trophic cardiomyopathy，HCM），这是一种可导致左心室肥厚的单基因疾病，而无其他心脏或系统性原因。肥厚型心肌病是由编码肌节蛋白的超过 1500 个不同基因突变中的 1 个产生的。突变以常染色体显性孟德尔模式遗传，因此 50% 的直系后代为基因阳性。基因的表型表达导致心肌细胞肥大和紊乱，且左心室肥厚常累及室间隔基底部（图 30.1）。具有相似基因组的个体可能具有明显不同的表型。这种表型异质性限制了家族史和基因检测的预测价值。1/3 的先证者（临床诊断的肥厚型心肌病）因室间隔肥厚的进展导致静息状态下左心室流出道（LV outflow tract，LVOT）梗阻，且通常伴有二尖瓣前叶的收缩期前向运动（systolic anterior motion，SAM）。SAM 的原因一直是争论的焦点，但当前的解释认为多种因素可能与 SAM 有关，包括室间隔肥厚导致的 LVOT 狭窄、二尖瓣结构位置前移以及二尖瓣瓣叶冗长。二尖瓣前叶的功能类似一个帆，当它接近并接触到室间隔时加重 LVOT 梗阻。这一现象形成了肥厚型梗阻性心肌病（hypertrophic obstructive cardiomyopathy，HOCM）的典型表现：收缩晚期杂音、双峰动脉波形和二尖瓣反流束射向后方。另有 1/3 的先证者，静息时没有 LVOT 压力阶差，但 LVOT 梗阻可由 Valsalva 动作、运动或吸入亚硝酸戊酯等生理刺激而诱发（图 30.2）。剩余 1/3 的先证者在静息或应激状态下均不出现 LVOT 压力阶差。LVOT 梗阻具有重要意义。存在梗阻的患者预后更差，对于有症状患者治疗策略的不同也取决于是否存在 LVOT 梗阻。在肥厚型心肌病患者病理生理过程中发挥重要作用的其他因素包括：增厚的左心室，这可导致左心室充盈下降，

左心室舒张末压升高以及左心房增大。左心房扩大可促进心房颤动的发生。SAM 导致的二尖瓣前、后叶对合不良会引起偏心性的二尖瓣关闭不全，SAM 相关的 LVOT 梗阻程度与二尖瓣反流量呈正相关。心肌细胞排列紊乱和心肌纤维化程度对临床预后也很重要。出现上述情况者心源性猝死风险增加。据报道，在转诊中心接受治疗的肥厚型心肌病患者中，约 5% 有薄壁的左心室心尖部室壁瘤形成。这些患者随后出现心源性猝死和血栓栓塞性卒中的风险明显增加。

临床表现

肥厚型心肌病最常见的临床表现是与舒张功能障碍相关的呼吸困难或乏力，无论其是否伴有 LVOT 梗阻和二尖瓣关闭不全。由于心肌血流量供需不匹配，心肌缺血引起的典型心绞痛症状相对常见。左心室肥厚导致需氧量增加，而心肌肥厚和左心室舒张末压升高的不良负荷状态则导致冠状动脉血流受损。运动诱发的先兆晕厥或晕厥是 LVOT 梗阻患者的不常见但较为重要的临床表现。相对于患者的年龄，症状出现的时间差异性较大。到中年或老年才出现症状的患者在临床上并不罕见。少数肥厚型心肌病患者的首发"症状"是心源性猝死，且通常发生在运动中。这正是甄别和保护心律失常性死亡高危患者以及对竞技运动员进行赛前筛查的原因所在。

鉴别诊断

肥厚型心肌病有心电图左心室肥厚证据者达 90%。尽管无左心室肥厚心电图表现会使肥厚型心肌病的可能性下降，但心电图并不具特异性。还必须排除左心室肥厚的其他病因，包括系统性高血压、瓣膜性心脏病和先天性疾病（如瓣膜下膜性狭窄、

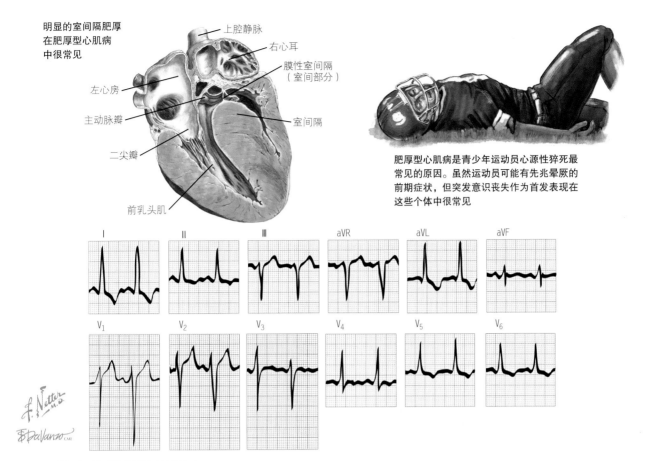

明显的室间隔肥厚在肥厚型心肌病中很常见

上腔静脉

右心耳

膜性室间隔（室间部分）

左心房

主动脉瓣

室间隔

二尖瓣

前乳头肌

肥厚型心肌病是青少年运动员心源性猝死最常见的原因。虽然运动员可能有先兆晕厥的前期症状，但突发意识丧失作为首发表现在这些个体中很常见

图 30.1　肥厚型心肌病引起的猝死

冠状动脉瘘和主动脉缩窄）。

诊断方法

病史和体格检查

　　心力衰竭症状、劳力性胸痛、晕厥或肥厚型心肌病家族史在开始进行评估并确诊肥厚型心肌病时至关重要。体格检查对无 LVOT 梗阻的患者帮助较少，但对存在 HOCM 的患者则非常重要。可见颈动脉冲击波和双峰颈动脉搏动。心脏听诊可闻及收缩期杂音，Valsalva 动作或站立可使杂音增强，反之取蹲位或握力肌等长收缩可使杂音减弱，都是诊断 HOCM 的重要线索。

心电图

　　尽管肥厚型心肌病患者很少表现为正常心电图，但仍缺乏肥厚型心肌病的特异性心电图表现。左心室肥厚伴继发性 ST-T 改变非常常见（图 30.1）。心电图所示左心室肥厚的程度与超声心动图上左心室肥厚的程度无明显相关性。尽管肥厚型心肌病患者都可能出现 T 波改变，但心尖部肥厚的患者胸前导联可出现巨大的倒置 T 波，这或许可以作为重要线索。还有少部分患者是在下侧壁导联出现异常 Q 波。动态心电图监测在心悸、先兆晕厥或晕厥的患者中有助于发现房性或室性心律失常。心房颤动的出现，即使仅有一次，也是随后卒中的重要预测因素，同时也是应用华法林抗凝的指征。大约 25% 的肥厚型心肌病患者发生心房颤动。室性心律失常，尤其是非持续性室性心动过速（ventricular tachycardia，VT），可能是更严重心律失常事件的前奏。

超声心动图

　　经胸二维超声心动图是评估可疑肥厚型心肌病患者的主要成像技术。也用于监测基因阳性、表型阴性（gene positive，phenotype negative，G+P−）的年轻个体的表型进展、随访受累的无症状个体肥厚型心肌病的进展及监测接受药物或室间隔切除术的有症状患者的治疗反应。超声心动图具有安全性和应用广泛性，不受地点和年龄限制，可以测量左心室室壁厚度，明确静息以及生理和 / 或药物刺激下 LVOT 梗

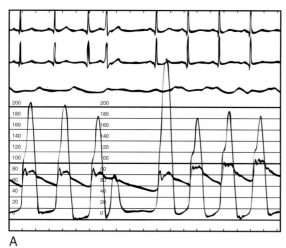

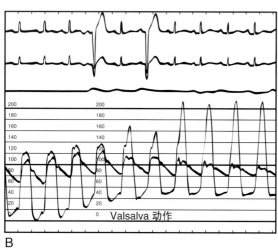

图30.2　左心室流出道（LVOT）压力梯度。（A）同时对左心室和主动脉压力进行描记，显示为静息状态下左心室压力梯度 >100 mmHg。注意左心室压力和压力梯度增加时的双峰动脉波形和 Brockenbrough-Braunwald-Morrow 征（期前收缩后压力梯度增高）。在最初的描述中，脉压降低，但后来作者修改了标准，将脉压未能降低的情况也包含在内，如图所示。（B）Valsalva 动作导致左心室充盈压增加，左心室压力梯度增大，呈双峰动脉波形

阻的存在。对无静态 LVOT 梗阻的患者，推荐负荷超声心动图检查。负荷超声心动图安全并可以量化运动能力，是日常活动量必要的生理性重复。负荷超声心动图可以评估运动诱发的 LVOT 梗阻、血压对运动的反应以及运动诱发室性心律失常的风险。超声造影有助于排除心尖部室壁瘤。经食管超声心动图并不常用，但在经胸超声心动图成像不理想的情况下有所帮助；它还可以识别异常的腱索附着、瓣膜下膜性梗阻和乳头肌异常。

心脏磁共振成像

在过去的 10 年中，心脏磁共振成像（CMR）已

成为肥厚型心肌病患者一种越来越重要的诊断、治疗和危险分层工具。与超声心动图相比，CMR 的优点在于更可靠地检测心肌肥厚的部位和程度，包括超声心动图不能清晰观察的部位（如心尖部或后间隔）。此外，钆延迟强化的分布和范围（心肌纤维化的一种评价方法）为心源性猝死风险提供了重要的预后信息。≥15% 左心室质量的延迟强化意味着心源性猝死的风险高 2 倍。一些心脏中心会对肥厚型心肌病患者常规进行 CMR。CMR 有望在未来肥厚型心肌病成像中发挥更大的作用。

基因检测

肥厚型心肌病是最常见的遗传性心脏病，大多数成年患者是由编码肌节蛋白的基因突变所致（见第 3 章和第 32 章）。基因检测在筛选具有明确病理突变的肥厚型心肌病患者的一级亲属方面最有帮助。不具有这种基因的亲属可不进行后续随访检测。如果基因检测阳性的亲属存在症状，可以为其提供适当的咨询和治疗。基因阳性但没有其他肥厚型心肌病表现的个体应定期接受心脏评估。这在年轻人尤为重要，推荐每年做一次超声心动图检查。尽管 G+P- 个体可以参加一些体育活动，但普遍认为 G+P+ 个体应避免参加竞技体育活动。由于从 P- 到 P+ 的转换可能发生在生命中期，因此定期检测应持续到这一生命阶段。大约一半的肥厚型心肌病患者发生的是既往未报道的突变，所以，基因检测在疑诊肥厚型心肌病的孤立个体中价值有限。由于特定基因组高度可变的表型表达可能与修饰基因和环境因素有关，为提供预后信息进行基因检测的意义也不大。

心导管检查

超声心动图和 CMR 成像可满足特定的年轻患者肥厚型心肌病的诊断和治疗需求。对于有症状的成年患者，可能需要心导管检查排除冠状动脉粥样硬化，并且有助于量化静息以及通过改变负荷状态和左心室收缩力的应激状态下 LVOT 梗阻的程度（图30.2）。

管理与治疗

肥厚型心肌病患者的管理有三个主要目标：①通过生活方式改变和药物治疗缓解症状，对于药物难治性患者行室间隔消融或心肌切除术；②避免剧烈运动以及一级或二级预防性应用 ICD 预防猝死；③对心尖

部室壁瘤和 / 或心房颤动患者给予抗凝治疗预防卒中。

缓解症状

　　无症状的肥厚型心肌病患者一般不需要药物治疗。对于有症状的 LVOT 梗阻患者，生活方式的调整，包括避免脱水、饮酒和暴饮暴食可能有益。对于符合 2011 年 ACC/AHA 指南声明（图 30.3） Ⅰ 类适应证的梗阻性或非梗阻性肥厚型心肌病患者，推荐应用 β 受体阻滞剂改善症状（心绞痛或呼吸困难）。β 受体阻滞剂主要是减少运动中 LVOT 梗阻，并通过延长心脏舒张期对左心室充盈和冠状动脉供需不匹配产生有利影响。β 受体阻滞剂无效或不能耐受的患者，维拉帕米也具有 Ⅰ 类指征。对这些 Ⅰ 类药物无反应的 LVOT 梗阻患者，具有负性肌力作用的抗心律失常药丙吡胺可能是有效的，为 Ⅱa 类适应证。

　　对于药物治疗不能改善症状的患者，室间隔心肌切除策略非常有效。50 多年前由 Glenn Morrow 博士首创的外科切除术已经通过扩大肌肉切除进行了改进。在有经验的肥厚型心肌病治疗中心，如梅奥诊所、多伦多总医院和埃默里大学，单纯的室间隔心肌切除术在纠正 LVOT 梗阻、减少二尖瓣关闭不全、缓解症状和获得类似于常人的长期预后方面已被证实非常有效。研究表明，在治疗典型的肥厚型梗阻性心肌病二尖瓣关闭不全和 SAM 相关的二尖瓣关闭不全时，很少需要同时进行二尖瓣手术，即有效的室间隔心肌切除术能够同时治疗 LVOT 梗阻和 SAM 相关的二尖瓣关闭不全。

　　酒精室间隔消融术是 20 多年前由 Sigwart 提出的一种基于导管的治疗方法。通过放在间隔支动脉的球囊导管注射酒精，使肥厚的室间隔基底部发生梗死（图 30.4）。在大多数患者，酒精注射和由此引起的室间隔运动减弱可立即降低或消除 LVOT 压力梯度、SAM 和二尖瓣反流。随着时间的推移，室间隔变薄通常会产生类似于外科手术的效果（图 30.4F）。与外科室间隔切除术相比，酒精消融术的缺点包括心脏传导阻滞，5%~20% 的患者需要永久性起搏；以及间隔动脉解剖限制使得消融部位不能像外科医生确定的切除部位那样精准。CMR 研究表明，酒精注射可引起室间隔透壁性心肌梗死或室间隔右侧梗死。经验丰富的术者已经能够尽可能地选择起源于对角支的间隔动脉或来自左前降支的供应室间隔左侧的间隔动脉。在酒精消融术中使用经胸超声心动图明

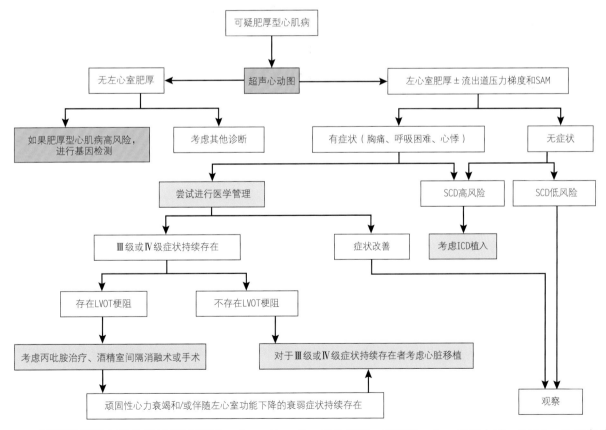

图 30.3　可疑肥厚型心肌病的诊断流程图。ICD，植入式心脏除颤器；LVOT，左心室流出道；SAM，收缩期前向运动；SCD，心源性猝死

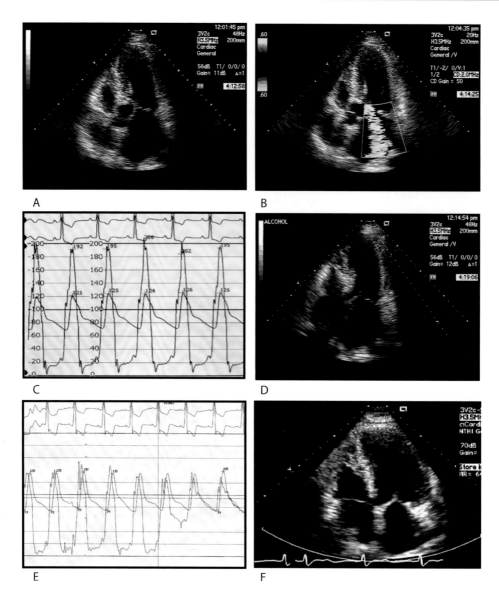

图 30.4　酒精室间隔消融术。（A）静息超声心动图显示室间隔肥厚和二尖瓣前叶收缩期前移（SAM）贴近室间隔。可见（B）严重二尖瓣关闭不全的偏心性反流声束和（C）明显的左心室流出道（LVOT）压力梯度。（D）注射混合的对比剂进入第一间隔支继以酒精产生的室间隔基底部发光。（E）LVOT 压力梯度立即消失。（F）6 个月后的超声心动图显示室间隔基底部变薄，SAM 消失。超声心动图结果与室间隔心肌切除术类似。患者症状，以及二尖瓣关闭不全或 LVOT 压力梯度均完全消失

确应该避开的供应室间隔以远区域（如乳头肌）的间隔动脉至关重要。对于基线心律失常性猝死风险较高的患者，酒精室间隔消融术产生的室间隔瘢痕是另一个需要关注的问题。基于上述情况以及接受酒精消融治疗患者随访时间较为有限，2011 年指南建议，存在室间隔心肌切除手术禁忌或手术风险较高的情况下，酒精室间隔消融术为 IIa 类指征。充分知情的患者选择酒精室间隔消融术而非室间隔心肌切除术属 IIb 类指征。值得注意的是，目前尚无对比室间隔心肌切除术和酒精室间隔消融术的随机对照试验。一般来说，年轻患者倾向于选择室间隔心

肌切除术，而老年患者和存在伴随疾病的患者进行酒精室间隔消融术。室间隔心肌切除术是一项技术要求很高的手术，需要专业知识，不适合普及应用。最近来源于超过 5000 例在美国接受室间隔心肌切除术患者的数据显示，住院死亡率为 5.2%，与有经验的肥厚型心肌病治疗中心报道的手术死亡率 <1% 形成了鲜明对比。自 2011 年指南声明发布以来，酒精室间隔消融术的使用逐渐增多，尤其是在欧洲，积累了大量的长期随访数据。虽然仍存在一些担忧，但整体结果显示酒精室间隔消融术后有较好的长期安全性。观察性研究提示酒精室间隔消融术治疗患

者的 5 年预后类似于年龄和性别相匹配的一般对照人群。几项针对室间隔心肌切除术和酒精室间隔消融术后患者的 meta 分析证实，两种治疗技术在缓解症状和长期生存率方面效果类似。基于上述观察性研究结果，2014 年欧洲肥厚型心肌病指南对于药物难治性肥厚型心肌病患者，给予了室间隔心肌切除术和酒精室间隔消融术同等级别的使用推荐，均为 I 级指征。充分知情的患者可以在两种治疗技术间任选其一。

预防心源性猝死

2011 年 ACC/AHA 和 2014 年欧洲肥厚型心肌病指南均对心室颤动或室性心动过速引起的心源性猝死提出了预防建议。竞技性运动员的生活方式改变和高危患者的 ICD 植入是一级预防策略。ICD 植入的 I 类适应证包括既往心搏骤停、心室颤动或血流动力学显著改变的室性心动过速。II 类适应证包括有一级亲属因肥厚型心肌病猝死的家族史、最大左心室壁厚度≥3 cm 和近期发生不明原因晕厥。伴有其他危险因素的非持续性室性心动过速或运动中血压异常变化也属于 II 类适应证。CMR 钆延迟强化提示心肌纤维化，最近被认为是心源性猝死的重要危险因素之一，但在 2011 年或 2014 年的指南声明中未被强调。关于 ICD 应用的进一步讨论，请参见第 44 章。

是否将心电图用于青少年运动员的赛前筛查仍存在着相当大的争议（图 30.1）。由于假阳性率很高，AHA 指南不建议使用。然而，最近英国足协在超过 10 000 名年轻足球运动员进行的研究提示，使用"更新的西雅图标准"（Refined Seattle Criteria）可将心电图异常率降低到 2.1%，而其中超过 96% 被确定有严重心脏病理性改变。这些发现可能会促使心电图在年轻运动员赛前筛查中被广泛应用（见第 42 章）。

未来方向

未来需要更具成本效益的诊断工具来评估可疑肥厚型心肌病的个体和对年轻运动员进行赛前筛查。肥厚型心肌病是一种孤儿性疾病，其治疗性药物主要是为其他疾病而研发的"老药"，未经针对肥厚型心肌病治疗的随机对照试验验证。以肥厚型心肌病细胞内治疗途径为靶向的新型制剂的药理研究正在进行中，这有望使能量稳态正常化，减少舒张功能障碍和心律失常的发生。

旨在减少 GP+/P- 肥厚型心肌病个体中表型表达的研究也在进行中，初步的预试验显示结果值得期待。

补充资料

Maron BJ, Roberts WC. The father of septal myectomy for HCM, who also had HCM. The unbelievable story. *J Am Coll Cardiol*. 2016;67:2900–2903.
这是一篇"必读"文献。

Rowin EJ, Maron BJ, Haas TS, et al. Hypertrophic cardiomyopathy with left ventricular apical aneurysm: implications for risk stratification and management. *J Am Coll Cardiol*. 2017;69:761–773.
该文献针对肥厚型心肌病伴心尖部室壁瘤患者提出了新观点。

Singh K, Qutub M, Carson K, et al. A meta analysis of current status of alcohol septal ablation and surgical myectomy for obstructive hypertrophic cardiomyopathy. *Catheter Cardiovasc Interv*. 2016;88:107–115.
比较酒精室间隔消融术和外科室间隔心肌切除术最新的 meta 分析。

Steggerda RC, Geluk CA, Brouwer W, et al. Basal infarct location but not larger infarct size is associated with a successful outcome after alcohol septal ablation in patients with hypertrophic obstructive cardiomyopathy. *Int J Cardiovasc Imaging*. 2015;31:831–839.
CMR 是明确酒精室间隔消融术结局的重要检查方法。

Veselka J, Jensen MK, Liebregts M, et al. Long-term clinical outcome after alcohol septal ablation for obstructive hypertrophic cardiomyopathy. *Eur Heart J*. 2017;37:1517–1523.
一项对超过 1000 例酒精室间隔消融术后患者进行长期随访的重要研究。

循证文献

Elliott PM, Anastasakis A, Borger MA, et al. 2014 European Society of Cardiology guidelines on diagnosis and management of HCM. *Eur Heart J*. 2014;35:2733–2799.
欧洲指南比 ACC/AHA 的指南使用更为广泛。

Feldman DN, Douglas JS, Naidu SS. Indications for and individualization of septal reduction therapy. In: Naidu SS, eds. *Hypertrophic Cardiomyopathy*. London, United Kingdom: Springer-Verlag; 2015:207.
此篇内容来源于一本聚焦于肥厚型心肌病且内容全面的书籍的一个章节。

Gersh B, Maron BJ, Bonow RO, et al. 2011 ACCF/AHA guideline for the diagnosis and treatment of HCM. *J Am Coll Cardiol*. 2011;58:e212.
这是总结北美肥厚型心肌病治疗方法的重要指南。

Maron BJ, Casey SA, Chan RH, et al. Independent assessment of the European society of cardiology sudden death risk model for HCM. *Am J Cardiol*. 2015;116.
一项预防猝死的重要观点。

Maron BJ, Ommen SR, Semsarian C, et al. Hypertrophic cardiomyopathy: present and future, with translation into contemporary cardiovascular medicine. *J Am Coll Cardiol*. 2014;64:83–99.
此篇文章较好地概括了当前对肥厚型心肌病的认识。

（John S. Douglas, Jr 著　赵威 译　郭丽君 审校）

第 31 章

限制型心肌病

病因学与病理生理学

专栏 31.1 总结了可能继发限制型心肌病的一系列疾病。心肌纤维化、心肌特异性蛋白浸润、心内膜心肌瘢痕形成和心肌肥厚都可能导致舒张功能障碍。最近的遗传学研究发现很多患者的"特发性"限制型心肌病（restrictive cardiomyopathy，RCM）与基因突变相关。传统上，这些突变基因与肥厚型心肌病、部分扩张型心肌病和非致密化心肌病相关。某些患者的 TNN13 突变与特发性限制型心肌病存在因果关系，这种变异在疾病状态严重的儿童和年轻人尤为关键。欧洲心脏病学会（ESC）工作组对心肌病分类进行了修订，增加了一些遗传变异相关的家族性限制型心肌病，如与肌节蛋白基因突变相关的肌钙蛋白 I（限制型心肌病 ± 肥厚型心肌病）和家族性淀粉样变性（转甲状腺素或载脂蛋白）。其他明确的病因包括一些寄生虫病和相关的系统性疾病，如弹性假黄色素瘤、血色素沉着症、法布里（Fabry）病和糖原贮积病。

限制型心肌病涵盖了一系列的心内膜心肌疾病，以舒张功能受损超过收缩功能受损为特点。心室腔无扩张，但存在充盈受损。大多数患者生存率很低。除浸润性疾病存在心肌肥厚外，其他类型心肌病并非均合并心肌肥厚。热带以外的地区，限制型心肌病较扩张型心肌病或肥厚型心肌病罕见，但是在非洲、南美洲、中美洲和亚洲，因为心内膜纤维化病例很多，限制型心肌病仍然是常见的死亡原因。

临床上，限制型心肌病易与缩窄性心包炎相混淆。1961 年，限制型心肌病曾被描述为缩窄性心肌病。但随着对这种疾病本质的深入认识，遂将其改为更为准确的术语——"限制型心肌病"。鉴别两者具有挑战性，但明确诊断对于预后和治疗非常重要。

限制型心肌病和缩窄性心包炎也可同时存在于同一患者，使诊断和治疗决策变得更加复杂。缩窄性心包炎的治疗可行性明显优于限制型心肌病，因此鉴别二者至关重要。

限制型心肌病特点为舒张功能障碍和左心室收缩功能正常，即射血分数保留的心力衰竭（HFpEF），需要与继发性心力衰竭相鉴别。HFpEF 包括瓣膜性心脏病、心包疾病和右心衰竭等临床疾病。HFpEF 主要与主动脉瓣狭窄、系统性高血压和系统性动脉僵硬度增加等导致的病理性左心室肥大有关，在老年人尤为常见。

非浸润性原因

特发性限制型心肌病常伴有片状心内膜心肌纤

专栏 31.1　美国心脏协会科学声明定义的心肌病分类

遗传性
　肥厚型心肌病
　致心律失常性右心室心肌病 / 发育不良
　左心室致密化不全
　糖原储存疾病（Danon，PRKAG2）
　传导异常
　线粒体心肌病
　离子通道病

混合性
　扩张型心肌病
　限制型心肌病

继发性
　炎症（心肌炎）
　应激性心肌病（Takotsubo）
　围产期心肌病
　心动过速性心肌病
　胰岛素依赖的母亲的婴儿

From Maron BJ，Towbin JA，Theine G，et al. Contemporary definitions and classifications of the cardiomyopathies: an AHA Scientific Statement. *Circulation* 2006；113：1810，Figure 1.

维化，心脏质量增加和心房增大（图 31.1），为一种少见的疾病状态，老年人较常见，但也可见于儿童。成年患者 5 年生存率约为 64%，儿童患者的死亡率更高。心肌病偶尔伴有骨骼肌肌病，且在某些患者中有明显的家族倾向。数据显示，肌丝对钙的敏感性增加，结蛋白和胶原蛋白积累增加。但是，特发性限制型心肌病在不伴骨骼肌受累的家族中，在 Noonan 综合征患者中呈现常染色体显性遗传。该病也可以表现为传导系统受累，例如房室传导阻滞，传导异常通常先于心功能受损。

浸润性原因

成人限制型心肌病最常见的病因是淀粉样变。舒张功能障碍是由各种蛋白质形成的独特、扭曲、β 折叠的纤维素沉积所致（图 31.1B）。虽然已经发现 25 种不同的淀粉样蛋白，但其中 3 种最易引起心脏受累。这些蛋白由其前体蛋白来定义，包括原发性 AL（轻链）淀粉样变、继发性（AA）淀粉样变，或家族性或老年性（ATTR）淀粉样变。AL 淀粉样变性是由淀粉样蛋白的沉积所致，这些淀粉样蛋白由单克隆浆细胞群产生的免疫球蛋白的轻链部分组成。并非所有的 AL 淀粉样变性均继发于多发性骨髓瘤，但心脏受累发生率高达 50%。AA 淀粉样变由一种非免疫球蛋白产物引起，命名为 AA（淀粉样相关）疾病。与其相关的血清淀粉样蛋白 A 的片段是一种急性期反应物，如在透析患者中发现的 β-2 反应蛋白。AA 淀粉样蛋白很少影响心脏（5%），该蛋白可能与多种慢性炎症过程（如类风湿性关节炎）有关。在 ATTR 淀粉样变的蛋白质由野生型（非突变型）或突变的转甲状腺素（transthyretin，TTR）组成。TTR 是肝脏产生的一种小分子蛋白。野生型 TTR 引起的老年系统性淀粉样变仅有少量心脏淀粉样物质沉积。1/4~1/3 的 80 岁以上的老年人存在这种淀粉样物质沉积。合并房性心律失常很常见，但罕有心力衰竭临床表现。某些 TTR 基因突变导致的限制型心肌病更容易出现神经系统或肾脏受累。TTR 突变是家族性淀粉样变的主要原因。黑人家族性淀粉样变的发病率是白人的 4 倍多。Val122lle 为另一个确定的突变，存在于 3%~4% 的非洲人后裔中，与迟发型限制型心肌病相关。不太常见的突变包括 β-2 微球蛋白透析相关淀粉样变性和心房利钠肽淀粉样变。目前已经发现 80 多个基因突变。突变型 ATTR 淀粉样变患者的预后优于 AL 淀粉样变。

无论何种浸润性病因引起的限制型心肌病，左心室内径基本正常或偏小，在疾病早期收缩功能保留，甚至在出现明显舒张功能受损的患者亦如此。心肌越肥厚，意味着淀粉样蛋白沉积越多，预后越差。

A. 特发性心肌病

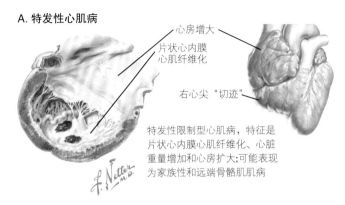

心房增大
片状心内膜
心肌纤维化
右心尖"切迹"

特发性限制型心肌病，特征是片状心内膜心肌纤维化、心脏重量增加和心房扩大；可能表现为家族性和远端骨骼肌肌病

B. 淀粉样变性

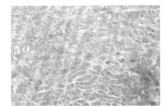
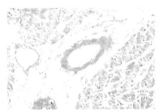

心肌细胞周围大量淀粉样蛋白沉积和坏死心肌纤维

淀粉样蛋白沉积于心肌内血管周围（×40）

淀粉样变是限制型心肌病最常见的类型，特征是淀粉样蛋白弥漫沉积在心肌，导致心肌增厚和舒张功能不全

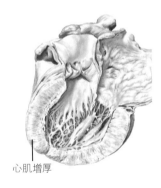

心肌增厚

C. 结节病

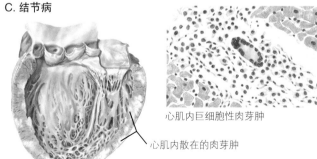

心肌内巨细胞性肉芽肿
心肌内散在的肉芽肿

少部分系统性结节病患者有心肌受累；心肌肉芽肿可导致舒张功能不全、充血性心力衰竭、心脏传导阻滞、室性心律失常和心源性猝死

图 31.1　特发性或浸润性限制型心肌病

心脏淀粉样变患者常表现为严重的舒张功能障碍和右心衰竭为主的心力衰竭。随后，可能逐渐出现左心室收缩功能丧失和肺淤血。心房淀粉样沉积可导致房间隔明显增厚和心房功能丧失。许多患者合并心律失常和/或传导系统疾病。心动过缓比较常见，尤其在 ATTR 淀粉样变患者，往往需要植入起搏器。室性心律失常偶有发生，但有数据显示，很多患者死于电-机械分离，植入型心律转复除颤器（ICD）并不能延长寿命。AL 淀粉样变性患者，心房颤动和/或心房收缩功能障碍可导致心内血栓形成，有血栓栓塞的风险。淀粉样变的小血管病变可表现为紫癜或心绞痛。咳嗽或轻微外伤可引发眼眶周围紫癜。很多淀粉样变患者舌体肥大很明显。下肢或下颌疼痛往往也提示存在血管淀粉样变性。

淀粉样蛋白沉淀也可累及心包，导致心包积液（通常积液量很大）。常合并周围神经病变，可继发直立性低血压和虚弱，淀粉样蛋白沉积累及肾上腺会加重直立性低血压，肾脏受累可引起肾病综合征。

AL 淀粉样变性大多出现在 40 岁以后，野生型 TTR 通常于 60~70 岁起病，突变型 TTR 则在 30~70 岁之间起病。AL 心脏淀粉样变的预后最差，而且由于直立性低血压和大量蛋白尿而使治疗更困难。

结节病是一种原因不明的肉芽肿性疾病（图 31.1C），常累及包括心脏在内的多个器官系统，肺易受累，可表现为弥漫性肺纤维化和肺动脉高压，随后可能进展至肺心病。不到 5% 的系统性结节病患者因心肌受累而导致限制型或扩张型心肌病。局灶性心脏受累导致心脏传导阻滞、充血性心力衰竭、室性心律失常或心源性猝死更常见。非干酪样肉芽肿多累及室间隔（是心脏传导阻滞发生率高的原因）和左心室游离壁。肉芽肿散在分布，因此约一半患者不能通过右心室心肌活检确定病因。目前，心脏 MRI 是明确结节病患者是否存在心脏受累的敏感诊断技术。

结节病患者可因传导系统受累而出现晕厥，或出现肺部和心脏受累的肺心病相关表现。心脏结节病通常逐渐进展，亦可暴发起病并迅速导致死亡。

心内膜心肌原因

心内膜心肌纤维化（又称为 Becker 病）主要发生在非洲，特别是乌干达和尼日利亚（图 31.2A）。在赤道地区的非洲，10%~20% 的心源性死亡与心内膜心肌纤维化有关。据估计，全世界可能有 1200 万人罹患这种疾病。患者的心包积液很常见，且积液量可能很大。纤维性心内膜心肌病变常见于心室流入道，也常累及主动脉瓣，导致瓣膜关闭不全。受累心肌表现为排列疏松的结缔组织上覆盖一层厚厚的胶原蛋白，纤维和肉芽肿组织可延伸进入心肌。疾病进展时，可累及单个或两个心室。乳头肌和腱索可能与大量血栓和内皮组织交织在一起，呈实性充满心室腔。临床表现取决于右心室、左心室或双心室的受累程度。超声心动图和心脏 MRI 可以提供诊断，而以 MRI 确诊血栓的敏感性更高。

嗜酸性心内膜炎（Löffler 心内膜炎）可能是同一疾病过程的早期表现（图 31.2B）。两者都与嗜酸性粒细胞增多有关。一些流行病学证据提示 Löffler 心内膜炎与蠕虫感染有关，心肌损伤发生在嗜酸性粒细胞增多的初始（坏死）阶段。随后一年或更长时间是继发血栓形成期，最后进入纤维化和限制期。初始阶段的临床特征是发热、体重减轻、皮疹和充血性心力衰竭，可见到左心室后侧壁局限性增厚和二尖瓣活动受限。某些病例可见左心室心尖部由实质性血栓覆盖。随后，限制型的房室反流显著影响血流动力学，可合并心包积液，有时为大量心包积液。

Churg-Strauss 综合征（哮喘、嗜酸性粒细胞增多症、神经系统疾病、肺部浸润、鼻旁窦异常和/或血管外嗜酸性粒细胞）的患者也可能发展为心内膜心肌纤维化。活化的嗜酸性粒细胞的胞浆内颗粒成分可能对心肌和内皮细胞具有毒性作用，导致损害。

放射治疗是限制型心肌病的重要病因。放射线可能引起毛细血管内皮细胞长期持续的损伤，导致细胞死亡、毛细血管破裂和微血栓形成。心脏并发症通常发生在放射暴露许多年以后，临床表现差异性很大，相比于限制型心肌病，更常表现为缩窄性心包炎。心包炎伴积液、冠状动脉纤维化（尤其是开口部位）和心肌梗死、瓣膜狭窄或关闭不全、传导系统受累和心肌纤维化均可能是既往过度辐射暴露的结果。心脏受累的严重程度与放射剂量（常见的剂量 >45 Gay）和暴露心肌的质量成正比。霍奇金病或乳腺癌的放射治疗最易发生心脏放射暴露。尽管已采取心脏放射线暴露保护和更精准的放射束聚焦，但放射性心脏病仍值得关注。此外，某些化疗药物也可能造成心肌损害，导致收缩功能或舒张功能不全，或两者兼有。明确区分心肌损害是放射线的影响还是化疗的后果几乎是不可能的。

最常见的具有心脏毒性的化疗药物是蒽环类药

A. Becker 病

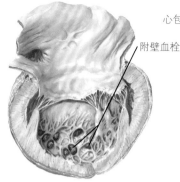

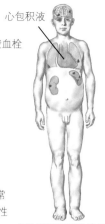

B. Löffler 心内膜炎

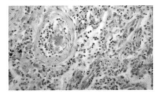

肺部急性嗜酸性动脉炎；在脑、肾和其他器官的小血管内有类似的病变

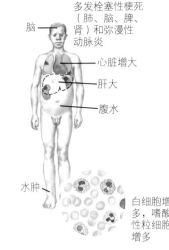

心内膜心肌纤维化（Becker病）最常见于非洲。心包积液很常见。纤维性的心内膜心肌病变常累及房室瓣膜。在心肌上有一层厚厚的胶原覆盖在疏松结缔组织上，常见室壁血栓

多发性隐匿栓塞性梗死（肺、脾、脑、肾）；心脏扩大偶伴心力衰竭（肝大、腹水、水肿、间断发热）

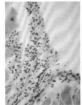

心内膜有急性嗜酸性粒细胞和中性粒细胞浸润

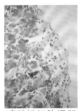

嗜酸性细胞浸润和早期心肌损伤

白细胞增多，嗜酸性粒细胞增多

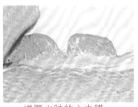

增厚水肿的心内膜心肌上有疣状病变

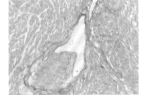

透明样息肉样突起进入心内膜下的静脉腔

Löffler 心内膜炎（嗜酸性心内膜炎）可能是Becker病的另一种表现，两者都可能与嗜酸性粒细胞增多症有关，也可能与寄生虫感染有关

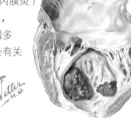

心脏明显增大：心内膜和心内膜下心肌广泛纤维化，扩展至整个心肌层，累及乳头肌、腱索和瓣尖；附壁血栓

图 31.2　限制型心肌病的心内膜心肌病因

物。蒽环类药物暴露后的心脏毒性通常会延迟出现，导致扩张型心肌病。然而，舒张功能障碍为主的早期表现可能提示存在心脏毒性。心脏毒性与累积剂量的增加呈非线性关系。阿霉素剂量超过 550 mg/m^2 时心脏毒性的发生率为 7%。蒽环类药物的细胞毒性与抑制了 DNA 修复所必需的酶和自由基生成有关，后者可部分地通过脂质过氧化作用而破坏细胞膜。由于心肌仅有少量转化过氧化氢为水的过氧化氢酶，因此心脏无法解毒自由基。蒽环类药物还与铁螯合，并在局部产生破坏组织的羟基自由基。右吡唑烷是一种可以水解形成羧基胺的药物，可以将蒽环 - 铁螯合物中的铁移除，常被用作接受蒽环类药物治疗的患者的心脏保护剂。其他与心肌纤维化有关的毒性药物包括甲基麦角酰、麦角胺、水银剂和白消安。心肌活检显示，使用这些药物后正常的心肌结构有明显的破坏，还常合并瓣膜增厚和传导系统异常。

限制型心肌病的其他病因

　　限制型心肌病的少见病因包括某些遗传性疾病，最突出的是法布里（Fabry）病，一种由溶酶体酶 α-半乳糖苷酶缺乏引起的 X 染色体隐性遗传病。溶酶体糖脂在心脏组织中积聚会导致严重的限制型心肌病。Fabry 病也可累及心脏瓣膜、皮肤、肾脏和肺部。

　　肥厚型心肌病的临床表现可以类似于限制型心肌病。在肥厚型心肌病患者的遗传学特征中已确定了诸多肌节蛋白的突变（参见第 30 章），其舒张功能障碍程度的差异取决于基因型和伴随疾病（高血压和糖尿病等）。一般来说，区分肥厚型心肌病与限制型心肌病的其他病因并不困难。Laplace 定律定义室壁张力为室腔压力与心腔半径的乘积除以心室壁厚度。在肥厚型心肌病中，左心室壁增厚，室壁张力降低，LVEF 升高。而浸润性心肌病患者的左心室壁增厚，心肌收缩力降低，心室腔变小，LVEF 明显降低。

　　其他遗传性疾病合并限制型心肌病更罕见。Gaucher 病（以 β- 葡萄糖苷酶缺乏症为特征，在各个器官中积聚脑苷）可能同时存在心肌功能障碍和血性心包积液。在 Hurler 综合征中，黏多糖在心

肌中的沉积会导致限制型心肌病，同时可能合并心脏瓣膜和冠状动脉受累。由遗传性（常染色体隐性）病因或获得性病因引起的血色素沉着病，特征表现为铁沉积于包括心脏在内的许多器官中。心肌损伤的部分原因可能是游离铁直接损伤组织，而不是铁的浸润。大约15%的患者存在 MRI 确定的心脏受累。其他罕见的系统性疾病包括 Danon 病（溶酶体相关膜蛋白2）和 PRKAG2〔蛋白激酶单磷酸腺苷（AMP）激活的非催化亚基 γ-2〕缺乏症，预激（Wolff-Parkinson-White，WPW）综合征也可能与 PRKAG2 缺乏症有关。

心肌致密化不全是一种遗传性疾病，在左心室近心尖部存在大量肌小梁，小梁之间有大的窦状隐窝。心肌致密性不全可表现出限制型心肌病的一个或所有特征，可通过心脏 MRI 确定诊断。

类癌性心脏病主要影响右心，其特征是纤维斑块包裹在三尖瓣、肺动脉瓣以及右心室心内膜。瓣膜狭窄、关闭不全及右心室功能障碍较为常见。类癌患者的心脏受累与血清素浓度相关。

Friedreich 共济失调是一种在高加索人中发现的常染色体隐性遗传神经退行性疾病，由 frataxin 基因突变所致，常在 20~30 岁时发生糖尿病、共济失调和由限制型心肌病引发的心力衰竭。

临床表现

除了前面描述的一些特征性临床表现外，限制型心肌病患者通常还会出现淤血和低心排出量的症状，如呼吸困难、夜间阵发性呼吸困难、端坐呼吸、外周水肿、腹水、全身疲乏等。如累及冠状动脉可表现为心绞痛。淀粉样变或结节病患者中，心房颤动和心脏传导阻滞也较为常见。多达 1/3 的患者可能出现血栓栓塞并发症。

鉴别诊断

相比于左心衰竭，大多数患者的右心衰竭更突出。体格检查和胸部 X 线检查时心脏大小正常或接近正常。尽管以上症状、体征和辅助检查并非限制型心肌病特有，但如同时存在，需考虑限制型心肌病的可能。限制型心肌病的鉴别诊断包括几种心脏原因，如缩窄性心包炎、陈旧性右心室梗死、右心室压力负荷（可能性较小）或者容量负荷增加引起

的右心室功能不全、原发性右心室心肌病或三尖瓣疾病等。当出现右心衰竭、腹水和明显肝功能异常时，鉴别原发性肝病和右心衰竭诱发的肝硬化有时可能较困难。鉴别限制型心肌病与缩窄性心包炎通常可以采用非侵入性和侵入性手段。这两种疾病对血流动力学的影响有一定差异，但预后和治疗方案差异巨大，因此区分两者相当重要。

正常血流动力学

心内压力反映不同心腔的收缩和舒张以及来自于胸膜和心包压力的变化（图 31.3）。为了帮助理解呼吸变化，吸气可以认为具有将静脉血从右心室吸入到肺动脉的作用。胸腔内压力的降低会使右心的血流量增加，而与此同时，左心的血流量则减少。吸气时胸膜内压力下降，使主动脉根部的跨壁压略微增加，进而显著增加左心室射血阻力。呼气时则发生相反的变化。严重肺部疾病（如哮喘）时，由于吸气时胸腔内压力显著降低和呼气时胸腔内压力显著增加，会促发吸气和呼气相血流的波动。这种吸气时胸腔内负压和呼气时胸腔内正压会导致左心室充盈的较大波动，并可能产生奇脉。

正常的心房和心室压力波形如图 31.4 所示。随着心房收缩，心房变小，心房压力升高（a 波）。当心室开始收缩时，房室瓣凸向心房，通常可以在血流动力学描记中检测到小 c 波。心室继续收缩，房室环被拉入心室腔，心房进入舒张期，心房增大，压力降低（x 倾斜）。心室收缩期间心房被动充盈使得心房压力缓慢上升（v 波），直到房室瓣在 v 波的峰值时重新开放。当心室主动舒张，心房压力迅速下降（y 倾斜），血液从心房快速流向心室。当房室瓣通过心房收缩再次打开时，心室的被动充盈仍在持续。在下一次心室收缩开始时重复上述过程。

心室舒张期由初始的快速充盈期（心室充盈约一半前）和被动充盈期组成。心室舒张压最低值发生在早期主动舒张末期（抽吸作用）。

缩窄性心包炎的生理学

如图 31.4B 和图 31.4C 所描述的，缩窄性心包炎和限制型心肌病可以通过不同机制改变正常的心内压力。请参阅第 57 章，其中涵盖了呼吸变化及其对这两种疾病心室血流的影响。

由于房间隔和室间隔通常不受心包状态的影响，因此在限制型心肌病时，右心室和左心室收缩压均

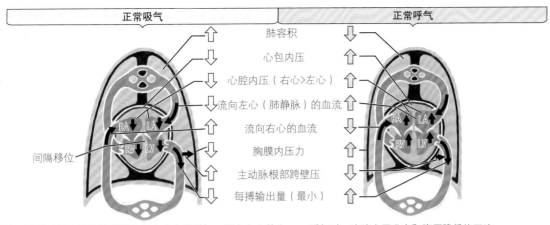

正常吸气	正常呼气

肺容积
心包内压
心腔内压（右心>左心）
流向左心（肺静脉）的血流
流向右心的血流
胸膜内压力
主动脉根部跨壁压
每搏输出量（最小）

间隔移位
RA　LA
S RV LV S

吸气时胸腔内压下降和腹压增加使右心血流增加，流向左心的血流略减少。增加的主动脉根部跨壁压力会少量增加左心室后负荷

呼气时，胸腔内压升高和腹压降低使回流到右心的血流减少，进入左心的血流增加

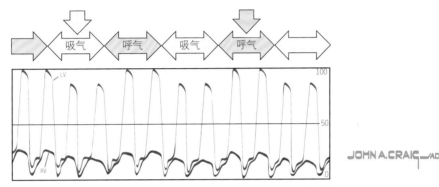

吸气　呼气　吸气　呼气

LV

100

50

RV

0

JOHN A. CRAIG AD

同时测量右心室和左心室收缩压显示，吸气时两个心室的压力一致性降低，呼气时两个心室的压力也有相似的一致性增加。为了强调而突出了压力的变化

图 31.3　吸气和呼气时正常的心脏血流。LA，左心房；LV，左心室；RA，右心房；RV，右心室

随吸气而下降。如果是缩窄性心包炎，因为吸气时左心室收缩压和压力曲线下面积下降，而右心室收缩压和压力曲线下面积增加，这表明生理学上心室之间存在相互依赖。证实心室间的相互依存关系对诊断缩窄性心包炎至关重要。另外，缩窄性心包炎时，右心室和肺动脉收缩压通常正常，右心室和左心室舒张末压相等。右心室舒张末压升高使右心室舒张末压大于右心室收缩压的 1/3。

限制型心肌病的生理学

限制型心肌病患者心房压力明显升高，由于心房顺应性差，有时心房充盈波（v 波）会显著升高。当房室瓣开放时，心房血液主要在心房 v 波产生的较高驱动压力下进入心室，完成心室舒张早期快速充盈。在随后的舒张期，由于心室僵硬，快速充盈会突然停止。血流突然停止会产生类似于缩窄性心包炎的舒张期充盈频谱——"平方根征"，但此时限制的来源是心肌。与缩窄性心包炎相反，左心室舒张

末压始终高于右心室舒张末压（>5 mmHg）。突出的左心房 v 波使得左心房平均压力处于较高水平，并导致肺动脉高压。而缩窄性心包炎肺动脉压正常，这有助于鉴别两种疾病（图 31.4）。在心肌受限但心包正常的患者，所有心内压力均随正常吸气而下降，在整个呼吸周期内右心室和左心室收缩压呈一致性变化。缺乏心室间相互依存性有助于诊断限制型心肌病，而非缩窄性心包炎。

诊断方法

表 31.1 概述了限制型心肌病鉴别诊断的流程。

心电图

限制型心肌病患者的心电图通常不正常，但不具特异性。低电压可能是比较突出的特征，尤其是在淀粉样变性患者。QRS 波群形态常常类似于心肌梗死，表现为胸前导联 R 波递增不良或下壁导联假性

A. 正常

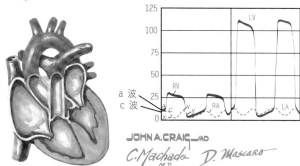

心房收缩，心房容积缩小，心房压力升高（a波）。心室收缩，房室瓣关闭产生c波。房室环被拉入心房，随后心房舒张，心房压力降低（x倾斜）。心房被充盈产生v波，直到心室开始舒张，房室瓣开放，心房压力迅速下降（y倾斜）。心室收缩后是主动和被动舒张充盈期，心室压力的最低点发生在主动充盈期

B. 缩窄性心包炎

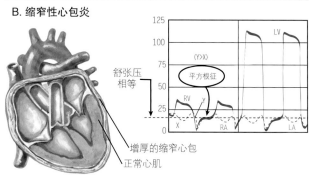

房室瓣开放时较高的心房压力导致早期快速充盈（快速的y倾斜），直到充盈突然停止（平方根征）。晚期舒张压力相等。右心室舒张压通常大于右心室收缩压的1/3

C. 限制型心肌病

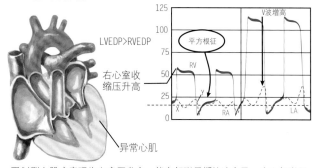

限制型心肌病表现为心房压升高，伴有舒张早期快速充盈。左心舒张压高于右心，LVEDP>RVEDP。左心房高大v波反映左心房顺应性差。最终出现肺动脉高压和右心室收缩压升高

图31.4　正常和病理状态下心内压力的比较。LA，左心房；LV，左心室；LVEDP，左心室舒张末压；RA，右心房；RV，右心室；RVEDP，右心室舒张末压

梗死。如果存在肺动脉高压可合并右心室肥厚。房内传导延迟（P波切迹）和心房扩大也很常见。结节病患者常见房室传导阻滞。高度房室传导阻滞在淀粉样变性患者很少见，但通常存在一度房室传导阻滞。房性心律失常，尤其是心房颤动相对常见，但很少有症状。病态窦房结综合征也较常见。随着疾病的进展，快速性室性心律失常发病率增加，特别是淀粉样变性患者，这往往是心源性猝死的先兆。

实验室检查

目前尚无针对限制型心肌病的特异性血液标志物，因此血液检查通常并不能给出有意义的提示。尽管如此，限制型心肌病患者还是应该进行可能的全身性疾病筛查。不合并临床心力衰竭的淀粉样变性患者血清肌钙蛋白、脑利钠肽（BNP）及其前体（pro-BNP）可能升高，且与不良预后相关。在一项研究中，N末端脑钠肽前体（NT-ProBNP）>8500 ng/L与淀粉样变性患者的中位生存期3个月有关。血清或尿液中单克隆异常蛋白的存在对诊断淀粉样变性至关重要。全血细胞计数及分类可排除贫血和嗜酸性粒细胞增多等促发心力衰竭的因素。右心衰竭患者由于肝淤血引起血清蛋白水平降低，红细胞沉降率可能降低。而红细胞沉降率异常升高可能提示炎症，如结节病。尽管不敏感，但结节病患者可能存在血管紧张素转换酶水平升高。Fabry病或其他系统性疾病可能累及肾脏，应当关注肾功能异常。如果血清白蛋白降低，则24小时尿蛋白水平可协助排除肾病综合征。血色素沉着病的特征是血浆铁水平升高，总铁结合力正常或降低，血清铁蛋白升高，转铁蛋白饱和度和尿铁升高。类癌综合征伴有循环血清素和尿5-羟吲哚乙酸水平升高。特殊类型的地方性心内膜心肌纤维化与高钍和低镁有关。

系统性淀粉样变性可以通过腹部脂肪活检（AL淀粉样变性）证实，而大多数患者的骨髓活检可见低分化的浆细胞。浆细胞负荷升高（>30%的总细胞数）提示合并多发性骨髓瘤。

胸部 X 线

大多数限制型心肌病患者胸部X线检查显示心影正常，但心房增大。如果存在肺动脉高压，则可见右心增大和肺动脉段突出。通常无心包钙化。纵隔淋巴结肿大是结节病比较突出的表现。心脏大小相对正常，但合并肺水肿的患者要考虑舒张性心力衰竭。

检查方法	限制型心肌病	缩窄性心包炎
表 31.1　限制型心肌病和缩窄性心包炎的鉴别诊断		
体格检查	Kussmaul 征偶见 无奇脉 心尖搏动突出 存在 S_3 和 S_4 常有反流性房室瓣杂音	Kussmaul 征很常见 可能有奇脉 心尖搏动受限或消失 可有心包叩击音 反流性房室瓣杂音罕见
胸部 X 线	心房扩大 有时合并肺水肿	正常心脏大小 偶见心包钙化
心电图	低电压 心房肥厚性 P 波 传导异常常见 心房颤动常见	偶有低电压 P 波反映心房内传导延迟 传导异常罕见 偶见心房颤动
超声心动图	左心室腔变小或正常范围，伴心房增大 室壁增厚；有时心脏瓣膜呈闪光状增厚 室间隔抖动少见 吸气时室间隔运动幅度小 房间隔增厚 吸气时二尖瓣 E 峰速度下降 <15% 肺静脉血流频谱：D>S（S/D<1） 吸气时三尖瓣血流速度： E 峰速度轻度降低 三尖瓣最大反流速度无变化 心肌 Ea<8.0 cm/s（降低） 彩色 M 型超声二尖瓣瓣口血流传播速度 <100 cm/s	心房轻度或无明显扩大 室壁厚度正常 舒张早期室间隔突然抖动 吸气时室间隔向左心室运动 房间隔正常 吸气时二尖瓣 E 峰速度下降 >25% 肺静脉血流频谱：S>D；吸气时 S 波和 D 波均降低 吸气时三尖瓣血流速度： 正向血流 E 峰速度减低 三尖瓣最大反流速度增加 心肌 Ea>8.0 cm/s（正常或增加） 彩色 M 型超声二尖瓣瓣口血流传播速度 > 100 cm/s
心导管检查	LVEDP-RVEDP>5 mmHg 肺动脉高压 常见右心房和右心室压力下降和平台 RVEDP <右心室收缩压的 1/3 吸气末右心室 / 左心室收缩压一致 吸气时和呼气时左心室压力曲线下面积 / 右心室压力曲线下面积相似 奇脉少见	压力相等 LVEDP-RVEDP<5 mmHg 肺动脉收缩压很少超过 40 mmHg 常见右心房和右心室压力下降和平台 RVEDP >右心室收缩压的 1/3 吸气时右心室 / 左心室收缩压变化不一致 左心室收缩压下降，而右心室收缩压升高，致使吸气时左心室压力曲线下面积 / 右心室压力曲线下面积下降 奇脉常见
CT/MRI	左心室增大，左心室肥厚，房间隔增厚；与纤维化相关的延迟强化；心包正常	偶见心包增厚或钙化

LVEDP，左心室舒张末压；RVEDP，右心室舒张末压

超声心动图

　　超声心动图有助于诊断限制型心肌病。主要是通过二尖瓣血流频谱及其随呼吸的变化来判断。肺静脉和肝静脉血流频谱与二尖瓣血流频谱相结合可提供更多信息。经食管超声心动图并非必要检查。

　　典型的限制型心肌病患者二维超声心动图影像包括明显的双侧心房扩大和左心室壁增厚，如果存在浸润性损害，常常会有斑点或心肌的回声异常。淀粉样变性患者常合并房间隔增厚。

　　Laplace 定律是指压力乘以心腔半径再除以室壁厚度。随着室壁厚度的增加，室壁张力会降低，LVEF 会增加。合并浸润性疾病的患者，室壁增厚，随病程进展，LVEF 正常、偏低或进行性下降，这通

常是诊断浸润性疾病的重要提示。

限制型心肌病一般不会出现缩窄性心包炎的吸气相室间隔抖动或移位，心内膜心肌纤维化常累及心室心尖部和瓣下结构，心室可被胶原组织和血栓填充。心肌致密化不全的超声心动图表现为左心室心尖部最常受累，粗大的肌小梁间存在较大的窦隙。

肥厚型心肌病的超声心动图与限制型心肌病也容易混淆，但肥厚型心肌病存在节段性室壁增厚，室壁厚度 >1.5 cm。如果肥厚的部位在主动脉瓣下，患者可出现动力性流出道压力梯度，这些变化在限制型心肌病是不会见到的。如前所述，遵循 Laplace

定律，肥厚型心肌病的 LVEF 通常较高。

超声心动图和 / 或多普勒血流频谱

正常多普勒血流频谱

呼吸时的多普勒充盈频谱变化有助于鉴别缩窄性心包炎和限制型心肌病（表 31.1）。正常多普勒超声心动图频谱和定义如图 31.5 所示。首先介绍一些定义便于阐述。等容舒张期是指主动脉瓣关闭至二尖瓣开放的时间。E 峰加速时间是指从二尖瓣开放到左心室充盈达到峰值流速的时间。E 峰减速时间指从峰值流速（E 峰顶部）到左心室舒张停止的时间。正

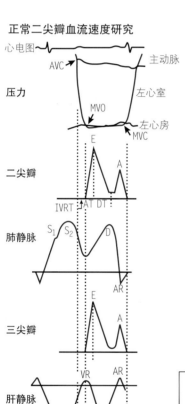

正常二尖瓣血流速度研究

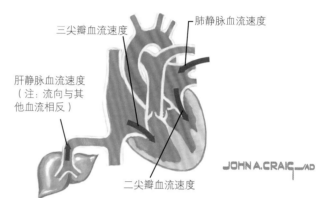

心电图提供心动周期的时间，"压力"组代表主动脉、左心室、左心房压力。二尖瓣血流频谱与肺静脉、三尖瓣和肝静脉流速进行对比。从主动脉瓣关闭（AVC）到二尖瓣开放（MVO）的时间定义为等容舒张时间（IVRT），反映心肌的主动舒张。MV-多普勒频谱反映早期充盈（E波），多普勒显示其加速时间（AT）和减速时间（DT）。舒张期过后，心房收缩产生A波速度。PV速度反映流入左心房的血流，其收缩期流量（S）发生在心室收缩期（心房舒张和二尖瓣环降至左心室）以及在二尖瓣打开时的心室舒张期（D）再次出现。心房收缩时发生血流逆转(AR)；三尖瓣血流与二尖瓣相似。肝血流速度与PV相似，但方向远离探头（负），在心室收缩早期（C波）和心房收缩期可见部分逆向血流。

舒张功能不全和限制型心肌病时的二尖瓣和肺静脉多普勒血流模式

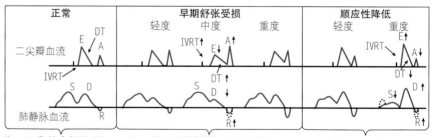

注：E>A和等容舒张时间（IVRT）正常；DT为E波减速时间；PV收缩速度（S）约等于舒张速度（D）；心房收缩期有部分逆向血流（R）

注：随不同程度的舒张功能受损导致IVRT和DT延长，E波降低，A波增高和PV血流逆转增加；由于舒张早期充盈受损，肺静脉血流速度在收缩期大于舒张期

注：随着不同程度的左心室顺应性降低，E波可远大于A波。由于左心室舒张压迅速升高而使DT缩短，PV反流速度增加，因左心室充盈主要发生在舒张早期，所以舒张早期肺静脉进入左心房的血流量多于收缩期

图 31.5　多普勒血流研究：二尖瓣和肺静脉血流速度的比较。MVC，二尖瓣关闭；VR，心室舒张；IVRT，等容舒张时间（Modified with permission from Klein AL, Scalia GM. Disease of the pericardium, restrictive cardiomyopathy and diastolic dysfunction. In: Topol EJ, ed. Comprehensive Cardiovascular Medicine . Philadelphia: Lippincott-Raven; 1998:669-716.）

常的心房收缩产生 a 波，反映心房收缩期血流加速流入左心室；舒张功能不全时，a 波速度可能增加，心房压力升高。这是因为心房需要克服僵硬的左心室心肌产生的阻力。三尖瓣血流频谱可反映右心室充盈，通常与二尖瓣血流频谱类似。

肺静脉多普勒血流频谱反映了肺静脉血流进入左心房的状态。在左心室收缩和舒张期间左心房均有充盈。左心房的充盈在心室收缩期和心房舒张期同时进行，此时，二尖瓣环被推向左心室，左心房充盈扩张。心室舒张期二尖瓣向左心室开放时，左心房再次充盈。正常情况下，左心室收缩期和舒张期产生的左心房充盈量是相同的（即 S=D）。左心房收缩时，由于压力迅速升高，可见肺静脉反流。右心房收缩时产生的肝静脉血流频谱类似于肺静脉，分为右心房充盈期和心房收缩期两个时相。由于右心房压力较低，右心室收缩时三尖瓣凸入右心房，还可见逆向血流频谱 c 波。

限制型心肌病的多普勒血流频谱

图 31.5（下图）显示了左心室舒张早期松弛功能受损时二尖瓣血流频谱和与此对应的舒张晚期顺应性降低的血流频谱。与正常的左心室舒张功能相比，如果舒张早期松弛功能降低，则初始充盈率（E 波）降低，E/A 比率倒置。快速充盈使左心室舒张压迅速升高，等容舒张时间延长，二尖瓣血流频谱 E 波减速时间缩短，使舒张期自左心房流出的血量减少，D 波减低，左心室收缩期的肺静脉血流量大于舒张期，因此，S/D 流速比 >1。

限制型心肌病的问题通常不是左心室早期充盈受损，而是左心室顺应性异常和晚期充盈受限。左心室充盈主要在舒张早期，少部分发生于舒张晚期，表现为显著的 E 波和心室充盈时间缩短（等容舒张时间缩短）。由于左心室舒张压迅速升高，使得减速时间更短（更快），心房加强收缩对晚期血流速度的作用减低（E/A 明显增大）。肺静脉血流频谱表现为心室舒张早期血流速度快，而在心室收缩期仅有很少量血液流入僵硬的左心房。因此，肺静脉血流频谱的 S/D 远小于 1。肝静脉血流频谱类似于肺静脉血流频谱。

组织多普勒和血流速均采用脉冲波多普勒方式，但组织多普勒通过过滤低振幅反射进行了技术改良，会提供更多信息。当探头的取样容积放置在二尖瓣环或靠近二尖瓣环的心肌上时，会记录到心脏在收缩和舒张期的纵向运动速度。因为探头位于心尖部，

因此朝向心尖的运动记录为正向波（Sa），心室进入舒张期时，运动则远离探头，记录即为负向波（Ea）。如果 Ea 降低（<10 cm/s），则提示心肌舒张早期功能受损。如果二尖瓣血流频谱的 E 波明显增高（左心室的快速充盈），而组织多普勒的 Ea 波降低，则意味着左心房压力升高。换句话说，只要左心房收缩时血液进入左心室的压力大于左心室抽吸血液的压力，即为左心房压力升高。因此，可用 E/Ea 比值评估左心房压力。一般说来，如果 E/Ea ≥ 15，平均肺毛细血管楔压高于 15 mmHg 的可能性约为 90%。在心房颤动和窦性心动过速时使用 E/Ea 比值优势更明显。

彩色 M 型血流传播速度测量是发现限制型心肌病舒张早期左心室充盈受限的另一种方法。左心室开始舒张时，心腔内压力阶差会促使血流从二尖瓣口流向左心室心尖部。将彩色 M 型取样线置于彩色血流界限的边缘，就可以记录血流传播速度（第一个混叠轮廓）（Vp）。Vp 降低（<40 cm/s）提示舒张功能受损。

在限制型心肌病患者可能观察到的各种超声心动图 / 多普勒血流频谱的示意图详见图 31.6。

缩窄性心包炎与限制型心肌病可能有相似的二尖瓣舒张期血流频谱，因此，观察呼吸过程中二尖瓣血流频谱是鉴别二者的关键。限制型心肌病患者呼吸过程中二尖瓣和肺静脉血流频谱通常无变化，而缩窄性心包炎患者的二尖瓣和肺静脉血流频谱最大速度在吸气相时可以出现明显下降（>25%）。如前所述，缩窄性心包炎在吸气相时右心室充盈增加，压力升高，三尖瓣反流速度增大。而限制型心肌病的右心室收缩压通常会随着吸气而下降。

如果心包缩窄和限制型心肌病同时存在，超声心动图检查可能无法明确鉴别。心房颤动会使多普勒血流频谱不完整（缺少心房成分），并使缩窄性心包炎和限制型心肌病的鉴别诊断变得更复杂。总体而言，大约 1/3 疑诊缩窄性心包炎的患者存在模棱两可的超声心动图表现。组织多普勒有助于鉴别诊断。若 Ea 峰值 >8.0 cm/s 或彩色 M 型血流传播速度 >100 cm/s，则更提示缩窄性心包炎，而非限制型心肌病。

心脏核素显像

在淀粉样变性患者中，锝 -99m（^{99m}Tc）焦磷酸盐心肌显像和铟标记抗肌球蛋白抗体扫描可能呈阳性，但这些检查并不敏感。^{99m}Tc-DPD（3,3- 二磷酸 -1,2- 丙二羧酸）显像可协助鉴别 AL 和 TTR 淀粉样变。结节病患者在 ^{201}Tl 或 ^{99m}Tc-MIBI 灌注成像上偶见节段性灌

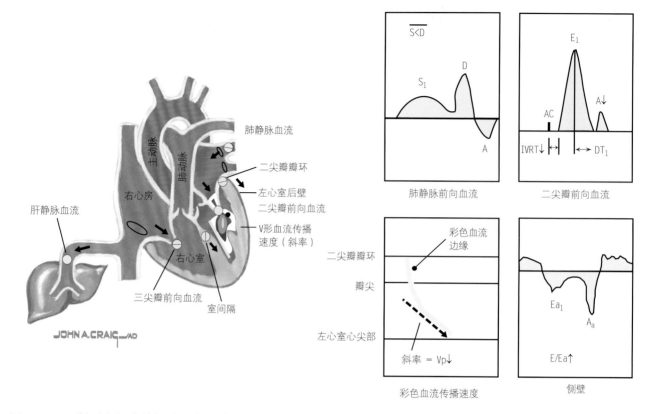

图 31.6　限制型心肌病的舒张功能异常。肺静脉血流频谱表现为舒张早期充盈速度明显增加（D波增高），S<D。二尖瓣血流频谱则表现为E波明显增高（E>A）。左心房压力增高时，二尖瓣开放时间早于主动脉瓣关闭时间（等容松弛时间[IVRT]缩短）。进入左心室的彩色血流速度（Vp）降低，二尖瓣E峰增高，左心室主动充盈力Ea减低，E/Ea比值增大。AC，主动脉瓣关闭；D，舒张期血流速度；DT，减速时间；S，收缩期血流速度

注缺损，镓-67扫描还可定位其炎症改变。

计算机断层显像和磁共振成像

　　计算机断层显像（CT）和磁共振成像（MRI）是显影心脏解剖特征及其与肺关系的最好方法。超声心动图对心包增厚的检出率较低，但CT和MRI均能检出厚度超过4 mm的心包。然而，心包厚度正常并不排除缩窄性心包炎。室间隔增厚提示淀粉样变性。此外，CT，尤其是MRI，可以提供限制型心肌病患者心肌浸润的证据（如淀粉样蛋白、结节病）。心脏MRI诊断心脏淀粉样变比超声心动图更敏感。高达83%的淀粉样变患者存在弥漫性全肌层或心内膜下晚期钆显影增强。T_1和T_2加权图像均可提供更多确凿证据。在肾功能受损患者，心脏MRI有时会导致罕见的肾性纤维化而致使用相对受限，而CT检查因增加对比剂肾病的风险也受到应用限制。

心导管和心肌活检

　　心导管术通常是无创性检查的重要补充手段。

吸气时左心和右心充盈压力之间的关系是理解血流动力学的关键（表31.1）。

　　限制型心肌病时左心室舒张末压在各呼吸时相均高于右心室舒张末压5 mm Hg以上，且肺动脉高压很常见（图31.4）。尽管右心室舒张末压升高，但右心室舒张末压均小于右心室收缩压的1/3，这与缩窄性心包炎不同。由于患者可能同时合并肺部疾病以及其他引起肺动脉高压的疾病，这一判断标准缺乏特异性。除非合并肺部疾病，缩窄性心包炎和限制型心肌病患者的肺血管阻力均可正常或接近正常。由于异常的左心房顺应性，限制型心肌病常出现明显的左心房（或肺毛细血管楔压）v波，这可能与二尖瓣关闭不全有关。而缩窄性心包炎则不太可能在肺毛细血管楔压曲线上见到v波升高。应同步记录吸气相左右心室收缩压，限制型心肌病时两者均降低，而缩窄性心包炎时两者变化并不一致。

　　心内膜心肌活检对扩张型心肌病的诊断价值有限，但对限制型心肌病则大有裨益。尤其是心脏淀粉样变性患者。心肌细胞外间隙可见无定形的透明

沉积物。在电子显微镜下，这些沉积物由结合刚果红（在极性光下呈现绿色双折射）的非分支纤维组成。免疫荧光显微镜和质谱可以区分原发性 AL 型（κ 或 λ 免疫球蛋白轻链）和少见的 AA（非免疫球蛋白 A）或继发性淀粉样变。结节病的病变呈斑点状，穿刺活检可能漏诊。Fabry 病极具特征，糖脂沉积在受损的溶酶体中，可以通过心肌活检得到证实。其他限制型心肌病的心肌纤维化不具特点，包括间质纤维化、肌原纤维丧失、细胞质空泡化，心肌活检结果常常不能明确诊断。

管理与治疗

优选治疗

舒张性心力衰竭

舒张性心力衰竭的治疗重点在于减轻症状和有针对性地治疗原发病（专栏 31.2）。当舒张压升高时，使用利尿剂减轻肺水肿和体循环淤血。然而，僵硬的心室依赖于足够的前负荷，过度使用利尿剂会导致低血压、肾血流量减少和肾功能不全。胃肠水肿可能影响呋塞米的吸收。限制型心肌病患者在口服利尿剂无效时需要住院治疗，静脉应用利尿剂或者其他药物。水分置换治疗目前已很少使用。有胃肠道水肿时，首选口服袢利尿剂托拉塞米或布米他胺。螺内酯或依普利酮是很好的辅助利尿剂，特别是合并肝淤血和腹水时。当袢利尿剂和醛固酮拮抗剂作用不足时，美托拉宗也可作为辅助用药，但低钾血症较常见。维持较缓慢的心率可以延长舒张时间，使心室有足够的舒张期充盈。窦性心律状态下 β 受体阻滞剂或伊伐布雷定可有效地控制心率。非二氢吡啶类钙通道阻滞剂可以改善心房颤动患者的舒张功能和心室率，但可加重心脏传导异常。心房收缩对维持心输出量非常重要，在严重舒张功能障碍的患者，应尽可能维持窦性心律。ACEI 也可以改善心室舒张功能，可用于心室收缩功能相对正常的患者。有研究显示，ARB 可缓解症状。血压控制对于减少心脏后负荷和预防左心室进一步肥厚亦非常重要，但低血压常常限制了其使用。由于限制型心肌病患者多伴有自主神经功能障碍，因此低血压可能是比高血压更棘手的临床问题。地高辛可增加心律失常发生率，尤其是在淀粉样变性患者，应避

专栏 31.2　限制型心肌病的治疗

一般治疗
- 利尿剂（呋塞米、托拉塞米、布美他尼）；很少使用水溶性药物
  - 螺内酯或依普利酮
  - 美托拉宗
- 减慢心率
  - 窦性心律：β 受体阻滞剂，伊伐布雷定
  - 尽可能使用抗心律失常药维持窦性心律
  - 心房颤动：β 受体阻滞剂、钙通道阻滞剂
- 改善舒张功能
  - 钙通道阻滞剂
  - β 受体阻滞剂
  - ACEI 和 ARB
- 控制血压
- 避免直立性低血压
- 避免洋地黄类药物
- 有适应证时进行起搏器治疗
  - ICD 治疗仍有争议
- 用华法林或新型抗凝剂抗凝
- 心脏移植

特殊情况
- 依据淀粉样变的类型进行治疗
  - 烷基化剂、干扰素、类固醇、秋水仙碱
  - AL：其他化疗方案（环磷酰胺、沙利度胺、地塞米松、硼替佐米、来那度地塞米松），干细胞治疗
  - ATTR，AApoA1：肝移植
  - 老年 AA：治疗潜在疾病
  - ATTR 的前沿治疗：防止错误折叠的药物（TTR-氨苯唑酸），稳定 TTR 的药物（二氟尼萨尔），干扰纤维形成的药物（多西环素，牛磺酰去氧胆酸），阻断转甲状腺素产生的药物
- 嗜酸性粒细胞增多综合征
  - 类固醇
  - 羟基脲
  - 干扰素
- 结节病
  - 类固醇和其他抗炎药
  - 起搏器（如果存在心脏传导阻滞）
- 血色病
  - 静脉切开术
  - 去铁氧胺
  - 肝移植
- Fabry 病
  - α-半乳糖苷酶替代物
- 类癌综合征
  - 生长抑素类似物
  - 血清素拮抗剂
  - α-受体阻滞剂
  - 外科心瓣膜置换术

AA，继发性淀粉样变性；AApoA1，载脂蛋白 A1；ACEI，血管紧张素转化酶抑制剂；ARB，血管紧张素受体拮抗剂；AL，原发性淀粉样变性；ATTR，家族性或老年性淀粉样变性；ICD，植入式转复除颤器

免使用。

患者的多普勒血流频谱可协助制订治疗方案。例如，二尖瓣血流 E 波和 A 波融合意味着心室舒张时间不足，需要减慢心率。假性正常化或限制性表现（E>A）提示左心室舒张压增高，需要使用 ACEI、钙通道阻滞剂和利尿剂进一步治疗。如果 PR 间期延长，双腔起搏治疗可最大限度地改善心房到心室收缩的时程，增加左心室充盈。对于持续性或阵发性心房颤动或有左心室血栓证据的患者，建议使用华法林或新型抗凝剂抗凝治疗，以降低发生心耳血栓的风险。

随着时间的推移，药物治疗往往受限。心脏传导阻滞应采用起搏器治疗。植入式心脏复律除颤器（ICD）治疗尚存争议，它并不能延长寿命。在使用时需要与患者和家属进行充分的讨论。尽管患者常有明显的肺动脉高压，但心脏移植可能是唯一理想的治疗策略。有报道淀粉样变性可在移植的心脏中复发，提示心脏移植只适用于单纯心脏病变患者，而非多系统受累者。

特殊疗法

针对限制型心肌病病因的治疗也相当有限。尽管使用了烷化剂和其他方法，原发性淀粉样变的预后依然较差，中位生存时间约为 2 年。曾尝试干扰素治疗，但获益甚微。有研究发现类固醇联合干扰素可能有一定的作用。马法兰、泼尼松和秋水仙碱联合治疗可以缓解该病患者的一些非心脏和肾脏方面的问题。据报道，轻链沉积导致的限制型心肌病是可逆的，尤其是浆细胞异常缓解后可能预后更好。不同的治疗方案正在研究中，包括环磷酰胺 - 沙利度胺 - 地塞米松、硼替佐米、来那度胺 - 地塞米松、自体干细胞移植和其他新的化疗联合药物。对于遗传性 ATTR、A- 载脂蛋白 -A1 和心房颤动淀粉样变性患者，肝移植（或肝心联合移植）可能是一种选择，以消除或减少这种蛋白的肝脏来源。老年 AA 淀粉样变性的治疗应更关注原发病（即传染性家族性地中海热），如使用阿那白滞素阻断白细胞介素 -1 治疗自身炎症性疾病患者，肿瘤坏死因子抑制剂治疗某些风湿性疾病。迄今为止，这些患者的心脏移植经验尚有限，但在野生型 ATTR 和 V122I 相关 ATTR 淀粉样变患者有成功案例，尤其是在年轻患者。其他疗法目的是防止血浆中 TTR 的错误折叠，以保持其正常的可溶性结构。氯苯唑酸就是专门用于治疗 ATTR 淀粉样变性的药物，早期试验结果令人鼓舞。二氟尼沙尔是一种能稳定转甲状腺素的非甾体抗炎药，目前正在试验中。多西环素和牛磺脱氧胆酸可能会干扰 TTR 纤维的生成。因为转甲状腺素是在肝脏合成的，一些新的 RNA 抑制剂也有治疗希望。最后，直接攻击淀粉样沉积物的免疫治疗靶向抗体也正在研究中。

皮质类固醇和羟基脲可用于嗜酸性粒细胞增多综合征的早期阶段。干扰素治疗也有一定疗效。手术可以清除纤维斑块，如果瓣膜功能不全是临床的主要表现，则需进行瓣膜置换。

皮质类固醇和其他抗炎药物可用于结节病。心脏传导阻滞可行永久性起搏器治疗；ICD 对合并严重室性快速心律失常的患者有帮助。

酶替代（β- 葡萄糖苷酶）和肝移植对部分 Gaucher 病患者有改善作用。

血色素沉着症通常是采用静脉切开术和 / 或螯合剂如去铁氧胺治疗。心脏移植和心肝联合移植也用于难治性血色素沉着症患者。

目前 Fabry 病可以通过间断静脉注射 α - 半乳糖苷酶 A 来治疗，这种方法改善心脏功能的早期研究结果令人鼓舞。

类癌综合征可给予生长抑素类似物、5- 羟色胺拮抗剂和 α - 受体阻滞剂治疗。外科三尖瓣和 / 或肺动脉瓣置换是一种治疗选择，尤其是小于 65 岁的患者，但斑块仍可能继续沉积并最终覆盖于人工瓣膜。

避免治疗错误

对于怀疑或明确诊断的限制型心肌病患者，需要考虑几个重要问题。第一，必须确定患者的诊断。缩窄性心包炎的患者可以从心包切除术治疗中获益，肥厚型心肌病患者有多种其他治疗选择。第二，应尽可能寻找限制型心肌病的病因，不同原因的限制型心肌病治疗选择存在差异。第三，要对患者进行密切监测及良好护理，使血容量维持在使患者舒适、活动自如水平，避免发生低血压和引发肾衰竭恶化的恶性循环。最后，对于严重限制型心肌病患者，医生需要充分讨论治疗方案和预后，使患者和家属可以参与到临终决定中。

未来方向

舒张性心力衰竭的定义有待进一步规范。心室主动舒张和顺应性异常多与收缩功能障碍无关。许多疾病的舒张功能障碍可能先于收缩功能障碍,尤其是向心性肥厚性疾病,如主动脉瓣狭窄和高血压。在心力衰竭的研究中,收缩功能正常但舒张功能不全的患病率在 14%~75%,提示舒张性疾病定义的不确定性。舒张早期松弛障碍与舒张晚期顺应性异常存在明显不同。

　　临床上,舒张功能不全更多见于老年患者,但舒张功能不全患者的预后仍远好于收缩功能不全的患者,除非存在浸润性疾病。舒张功能不全可以单独存在(不合并收缩功能障碍)。许多 LVEF 减低的患者可以很多年没有淤血症状,这是因为舒张功能不全只在淤血症状出现时才显现出来。因此,更好地理解各种疾病舒张功能不全的机制极为重要。

　　针对限制型心肌病不同病因展开新的、更有效的治疗可能对这些疾病有重大影响,这对发展中国家的淀粉样变性和心内膜心肌纤维化尤为重要。更好地理解这些疾病的遗传学,将有助于针对家族遗传病因进行潜在致病基因的干预。如前所述,目前已将淀粉样沉积物作为直接靶点进行干预,减少或防止异常蛋白质的产生。这些研究为开发更有效的治疗方法提供了很大的希望。许多限制型心肌病非常罕见,已被列入资助和研究的罕见病范畴。

　　总体上,舒张性心力衰竭的治疗仍存在严重挑战,特别是限制型心肌病。尽管对症治疗取得了一些进展,但在某些潜在的疾病获得满意治疗前,所有 HFpEF 患者都迫切需要改善心室舒张功能的治疗,而不仅仅是限制型心肌病患者。

补充资料

Arbustini E, Narula N, Dec GW, et al. The MOGE(S) classification for phenotype-genotype nomenclature of cardiomyopathy: endorsed by the World Health Federation. *J Am Coll Cardiol*. 2013;62:2046.

基于表型-基因型关系的心肌病分类建议。该方案提出了一种 MOGE(S)分类,其中,M= 形态功能描述,O= 器官受累,G= 遗传或家族遗传和传播,E= 特定基因突变的病因,S= 症状状态。

Elliott PM, Andersson B, Arbustini E, et al. Classification of the cardiomyopathies: a position statement from the European Society of Cardiology Working Group on Myocardial and Pericardial Disease. *Eur Heart J*. 2008;29:270.

ESC 有关日常临床实践的立场文件。强调家族和 / 或遗传和非家族和 / 或非遗传原因,并排除次要原因和离子通道病。该文试图将限制型心肌病和其他心肌疾病纳入前瞻性研究。

Maron BJ, Towbin JA, Theine G, et al. Contemporary definitions and classifications of the cardiomyopathies: an AHA Scientific Statement. *Circulation*. 2006;113:1807.

AHA 的立场文件为心肌病的诊断提供了方法学,增加了无明显结构异常的离子通道病。

循证文献

Garcia MJ. Constrictive pericarditis versus restrictive cardiomyopathy. *J Am Coll Cardiol*. 2016;67:2061–2076.

通过对比的表格对限制型心肌病和缩窄性心包炎两者的血流动力学进行了全面的回顾,并讨论了目前的诊断和治疗进展。

Gertz MA, Benson MD, Dyck PJ, et al. Diagnosis, prognosis and therapy of transthyretin amyloidosis. *J Am Coll Cardiol*. 2015;66:241–266.

有关 ATTR 如何正确地诊断评估和治疗的临床文献综述。

Gestke JB, Anaverkar NS, Nishamura RA, et al. Differentiation of constriction and restriction. Complex cardiovascular hemodynamics. *J Am Coll Cardiol*. 2016;68:2329–2347.

对限制型心肌病和缩窄性心包炎的血流动力学的异同进行综述,提出最新诊断及治疗建议。

Wechalekar AD, Gillmore JD, Hawkins PN. Seminar in systemic amyloidosis. *Lancet*. 2016;387:25641.

对所有类型淀粉样变的最新诊断及治疗方法进行全面综述,提供最近影像学和治疗方面的文献综述及综合分析。

(Thomas M. Bashore　著　范媛媛　译

冯新恒　郭丽君　审校)

第 32 章

遗传性心肌病

世界卫生组织 / 国际社会和心脏病学联合会心肌病定义和分类特别工作组，将心肌病定义为导致心功能不全的一组心肌疾病。虽然心肌病可能继发于心肌损伤（如心肌梗死或高血压），但本章主要讨论没有其他明确原因的特发性心肌病的基因基础。

根据解剖和生理特性，心肌病分为几种类型：扩张型心肌病（DCM）、肥厚型心肌病（HCM）、限制型心肌病（RCM）和致心律失常性右心室心肌病（arrhythmogenic right ventri-cular，ARVC）。每一种类型都与基因突变有关（表 32.1~ 表 32.3）。

尽管基因突变可以以家族或遗传模式发生，但重要的是要认识到在无心肌病家族史的情况下，也可发生自身突变。此外，家族性心肌病也可发生在突变基因尚不能识别的情况下，但随着新技术不断发展，如新一代测序技术，遗传学知识将不断扩展。在本章中，遗传性心肌病主要指缺乏家族史的所有与基因有关的心肌病。

基因突变也可能与多种类型的心肌病或心律失常疾病有关。例如，MHY7（β- myosin heavy chain，β- 肌球蛋白重链）突变与肥厚型心肌病和扩张型心肌病均相关，SCN5A（sodium ion channel，钠离子通道）突变与扩张型心肌病和心律失常相关。人们也逐渐认识到，基因对心肌病的影响并不完全由基因或遗传决定。例如，围产期心肌病患者的基因检测只有 15% 存在基因突变。最后，基因突变还可能与涉及心外表现的综合征有关（表 32.1）。

病因与发病机制

扩张型心肌病

扩张型心肌病患者会出现离心性心脏重塑、左心室和右心室功能不全、心力衰竭和心律失常。超过 50 个基因突变与扩张型心肌病有关，大约 35% 的家族性扩张型心肌病患者携带已知的致病突变基因。最常受累的基因是肌连蛋白（TTN）、层粘连蛋白 A/C（LMNA）、β- 肌球蛋白重链（MYH7）和心肌肌钙蛋白 T（TNNT）基因。突变可以根据其组织学和在心功能中的作用进行再分类（图 32.1 和表 32.1）

张力产生异常

编码肌节蛋白的基因突变会影响张力的产生和传递。常见的突变包括编码肌动蛋白（ACTC）、β- 肌球蛋白重链（MYH7）、肌钙蛋白（TNNI3、TNNT2，TNNC1）和 α- 原肌球蛋白（TPM1）的基因。早发心室扩张和功能障碍较常见。这些基因也与肥厚型心肌病相关。遗传方式主要是常染色体显性遗传，不完全外显也较常见。

张力传导异常

多重突变影响 Z 盘相互作用蛋白，后者可以介导和调节机械应力。常见的突变包括结蛋白（DES）、肌营养不良蛋白（DMD）、δ- 肉瘤聚糖（SGCD）和肌连蛋白（TTN）。TTN 是一种巨大的蛋白质，从肌节的 Z 盘延伸到 M 线，充当调节被动张力和主动收缩的弹簧。由于其体积巨大，多年来对明确其在扩张型心肌病中的作用一直存在技术障碍。不过，目前通过新一代测序技术，可以在 25% 的家族性扩张型心肌病队列中检测到 TTN 截断突变。心外肌营养不良还与 Duchenne 和 Becker 肌营养不良（Duchenne and Becker muscular dystrophy，DMD）和肢带肌营养不良（limb-girdle-muscular dystrophy，SGCD）的基因突变有关。

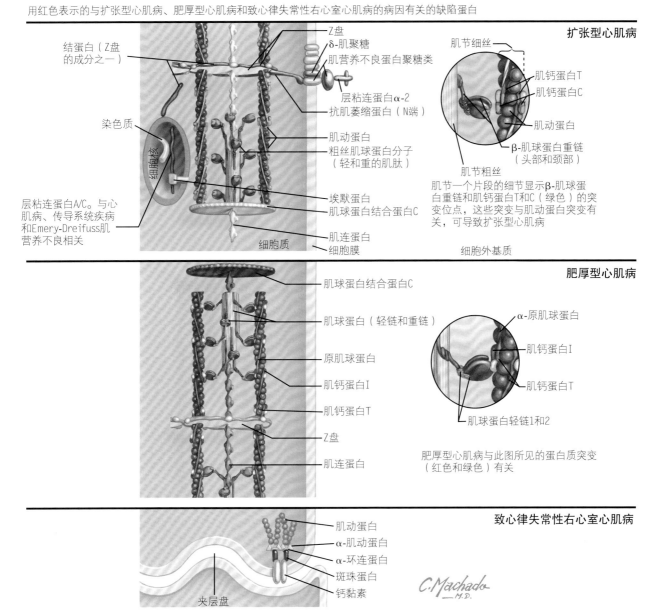

用红色表示的与扩张型心肌病、肥厚型心肌病和致心律失常性右心室心肌病的病因有关的缺陷蛋白

扩张型心肌病

Z盘
δ-肌聚糖
肌营养不良蛋白聚糖类

结蛋白（Z盘的成分之一）

层粘连蛋白α-2
抗肌萎缩蛋白（N端）

染色质

肌动蛋白
粗丝肌球蛋白分子（轻和重的肌肽）

层粘连蛋白A/C。与心肌病、传导系统疾病和Emery-Dreifuss肌营养不良相关

埃默蛋白
肌球蛋白结合蛋白C

细胞核

肌连蛋白
细胞膜

细胞质

细胞外基质

肌节细丝

肌钙蛋白T
肌钙蛋白C

肌动蛋白

β-肌球蛋白重链（头部和颈部）

肌节粗丝
肌节一个片段的细丝显示β-肌球蛋白重链和肌钙蛋白T和C（绿色）的突变位点，这些突变与肌动蛋白突变有关，可导致扩张型心肌病

肥厚型心肌病

肌球蛋白结合蛋白C

肌球蛋白（轻链和重链）

原肌球蛋白

肌钙蛋白I

肌钙蛋白T

Z盘

肌连蛋白

α-原肌球蛋白

肌钙蛋白I

肌钙蛋白T

肌球蛋白轻链1和2

肥厚型心肌病与此图所见的蛋白质突变（红色和绿色）有关

致心律失常性右心室心肌病

肌动蛋白
α-肌动蛋白
α-环连蛋白
斑珠蛋白
钙黏素

夹层盘

C.Machado M.D.

图 32.1　受影响蛋白质的相互作用。

核蛋白

　　引起心肌病的突变也可发生在核蛋白中，包括 LMNA、胸腺素（TMPO）和 CARP（ANKRD1）。LMNA 突变导致的明确的遗传异常包括几种心外表型（肌营养不良、Charcot-Marie-tooth 病）和多种心脏表型（包括心房颤动、扩张型心肌病、限制型心肌病和肥厚型心肌病）。值得注意的是，LMNA 突变与进行性心脏传导异常、猝死和植入性心脏除颤器（ICD）放电风险增加相关。

肥厚型心肌病

　　肥厚型心肌病的特点是心肌肥厚（常累及室间隔导致左心室流出道梗阻）、心源性猝死和心力衰竭。引起家族性肥厚型心肌病的大多数突变是常染色体显性遗传，涉及肌节蛋白（表 32.2）。最常见的易感基因是 MYH7 和肌球蛋白结合蛋白 C（MYBPC3）。MYH7、TNNT、TNNI 和 TPM1 的突变也与心源性猝死高风险有关，基于这些突变的存在，可能有必要植入 ICD。PRKAG2 和 LAMP2 的突变可能导致预激综合征和肥厚

表 32.1　扩张型心肌病的基因缺陷

基因	蛋白	心脏特征	心外特征	遗传
张力产生异常				
MYH7	β- 肌球蛋白重链	早发性左心室扩张		AD
		也会导致 HCM		
ACTC	肌动蛋白	也会导致 HCM		AD
TNNI3	肌钙蛋白 I	也会导致 HCM		AD
TNNT2	肌钙蛋白 T	早发性左心室扩张		AD
		也会导致 HCM		
TNNC1	肌钙蛋白 C			AD
TPM1	α - 原肌球蛋白	也会导致 HCM		AD
张力传导异常				
TTN	肌连蛋白	也会导致 HCM		混合
		与围产期心肌病相关		
DES	结蛋白	晕厥	骨骼肌病	AD，AR
DMD	肌营养不良蛋白	快速进展至终末期心力衰竭	Duchenne 型肌营养不良	XR
			Becker 型肌营养不良	
SGCD	δ - 肌聚糖	猝死	肢带肌营养不良（2F）	AR
核蛋白				
LMNA	层粘连蛋白 A/C	传导异常	肌营养不良症	AD
		猝死	Charcot-Marie-tooth 病	
		也与 HCM、RCM、LVNC 相关		
其他				
PLN	膜磷蛋白（SERCA 的可逆抑制剂）	多在中年进展至终末期心力衰竭，需要心脏移植		AD
TAZ	Tafazzin	心内膜纤维变性，与 LVNC 相关	Barth 综合征	XR
EYA4	EYA 蛋白		感音神经性耳聋	AD

AD，常染色体显性；AR，常染色体隐性；HCM，肥厚型心肌病；LVNC，左心室心肌致密化不全；RCM，限制型心肌病；XR，X 连锁隐性

型心肌病。溶酶体储积症（Danon 病）是 LAMP2 的一种 X 连锁显性突变，可引起肥厚型心肌病、骨骼肌病、智力障碍，通常需要考虑心脏移植。

限制型心肌病

限制型心肌病的特点是舒张功能受损和左心室射血分数相对保持。限制型心肌病通常继发于系统性或浸润性疾病，其中一些疾病具有遗传性（如家族性转甲状腺素蛋白淀粉样变性）。引起原发性限制型心肌病的突变也已明确，包括 TTNI3 和 DES。

致心律失常性右心室心肌病

ARVC（也称致心律失常性右心室发育不良）患者右心室纤维脂肪浸润，导致心律失常和房室功能障碍。值得注意的心律失常表现包括左束支形态的室性心动过速和 epsilon 波（QRS 波的末端切迹）。大多数病例是家族性的，通常为常染色体显性遗传（表 32.3）。大多数致病性突变会影响桥粒，包括桥粒蛋白 2（DSG2）、连接型血小板亲和蛋白（junctional plakoglobin，JUP）、血小板亲和蛋白 2（plakophilin 2，PKP2）和桥粒蛋白（desmokplakin，DSP）的基因。许多患者具有多种致病突变。Naxos 病与 JUP 和 DSP 突变有关，其特征是掌跖角化病和毛发旺盛。

其他

有几种遗传性心肌病不属于上述分类。左心室心肌致密化不全心肌病（LV noncompaction cardio-

表 32.2　肥厚型心肌病的基因缺陷

基因	蛋白	特征	遗传
粗丝蛋白			
MYH7	β- 肌球蛋白重链	高猝死风险	AD
MYL1	肌球蛋白轻链 -1	乳头肌增厚	AD
MYL2	肌球蛋白轻链 -2	乳头肌增厚	AD
细丝蛋白			
TNNT2	肌钙蛋白 T	高猝死风险	AD
TNNI3	肌钙蛋白 I	高猝死风险	AD
ACTC	肌动蛋白	也会导致 DCM	AD
TPM1	α - 原肌球蛋白	高猝死风险 可以从 HCM 进展到 DCM	AD
MYBPC3	肌球蛋白结合蛋白 C	轻度表达，迟发性	AD
溶酶体蛋白			
LAMP2	溶酶体相关膜蛋白	Danon 病伴骨骼、神经和肝脏受累 WPW 男性通常在 20 多岁进入终末期	XR
GLA	溶酶体水解酶 α - 半乳糖苷酶 A 蛋白	心脏 Fabry 病 酶替代疗法（α - 半乳糖苷酶 A）	XR
糖原储备型心肌病			
PRKAG2	AMP 活化蛋白激酶的 γ₂ 调节亚单位	房室传导阻滞 心房纤颤 WPW	AD

AD，常染色体显性；AMP，单磷酸腺苷；AR，常染色体隐性；DCM，扩张型心肌病；RCM，限制型心肌病；WPW，Wolff Parkinson White，预激综合征；XR，X 连锁隐性

表 32.3　致心律失常性右心室心肌病的基因缺陷

基因	蛋白	特征	遗传
PKP2	血小板亲和蛋白 2	共同突变型	AD
DSG2	桥粒蛋白 2	共同突变型	AD
JUP	结合型血小板亲和蛋白	与 Naxos 病相关	AR
DSP	桥粒斑蛋白	与 Naxos 病相关	AR
RYR2	利阿诺定受体	利阿诺定受体也与儿茶酚胺诱导的多形性 VT 相关	AD
DSC2	桥粒糖蛋白 -2		AD

AD，常染色体显性；AR，常染色体隐性；VT，室性心动过速

myopathy，LVNC）的特点是心肌不致密。它与扩张型心肌病和肥厚型心肌病有一些重叠，但可伴有其他先天性缺陷（间隔缺损、动脉导管未闭）、左心室血栓和心源性猝死。肌节基因和 tafazzins（TAZ）突变与 LVNC 有关。TAZ 突变也会导致 Barth 综合征，

是一种 LVNC 或扩张型心肌病的 X 连锁疾病，表现为骨骼肌病、中性粒细胞减少和生长受限。

　　线粒体疾病类似于肥厚型心肌病，但常进展为扩张型心肌病，并与心外综合征有关，包括 MELAS 综合征（mito- chondrial encephalomyopathy，lactic acidosis，and strokelike episodes），即线粒体脑病伴乳酸酸中毒和卒中样发作，以及肌阵挛性癫痫伴破碎红纤维综合征（myoclonic epilepsy with ragged red fibers，MERRF）。

诊断方法

ACC/AHA 指南推荐对所有新诊断心力衰竭的患者追踪其两代家族史，确定是否有心肌病、心律失常和猝死（或不明原因）的病例。重要的是要认识到即使在同一家族中同一基因的突变也可以导致不同的表型。应进行心电图检查以评估传导异常。体格检查要包括完整的神经肌肉评估，以确定任何心脏外肌肉病。

基因检测

基因检测在遗传性心肌病患者中的应用越来越广泛。基因检测的主要目的是鉴定致病性突变，以筛选受影响患者的家庭成员。基因检测不影响心肌病的诊断，对预测预后或指导治疗的作用也有限。

基因检测在特定人群中，对诊断罕见或特殊类型的心肌病，特别是存在特殊表型特征（心外特征、传导系统疾病、猝死）时具有重要作用。显然，没有家族病史的心肌病患者基因检测的阳性率很低，而家族史阳性者基因检测阳性率更高。所有表现为肥厚型心肌病的患者都应考虑进行基因检测。

基因检测应与遗传咨询一起进行。包括以下内容：①详细的家族史和谱系构建；②检测前咨询结果解读和意义（包括患者护理、家庭筛查和心理影响）；③决策和知情同意；④检测后提供检测结果和咨询意见。基因测试将显示三种结果：确定了已知的致病突变，没有任何已知的致病突变，或存在未知意义的突变。

家庭成员筛查

扩张型心肌病患者中大约 1/3 的无症状家庭成员会有超声心动图异常，如左心室增大或收缩异常。这些家庭成员中的大多数会发展成显性扩张型心肌病。因此，应考虑家庭筛查的作用。如果心肌病患者有一个明确的致病突变，那么应对处于第一风险的一级亲属（取决于遗传模式）进行这种特定突变的筛查。如果没有突变，则不需要进一步的心脏检查。如果在无症状的家族成员出现突变，他们应接受全面的心脏评估，他们的后代也应该接受筛查（图 32.2）。

如果遗传性心肌病患者（有类似疾病家族史）未发现已知的致病突变，可考虑每 3~5 年通过心电图和超声心动图进行家族筛查。在青少年肥厚型心肌病患者的家庭成员中，对参与竞技运动的家庭成员，因其发生心源性猝死的风险较高，应考虑进行更严格的筛查。

管理与治疗

扩张型心肌病、肥厚型心肌病和限制型心肌病的治疗分别在第 29~31 章中详细说明。下面的讨论集中在有明确致病突变患者的特殊管理策略。

基因检测决定扩张型心肌病预后的证据还很有限。然而，肌节突变在年轻患者中最为常见，并且心力衰竭常迅速进展。因此，此类患者可能适合使用更为积极的心力衰竭治疗手段，如心脏移植或置入左心室辅助装置。此外，LMNA 或 SCN5A 突变会伴有室性心律失常和心脏传导阻滞的高风险，但尚不清楚在达到常规指南建议的适应证出现之前是否需要早期植入 ICD。另外，对基因型阳性但表型阴性的家庭成员进行药物治疗的研究也较为有限。

作为常规管理的一部分，肥厚型心肌病患者应该接受心源性猝死的风险分层管理。一级亲属中心源性猝死的病史是明确的危险因素，应考虑植入 ICD。尽管有些突变会增加心源性猝死的风险，但目前的指南并不建议仅根据基因检测结果进行风险分层。然而，作为其他预测因子，两个或更多突变的联合存在被认为是心源性猝死临界风险患者的一个危险因素。

目前，导致限制型心肌病基因突变的含义尚不清楚，也不影响治疗。ARVC 的治疗是消融治疗，有时需要心脏移植。基因检测不会改变患者的治疗策略。

未来方向

对心肌病遗传途径的认识和识别将持续进展。随着筛查技术的进步，越来越多的致病突变会被发现。但仍然有许多未解决的问题，包括基因分型在预后和治疗中的作用，基因分型与表型之间的关系，以及基因检测的长期作用。了解导致心功能不全的遗传机制可能有助于阐明新的治疗途径。

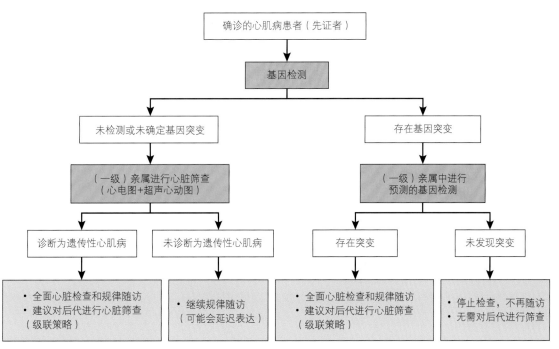

图 32.2 遗传性心肌病患者的家族筛查法 (From Charron P, Arad M, Arbustini, E, et al. Genetic counselling and testing in cardiomyopathies: a position statement of the European Society of Cardiology Working Group on Myocardial and Pericardial Diseases. Eur Heart J 2010;31:2715-2728; Figure 2, p. 2720.)

补充资料

Ackerman MJ, Priori SG, Willems S, Berul C, Brugada R. HRS/EHRA expert consensus statement of the state of genetic testing for the channelopathies and cardiomyopathies. *Europace*. 2011;13:1077–1109.

欧洲和北美遗传性心肌病和离子通道病的专家共识声明。

Ashley EA, Hershberger RE, Caleshu C, et al. Genetics and cardiovascular disease: a policy statement from the American Heart Association. *Circulation*. 2012;126:142–157.

本政策声明讨论了心血管疾病遗传检测的一些法律和财务问题，包括对《遗传信息非歧视法》的描述。

Cahill TJ, Ashrafian H, Watkins H. Genetic cardiomyopathies causing heart failure. *Circ Res*. 2013;113:660–675.

这是一篇关于遗传学对扩张型心肌病、肥厚型心肌病、致心律失常性右心室心肌病和限制型心肌病贡献的综述文章。

Charron P, Arad M, Arbustini E, et al. Genetic counselling and testing in cardiomyopathies: a position statement of the European Society of Cardiology Working Group on Myocardial and Pericardial Diseases. *Eur Heart J*. 2010;31:2715–2728.

这是一份关于遗传咨询方法的声明，包括原则、原理、证据和临床实践建议。

Genetics home reference: your guide to understanding genetic conditions. https://ghr.nlm.nih.gov/.

这个来自国家卫生研究所和美国国家医学图书馆的网站，提供了关于基因和遗传疾病的易于搜索的信息。

循证文献

Baig MK, Goldman JH, Caforio ALP, et al. Familial dilated cardiomyopathy: cardiac abnormalities are common in asymptomatic relatives and may represent early disease. *J Am Coll Cardiol*. 1998;31:195–201.

已知扩张型心肌病患者的无症状家族成员中约 30% 有超声心动图异常。25% 的家庭成员进展为明显的心力衰竭。

Herman DS, Lam L, Taylor MRG, et al. Truncations of titin causing dilated cardiomyopathy. *N Engl J Med*. 2012;366:619–628.

TTN 基因（titin 的编码）主要通过下一代测序鉴定出 72 个突变。TTN 之前因其巨大的体积而难以研究。

McNair WP, Sinagra G, Taylor MRG. *SCN5A* mutations associate with arrhythmic dilated cardiomyopathy and commonly localize to the voltage-sensing mechanism. *J Am Coll Cardiol*. 2011;57:2160–2168.

SCN5A 基因（电压门控钠离子通道）的突变一直认为与长 QT 综合征有关，但本文从家族性心肌病登记研究组证实其为扩张型心肌病的病因。

Morita H, Rehm HL, Menesses A, et al. Shared genetic causes of cardiac hypertrophy in children and adults. *N Engl J Med*. 2008;358:1899–1908.

这项研究表明，无论是否存在肥厚型心肌病家族史，儿童心肌肥大的病例中肌节蛋白的基因突变比例非常高。

Ware JS, Li J, Mazaika E, et al. Shared genetic predisposition in peripartum cardiomyopathies. *N Engl J Med*. 2016;374:233–241.

围产期心肌病患者的基因突变率与特发性扩张型心肌病患者相似。最常见的异常是 TTN 的截断。

（Christopher Chien 著 李丹 译 郭丽君 审校）

第33章

心 肌 炎

心肌炎（myocarditis）是一种炎症过程，可累及心肌细胞、间质等一种或多种心肌组成部分以及冠状动脉血管，可由感染、药物或毒性物质的作用、过敏反应以及物理损伤所诱发。心肌炎也可能是系统性疾病的心脏表现。

心肌炎的临床表现因病因不同而呈现多样性。多数患者表现为亚临床、自限性过程，但也可表现为爆发性、急性或慢性病程。心肌炎的整体疾病负担难以准确评估，很大程度是因其临床表现的多样性，基于同样的原因，心肌炎的最佳诊断和治疗流程仍然不明确，未来仍需要进一步探索，但是这一临床难题可能会长期存在。近年研究证实病毒性心肌炎的长期作用与扩张型心肌病之间存在因果关系。将免疫调节治疗作为新的治疗方法应用于扩张型心肌病和心力衰竭，也是基于这种新的认识。显然，进一步阐明心肌炎的发病机制将有助于改善对左心室功能不全和心力衰竭的系统治疗和管理。

病因与发病机制

在北美和欧洲，大部分心肌炎继发于病毒感染。许多病毒与心肌炎密切相关（专栏33.1）。初期的血清学研究提示肠道病毒感染是病毒性心肌炎的常见病因，如柯萨奇 B 病毒。然而，将分子生物学技术直接应用于心内膜心肌活检标本的检测增加了我们对腺病毒、细小病毒和丙型肝炎病毒作为心肌炎病原体的认识，可能使病因的流行病学调查结果发生变化。人类免疫缺陷病毒（HIV）感染发生心功能失代偿时，常伴有心肌炎的证据，但尚不明确是由于 HIV 直接感染还是其他机会性感染所致。

病毒性心肌炎发生心肌损伤的分子机制仍未完全阐明。初期的损伤可能是病毒黏附于心肌细胞的直接破坏作用，引起心肌细胞坏死。在心肌细胞膜发现腺病毒和柯萨奇病毒的共同膜受体支持这一假设，同时也可以解释为何上述病毒为心肌炎的主要病原体。在初期心肌损伤后，宿主对病毒的免疫反应可能在随后的心肌进一步损伤中发挥重要作用。动物模型研究显示，病毒进入心肌细胞初期即在细胞质中复制，炎症细胞（包括自然杀伤细胞和巨噬细胞）浸润心肌组织并释放促炎细胞因子。T 淋巴细胞通过经典的细胞介导免疫途径被激活。细胞毒性 T 细胞主要以组织相容性复合物（major histocompatibility complex，MHC）- 限制性方式识别细胞表面的病毒蛋白片段。当细胞内在抗原与病毒多肽发生交叉反应时出现分子模拟现象，持续诱导 T 淋巴细胞活化。细胞因子，包括肿瘤坏死因子 α

专栏 33.1　心肌炎的部分病因 [a]

感染性
- 病毒（柯萨奇病毒，腺病毒，人类免疫缺陷病毒，丙型肝炎病毒，细小病毒）
- 细菌（脑膜炎球菌，白喉棒状杆菌）
- 原虫（克氏锥虫）
- 螺旋体（伯氏疏螺旋体）
- 立克次体
- 寄生虫（旋毛虫，细粒棘球绦虫）
- 真菌（曲霉菌，隐球菌）

炎症性疾病
- 结节病
- 巨细胞性心肌炎
- 硬皮病
- 系统性红斑狼疮
- 超敏反应
- 血清病（抗生素，破伤风类毒素，乙酰唑胺，苯妥英钠）

中毒
- 可卡因
- 蒽环类药物
- 免疫检查点抑制剂（纳武单抗，派姆单抗）

a. 列出了部分病因，非全部病因

（TNF-α）、白介素 -1（IL-1）、白介素 -2（IL-2）和干扰素 α 为慢性炎症性疾病的重要调节因子。这些细胞因子可以引起心肌细胞破坏、导致收缩单位减少和随后的收缩功能恶化。尽管大多数研究检测到的自身心肌抗体来自于特发性扩张型心肌病患者，但在心肌炎患者中也常可检测到心肌自身抗体。即便如此，心肌炎发病过程中细胞免疫的作用似乎仍比体液免疫更明显。

少数情况下，细菌感染通过体内播散（图 33.1）也可导致局灶或弥漫性心肌心包炎。最早被确认的心肌炎的病因之一是白喉棒状杆菌。高达 20% 的白喉患者有心脏受累，心肌炎是白喉患者死亡的直接原因之一。白喉棒状杆菌产生的毒素可以直接损害心肌细胞（图 33.2）。在南美洲和中美洲，感染性心肌炎最常见的病原体是原生动物克氏锥虫（*Trypanosoma cruzi*），它是查加斯病（Chagas disease）的致病因子。

结节病是一种病因不明的系统性肉芽肿性疾病，至少 20% 的病例存在心肌受累。心脏受累范围从散在的病灶到广泛受累（图 33.3）。尽管心内膜心肌活检可能提供诊断依据，但在心肌炎的诊断中往往不

可行。巨细胞性心肌炎少见，但具有高致命性，可能由免疫或者自身免疫病因引起，与其他炎症状态（如克罗恩病）相伴随。目前针对心肌炎免疫抑制治疗的研究尚未有阳性结果（见下文），但先前提到的几种病因引起的心肌炎常会对免疫抑制治疗有反应。围产期心肌病患者心内膜心肌活检时可见到心肌炎表现，但确切的病因和发生率还不明确。

超敏反应导致的心肌炎以嗜酸性粒细胞增多和嗜酸性粒细胞、中性粒细胞在心肌血管周围浸润为主要特征。任何药物均可能导致超敏反应性心肌炎，但是，这种状态很少被临床识别。因此，临床医生应保持对这种状态的高度警惕性。

许多药物和毒素也可引起心肌炎。可卡因可造成心肌细胞坏死，最可能是由于促发了交感神经过度激活所致。蒽环类药物（肿瘤化疗药物）具有直接心肌毒性，对心肌细胞呈现剂量依赖性损害效应，即使较低剂量也可能显著影响心脏功能。应用免疫检查点抑制剂的免疫治疗是肿瘤治疗的一大突破，能够激活免疫系统改善对化疗药物耐药的恶性肿瘤如黑色素瘤和肺癌的病情。这种药物偶尔

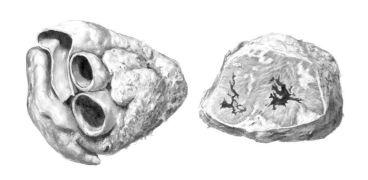

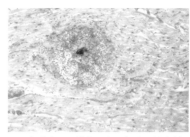

心肌内脓肿，细菌位于中心部分，被中性粒细胞、毁损的心肌和扩张的血管环绕

心脏系列横断面，显示多发的心肌间和心外膜下脓肿，合并心包炎

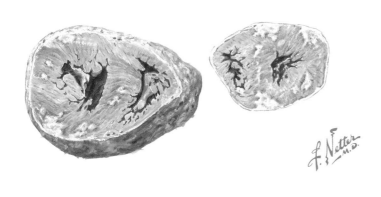

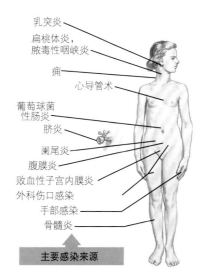

乳突炎
扁桃体炎
脓毒性咽峡炎
痈
心导管术
葡萄球菌性肠炎
脐炎
阑尾炎
腹膜炎
败血性子宫内膜炎
外科伤口感染
手部感染
骨髓炎

主要感染来源

图 33.1　脓毒性心肌炎和心肌心包炎

白喉性心肌炎

病毒性心肌炎

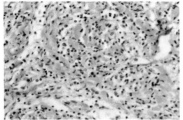

毒素摧毁心肌细胞
和继发反应（×100）

柯萨奇B组病毒感染。弥漫和
局灶性间质水肿；轻度破坏
的细胞浸润（×100）

希氏束和左、右束支弥漫性细胞浸润
（×100）

心脏扩大和附壁血栓

图 33.2　白喉性心肌炎和病毒性心肌炎

结节病器官受累发生率

结节病

硬皮病

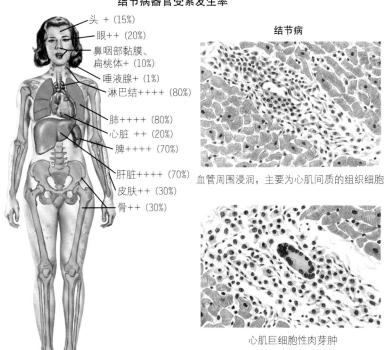

头 + （15%）
眼++（20%）
鼻咽部黏膜、
扁桃体+（10%）
唾液腺 +（1%）
淋巴结++++（80%）
肺++++（80%）
心脏 ++（20%）
脾++++（70%）
肝脏++++（70%）
皮肤++（30%）
骨++（30%）

血管周围浸润，主要为心肌间质的组织细胞

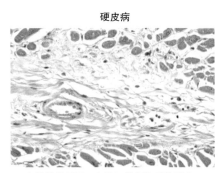

心肌纤维周围、心肌细胞间和动脉壁广
泛纤维化，中度的淋巴和组织细胞浸润

心肌巨细胞性肉芽肿

图 33.3　结节病和硬皮病心肌炎

会引起心肌炎，但一旦出现可导致严重的心功能损害甚至致命。

临床表现

心肌炎患者的临床过程千差万别。40% 的患者疾病可以自限（专栏 33.2）。一些患者有明确的发热、关节痛等前驱病毒性疾病表现。心脏症状通常是非特异的，包括疲劳、呼吸困难、胸膜炎性胸痛；另一些患者可表现为更为急性、进行性加重的心脏功能失代偿，重症心力衰竭需要强化的循环支持。某些局灶性心肌炎患者的表现类似于急性心肌梗死，但冠状动脉正常。患者也可出现心律失常，包括心悸或晕厥。心肌炎患者可发生猝死，多认为是继发于心律失常，即使是局灶性的心脏传导系统炎症也可引起严重的后果。临床或亚临床疾病状态恢复后，慢性免疫介导的心肌损伤或持续性的心肌细胞内病毒基因表达可引起进行性心脏扩大和左心室功能不全。

感染性心肌炎轻症病例体格检查可有低热和心包摩擦音。结节性红斑（结节病）和慢性游走性红斑（莱姆病）等体征可能为确定心肌炎的病因提供重要线索，应该引起重视。如果存在心力衰竭，可出现 S_3、颈静脉怒张和肺水肿等体征。心肌炎常可出现与体温升高不匹配的显著的窦性心动过速。

鉴别诊断

心肌炎的鉴别诊断主要依赖于疾病的临床表现。许多疾病均与心肌炎存在潜在联系或被认为是心肌炎的病因（专栏33.1、专栏33.2）。引起左心功能不全和心力衰竭的更常见原因包括长期的高血压、冠心病、心脏瓣膜病或遗传性心肌病。诊断心肌炎伴有心力衰竭需要在排除众多可引起左心功能不全的疾病后再考虑。

诊断流程

目前尚缺乏准确可靠的心肌炎诊断手段，因此临床诊断至关重要（专栏33.3）。肌酸激酶-MB（CK-MB）的比例、钠尿肽（BNP 或 NT-proBNP）和肌钙蛋白-I 和 T（cTn-I 和 cTn-T）浓度升高，证明存在心功能不全和心肌细胞损伤。白细胞计数升高和红细胞沉降率加快提示有系统性感染的证据。血培养可确定细菌性病原体，但难以诊断病毒感染。急性期和恢复期病毒抗体滴度（如柯萨奇 B 病毒和 EB 病毒）可以提供近期感染的某些证据，尤其是恢复期血清病毒（或莱姆病患者的螺旋体）中和抗体滴度升高 2~4 倍。其他实验室检查能够协助确认与心肌炎相关的系统性免疫疾病，如结节病（血管紧张素转化酶水平）或结缔组织病（抗核抗体）。心电图表现包括非特异性的 ST 段和 T 波异常、房性和室性心律失常、房室传导阻滞、反应室内传导延迟的 QRS 波增宽，偶见病理性 Q 波。室内传导异常与弥漫性心肌炎有关，通常提示预后不良。值得注意的是，一些心肌炎患者会有心肌梗死的典型心电图表现但冠状动脉正常。心肌炎没有特异性的 X 线表现，

但常常可以见到心脏扩大和肺水肿征象。超声心动图对于评价整体或局部左心室功能和舒张障碍十分有用，心肌炎相关表现包括室壁增厚、心室内血栓、瓣膜功能障碍、心包受累。心导管检查可排除冠心病或证实心力衰竭的血流动力学障碍。心肌核素检查如抗肌球蛋白抗体扫描能够确诊心肌炎症但未能广泛开展。MRI 能够确定与心肌炎相关的心肌组织变化，新近资料提示对比剂增强扫描是非常有价值的检查技术（图 33.4）。

确诊心肌炎唯一的金标准是心内膜心肌活检，但对患者有一定的风险，同时病理结果的解读存在显著的异质性。心脏病理学家小组制定了达拉斯标准（Dallas 标准）用于对心肌炎心内膜心肌活检病理组织学结果进行标准化的解读。心肌炎的标志性病理组织学表现为心肌炎症浸润和伴有心肌细胞溶解。临界心肌炎为存在炎症浸润但无明确心肌细胞坏死证据。但运用这一标准的心内膜心肌活检的阳性预测值较低（10%），多点采样可使阳性率得到一定程度提高。这些标准可能低估心肌炎的真实发病率。由于心肌炎症的不均一性或点灶状受累可导致取样误差以及结果的解读在不同观察者间存在差异，因

专栏 33.2　心肌炎的临床表现

- 不能解释的发热和病毒感染症状
- 无症状的左心功能不全
- 症状性左心功能不全
- 急性失代偿性心力衰竭
- 冠状动脉正常的急性心肌梗死
- 猝死
- 心律失常
- 冠状动脉正常，肌钙蛋白升高

专栏 33.3　确立心肌炎诊断的辅助检查

- 心肌损伤标志物（CK-MB，钠尿肽，肌钙蛋白）
- 病毒、螺旋体和真菌的血清学检查
- 血培养（感染性病因）
- 潜在疾病和炎症的标志物（血沉，抗核抗体，血管紧张素转化酶水平）
- 心电图
- 超声心动图
- 心内膜活检
- 心导管检查
- 核素检查
- 磁共振成像

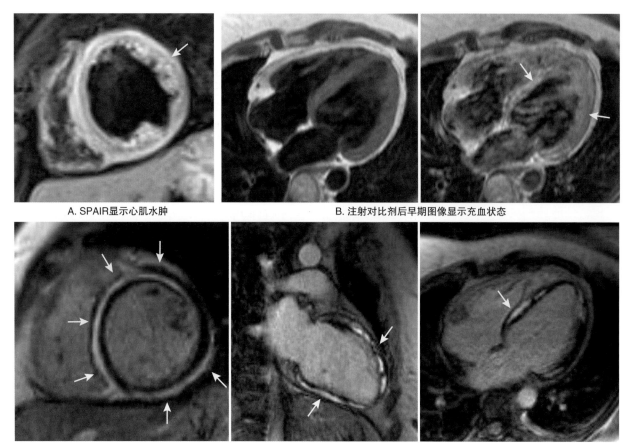

A. SPAIR显示心肌水肿　　　　　　　　　　B. 注射对比剂后早期图像显示充血状态

C. 注射对比剂15分钟后显示心肌瘢痕/坏死，心外膜下的炎症性坏死在晚期钆增强图像中显示

图 33.4　急性心肌炎的磁共振成像。SPAIR，频谱衰减反转恢复序列

此，阴性结果不能排除心肌炎。通过聚合酶链式反应或原位杂交技术确认病毒基因组的存在是相对新的技术，具有明显改善病毒性心肌炎诊断能力和评估预后的潜力。近期，许多研究报道了应用MRI诊断各种病因心肌炎的结果，突显了MRI作为心肌炎诊断技术的实用性。

管理与治疗

优选治疗

非药物治疗

心肌炎患者的基本治疗是支持治疗。急性期应限制体力活动，卧床休息或仅进行轻度的体力活动，直到心肌炎恢复。心肌炎动物模型研究显示，心肌炎症急性期进行运动可导致心肌破坏增加。运动员应该限制训练6个月直到心脏大小和功能恢复正常。合并心律失常的患者应限制竞技性的体育活动直到

心律失常完全缓解。控制食盐摄入应推荐给心肌炎患者，尤其是合并左心室收缩功能不全的患者。对少数进展为严重心力衰竭的患者，可能需要左心室辅助装置甚至心脏移植。应该停用所有非必需的药物，因为任何药物均有诱发超敏反应导致心肌炎的风险。

药物治疗

明确心肌炎患者的病因有助于确立针对性的治疗策略。例如，白喉病心肌炎患者确诊后应立即给予抗毒素。莱姆病心肌炎患者应使用抗生素治疗，尽管治疗效果仍不明确。查加斯病的有效治疗应聚焦于传播媒介的控制和免疫预防。

继发于心肌炎的扩张型心肌病患者应进行左心功能不全的传统治疗，包括 ACEI、β 受体阻滞剂、利尿剂控制容量超负荷，严重心力衰竭者需给予螺内酯，而地高辛仅在心力衰竭症状持续时应用。急性期炎症心肌对洋地黄敏感性升高，易导致洋地黄中毒，应谨慎使用。

免疫抑制治疗

推测病毒性心肌炎的长期效应部分与免疫介导机制相关，有研究者对免疫抑制治疗进行了研究。美国 NIH 资助的多中心、前瞻性、随机对照的心肌炎治疗临床试验中，入选了经心内膜心肌活检确诊且 LVEF<45% 的心肌炎患者，评估泼尼松联合环孢素或硫唑嘌呤的免疫抑制治疗效果。结果表明，治疗 28 周后免疫抑制剂和安慰剂两组间 LVEF 和生存率无显著差异。评价心肌炎患者静脉注射免疫球蛋白效果的小样本研究结果各异，而大样本随机对照研究未能证实免疫球蛋白的明显作用。因此，在获得安慰剂对比的随机对照临床试验证据之前，免疫球蛋白治疗仅推荐用于获益可能性较大的状况，如系统性自身免疫性疾病、免疫检查点抑制剂引起 T 淋巴细胞激活或者活检证实的失代偿性心肌炎。

避免治疗错误

一旦疑诊心肌炎，就应限制体力活动直到度过急性期，这已得到动物研究结果的证实。治疗方案可能依病因不同而变化，故应努力明确潜在病因。伴心力衰竭的心肌炎患者的治疗应基于心力衰竭的标准治疗，加用地高辛需谨慎。任何药物均可能有超敏反应的风险，停用所有非必须药物十分重要。

未来方向

未来心肌炎的治疗可能将针对心肌损伤特异性机制。不同病因心肌炎的共同通路是宿主的免疫反应，因此抗病毒药物和病毒特异性疫苗可能有效。

基于心肌炎甚或特发性扩张型心肌病免疫抑制治疗可能有效的假设，针对心力衰竭的免疫调节治疗也处在积极研究阶段。促炎细胞因子通过直接的心脏毒性促进心力衰竭的进展。遗憾的是，作为这一治疗策略的范例，对左心功能不全患者使用一种 TNF-α 抑制剂未能带来获益。但心肌炎存在众多潜在病因，可能一些病因导致的心肌炎对免疫治疗有反应，而另外一些病因导致的心肌炎则无反应。进一步以更为准确的病因特征筛选入组患者的研究可以解答这一问题。其他的心肌炎免疫治疗方法，包括血浆置换和免疫吸附治疗也正在进行中，可能会是现有治疗的有效辅助。

补充资料

Anzini M, Merlo M, Sabbadini G, et al. Long-term evolution and prognostic stratification of biopsy-proven active myocarditis. *Circulation*. 2013;128:2384–2394.
关于活检证实的心肌炎患者预后的综述。

Caforio AL, Pankuweit S, Arbustini E, et al. Current state of knowledge on aetiology, diagnosis, management, and therapy of myocarditis: a position statement of the European Society of Cardiology Working Group on Myocardial and Pericardial Diseases. *Eur Heart J*. 2013;34:2636–2648, 2648a–2648d.
欧洲心脏协会心肌炎立场声明。

Cooper LT Jr. Myocarditis. *N Engl J Med*. 2009;360:1526–1538.
关于心肌炎病理生理学的综述。

Francone M, Chimenti C, Galea N, et al. CMR sensitivity varies with clinical presentation and extent of cell necrosis in biopsy-proven acute myocarditis. *JACC Cardiovascular imaging*. 2014;7:254–263.
应用 MRI 诊断不同类型心肌炎的重要研究。

Fung G, Luo H, Qiu Y, Yang D, McManus B. Myocarditis. *Circ Res*. 2016;118:496–514.
关于心肌炎发病机制的综述。

Johnson DB, Balko JM, Compton ML, et al. Fulminant myocarditis with combination immune checkpoint blockade. *N Engl J Med*. 2016;375:1749–1755.
2 例免疫检查点抑制剂引起心肌炎的个案报道，心肌炎诊断通过尸体解剖证实。

Lurz P, Luecke C, Eitel I, et al. Comprehensive cardiac magnetic resonance imaging in patients with suspected myocarditis: the MyoRacer-Trial. *J Am Coll Cardiol*. 2016;67:1800–1811.
一篇评估 MRI 诊断心肌炎的重要研究。

循证文献

Gullastad L, Halfdan A, Fjeld J, et al. Immunomodulating therapy with intravenous immunoglobulin in patients with chronic heart failure. *Circulation*. 2001;103:220–225.
心肌炎患者免疫调节治疗获益的小样本研究。但是，这一方法在目前未被广泛应用。

Mason JW, O'Connell JB, Herskowitz A, et al. A clinical trial of immunosuppressive therapy for myocarditis. *N Engl J Med*. 1995;335:269–275.
最初未能证实泼尼松治疗心肌炎获益的大型研究。

McNamara D, Holubkov R, Starling RC, et al. Controlled trial of intravenous immune globulin in recent-onset dilated cardiomyopathy. *Circulation*. 2001;103:2254–2259.
一篇描述了可疑心肌炎患者静脉注射免疫球蛋白未能带来显著获益的大样本研究。但是，研究人群中只有少部分病例为活检证实的心肌炎，可能影响了研究结果。

（ Daniel J. Lenihan 著　张瑞涛 译　郭丽君 审校 ）

第34章

心脏移植和机械循环辅助装置

随着对心肌和心脏保护技术研究的深入，心脏直视下手术的安全性不断提高，心脏移植得以不断向前发展。1961年，Shumway和Lower发表了心脏移植领域的开创性文章，文中首次描述了在犬模型中进行的原位心脏移植术，移植心脏在实验犬体内成功地工作了数天。1967年12月，正当Shumway准备开始进行人类的心脏移植临床试验时，南非外科医生Christiaan Barnard在开普敦完成了首例人与人的心脏移植术，全世界为之震惊。Barnard曾在美国工作学习免疫抑制以及移植相关技术，这也为此次手术的实施打下了基础。Barnard的移植患者存活了18天后死于感染性并发症。随后在1968年1月，Shumway在美国完成了首次成功的心脏移植。自此，开启了世界范围内最持久的心脏移植计划。

在最初获得成功后，对心脏移植进行了积极的探索。然而，令人沮丧的是术后1年仅22%生存，使得大多数医疗机构放弃了这种技术。早期接受心脏移植的患者常死于移植心脏的免疫排斥和术后感染并发症。随后两个重要成果的发表使外科医生和管理心脏移植患者的人员能够更成功地区分移植物排斥反应和全身感染并发症。在1971年，Caves提出的心脏生物标本结合Billingham排斥反应的病理分级系统的发展，减少了很大一部分诊断性治疗，并能准确诊断排斥反应，维持合理的免疫抑制状态和制订更加适合的抗排斥治疗方案。1980年，环孢素A问世，这种钙通道蛋白抑制剂能显著降低术后排斥反应的发生率，使心脏移植术后的抗排异策略向前更进一步。

新近，针对移植排斥基础机制的深入研究使得由小剂量泼尼松、硫唑嘌呤和环孢霉素联合的三联免疫抑制方案得以应用，这种方案能够较好地控制排异，又可减少感染等由强效免疫抑制剂带来的不良反应。新型制剂，如他克莫司、霉酚酸酯和西罗莫司以及诱导疗法也均是目前抗排异选择的

组成部分。新的药物仍在不断研发中。随着这些进步，自1967年12月以来，在世界范围内已经完成超过10万例的心脏移植术。国际心肺移植学会（International Society for Heart and Lung Transplantation，ISHLT）登记了自1983年以来的心脏移植患者的随访结果和注册数据，使得该领域能够进行更加深入的研究和持续的探索。

耐久性机械循环辅助装置的发展使得可控性心力衰竭患者的数量急剧增加。尽管现阶段世界范围内每年完成的心脏移植已超过5000例，但仍有许多心力衰竭患者无法得到有效治疗。据统计，2012年美国有超过660万例的心力衰竭患者；全球心力衰竭患者的数量则超过了2300万。与此形成鲜明对比的是可供移植用的心脏供体远远不能满足需求。在美国，每年可供移植用的心脏仅有2000个，放到世界范围内来看，供求矛盾则会更加尖锐。因此，越来越多的心室辅助装置（ventricular assist devices，VADs）被用于临床。使用心室辅助装置的适应证主要有以下三种：心脏移植前的过渡治疗、心脏移植后恢复的过渡治疗以及永久替代治疗。

适应证

心脏移植的适应证包括标准内科或外科治疗无效的终末期心脏病，最佳药物治疗下NYHA心功能IV级且预期1年生存率<50%的患者。适应证中，包含了心源性休克需要持续正性肌力药物或机械循环支持的患者，强化保守治疗无效的顽固性致死性心律失常患者，不适合经皮或外科血运重建治疗的严重冠状动脉疾病伴有难治性心绞痛的患者。心肺运动试验，特别是最大耗氧量<14 ml/（g·min）的患者倾向列入心脏移植名单。有时也将最大耗氧量小于预期值的50%作为临界值，特别在女性患者和年

轻患者（<50岁）。

充血性心力衰竭的其他治疗方法也有了明显改进，从冠状动脉旁路移植术到经皮冠状动脉介入治疗再到先进的药物治疗，而需要接受心脏移植的患者通常年龄更大，病情更重，伴随疾病更多。另外，目前考虑进行心脏移植的患者群体也已扩大到老年人、儿童及新生儿。成年人需要心脏移植的最常见适应证是心肌病和终末期冠状动脉疾病患者，少数患有瓣膜性心脏病或先天性心脏病的患者进入终末期后也需要进行心脏移植。此外，极少数患者需要进行二次移植（例如移植血管疾病）。而在儿童患者中，需要心脏移植的疾病多为扩张型心肌病和先天性心脏病。

欲接受心脏移植的患者，应该接受由多学科移植团队参与的严格筛查，评估团队成员包括心胸外科医生、心脏病学家、移植协调员、社会工作者、营养师、物理治疗师、心理学家/精神病学家和财务顾问。在整个评估过程中，不仅要确定患者是否需要移植，而且要确定患者在生理和精神上能够严格遵守移植后医疗方案，以及能否得到合适的社会支持进行成功的心脏移植。

供者

心脏移植的供者通常是已经宣布脑死亡但心功能足以支持其他器官暂时维持功能的患者，死因多是严重的颅脑疾病或创伤。评估团队将对供者的心脏进行包括死亡原因、是否进行心肺复苏以及是否使用正性肌力药物支持治疗等内容在内的情况进行评估。同时，供者将接受心电图和超声心动图检查以评估心室功能及瓣膜功能。对于45岁以上的男性、55岁以上的女性以及有其他冠状动脉疾病危险因素的患者，通常会进行漂浮导管及冠状动脉造影检查以评估冠状动脉情况。此外，供者将接受充分的血清学检测并仔细审查其医疗记录，以排除携带传染病病原体、潜在的颅外转移的恶性肿瘤、败血症及心内膜炎等情况。理想的供者年龄通常小于55岁且未出现长时间的低血压或低氧血症。而在过去的15年中，供者选择标准趋向于更加宽松，经历过心搏骤停的心脏成功用于移植的案例也有报道。

供者-受者配型

在美国，经评估后需要接受移植的患者会被列入由器官共享联合网络（United Network for Organ Sharing，UNOS）维护的移植等待表。UNOS已经与美国政府签订协议，使其于合法范围内在全美进行移植器官获取和匹配。对于移植等待表上的受者，评估团队会根据体型、ABO血型、医疗紧急状况和等待时间等情况进行全面评估。

当发现合适的供者后，UNOS就会根据供者的情况生成一份可能的受者名单，并根据到供者医院的距离（以尽量减少在途中和移植过程中器官缺血的时间）、器官大小、ABO血型、病情的紧急程度和等待时间等情况进行优先级的综合排序。随后，器官会被首先提供给优先级最高的准受者所在的移植中心。如果该移植中心评估后认为此供者器官适合，就会马上安排获取该供体器官并立即进行移植手术。但并非所有准受者在匹配的器官到来时都能准备好接受手术，当准受者由于持续感染或其他禁忌证不能接受移植时，它将按照优先级依次提供给当地的其他患者；若当地的所有准受者均不能接受此供体心脏，则会将范围依次扩大，直到覆盖全国。实际上，由于等待移植的患者数量众多，绝大多数供体心脏都被移植给了本地的准受者。供者其他可用器官的匹配方式与此大致相同。

捐赠程序

在供者的所有可用器官按照上述流程分配完毕后，外科医生会到达供者所在医院，通过配合，在尽可能减少损伤的前提下获取所有可用的器官，通常包括心脏、肺、肝、肾和胰腺，偶尔也会有小肠。心脏从供者体内取出时所采用的手术方式取决于受者接受的是单独的心脏移植，或是单独的肺移植，还是心肺联合移植。对于单独的心脏移植来说，在供者器官的获取过程中首先要初步游离主动脉和上、下腔静脉，随后在升主动脉放置心脏停搏套管；若同时获取其他器官，则由相应团队对剩余目标器官进行游离，随后对供者全身肝素化。之后结扎上腔静脉并切除左心房附件，随后切断部分下腔静脉来为心脏减压，防止心室过度扩张。交叉夹闭主动脉并灌注心脏停搏液，随后用冷生理盐水灌洗心脏（图34.1）。

在对供者心脏处理的同时，相应团队对其他器官用各自适合的药物及冷盐水灌洗。在停搏液输注完成后，离断上、下腔静脉。如果只摘除心脏而不摘除肺，则在心包处离断肺动、静脉及主动脉。若

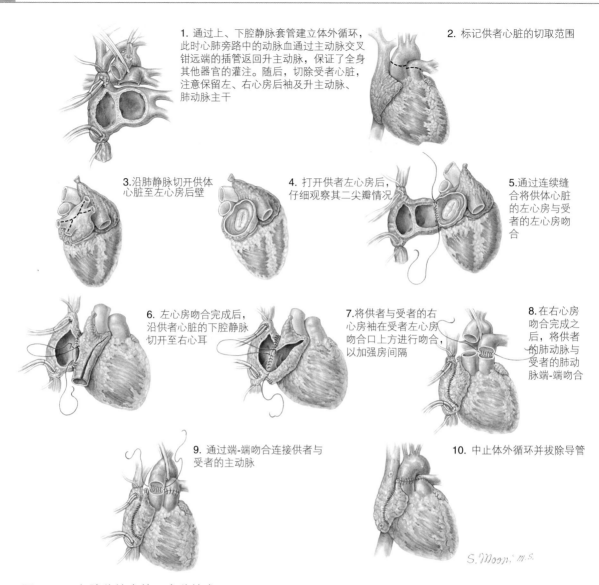

1. 通过上、下腔静脉套管建立体外循环，此时心肺旁路中的动脉血通过主动脉交叉钳远端的插管返回升主动脉，保证了全身其他器官的灌注。随后，切除受者心脏，注意保留左、右心房后袖及升主动脉、肺动脉主干

2. 标记供者心脏的切取范围

3. 沿肺静脉切开供体心脏至左心房后壁

4. 打开供者左心房后，仔细观察其二尖瓣情况

5. 通过连续缝合将供体心脏的左心房与受者的左心房吻合

6. 左心房吻合完成后，沿供者心脏的下腔静脉切开至右心耳

7. 将供者与受者的右心房袖在受者左心房吻合口上方进行吻合，以加强房间隔

8. 在右心房吻合完成之后，将供者的肺动脉与受者的肺动脉端-端吻合

9. 通过端-端吻合连接供者与受者的主动脉

10. 中止体外循环并拔除导管

S.Moon. M.S.

图 34.1　心脏移植中的双房移植术

需要同时摘除肺，则将左心房在中央水平断开，以留出足够的左心房袖用于受体心脏植入，同时留出足够的肺静脉袖用于受体肺植入。随后在肺动脉干的分支处将其离断，为受体肺植入留下足够长的肺动脉。如果计划进行心肺联合移植，则需要将两个器官整体摘除，在游离腔静脉、主动脉和气管至足够长度后离断，随后将心肺整体从纵隔中取出。上述器官取出后会被储存在生理盐水制成的冰水中，外层套以数层无菌塑料袋以确保转运过程中供体器官的无菌状态，之后整体会被放在装满冰块的冷却器中并送往相应的移植中心。

受者移植过程

目前，有两种原位心脏移植技术在心脏移植中

被广泛使用。在传统的 Shumway and Lower 术中通过双房吻合术将供者和受者的心房袖缝合在一起，由于无需单独吻合腔静脉使得手术时间得以缩短。另一种技术是在 20 世纪 90 年代所提出的双腔技术，此术式与 Shumway and Lower 术的差异在于需要对上、下腔静脉分别进行吻合。有研究称该技术能够改善受者的心房功能，降低心律失常、永久性起搏器植入及三尖瓣关闭不全的发生率。但根据 UNOS 数据库在 1999—2005 年间的数据分析显示：双腔或双房原位心脏移植患者的生存率差异无统计学意义。

越来越多的心脏移植受者在等待供体时接受了左心室辅助装置（LVAD）的支持治疗。对于这部分患者，二次开胸手术的情况会变得更加复杂，同时通常需要将心室辅助装置外植，这都会使手术时间延长。因此，心脏移植的评估团队在供者心脏摘除

术的时机选择上必须将上述情况考虑在内，以最大程度地缩短供体器官的缺血时间。

双房技术

此种手术的入路通过标准的经正中胸骨入路进行，采用主动脉和上、下腔静脉插管来建立体外循环。在供者心脏被运送到受者医院时进行初步处理，包括游离主要的解剖结构和插管；同时，受者在全身中度低温（32℃左右）下建立体外循环，并将腔静脉带固定在腔静脉套管周围。随后，主动脉被交叉夹闭，然后在主动脉瓣上方的位置离断。肺动脉干在其各自的瓣膜上方断开，心房在中央水平分开，切除心耳，并保留包含左肺静脉及右腔静脉的左心房后袖。而对于供者心脏则需要将肺动脉从主动脉旁和左心房的顶部游离出来，并将肺静脉窦相互连接形成可用于左心房吻合的袖管。此外，还可以切除多余的左心房使得与受者的心脏尺寸更加匹配。检查供者心脏的卵圆窝是否存在卵圆孔未闭，若存在，则将其关闭。然后以连续缝合的方式吻合供者与受者的左心房。吻合过程应从供者左心耳的底部开始，这个位置正好在受者左上肺静脉的上方（见图 34.1）。随后从下腔静脉穿过右心耳打开供者的右心房，并将其与受者心房袖吻合。之后将供者和受者的肺动脉干保留适当的长度，然后用连续缝合的方式完成端-端吻合。肺动脉吻合完成后，逐渐开始全身复温，并对供者和受者的主动脉进行修剪，并用连续缝合线将其吻合。排除心脏中的空气，固定缝合线，将患者置于头低足高位，并打开交叉夹钳，恢复供者心脏的血供。在复温和再灌注过程中，排除右心中的空气，移除腔静脉带，并将供者与受者的上腔静脉进行吻合。随着复温和再灌注，移植后的心脏通常会形成自发的正常窦性心律。如果术后需要临时的房室序贯起搏，则应放置临时的心房和心室起搏线。在移植后的心脏发生心室强力收缩和除气操作完成后，开始进行正性肌力支持治疗。根据供者心脏的大小和缺血时间，受者的肺血管阻力以及术前使用抗心律失常药物（尤其是胺碘酮）的情况，有时需要使用额外的正性肌力药物支持或血管收缩药物，随后中止体外循环。使用硫酸鱼精蛋白中和肝素，拔除心脏套管。确保充分止血后，放置胸腔引流管，关闭切口。

双腔技术

该操作与双房技术基本相同，二者的差异主要在于：前者需要在左、右心房之间建立凹槽，通过该凹槽将左、右心房分开。在切取心脏的过程中，供者的上腔静脉在右心房水平被离断，下腔静脉在冠状窦以下被离断。在离断主动脉和肺动脉后，从左心房顶部开始，沿左、右肺静脉自上向下做切口，制作一个左心房袖带（图 34.2）。在植入过程中，使用与双房类似的方式缝合左心房袖带。一些外科医生会在左心房缝合线的右侧开一个排气孔，协助排气的同时也能防止在后续的植入过程中在心脏内积聚血液。之后，将受者和供者下腔静脉吻合，随后再进行上腔静脉间的吻合。然后以类似的过程完成肺动脉和主动脉吻合。另一种方法是先完成左心房、下腔静脉和主动脉吻合，然后松开交叉钳夹，在心脏恢复搏动并再灌注的情况下，完成剩余的右侧吻合术，以减少缺血时间。体外循环撤机时机和方法与双房技术相同。

术后管理

心脏移植受者术后的治疗方案与心脏直视手术患者相似，尤其是在液体和电解质管理、呼吸机护理和撤机以及疼痛管理方面，其主要区别在于感染隔离等预防措施方面。由于使用了免疫抑制剂来减少术后的免疫排斥反应，术后感染的风险大大增加。目前移植术后的抗排异方案有很多，大多数药物抗排异方案依赖于钙调神经磷酸酶抑制剂（环孢素或他克莫司）、嘌呤合成抑制剂（硫唑嘌呤或霉酚酸酯）和泼尼松组成的三联方案。当前根据每日血清浓度来监测和调节钙调神经磷酸酶抑制剂的剂量，如果发生白细胞减少症或全血细胞减少症，则嘌呤合成抑制剂的剂量应减少；如果不存在排斥反应，可按计划逐渐减少类固醇的剂量。大多数相关研究中使用心内膜活检，辅以超声心动图检查或右心导管检查或二者结合的方案来诊断排斥反应，同时对治疗的反应性进行监测。如果出现明显的排斥反应或血流动力学损害，则应使用大剂量类固醇。如果大剂量类固醇无效或患者出现反复排斥，则使用其他治疗方案。由于供者心脏为完全去神经状态，因此在术后早期必须密切监测心率。去神经支配可能会导致固有心率变慢，因此必须使用变时药物，调整药物用量将目标心率调整到大于 90 次 / 分。

在随访期间，应监测患者是否出现心律失常、免疫抑制剂的副作用以及感染等情况。当使用双房

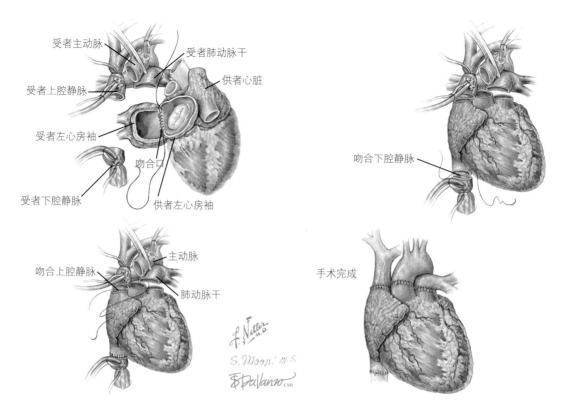

图34.2　心脏移植中的双腔移植术

技术时，常规心电图检查通常会显示两个P波，其中一个来自受者右心房，另一个来自供者右心房，此类改变常被误诊为心房颤动或房性期前收缩，鉴别方法是采用双房技术移植的患者一组同步波群中包含两个P波和一个QRS波。常规的胸部X线检查对于检测新发浸润至关重要，它通常提示临床前肺炎或早期恶性肿瘤的发生。术后使用免疫抑制剂不仅会增加感染的风险，也可能会使恶性肿瘤的发生率增加。因此，如果胸部X线发现新发浸润，则必须对其性质进行积极评估。若能早期发现并进行干预，患者的预后则大不相同。慢性肾功能不全是长期使用钙调神经磷酸酶抑制剂的常见不良反应，可以通过调整药物剂量得到缓解。慢性高血压亦是使用钙调神经磷酸酶抑制剂和类固醇的常见不良反应，常需要联用多种降压药物控制血压。同时，使用上述两种药物均可能引起高脂血症，当前证据表明所有移植患者均应常规接受他汀类药物治疗。此外，钙调神经磷酸酶抑制剂和类固醇也可导致糖尿病，需要胰岛素治疗才能有效控制。在无证据支持发生排斥反应的情况下，心内膜活检的频率则应逐渐降低。在术后1年之后，心内膜活检应仅在临床医师怀疑发生移植排斥反应时或作为每年常规复查内容进行。

心脏移植的预后

自1983年以来，ISHLT和UNOS收集和分析了来自225个中心（所有中心都在美国，UNOS登记的中心全部纳入，其他中心则自愿提供数据）的超过11.6万例心脏移植手术的数据。在2014年，ISHLT发布了第31份"成人心脏移植报告"，报告指出：每年登记的心脏移植手术数量在1993年到2004年间持续下降，随后缓慢增加；2014年，共有4196例登记的心脏移植手术；在纳入的移植中心中，每年进行超过10次移植的中心超过50%。进行心脏移植的成人患者主要是冠心病（36%）和非缺血性心肌病（55%）患者，其余包括先天性心脏病（3%）、二次移植（2.5%）及瓣膜性心脏病（2.8%）患者等。每年60岁以上受者的比例超过25%。此外，受者中使用左心室辅助装置的比例显著增加，在2000年到2008年间为24%，而在2014年时这一比例增加为41%。与此相关的另一个变化是受者在接受移植前的住院比例有所下降，从之前的72%降至如今的44%，这在一定程度上肯定了当前使用左心室辅助装置或正性肌力药物来进行移植前过渡治疗的疗效。在过去10年间，供者筛选标准变得更加宽松，供者的平均年龄从 1983 年的 23 岁增加到 2014 年的 35 岁，同时 50 岁以上的供者比例也有所增加，从 1986 年的几乎为零增加到了如今的 12%。

在过去 10 年中，随着围手术期抗淋巴细胞抗体或白介素 2 受体拮抗剂使用的增加，术后免疫抑制治疗方案发生了一些变化。他克莫司是目前最常用的钙调神经磷酸酶抑制剂，霉酚酸酯是目前主要使用的抗增殖剂，相比而言西罗莫司的使用率仍然低于 20%。此外，泼尼松依然是术后免疫抑制治疗方案中重要的一环，移植术后 1 年有大约 75% 的患者在使用，在移植术后 5 年则减少到 40%。

心脏移植术后的生存率总体较高。目前，术后 1 年、5 年和 10 年的生存率分别为 84%、70% 和 50%。在生存曲线上，除移植术后前 6 个月下降较快之外，移植术后的 15 年内，曲线以每年约 3.5% 的线性速率下降。然而，生存曲线似乎没有任何一个点的斜率能减小到与普通人群相同。影响 1 年死亡率的危险因素包括：术中透析或长时间机械通气、术后 2 周内由于感染而接受静脉抗生素治疗、术后短期体外机械循环支持、成人先天性心脏病、术前使用搏动性心室辅助装置、受者年龄、供者年龄、供者心脏缺血时间、供者 BMI（倒数）、移植物大小、受者肺动脉舒张压以及移植前胆红素和肌酐水平等。

在移植术后 7 年，90% 的受者没有活动量的限制，许多患者能够重返工作岗位。在移植后第 1 年内，非巨细胞病毒感染、移植失败和急性排斥是最常见的死亡原因。而到术后 5 年，同种异体血管病变（33%）、恶性肿瘤（23%）和非巨细胞病毒感染（11%）则成为患者死亡的主要原因。此外，移植术后合并症的发病率仍然很高：移植术后 10 年内，有 99% 的患者有高血压，14% 的患者有严重的肾功能不全，93% 的患者有高脂血症，37% 的患者有糖尿病，53% 的患者有血管造影证实的同种异体血管病变。

机械循环辅助装置

在过去 20 年内，机械循环辅助装置（mechanical circulatory support devices，MCSD）得到迅速发展，其主要目的是为晚期心力衰竭患者提供机械循环支持，作为移植术前、移植术后恢复前的过渡治疗以及替代治疗。机械循环辅助装置目前被定义为辅助或替代心脏的左心室、右心室或两个心室泵送血液功能的机械泵，现有的设备可以根据需求提供短期、中期以及长期支持。根据血流动力学参数，机械循环辅助装置可以分为部分或完全左心室支持、右心室支持或双心室支持，放置的方式有体外泵、带有经皮驱动线的体内泵以及完全的体内泵。自诞生以来，机械循环辅助装置技术不断进步，变得更小、更可靠，血栓形成以及感染的发生率更低。第一代机械循环辅助装置主要依赖于大型气动或电动驱动器，第二代则使用了轴流技术，到第三代时，磁悬浮驱动器逐渐成为主流选择。目前，第三代机械循环辅助装置已被批准用作移植前的过渡治疗或特定疗法的过渡治疗。

受者选择和适应证

选择适合的受者是保证机械循环辅助装置取得预期效果的关键，其评估过程依然采用了多学科综合评估的方法。机械循环支持治疗的适应证与心脏移植相似，包括急性适应证和慢性适应证（图 34.3）。急性期适应证包括心肌梗死后难治性心源性休克、急性心肌炎和体外循环撤机失败。短期使用机械循环辅助装置治疗急性心力衰竭不在本章阐述范围之内，在此不作进一步讨论，但是应该指出的是，在经验丰富的中心，机械循环辅助装置可以在这些患者人群中获得预期效果。

慢性期适应证与心脏移植的适应证相似，包括缺血性心肌病、特发性心肌病、瓣膜性心脏病和先天性心脏病等。这些患者使用机械循环辅助装置的公认标准包括药物难治的、NYHA 心功能Ⅳ级的心力衰竭，心脏指数 <2 L/（min·m²），肺毛细血管楔压 >25 mmHg，收缩压 <80 mmHg 以及 LVEF>20%。这些患者使用机械循环辅助装置的禁忌证仍有争议，但通常包括固定的肺动脉高压（>6 个 Wood 单位）、近期发生的肺栓塞、活动性消化性溃疡病、患有终末器官损害的糖尿病、严重的外周血管疾病、活动性感染、肾功能不全（肌酐 >2.5 mg/dl）、严重的肝或肺功能障碍、新发恶性肿瘤、过度肥胖（BMI>35 kg/m²）、滥用血管活性药物、依从性差以及患有严重的社会心理问题。符合机械循环辅助装置慢性适应证的患者可以考虑使用长期设备。机械性循环支持的停止时机应在术前确定，但需要注意的是，该终点可以根据装置植入后患者的状况及时调整。可能的停止时机包括恢复前过渡治疗、移植前过渡治疗以及特定目的治疗（替代移植）。例如，人们可能打算使用一种设备作为恢复前的过渡治疗，但使用后发现心功能改善未达到预期。因此，需要进行机

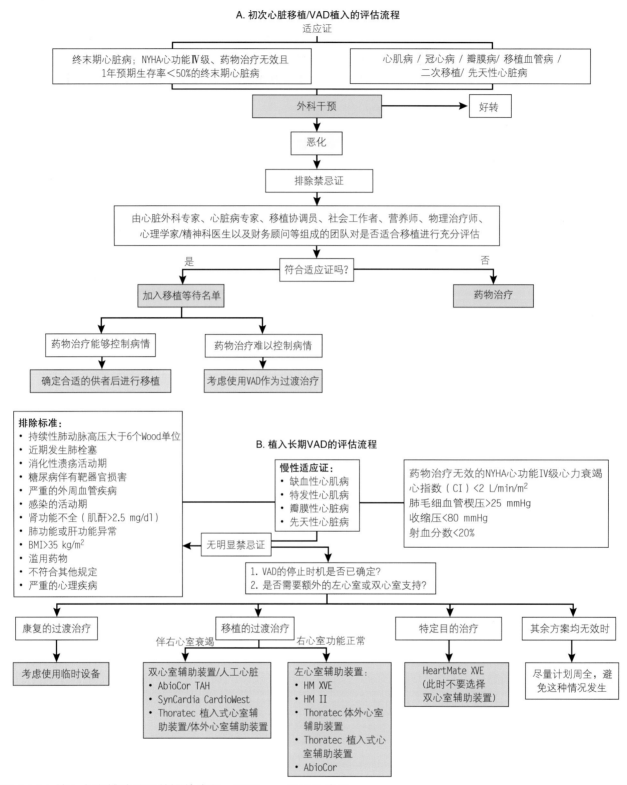

图34.3　植入心室辅助装置的评估流程。VAD，心室辅助装置

械循环辅助装置植入患者通常是移植前过渡治疗或特定目的治疗。但需要注意的是，在紧急情况下不要草率决定使用长期设备，以免陷入无计可施的尴尬境地。

长期耐用的机械循环辅助装置

AbioCor 全人工心脏

AbioCor（Abiomed）是使用经皮能量传输的全人

工心脏，目前已获得美国食品药品管理局（FDA）批准，可用于非移植和非左心室辅助装置治疗目的的患者。但由于发生血栓栓塞和出血并发症的概率很高，其使用也受到限制，仅在美国少数几个中心可以选择植入。

SynCardia 全人工心脏

SynCardia CardioWest（SynCardia Systems）是一种双心室、气动、脉动式的血泵，植入后可完全原位替代患者的心室和所有 4 个心脏瓣膜，也被批准用作适合移植的患者进行移植前过渡治疗。在美国 5 个中心进行的非随机前瞻性研究中，有 81 名患者接受了人造心脏器械的移植，植入后存活率为 79%，1 年总体生存率为 70%。有 62% 的患者发生了出血，77% 的患者发生了感染，27% 的患者发生了神经系统相关不良事件。

Thoratec 体外心室辅助装置

Thoratec 体外心室辅助装置（Thoratec）是基于 20 世纪 70 年代设计的革新，自 1995 年起已被批准用作移植前过渡治疗。该设备可以替代左心室、右心室或双心室，容易植入，并且可以放置在体外，因此适用于各种患者。但也正是因为该设备体外位置的设置使得便携性下降，对患者的吸引力不大。

HeartMate XVE

HeartMate XVE（Thoratec）是第一代心室辅助装置，它是一种可植入的、搏动性的、电力驱动的设备，流入套管连接左心室心尖，流出套管连接主动脉。植入患者体内时，该泵被植入腹壁袋，一根经皮的电缆从右上腹部穿出并连接到可穿戴的外部驱动器上。自 1998 年诞生以来，它已被批准作为移植前过渡治疗，并在 2003 年获得 FDA 批准用于特定目的治疗。此种泵的缺点主要在于耐久性较差和泵的尺寸过大。

HeartMate Ⅱ

HeartMate Ⅱ（Thoratec）的开发是为了克服搏动性容量替代设备的某些限制，例如 HeartMate XVE 的耐用性和便携性均较差。HeartMate Ⅱ 设备使用连续流旋转泵技术，与 HeartMate WVE 相比，更小的尺寸使得身材较小的患者（青少年和某些女性）进行机械循环辅助装置治疗成为可能。该设备的运动部件简化为仅有一个转子，耐用性更强。该设备的植入过程与 HeartMate XVE 类似，但尺寸更小，需要的腹壁袋也更小。在一项没有同期对照组的前瞻性多中心试验中，有 133 名患者接受了 HeartMate Ⅱ 设备的植入，其中 75% 的患者达到了主要目的（移植或存活 6 个月），并且其设备故障和感染的发生率低于 HeartMate XVE。但与更新的第三代设备相比，HeartMate Ⅱ LVAD 血栓形成和血栓栓塞事件发生率更高。

HeartMate Ⅲ

HeartMate Ⅲ（Thoratec）使用了磁悬浮离心泵技术且没有轴承。该设备可完全植入体内，更小的泵尺寸使得切口更小，并且无需腹壁心室辅助装置袋。该设备已被编程为具有固定的脉动性，可以降低血栓形成、胃肠道出血和卒中等不良事件的发生风险。目前该设备已获得 FDA 批准，可用于移植前过渡治疗和目的治疗，正在进行针对目的治疗患者的临床试验。

HeartWare

HeartWare HVAD（Medtronic）是一种连续流离心泵，可完全植入并且体积小到可以放置在心包内。磁力和静水力使的叶轮悬浮在泵内，避免了叶轮和泵之间的接触。HeartWare 心室辅助系统用作晚期心力衰竭的特定目的治疗试验（ENDURANCE）是一项随机对照试验，该试验评估了 HVAD 植入术的存活率和预后。较高的存活率和可接受的并发症特征使得其在 2017 年秋季被批准用于特定治疗目的的患者。

机械辅助循环支持机构登记处的现状

由美国国家心脏、肺和血液研究所（NHLBI）资助的机构间机械辅助循环支持注册系统（Interagency Registry for Mechanically Assisted Circulatory Support，INTERMACS）数据库是受 FDA 批准的、针对持久性机械循环辅助装置治疗晚期心力衰竭患者的注册系统。它的建立是为了增进对机械循环支持的理解和应用，以改善晚期心力衰竭患者的生存时间和生活质量。NHLBI 提供资金和科学支持，FDA 提供监管，美国医疗补助和老年医疗保障服务中心提供联邦补偿，通过合作尝试建立一种模式，将用于 MCSD 设备的发展和进步可以广为人知。

INTERMACS 于 2006 年 6 月 23 日启用，截止到

2015 年 12 月 31 日，已有 158 个中心将患者信息录入该数据库。从 2006 年到 2015 年，超过 90% 的患者接受了连续流设备，而搏动性设备在逐步被淘汰。2008 年之后，用于特定目的治疗的心室辅助装置使用量有所增加，到 2014 年达到稳定水平，占到将近 46%。约有 1/3 的成人心室辅助装置患者在 1 年内接受了心脏移植。

整个队列的 1 年生存率为 80%，2 年生存率为 70%。特定目的治疗患者的 1 年生存率接近 80%，而需要双心室心室辅助装置支持的患者则较低，只有大约 50%。术前早期死亡的危险因素包括严重的心源性休克、年龄较大、植入时出现腹水、胆红素水平较高以及放置双心室辅助装置或全人工心脏。耐人寻味的是：植入时的初始目的对生存没有明显的影响（桥接移植、桥接恢复或桥接候选）。与对照组（不需要更换的患者）相比，左心室辅助装置泵的更换变得更加普遍，并且与 1 年生存率的显著降低有关。

未来方向

心脏移植是终末期心脏病患者的既定、安全、持久和可靠的治疗方法。但应用受到供者器官供应不足的限制，这要求必须仔细选择受者，以确保在使用这种稀缺资源时能获得最佳效果，但需要开发一种更科学的方法完善心脏移植过程中供体和受体匹配过程，如通过制定心脏分配评分和供者风险指数来评估心脏受者和供者。此外，由于不同地区捐献者及管理存在较大差异，捐献率也在 4% 到 60% 不等，区域性器官获取组织（Organ Procurement Organizations，OPO）应当采取供者标准化管理。免疫抑制和免疫调节的突破性进展可能会发生在共刺激性阻断和抗体介导的排斥反应修饰的领域。新的研究表明，与 T 细胞调节相比，B 细胞调节会影响慢性同种异体血管病的发展。但是，针对这些机制的药物仍处于实验室阶段，临床使用之前需要对其进行更深入的了解。此外，尽管对于干细胞移植治疗终末期心力衰竭的研究受到多方关注，但目前看来距离真正用于临床治疗仍遥遥无期。

机械循环辅助装置还在继续发展。新型的较小型旋转泵似乎具有更高的耐用性，并且比脉动流设备具有更低的感染率和血栓栓塞事件发生率，并已被批准用于特定目的治疗。毫无疑问，机械循环辅助装置将来在临床上的应用范围广泛，但仍需不断发展，尤其是在减少感染和血栓栓塞事件方面。完全或部分支持患者的经皮或外周放置的心室辅助装置也在开发中，可能在病情较轻的患者进展为难治性心力衰竭之前使用机械循环辅助装置进行治疗。由于心力衰竭患者的增多，实验室和临床的探索将继续，并在未来可能会取得重大进展。

补充资料

Baumgartner WA, Reitz BA, Achuff SC, eds. *Heart and Heart-Lung Transplantation*. Philadelphia: W.B. Saunders; 1990.
心脏移植领军人物撰写的综述。

Jatin A, Singh S, Antoun D, et al. Durable mechanical circulatory support versus organ transplantation: past, present, and future. *Biomed Res Int*. 2015;2015:849571.
本文分别细致地讨论了接受持续性机械循环支持和心脏移植治疗患者的管理。

循证文献

International Society for Heart and Lung Transplantation. Available at: http://www.ishlt.org; The Scientific Registry of Transplant Recipients. Available at: https://www.srtr.org/; United Network for Organ Sharing. Available at: http://www.unos.org.
美国器官捐献、分配和移植的相关网站。

Kirklin JK, Naftel DC, Pagani FD, et al. Seventh INTERMACS annual report: 15,000 patients and counting. *J Heart Lung Transplant*. 2015;34:1495–1504.
INTERMACS 数据库的第七份年度报告，涵盖机械循环辅助装置现状、使用率和死亡率数据以及患者特征等信息。

Lund LH, Edwards LB, Kucheryavaya AY, et al. Registry of the International Society for Heart and Lung Transplantation: Thirty-First Official Adult Heart Transplant Report—2014. *J Heart Lung Transplant*. 2014;33(10):996–1008.
ISHLT 的最新注册报告。

Miller LW, Pagani FD, Russell SD, et al. Use of a continuous-flow device in patients awaiting heart transplantation. *N Engl J Med*. 2007;357:885–896.
研究发现在等待心脏移植的患者中，持续流动的左心室辅助装置可以提供至少 6 个月的有效血流动力学支持，并能够改善功能状态和生活质量。FDA 于 2008 年 4 月批准 Heart-Mate Ⅱ 设备作为移植的过渡治疗。

Rose EA, Gelijns AC, Moskowitz AJ, et al. Long-term use of a left ventricular assist device for end-stage heart disease. *N Engl J Med*. 2001;345:1435–1443.
该研究首次证明了左心室辅助装置相较于常规治疗在非心脏移植受者的终末期心力衰竭患者中的益处，使得 FDA 批准 Heart-Mate-XVE 设备作为特定疗法的过渡治疗。

（ Kristen A. Sell-Dottin，Benjamin Haithcock，Thomas G. Caranasos，Michael E. Bowdish，Michael R. Mill，Brett C. Sheridan 著
吴昊森 译　张喆　郭丽君 审校 ）

第35章

应激性心肌病

应激性心肌病（stress-induced cardiomyopathy）又称Takotsubo心肌病，是指由多种心理或生理应激引起的短暂左心室功能障碍综合征。危重症患者为易感人群，但遭受严重情绪困扰的门诊患者也可能发展为应激性心肌病，此外还包括一些重症监护环境中的脓毒症、呼吸衰竭、颅内出血和胰腺炎等少见诱因。尽管应激性心肌病早在25年前就已经有报道，目前临床上对这个疾病的认识也逐步增多，但其病理生理机制仍未明确，目前主要为经验性治疗，但总体预后良好。

应激性心肌病最早于20世纪90年代初在日本被描述，但现在世界各地均有发生。"Takotsubo"是日语单词，意思是用来捕获章鱼的窄颈罐子，这种罐子的形状类似于应激性心肌病时最常见的左心室造影表现（图35.1）。其他名称还包括短暂左心室心尖球样变，俗称"心碎综合征"。

应激性心肌病对女性的影响远大于男性（>80%的病例为女性），平均年龄为66岁，约占疑似急性冠状动脉综合征的2%，主要为支持治疗。

病因与发病机制

虽然推测的病因和应激性心肌病之间存在许多关联，但该病的发病机制尚不清楚。由于多种临床情况与应激性心肌病发生存在时间上的相关性，因此提出多种应激情况下，如过量的儿茶酚胺、组胺和/或细胞因子等介质，可导致冠状动脉痉挛、微血管功能障碍或直接心肌毒性。这些因素的任一组合都可能导致应激性心肌病特征性的一过性心电图改变、左心室功能下降和心脏生物标志物水平升高。此外，多项研究表明绝经后妇女易患此病与其雌激素缺乏有关。

观察性研究显示，大多数应激性心肌病由情绪（14%~38%）或躯体应激（17%~77%）所促发。然而，在国际Takotsubo登记研究中，仍有高达28%的患者没有明显的触发因素。应激相关的推测与儿茶酚胺水平升高可能引起微血管功能障碍或心肌毒性的假说是一致的，研究发现大多数Takotsubo心肌病患者血浆去甲肾上腺素水平升高。一项研究检测了Takotsubo心肌病患者与心肌梗死患者血浆儿茶酚胺释放量，发现应激性心肌病患者血浆肾上腺素（1264 pg/ml *vs.* 376 pg/ml）和去甲肾上腺素（2284 pg/ml *vs.* 1100 pg/ml）水平均较高，支持儿茶酚胺致病作用的进一步证据还包括一过性心肌灌注异常的部位与心肌顿抑、多支冠状动脉血管痉挛相一致。此外，应激性心肌病患者的心内膜心肌活检也显示了儿茶酚胺毒性的组织学特征。

临床表现

许多应激性心肌病患者有严重左心室功能不全表现，病情危重。应激性心肌病最常见的主诉是静息时胸痛（33%~71%），可伴有呼吸急促、晕厥，休克也有报道。应仔细询问是否有严重情绪应激的病史，如家庭成员的死亡或其他严重的心理压力。据报道，严重的内科或外科疾病、恐慌发作、争吵和其他强情绪刺激均可作为促发因素。应激性心肌病可有心源性肺水肿发生，特别是在脓毒症、胰腺炎、创伤或术后进行液体复苏的患者。

典型的心电图表现类似于STEMI或其他类型的急性冠状动脉综合征。应激性心肌病也可以出现类似于颅内出血、卒中或头部外伤的心电图改变，以及伴有QT间期延长的胸前导联对称的深倒置T波。急性收缩性心力衰竭、心源性休克或基底段高动力性左心室流出道梗阻（13%~18%）也可能是临床表现的一部分。

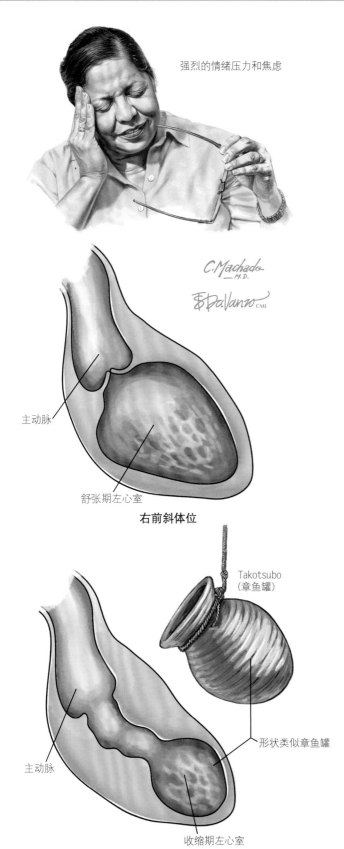

主动脉

舒张期左心室

右前斜体位

Takotsubo
（章鱼罐）

形状类似章鱼罐

主动脉

收缩期左心室

图 35.1　章鱼罐

鉴别诊断

应激性心肌病的典型表现为胸痛、呼吸窘迫或肺水肿，伴有左心室功能障碍、心电图异常和心脏生物标志物水平升高。Takotsubo 心肌病的临床表现常与心肌梗死相似。

急性冠状动脉综合征远比应激性心肌病常见。因此，临床医生在评估疑似应激性心肌病患者时，作为鉴别诊断，仍应充分考虑心肌梗死的高度可能性。应激性心肌病的诊断常需要通过冠状动脉造影排除明显的冠状动脉病变。鉴别诊断还应考虑急性肺栓塞。心肌炎有时更难与 Takotsubo 心肌病进行区分。无论是特征性的室壁运动异常，还是血管造影上的表现或是临床病程的快速改善，都有助于区分应激性心肌病与急性冠状动脉综合征或心肌炎。

诊断方法

应激性心肌病的诊断依赖于适当的临床病史和排除其他诊断。临床表现、实验室检查、超声心动图和冠状动脉造影有助于医生做出诊断。

梅奥诊所工作组制定了诊断标准。满足以下四个标准可确诊为应激性心肌病：

1. 一过性左心室心尖段和中段不运动或反向运动，节段性室壁运动异常的区域超出单一心外膜冠状动脉支配区域。局灶或全心运动异常可以除外。

2. 冠状动脉造影无阻塞性冠状动脉病变或急性斑块破裂的证据。如有冠状动脉病变存在，但室壁运动异常部位不在狭窄冠状动脉的供血范围内，仍可诊断为应激性心肌病。

3. 新发的心电图异常（包括 ST 段抬高或 T 波倒置）或心脏肌钙蛋白的轻度升高。

4. 不支持嗜铬细胞瘤或心肌炎的诊断。

心电图

心电图是应激性心肌病重要的初始诊断工具，最常见的心电图改变是 ST 段和 T 波的异常。43% 的应激性心肌病患者可出现 ST 段抬高，前壁导联 ST 段改变较下壁和侧壁导联更常见，其他表现还包括 T 波倒置、病理性 Q 波和 QTc 延长。Ogura 等比较了应激性心肌病和急性前壁心肌梗死 12 导联心电图的具体表现，发现 Q 波和下壁导联对应性改变在急性前壁心肌梗死中更常见。胸前导联 T 波倒置，V_4~V_6

导联 ST 段抬高与 V_1~V_3 导联比值 >1.0，QT 离散度增加在应激性心肌病中更常见。下壁导联缺乏镜像改变，同时 V_4~V_6 导联 ST 段抬高与 V_1~V_3 导联比值 >1.0，是 Takotsubo 心肌病最有力的预测因子，特异性为 100%，总体准确率为 91%。

心脏标志物

大多数应激性心肌病患者血清肌钙蛋白升高。在两个病例系列中，100% 的应激性心肌病患者肌钙蛋白阳性。最常见的肌钙蛋白升高模式是低水平快速的升高，通常在发病时即达峰值水平。在应激性心肌病患者中，血浆 B 型脑钠肽（BNP）或 N 末端 B 型脑钠肽前体（NT-proBNP）也普遍升高。

心导管检查

应激性心肌病通常表现为胸痛和心电图 ST 段抬高，需要行急诊冠状动脉造影检查。即使疑诊为应激性心肌病，初始处理也应按照当前 STEMI 指南进行。

虽然冠状动脉造影没有阻塞性病变是诊断标准之一，但有些患者可能合并冠状动脉病变。在国际 Takotsubo 登记处，15% 的患者存在冠状动脉病变，这一发病率很可能反映了具有应激性心肌病风险的老年人群冠状动脉病变的背景患病率。

应激性心肌病患者左心室造影的典型特征是心尖运动障碍、中段至心尖段凹陷，而基底段高动力状态，这些运动异常的节段分布超出了单支冠状动脉的供血范围。但 Takotsubo 综合征还可有其他亚型：心室中段、基底段、局灶和全心受累（图 35.2）。这些变异的亚型约占应激性心肌病病例的 20%。

有多种伴随疾病和在重症监护病房的应激性心肌病患者可能无法接受冠状动脉造影术。外伤、颅内出血、胰腺炎或急性肾损伤的患者不适合血管造影术或血运重建，主要是基于使用含碘对比剂或抗凝的风险。在这些情况下，心脏导管术的风险效益比可能妨碍进行侵入性评估。

经胸超声心动图

经胸超声心动图被推荐用于疑诊应激性心肌病患者左心室功能的初始评估和连续随访。患者平均 LVEF 在 39%~49%，但也可能低至 20%。LVEF 在数天至数周内迅速上升，随访时 LVEF 为 60%~76%。虽然在应激性心肌病时主要关注左心室功能障碍，但左、右心室均可受累。许多 Takotsubo 综合征患者的左心室收缩功能可在 1 周内恢复正常。

心脏磁共振成像

目前心脏磁共振成像（MRI）大多用于临床研究，并不作为常规临床应用，可作为鉴别心肌炎和不典型应激性心肌病的重要辅助工具。如果心脏 MRI 缺乏钆显像延迟强化更支持应激性心肌病而不是心肌炎或心肌梗死。一项应激性心肌病的心脏 MRI 研究结果显示，26% 的患者存在右心室壁异常，而存在右心室功能障碍的患者整体 LVEF 低于右心室功能正常的患者（40%~48%）。心脏 MRI 随访显示左心室和右心室功能在病情恢复后均会明显改善。

管理和治疗

优选治疗

关于应激性心肌病最佳治疗的数据有限。目前建议使用心肌病和收缩功能障碍患者的治疗方案，包括启动 β 受体阻滞剂（当患者容量足够时）、ACEI、阿司匹林和按需使用利尿剂。应激性心肌病患者左心室功能障碍在数天至数周内明显改善，在左心室功能改善之前，可以考虑抗凝以防止明显左心室功能障碍引起的血栓形成。住院期间应监测患者有无房性或室性心律失常、心力衰竭和机械并发症。应激性心肌病的长期预后与年龄、疾病匹配的对照组类似，许多患者可以在随后的几个月停止左心室功能障碍的治疗。然而，有报道该病复发率在 2%~10%。

避免治疗错误

严重低血压和心源性休克可以发生在多达 10% 的应激性心肌病患者。心源性休克可能是由于左心室或右心室收缩功能障碍，但也可能是动力性左心室流出道梗阻所致。当患者出现心源性休克时，需要通过左心导管或经胸超声心动图及时评估左心室内压力梯度，如果左心室基底部高强度运动阻塞了左心室流出道就可出现这样的压力梯度，快速诊断这种并发症极为重要，因为其治疗不同于没有心室内梗阻的低血压。左心室流出道梗阻存在时，治疗必须集中在维持足够的左心室舒张末容积和降低心室内压力梯度。如果没有肺淤血，舒张末左心室容

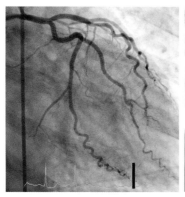

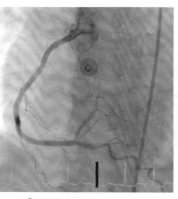

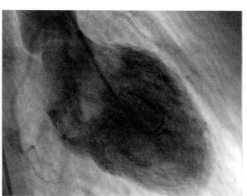

A. 冠状动脉造影显示左冠状　　　B. 冠状动脉造影显示右冠状　　　C. 正常舒张末期左心室造影
　动脉无阻塞性病变　　　　　　　　动脉无阻塞性病变

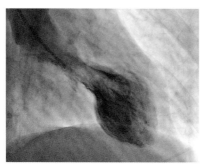

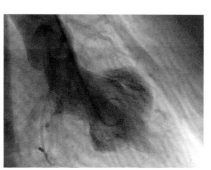

D. 左心室造影显示收缩末期心尖球样变　　　E. 左心室造影显示收缩末期心室中部球样变

图 35.2　应激性心肌病

积可以通过避免过度利尿和充分的液体复苏来维持。β 受体阻滞剂可以增加心室舒张期充盈时间，降低左心室流出道压力梯度。特别强调，β₁ 受体激动剂（尤其是多巴胺）在动力性左心室流出道梗阻导致的低血压患者中应避免使用。如果经过补液和 β 受体阻滞剂治疗后血流动力学没有改善，那么苯肾上腺素或血管加压素可以增加平均动脉压和降低压力梯度。最后，放置主动脉内球囊反搏可以对患者进行机械支持，尽管轻微的后负荷降低就有可能增加心室内压力梯度。

未来方向

　　应激性心肌病的诊断应依据诊断标准（特别是生物标志物阳性和左心室功能障碍），包括存在特殊的临床情景和没有显著的冠状动脉病变。影像学进展是评估应激性心肌病有价值的工具。核医学技术，包括 ¹²³I- 间位碘代苄基胍心肌显像有助于标记应激性心肌病中的局部肾上腺素能受体。大鼠应激性心肌病模型可为进一步了解其发病机制提供依据。内

分泌、中枢神经和自主神经系统在应激性心肌病中的潜在作用影响值得进一步研究。

　　应激性心肌病的病理生理学仍有许多有待了解的地方，最佳治疗也有一些未解的问题。β 受体阻滞剂是治疗基石，在大的注册数据中似乎并没有影响病情的发展或复发。ACEI 或 ARB 的使用有助于改善预后，神经内分泌机制可能也是这一综合征值得探索的问题。

补充资料

"Uptodate" Online Medical Resource; 2008. Available at: <http://www.uptodate.com/home/index.html>. Accessed February 23, 2010.
在线医疗资源。一个以证据为基础的、同行评审的医学信息资源，提供了患者护理的综合文献、最新证据和具体建议。

循证文献

Akashi YJ, Goldstein DS, Barbaro G, Ueyama T. Takotsubo cardiomyopathy: a new form of acute, reversible heart failure. *Circulation.* 2008;118:2754–2762.
提供了有关小鼠疾病模型和雌激素替代疗法的详细信息。

Bybee KA, Kara T, Prasad A, et al. Systematic review: transient left ventricular apical ballooning: a syndrome that mimics ST-segment elevation myocardial infarction. *Ann Intern Med.* 2004;141:858–865.

对 7 个病例研究的系列综述，通过其特征性表现提出了 Takotsubo 心肌病特殊的梅奥临床诊断标准。

Ghadri JR, Cammann VL, et al. Differences in the clinical profile and outcomes of typical and atypical Takotsubo syndrome data from the International Takotsubo Registry. *JAMA Cardiol.* 2016;1(3):335–340.

本文有助于了解国际 Takotsubo 注册中典型和非典型 Takotsubo 综合征的临床特征。

Kurowski V, Kaiser A, von Hof K, et al. Apical and midventricular transient left ventricular dysfunction syndrome (tako-tsubo cardiomyopathy): frequency, mechanism, and prognosis. *Chest.* 2007;132:809.

报道了应激性心肌病的人口学、临床和预后数据。

Ogura R, Hiasa Y, Yakahashi T, et al. Specific findings of the standard 12-lead ECG in patients with 'Takotsubo' cardiomyopathy: comparison with the findings of acute anterior myocardial infarction. *Circ J.* 2003;67:687–690.

描述了应激性心肌病和急性前壁心肌梗死的 12 导联心电图表现，并确定哪些表现对诊断 Takotsubo 心肌病最特异、最准确。

Templin C, Ghadri JR, Diekmann J, et al. Clinical features and outcomes of Takotsubo (stress) cardiomyopathy. *N Engl J Med.* 2015;373:929–938.

回顾国际 Takotsubo 注册中 Takotsubo 心肌病的临床特征、预后预测因子和结局。

（Christopher D. Chiles，Rikin Patel，Charles Baggett 著

王方芳 译　郭丽君 审校）

心脏节律异常

第 36 章

缓慢性心律失常

成人的心动过缓是指心室率<60次/分。这个标准某种程度上有些主观，有时并不一定意味着疾病状态。健康运动员的静息心率大约40次/分是很常见的。一般来说，如果心动过缓与症状相关则有临床意义，如出现晕厥、头晕、运动耐力下降、呼吸困难、心绞痛、疲劳或精神障碍。但这些情况与心动过缓的相关性很难建立。例如，疲劳作为一种常见的主诉并不一定由缓慢性心律失常引起。在这种情况下，动态心电监测，甚至偶尔必要时侵入性检查可以明确心动过缓是否真正存在病理改变，并有助于制订适当的治疗计划。

病因和发病机制

相当多非心脏和心脏原因均可以造成心动过缓的临床表现（专栏36.1）。如为心脏原因可根据心脏传导系统内延迟或阻滞的部位进一步分类：窦房结（sinoatrial，SA）、房室（atrioventricular，AV）结、希氏束、束支和/或浦肯野纤维网。改变窦房结和房室结的自主神经调节、中断血供或影响这些电生理组织结构的疾病，或改变传导心肌细胞离子特性的药物，都可能导致心动过缓。到目前为止，窦房结功能障碍（sinus node dysfunction，SND）和房室传导阻滞（结性或结下）是临床最常见和显著的缓慢性心律失常原因。反射介导的晕厥（其不同亚型在不同程度上影响心脏）在第43章中描述。这一章，我们重点讨论缓慢性心律失常的心脏原因（图36.1）。

窦房结功能障碍

在窦房结功能障碍中，从窦房结到心房的冲动传导存在延迟或丢失。虽然这种疾病的先天性原因确实存在，但窦房结功能障碍主要是发生于老年人的一种疾病。相关的缓慢性心律失常往往是渐进的，

而且在心率变慢程度方面也是不可预测的。此外，在诊断时，17%的窦房结功能障碍患者存在共存的房室结功能障碍。在患有孤立性窦房结疾病的患者中，房室传导异常以每年约2.5%的比率出现。

有4种不同的窦房结功能障碍临床表现形式，但这些子类型不是相互排斥的，可能重叠。窦房结功能障碍起搏的适应证见表36.1。

不适当的窦性心动过缓

运动不能改善的持续窦性心动过缓是窦房结功能障碍的早期征象。在心电图筛查时，常表现为PR间期正常；除非有心动过缓依赖性的束支阻滞（减速依赖束支阻滞），通常为窄QRS波群。

窦性停搏

在窦性停搏时，窦房结未能去极化，导致心房停搏。包含此停搏的PP间期不是基本PP间期的确切倍数（图36.2），表明异常不仅仅是阻滞的窦性冲动。窦性停搏超过3秒时高度提示窦房结功能障碍。相反，条件良好的运动员，甚至正常个体中，特别是在睡眠期间，由于迷走神经张力高，出现<2秒的无症状的窦性停搏并不罕见。

窦房传出阻滞

在窦房传出阻滞中，窦房结自动下传冲动，但冲动要么无法传导到心房（由于窦房结内部或周围的传导屏障），要么在延迟后传导。前一种情况心房未去极化，预期的P波未能出现。与房室阻滞一样，窦房阻滞可分为一度、二度或三度，二度窦房阻滞进一步分为莫氏Ⅰ型（文氏）或莫氏Ⅱ型。莫氏Ⅱ型窦房阻滞最为常见。在这种情况下，窦性冲动传导阻滞是间歇性的，产生的心房停搏是当前PP间期的确切倍数（图36.2）。在文氏窦房阻滞中，PP间期

专栏 36.1　心动过缓的原因

非心脏原因

药物

β 受体阻滞剂

钙通道阻滞剂

抗心律失常药物（如胺碘酮、伊布利特、氟卡尼、利多卡因）

地高辛

腺苷

药物过量

锂剂

伊伐布雷定

可乐定

芬戈莫德

神经源性

反射介导的晕厥

颅内压升高

眼压升高（如眼科手术期间）

神经肌肉疾病（如强直性肌营养不良、Friedreich 共济失调）

格林 - 巴利综合征

家族性自主神经功能异常（如 Shy-Drager 综合征）

内分泌和代谢

甲状腺功能减退症

电解质异常

神经性厌食症

卟啉症

环境和感染相关

体温过低

莱姆病

查加斯病

中毒（如蛇咬伤）

白喉

急性风湿热

有机磷杀虫剂

其他

生理性

医源性（如主动脉瓣置换或室上性心动过速消融后）

胶原血管疾病（如类风湿关节炎、系统性红斑狼疮、强直性脊柱炎）

先天性

心脏原因

窦房结功能障碍

房室结功能障碍

希氏束和希氏束以下阻滞

心肌梗死（尤其下壁）

心肌炎

浸润性心肌病：心脏结节病，血色素沉着病，心脏淀粉样变，韦格纳肉芽肿病

表 36.1　关于窦房结功能障碍中永久起搏的建议

推荐级别	建议	证据水平 [a]
I	永久性起搏器植入：出现记录到的症状性心动过缓，包括频繁的症状性窦性停搏	C
	永久性起搏器植入：当症状性地变时功能不良	C
	永久性起搏器植入：由于必须的药物治疗而出现症状性窦性心动过缓	C
IIa	当 SND 心率 <40 次 / 分，且存在明显的症状性心动过缓和确实存在的未被记录的心动过缓，永久性起搏器植入是合理的	C
	未明原因的晕厥且在电生理检查中发现临床上显著的窦房结功能异常，永久性起搏器植入是合理的	C
IIb	永久性起搏器植入：当患者清醒时心率 <40 次 / 分且有轻微症状	C
III	无症状的 SND 患者不建议植入永久性起搏器	C
	已明确记录心动过缓，但症状发作于无心动过缓的患者不建议植入永久性起搏器	C
	由于非必要的药物治疗出现的 SND 与症状性心动过缓，不建议植入永久性起搏器	C

[a] 证据排序为：A 级：数据来自大规模的多个随机临床试验；B 级：数据来自相对较少患者的有限数量的试验，或来自设计良好的非随机研究数据分析或观测数据注册；C 级：专家共识是建议的主要来源。详见证据部分

SND：窦房结功能障碍

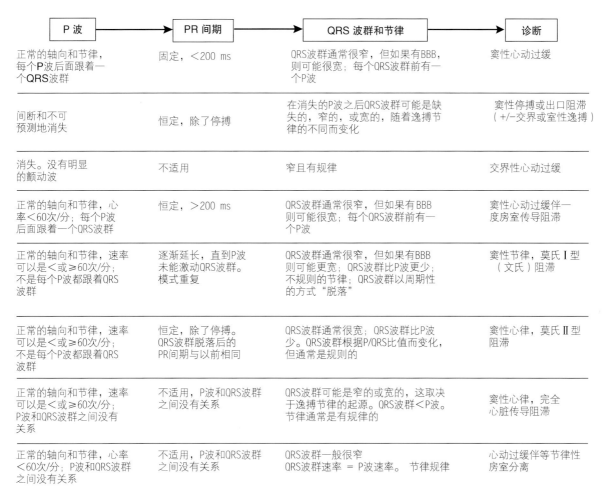

P 波	PR 间期	QRS 波群和节律	诊断
正常的轴向和节律，每个P波后面跟着一个QRS波群	固定，<200 ms	QRS波群通常很窄，但如果有BBB，则可能很宽；每个QRS波群前有一个P波	窦性心动过缓
间断和不可预测地消失	恒定，除了停搏	在消失的P波之后QRS波群可能是缺失的，窄的，或宽的，随着逸搏节律的不同而变化	窦性停搏或出口阻滞（+/-交界或室性逸搏）
消失。没有明显的颤动波	不适用	窄且有规律	交界性心动过缓
正常的轴向和节律，心率<60次/分；每个P波后面跟着一个QRS波群	恒定，>200 ms	QRS波群通常很窄，但如果有BBB则可能很宽；每个QRS波群前有一个P波	窦性心动过缓伴一度房室传导阻滞
正常的轴向和节律，速率可以是<或≥60次/分；不是每个P波都跟着QRS波群	逐渐延长，直到P波未能激动QRS波群。模式重复	QRS波群通常很窄，但如果有BBB则可能更宽；QRS波群比P波更少；不规则的节律；QRS波群以周期性的方式"脱落"	窦性节律，莫氏Ⅰ型（文氏）阻滞
正常的轴向和节律，速率可以是<或≥60次/分；不是每个P波都跟着QRS波群	恒定，除了停搏。QRS波群脱落后的PR间期与以前相同	QRS波群通常很宽；QRS波群比P波少。QRS波群根据P/QRS比值而变化，但通常是规则的	窦性心律，莫氏Ⅱ型阻滞
正常的轴向和节律，速率可以是<或≥60次/分；P波和QRS波群之间没有关系	不适用，P波和QRS波群之间没有关系	QRS波群可能是窄的或宽的，这取决于逸搏节律的起源。QRS波群<P波。节律通常是有规律的	窦性心律，完全心脏传导阻滞
正常的轴向和节律，心率<60次/分；P波和QRS波群之间没有关系	不适用，P波和QRS波群之间没有关系	QRS波群一般很窄。QRS波群速率 = P波速率。节律规律	心动过缓伴等节律性房室分离

图 36.1　缓慢性心律失常的诊断算法（QRS 频率 <60 次 / 分）。BBB：束支传导阻滞

在漏跳之前逐渐缩短。而三度窦房阻滞，心电图只记录到逸搏心律（图 36.2）。如果没有 P 波存在，就不可能区分（仅根据心电图标准）三度窦房阻滞和

窦性停搏。这种区分在临床上并不重要，重要的是患者是否有症状。在一度窦房阻滞中，窦性冲动与心房起搏之间存在异常长的间期，但这种情况体表心电图无法诊断。

快慢综合征

快慢综合征又称病态窦房结综合征、心动过速综合征，是窦房结功能障碍的常见表现形式。室上性快速心律失常（最常见的是心房颤动）和心动过缓交替出现。通常，心动过缓是在心动过速自发终止后立即出现，它可能表现为长窦性停搏、窦房阻滞或交界性逸搏节律。由于心动过缓突然发生，患者经常出现头晕或晕厥。这是最容易发生晕厥的窦房结功能障碍类型。也有可能在自发心动过缓或窦性停搏时引发心动过速，这可能与心率减慢时不应期的离散性增加有关。有些快慢综合征患者有明显的心动过速和另一些不相关的明显心动过缓。这种情况也可能被延缓房室结传导的药物加重。

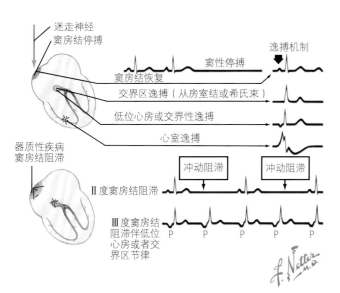

图 36.2　窦性停搏和窦房阻滞

房室传导阻滞

　　房室传导阻滞发生在心房冲动延迟或不能传导到心室时。它可以是正常或异常的心脏电生理现象，可以是短暂的（例如继发于下壁心肌梗死）或永久性的，并且可以发生在房室结 - 希氏束 - 浦肯野轴的任何或几个水平。根据心电图，房室传导阻滞可分为一度、二度或三度，这取决于房室传导是仅被

延迟、间歇性阻断或完全阻断。这种分类具有临床意义，因为房室阻滞的部位（由此可判断患者的预后）可以从节律中相对准确地推断出来。尤其值得注意的是，当心房和心室相互独立跳动时已经发生了房室分离（图 36.3）。在临床上，这一术语适用于由逸搏驱动的心室率与心房率相同或更快的情况。正因为如此，心室对较慢的心房冲动是处于功能不应期的。

固定但延长的PR间期：一度房室传导阻滞

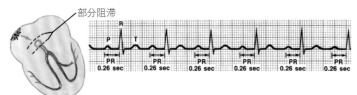

P波先于每个QRS波群，PR间期虽然均匀，但>0.2秒（>5个小格）

逐渐延长的PR间期伴脱落

二度房室传导阻滞：莫氏 I 型（文氏）

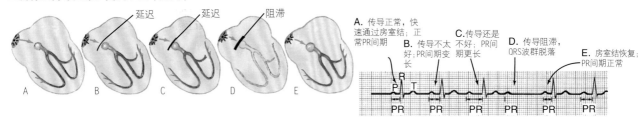

突然脱落的QRS波群，事先无PR延长　　　　　　**P波与QRS波群无关：心房率低于心室率**

二度房室传导阻滞：莫氏 II 型（非文氏）　　　房室分离

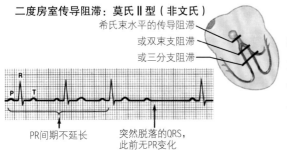

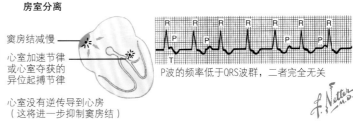

两种类型房室传导阻滞的特征

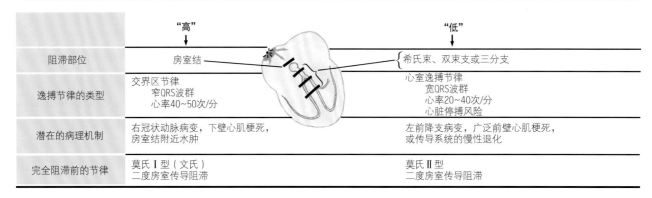

	"高"	"低"
阻滞部位	房室结	希氏束、双束支或三分支
逸搏节律的类型	交界区节律 窄QRS波群 心率40~50次/分	心室逸搏节律 宽QRS波群 心率20~40次/分 心脏停搏风险
潜在的病理机制	右冠状动脉病变，下壁心肌梗死，房室结附近水肿	左前降支病变，广泛前壁心肌梗死，或传导系统的慢性退化
完全阻滞前的节律	莫氏 I 型（文氏）二度房室传导阻滞	莫氏 II 型二度房室传导阻滞

图 36.3　房室传导异常

一度房室传导阻滞

一度房室传导阻滞定义为 PR 间期 >0.2 秒。每个 P 波在恒定延迟后，出现 QRS 波群（图 36.3）。从这个意义上说，"房室传导阻滞"是不正确的，因为实际上没有 P 波被阻滞。由于 PR 间期反映了最早记录的心房活动与心室去极化开始之间的时间，一度房室传导阻滞可能产生于房室结点的传导延迟（最常见的机制），异常缓慢的心房内传导（不太常见），甚至更少见的希氏束 - 浦肯野疾病（在这种情况下，激动的 QRS 波群是宽的）。在具有房室结双径路的个体中，当顺行传导从快速通路（正常通路）跳到缓慢通路时，可以看到短暂的、突然的一度房室传导阻滞（第 37 章）。在伴有器质性心脏病的情况下（例如，强直性肌营养不良引起的心脏受累或心内膜炎引起的主动脉根部脓肿），一度房室传导阻滞可能无法预测地演变为更高程度的传导阻滞。随着时间的推移，多次复查心电图将明确是否有一度房室传导阻滞的进展。孤立的一度房室传导阻滞是良性的，与死亡率增加无关。

二度房室传导阻滞

在二度房室传导阻滞中，房室传导存在间歇性中断，一些 P 波后无 QRS 波群。分为两种类型：莫氏 Ⅰ 型和 Ⅱ 型。

在莫氏 Ⅰ 型（文氏）房室传导阻滞中，房室传导的延迟随着每个连续冲动的增加而增加；换句话说，PR 间期随着每个搏动延长，直到一个 P 波下传被阻滞（图 36.3）。心室搏动脱落后，房室传导恢复，循环重复。虽然 PR 间期逐渐延长，但在文氏循环过程中，延迟的间期差值减小。通常，暂停后的第一个 P 波与正常的 PR 间期相关联，而第二个 P 波与最大的 PR 间期延迟相关联。当诱发的 QRS 波群较窄时，文氏房室传导阻滞的位置几乎都是房室结，在希氏束水平是罕见的。即使 QRS 波群很宽，阻滞仍然有可能在房室结内，但在这种情况下，也有可能阻滞位于希氏束的分叉远端。莫氏 Ⅰ 型阻滞通常是生理性的，可以发生在睡眠中。但持续的莫氏 Ⅰ 型阻滞是不正常的，如伴有疲劳甚至少见的晕厥症状可能需要治疗。

在莫氏 Ⅱ 型房室传导阻滞中，PR 间期是恒定的，直到阻滞发生时才发生变化（图 36.3）。典型的情况下，双分支阻滞或束支阻滞也存在——通常是

右束支阻滞与左前分支阻滞（LAFB）。在大多数情况下，阻滞的位置在或低于希氏束的水平。当莫氏 Ⅱ 型阻滞与窄 QRS 波群（一种罕见的组合）一起出现时，阻滞通常在希氏束内。莫氏 Ⅱ 型阻滞可通过①均一的 P 波形态、②恒定的 PP 间期和③观察到包含阻滞 P 波的 PP 间期是当前 PP 间期的 2 倍来与房性期前收缩未下传鉴别。如果两个或两个以上的连续心房搏动被阻断，但其他传导到心室，则使用高度 Ⅱ 型房室传导阻滞一词。莫氏 Ⅰ 型和 Ⅱ 型房室传导阻滞的鉴别很重要，因为莫氏 Ⅱ 型房室传导阻滞往往会进展到完全性房室传导阻滞（影响预后），而文氏阻滞基本不会。

有一个问题是，如果基础图形中只有一种形态的 P 波，如何将固定的 2 : 1 房室传导阻滞确定为莫氏 Ⅰ 型或 Ⅱ 型。区分两者有时很困难，但如果在运动期间或给予阿托品会恶化心动过缓，并随着迷走神经刺激而改善，它很可能发生在房室结节点以下，属于莫氏 Ⅱ 型房室传导阻滞，相反则为莫氏 Ⅰ 型房室传导阻滞。此外，如果 PR 间期正常，但 QRS 波群较宽，则莫氏 Ⅱ 型房室传导阻滞可能大。交替束支阻滞也提示莫氏 Ⅱ 型房室传导阻滞。如果 PR 间期延长并与束支阻滞相关，或者 PR 间期和 QRS 波群都是正常的（图 36.4），那么阻滞的位置只能用心内电极记录来明确。

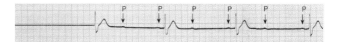

在每一个 P 波被阻滞的情况下，不可能判断 PR 间期是否在逐渐增加（因为没有一个完整的 PR 间期）。因此，无法区分莫氏 Ⅰ 型和莫氏 Ⅱ 型，并且不清楚阻滞的位置是在房室结还是在希氏束-浦肯野系统中。如果这种鉴别在临床上是至关重要的，需要行心内电生理检查

图 36.4　二度房室传导阻滞

完全性或三度房室传导阻滞

三度房室传导阻滞的特点是所有心房冲动均未能到达心室（图 36.5）。阻滞的位置可以从逸搏心律以远的图形特征推断出来。房室结的完全阻滞使希氏束的逸搏节律显现。在原先没有束支阻滞的情况下，产生的节律特征有：①窄 QRS 波群，②心率为 40~60 次 / 分，③随着运动或给予阿托品心率增加。而在希氏束或以下阻滞时，逸搏节律位于心室：①宽 QRS 波群，②心率为 20~40 次 / 分，③阿托品不能加速心率。逸搏心率对患者的安全不一定很关键，重要的是逸搏的起源。位于希氏束远

P波与QRS波群之间没有关系：QRS速率比P波速率慢：三度（完全）房室传导阻滞

1. 心房冲动阻断在房室结。心室由逸搏节律起搏驱动（相对快速、窄的复杂逸搏节律）

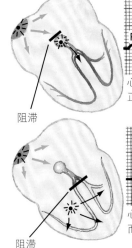

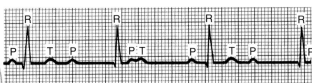

阻滞

心房和心室独立去极化。QRS波群速率不快；通常在40~55次/分，正常的QRS波形

2. 心房冲动在希氏束下受阻。由异位心室起搏驱动的心室节律（慢宽波群逸搏节律）

阻滞

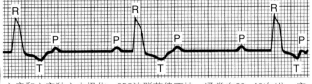

心房和心室独立去极化。QRS波群节律不快；通常在20~40次/分，宽而畸形的QRS波形

图 36.5　完全性房室传导阻滞

端的逸搏可以在任何时候停止（导致心室停搏），并且容易受到过度抑制（例如，停搏依赖性的自发室性心动过速）。相比之下，窄 QRS 波群的逸搏心律更稳定。

隐匿希氏束自主节律

不传导到心房或心室的交界区期前冲动（在体表心电图上表现为"隐匿传导"）偶尔可能逆行穿透房室结，并导致延迟，甚至阻断随后的心房搏动。可以分别表现为一度或莫氏 Ⅱ 型房室传导阻滞。确认这一诊断需要希氏束记录。

慢性多分支阻滞

右束支或左束支分支之一传导阻滞称为分支阻滞（专栏 36.2）。根据这一定义，双分支阻滞可以出现下列任何一种情况：①右束支阻滞（RBBB）+左前分支阻滞（LAFB），②右束支阻滞＋左后分支阻滞（LPFB），或③左束支阻滞（LBBB）。同样，所有三个束支的疾病可以表现为①交替右束支阻滞和左束支阻滞，②右束支阻滞＋左前分支阻滞与右束支阻滞＋左后分支阻滞交替。但后一种组合通常不被称为"三分支阻滞"。三分支阻滞通常用于表示伴有双分支阻滞的异常 PR 间期延长（房室结和／或希氏束被视为独立的束）。除术语外，多分支阻滞有临床意义，有较小概率进展到完全心脏阻滞（每年约 1%）。

专栏 36.2　分支阻滞

左前分支阻滞的心电图诊断标准

1. 电轴左偏（−45°或更小 [a]）
2. Ⅱ、Ⅲ、aVF 导联中呈 RS 波形
3. aVL 导联 QR 波形
4. aVL 导联中的 R 波先于 aVR 导联中的 R 波
5. Ⅲ导联中的 R 波先于 Ⅱ 导联中的 R 波

左后分支阻滞的心电图诊断标准

1. 电轴右偏（≥120°）
2. $S_ⅠQ_Ⅲ$波形，Ⅰ 导联 RS 和 Ⅱ、Ⅲ和 aVF 导联 QR 波形

[a]：−45° 表示负向电轴

与具有罕见的右束支阻滞＋左后分支阻滞的患者相比，具有右束支阻滞＋左前分支阻滞组合的患者风险较低。慢性束状阻滞起搏的适应证列于表 36.2。

心肌梗死后房室传导阻滞

当房室或室内传导阻滞是急性心肌梗死并发症时，如果考虑永久起搏，则必须明确传导阻滞的类型、梗死的部位和电活动异常与梗死的关系。

急性心肌梗死患者有室内传导阻滞，除孤立的左前分支阻滞外，短期和长期预后不良，猝死风险增加。

无论心肌梗死部位是前壁还是下壁，心室内传导延迟的发展反映了广泛的心肌损伤，而不是孤立

表 36.2	慢性双分支阻滞永久性起搏器植入的建议	
推荐级别	建议	证据水平 [a]
I	高二度房室传导阻滞或间歇性三度房室传导阻滞建议永久性起搏器植入	B
	二度Ⅱ型房室传导阻滞建议永久性起搏器植入	B
	交替束支传导阻滞建议永久性起搏器植入	B
Ⅱa	未经证明晕厥是由于房室传导阻滞所致，但当其他可能的原因被排除，特别是室性心动过速，永久性起搏器植入是合理的	B
	无症状的患者，偶然在电生理检查中发现 HV 间期明显延长（≥100 ms），永久性起搏器植入是合理的	B
	偶然在电生理检查中发现起搏诱发的希氏束以下阻滞，且为非生理性的，永久性起搏器植入是合理的	B
Ⅱb	在神经肌肉疾病的背景下，如强直性肌营养不良、假性肥大性肌营养不良（肢带型肌营养不良症）和腓周肌萎缩伴双分支阻滞或任何束支阻滞，有或没有症状，可考虑永久性起搏器植入	C
Ⅲ	分支阻滞，没有房室传导阻滞或症状，不建议永久性起搏器植入	B
	分支阻滞合并一度房室传导阻滞，无症状，不建议永久性起搏器植入	B

[a] 证据水平排序为：A 级：数据来自大规模的多个随机临床试验；B 级：数据来自相对较少患者的有限数量的试验，或来自设计良好的非随机研究数据分析或观测数据注册；C 级：专家共识是建议的主要来源。详见证据部分

HV：希氏束电图与最早记录的心室激动之间的间期，正常为 35～55 ms

的心电学问题。

房室传导阻滞可使下壁心肌梗死或前壁心肌梗死复杂化。急性下壁心肌梗死后房室传导阻滞最常在 2~7 天内自发消退，因此不推荐永久起搏；而急性前壁心肌梗死复杂的房室传导阻滞不太可能改善，大多数患者最终需要永久性起搏器植入。急性心肌梗死后患者的电生理研究和观察表明，下壁心肌梗死中房室传导阻滞通常是由于房室结的缺血造成的，而前壁心肌梗死的房室传导阻滞是由于累及两个束支的广泛损伤和坏死（希氏束以下阻滞）。近端房室传导系统通常具有来自右冠状动脉和左冠状动脉前降支的双动脉血液供应，并可能解释一过性房室传导阻滞和在下壁心肌梗死中未看到房室结坏死的表现，这与前壁心肌梗死不同。下壁心肌梗死患者也可能由于与下壁损伤相关的迷走神经张力增加而容易发生心动过缓和房室传导阻滞，这也被描述为再灌注后的 Bezold-Jarisch 反射。

对于心肌梗死急性期后的永久起搏的建议与一般的房室传导阻滞起搏的建议相似（表 36.3）。也就是说，如果患者症状是由于房室传导阻滞（不管阻滞的位置如何），且房室传导阻滞是高度或三度并且不太可能逆转，则建议永久性起搏器植入。

超敏性颈动脉窦综合征

超敏性颈动脉窦综合征被定义为晕厥或近似晕厥，这是由于对颈动脉窦刺激的极端反射反应所致。反射包括两个组成部分：①心脏抑制：由于副交感神经张力增加，表现为窦性心率减慢或 PR 间期延长和高度房室传导阻滞，可单独出现或多种并发；②血管减压：继发于交感神经活动减少，导致血管张力丧失和低血压。这种效应与心率变化无关。永久起搏指征为由自发发生的颈动脉窦刺激和颈动脉窦压力引起的复发性晕厥，导致心室停搏 >3 秒。这一主题在关于晕厥的第 43 章中详细介绍。

诊断方法

心动过缓的临床评价侧重于：①将记录的紊乱节律与症状联系起来；②确定传导阻滞的部位，这在预测缓慢性心律失常的自然病程、预后和治疗中十分重要。为此，详细的病史采集和缓慢性心律失常时的 12 导联心电图是十分重要的。有时，可能有必要补充记录阿托品试验或迷走神经刺激时的心电

表 36.3   成人获得性房室传导阻滞永久性起搏器植入的治疗建议

推荐级别	建议	证据水平 [a]
I	症状性心动过缓（包括心力衰竭），与之相关的任何解剖水平上的三度或高二度房室传导阻滞，或被认为是由于房室传导阻滞所致的室性心律失常，建议永久性起搏器植入	C
	必须药物治疗的心律失常及其他医疗情境所致的症状性心动过缓，与之相关的任何解剖水平上的三度或高二度房室传导阻滞，建议永久性起搏器植入	C
	清醒的、无症状的窦性心律患者，存在任何解剖水平上的三度或高二度房室传导阻滞，记录的停搏时间≥3.0秒或任何逸搏心率<40次/分，或房室结以下的逸搏节律，建议永久性起搏器植入	C
	在清醒、无症状的任何解剖水平上的三度或高二度房室传导阻滞合并心房颤动存在≥1次的暂停≥5秒的心动过缓，建议永久性起搏器植入	C
	导管消融房室结后，任何解剖水平上的三度或高二度房室传导阻滞，建议永久性起搏器植入	C
	任何解剖水平上的三度或高二度房室传导阻滞，为术后房室阻滞且预期不能被心脏手术纠正，建议永久性起搏器植入	C
	任何解剖水平上的三度或高二度房室传导阻滞，为神经肌肉疾病相关，如强直性肌营养不良、Kearns-Sayre综合征、假肥大性肌营养不良（肢带型肌营养不良症）和腓周肌萎缩，无论有或没有症状，建议永久性起搏器植入	B
	二度房室传导阻滞合并与之相关的症状性心动过缓，无论阻滞的类型或部位，建议永久性起搏器植入	B
	任何解剖水平上的无症状三度房室传导阻滞，如果清醒时室性逸搏节律≥40次/分，但存在心脏扩大或左心室功能不全，或阻滞部位低于房室结，建议永久性起搏器植入	B
	在运动过程中，且无心肌缺血的情况下，二度或三度房室传导阻滞，建议永久性起搏器植入	C
IIa	持续三度房室传导阻滞，逸搏心率>40次/分，无症状的成人患者且没有心脏扩大，永久性起搏器植入是合理的	C
	电生理检查发现的希氏束水平或以下的无症状二度房室传导阻滞，永久性起搏器植入是合理的	B
	一度或二度房室传导阻滞，症状类似于起搏器综合征或血流动力学障碍患者，永久性起搏器植入是合理的	B
	无症状二度II型房室传导阻滞合并窄QRS波群，永久性起搏器植入是合理的。当二度II型房室传导阻滞合并宽QRS波群，包括孤立的右束支传导阻滞时，起搏成为I类推荐	B
IIb	神经肌肉疾病患者，如强直性肌营养不良、假肥大性肌营养不良（肢带型肌营养不良症）和腓周肌萎缩，伴有任何程度的房室传导阻滞（包括一度房室传导阻滞），无论有或没有症状，需要考虑永久性心脏起搏器植入，因为房室传导阻滞加重可能不可预测	B
	在药物使用和/或药物中毒的情况下，当房室传导阻滞即使在药物戒断后有可能会复发时，可考虑永久性起搏器植入	B
III	对于无症状的一度房室传导阻滞，不建议永久性起搏器植入	B
	无症状的二度I型房室传导阻滞，如果阻滞发生在希氏束（房室结）水平以上或不确定是希氏束或希氏束水平以下时，不建议永久性起搏器植入	C
	对于预期会解决且不太可能复发的房室传导阻滞（例如药物中毒、莱姆病或迷走神经张力的短暂增加，或在没有症状的睡眠呼吸暂停综合征的缺氧期间），不建议永久性起搏器植入	B

[a] 证据排序为：A级：数据来自大规模的多个随机临床试验；B级：数据来自相对较少患者的有限数量的试验，或来自设计良好的非随机研究数据分析或观测数据注册；C级：专家共识是建议的主要来源。详见证据部分

图，以帮助区分结性的或结下传导阻滞。运动试验也是有价值的，它可以提供变时能力的客观证据，也可以确认二度房室传导阻滞的部位。当怀疑缓慢性心律失常是间歇性的或与症状的相关性不确定时，需要长程的节律记录。可以通过动态 Holter 记录器（连续记录 24~72 小时的节律）、患者启动的事件监护仪（通常由患者保存 1~3 个月，并在症状出现时启动）或植入式循环记录仪（皮下植入，可连续记录 3 年的节律）来完成。很少情况下，当怀疑高度房室传导阻滞是头晕或黑矇的原因，但非侵入性检查难以获得证据的时候，需要侵入性的电生理检查。

管理和治疗

优选治疗方法

在不存在尖端扭转性室性心动过速（见第 43 章）、记录的心脏停搏≥3 秒或心室逸搏心率 <40 次 / 分的情况下，无症状的心动过缓不需要医疗干预。症状性心动过缓最常见的治疗是植入永久性起搏器（表 36.1~表 36.3）。药物对变时性改善的作用有限，仅限于紧急使用，例如阿托品（用于急性复苏，以消除迷走神经减慢的心率）和异丙基肾上腺素（有时使用，直到完成心脏起搏）都是此类药物。

避免治疗错误

对于缓慢性心律失常，仔细评估患者的症状、回顾用药史，并记录症状相关的心电图表现通常是必要的，可避免过度治疗或漏诊。

未来方向

关于缓慢性心律失常的诊断、预后和最佳治疗的重要问题包括：①遗传异常（尚待确定）是否有助于评估和确定这些患者的治疗时机；②如何更好地确定心动过缓与病史不清的患者症状的关系。在缓慢性心律失常患者中，药物治疗尚不能达到与心脏起搏器同样有效的预防症状、降低死亡率和发病率的作用。在过去的 10 年里，在起搏器的尺寸和耐久性方面取得了重大进展，有关起搏器设计的进展很可能会继续。

补充资料

Fisher JD, Aronson RS. Rate-dependent bundle branch block: occurrence, causes and clinical correlations. *J Am Coll Cardiol*. 1990;16:240–243.
一个很好的心率依赖的束支阻滞的综述。

Harrigan RA, Pollack ML, Chan TC. Electrocardiographic manifestations: bundle branch blocks and fascicular blocks. *J Emerg Med*. 2003;25:67–77.
关于结下阻滞的良好综述。

Krahn AD, Klein GJ, Yee R, Skanes AC. The use of monitoring strategies in patients with unexplained syncope—role of the external and implantable loop recorder. *Clin Auton Res*. 2004;14(suppl 1):55–61.
描述循环记录仪在不明原因晕厥中的使用。

循证文献

Epstein AE, DiMarco JP, Ellenbogen KA, et al. ACC/AHA/HRS 2008 Guidelines for Device-Based Therapy of Cardiac Rhythm Abnormalities: a report of the American College of Cardiology/American Heart Association Task Force on Practice Guidelines. *Circulation*. 2008;117:e350–e408.

Epstein AE, DiMarco JP, Ellenbogen KA, et al. 2012 ACCF/AHA/HRS focused update incorporated into the ACCF/AHA/HRS 2008 guidelines for device-based therapy of cardiac rhythm abnormalities. A report of the American College of Cardiology Foundation/American Heart Association Task Force on Practice Guidelines and the Heart Rhythm Society. *Circulation*. 2013;127(3):e283–e352.
缓慢性心律失常管理指南的更新。

（Fong T. Leong，Basil Abu-el-Haija，J.Paul Mounsey 著　李宗师 译　王贵松 审校）

第 37 章

室上性心动过速

室上性心动过速（supraventricular tachycardia，SVT）是希氏束分叉近端起源的快速心律失常，也是临床比较常见的心律失常，可见于各年龄段人群。症状发作频繁，经常导致患者急诊或门诊就医。迷走神经刺激有助于终止房室结依赖的室上性心动过速。超过 80% 的病例，通过详尽的病史采集和心电图检查可以做出诊断。室上性心动过速的治疗决策通常基于患者心动过速时病情是否稳定。大多数患者的病情常常是稳定的，不需要急诊处理。室上性心动过速的治疗方法包括：药物、导管消融或某些情况下外科手术治疗。通常根据心律失常起源、性质或发生机制分类。本章将讨论最常见的室上性心律失常的分类、识别和治疗。尽管心房扑动（atrial flutter，AFL）和心房颤动（AF）也属于室上性心律失常，但会在其他章节讨论。

病因与发病机制

室上性心动过速可以依据心律失常起源、发生机制或心电图表现来分类。心律失常起源包括窦房结、心房、房室结和希氏束近端。一些宽 QRS 波群心动过速也是室上性起源，识别并与室性心动过速（ventricular tachycardia，VT）鉴别非常重要。图 37.1 根据体表心电图和对迷走神经刺激的反应，详细列举了心动过速的处理流程。

折返是室上性心动过速最常见的发生机制。折返需要：①两条大致平行的传导路径，如图 37.2 所示：路径 A 和路径 B，两条通路近端和远端必须通过传导组织连接，构成一个潜在的电传导环路；②一条路径（本例路径 B）的不应期比另外一条路径的不应期长；③不应期短的路径（路径 A）电冲动传导速度必须比另一条路径慢。如果所有这些看起来不太可能的先决条件都满足了，一个适时来临的期前收缩进入折返环就可以引起折返。提前到来的电脉冲，进入折返环的时机必须是路径 B（不应期长的通路）正处在前一次除极后的不应期，而路径 A（不应期短的通路）已经恢复可兴奋性并能够接受提前到来的电脉冲。

另一个重要的机制是组织自律性异常，可以发生在上述任何室上性心动过速起源部位。异常自律性所致的心动过速可以是单一起源或多部位起源。最少见的机制是触发活动。

病史

大多数室上性心动过速患者的常见症状是"心悸"，也可以有更严重的症状，如气短、意识模糊、胸部不适或严重胸痛。心源性猝死极为罕见，年发生率在室上性心动过速患者中不到 0.3%，心源性几乎仅见于预激综合征（WPW）伴快心房颤动蜕变为心室颤动的患者。

"突发突止"提示病理性心动过速，对迷走神经刺激的反应表明房室结可能是折返环的一部分，如：房室折返性心动过速（AV reentrant tachycardia，AVRT）和房室结折返性心动过速（AV nodal reentrant tachycardia，AVNRT），据统计它们占室上性心动过速的 90% 以上。可以被迷走神经刺激骤然终止的心动过速，也可见于更为少见的局灶性房性心动过速（focal atrial tachycardia，FAT）和某些类型的室性心动过速。尽管对节律整齐抑或不整齐的个体感觉差异很大，描述心律不整齐可能预示心房颤动、心房扑动或房性心动过速（atrial tachycardia，AT）伴不等比例房室传导阻滞。

室上性心动过速患者心悸特点是"突发突止"，这是与窦性心动过速鉴别的要点。心动过速发作可以持续数秒或数分钟，但在少数患者可以持续数小时（有时数天）。发作频度也各不相同，尽管一些患

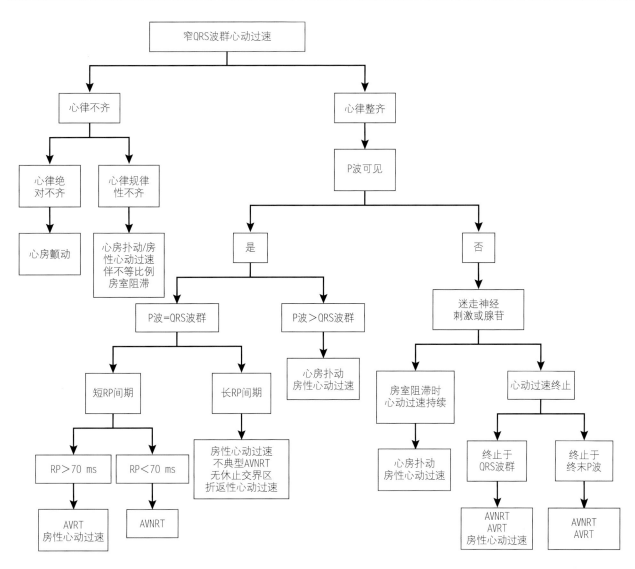

图 37.1　窄 QRS 波群心动过速鉴别诊断方法。AVNRT，*房室结折返性心动过速*；AVRT，*房室折返性心动过速*

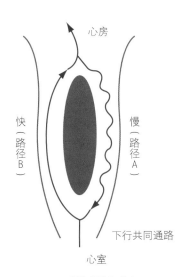

图 37.2　折返的机制

者一天可以发作数次，但更常见的是一年发作数次。发作的频率、持续的时间、症状的严重程度通常是医生做侵入性诊疗的依据。可以指导患者如何数脉搏，现在很多智能手机应用也能够可靠地记录心率。

室上性心动过速常常由异位搏动触发，一些物质如哮喘治疗药物、感冒药、草药、食物补充剂，特别是含有拟交感胺类的化合物、酒精、咖啡因或烟草可以增加异位搏动并促发室上性心动过速。

有甲状腺功能亢进病史或患分泌儿茶酚胺的肿瘤患者容易发生心悸。

体格检查

体格检查是重要和基本的手段，有助于鉴别患者是否需要急诊处理。

体格检查应包括患者的一般状况、心率、血压和颈静脉充盈压。假如房室结是折返环的一部分，有些物理疗法既是诊断又是治疗手段，如面部敷冰块、颈动脉窦按摩、做 Valsalva 动作或咳嗽等方法。迷走神经刺激降低心动过速频率，能够揭示 1 : 1 房室传导或者使束支差异性传导消失，把宽 QRS 波群心动过速变成窄 QRS 波群心动过速。心脏杂音、心尖搏动弥散或者奔马律能够提示有关的心脏疾病。

诊断方法

心电图是主要的诊断方法，特别是在心动过速发作时。许多室上性心动过速患者静息心电图正常，而长程心电图监测需要持续动态心电记录仪，如 24 小时或 14 天动态心电图。事件记录器对发作不频繁的患者可能有帮助。有两种类型的事件记录器，第一种仅在激活时有记录能力，第二种是可以不间断记录节律的循环记录器，并可以追溯事件发生前数分钟的心电记录，也可程控这些仪器的上限频率和下限频率来开启自动记录功能。同理这些监测仪只有在症状出现时佩戴在身才有用；对症状不频繁的患者可以考虑植入埋藏式循环记录器，对传统检查手段无法确诊的患者，有助于明确晕厥或心悸时是否存在心律失常。

其他检查，如运动负荷试验有助于诊断儿茶酚胺激增情况下出现的心律失常。

有创电生理检查用心腔内导管记录心脏不同部位电活动，有助于明确诊断和根治性治疗。

心电图

大多数窄 QRS 波群（QRS<120 ms）心动过速是室上性心动过速，宽 QRS 波群（QRS>120 ms）心动过速是室性心动过速，但二者有部分重叠（专栏 37.1）。不管 QRS 波群多宽，留意 P 波以及 P 波和 QRS 波群的关系极为重要。P 波比 QRS 波群多提示心动过速为心房起源，当二者存在 1 : 1 关系，确定其频率是否一致很重要。如果不一致，需要确定 PP 间期的变化是否可以预测 RR 间期变化（反之亦然）。P 波电轴对判断心房激动起源有帮助。区分窄 QRS 波群心动过速的方法之一是在心电图上测量 QRS 波群和 P 波的关系，在两个连续 QRS 波群的中点画一条线，如果 P 波埋藏在 QRS 波群尾部或者在这条线前方，就被认为是短 RP 心动过速，如果 P 波出现在这条线的后方，则被认为是长 RP 心动过速，对这些心

专栏 37.1　宽 QRS 波群心动过速支持室性心动过速的特征
房室分离
融合波
心室夺获
P 波和 QRS 波群频率节律关联，提示心房激动依赖于心室激动

动过速的描述列在表 37.1 中。图 37.3 显示最常见室上性心动过速的典型心电图。

在一些病例，体表心电图 P 波难以识别，以 2 倍电压重复心电图检查或者把上肢导联放在胸部不同部位对分辨出 P 波（Lewis 导联）可能有帮助，也可以采用食管电图、腔内电图或心外膜电图，这对术后处于镇静状态、有时带着临时心外膜起搏导线的患者特别有帮助。长条心电记录和遥测回顾，有助于探索细微变化及其对心动过速的影响。

鉴别诊断

房性心动过速

房性心动过速大体上可分为局灶、大折返、微折返或触发活动几种类型，临床上很难区分微折返、触发活动和局灶自律性房性心动过速。因此，为了临床的需要，房性心动过速更多被分成大折返和局灶两类。大折返心动过速，如心房扑动，常因潜在的结构性心脏病或者外科手术后瘢痕引发，将在其他章节单独讨论。

局灶性房性心动过速

当心房组织局部异常自发除极，频率超过窦房结，就可以产生局灶性房性心动过速，约占所有室上性心动过速的 5%。局灶性房性心动过速常见起源部位包括界嵴、心房、右心耳、二尖瓣环、左心耳和肺静脉，它们可以孤立存在，也可以发生于结构性心脏病。局灶性房性心动过速通常是阵发的，但可以无休止发作，心房率常在 120~250 次 / 分。无休止房性心动过速通常频率不快，但持续一段时间可以引起心动过速性心肌病，其心动过速的频率根据交感神经张力不同可以增加或降低，运动或精神压力可以促发心动过速，与折返性室上性心动过速"突发突止"不同，房性心动过速心房率呈现温醒和渐降的特点。

表 37.1	窄 QRS 波群心动过速							
类型	心室率（次 / 分）	节律	症状	发病率	P 波形态	RP 关系	迷走神经刺激后心室率变化	机制
FAT	75~200	整齐可不整齐	阵发可无休止	少见	不正常（取决于起源部位）	长（可文氏传导）	突然变慢恢复正常心率	自律性
心房扑动	75~175	整齐规律性不齐	阵发	常见	锯齿状	长（可文氏传导）	突然变慢恢复正常心率	折返
AF	120~60	绝对不齐	阵发可无休止	常见	基线纤颤	—	变慢、仍不齐	折返
AVNRT（典型）	120~250	整齐	阵发	常见	逆行埋藏于 QRS 波群中	短	终止	折返
AVNRT（不典型）	100~250	整齐	阵发	少见	逆行	长	终止	折返
ORT	130~280	整齐	阵发	常见	逆行	短	终止	折返
ART	130~280	整齐	阵发	少见	逆行	短	终止	折返
AF 伴预激	120~250	不整齐	阵发	常见	P 波难以见到		可蜕变为心室颤动	
PJRT	120~200	整齐可不整齐	无休止	少见	逆行	长	终止	折返
Mahaim	130~250	整齐	阵发	少见	逆行	短	终止	折返
JET	120~280	整齐	阵发	少见	逆行（可房室分离）	短	无反应或减慢	自律性

AF，心房颤动；ART，逆向型房室折返性心动过速；AVNRT，房室结折返性心动过速；FAT，局灶性房性心动过速；JET，交界区异位心动过速；ORT，顺向型房室折返性心动过速；PJRT，无休止交界区折返性心动过速；VF，心室颤动

局灶房性心动过速可规律地出现不规整的心律，体格检查可以发现由于房室传导阻滞带来 S₁ 强度的变化，颈静脉压力监测可以显示过多的 a 波，颈动脉窦按摩可以揭示心房扑动或者多个 P 波未下传。

腺苷可阻断房室结（通常不影响心动过速起源点），有助于揭示多个 P 波未下传心室。大约 10% 的局灶性房性心动过速是腺苷敏感型的，电复律和超速起搏可以暂时抑制局灶性房性心动过速，但如果不用抗心律失常药物则常常会复发。出生 6 个月内以及心脏外科手术后围手术期的局灶性房性心动过速可能随着时间推移自行缓解，但持续存在 3 年以上的则不太可能自行缓解，需要药物和导管消融治疗。通常使用 Vaughn Williams 分类中的 IA、IC 和 III 类抗心律失常药物治疗，如：普鲁卡因胺用于急诊处理，氟卡尼、普罗帕酮、索他洛尔用于长期治疗。治疗可以逆转心动过速性心肌病。

心电图判读

通常看得见明显的 P 波，根据起源不同，P 波形态和向量与窦性 P 波不同。房性心动过速起源点靠近窦房结时，P 波形态与窦性心律相似。与心房扑动不同，局灶性房性心动过速可见等电位线，它们通常是典型的长 RP 心动过速，P 波落在心动过速周长的后 1/2。心房频率低时，P 波 1：1 下传心室；心房频率高时，P 波可以发生文氏阻滞或者更高程度的房室阻滞。分析心动过速时的 P 波形态，对定位心动过速起源有帮助。V₁ 导联是最有用的导联，因为它位于两个心房的右前方，V₁ 导联 P 波直立提示左心房起源；而右心房房性心动过速，特别是靠近三尖瓣环起源的房性心动过速，V₁ 导联 P 波为负向或双向；房性心动过速起源点靠近间隔时，P 波形态比那些起源于左心房或右心房游离壁的 P 波更窄；下壁导联 P 波负向，提示低位心房起源。心律长条记录可显示发作之初心率逐渐增加，心率随着交感神经张力变化减慢或加速。

紊乱房性心动过速

大约 1/3 的局灶性房性心动过速是多源房性心动过速。紊乱房性心动过速也被认为是多源房性心动过

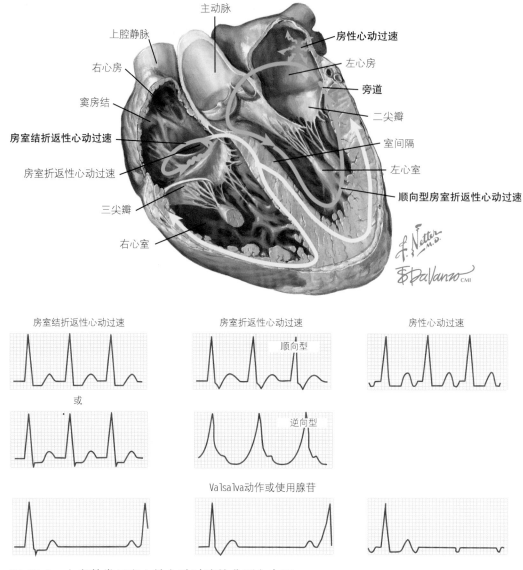

主动脉

上腔静脉

右心房

窦房结

房室结折返性心动过速

房室折返性心动过速

三尖瓣

右心室

房性心动过速

左心房

旁道

二尖瓣

室间隔

左心室

顺向型房室折返性心动过速

房室结折返性心动过速　　　房室折返性心动过速　　　房性心动过速

或　　　　　　　　顺向型

逆向型

Valsalva动作或使用腺苷

图 37.3　大多数常见室上性心动过速的典型心电图

速，其特点是：多个起源点产生 3 种或 3 种以上形态的 P 波和不规律或不同的 PP 间期，可以发生于儿童病毒性支气管炎或者严重肺部疾病，成年人常见于慢性阻塞性肺疾病和充血性心力衰竭，可以是心房颤动的前兆。洋地黄或茶碱中毒可以导致紊乱房性心动过速，这些心动过速治疗困难，超速起搏、电复律、导管消融常常无效，可以选择ⅠA、ⅠC 或Ⅲ类抗心律失常药物治疗。治疗基础疾病、纠正电解质和酸碱平衡紊乱是必要的。

房室结折返性心动过速

　　房室结折返性心动过速是室上性心动过速最常见的形式，占全部病例的 60%，任何年龄都可以发病，但通常在 20~40 岁发病，另一个发病高峰出现在 60~70 岁。

　　房室结折返性心动过速特点是房室结存在两条截然不同的传导通路，根据传导速度不同被称为快径和慢径，传导快的路径不应期长，传导慢的路径不应期短。正常情况下，窦性心律起初经快慢两条路径同时下传，当一个适时来临的房性期前收缩在快径下传遇阻，沿慢径缓慢下传使房室结传导时间延长到一个关键时间节点，心动过速就发生了。慢径传导足够延迟，容许快径从不应期中恢复传导，后者可以将慢径下传的激动逆传回心房，从而诱发房室结折返。心动过速频率的变化，常常反映房室前传时间的变化。

　　典型房室结折返性心动过速最多见（95%），心动过速时前传经慢径，逆传经快径。不典型房室结折返的折返路径与前者相反。也可以见到其他变异，如两条慢径之间折返或者慢径和中间路径之间折返。可以发生自发房室传导阻滞，特别是在心律失常刚开始发作时，可以见到 2∶1 房室传导阻滞。

心电图判读

房室结折返性心动过速常为窄 QRS 波群心动过速，即使存在束支差异性传导也很少引起宽 QRS 波群心动过速。心动过速发作和终止都很突然，发作时心率可在 150~250 次 / 分，常在房性期前收缩通过长 PR 间期下传之后发作，QRS 波群终末可见心房激动波，P 波埋藏在 QRS 波群终末，导致 II 导联伪 S 波、V₁ 导联伪 r 波（图 37.4）。心动过速通常终止于慢径，在典型房室结折返性心动过速，这表现为心动过速终止前可见逆传 P 波。慢径的位置在房室结后下方，因此 P 波电轴在下壁导联为负向，在 V₁ 导联为正向。

旁道介导的心动过速

旁道介导的心动过速占室上性心动过速的 30%。正常心脏的房室瓣纤维环使心房、心室彼此电隔离，房室结是房室间唯一电通道。旁道是"房室结 - 希氏束 - 浦肯野传导系统"以外连接心房和心室或房室结和心室的纤维束。大多数旁道位于左侧或后间隔，右侧旁道少见。这些旁道对电脉冲有前传、逆传或双向传导能力，是房室折返性心动过速的物质基础。当旁道有前传能力时，部分心室可以被旁道除极，产生有预激波的 QRS 波群（图 37.5）。有症状且心

电图有预激表现的患者提示有预激综合征。心房颤动通过这些无递减传导的旁道下传心室可以导致心室颤动，极少数患者可以猝死。旁道不应期长短是这些患者是否有心室颤动风险的关键决定因素，可以通过运动试验、动态心电图或心电生理检查进行风险评估。无创检查的敏感性和特异性不高，金标准最终仍然是有创电生理检查。一些旁道只有逆传功能，被称为隐匿旁道。室上性心动过速发作的关键是依赖房室传导延迟到一定程度，使旁道恢复可兴奋性能够逆向传导。但与房室结折返性心动过速不同，传导延迟可以发生在房室结，或者浦肯野系统，后者不依赖于 AH 间期延长。房室折返性心动过速根据冲动传导是否经房室结前传并经旁道逆传，还是相反，可进一步区分为顺向型和逆向型折返性心动过速，顺向型占比 >95%。

心电图判读

根据基线心电图心室预激表现来定位旁道是可能的（图 37.5），预激表现是短 PR 间期 <120 ms 以及 δ 波形成宽 QRS 波群。在无旁道前传时，基线心电图正常；而当室上性心动过速伴 1∶1 房室传导时，如果逆传 P 波发生在 QRS 波群终止之后，则提示房室折返性心动过速。与房室结折返性心动过速心房心室同时除极不同，房室折返性心动过速时心室除极必须在心房除极之先。P 波向量方向有助鉴别诊断，因为在房室折返性心动过速时心房被离心性激动，负向 P 波见于离旁道插入端最近的导联。此外，旁道插入端同侧束支阻滞可以导致 RP 间期延长，因

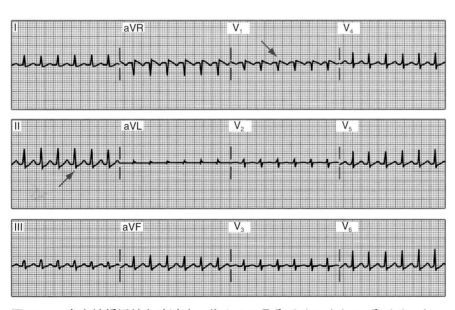

图 37.4　房室结折返性心动过速。箭头显示 II 导联伪 S 波和 V₁ 导联伪 r 波

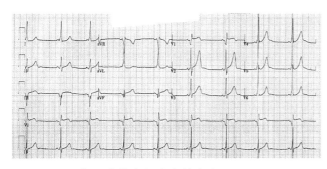

图 37.5 一位预激综合征患者的心电图

为心室是折返环的一部分。在顺向型房室折返性心动过速，应用腺苷终止心动过速是由于阻断了房室结传导，心动过速终止于逆传 P 波之后。

不典型旁道

不典型旁道是标准房室连接的变异，包括 Mahaim 旁道、递减传导旁道和束室旁道或结室旁道（表 37.2）。

Mahaim 纤维　Mahaim 纤维是房束纤维，常插入右束支，导致预激呈左束支阻滞型，这类纤维比较独特，几乎是另外一个房室结，具有递减传导特性；然而，与房室结不同，它们不能逆传。Mahaim 纤维导致的室上性心动过速是逆向型折返，呈左束支阻滞型态，与预激时的形态相似。室上性心动过速逆传支经"右束支 - 希氏束 - 房室结"回到心房。最常见的类型是 Mahaim 纤维插入右束支，有时可直接连接到心室或传导系统远端其他部位。它们多位于右侧，常位于右后外侧或右后间隔侧。

持续性交界区反复心动过速　持续性交界区反复心动过速是一种少见的以长 RP 为特点、前传经房室结、逆传经旁道的心动过速。这些递减传导的旁道通常位于后间隔区域，能够引起无休止心动过速，导致心肌病。这种心律失常通常对药物治疗无反应，导管消融是首选治疗方法。因为 VA 间期长，这些旁道比典型旁道标测更加困难。

治疗

急诊处理

治疗主要取决于基础心脏疾病、对心动过速的耐受程度、个体对既往治疗的反应。血流动力学稳定的患者可以依次尝试以下方法：迷走神经刺激、注射腺苷，以及最后注射 β 受体阻滞剂或钙通道阻滞剂。尽管这些方法不能终止房性心动过速，但产生一过性房室阻滞使 P 波暴露有助于明确心律失常性质。

血流动力学不稳定的患者，建议立即麻醉下直流电复律，但很少有这种必要，只要不耽误电复律，其间可以给予迷走神经刺激。对有严重症状像心绞痛、低血压或心力衰竭，但血流动力学稳定且有静脉通路的患者，腺苷优于直流电复律。

迷走神经刺激包括颈动脉窦按压、Valsava 和 Müller 动作、作呕、咳嗽以及冰敷面部。迷走神经刺激可以通过增强副交感神经张力、降低交感神经张力来起作用。因为大多数刺激依赖房室结，减慢房室传导可以终止或减慢心动过速。按压颈动脉窦应慎用，有吸烟史、颈动脉狭窄或杂音的人不适合做。

迷走神经刺激不奏效时，腺苷是首选药物，因为它起效快、半衰期短，更受欢迎，6~12 mg 通常可以成功终止大约 90% 的心动过速，心脏移植或口服双嘧达莫或卡马西平的患者可能需要使用低剂量。副作用包括面部潮红、支气管痉挛、胸部不适或一过性房室传导阻滞，腺苷禁用于心房颤动伴预激综合征者。

腺苷无效可以使用钙通道阻滞剂和 β 受体阻滞剂，这些药物很少终止房性心动过速，但可以通过减慢心室率而缓解症状。缺点是半衰期相对较长，有负性肌力和降低血压的作用。

血流动力学受损的患者应尽早直流电复律，因为发放的电能量可以引起痛觉刺激，清醒患者应给予镇静治疗。同步直流电复律可以避免诱发心室颤

表 37.2　不典型旁道				
旁道	PR 间期	预激	心动过速	类型治疗
Mahaim 旁道	正常	有（LBBB，电轴左偏）	逆向型	药物 / 消融
递减旁道（PJRT）	正常	无	顺向型	消融
束室旁道	正常	有	无	无须治疗
结室 / 结束旁道	正常	可能有	顺向型 / 逆向型	慢径消融

LBBB，左束支阻滞；PJRT，无休止交界区反复性心动过速

动。大多数室上性心动过速对 10~50 J 能量有反应。抗心律失常药物对除颤阈值有影响，像氟卡胺、普罗帕酮、胺碘酮和利多卡因可以提高阈值。当除颤失败时，应注意甄别失败的原因：能量不足或除颤电极板位置不对，还是除颤后即刻再发心律失常。

预激综合征伴心房颤动患者，如果病情不稳定，需要急诊直流电复律处理；如果稳定，可以使用 I A 和 I C 类延长旁道不应期的药物，如普鲁卡因胺、伊布利特或氟卡胺。特别强调，这种心律失常避免使用腺苷、钙通道阻滞剂或 β 受体阻滞剂，使用阻断房室结的药物可能致使冲动更多沿旁道下传诱发心室颤动。

起搏

如果患者是外科术后或永久性起搏器术后，体内有起搏导线，超速心房起搏可以恢复窦律，在一些情况下也可以使用食管调搏。

长期治疗

长期治疗决策主要取决于心动过速的频度和严重性。发作不频繁、耐受性好、持续时间短，且容易自行终止的心动过速，可能不需要治疗；发作不频繁、耐受性好、持续时间长的心动过速，自备"口袋药"，对房室结折返性心动过速或房室折返性心动过速不伴预激的患者是合理的。在后者，氟卡胺、地尔硫䓬或普萘洛尔单剂口服即可。

发作频发的患者可能需要预防用药或导管消融治疗。房室结折返性心动过速或顺向型房室折返性心动过速伴隐匿旁道，初始治疗选用长效钙通道阻滞剂、β受体阻滞剂和洋地黄，可以减少 50% 的复发。也可以使用 I C 或 Ⅲ 类药物，但副作用通常会多一些。单药治疗失败的可以尝试联合用药。

导管消融

药物不耐受或无效的患者，导管射频消融（radiofrequency，RF）治疗是优选的长期治疗方案，有效率达 95%~98%，并发症发生率低，从长远看，性价比更高。对有症状的复发性心动过速，应尽早考虑射频消融治疗，特别是有快心房颤动旁道下传风险的预激综合征，射频消融是一线治疗。消融治疗已经（在几乎所有的病例）取代了外科治疗，可以作为有症状患者的初始治疗选择。

导管消融是用一根细的可调弯的导管经皮送入体内，在 X 线透视下放好位置，进行电生理标测，定位和选择性地破坏心律失常起源和传导的关键区域。

消融能量源有多种，射频消融和冷冻消融是目前最受青睐的安全和有效的能量源。过去 15 年，三维电解剖标测系统被广泛用于标测和减少射线暴露。这项技术与全球定位系统原理相似，可以精确定位导管头端位置。它通过阻抗和磁感应定位，可以提供导管三维位置，并在标测和消融中记录导管位置和信号出现早晚，对理解心律失常及其发生机制有重要贡献。精确定位提高了手术成功率，也使零射线消融成为可能。

特殊心动过速的导管消融

房性心动过速消融　几乎所有的局灶性房性心动过速都适合导管消融，因为成功率高，且药物有致心律失常作用，导管消融是这类心律失常的首选治疗方案。局灶性房性心动过速的标测，通常在心动过速时根据 P 波形态提示的解剖部位进行，标测心律失常起源的方法从单导管或双导管法（用多个电极探查心房不同部位）到复杂非接触式标测，无论标测技术怎样变，目的都是精确定位心动过速或房性期前收缩起源点，起源点的局部激动较体表 P 波起始提前达最大程度（一般提前 30~100 ms）。总体上，房性心动过速消融风险极低，并发症罕见，偶有报道，当局灶性房性心动过速起源靠近肺静脉或位于肺静脉内，在体型小的患者消融可引起肺静脉狭窄。或者起源靠近界嵴，消融有损伤窦房结和膈神经的潜在风险。因为膈神经在心包表面持续滑动，从未接受过心脏手术的患者不太可能损伤膈神经。

房室结折返性心动过速消融　房室结折返性心动过速消融是改良参与房室结折返性心动过速的慢径，慢径位于右心房底部靠近间隔比邻冠状窦口的所谓"Koch 三角"。消融导管放置于 Koch 三角区域的下部，调整导管位置直至导管头端记录到延迟、碎裂的心房电活动（被认为代表慢径电位）。总体治疗策略是从慢径远端开始消融，如果初始消融无效，可以随后在更高和更近的区域消融。大多数病例仅需单次消融，在有效的部位消融时，射频能量释放可以导致加速性交界区心律，提示慢径损伤。消融成功率很高，通常接近 98%~100%，房室阻滞风险 <1%。冷冻消融作为射频消融的替代，在房室结折返性心动过速治疗中具有很好的效果。

房室折返性心动过速消融　一旦确定旁道是心动过速折返环的一部分，或者在心房颤动时旁道参与房室快速传导，就需要对旁道进行消融。50%~60%

的旁道位于二尖瓣环游离壁或非间隔部，剩下的 20%~30% 分布于下间隔，15%~20% 位于三尖瓣环游离壁，<10% 离房室结很近，位于上中间隔区域（图 37.6）。5% 的患者有多条旁道，偶尔旁道位于心外膜，导管需要进入冠状窦来接近旁道，左侧旁道可以用逆行法（将标测和消融导管经股动脉向上送到主动脉，再进入左心室）或者穿刺房间隔，从右心房经卵圆窝穿过房间隔进入左心室。对显性旁道，心室插入端可以通过检查与 delta 波起始相关的心室最早激动点的电图来确定。隐匿旁道可以在室上性心动过速时标测或者心室起搏下标测，只要确定逆传经旁道而不是房室结上行。有时窦性心律下可以记录到一个尖锐的旁道电位，提示是消融靶点。射频消融时成功地根除旁道可以从体表心电图 delta 波消失、放电时房室折返性心动过速终止或突然出现清晰的向心性结性传导来推断。冷冻消融可以用于房室阻滞风险高的中间隔或前间隔旁道。总体上，旁道消融成功率高，接近 95%~98%，并发症很少。

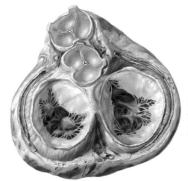

上中间隔区域<10%

二尖瓣环
游离壁
50%~60%

三尖瓣环
游离壁
15%~20%

下间隔区域20%~30%

图 37.6　旁道的分布

避免错误的治疗

- 如前所述，重点强调房室结阻断剂不能用于心房颤动伴预激的患者。
- 颈动脉窦按压仅在排除双侧颈动脉狭窄和颈动脉杂音的患者可以尝试。
- 支气管痉挛患者和心脏移植受者要谨慎使用腺苷。

未来方向

　　三维标测使大多数手术无须常规使用 X 线。压力导管可以形成更有效的消融损伤。使用磁导航和机器人导航系统，术者可以在远离患者的房间里操控导管。正在探索使用新的能量源，如超声波、微波和激光，未来电生理设备可能是便携式的，医院不再需要传统的导管室。

补充资料

Josephson ME. *Josephson's Clinical Cardiac Electrophysiology*. 5th ed. Philadelphia: Wolters Kluwer; 2016.
提供对心律失常机制和治疗干预手段完整的认识。

Wellens HJ. 25 years of insights into the mechanisms of supraventricular arrhythmias. *Pacing Clin Electrophysiol*. 2003;26:1916–1922.
有助于准确诊断和治疗室上性心动过速的进展综述。

Wellens HJ, Conover M. *The ECG in Emergency Decision Making*. 2nd ed. St Louis: Saunders; 2006.
描述怎样使用 12 导联心电图在紧急情况下作出快速和有见地的决策。

循证文献

Al-Khatib SM, Arshad A, Balk EM, et al. Risk stratification for arrhythmic events in patients with asymptomatic pre-excitation: a systematic review for the 2015 ACC/AHA/HRS guideline for the management of adult patients with supraventricular tachycardia: A Report of the American College of Cardiology/American Heart Association Task Force on Clinical Practice Guidelines and the Heart Rhythm Society. *Heart Rhythm*. 2016;13(4):e222–e237.
提供无症状预激患者风险评估概述。

Delacretaz E. Clinical practice. Supraventricular tachycardia. *N Engl J Med*. 2006;354:1039–1051.
对室上性心动过速鉴别诊断、心电图表现和治疗提供出色的综述。

Khairy P, Van Hare GF, Balaji S, et al. PACES/HRS expert consensus statement on the recognition and management of arrhythmias in adult congenital heart disease: developed in partnership between the Pediatric and Congenital Electrophysiology Society (PACES) and the Heart Rhythm Society (HRS). Endorsed by the governing bodies of PACES, HRS, the American College of Cardiology (ACC), the American Heart Association (AHA), the European Heart Rhythm Association (EHRA), the Canadian Heart Rhythm Society (CHRS), and the International Society for Adult Congenital Heart Disease (ISACHD). *Heart Rhythm*. 2014;11(10):e102–e165.
综述：识别和治疗成人先天性心脏病心动过速。

Page RL, Joglar JA, Caldwell MA, et al. 2015 ACC/AHA/HRS guideline for the management of adult patients with supraventricular tachycardia: executive summary: a report of the American College of Cardiology/American Heart Association Task Force on Clinical Practice Guidelines and the Heart Rhythm Society. *J Am Coll Cardiol*. 2016;67(13):1575–1623.
提供了室上性心动过速治疗的建议。

（Sunita Juliana Ferns，J. Paul Mounsey 著
孙超 译　王贵松 审校）

第38章

心房颤动："率"与"律"

心房颤动是最常见的持续性心律失常。由于人口老龄化、慢性心脏病患病率上升以及通过加强监测设备进行更频繁的诊断等多种因素的综合作用，心房颤动的患病率正在上升。

老年人心房颤动更为常见，80岁以上老年人心房颤动的发生率为5%~10%。男性更为常见，而非洲裔美国人较少见。心房颤动常与结构性心脏病相关，尽管相当一部分患者并未查出心脏病。

定义与分类

心房颤动是一种以心房不规律活动为特征的室上性快速心律失常，导致无效的心房收缩。心电图表现为无规律的RR间期（如果房室传导正常）和P波消失。

心房颤动根据持续发作时间分为三类：阵发性心房颤动是一种可自发终止或在发病后7天内可干预终止的心房颤动；持续性心房颤动是发作持续时间大于7天的心房颤动；永久性心房颤动指患者和医生共同决定放弃恢复或维持窦性心律的心房颤动。

另外两个定义值得注意：非瓣膜性心房颤动，是指在没有风湿性二尖瓣狭窄、机械或生物人工心脏瓣膜或二尖瓣修复的情况下发生的心房颤动。孤立性心房颤动是指无心脏病、高血压或糖尿病的年轻人发生的心房颤动。由于名称使用上的差异，孤立性心房颤动可能会令人难以理解，因此不应用于指导临床决策。

机制与病理生理

心房颤动的潜在发生机制有很多，可被视为多种病理改变的表型或临床表现，而不是一个独立的疾病过程。心房结构的紊乱促进了心房颤动的发展。

心房纤维化最常见的原因是那些增加心房应力和室壁应力的心脏病（如高血压、冠状动脉疾病、瓣膜性心脏病和心力衰竭）。心房颤动的发病率与这些潜在疾病的发病率相关。

心房颤动的发生和维持需要触发灶和相应的心房基质。异位病灶常是诱因，通常由左心房组织向肺静脉延伸。因此，肺静脉隔离依然是心房颤动导管消融的基础。有几种理论可以解释心房颤动的维持，包括多子波折返学说、转子学说和局灶驱动学说。这些都是潜在的治疗靶点。

临床表现

心房颤动与多种危险因素有关（专栏38.1）。其发病可能与急性原因有关，如酗酒、手术、心肌梗死、心包炎、肺病或甲状腺功能亢进（图38.1）。治疗这些诱发因素有助于心房颤动的治疗。心房颤动还与肥胖和阻塞性睡眠呼吸暂停有关。多种心血管疾病也与心房颤动有关，包括瓣膜性心脏病、心力

专栏38.1　心房颤动的临床危险因素

- 年龄增长
- 高血压
- 糖尿病
- 心肌梗死
- 心脏瓣膜病
- 心力衰竭
- 肥胖
- 阻塞性睡眠呼吸暂停
- 心胸外科手术
- 吸烟
- 运动
- 饮酒
- 甲状腺功能亢进
- 脉压升高
- 欧洲血统
- 家族史
- 基因变异
- 心电图
  - 左心室肥厚
- 超声心动图
  - 左心房增大
  - 左心室缩短率降低
  - 左心室壁厚度增加
- 生物标志物
  - C反应蛋白增高
  - B型利钠肽升高

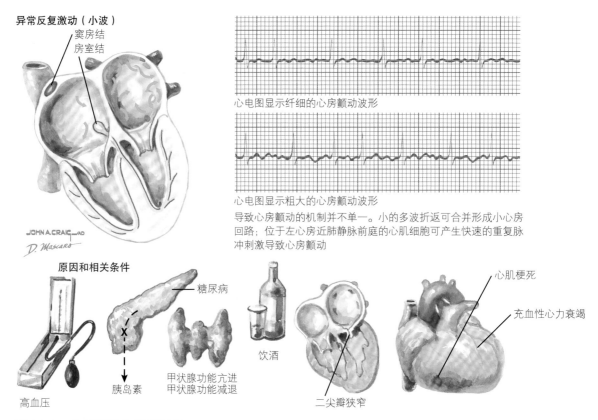

异常反复激动（小波）
窦房结
房室结

JOHN A. CRAIG MD
D. Mascaro

心电图显示纤细的心房颤动波形

心电图显示粗大的心房颤动波形

导致心房颤动的机制并不单一。小的多波折返可合并形成小心房回路；位于左心房近肺静脉前庭的心肌细胞可产生快速的重复脉冲刺激导致心房颤动

原因和相关条件

糖尿病

心肌梗死

充血性心力衰竭

胰岛素
甲状腺功能亢进
甲状腺功能减退

饮酒

二尖瓣狭窄

高血压

图 38.1   心房颤动的发病机制

衰竭、冠状动脉疾病、高血压（特别是左心室肥厚）、肥厚型心肌病、限制型心肌病、先天性心脏病和心包疾病。在这些情况下，对潜在病因的治疗通常不能终止心房颤动。家族性心房颤动越来越被人们熟知，其可能是基因异常导致心脏离子通道功能异常的结果。有 30%~45% 的阵发性心房颤动和 20%~25% 的持续性心房颤动发生在无潜在病因的患者。

心房颤动的表现形式是多样的，患者可无症状或心悸、呼吸困难或心力衰竭，最常见的症状是乏力。心房颤动的血流动力学或血栓栓塞并发症在其最初表现中并不少见（图 38.2）。除了与卒中相关的功能损害外，心房颤动本身可以显著降低生活质量。

评估

对心房颤动的初步评估包括描述发作类型（例如：阵发性或持续性），明确诱因，查找相关的心脏和非心脏性因素，评估其耐受性以及患者发生血栓栓塞并发症的风险。可通过询问病史和查体、心电图、超声心动图及甲状腺功能的基本检查来完成。通过动态心电监测来明确心律失常的类型。尤其是运动中有症状的患者应充分评估在运动期间的心率控制。

管理

心房颤动的最佳治疗是根据患者情况进行个体化治疗。如有可能，应包括治疗导致心律失常的潜在原因、减轻症状和预防心动过速导致的心肌病。原则上，针对心房颤动本身的治疗包括控制心室率（心率控制）、恢复窦性心律（节律控制），或两者兼而有之，并预防血栓栓塞。血栓栓塞的治疗方法将在第 39 章中讨论。

心率控制

心房颤动患者心率的最佳控制目标尚不清楚。RACE Ⅱ（Rate Control Efficacy in Permanent Atrial Fibrillation）研究显示，严格的心率控制（静息心率 <80 次 / 分）与宽松的心率控制（静息心率 <110 次 / 分）相比未带来更多获益。因此，最佳心率控制取决于患者的症状和个体差异。在大多数有症状患者，可将心率控制在中度运动时心率 <110 次 / 分，静息时心率 <80 次 / 分。对于无症状、左心室功能正常的心房颤动患者更加宽松的心率控制目标可能更为合理。用动态心电监护仪或其他类似的遥测装置长时间监测心率可能有

充血性心力衰竭患者的血流动力学恶化

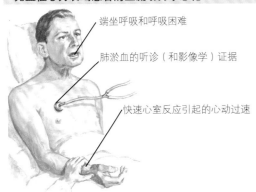

端坐呼吸和呼吸困难

肺淤血的听诊（和影像学）证据

快速心室反应引起的心动过速

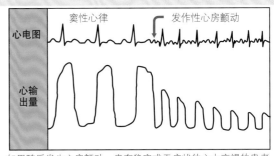

如果随后发生心房颤动，患有稳定或无症状的心力衰竭的患者可能会表现出明显的恶化
心房收缩的丧失和快速的心室率降低了心输出量并增加了充血症状

血栓栓塞并发症

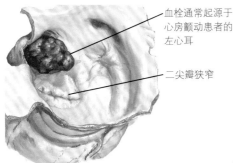

血栓通常起源于心房颤动患者的左心耳

二尖瓣狭窄

因二尖瓣狭窄而发生心房颤动的左心房血栓示例

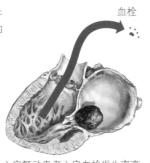

血栓

心房颤动患者心房血栓发生率高，外周栓塞风险增加，除非有禁忌证，否则应考虑抗凝治疗

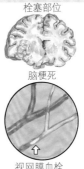

栓塞部位

脑梗死

视网膜血栓
其他周围部位包括脾、肾、肠系膜血管

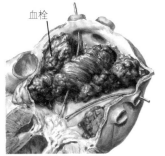

血栓

血栓可能很大，充满了大部分心房，（探头在"开放"通道中）

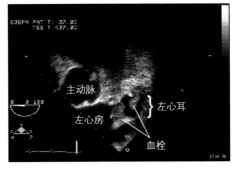

主动脉

左心房

左心耳

血栓

1例心房颤动患者的经食管超声心动图检查，显示左心耳和左心房有血栓

图 38.2 心房颤动的临床表现

助于充分地评估心率控制目标。需重点关注由于快速的心室率而导致血流动力学异常的心房颤动患者。此外，心率控制不佳有可能导致心动过速性心肌病，任何特发性心力衰竭伴快速心房颤动患者需考虑此病。

延长房室结不应期的药物通常是控制心率的有效药物。β 受体阻滞剂和非二氢吡啶钙通道阻滞剂（维拉帕米或地尔硫䓬）是控制心率的一线药物。多种 β 受体阻滞剂已被研究并证明有效，包括美托洛尔、阿替洛尔、纳多洛尔和卡维地洛。对射血分数降低的心房颤动和心力衰竭患者使用 β 受体阻滞剂时应谨慎。维拉帕米和地尔硫䓬也是有效的药物，但收缩性心力衰竭的患者应避免使用这些药物（特别是 LVEF<40%），因为它们具有负性肌力作用。但这些药物可能比 β 受体阻滞剂更适合支气管肺疾病患者。地高辛主要通过增强房室结副交感神经张力来减缓心率。但是，在交感神经活动增加的情况下，例如在运动中，它通常是无效的。此外，地高辛有许多潜在的副作用，安全窗较窄。低剂量对应的血清水平 <0.9 ng/ml 可有更好的效果。在已使用 β 受体阻滞剂或钙通道阻滞剂但心率没有得到良好控制的患者加用地高辛较为有效。以这种方式联合治疗可以降低每种药物所用剂量，减少潜在的副作用。胺碘酮通过交感神经传导和钙通道阻断机制减缓房室传导，因此也可用于心房颤动的心率控制，如用于危重症患者。然而，胺碘

酮主要是一种节律控制药物，并与许多潜在的心外不良反应有关联。它只能作为控制心率的最后手段，若没有计划恢复窦性心律，则应尽快用 β 受体阻滞剂和 / 或钙通道阻滞剂替代。在难治性病例中，房室结消融术与永久性起搏器植入在长期心率控制管理中是一个正确的选择。然而它会使患者永久依赖起搏器。所以，只有在心率和节律控制的尝试都失败后才考虑使用。

节律控制

多个心房颤动相关的随机临床试验比较了心率控制与抗凝策略和节律控制（药物）与抗凝策略。尽管通过增加心房收缩和心室收缩的规则化，节律控制策略在理论上比心率控制策略具有优势，但这些研究并未显示出明显获益。相反，在死亡率和住院率方面，节律控制组并没有总体上的差异，住院率的增加主要是由于入院接受复律。可能是抗心律失常药物的有害作用抵消了窦性心律的好处，或者可能是药物在心率控制方面不够有效，无法证明其获益。然而，这些研究提示节律控制策略应该是基于心房颤动相关症状的性质、程度、频率、患者的意愿和治疗反应的个体化决定。

对于有症状的心房颤动患者，如果要决定采取节律控制策略，可有许多方法（图 38.3）。对于复发的阵发性心房颤动患者，有多种抗心律失常药物可能有效。抗心律失常药物的选择在很大程度上取决于安全方面的考虑。没有心脏病或轻微心脏病的患者可选择氟卡尼、普罗帕酮、索他洛尔、决奈达隆或多非利特。多非利特仅对持续性心房颤动有效，不用于阵发性心房颤动患者。氟卡尼和普罗帕酮禁用于冠状动脉疾病或显著左心室肥厚的患者。对于肾功能不全者，索他洛

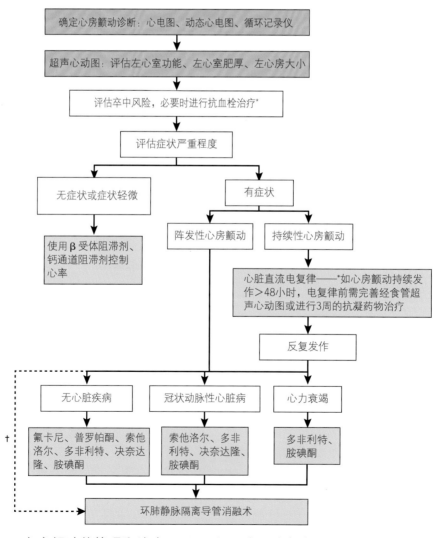

图 38.3　心房颤动的管理和治疗。* 抗血栓治疗的选择包括华法林（INR 目标值为 2.0~3.0）、阿哌沙班、达比加群、利伐沙班或依多沙班。†，导管消融作为初始心律控制策略在阵发性心房颤动中是合理的，在持续性心房颤动中也可考虑。INR，国际标准化比值

尔和多芬利特应谨慎使用。有显著收缩性心力衰竭的患者，选择限于多菲利特或胺碘酮，它们在该人群中具有中性的死亡率效应。胺碘酮有许多种潜在毒性，通常作为二线药物，只适用于老年人或有明显心肌病的患者。长期胺碘酮治疗应基于患者风险 - 收益比。当一线药物无效时，可以考虑导管或外科消融（图38.3）。消融治疗将在第 40 章详细讨论，它是一种非常有效的心房颤动控制心律的方法，对阵发性心房颤动患者尤其有效。

对于持续性心房颤动患者，第一次尝试控制心律时，可单纯进行复律，特别是对于无心脏病或轻微心脏病的患者。充分麻醉下的直流电复律是一种非常有效的恢复窦性心律的方法（图 38.1）。使用伊布利特进行心脏复律也是一个合理的选择。对于心房颤动持续 48 小时以上（或心房颤动持续时间未知）的患者，无论采用何种方法进行复律，建议至少在复律前 3 周和复律后 4 周后进行抗凝治疗。作为心脏复律前抗凝的替代方法，经食管超声心动图可以排除左心房血栓的存在。但即使没有左心房血栓，心脏复律后的抗凝仍然是必要的。如果心房颤动复发，抗心律失常药物可有效地维持窦性心律。

生活方式改变

控制危险因素，如肥胖、高血压和糖尿病，对预防心房颤动进展有积极效果。积极控制高危因素，包括减肥、经常锻炼、戒烟、不饮酒以及严格控制高血压、糖尿病和睡眠呼吸暂停，以减少心房颤动导管消融后的复发风险。在另一项研究中发现，定期的有氧运动同样可以减少阵发性心房颤动非消融人群的心房颤动发作。虽然没有长期数据，但如果这些生活方式的改变能够持续，对心房颤动的自然病程和总体的心血管风险是获益的。

避免治疗错误

心房颤动的治疗应遵循三个原则：心率控制、预防血栓栓塞和节律控制。在可能的情况下，应对导致心房颤动发展的心血管风险增加的潜在因素进行调整。一旦心率控制和预防血栓栓塞得到解决，复发性心房颤动患者持续出现症状时应采取节律控制策略。最常见的错误就是未能充分遵循治疗原则，相对常见的错误是未进行卒中预防，一旦发生栓塞后果是灾难性的。

未来方向

虽然在改善血流动力学方面，节律控制与心率控制相比具有潜在的理论优势，但在多项研究中均未能改善预后。维持窦性心律的好处可能被抗心律失常药物的有害作用所抵消。目前有几个大型、随机的消融试验正在评价不使用抗心律失常药物来维持窦性心律的潜在预后获益。新的抗心律失常药，如心房特异性通道的靶向药物，有可能对心室致心律失常作用更小，全身毒性更低。此外，正在进行研究以明确不同药物对患者的临床特征和生物标志物的影响，有助于个性化的药物治疗，最大限度地提高疗效和减少不良事件。

补充资料

Haissaguerre M, Jais P, Shah DC, et al. Spontaneous initiation of atrial fibrillation by ectopic beats originating in the pulmonary veins. *N Engl J Med*. 1998;339:659–666.

开创性地描述了诱发心房颤动的异常起源。

Klein AL, Grimm RA, Murray RD, et al. For the Assessment of Cardioversion Using Transesophageal Echocardiography Investigators. Use of transesophageal echocardiography to guide cardioversion in patients with atrial fibrillation. *N Engl J Med*. 2001;344:1411–1420.

研究描述了使用经食管超声心动图评估可能避免在心房颤动复律前的抗凝。

Wyse DG, Waldo AL, DiMarco JP, et al. For the Atrial Fibrillation Follow-up Investigation of Rhythm Management (AFFIRM) Investigators. A comparison of rate control and rhythm control in patients with atrial fibrillation. *N Engl J Med*. 2002;347:1825–1833.

迄今为止最大的比较心房颤动管理中心率或节律控制策略中抗凝治疗的研究。

循证文献

Gage BF, Waterman AD, Shannon W, et al. Validation of clinical classification schemes for predicting stroke. Results from the National Registry of Atrial Fibrillation. *JAMA*. 2001;285:2864–2870.

描述了使用计分系统预测心房颤动患者卒中风险的开创性研究。

January CT, Wann LS, et al. 2014 AHA/ACC/HRS Guideline for the management of patients with atrial fibrillation: a report of the American College of Cardiology/American Heart Association Task Force on Practice Guidelines and the Heart Rhythm Society. Developed in collaboration with the Society of Thoracic Surgeons. *J Am Coll Cardiol*. 2014;64(21):2305–2307.

心脏病学会制定的综合性心房颤动管理指南。

（ Matthew S. Baker，Anil K. Gehi，James P. Hummel，J. Paul Mounsey 著 白瑾 译 王贵松 审校 ）

第 39 章

心房颤动：卒中预防

病因与发病机制

在美国，每年大约有 80 万人发生卒中，其中 15% 由心房颤动引起。卒中的预防仍然是心房颤动初始治疗中的一个关键点，在症状得到控制后，再次出现时应谨慎处理，并且患者能够参与有关口服抗凝药风险和益处的复杂决策过程。一些出血风险大于卒中风险的患者被推迟口服抗凝药治疗，代之以出血风险较低的相关策略（单独服用阿司匹林或简单观察）。然而，有相当多的证据表明，出血风险低和卒中风险较高的许多患者也推迟了抗凝治疗，导致了这一群体的治疗不充分。CHADS 评分 >3 分的美国老年人心房颤动患者中仅有不到 50% 的人服用过抗凝药。

幸运的是，在过去的 5 年里，心房颤动的卒中预防治疗取得了显著进展。在 2009 年第一种新型口服抗凝药（novel oral anticoagulant，NOAC）获得批准之前，华法林是唯一可用的口服抗凝药。长期华法林治疗也存在明显的局限性，包括需要密切调节维生素 K 的摄入量和定期血液检测以确保治疗水平。对于不适合华法林治疗的患者，目前有 4 种 NOAC 药物可广泛使用，在随机临床试验中，与华法林相比，它们都具有良好的安全性和疗效。除了 NOAC 的广泛使用，手术治疗也有了更多选择。心房颤动患者 90% 的栓塞性卒中与左心耳血栓形成相关，而现在有几种基于导管的技术可用于左心耳封堵术。在这一章中，我们总结了目前判断心房颤动患者卒中风险和出血风险的策略，并回顾了华法林、NOAC 和左心耳封堵术的临床应用价值。

卒中危险分层

CHADS$_2$ 评分最初在 2001 年开始提出，在大约 1800 名年龄在 65 岁以上、平均随访时间超过 1 年的队列中被证实可以估计卒中风险。CHADS$_2$ 评分纳入的危险因素有充血性心力衰竭、高血压、年龄、糖尿病和栓塞性卒中史。依据评分将卒中风险分为低（CHADS$_2$ 评分 0~1）、中等（CHADS$_2$ 评分 1~2）和高风险（CHADS$_2$ 评分 ≥ 3）。人们普遍认为如果卒中风险大于抗凝的出血风险，卒中中高风险患者有可能从口服抗凝药治疗中获益，但在卒中临界风险患者（评分 1~2）和出血风险高的患者中则具争议。CHADS$_2$ 评分为评估卒中风险提供了一种简便易行的方法，在模型更新以考虑额外的风险之前，CHADS$_2$ 评分被作为卒中风险分层的主要依据。

2010 年发布了一个改进版的 CHADS$_2$ 评分，并通过纳入与高龄、女性、已知血管疾病和干预措施（心肌梗死、PCI 和 / 或 CABG 和肺静脉疾病）相关的卒中风险来提高预测价值。CHA$_2$DS$_2$-VASc 评分现在是一种受欢迎的风险分层工具，已在几个观察队列中得到验证。它是一种更完整的风险分层工具，并在很大程度上取代了临床实践中的 CHADS$_2$ 评分，能更好地区分低风险和中等风险患者。

需要强调的是，并非所有心房颤动患者的卒中事件都是由左心房和 / 或心耳血栓引起的。许多心房颤动患者的动脉粥样硬化和高血压卒中的风险也在增加，这是目前世界上卒中的主要原因。因此，CHA$_2$DS$_2$-VASc 评分可被视为"共病清单"，也可预测其他急性心血管事件，包括心力衰竭患者的预后。由于卒中风险升高的患者发生出血事件的风险也会增加，因此，人们也一直致力于预测出血风险。出血风险随着年龄的增长而增加，$CHADS_2$ 和 CHA_2DS_2-VASc 评分都可以预测出血风险升高。当出血风险大于卒中风险时，许多患者选择放弃口服抗凝药方案，转而采用出血风险较低的治疗，包括单用阿司匹林进行药物治疗，或考虑左心耳封堵术。目前认为包括了高血压、肾 / 肝功能异常、卒中、出血、不稳定的国际标准化比值（INR）、老年人、药物或酒精使用等指标的 HAS-BLED 评分是预测出血风险的最佳工具，并在指南中被推荐。

HAS-BLED：出血风险分层

每一个接受口服抗凝药治疗的患者，都应该被告知治疗中存在出血风险。出血风险随年龄增长而显著增加，老年人和体弱者，以及曾有过严重出血事件病史的患者，出血风险较获益更大。目前，美国心脏病学会 / 美国心脏病协会 / 心律协会以及欧洲和加拿大心房颤动指南推荐使用 HAS-BLEED 评分来评估心房颤动患者抗凝治疗的出血风险。临床试验队列和观察性研究均证明，HAS-BLED 评分可较好地预测严重出血风险。但它仅在服用华法林的患者中得到验证，而非服用 NOAC 的患者，目前尚不清楚在服用不同种类药物的患者中的出血风险是否相似。HAS-BLED 评分仍然是唯一的颅内出血风险预测模型。HAS-BLED 评分在有心房颤动和无心房颤动的患者中都得到了验证，对存在高出血风险的心房颤动患者，可作为终止抗凝治疗的理论依据。表 39.1 总结了基于这些风险分层模型的卒中和出血的年度事件风险。

口服华法林抗凝预防卒中

华法林治疗仍然是口服抗凝药最常用的处方方案（尽管不再是新处方），大量随机研究数据表明，接受华法林治疗后的卒中风险降低 75% 以上。华法林成为心房颤动患者预防卒中的标准治疗方法已有30 多年，但维持华法林治疗有很大局限性。尽管它是维生素 K 依赖性凝血因子的有效拮抗剂，但由于肝代谢情况不同，个体间有效剂量跨度较大。此外，饮食中维生素 K 的摄入会影响华法林的疗效，患者必须严格自律，以避免 INR 出现波动。

基因检测有助于识别可能需要更高华法林维持

表 39.1　风险等级评分和预测年度事件风险汇总

评分	$CHADS_2$ 年卒中风险（%）	CHA_2DS_2-VASc 年卒中风险（%）	HAS-BLED 年出血风险（%）
0	1.9	0	1.1
1	2.8	1.3	1.0
2	4	2.2	1.9
3	5.9	3.2	3.7
4	8.5	4.0	8.7
5	12.5	6.7	12.5
6	18.2	9.8	N/A
7	N/A	9.6	N/A
8	N/A	6.7	N/A
9	N/A	15.2	N/A

HAS-BLED：Hypertension(高血压)，Abnormal renal/liver function (肾 / 肝功能异常)，Stroke(卒中)，Bleeding(出血)，Labile international normalized ratio(国际标准化比值不稳定)，Elderly(老年人)，Drugs or alcohol use(药物或酒精使用)

剂量的患者。*VKORCI* 基因编码维生素 K 环氧化物还原酶。该基因启动子区的单核苷酸多态性 G-A 突变导致酶产量减少，从而降低华法林代谢。此外，一些变异的 *CYP2C9* 等位基因导致酶活性降低，也可以降低华法林的清除率。野生型 *CYP2C9*1* 等位基因与正常华法林代谢相关，而 *CYP2C9*2* 和 *CYP2C9*3* 等位基因导致华法林清除率降低，因此需要的维持剂量较低。目前已经提出了一种测试算法，可根据该基因测试信息建议华法林的起始剂量。

新型口服抗凝剂预防脑卒中

2009 年，根据 RE-LY（Randomized Evaluation of Long-Term Anticoagulation Therapy）研究结果，达比加群成为美国食品与药物管理局（FDA）首个批准用于心房颤动预防卒中的 NOAC。与华法林相比，达比加群导致颅内出血和栓塞事件的风险较低。尽管这是一种有效的抗凝药物，但在随机试验和观察研究中发现，该药有较高的消化不良和胃肠道出血风险，尤其是在老年人中。尽管达比加群是唯一一种比华法林具有较低栓塞性卒中风险的 NOAC，因其上述副作用，近年来其使用随着口服 Xa 因子抑制剂增多而减少。

口服 Xa 因子抑制剂正迅速成为新诊断心房颤动口服抗凝的标准治疗方法。这些药物现已广泛应用，有多个随机试验表明阿哌沙班、利伐沙班和依度沙班在预防血栓栓塞性卒中方面不劣于华法林，并且与大出血风险显著降低相关，最重要的是颅内出血。因为它们起效快（<3 小时），所以在起效过程中不需要用胃肠外药物进行桥接治疗。此外，所有这些药物耐受性好，副作用小。然而，并没有在随机试验中比较 NOAC，因此较难选择某一种药物。随机试验确实提供了关于药物的有效性和局限性数据，这些试验总结在表 39.2 中。值得注意的是，尽管所有的 NOAC 都是在低、中、高卒中风险的患者中进行测试的，但依度沙班和利伐沙班试验招募的患者血管风险高于达比加群和阿哌沙班试验的患者。目前尚不清楚这种差异是否可用于指导治疗选择。

NOAC 已获批用于非瓣膜性心房颤动患者。这是一个有争议的规定，因为许多心房颤动患者合并心脏瓣膜病。一般来说，非瓣膜性心房颤动定义为既往没有心脏瓣膜手术或严重血流动力学异常的二尖瓣狭窄。在所有比较 NOAC 和华法林治疗的大型随机试验中都排除了有心脏瓣膜手术史或二尖瓣狭窄的患者。在实践中，除了那些机械心脏瓣膜置换术的患者，大多数医生都会给已经治疗、病情稳定的心脏瓣膜病患者处方这些药物。所有机械瓣置换术后的患者都需要使用华法林抗凝治疗，NOAC 在这一人群中的疗效不佳。达比加群是唯一在机械瓣人群中有研究的 NOAC 药物，与华法林治疗相比，会增加瓣膜血栓形成的风险。

住院患者抗凝预防卒中

还没有评估心房颤动住院患者立即抗凝预防卒中有效性的随机临床试验。对于因急性血栓栓塞事件入院的患者，抗凝方案的选择通常基于潜在的疾病状态、出血风险和肾功能。许多出现大面积栓塞性卒中的患者有明显向出血转化的风险，在开始抗凝治疗前应咨询神经科医生。对于肾功能正常且出血风险较低的患者，依诺肝素可提供有效、即时的抗凝。普通肝素输注也可快速起效，但需要监测和滴定。维生素 K 拮抗剂需要几天时间才能达到治疗水平，通常需要用普通肝素或依诺肝素进行桥接治疗。如患者具有较高卒中风险且适宜 NOAC 治疗，这些药物可在院内安全启用，且在数小时内达到有效抗凝作用。

预防卒中的抗血小板药物

值得注意的是，一项安慰剂对照临床试验表明，没有一种抗血小板药物可以降低心房颤动患者发生栓塞性卒中的风险。尽管阿司匹林在多个试验中与降低卒中和心肌梗死的风险有关，但其在心房颤动中的疗效还没有得到证实。2009 ACTIVE-A（Atrial Fibrillation Clopidogrel Trial with Irbesartan for Prevention of Vascular Events）试验比较了阿司匹林联合氯吡格

表 39.2	房颤患者新型口服抗凝剂疗法的比较						
	临床试验	CHADS$_2$ 平均评分	预防血栓栓塞性卒中[a]	颅内出血[a]	胃肠道出血[a]	肾清除率（%）	说明
达比加群	RE-LY	2.1	优效	减少	增加	80	起效剂量为 150 mg，而不是 110 mg；胃肠道副作用增加与肌酐清除率相关
阿哌沙班	ARISTOTLE	2.1	非劣效	减少	减少	25	与华法林相比，低风险患者的死亡率降低
利伐沙班	ROCKET-AF	3.5	非劣效	减少	增加	35	ROCKET-AF 每天一次华法林，INR 管理不佳，总出血事件没有减少
依度沙班	ENGAGE-AF	2.8	非劣效	减少	减少	50	每天一次，对 GFR>90 ml/min 的患者无效

[a] 与华法林相比。GFR，肾小球滤过率；INR，国际标准化比值

雷与阿司匹林单药治疗华法林不耐受的患者。虽然主要研究终点联合抗血小板治疗在预防心血管事件方面略优于单用阿司匹林治疗，但降低卒中的代价是严重出血事件发生率增高。2006 ACTIVE-W（Atrial fibrillation Clopidogrel Trial with Irbesartan for Prevention of Vascular Events）试验比较了阿司匹林和氯吡格雷与华法林治疗。由于华法林在预防卒中方面显著优于双联抗血小板治疗，故 ACTIVE-W 试验提前终止。华法林组的出血有减少的趋势。双联抗血小板治疗出血风险显著增加，不推荐替代口服抗凝药物，尤其是有 NOAC 治疗。

当抗血小板药物与口服抗凝药物比较时，结果表明抗凝治疗的疗效更好，出血风险相似或更低。先前所述的 ACTIVE-W 研究表明华法林优于双联抗血小板治疗。2011 年 AVERROES（Apixaban Versus Acetylsalicylic Acid to Prevent Stroke in Atrial Fibrillation Patients Who Have Failed or Are Unsuitable for Vitamin K Antagonist Treatment）研究将 5599 例心房颤动患者随机分为阿哌沙班组和阿司匹林组。平均随访 1.1 年，阿哌沙班组卒中或全身性栓塞发生率低于阿司匹林组（1.6%/ 年 vs. 3.7%/ 年），大出血发生率无增加（1.4%/ 年 vs. 1.2%/ 年）。由于早期数据和安全监测委员会（early Data and Safety Monitoring Board，DSMB）的分析表明阿哌沙班在所有临床重要终点均优于阿司匹林，所以该试验提前停止。

需要停口服抗凝药患者的桥接治疗

抗凝管理对于接受有创或外科手术的患者是一个常见难题。显然，停止口服抗凝药物会导致卒中风险的增加，必须要平衡卒中风险和任何有创手术的出血风险。没有具体的参考指南帮助做出这些决定；但最近发表的一份共识声明总结了由于半衰期和肾清除率的变化而停止 NOAC 治疗的一些标准建议（表 39.3）。应尽量避免中断 NOAC 治疗，但必须考虑到肾功能和拟实施操作的出血风险。大多数医生依赖临床判断，只对卒中风险高的患者实施桥接治疗。一般来说，桥接治疗推荐用于有机械瓣膜的心房颤动患者，尤其是二尖瓣的瓣膜置换。通常建议在华法林停药后 48 小时内接受肝素桥接治疗，但许多肾功能正常的患者也可以考虑使用依诺肝素。由于大多数 NOAC 药物的半衰期较短，通常不需要肝素或依诺肝素进行桥接治疗。

卒中预防：以左心耳为靶点

基于手术的卒中预防治疗为不能耐受抗凝治疗的患者提供了一个有吸引力的选择。长期以来，左心耳被认为是心房颤动时栓塞事件的主要来源；1947 年首次报道了左心耳外科切除术，但直到这一治疗已成为心房颤动患者心脏手术的标准治疗方法时，都从未进行过随机对照研究。不少观察性数据表明，封闭左心耳可使患者的卒中风险降低，可能与年龄匹配人群相似。基于早期 Cox 迷宫手术患者的研究数据，设计了其他手术和装置来封堵左心耳，以期降低长期卒中风险。PLAATO（percutaneous left atrial appendage transcatheter occlusion）是第一个在人类进行的植入式左心耳封堵器试验，但在可行性研究成功后，由于商业原因被撤回。

左心耳是一个退化组织，无重要的生理功能。

表 39.3　侵入性手术前停用新型口服抗凝药治疗							
	达比加群					阿哌沙班、依度沙班或利伐沙班	
CrCl（ml/min）	≥ 80	50~79	30~49	15~29	≥ 30	15~29	<15
估算药物半衰期（h）	13	15	18	27	6~15	阿哌沙班：17 依度沙班：17 利伐沙班：9	阿哌沙班：17 依度沙班：10~17 利伐沙班：13
存在出血风险时，建议停止治疗时间（h）							
低	≥ 24	≥ 36	≥ 48	≥ 72	≥ 24	≥ 36	无数据
不确定、中等或高	≥ 48	≥ 72	≥ 96	≥ 120	≥ 48	无数据	无数据

CrCl，肌酐清除率。Adapted from Doherty JU，Glucksman TI，Hucker WJ，et al. 2017 ACC expert consensus decision pathway for periprocedural management of anticoagulation in patients with nonvalvular atrial fibrillation. J Am Coll Cardiol. 2017；doi：10.1016/j.jacc.2016.11.024.

但它却不仅是心房颤动时的淤血部位，也是血栓和栓塞事件的来源，在许多患者它还是心房去极化波形的一个可能的电触发部位。但无论是手术切除还是植入器械，局部组织破坏都可能增加心房颤动的负担。目前正在进行的随机试验正试图解决这一问题，最近发表的一项心脏外科患者的随机试验表明，左心耳切除与出院前阵发性心房颤动的风险增加有关。

外科左心耳封堵术

在心房颤动患者的心脏瓣膜手术中，通常会结扎左心耳。尽管是在直视下连续缝合，但手术是在体外循环时进行的，左心耳术中不充盈，可能会导致左心耳闭合不完全。回顾性研究表明，24% 接受左心耳结扎手术的患者存在持续的左心耳残余分流，仍有卒中和全身性栓塞的风险。已有一些商业产品用于术中直接阻断左心耳。最常见的是 AtriClip（AtriCure）。自动缝合装置具有快速展开和组织相融性好的优点，可能比手动缝合技术更可靠。

心包入路行左心耳封堵

Lariat 装置（SentreHEART）已获得美国 FDA 批准用于软组织结扎，其设计目的是通过从心包间隙进行外科"缝合环"结扎左心耳。该手术使用磁轨系统，其中一根磁线通过房间隔穿刺插入，一根磁线从心包腔插入（图 39.1）。这些导线在左心耳的顶端会合，用缝合环封闭左心耳。尽管该装置已被批准作为闭合软组织的缝合线，并且已发表的数据表明它对左心耳闭合有效，但在临床试验中尚未证明其对预防血栓栓塞事件有效。尽管缺乏 FDA 批准的适应证，由于心脏内没有异物，理论上，心包入路比植入式装置更有优势。因此，Lariat 系统常用于短时间抗凝治疗也不能耐受患者的左心耳封堵，而 Watchman 装置（Boston Scientific）植入后被取代。Lariat 装置在真实世界中的应用已经在多个观察性研究中得到了证实，成功率 >90%，主要并发症的风险相对较低。在 FDA 批准 Watchman 装置之前，心包入路的使用有所增加。

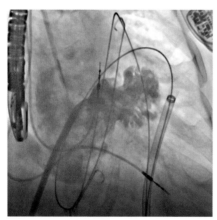

A. 应用 SL1 鞘管行左心耳造影

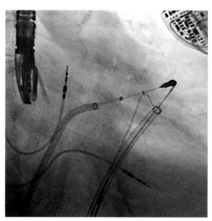

B. 磁轨系统引导钢丝在左心耳顶端会合

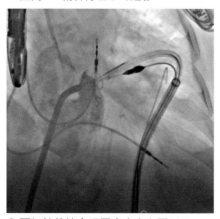

C. 预打结的缝合环固定在左心耳开口

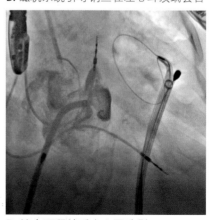

D. 缝合环释放后左心耳造影

图 39.1　左心耳封堵术步骤

最近的一份不良事件报告描述了 36 例与心包入路左心耳封堵相关的死亡事件，总人数不详。尽管 FDA 尚未批准这一适应证，但现在美国已经实施了数千例手术。重要的是，左心耳是一些心房颤动患者已知的触发因素，而正在进行的 aMAZE（LAA Ligation Adjunctive to PVI for Persistent or Longstanding Persistent Atrial Fibrillation）研究将试图阐明心包入路左心耳结扎术对接受经皮肺静脉隔离术的患者是否有益。

左心耳封堵术的 Watchman 装置

在美国，目前只有一种可植入装置可用于预防卒中。Watchman 装置由一个覆盖有可渗透性（160 μm）聚对苯二甲酸乙二醇酯膜的自膨胀镍钛合金框架组成，在历经两个独立的随机对照临床试验验证后，于 2014 年获批使用。经房间隔穿刺后，通过 14 Fr 鞘插入左心房（图 39.2）。最初的随机 PROTECT-AF 试验已经有了长达 5 年的随访数据，结果显示，与单独使用华法林治疗相比，在降低总死亡率、心血管死亡率和主要出血事件的发生率方面具有统计学意义，预防缺血性卒中的有效性相似。手术成功率 >90%。由于对早期手术相关并发症的担忧，在 FDA 批准之前进行的随机试验（PREVAIL）并未显示死亡率优势，也未能达到主要疗效终点，但与华法林相比，该试验确实证明了手术成功率（95%）和安全性的提高以及主要出血风险的显著降低。总的来说，该试验表明，与华法林治疗相比，Watchman 装置预防卒中风险的效果相似，并且 Watchman 手术成功后可停止华法林治疗，降低了患者口服抗凝药物相关的出血风险。表 39.4 总结了 Watchman 临床试验结果。

随机的 PROTECT 试验和 PREVAIL 试验有一些相似的问题，最突出的是仅与华法林进行了比较。这是一个重要的局限性，因为与华法林相比，大多数 NOAC 与降低出血风险相关，而且与这些较新的药物相比，Watchman 装置降低出血的益处可能会有所降低。PROTECT 和 PREVAIL 也因其在两组患者中

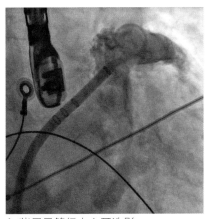

A. 猪尾导管行左心耳造影

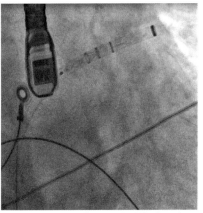

B. Watchman 装置推进到输送鞘的顶端

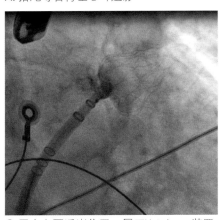

C. 于左心耳适当位置，展开 Watchman 装置

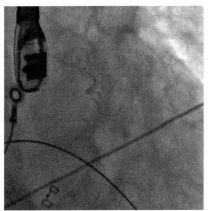

D. 释放 Watchman 装置，撤回输送鞘

图 39.2　植入 Watchman 封堵器的步骤

的低卒中风险而受到关注，许多人质疑临床试验人群是否可以推广到真实世界临床实践中。最近一项临床试验数据的 meta 分析表明华法林在预防卒中方面优于 Watchman。然而，许多患者无法耐受华法林或 NOAC 的长期抗凝治疗，左心耳封堵为高出血风险的患者提供了一个有希望的替代方案。在目前的临床实践中，Watchman 装置被批准用于"寻求长期抗凝治疗替代方案"的患者。通常推荐在反复出现严重出血事件、易导致出血和 / 或创伤的医疗和社会状况，以及高卒中风险（CHA$_2$DS$_2$-VASc≥2）合并高 HAS-BLED 出血评分的患者中应用。

心房颤动射频消融预防卒中

心房颤动消融的技术和证据在第 40 章中有详细的描述。总的来说，导管消融治疗可降低高卒中风险的心房颤动患者卒中发生率。但并未在设计合理的随机试验中得到证实，仍存争议。在心房颤动消融后立即持续抗凝是必要的，因为心房组织的炎症可能会增加卒中风险。患者对消融术有良好的反应并维持正常的窦性心律后，停止口服抗凝药物治疗的决定取决于卒中和出血风险。在这一点上，心房颤动消融治疗应该被视为一种减轻心房颤动症状负担的方法，而不是一种降低卒中风险的技术。

未来方向

最近对处方分析的研究表明，心房颤动患者中，早期应用口服 Xa 因子抑制剂预防卒中的数量在增加，而华法林的使用相应减少。这种用药有可能提高安全性，降低出血风险。到目前为止，关于 NOAC 的真实世界安全数据值得信赖，随着这些药物在未来广泛使用，处方华法林会继续减少。以器械装置为基础的卒中预防策略目前已经可用，新技术也将不断出现。应用器械装置预防卒中将是未来几年研究的焦点，心脏病学家将面临复杂的治疗模式，需要多学科的方法来优化治疗效果。

补充资料

2016 ACC/AHA clinical performance and quality measures for adults with atrial fibrillation or atrial flutter. *Circ Cardiovasc Qual Outcomes.* 2016;9:443–488.
卒中预防的循证建议概括。

Doherty JU, Glucksman TI, Hucker WJ, et al. 2017 ACC expert consensus decision pathway for periprocedural management of anticoagulation in patients with nonvalvular atrial fibrillation. *J Am Coll Cardiol.* 2017;doi:10.1016/j.jacc.2016.11.024.
当代围手术期风险最小化策略的回顾。

表 39.4　Watchman 临床试验结果

试验（n）	设计	平均 CHADS$_2$ 评分	操作成功（%）	主要操作安全事件发生频率	总体临床效益
PROTECT-AF（707）	2：1 Watchman *vs.* 华法林	2.2	88	装置组心包积液 4.8%；操作相关卒中 1.1%；器械栓塞 0.6%	装置组预防缺血性卒中呈非劣效，但显著减少出血性卒中和大出血。5 年随访表明，装置组的复合终点得到改善
PREVAIL（407）	2：1 Watchman *vs.* 华法林	2.6	95	心包积液伴心脏压塞 0.4%；器械栓塞 0.7%；大出血 0.4%	与 PROTECT 相比，操作相关安全性得到改善；缺血性卒中符合非劣效性终点，但与华法林相比总体疗效不达标；两组的事件发生率均较低（407 名患者中 18 个达到总疗效终点）
CAP registry（460）	仅器械，注册研究	2.4	95	严重心包积液 2.2%；无手术相关卒中；无器械栓塞	手术成功率持续提高，但目前公布的迟发性卒中和安全事件的随访数据有限

http://www.strokeassociation.org/STROKEORG/LifeAfterStroke/HealthyLivingAfterStroke/UnderstandingRiskyConditions/When-the-Beat-is-Off---Atrial fibrillation_UCM_310782_Article.jsp#.WLIg2e8zVM -.
来自美国心脏协会的卒中统计资料。

循证文献

Camm AJ, Lip GY, De Caterina R, et al; for the ESC Committee for Practice Guidelines. 2012 focused update of the ESC Guidelines for the management of atrial fibrillation: an update of the 2010 ESC Guidelines for the management of atrial fibrillation. *Eur Heart J.* 2012;33:2719–2747.
包括心房颤动 NOAC 治疗证据的欧洲指南。

Connolly SJ, Ezekowitz MD, Yusuf S, et al. Dabigatran versus warfarin in patients with atrial fibrillation. *N Engl J Med.* 2009;361(12):1139–1151.
达比加群的关键试验证明了预防卒中的有效性。

Giugliano RP, Ruff CT, Braunwald E, et al. Edoxaban versus warfarin in patients with atrial fibrillation. *N Engl J Med.* 2013;369(22):2093–2104.
依度沙班预防卒中的关键疗效试验。

Granger CB, Alexander JH, McMurray JJ, et al. Apixaban versus warfarin in patients with atrial fibrillation. *N Engl J Med.* 2011;365(11):981–992.
阿哌沙班的重要研究证明了预防卒中的有效性。

Holmes DR Jr, Doshi SK, Kar S, et al. Left atrial appendage closure as an alternative to warfarin for stroke prevention in atrial fibrillation: a patient-level meta-analysis. *J Am Coll Cardiol.* 2015;65(24):2614–2623.
来自 PROTECT 和 PREVAIL 试验的综合数据。

Holmes DR Jr, Kar S, Price MJ, et al. Prospective randomized evaluation of the WATCHMAN Left Atrial Appendage Closure device in patients with atrial fibrillation versus long-term warfarin therapy: the PREVAIL Trial. *J Am Coll Cardiol.* 2014;64(1):1–12.
PROTECT-AF 发表 5 年后，PREVAIL 研究的初步发现。

Holmes DR, Reddy VY, Turi ZG, et al. Percutaneous closure of the left atrial appendage versus warfarin therapy for prevention of stroke in patients with atrial fibrillation: a randomised non-inferiority trial. *Lancet.* 2009;374(9689):534–542.
PROTECT-AF 随机试验的首次发表。

Huisman MV, Rothman KJ, et al. Changing landscape for stroke prevention in AF: findings from the GLORIA-AF registry phase 2. *J Am Coll Cardiol.* 2017;69(7):doi:10.1016/j.jacc.2016.11.061.
重要 NOAC 治疗的真实世界的经验。

January CT, Wann LS, Alpert JS. 2014 AHA/ACC/HRS guideline for the management of patients with atrial fibrillation: a report of the American College of Cardiology/American Heart Association Task Force on Practice Guidelines and the Heart Rhythm Society. *J Am Coll Cardiol.* 2014;64(21):e1–e76.
心房颤动卒中预防的最新完整指南建议。

Patel MR, Mahaffey KW, Garg J, et al. Rivaroxaban versus warfarin in nonvalvular atrial fibrillation. *N Engl J Med.* 2011;365(10):883–891.
证实利伐沙班预防卒中有效性的关键试验。

（Joseph S. Rossi，J. Paul Mounsey 著
李廷翠、白瑾 译 王贵松 审校）

第40章

心房颤动和房性心动过速的
侵入性治疗

曾经被视为探索性技术的导管和外科消融术，目前已经发展成为一项成熟的技术，在世界范围内的大型医院中广泛开展。导管消融术不仅是心房扑动治疗的首选方式，对于选择节律控制方案的特定心房颤动患者，也是一线治疗方案。房性心律失常是否进行侵入性治疗取决于一系列的考量，包括症状的严重程度、心律失常的类型、合并的心脏基础结构异常、对药物治疗的反应以及病例的选择。目前来看，心房颤动消融术对心力衰竭、卒中以及死亡率的改善尚缺乏足够的证据，因此消融术的主要

目的还是在于改善患者的症状，提高生活质量。在各项导管消融术的临床研究中已有充分的证据显示，伴有相关症状的阵发性心房颤动患者能够从侵入性治疗中得到最大的获益。

外科迷宫手术

在心房内的特定部位造成屏障来阻断激动的传导可以阻止异常节律的维持，正是基于这一理论产生了心房颤动消融术（图 40.1）。利用切开 - 缝合技

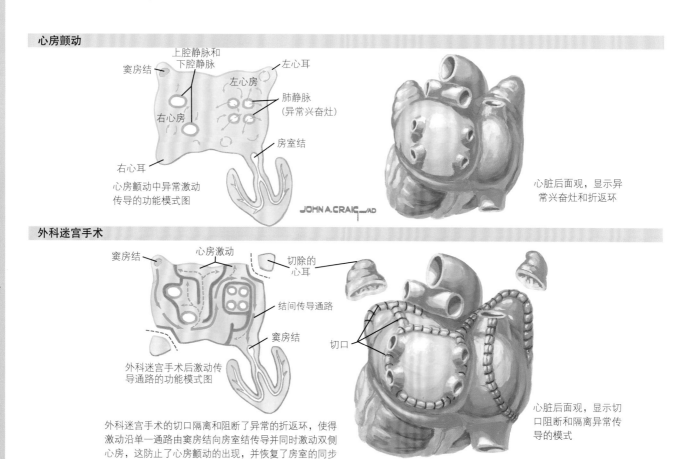

图 40.1 心房颤动的外科治疗

术来造成阻滞屏障的方法称为迷宫（Maze）手术。这一术式经历了多次迭代，目前采用双极射频消融或者冷冻消融来取代切开 - 缝合技术。文献报道迷宫术的成功率较高，但是由于该式式较为复杂且创伤较大，除了需要同时接受其他心脏外科手术（如瓣膜置换术）的患者，该手术并没有大规模应用。

导管射频消融术

最初导管消融术是模拟外科迷宫式式，利用射频消融能量在心房内膜面制造线性阻滞和电隔离。在观察到起源自肺静脉的局灶性房性心动过速可以触发心房颤动这一现象后，心房颤动治疗就主要关注于对这些触发灶的消融。肺静脉的电隔离是心房颤动消融手术的基石。

导管消融术在全身麻醉或者清醒镇静的条件下均可进行。通常利用股静脉途径来放置导管至右心，再通过房间隔穿刺术进入左心房进行消融。通常在

术前需要进行经食管超声心动图来排除左心耳的血栓。术中静脉应用肝素来预防血栓形成。术前也可以应用 CT 或者 MRI 来明确左心房的具体解剖结构。在心房颤动消融术中，则使用二维影像和三维电解剖标测系统来构建左心房结构和指引导管操作。

对心肌的消融损伤是通过导管释放射频能量使得高频交流电通过导管 - 组织界面时产生的阻抗热能来达到的。加热到 50℃ 以上数秒钟后心肌组织就会发生不可逆坏死，从而变为不传导电激动的瘢痕组织。

一般来说，在心房中消融的面积和方式与心房颤动的类型有关（见心房颤动的类型定义，第 38 章）。对于阵发性心房颤动，肺静脉 - 左心房的完全电隔离就足以达到临床成功。目前主流的肺静脉隔离术是对两侧肺静脉开口部位分别进行大环隔离（图 40.2）。

与阵发性心房颤动相比，对持续性心房颤动进行肺静脉电隔离的效果就较为有限了。基于这个考

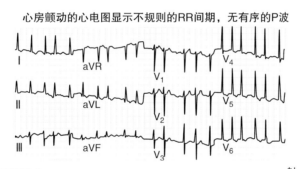

心房颤动的心电图显示不规则的RR间期，无有序的P波

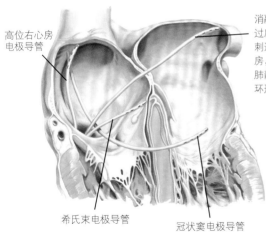

心房颤动的导管消融术

高位右心房电极导管

消融导管通过房间隔穿刺进入左心房，用以对肺静脉进行环形消融

希氏束电极导管

冠状窦电极导管

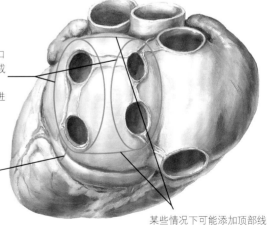

射频消融的损伤分布

通过在肺静脉口部逐点消融形成环形的阻滞线，从而对肺静脉进行电隔离

二尖瓣峡部线可以阻断围绕二尖瓣环折返的不典型心房扑动

某些情况下可能添加顶部线和后壁线，通过连接双侧的肺静脉来对左心房的后壁进行电隔离

图 40.2　心房颤动的导管消融术

虑，持续性心房颤动的消融术中可能应用肺静脉电隔离结合一些附加的消融。这些消融手段很多，至少包括：①对复杂碎裂心房电位的消融；②心房附加线的消融；③自主神经节丛的消融。

复杂碎裂心房电位是一种与正常心房组织电位不同的心腔内电位，以碎裂而高频的心电信号为特征。这种电位出现在心房内异常电传导的部位，可能是持续性心房颤动的高频驱动灶。复杂碎裂心房电位既可以被手术者主观判定，也可以通过自动化计算分析软件来识别。

线性消融的方式模拟了外科迷宫手术，目的是阻断心房内的折返环路，同时也可能带来一些其他的效应，包括对消融线上的复杂碎裂心房电位及自主神经节的损伤，这些附加效应也可能提高心房颤动消融的疗效。线性消融的组合包含以下消融线：连接双侧肺静脉上缘的顶部线、连接左下肺静脉口至二尖瓣环的二尖瓣峡部线、隔离其他胸腔内静脉（如冠状窦和上腔静脉）或者左心耳的消融线，以及常规用于典型心房扑动的连接下腔静脉-三尖瓣环峡部的消融线。

由于观察到自主神经张力的变化与心房颤动的诱发有关，一些术者在心房颤动消融中把自主神经节作为消融目标之一。迷走神经刺激可以造成房性期前收缩、心房肌不应期的变化以及复杂碎裂心房电位的发展。神经节丛作为心脏自主神经系统的一部分位于心外膜脂肪垫的下方，而心内膜下导管消融则是通过射频热能的透壁性传导来损毁这些神经节丛。

持续性心房颤动消融的最佳方案仍无定论。近来已有一些研究对除肺静脉之外的附加消融的获益提出了质疑。

冷冻球囊消融

作为射频消融能量的替代，利用一套以球囊为基础的系统输出冷冻能量来达到肺静脉的完全电隔离的技术迎来了快速的发展。在一套经静脉导管的控制下依次将球囊放置于各肺静脉前庭部位（图 40.3），液态一氧化二氮被输送至球囊内并气化，从而降低组织温度，沿球囊环形表面的组织内的冷冻以及冰晶形成可以造成细胞膜损伤，细胞代谢、电活动和组织微血管血流的改变，最终造成细胞的死亡和瘢痕形成。

心房颤动消融的成功率与安全性

消融术后早期（<3个月）的心房颤动复发是一种常见现象，与远期疗效无关。这期间心房经历着消融后的重构过程，可以应用抗心律失常药物或者直流电复律来维持窦性心律。而在3个月之后的心房颤动复发则提示肺静脉-左心房电传导的恢复，这时可能需要长期服用抗心律失常药物或者再次射频

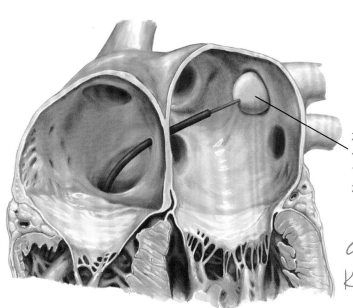

冷冻球囊在左上肺静脉口外充气膨胀。一氧化二氮在球囊内的循环使得局部组织的温度下降。通过在各肺静脉开口部位重复这一冷冻过程来达到肺静脉电隔离的目的

图 40.3 心房颤动的冷冻球囊消融术

消融来达到期望的效果。

根据随访时间、节律监测的频度以及术后是否使用抗心律失常药物，阵发性心房颤动接受射频导管消融或者冷冻导管消融的成功率在 65%~95%。持续性心房颤动的成功率在 40%~80%（成功率上限值通常是通过多次消融手术才能达到）。心房颤动消融的长期疗效并没有强有力的数据支持，因此很难说目前所谓已经"治愈"的心房颤动是否会在多年后复发。

心房颤动的导管消融术并非不存在风险，据报道手术相关死亡率为 0.15%。心脏穿孔后心脏压塞是最常见的危及生命的并发症，发生率在 1.2%~6%。与该并发症风险相关的因素包括心腔内过多的操作和消融、多次房间隔穿刺以及术中抗凝药物的应用。

心房颤动射频消融或冷冻消融后可出现肺静脉狭窄。肺静脉管腔直径缩小 70% 以上定义为显著的肺静脉狭窄。症状包括胸痛、呼吸困难、咳嗽、咯血以及肺动脉高压的表现。据报道肺静脉狭窄的发生率 <10%，但并未对无症状的肺静脉狭窄进行常规筛查。为避免该并发症，大多数术者都避免在肺静脉内进行广泛的消融。

膈神经损伤直接由消融的热能所致，通常出现于右侧膈神经，因为该神经走行于右上肺静脉和上腔静脉之间。患者常无症状，也可能出现呼吸困难、呃逆、咳嗽或胸痛。在冷冻球囊消融术中膈神经损伤较射频消融术更为常见（最高 7.5% vs. <1%）。膈神经功能常在手术 12 个月后完全恢复。

血栓栓塞事件（卒中和一过性脑缺血发作）也是心房颤动消融术的并发症，发生率在 0~7%。因此，无论患者长期的卒中风险如何，术中及术后至少 2 个月的抗凝治疗是十分必要的。导管消融成功后是否长期维持抗凝治疗取决于患者的卒中风险（CHA$_2$DS$_2$-VASc 评分）、出血风险以及患者意愿。

心房食管瘘是心房颤动消融中最不愿看到的并发症，据报道发生率为 0.1%~0.25%。食管直接走行于左心房的后部，与左心房后壁及肺静脉紧密相邻。食管损伤的确切机制目前尚不清楚，但可能与直接热损伤、胃酸反流、食管腔感染以及微血管损伤造成的缺血有关。心房食管瘘表现为术后数日至数周内出现的发热、反复发作的神经系统症状（脓栓或空气栓塞所致），死亡率高达 70% 以上。快速识别并通过 CT 或 MRI 诊断后施行紧急外科手术或食管支架置入可以成功挽救患者生命。

房性心动过速的导管消融

从发病机制的角度来看，房性心动过速可以分为两类，一类与折返有关（心房扑动），另一类则是受到一个或者多个快速激动的局灶的驱动（局灶性房性心动过速）。心房扑动则进一步地分为依赖三尖瓣环峡部的典型心房扑动，以及除此之外的非典型心房扑动。

以从心尖部至瓣环方向的视角，典型心房扑动（三尖瓣环峡部依赖）通常是在右心房内以逆钟向方式激动（图 40.4）。这使其在 12 导联心电图上表现为特

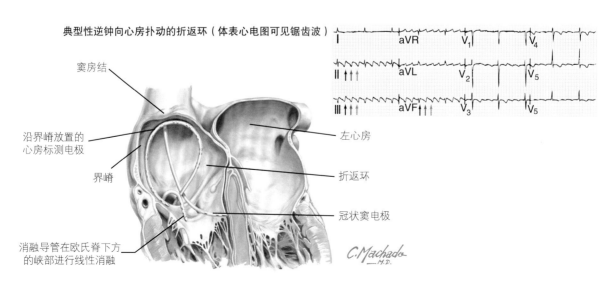

图 40.4　心房扑动的导管消融术

征性的模式，即在Ⅱ、Ⅲ、aVF导联出现倒置的锯齿波，在 V₁ 导联为直立的 P 波。尽管体外直流电复律可以有效终止心房扑动，但导管消融术是治疗该型心律失常的首选。顺钟向的三尖瓣环峡部依赖型心房扑动（心电图表现多变且缺乏特征性）较逆钟向的发生率低9倍，但仍可通过同样的方式来消融。在典型心房扑动患者中约有30%合并心房颤动，单纯消融心房扑动对心房颤动无效。

非典型心房扑动的折返环路通常与心房瘢痕有关。瘢痕产生的原因可与既往心脏外科手术、既往消融以及自发纤维化有关。非典型心房扑动的心电图表现与局灶性房性心动过速和典型心房扑动存在诸多重叠而难以分辨，总体来讲，与局灶性房性心动过速相比，非典型心房扑动 P 波时程更长，等电位线更短，心动过速周长更稳定。典型心房扑动中常见的锯齿波在非典型心房扑动中不一定会出现。因此，很难应用体表心电图对非典型心房扑动进行可靠的定位。一些非典型心房扑动局限于左心房或者房间隔，另一些则更复杂，甚至表现为8字折返。

局灶性房性心动过速在结构正常和异常的心房中均可发生。与非典型心房扑动不同，局灶性房性心动过速的起源部位可以利用 12 导联体表心电图的 P 波形态来准确判断。并且，这些自律性局灶在心房中的分布有一定的倾向性。比如，右心房局灶性房性心动过速的常见起源部位有界嵴、三尖瓣环和冠状静脉窦口，左心房局灶性房性心动过速的常见起源部位则常常与肺静脉有关。

无论房性心动过速的机制如何，导管消融术都是有效的治疗手段。

典型心房扑动的导管消融

一旦确定为三尖瓣环峡部依赖的心房扑动，标准的消融策略是沿着三尖瓣环峡部进行线性消融并达到双向阻滞。在经验丰富的中心，典型心房扑动导管消融的即刻成功率可接近100%。在成功消融后的 1 年内，约10% 的患者会复发典型心房扑动，再次接受导管消融则可成功治疗其中95%的患者。单次消融手术后随访 5 年，约 73% 的患者不再发作典型心房扑动。操作相关的并发症十分少见。

由于心房颤动与心房扑动常合并存在，为了预防血栓栓塞事件，大部分合并心房颤动的患者需要接受抗凝治疗（依据 CHA₂DS₂-VASc 评分）。即使是没有心房颤动病史的典型心房扑动患者，在接受心房扑动消融术后的 5 年内，约有 60% 会发作心房颤动。

非典型心房扑动的导管消融

既往对于非典型心房扑动机制和部位的判定，拖带标测是唯一的手段。尽管该标测方法十分可靠，非常耗时，而且有终止心动过速的可能。三维电解剖标测系统的出现为非典型心房扑动的标测带来了便利，当然，该系统也同样有助于局灶性房性心动过速的标测（见下文）。简言之，非典型心房扑动的导管消融治疗的第一步是确定折返环的路线，第二步就是用拖带来确定关键部位的参与，最后再对关

表 40.1　经导管射频消融术的效果		
心律失常类型	成功率（%）	并发症（%）
房室结消融	98~100	猝死（罕见）
心房扑动	85~95（典型心房扑动） 80~90（非典型心房扑动）	房室阻滞（罕见）、卒中（罕见）
局灶性房性 心动过速	86	房室传导阻滞，心脏压塞，卒中，膈神经损伤（共计1%~2%）
心房颤动	65~95（阵发性心房颤动）[a] 40~80（持续性心房颤动）[a]	卒中（0.1%~7%）、心脏压塞（1%~6%）、左心房房扑（最高达30%）、膈神经损伤（<1%~7.5%）[b]、肺静脉狭窄（不常见）、心房食管瘘（少见）

[a] 报道的成功率因对成功的定义、再次消融的次数、术后监测的强度等因素不同而存在一个较大的波动范围

[b] 射频导管消融术的膈神经损伤发生率 <1%，冷冻球囊导管消融术的膈神经损伤发生率为 4.7%~7.5%

键部位进行导管消融，这通常需要在关键部位进行线性消融来阻断传导，而消融线常需要连接两个电静止部位。初次导管消融的成功率较高（表 40.1），但有约 20% 的病例会复发。复发的首要原因是心房瘢痕的进展或新的岛状心肌出现，形成新的折返环路。复发患者可以加用抗心律失常药物控制，也可以再次接受消融手术。

局灶性房性心动过速的消融

局灶性房性心动过速通常在心动过速持续的过程中进行标测，尤其是对于那些体表心电图 P 波形态提示的部位要重点关注。对心动过速起源部位的标测手段从早期的单导管或双导管技术（用多极电极导管标测心房）到现在的三维标测系统对心房激动进行可视化分析。这些技术的目标都是寻找在房性心动过速或房性期前收缩时心房电激动的最早部位，随后再用导管消融来消除这个部位。同非典型心房扑动一样，局灶性房性心动过速的导管消融成功率也较高，潜在的并发症列于表 40.1。

房室结消融

房室结消融是一种规整心室节律的有效手段。在特定患者如存在心动过速心肌病以及药物治疗无法控制的快速心室率时，房室结消融可以显著改善患者症状。然而，该疗法使得患者依赖于心室起搏，因此更适用于老年患者。在消融阻断房室结之后，患者的心室率将与心房电活动无关，而仅受起搏器的控制，因此不再需要药物控制心室率。因为上位心腔仍然处于心房颤动中，患者仍需依据 CHA_2DS_2-VASc 评分来指导抗凝治疗。

未来方向

在过去的 20 年间，房性心律失常的侵入性治疗取得了长足的进展。更高分辨率的心脏影像系统，更精细的电激动标测软件，更优化和能够记录压力的消融导管，甚至是遥控导管机器人系统都是心律失常导管消融技术进展的一部分。这些技术的革新能够保证手术的安全，增加手术成功率，并简化复杂心律失常的消融。

补充资料

Huang SKS, Miller JM, eds. *Catheter Ablation of Cardiac Arrhythmias*. 3rd ed. Philadelphia: Saunders-Elsevier; 2015.
关于心律失常的标测和消融的图解参考。

循证文献

Calkins H, Kuck KH, Cappato R, et al. 2012 HRS/EHRA/ECAS expert consensus statement on catheter and surgical ablation of atrial fibrillation: recommendations for patient selection, procedural techniques, patient management and follow-up, definitions, endpoints, and research trial design : a report of the Heart Rhythm Society (HRS) Task Force on Catheter and Surgical Ablation of Atrial Fibrillation. Developed in partnership with the European Heart Rhythm Association (EHRA), a registered branch of the European Society of Cardiology (ESC) and the European Cardiac Arrhythmia Society (ECAS); and in collaboration with the American College of Cardiology (ACC), American Heart Association (AHA), the Asia Pacific Heart Rhythm Society (APHRS), and the Society of Thoracic Surgeons (STS). Endorsed by the governing bodies of the American College of Cardiology Foundation, the American Heart Association, the European Cardiac Arrhythmia Society, the European Heart Rhythm Association, the Society of Thoracic Surgeons, the Asia Pacific Heart Rhythm Society, and the Heart Rhythm Society. *Heart Rhythm*. 2012;9(4):632–696.
来自主要心脏病学会的心房颤动导管消融的最新建议。

Haïssaguerre M, Jaïs P, Shah DC, et al. Spontaneous initiation of atrial fibrillation by ectopic beats originating in the pulmonary veins. *N Engl J Med*. 1998;10:659–666.
肺静脉分离的原始描述，现在已成为心房颤动消融的基础。

January CT, Wann LS, et al. 2014 AHA/ACC/HRS guideline for the management of patients with atrial fibrillation: a report of the American College of Cardiology/American Heart Association Task Force on Practice Guidelines and the Heart Rhythm Society. Developed in collaboration with the Society of Thoracic Surgeons. *J Am Coll Cardiol*. 2014;64(21):2305–2307.
主要心脏病学会制定的心房颤动管理综合指南。

（Matthew S. Baker，Anil K. Gehi，J. Paul Mounsey 著
周公哺 译　刘书旺、王贵松 审校）

第41章

室性心律失常

室性心律失常起源于传导系统的远端（希氏束以下）或心室肌。除少数情况外在心电图上均表现为宽 QRS 波群。室性心律失常可以为单发或联发的室性期前收缩（premature ventricular contractions，PVC），也可以表现为室性心动过速（ventricular tachycardia，VT）（连续 3 次以上的室性期前收缩，频率 >100 次 / 分）。非持续性室性心动过速是指可自行终止的、持续时间短于 30 秒的室性心动过速。而持续性室性心动过速则是指持续时间 >30 秒，或因血流动力学不稳定而需要紧急复律的室性心动过速。心室颤动（室颤）是心室的快速、不规则、无序的激动，在心电图上表现为快速起伏的基线，但无法分辨QRS 波群成分。室颤可以造成循环衰竭，如果持续发作且未能及时干预，常在 3~5 分钟内导致患者死亡。

尽管宽 QRS 波群心动过速并不等同于室性心动过速，但 80% 的宽 QRS 波群心动过速为室性心动过速。室性心动过速常见于合并器质性心脏病的患者，主要是冠心病和心肌缺血。虽然室性心动过速不总是会造成血流动力学异常，但可造成胸痛、呼吸困难、心悸、晕厥乃至心源性猝死等一系列症状。症状的严重程度决定了治疗的紧迫性。本章将概述室性心律失常的发病机制、诊断和治疗。心源性猝死作为室性心动过速和室颤的结果，将在第 42 章详细讲述。

病因与发病机制

室性心动过速的类型、预后及处理均取决于是否合并结构性心脏病。对于一个存在严重左心室功能异常和广泛瘢痕的患者，持续性单形室性心动过速的风险显然比较高。室性心动过速的发作也与心肌缺血、充血性心力衰竭、浸润性心肌病和高儿茶酚胺状态有关（图 41.1）。在缺血性心脏病患者中发生的室性心动过速多与既往梗死心肌造成的折返环路有关，在这些部位，细胞的间隙链接被打破，在存活细胞间出现了缓慢而又无序的传导。这一病理特点是折返环路产生和维持的原因。窦性心律下在室性心动过速起源部位进行心内膜电标测可以找到碎裂的低幅的电位，而这些电位就代表缓慢传导的特性。对于不伴有冠心病的患者，与缺血无关的心肌纤维化同样可以提供室性心动过速所需要的折返基质。

心电图的鉴别与诊断

室性心动过速须与其他类型的宽 QRS 波群心动过速相鉴别，包括室上性心动过速伴束支阻滞、室上性心动过速伴旁路前传（逆向型房室折返）以及心室起搏。及时的诊断非常重要，因为误诊可能会对挽救生命的治疗造成延误。对于存在缺血性心脏病或其他类型结构性心脏病的宽 QRS 波群心动过速患者，在有确凿的证据之前，都应当按照室性心动过速来进行处理。目前有许多鉴别流程来将室性心动过速与其他宽 QRS 波群心动过速区分开，但这些流程作用有限，甚至可能造成误导。体表心电图上支持室性心动过速的特征将在后文详细描述，主要涉及两方面的诊断标准：QRS 波群的形态异常以及识别独立的 P 波。

QRS 波群形态

如果心动过速期间 QRS 波群的形态相对于基线形态有所不同，那么就有可能是室性心动过速。室性心动过速时的心室内传导一定是异常的，这将导致 QRS 波群增宽。通常，室性心动过速时的 QRS 波群时限 >120 ms，但需要注意的是，部分起源自希 - 浦系统的室性心动过速的 QRS 波群宽度是正常的。QRS 波群的形态可以提供有关室性心动过速起源部位的重要信息。一般来说，右束支阻滞图形的室性心动过速（V_1 导联 QRS 波群主波为正向）提示左心

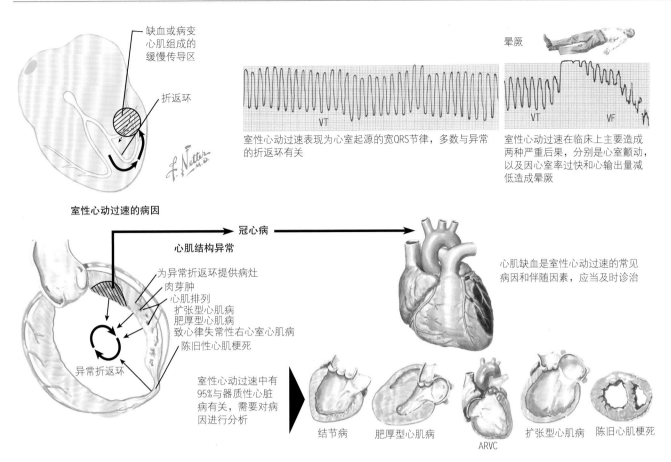

缺血或病变心肌组成的缓慢传导区

折返环

晕厥

VT

VF

室性心动过速表现为心室起源的宽QRS节律，多数与异常的折返环有关

室性心动过速在临床上主要造成两种严重后果，分别是心室颤动，以及因心室率过快和心输出量减低造成晕厥

室性心动过速的病因

冠心病

心肌结构异常

为异常折返环提供病灶
肉芽肿
心肌排列
扩张型心肌病
肥厚型心肌病
致心律失常性右心室心肌病
陈旧性心肌梗死

异常折返环

心肌缺血是室性心动过速的常见病因和伴随因素，应当及时诊治

室性心动过速中有95%与器质性心脏病有关，需要对病因进行分析

结节病　　肥厚型心肌病　　ARVC　　扩张型心肌病　　陈旧心肌梗死

图 41.1　室性心动过速的机制。ARVC，致心律失常性右心室心肌病

室起源，左束支阻滞形态的室性心动过速（V_1 导联 QRS 波群主波为负向）提示右心室或间隔起源（图41.2A）。室性心动过速时 QRS 波群额面电轴左偏提示下部起源点，而电轴右偏则提示起源于前壁或者流出道附近。起源于心尖附近的室性心动过速在 V_2 至 V_5 导联中出现深的 S 波，而基底部起源的室性心动过速则在这些导联中以 R 波为主。表现为右束支阻滞型的室性心动过速常在 V_1 导联中出现非典型征象，如单相 R 波或双相（QR 或 RS）和三相（初始 R 波振幅高于 r'，并且两者之间的 S 波低于基线）波形。V_6 导联通常表现为 rS 型。左束支阻滞型的初始 R 波宽度 >30 ms 或在 V_1 导联中 S 波最低点的时间 >60 ms、胸前导联起始至 S 波最低点的时间 >100 ms 提示室性心动过速而非差异性传导。S 波可以出现顿挫。室上性心动过速伴室内差异性是功能性束支阻滞所致，所以 QRS 波群应该表现为典型的束支阻滞图形，S 波不会出现顿挫。另外在 V_6 导联的 qS 型提示室性心动过速的诊断。尽管有一定的作用，这些形态学标准的敏感性和特异性均较为有限。心动过速时额面 QRS 电轴偏移在 40° 以上，特别是 -90° ~

-180° "无人区" 电轴（正常电轴为 -30° ~90°）强烈提示室性心动过速。胸导同向性是指胸前导联中 QRS 波群主波方向一致，均为正向或负向也提示室性心动过速。例如，在右束支阻滞型的室性心动过速中，QRS 波群在所有胸前导联中都是直立的（图41.2B）。

独立的 P 波电活动

独立的 P 波电活动是房室分离现象的重要表现，对室性心动过速的诊断有决定性的价值（图41.3A）。窦性心律的频率通常比心室率要慢。如果起源于窦房结，则 P 波应在 Ⅰ 导联和 Ⅱ 导联中直立。ST 段不同位置的粗顿也提示房室分离，应对所有 12 导联进行仔细分析。房室分离现象有时很难分辨，未发现房室分离并不能排除室性心动过速，因为患者可能合并存在心房颤动（多达 1/3 的情况），或者可能存在室房逆传，使得室性心动过速时房室相关。当窦性搏动通过房室结传导至心室并与心室起源的激动相遇时会出现心室融合波（图41.3B），此时的 QRS 波群形态介于正常 QRS 波群和室性心动过速 QRS 波群之间。

当激动经房室结下传激动心室时会出现心室夺

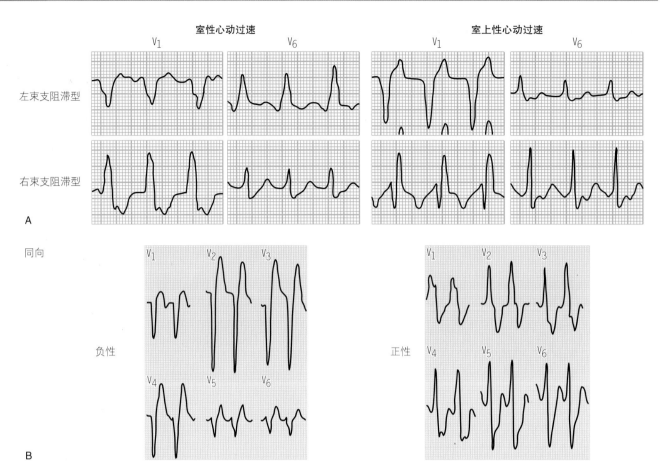

图 41.2   室性心动过速及室上性心动过速的 QRS 波群形态差别。(A) 典型的左束支阻滞型和右束支阻滞型。(B) 典型的胸导正性同向和负性同向的表现。详见正文

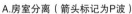

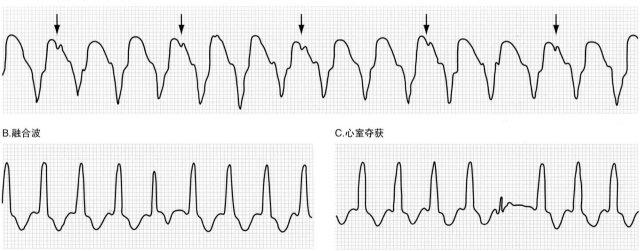

图 41.3   独立的 P 波电活动的心电图表现

获现象，这时会出现正常的 QRS 波群（图 41.3C）。心室夺获和心室融合波的存在提示房室分离，可以直接明确室性心动过速的诊断。但没有以上现象也不能排除室性心动过速。

其他鉴别标准

目前有两种更加简化的鉴别标准。一种是寻找支持室上性心动过速的特征，如果不存在这些特征，则默认诊断为室性心动过速。具体来说，就是出现典型的左束支阻滞形态（V_1 导联起始至 S 波最低点 <70 ms，V_6 导联没有 Q 波）或典型的右束支阻滞形态（V_1 导联为 rSR' 型，V_6 导联 R 波振幅大于 S 波）考虑室上性心动过速诊断，否则诊断为室性心动过速。另一种鉴别流程则分析 aVR 单个导联，如图 41.4 所示。aVR 导联起始 R 波，或 aVR 导联的起始 q 波增宽或有顿挫，都支持室性心动过速的诊断。

临床表现

室性心律失常的症状差异很大。室性期前收缩是心悸的常见原因，也可能无症状或在无意中发现。如果室性期前收缩频发，通常会有非特异的症状，例如疲劳、头晕或呼吸困难，尤其是出现二联律（正常心搏与室性期前收缩交替）和三联律（两个正常心搏与一个室性心搏交替）时。多数症状性单形性室性心动过速患者，尤其是那些年龄超过 40 岁的，大多患有潜在的缺血性心脏病。获得性或遗传性心肌病也为单形性室性心动过速提供了基质。室性心动过速相关的症状取决于多种因素，包括室性心动过速频率、是否存在结构性心脏病以及用药情况。血流动力学是否稳定对于室性心动过速与室上性心动过速的区分没有帮助，因为多数情况下患者可耐受室性心动过速，室上性心动过速也可能导致晕厥。正常心脏可以耐受运动诱发的室性心动过速，而低射血分数的心脏则难以耐受慢频率的室性心动过速。贫血或体位性低血压患者的室性心动过速通常会很快导致血流动力学障碍。患者可能会出现一系列症状：心悸、头晕、呼吸急促、胸痛、晕厥先兆、晕厥、充血性心力衰竭或心源性猝死。有时可以通过体格检查来发现房室分离的迹象，例如"大炮"型 A 波和强弱不等的 S_1，这对于诊断室性心动过速有所帮助。

多形性室性心动过速和室颤常会迅速导致血流动力学不稳定，需要立即进行除颤。

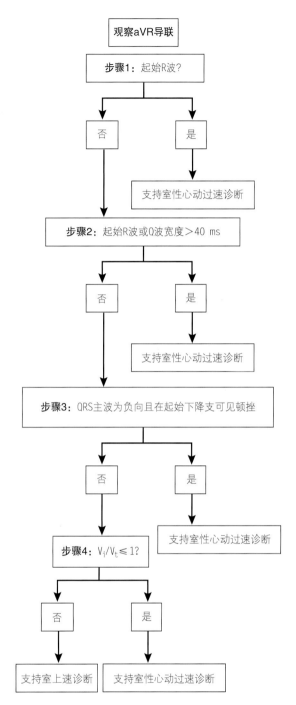

图 41.4 宽 QRS 波群心动过速的新 aVR 导联鉴别流程 (Modified from Vereckei A, Duray G, Szénási G, et al. New algorithm using only lead aVR for differential diagnosis of wide QRS complex tachycardia. *Heart Rhythm* . 2008;5:89-98.)

诊断方法

某些操作可能有助于在血流动力学稳定的患者中区分室性心动过速与室上性心动过速。在心动过速发作期间，颈动脉窦按压或 Valsalva 动作会刺激迷走神经，对除室性心动过速外的快速性心律失常会产生一定的效应。迷走神经刺激可减慢房室结的传导，从而终止房室结折返性心动过速或房室折返性心动过速，或显露心房扑动波。尽管静脉腺苷注射终止宽 QRS 波群心动过速支持室上性心动过速伴室内差异性传导的诊断，但有报道一些室性心动过速也可以被腺苷终止，因此对腺苷有反应并不能排除室性心动过速，对腺苷没有反应也不能提示室性心动过速的诊断。如果腺苷不能终止腺苷敏感的心动过速，最常见的原因是药物在外周循环中失活，没有足够的剂量到达心脏。此外，腺苷可能会影响患者脆弱的血流动力学状态，甚至诱发室颤。因此，对于可能诊断为室性心动过速的患者应谨慎使用腺苷（参阅第 37 章）。如果诊断难以明确，对于可重复诱发的心动过速，可以通过电生理检查来明确区分室性心动过速与室上性心动过速。

室性心律失常患者的评估

室性期前收缩

室性期前收缩可以是一些严重疾病的标志，例如冠心病、充血性心力衰竭、扩张型心肌病、肥厚型心肌病、感染性疾病、结节病和致心律失常性右心室心肌病。因此，必须行超声心动图检查以评估是否存在器质性心脏病。在无冠心病或结构性心脏病的情况下，室性期前收缩通常是良性的，这类室性期前收缩最常起源于心室流出道附近。动态心电图可以计算室性期前收缩负荷。当室性期前收缩负荷≥20%时，患者发生心动过速心肌病的风险显著增加。对于存在症状且室性期前收缩频发（＞所有心搏的 5%）的患者，应考虑药物治疗或者射频消融术。

室性心动过速

室性心动过速的预后很大程度上取决于是否合并基础心脏疾病。因此，应当对可能存在的器质性心脏病进行仔细排查。超声心动图是最基础的检查，尤其是对于有冠心病危险因素的患者，应当评估是否有缺血性心脏病，某些患者可能需要进行心脏 MRI 检查。持续性室性心动过速合并器质性心脏病的患者有心源性猝死风险，应考虑植入埋藏式心律转复除颤器治疗。

下一节将概述特定类型的室性心动过速及其长期处理方案。图 41.5 显示了不同类型室性心动过速的示例。

室性心动过速综合征

单形性室性心动过速

单形性室性心动过速是最常见的宽 QRS 波群心动过速。其预后取决于潜在的结构性心脏病的存在与否。因此，会根据存在的疾病分别列出。

心脏结构正常的单形性室性心动过速

右心室流出道室性心动过速

右心室流出道室性心动过速是一种少见的可由儿茶酚胺诱导的心动过速，通常发生在心脏结构正常的年轻患者，常可因运动诱发。心电图表现为左束支阻滞型伴电轴右偏。室性心律失常可表现为频发室性期前收缩，非持续性室性心动过速或持续性室性心动过速，机制为儿茶酚胺介导的延迟后除极所致的触发激动。持续性右心室流出道室性心动过速通常对腺苷和迷走神经刺激敏感，并且对 β 受体阻滞剂和氟卡尼的治疗反应良好。这些患者很少出现心源性猝死，因此常可应用药物来治疗。射频导管消融术对于那些药物治疗无效的患者是一种很有吸引力的选择。术中常需要异丙肾上腺素来诱发和/或维持心动过速以标测室性心动过速的起源，射频消融可以治愈该心动过速。

分支性室性心动过速

分支性室性心动过速通常发生在心脏结构正常的年轻男性患者。这种室性心动过速的独特点是对维拉帕米敏感。分支性室性心动过速最常见（90%~95%）起源于左后分支区域，心电图表现为近似典型的右束支阻滞伴左前分支阻滞形态（电轴左偏）。该心动过速的机制涉及间隔部位左后分支附近的折返环。心动过速的出口位于左前分支相对少见。如果患者在接受药物治疗后效果不佳，可以行导管消融术来进行根治。尽管维拉帕米治疗有效，但仅应在咨询心脏电生理专家后考虑使用，因为维拉帕米禁用于其他形式的室性心动过速。

在结构正常的心脏中其他室性心律失常的常见部位（尤其是室性期前收缩），包括乳头肌、冠状动

单形性室性心动过速

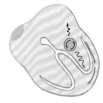

最常见的宽QRS节律，单形性室性心动过速通常较为规律和持续，折返是最常见的机制，通常因器质性心脏病所致

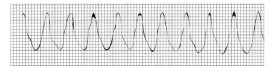

右束支阻滞型的单形性室性心动过速

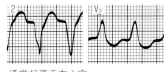

通常起源于左心室

左束支阻滞型的单形性室性心动过速

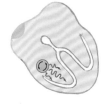

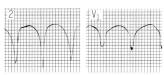

通常起源于右心室或室间隔

束支折返性室性心动过速

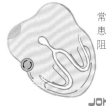

常见于扩张型心肌病患者，表现为左束支阻滞型

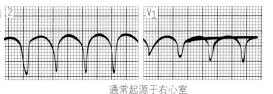

通常起源于右心室

加速性室性自主节律

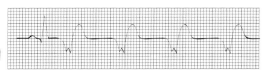

宽QRS节律，频率在50~120次/分。常由再灌注后异位心室局灶的自律性增高所致

室性期前收缩

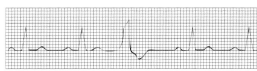

室性期前收缩常无症状，部分可导致心悸。虽然多无临床意义，但室性期前收缩负荷的增加可能是潜在心脏疾病的标志

多形性室性心动过速

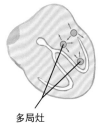

出现两种或两种以上形态的宽QRS波群心动过速，机制为多种来源的同时扩布的电激动

多局灶

正常QT间期

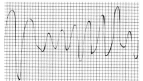

正常QT间期下发作的多形性室性心动过速常与缺血有关，是心源性猝死的病因之一

长QT间期

QT间期延长的多形室速称为尖端扭转性室性心动过速，许多患者有猝死家族史

图41.5 室性心动过速的不同类型

脉窦和二尖瓣环区域。

器质性心脏病的单形性室性心动过速

　　持续性室性心动过速在器质性心脏病患者中最常见。器质性心脏病为折返性室性心动过速提供了基质。器质性心脏病伴持续室性心动过速患者发生心源性猝死的风险更高，因为会进一步恶化为室颤。因此，确定室性心动过速患者是否合并器质性心脏病对治疗决策会产生重大的影响。如本节所述，室性心动过速可以出现在各种类型的器质性心脏病。

缺血性心脏病

　　频发室性期前收缩和非持续性室性心动过速对于缺血性心脏病患者的猝死风险具有提示作用。MUSTT（Multicenter Unsustained Tachycardia Trial，1999）和MADIT I（Multicenter Automatic Defibrillator Implantation Trial，1996）研究了心肌梗死后合并非持续室性心动过速、LVEF<35%~40%、电生理检查可诱发室性心动过速的患者，发现植入式心律转复除颤器（ICD）相较于传统药物治疗可以显著降低该人群的死亡率。

　　室性心动过速可以在缺血性心脏病的各个阶段出现。持续性单形性室性心动过速很少出现在急性心肌梗死阶段，主要见于陈旧性心肌梗死且无持续性缺血的患者。瘢痕内的存活心肌组织为折返性室性心动过速的维持提供了缓慢传导区。大面积心肌梗死伴射血分数降低的患者发生持续单形性室性心动过速的风险显著升高。

　　首次出现持续性室性心动过速的冠心病患者，

应进行心肌缺血的评估。冠状动脉造影及再血管化治疗是这些患者的首选。然而，即使纠正了心肌缺血，这些患者仍可能再次发作室性心动过速。在这种情况下，可应用心脏 MRI 或 PET-CT 对心肌瘢痕进行进一步的结构评估，因为这些心肌瘢痕组织构成了单形性室性心动过速的基质。

患有缺血性心脏病和持续性室性心动过速的患者，建议应用 ICD 进行心源性猝死的二级预防。对于反复发作室性心动过速的患者，抗心律失常药物如胺碘酮或索他洛尔可降低室性心动过速的发作频率。药物治疗效果不佳的患者可以考虑接受导管消融治疗。

扩张型非缺血性心肌病

扩张型心肌病患者在尸体解剖中可于左心室发现多发的片状纤维化区域。具有这些瘢痕区域的扩张型心肌病可能会导致折返性室性心动过速。这些纤维化区域和相关折返环路通常位于心外膜附近。非缺血性心肌病的室性心动过速也可能涉及其他机制，包括自律性增强和触发激动，这使得这些患者更容易出现因应用延长 QT 间期的药物或电解质紊乱所致的早期后除极和延迟后除极。希 - 浦系统的大折返引起的束支折返性心动过速也是扩张型心肌病患者室性心动过速的常见原因。束支折返性室性心动过速通常表现为左束支阻滞形态，心室率常较快（>200 次 / 分）。束支折返性室性心动过速多发生在希 - 浦系统病变的患者中，表现为 QRS 波群增宽和窦性心律下希氏束内传导延迟（通过测量 HV 间期得到，即从希氏束电图到最早记录到的心室激动之间的间期）。左束支逆向传导激动间隔部位，然后激动右束支，组成了一个折返环。尽管多数束支折返性室性心动过速患者需要植入 ICD，射频消融阻断右束支可以完全或很大程度上防止室性心动过速的复发，从而降低 ICD 放电频率并延长寿命。

基于循证医学的心力衰竭治疗对扩张型心肌病患者至关重要。治疗中应使用最大可耐受剂量的 β 受体阻滞剂和血管紧张素转化酶抑制剂。抗心律失常药物（如胺碘酮或索他洛尔）可用于 ICD 植入后反复发作的室性心动过速或房性心律失常的患者。控制合并的房性心律失常也很重要，否则可进一步导致左心室扩大，左心室功能下降。

肥厚型心肌病

肥厚型心肌病的病理特征是心肌细胞排布紊乱和间质纤维化，这为折返性室性心动过速提供了基质。肥厚型心肌病合并室性心律失常的患者有较高的心源性猝死风险。高危因素包括晕厥、非持续性室性心动过速、猝死家族史、运动中低血压反应以及超声心动图示室间隔厚度 >30 mm。动态心电图检查可用于评估这些患者心律失常的情况。持续性室性心动过速的患者应植入 ICD 用于二级预防，对于存在以上高危因素的患者，可考虑植入 ICD 作为一级预防。尽管胺碘酮可以减少室性心动过速的发生，但目前没有证据表明胺碘酮可降低肥厚型心肌病患者的病死率。如果有条件应积极应用 β 受体阻滞剂，这同时有助于降低左心室流出道压力梯度。

结节病

肺部或全身结节病患者中约有 5% 会出现症状性的心脏结节病，而亚临床心脏受累的比例可能会更高。心肌炎症会导致异常自律性和触发激动，但肉芽肿性瘢痕周围的大折返是该疾病的特征，也是室性心动过速的最常见机制。患有心脏结节病的室性心动过速患者发生心源性猝死的风险很高，应植入 ICD 治疗。由于该患者群体中传导系统异常和心脏传导阻滞的发生率很高，应考虑植入双腔 ICD。一般来讲，这些患者通常也需要服用 β 受体阻滞剂。对于已经植入 ICD 并接受最优药物治疗后仍反复发作室性心动过速的患者，可以考虑行导管消融术。

致心律失常性右心室心肌病

致心律失常性右心室心肌病是一种常染色体显性遗传病。病理上表现为脂肪组织和纤维脂肪组织对右心室心肌的节段性或弥漫性浸润。脂肪组织对正常心肌组织的替代在右心室游离壁的心外膜和心肌中层最为严重，但该病也可能进展并累及左心室。这些纤维化区域成为室性心动过速的来源。致心律失常性右心室心肌病患者中约有 95% 存在心电图改变。典型表现包括 $V_1 \sim V_3$ 导联的 T 波倒置、右束支阻滞以及 $V_1 \sim V_3$ 导联 QRS 终末切迹（称为 Epsilon 波，即 ε 波）（图 41.6）。

如果心电图高度怀疑致心律失常性右心室心肌病，则应进行超声心动图检查。但超声心动图对于右心室结构的分辨率有限，因此常需要心脏 MRI 进行确诊。致心律失常性右心室心肌病合并室性心动过速的患者发生猝死的风险很高，建议进行 ICD 治疗。这些患者的右心室游离壁十分薄弱，应将 ICD 的右心室导线放置在右心室间隔面以避免心脏穿孔。抗心律失常药物治疗可用于频繁发作室性心动过速的患者。药物治疗效果不佳的患者可以考虑接受导管消融术。

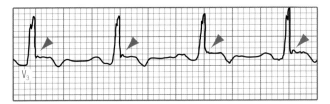

QRS波群终末可见顿挫即为Epsilon波（红色箭头所示），是心室传导延缓的表现

图 41.6 致心律失常性右心室心肌病的 Epsilon 波

多形性室性心动过速

多形性室性心动过速是一种具有两种或两种以上形态的宽 QRS 心动过速。多形性室性心动过速与心室颤动的主要差别在于前者具有可辨认的 QRS 波群。区别多形性室性心动过速和间端扭转性室性心动过速也很重要，因为二者的机制不同，处理方式也不同。具体来讲，间端扭转性室性心动过速是一种在 QT 间期延长的情况下出现的多形性室性心动过速，常在一个长间歇后发作，形态特征表现为 QRS 波群的尖端围绕等电位线扭转。这种室性心动过速通常因不应期延长后的早期后除极而触发。通常，尖端扭转性室性心动过速是短阵发作并且可以自行终止。但偶尔也有可能蜕化为心室颤动。电解质紊乱（尤其是低镁血症和低钾血症）和延长 QT 间期的药物通常是尖端扭转性室性心动过速的诱因。静脉输注硫酸镁和停用致 QT 间隔延长的药物通常有效。心脏起搏可用于反复发作的长间歇相关的尖端扭转性室性心动过速。

多形性室性心动过速的病因多种多样，可分为三类：器质性心脏病、离子通道病和可逆因素，如药物相互作用和电解质紊乱。

器质性心脏病

器质性心脏病，尤其是心肌缺血，是多形性室性心动过速的最常见病因。对于持续性多形性室性心动过速的患者，应当注意排查是否存在急性冠状动脉综合征。如果确定为急性冠状动脉综合征，应及时进行急诊冠状动脉造影和血运重建。及时的血运重建后，多形性室性心动过速也不再发作。如已排除了心肌缺血，应当行超声心动图检查来评估患者的心脏结构与功能。非缺血性心脏病如扩张型心肌病、肥厚型心肌病、心脏结节病以及致心律失常

性右心室心肌病的多形性室性心动过速患者预后通常很差。在这种情况下，几乎所有患者都需要接受 ICD 植入和随后的 β 受体阻滞剂等抗心律失常药物治疗。

离子通道病

Brugada 综合征

Brugada 综合征是一种常染色体显性遗传的遗传性心律失常，因室性心动过速的发作导致猝死的风险升高。20%~40%的患者涉及钠通道 SCN5A 位点的功能失活突变。

Brugada 综合征具有特征性的心电图表现，分别为 1、2 和 3 型（图 41.7）。目前，仅将 1 型心电图表现作为 Brugada 综合征的诊断依据，其特征为穹窿形的 J 波，伴 ST 段抬高 >2 mm 及 T 波倒置。迷走神经张力升高、发热、应用钠通道阻滞药物和电解质紊乱可能诱发该型的心电图改变。Brugada 综合征的表现包括晕厥、夜间濒死呼吸、室颤或多形性室性心动过速发作史、电生理检查可诱发室性心动过速、45岁以下的猝死家族史以及家庭成员中发现穹窿状心电图表现。

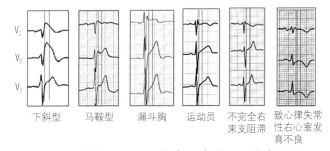

图 41.7 经典的 Brugada 心电图表现。1 型对 Brugada 综合征具有诊断价值，在近期的共识文件中，2 型和 3 型被合并为 2 型(Reused with permission from Bayes LA, Brugada J, Baranchuk A, et al. Current electrocardiographic criteria for diagnosis of Brugada pattern: a consensus report. *J Electro-cardiol* 2012;45:433-442.)

由于 1 型 Brugada 综合征可以是间歇性的，因此静脉应用钠通道阻滞剂（如普鲁卡因胺）进行药物激发试验可能具有诊断意义。有症状的 1 型 Brugada 综合征患者应接受 ICD 植入，无症状者的治疗仍存在争议，这部分患者的不良事件发生率似乎较低。应尽量避免或积极治疗那些可能加重病情的情况（例如发热），并转诊至心脏病专科医生进行治疗可能是较为合理的措施。

长 QT 综合征

长 QT 综合征（long QT syndrome，LQTS）是一种遗传性心律失常，因为复极延迟导致 QT 间期延长。男性的 QT 间期 >440 ms 为 QT 间期延长，而女性的诊断界值更高，为 QT 间期 >460 ms。很重要的是，约 1/3 的长 QT 综合征患者可以表现出正常的 QT 间期。

长 QT 综合征患者可出现晕厥、抽搐、室性心律失常和猝死。长 QT 综合征患者的猝死危险因素包括家族史、女性、QT 间期的长度和增龄。基因测序可以在 60% ~70% 的患者中确定潜在的突变。

长 QT 综合征的三种最常见类型分别为 LQT 1、LQT 2 和 LQT 3。LQT 1 与运动有关（常为游泳），LQT 2 与听觉或情绪刺激相关联（例如，被闹钟唤醒），LQT 3 通常会表现为睡眠中的猝死。LQT 1 和 LQT 2 与钾通道功能的丧失有关；LQT 3 与钠通道（SCN5A）功能的增强相关。

应当向长 QT 综合征患者说明避免使用已知的会延长 QT 间期的药物。保持正常的血钾和血镁水平也很重要。可以应用 β 受体阻滞剂来减少室性心律失常的发生，这对于 LQT 1 的患者尤其有效。还应指导长 QT 综合征患者避免参加对抗性运动。对于有心搏骤停史的长 QT 综合征患者，建议植入 ICD。对于使用 β 受体阻滞剂治疗后仍出现晕厥的患者，以及经过基因检测并被确定为高危长 QT 综合征（包括 LQT 2 和 LQT 3，QTc 间期 >500 ms）的患者，推荐植入 ICD 治疗。

儿茶酚胺敏感性多形性室性心动过速

儿茶酚胺敏感性多形性室性心动过速（CPVT）是一种遗传性疾病，其特征为儿茶酚胺释放引起的多形性室性心动过速。这些患者在静息时为正常心律，但在运动或处于压力时可能会出现晕厥、心悸和猝死。

基因测序可能有助于识别患有儿茶酚胺敏感性多形性室性心动过速的个体。在大约一半的患者中，病因是 Ryanodine 受体的突变导致心肌细胞无法对钙离子进行正常的处理。

药物治疗包括 β 受体阻滞剂和维拉帕米，可以帮助控制心率对运动的反应。抗心律失常药物，特别是氟卡尼，可以抑制钙离子的释放。ICD 可用于该类人群的猝死二级预防。

可逆因素

低钾血症和低镁血症等电解质紊乱可通过延长心室复极时间而导致室性心律失常。

延长 QT 间期的药物，例如抗精神病药、三环类抗抑郁药、大环内酯类抗生素以及 IA、IC 和 III 类抗心律失常药物，也可诱发室性心律失常。

紧急处理与治疗

优选治疗

紧急处理的目标是稳定患者的血流动力学和终止室性心动过速，这点优先于对患者的诊断评估。如果患者还有脉搏，但处于晕厥前状态如低血压或严重的呼吸窘迫，则应在适当的镇静后进行同步直流电复律。如果由于 QRS 波群过宽而导致同步复律困难，则应进行非同步除颤。无脉搏和 / 或无反应的患者应立即按照高级生命支持指南进行心肺复苏和高能电除颤。

如果患者对室性心动过速的耐受性良好，可以使用静脉注射普鲁卡因胺、利多卡因、胺碘酮和镁等药物。除去急性心肌缺血或梗死的情况，普鲁卡因胺通常比利多卡因更有效。胺碘酮通常需要 24~48 小时才能完全发挥作用，对紧急处理来说作用较小。胺碘酮可与另一种药物（如普鲁卡因胺）同时给药。静脉注射镁对间端扭转性室性心动过速有效。如果室性心动过速无法终止，应在给予充分的镇静后进行同步直流电复律。同时也应该处理潜在的诱发因素，例如心肌缺血、充血性心力衰竭、缺氧、电解质紊乱和 / 或中毒。

室性心动过速患者的后续治疗取决于病因和是否存在可逆性因素。应立即采血进行全血细胞计数、电解质（包括镁）、血尿素氮、肌酐、心肌损伤标志物、血糖和毒理学检查。适当的时候，还应进行动脉血气分析（图 41.8）。

对于植入 ICD 的患者，应在心律失常发作的最初 30 秒至几分钟内进行干预，具体取决于个体化的程控。ICD 治疗可通过心脏复律（电击）或超速起搏等方式终止室性心动过速。对该设备的程控通常会提供足够的信息以确定何种心律失常导致超速起搏或除颤时是否为室性心动过速，以及其他快速心律失常的发生频率和治疗模式。如果发生反复的电击，应当寻找诱发因素（心肌缺血最为常见），对 ICD 进行程控，以及辅助抗心律失常药物。有时患者发作了室性心动过速但未触发 ICD 的超速起搏或复律功能，这有以下可能的解释：室性心动过速的频率可

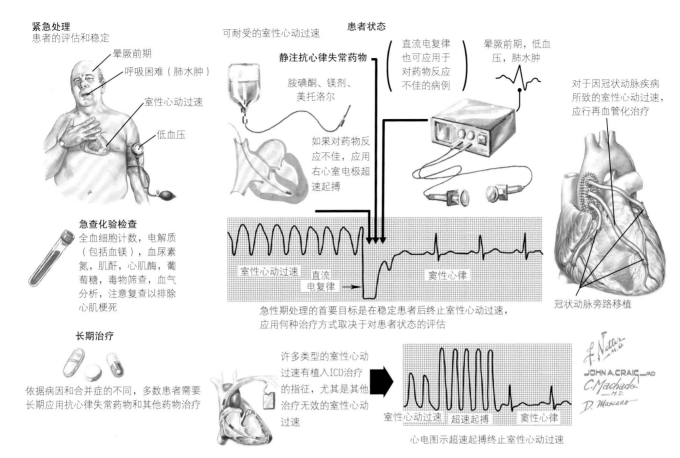

紧急处理
患者的评估和稳定

晕厥前期
呼吸困难（肺水肿）
室性心动过速
低血压

可耐受的室性心动过速

患者状态

静注抗心律失常药物

胺碘酮、镁剂、
美托洛尔

如果对药物反应不佳，应用右心室电极超速起搏

直流电复律也可应用于对药物反应不佳的病例

晕厥前期，低血压，肺水肿

对于因冠状动脉疾病所致的室性心动过速，应行再血管化治疗

急查化验检查
全血细胞计数，电解质（包括血镁），血尿素氮，肌酐，心肌酶，葡萄糖，毒物筛查，血气分析，注意复查以排除心肌梗死

室性心动过速　直流电复律　窦性心律

急性期处理的首要目标是在稳定患者后终止室性心动过速，应用何种治疗方式取决于对患者状态的评估

冠状动脉旁路移植

长期治疗

依据病因和合并症的不同，多数患者需要长期应用抗心律失常药物和其他药物治疗

许多类型的室性心动过速有植入ICD治疗的指征，尤其是其他治疗无效的室性心动过速

室性心动过速　超速起搏　窦性心律
心电图示超速起搏终止室性心动过速

图 41.8　室性心动过速的处理

能比程控的室性心动过速的检测频率慢，或者室性心动过速被 ICD 误认为是室上性心动过速。如果无法及时对 ICD 进行重新程控，则应视患者为未植入ICD 来进行处理，此后应尽快对 ICD 进行重新评估。

避免错误治疗

除非有明确的证据，通常将宽 QRS 波群心动过速默认诊断为室性心动过速，并应避免静脉使用维拉帕米或地尔硫䓬。此类药物可能会使患者已经很脆弱的血流动力学状态进一步恶化，并可能诱发室颤。除非明确诊断为室上性心动过速，否则绝对禁止使用任何类型的房室结阻滞药物，避免造成灾难性的后果，而治疗室性心动过速的药物治疗室上性心动过速通常不会产生不良后果。

长期管理与治疗

优选治疗

预防室性心动过速复发和猝死的长期治疗方案包括危险分层、抗心律失常药物和 / 或 ICD。第 42

章将详细讨论心源性猝死的一级和二级预防。

患有持续性室性心动过速合并心功能降低，或有心搏骤停病史的患者从 ICD 植入中可以明显获益。如果植入 ICD 后室性心动过速仍反复发作并导致多次电击，可以使用胺碘酮延长室性心动过速的发作频率，ICD 的超速起搏功能可能会有助于终止心动过速。如果胺碘酮无效，可以考虑选择 β 受体阻滞剂、索他洛尔、普鲁卡因胺和美西律。然而，这些药物通常都不如胺碘酮有效。药物治疗无效的，血流动力学可耐受的持续性室性心动过速可以进行电生理检查及标测。通过激动标测和三维电解剖标测，可以对折返环路进行定位并阻断折返的关键部位。缺血性心脏病或扩张型心肌病患者可能存在多个折返环，这增加了射频消融的难度。对于血流动力学无法耐受的复杂室性心动过速患者，可以在窦性心律下对瘢痕进行标测，然后对瘢痕组织间的通道进行线性消融，这可以有效减少室性心动过速发作频率。

展望

室性心动过速患者的猝死风险明显升高，有 ICD 植入的指征。对于药物治疗无效的室性心动过速，导管消融术是重要的选择。导管消融技术持续而飞速的进步，高密度电解剖标测使得致心律失常瘢痕和折返环的关键性峡部的识别更加精确。对于需要心外膜消融的非缺血性心肌病患者，目前已能够非常安全地应用心包穿刺技术。

补充资料

Bardy GH, Lee KL, Mark DB, et al. Amiodarone or an implantable cardioverter-defibrillator for congestive heart failure (SCD-HeFT). *N Engl J Med*. 2005;352:2022–2025.
SCD–HeFT 试验包括缺血性和非缺血性心肌病患者。在这些 LVEF≤35％且 NYHA 心功能Ⅱ级或Ⅲ级心力衰竭的患者中，ICD 组的总死亡率显著降低（与胺碘酮相比）。

ECC Committee, Subcommittees and Task Forces of the American Heart Association. 2005 American Heart Association Guidelines for Cardiopulmonary Resuscitation and Emergency Cardiovascular Care. *Circulation*. 2005;112(suppl 1):IV-1–IV-203. Available at:: http://circ.ahajournals.org/content/vol112/24_suppl/#_AMERICAN_HEART_ASSOCIATION_ GUIDELINES_FOR_CARDIOPULMONARY_RESUSCITATION_ AND_EMERGENCY_CARDIOVASCULAR_CARE. Accessed February 23, 2010.
这份报告提供了来自美国心脏协会的最新指南。

Edhouse J, Morris F. ABC of clinical electrocardiography: broad complex tachycardia Part I. *Br Med J*. 2002;324:719–722.
关于心电图基础知识的一系列评论中的第一篇。

Griffith MJ, Garratt CJ, Mounsey JP, et al. Ventricular tachycardia as default diagnosis in broad complex tachycardia. *Lancet*. 1994;343:386–388.
与大多数基于室上性心动过速的默认诊断的算法相比，本文建议在评估新的广泛性复杂性心动过速时将室性心动过速用作默认诊断。

Wellens HJ, Bar FW, Lie K. The value of the electrocardiogram in the differential diagnosis of a tachycardia with widened QRS complex. *Am J Med*. 1978;64:27–33.
这是一项回顾性病例研究，有助于建立区分室性异位搏动与室上性心动过速的标准。

循证文献

Brugada P, Brugada J, Mont L, et al. A new approach to the differential diagnosis of a regular tachycardia with a wide QRS complex. *Circulation*. 1991;83:1649–1659.
诊断室性心动过速的 Brugada 四步法。

Buxton AE, Lee KL, Fisher JD, et al. A randomized study of the prevention of sudden death in patients with coronary artery disease. Multicenter Unsustained Tachycardia Trial Investigators. *N Engl J Med*. 1999;341:1882–1890.
MUSTT 研究和 MADIT 研究都表明，对于存在非持续性室性心动过速，LVEF<35％~40％且电生理检查可诱发性室性心动过速的心肌梗死后患者，与抗心律失常药物相比，植入 ICD 可显著降低患者死亡率。

Kadish A, Dyer A, Daubert JP, et al. Prophylactic defibrillator implantation in patients with nonischemic dilated cardiomyopathy. *N Engl J Med*. 2004;350:2151–2158.
在非持续性室性心动过速和扩张型心肌病（LVEF<36％）患者中，DEFINITE 研究显示了接受 ICD 者的生存获益。

Moss AJ, Hall WJ, Cannom DS, et al. Improved survival with an implanted defibrillator in patients with coronary disease at high risk for ventricular arrhythmia. Multicenter Automatic Defibrillator Implantation Trial Investigators. *N Engl J Med*. 1996;335:1933–1940.
MADIT 研究与 MUSTT 研究表明，对于 LVEF<35％~40％且可诱发室性心动过速的患者，与抗心律失常药相比，植入 ICD 的死亡率显著降低。

Moss AJ, Zareba W, Hall WJ, et al. Prophylactic implantation of a defibrillator in patients with myocardial infarction and reduced ejection fraction. *N Engl J Med*. 2002;346:877–883.
MADIT Ⅱ研究显示，未进行电生理检查的 LVEF<30％且合并成对室性期前收缩或室性期前收缩大于每小时 10 次的心肌梗死患者也可以从 ICD 治疗中受益。

Vereckei A, Duray G, Szénási G, et al. New algorithm using only lead aVR for differential diagnosis of wide QRS complex tachycardia. *Heart Rhythm*. 2008;5:89–98.
提出了一种使用 aVR 区分室性心动过速和室上性心动过速的新的简化算法，并将其与以前的方法进行了比较。

（Khola S. Tahir，Eugene H. Chung，James P. Hummel，J. Paul Mounsey 著
周公哺 译　张媛、王贵松 审校）

第 42 章

心源性猝死

心源性猝死（sudden cardiac death，SCD）定义为因心脏原因所致在症状发作后 1 小时内的死亡。心脏骤停（sudden cardiac arrest，SCA）是指个体从这种事件中复苏或自发恢复的事件。猝死有许多潜在的原因（专栏 42.1）。冠心病和陈旧性心肌梗死患者每年心源性猝死的发病率高达 30%，约 70% 的致命性心律失常是由心源性猝死引起的。其他高危人群包括既往有心脏骤停、充血性心力衰竭、心肌病（扩张型、浸润性或肥厚型）、瓣膜病、心肌炎和先天性心脏病的患者。筛查有心源性猝死潜在风险的患者并对相关危险因素进行治疗是一级预防的关键。次要措施旨在预防心源性猝死幸存者的复发事件（图 42.1）。

流行病学

在美国，每年有 30 万 ~45 万人发生心源性猝死。根据死亡证明，心源性猝死占美国总死亡率的 15%。但有研究认为，死亡证明可能高估了心源性猝死的真实患病率。在一项研究中，依据死亡证明确定的某年心源性猝死发病率为 153/10 万，而通过查看医疗记录和尸检结果来确定真正的死因后，同一人群的心源性猝死（即心脏原因导致的意外死亡）发病率仅为 53/10 万。很多非心脏原因可能导致意外死亡。男性患者心源性猝死的可能性是女性的 2~3 倍（专栏 42.1 显示了几个例子）。

病因与危险因素

导致心源性猝死最常见的致病性心电事件是室性心动过速、心室颤动以及心脏停搏（图 42.2）。大约 80% 的心源性猝死为室性心动过速、心室颤动或尖端扭转型室性心动过速；其余 20% 则由缓慢性心律失常引发。心源性猝死最常见于有基础心脏病的患者。院外 SCA 的患者只有不足 20% 可能康复出院。每延迟 1 分钟，复苏的可能性就会降低 10%。据估计，在心脏骤停中幸存下来的人中有 50% 将在 3 年内死亡。这彰显了一级预防和二级预防的重要性。

冠心病患者占心源性猝死病例的 70%~80%，特别是在西方社会年龄在 35 岁以上的患者。两个最主要的危险因素是既往心脏事件和确诊的冠心病病史。在患有慢性缺血性疾病的患者中，最有力的预测因子是 LVEF<40%。其次，患有非缺血性心肌病（肥厚型和扩张型）且 LVEF<40% 的患者风险最高。心源性猝死的其他主要危险因素包括任何病因的充血性心力衰竭和心脏骤停病史。离子通道病（如长 QT 综合征和 Brugada 综合征）会增加心律失常和心源性猝死的风险。先天性心脏病不是心源性猝死的常见原因。

鉴别诊断

最常见的病因将在以下各节中讨论（另请参阅专栏 42.1）。

缺血性心脏病

绝大多数情况下，心源性猝死最常见的原因是由冠状动脉粥样硬化引起的缺血性心脏病。动脉炎、夹层、痉挛和先天性冠状动脉畸形是与心肌缺血相关的罕见原因。所有导致心源性猝死的原因中，冠心病占 70%~80%。在一项针对 84 名院外心脏骤停幸存者的研究中，即刻冠状动脉造影显示 71% 的患者存在有病因学意义的严重病变，约一半的患者有血管完全闭塞。冠状动脉左前降支或左回旋支急性闭塞预示着心源性猝死的风险较高。有心绞痛症状和陈旧性

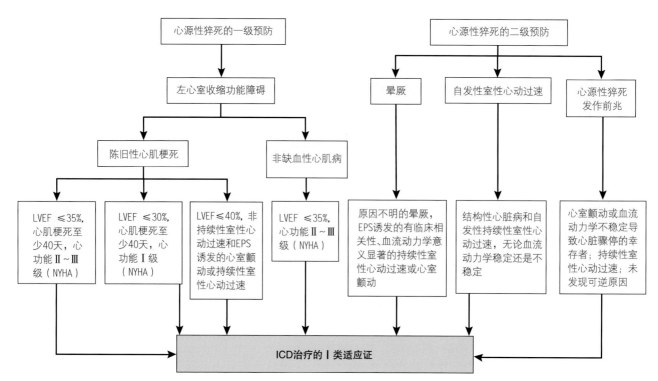

图 42.1　基于植入式心脏复律除颤器（ICD）的心源性猝死的一级预防和二级预防流程图。EPS，电生理研究；LVEF，左心室射血分数；NYHA，纽约心脏协会

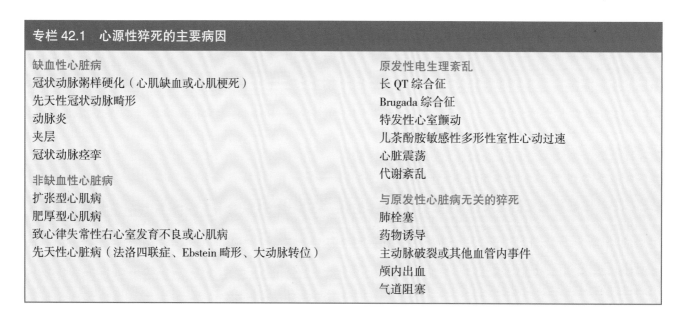

专栏 42.1　心源性猝死的主要病因

缺血性心脏病	原发性电生理紊乱
冠状动脉粥样硬化（心肌缺血或心肌梗死）	长 QT 综合征
先天性冠状动脉畸形	Brugada 综合征
动脉炎	特发性心室颤动
夹层	儿茶酚胺敏感性多形性室性心动过速
冠状动脉痉挛	心脏震荡
	代谢紊乱
非缺血性心脏病	
扩张型心肌病	与原发性心脏病无关的猝死
肥厚型心肌病	肺栓塞
致心律失常性右心室发育不良或心肌病	药物诱导
先天性心脏病（法洛四联症、Ebstein 畸形、大动脉转位）	主动脉破裂或其他血管内事件
	颅内出血
	气道阻塞

心肌梗死患者较无冠心病临床表现的患者风险更高。不幸的是，大约 1/3 冠心病患者中，心源性猝死是首发症状。

　　冠心病人群中，心源性猝死的病因包括心肌缺血或心肌梗死、心力衰竭，电解质紊乱，药物毒性或原发性（未发现病因）。冠心病患者室性心动过速或心室颤动可能的机制是急性缺血和心肌瘢痕折返，尤其是在有陈旧性心肌梗死病史的患者中。一项关

于非 ST 段抬高型心肌梗死的 meta 发现，在首次住院期间，发生持续性或不稳定性室性心律失常（室性心动过速或心室颤动）的风险为 2.1%（STEMI 为 10%）。室性心动过速合并心室颤动患者在心肌梗死后 30 天内病死率最高（>60%），其次是单纯心室颤动患者（>45%）和单纯室性心动过速患者（>30%）。这种趋势可持续达 6 个月，与这些心律失常相关的 6 个月内死亡率增加 5~15 倍。在 GUSTO I（Global

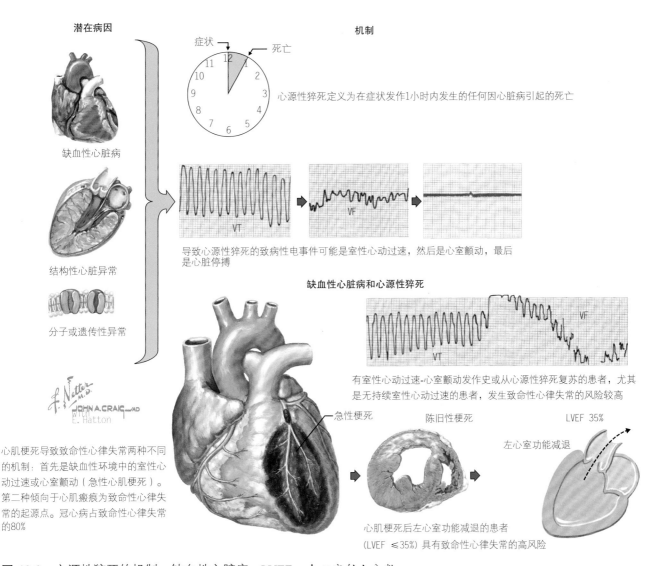

潜在病因

缺血性心脏病

结构性心脏异常

分子或遗传性异常

机制

症状 死亡

心源性猝死定义为在症状发作1小时内发生的任何因心脏病引起的死亡

导致心源性猝死的致病性电事件可能是室性心动过速，然后是心室颤动，最后是心脏停搏

缺血性心脏病和心源性猝死

有室性心动过速-心室颤动发作史或从心源性猝死复苏的患者，尤其是无持续室性心动过速的患者，发生致命性心律失常的风险较高

心肌梗死导致致命性心律失常两种不同的机制：首先是缺血性环境中的室性心动过速或心室颤动（急性心肌梗死）。第二种倾向于心肌瘢痕为致命性心律失常的起源点。冠心病占致命性心律失常的80%

急性梗死　　陈旧性梗死　　LVEF 35%

左心室功能减退

心肌梗死后左心室功能减退的患者（LVEF ≤35%）具有致命性心律失常的高风险

图 42.2 心源性猝死的机制：缺血性心脏病。LVEF，左心室射血分数

Utilization of Streptokinase and Tissue Plasminogen Activator for Occluded Coronary Arteries）试验中，STEMI 患者持续性心律失常的总体发生率高于 NSTEMI 患者：具体地说，单纯室性心动过速为 3.5%，单纯心室颤动为 4.0%，室性心动过速合并心室颤动为 2.6%。在这些心律失常中，80%~85% 发生在最初的 48 小时内（"早期"）。室性心动过速、心室颤动或室性心动过速合并心室颤动患者住院死亡率（分别为 18.6%、24% 和 44%）和存活 >30 天患者出院 1 年死亡率（分别为 7.2%、2.9% 和 7.1%）明显高于无心律失常患者（住院死亡率 4.2% 和出院 1 年死亡率 2.7%）。"晚期"室性心律失常（第一次心律失常发生在心肌梗死 48 小时后）的患者在出院 1 年时死亡率增加（室性心动过速为 24.7%，心室颤动为 6.1%，室性心动过速合并心

室颤动为 4.7%），尤其是有陈旧性心肌梗死病史、冠状动脉旁路移植术史、心肌梗死发病到接受治疗延迟的患者。

非缺血性心肌病

特发性扩张型心肌病

　　10%~15% 的心源性猝死病例可归因于与冠心病无关的心肌病。扩张型心肌病患者出现非持续性室性心动过速、晕厥和 / 或心力衰竭终末期是心源性猝死的高危预测因素。心源性猝死是非缺血性心肌病患者死亡的主要原因（在一些研究中高达 72%）。大多数致命性心律失常是快速性心律失常，主要是多形性而非单形性室性心动过速。多形性室性心动过

速和心室颤动的主要机制尚不清楚，但可能与心内膜下瘢痕形成、间质和血管周围纤维化有关。由束支折返引起的一种特殊类型的单形性室性心动过速（见第41章）是非缺血性心肌病的特征。在束支折返中，可以记录涉及左右束支、浦肯野系统和心肌的大折返回路。

肥厚型心肌病

肥厚型心肌病是一种常染色体显性遗传病，平均每500名成人中有1人患病（请参阅第30章和图42.3）。据估计，肥厚型心肌病患者每年发生心源性猝死的总体风险为1%~4%，但在患有该疾病的患者亚组中，心源性猝死的风险存在很大差异。必须对患有心源性猝死的肥厚型心肌病患者的所有一级

亲属进行筛查。一般来说，肥厚型心肌病患者心源性猝死高危临床表现为反复晕厥，动态心电图监测到非持续性室性心动过速，超声心动图示左心室肥厚（>30 mm），运动后异常的血压反应以及有心源性猝死的肥厚型心肌病阳性家族史。肥厚型心肌病是美国年轻运动员心源性猝死最常见的原因，所以，仔细评估年轻人是否罹患肥厚型心肌病非常重要（图42.3）。

对已确认基因突变的个体的一级亲属进行基因检测可能有助于确定风险，但仍是一种有争议的筛查方式。筛查应包括详细的病史和体格检查、心电图和超声心动图。

致心律失常性右心室发育不良和心肌病

致心律失常性右心室发育不良和心肌病（arrh-

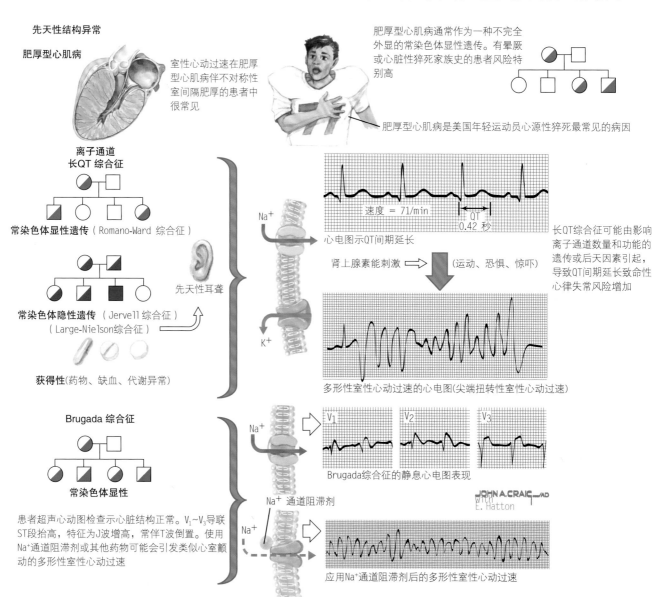

图 42.3　心源性猝死的机制：遗传性心肌病

ythmogenic right ventricular dysplasia and cardiomyopathy，ARVD/C）是一种常染色体显性遗传病，右心室心肌被脂肪或纤维 - 脂肪组织替代。疾病的后期可累及左心室。ARVD/C 中的心源性猝死发病率为 2%，通常在 50 岁之前发病。

室性心动过速时心电图可显示左束支形态改变和电轴左偏，窦性心律时可见 V_1~V_3 导联 Epsilon 波和 T 波倒置（图 42.4）。诊断 ARVD/C 最有效的影像学检查是 MRI，其典型表现为心肌脂肪浸润、右心室扩张或运动障碍，或两者兼而有之，但如果 MRI 不能明确诊断，则需要其他的验证性检查。

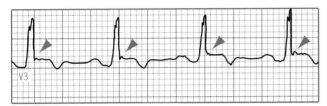

Epsilon波（用红色箭头标记）是QRS波群末端部分的切迹，反映了心室内传导减慢

图 42.4 致心律失常性右心室发育不良或心肌病的 ε 波

其他先天性畸形

冠状动脉畸形并不常见，但在年轻运动员死因中占比很高。心源性猝死的机制为冠状动脉痉挛，或是升主动脉和肺动脉干对异位冠状动脉异常张力所致的缺血（图 42.5）。最致命性的异常是左冠状动脉起源于右冠状静脉窦，走行于主动脉和肺动脉之间。

其他与心源性猝死风险增加的罕见先天性疾病包括二尖瓣脱垂、主动脉瓣狭窄、Ebstein 畸形、主动脉缩窄、法洛四联症、大动脉转位和艾森曼格生理改变。如果可以进行手术矫正，心源性猝死风险会降低，但不能完全消除。

无结构性心脏病或先天性心脏病的心源性猝死

40 岁以下的患者，大约 10% 的心源性猝死病例发生在无先天性心脏病或结构性心脏病的情况下。死亡可能由多种原因造成，传导系统的原发性电生理紊乱是最主要的原因。

原发性电生理紊乱

长 QT 综合征

每年心源性猝死的 5%~10% 的原因为心脏结构

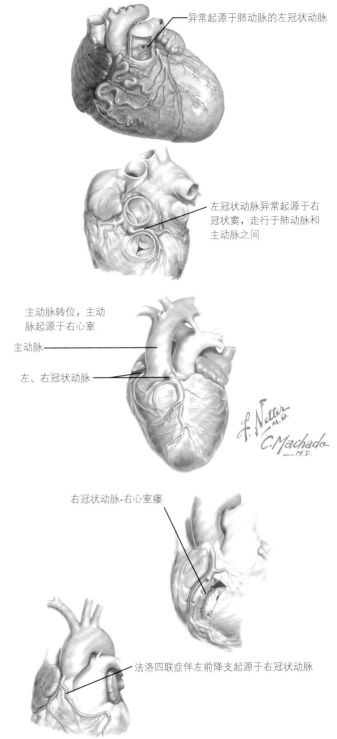

异常起源于肺动脉的左冠状动脉

左冠状动脉异常起源于右冠状窦，走行于肺动脉和主动脉之间

主动脉转位，主动脉起源于右心室

主动脉

左、右冠状动脉

右冠状动脉-右心室瘘

法洛四联症伴左前降支起源于右冠状动脉

图 42.5 先天性冠状动脉畸形

正常的通道病，已引起人们广泛关注。最常见的通道病为 QT 间期延长，并伴有室性心动过速和心源性猝死风险增加。长 QT 综合征（long QT syndrome，LQTS）患者的 QTc 间期 >440 ms（图 42.3）；LQTS 可以是先天性或后天性的。心源性猝死的年发病率在 1%~2%，有晕厥史的患者发病率约为 9%。危及

生命的心律失常表现为尖端扭转性室性心动过速。尖端扭转性室性心动过速或称"点扭转"是一种与QT间期延长、R-on-T室性期前收缩和长短偶联RR间期相关的多形性室性心动过速。

已确定有多种形式的LQTS，并至少与12个不同的基因相关。LQTS 1和LQTS 2是由钾通道缺陷引起的。钾通道负责心脏复极，功能丧失可导致复极时间延长，从而延长QT间期。心源性猝死可在运动应激或意外的听觉刺激下发生（据报道，半夜突然的响声或电话铃声可导致LQTS患者发生心源性猝死）。LQTS 3源于心脏钠通道基因SCN5A功能增强，该基因与心脏快速去极化有关。过度的去极化会破坏去极化和复极化之间的平衡，导致QT延长。心源性猝死多发生在睡眠期间。无论症状如何，β受体阻滞剂可以减轻交感神经活动增强的影响，是所有先天性LQTS患者的主要治疗药物。动物研究和注册数据显示，β受体阻滞剂在LQTS 1中作用最强，在LQTS 3中作用最小。这可能是由于不同基因型对交感神经刺激作用的差异所致。β受体阻滞剂也可以缩短QT间期，但确切的机制尚不清楚。植入式心脏复律除颤器（ICD）推荐用于确诊为LQTS的心脏骤停幸存者（Ⅰ级），以及接受β受体阻滞剂治疗仍反复发作晕厥事件的确诊LQTS患者（Ⅱa级）。

获得性LQTS是继发于特定原因（药物、电解质紊乱或缺血）引起的可逆性QT间期延长。目前尚不清楚获得性LQTS是否均有遗传易感性，但已有病例显示了明确获得性LQTS的患者有未被发现的基因异常。

Brugada 综合征

Brugada综合征是一种常染色体显性遗传病，在心脏结构正常的年轻人中，20%的心源性猝死由Brugada综合征引起。最常见的病因是心脏钠通道SCN5A功能丧失突变，导致右心室心肌早复极，但大多数患者未发现基因异常。心源性猝死与休息或夜间环境以及温度升高（如发热或热水浴）有关。Brugada综合征的诊断要基于症状和12导联心电图，心电图示$V_1 \sim V_3$导联ST段抬高 >2 mm，特征是有明显的J波（常伴有T波倒置）（图42.3）。1型Brugada综合征心电图表现为$V_1 \sim V_3$导联中 >1个导联的ST段抬高 >2 mm，伴T波倒置（图42.3）。2型Brugada综合征心电图改变为右胸导联具有"鞍背样"ST段抬高。3型Brugada综合征心电图可以具有1型或2型（弓形或鞍样）形态，但是ST段抬高 <2 mm时易被误诊为早期复极的正常变异。诊断不确定时，用氟卡尼或普鲁卡因胺阻断钠通道可显示Brugada心电图图形。Brugada综合征的主要问题是钠通道功能的丧失，钠通道阻滞剂可以增强这种异常。无论症状如何，自发1型Brugada综合征患者都应考虑行电生理检查，如果可诱发室性心动过速则应考虑ICD治疗。对于由钠通道阻滞剂引起的1型Brugada综合征患者，如有心源性猝死家族史推荐行电生理检查。任何有晕厥或心搏骤停病史，以及1型Brugada综合征的患者都应考虑ICD治疗。

其他电生理紊乱

在预激综合征（Wolff-Parkinson-White综合征）中，心房颤动的快速传导或沿旁路途径的扑动可导致快心室率并演变为心室颤动。如果存在多种途径，并且预激心房颤动期间的RR间隔 <250 ms（或240次/分），提示预激综合征患者发生心源性猝死的风险较高。短QT综合征的特征是QT间隔 <300 ms，它是由编码钾通道的基因的功能获得性突变引起的。表现为晕厥、心房颤动或室性心动过速，通常会影响心脏结构正常的年轻健康患者。缓慢性心律失常也可导致心源性猝死，将在第36章中讨论。心源性猝死的其他罕见原因包括儿茶酚胺依赖多形性室性心动过速、特发性心室颤动和先天性心脏传导阻滞（导致心室颤动）。

心脏震荡

心脏震荡是由钝性、非穿透性胸部击打引起的心源性猝死，可发生在胸骨、肋骨或心脏创伤性损伤而无心脏结构异常的个体身上。在T波峰值前15~30 ms发生的胸部撞击可诱发心室颤动。在猪模型实验中，击打的弹丸越硬越易诱发心室颤动。有研究显示，心脏震荡的总存活率 <25%，38例在3分钟后开始心肺复苏的患者存活率仅为3%。最好的策略是预防和使用保护性运动设备、更柔软的棒球以及迅速进行心肺复苏（包括立即使用自动体外除颤仪）。十几岁的男孩尤其危险，这与他们从事的运动和胸壁发育不良有关。

年轻运动员的心源性猝死

年轻（年龄 <35岁）运动员发生心源性猝死很少见，美国的发病率约为1/20万，最常见的病因是

肥厚型心肌病、心脏震荡和冠状动脉畸形。但 35 岁以上的运动员中，冠心病仍然是心源性猝死最常见的原因。筛查的重点是询问病史和体格检查；任何有运动性晕厥或近乎晕厥史的运动员都必须接受进一步的心脏评估，但常规心电图和超声心动图检查仍存在争议。第 36 届 Bethesda 会议为有心源性猝死风险的患者参与运动提供了建议（更多信息参见本书其他部分的讨论）。

诊断方法

心源性猝死早期救治至关重要，如果能做到旁观者心肺复苏和早期除颤，患者存活出院的可能性增大。因此，必须尽快激活高级心脏生命支持和快速反应系统。对心源性猝死幸存者的评估应包括详细的病史和体格检查，还要询问心源性猝死的情况、药物治疗和毒品史、心源性猝死的家族史及潜在的危险因素。诊断性检查可以包括心电图、超声心动图、心导管术、CT、MRI、遥测监测、负荷试验（运动或药物）和电生理检查的任意组合。除非找到明显可逆的原因，否则大多数心源性猝死幸存者都需要植入 ICD 以防止进一步的事件发生。心源性猝死死亡率非常高，为了减少心源性猝死的发生必须以预防为主。

无心脏病史的患者心源性猝死的危险因素

已知多种危险因素可增加无冠心病或结构性心脏病病史的患者发生心源性猝死的风险。任何冠心病的危险因素都是心源性猝死的危险因素，包括吸烟。在一项前瞻性研究中，在无冠心病病史的女性中观察到吸烟与心源性猝死风险之间存在强烈的剂量反应关系。戒烟可以显著降低心源性猝死风险。高血压、高脂血症、糖尿病、过量饮酒、缺乏运动、心源性猝死病史或早发冠心病家族史也是公认的心源性猝死危险因素。

植入式心脏复律除颤器临床试验总结

多项临床试验的结果有助于确定 ICD 在心源性猝死一级预防和二级预防中的作用。射血分数是心源性猝死最强的预测因子，在大多数情况下，ICD 优于抗心律失常药物治疗。下面简要概述最近的重要试验

（表 42.1 和表 42.2）。

一级预防

有几项研究的目的是试图确定有心源性猝死风险的患者，并评估 ICD 或抗心律失常药物作为一级预防措施的作用。入选标准包括：①心肌缺血和 / 或 MI 病史，②任何病因引起的充血性心力衰竭。第一个研究是 MADIT（Multicenter Automatic Defibrillator Implantation Trial，1996），直接比较了有陈旧性心肌梗死、LVEF≤35% 和电生理检查异常的患者植入 ICD 与胺碘酮抗心律失常治疗。由于 ICD 组的总死亡率降低了 55%，研究提前终止。MUSTT（Multicenter Unsustained Tachycardia Trial，1999）纳入了与 MADIT Ⅰ 相似，但 LVEF≤40% 的患者。这项研究的目的是将药物治疗与电生理检查指导治疗（抗心律失常药物或 ICD）进行比较。接受 ICD 治疗的患者心律失常性死亡的发生率显著降低。MADIT Ⅱ（2002）评估了入组前已发生心肌梗死至少 30 天和 / 或至少 3 个月前接受 CABG 或经皮冠状动脉介入治疗，且 EF≤30% 的患者。未进行其他风险分层。由于 ICD 组与常规药物治疗组相比，全因死亡率显著降低了 29%，该试验也提前终止。DINAMIT（Defibrillator in Acute Myocardial Infarction Trial，2004）评估了在心肌梗死后早期（6~40 天，平均 18 天）植入 ICD 是否会带来益处。虽然非 ICD 组的心律失常死亡更为常见，但在全因死亡率方面心肌梗死后早期植入 ICD 未见明显获益。CABG Patch（Coronary Artery Bypass Graft Patch，1997）研究也探讨了在 CABG 时早期植入（心外膜）ICD 系统的潜在益处。患者的 LVEF<36%，平均心电图为阳性信号（一种更详细的心电图，平均记录时间 20 分钟）。总病死率无明显改善，强调了冠状动脉血运重建在预防心源性猝死中的强大作用。ICD 组的心律失常相关死亡率相对降低 45%。

根据这些一级预防试验的结果，目前的指南推荐 ICD 作为缺血性心肌病（LVEF≤35%）患者的一级预防策略，植入的时机为心肌梗死后至少 40 天，或血管重建术后至少 3 个月。

为了评价 ICD 在非缺血性心肌病患者中的作用，DEFINED（Defibrillators in Non-ischemic Cardiomyopathy Treatment Evaluation，2004）研究纳入了 LVEF<35% 合并非持续性室性心动过速的患者。结果显示，ICD 在降低全因死亡率方面有效但不十分显著的趋势。SCD-HeFT（Sudden Cardiac Death Heart Failure Trial，

表 42.1　植入式心脏复律除颤器（ICD）用于一级预防的主要临床试验汇总

临床研究	纳入标准	主要发现
MADIT Ⅰ（1996）	陈旧性心肌梗死，LVEF≤35%，非持续室性心动过速，EPS 异常（诱发室性心动过速）	与药物治疗相比，ICD 总死亡率降低 54%
MUSTT（1999）	陈旧性心肌梗死、LVEF≤40%、非持续性室性心动过速	与未接受治疗或 EPS 指导下抗心律失常药物治疗的患者相比，接受 ICD 的患者心脏骤停或心律失常死亡率显著降低
MADIT Ⅱ（2002）	陈旧性心肌梗死，LVEF≤30%	无论是否存在非持续性室性心动过速或 EPS 异常结果，这些患者都有很高的心源性猝死风险
DINAMIT（2004）	心肌梗死后 6~40 天，LVEF≤35%	ICD 不能降低近期心肌梗死患者的总死亡率。ICD 可减少心律失常相关死亡，但却被非心律失常死亡率的增加抵消
CABG Patch（1997）	拟行 CABG，LVEF<36%，SAECG 异常	与药物治疗相比，血运重建时的 ICD 并不能改善整体治疗效果
DEFINITE（2004）	非缺血性扩张型心肌病，LVEF≤35%，非持续性室性心动过速	心力衰竭Ⅲ级（NYHA 分级）患者的全因死亡率无显著降低，但在所有接受 ICD 治疗的研究患者中有显著降低的趋势
SCD-HeFT（2005）	缺血性或非缺血性心肌病，心力衰竭Ⅱ级和Ⅲ级（NYHA 分级），LVEF≤35%	ICD 组的总死亡率降低 23%。单纯给予胺碘酮不能提高生存益处。
DANISH trial（2016）	非缺血性心肌病，NYHA 心功能Ⅱ级或以上，LVEF≤35%	ICD 组心源性猝死明显降低

CABG，冠状动脉旁路移植术；LVEF，左心室射血分数；EPS，电生理检查；NYHA，纽约心脏病学会；SAECG，信号平均心电图

表 42.2　植入式心脏复律除颤器（ICD）二级预防主要研究汇总

临床研究	纳入标准	关键发现
CASH（1994）	心源性猝死幸存者	与胺碘酮或美托洛尔相比，ICD 组的总死亡率降低 23%，与普罗帕酮相比降低 63%
CIDS（2000）	室性心动过速或心室颤动所致心脏骤停幸存者或心律失常所致晕厥幸存者	死亡风险最高的患者从 ICD 治疗中获益更多年龄、心室功能不全和功能状态不良可预测风险
AVID（1997）	复苏的心室颤动或伴有晕厥的持续性室性心动过速或伴有胸痛的持续性室性心动过速和 LVEF≤40%	与抗心律失常药物治疗相比，ICD 治疗在 1、2 和 3 年时死亡率分别降低 39%、27% 和 31%

2005）包括缺血性和非缺血性心肌病患者。在这些 LVEF≤35% 且心功能Ⅱ级或Ⅲ级（NYHA 分级）的心力衰竭患者中，ICD 组的总死亡率显著低于胺碘酮组或安慰剂组。在最新的指南中，任何符合 SCD-HeFT 标准的患者都有指征接受 ICD。

在心脏再同步化治疗的候选者中进行的 COMPANION（Comparison of Medical Therapy, Pacing, and Defibrillation in Chronic Heart Failure）研究显示，心脏再同步化治疗组全因死亡率显著降低。心脏再同步化治疗在第

44 章中进行了回顾。

最近的一项 DANISH（Defibrillator Implantation in Patients with Nonischemic Systolic Heart Failure）试验，引发了关于 ICD 在非缺血性心肌病患者心源性猝死一级预防中的作用的争议。在这项随机对照试验中，非冠心病引起的有症状的左心室收缩功能不全（LVEF≤35%）患者被随机分成两组，分别接受 ICD 和常规治疗。中位随访 5 年后，ICD 组心源性猝死明显低于对照组（4.3% vs. 8.2%），但两组死亡率无明显差异。

这项试验对植入 ICD 治疗非缺血性心肌病指南的影响尚未确定。

二级预防

对于无可逆原因的心源性猝死幸存者来说，植入 ICD 在预防室性心动过速或心室颤动死亡方面是非常有益的。三个随机对照试验评估了 ICD 在二级预防中的作用。两项 meta 分析显示，与胺碘酮相比，ICD 组的总死亡率显著降低（25%~28%），尤其是在 LVEF≤35% 的患者中。

CASH（Cardiac Arrest Survival in Hamburg，2000）研究比较了 ICD 与美托洛尔、普罗帕酮或胺碘酮药物治疗。与服用美托洛尔或胺碘酮的患者相比，ICD 组的死亡率降低 23%（P=0.08）。因普罗帕酮组患者死亡率增加，研究提前终止。CIDS（Canadian Implantable Defibrillator Study，2000）研究显示，与胺碘酮相比，ICD 治疗 5 年后的总死亡率无显著降低。进一步的分析表明，高风险患者（其中 2 名患者的 LVEF≤35%，NYHA 心功能 III 级或 IV 级，年龄 >70 岁）确实从 ICD 治疗中获得了显著的生存益处。CASH 和 CIDS 研究可能都缺乏统计效能来证明显著降低死亡率的获益。在 1997 年的"抗心律失常药物与除颤器对比试验"（Antiarrhythmic Drug Versus Defibrillator）中，超过 1000 名心脏骤停后存活且 LVEF≤40% 的患者被随机分成 ICD 组、胺碘酮或索他洛尔药物治疗组。ICD 组的存活率明显较高，心律失常死亡率降低了 50% 以上。此外，LVEF 在 20%~35% 的患者生存率改善最为明显。

管理与治疗

优选治疗

专栏 42.2 对目前的指南进行了汇总。缺血性心肌病且 LVEF<35% 的患者接受 ICD 治疗的时间应在心肌梗死后优化抗缺血治疗至少 40 天和 / 或血运重建术后 3 个月。对于陈旧性心肌梗死和 LVEF 在 35%~40% 之间但有非持续性室性心动过速或晕厥病史的患

专栏 42.2　植入式心脏复律除颤器（ICD）适应证汇总

二级预防 ICD 植入
- 有记录的因心室颤动而非可逆原因引起的心脏骤停
- 有记录的持续性室性心动过速，自发性或 EPS 诱发，与急性心肌梗死或可逆原因无关
- 如果心律失常不是由于短暂或可逆的局部缺血、再梗死或代谢异常所致，在 STEMI 后 >48 小时出现持续室性心动过速 / 心室颤动的患者在出院前应进行 ICD 治疗

一级预防 ICD 植入
- 对非缺血性心肌病或心肌梗死后至少 40 天的缺血性心脏病，LVEF≥35%、长期使用 GDMT 且 NYHA 心功能 II 级或 III 级、预期有生活质量的生存期 >1 年的患者，推荐 ICD 作为心源性猝死的一级预防措施，以降低患者总死亡率
- 长期使用 GDMT，陈旧性心肌梗死和 EF≤30%（MADIT II 标准）及心功能 I 级（NYHA 心功能分级），预期有生活质量的生存期 >1 年
- 陈旧性心肌梗死、LVEF<40%、EPS 可诱发持续性室性心动过速的患者，建议行 ICD 治疗

在植入 ICD 进行一级预防之前，必须满足以下条件：
- 最近一次心肌梗死后至少 40 天
- 血运重建（CABG 或 PCI）后至少 3 个月
- 优化心肌病药物治疗（β 受体阻滞剂、ACE I/ARB）3 个月
- 预期有生活质量的生存期 >1 年
- 排除标准包括：
  - 40 天内的心肌梗死（DINAMIT 标准）
  - 基线节律稳定时出现低血压或心源性休克
  - CABG 或 PCI 术后 <3 个月
  - 有血运重建适应证的症状或发现
  - 预期生存期 <1 年或不可逆脑损伤相关的非心脏病

ACE I，血管紧张素转化酶抑制剂；ARB，血管紧张素受体阻滞剂；CABG，冠状动脉旁路移植术；EPS，电生理研究；GDMT，指南导向的药物治疗；LVEF，左心室射血分数；NYHA，纽约心脏协会；PCI，经皮冠状动脉介入治疗；STEMI，ST 段抬高型心肌梗死

者应进行电生理检查。如果患者可诱发出室性心动过速则应植入ICD。优化药物治疗包括血管紧张素转化酶抑制剂、β受体阻滞剂、抗血小板药和降脂治疗。

对于持续性室性心动过速的非缺血性心肌病、心功能Ⅱ级（NYHA分级）及LVEF≤35%的患者应植入ICD。折返性室性心动过速行射频消融可能是有益的，尽管这组患者在LVEF≤35%的情况下仍需要植入ICD。有些特殊的疾病需要更积极的治疗干预。对于预激综合征和SCA幸存者，射频消融是必要的。有心源性猝死家族史的患者如有肥厚型心肌病、致心律失常的右心室发育不良、LQTS或Brugada综合征，应接受ICD植入术，应立即停用任何已知可导致获得性LQTS的药物。无明显病因的心室颤动或室性心动过速患者仍有发生心源性猝死的风险，应给予ICD治疗。β受体阻滞剂对充血性心力衰竭患者有良好的预防心源性猝死作用和其他益处。"美托洛尔控释随机干预试验"（Metoprolol Controlled-Release Randomized Intervention Trial）显示，LVEF<40%（平均约28%）的心力衰竭患者使用β受体阻滞剂治疗后心源性猝死减少41%。在大多数情况下，β受体阻滞剂可以与胺碘酮合用，不会引起令人担忧的心动过缓。对"欧洲心肌梗死胺碘酮试验"（The combined post hoc analysis of the European Myocardial Infarction Amiodarone Trial）和"加拿大胺碘酮心肌梗死心律失常试验"（Canadian Amiodarone Myocardial Infarction Arrhythmia Trial）进行的联合事后分析显示，同时使用β受体阻滞剂和胺碘酮治疗的心肌梗死患者总体死亡率无变化，但心源性猝死发生率降低61%。

避免治疗错误

尽管ICD植入已成为心脏电生理学家的常规操作，但建议由有经验的操作人员植入。罕见的手术并发症包括气胸、心脏压塞、出血或感染。

与抗心律失常药物治疗相比，ICD在预防心源性猝死方面具有明显优势。个体化医疗必须与遵守最新的指南相适应，以识别和治疗最有可能从ICD治疗中受益的患者。

在普通人群中进行心源性猝死的一级预防一直是人们积极研究和探讨的领域。尚无证据表明常规筛查能有效地发现心源性猝死风险增高的人群。即使在年轻运动员中，常规使用心电图、超声心动图或负荷试验也存在争议。但明显降低心源性猝死风险的干预措施与降低冠心病风险的干预措施是相同的，因为大多数心源性猝死都是由冠心病引起的。换言之，戒烟、控制血脂、改善生活方式和锻炼、积极的糖尿病和血压控制，以及饮酒适量都可以降低心源性猝死风险。

未来方向

正在进行的研究包括了寻找增加心源性猝死风险的遗传、电生理和生化标志物。尽管射血分数是心源性猝死高危人群强有力的预测指标，但其测量结果会因评价方法和患者的生理状态而变化。SCD-HeFT的随访数据显示，80%以上的患者不需要预防性ICD治疗。类似于指导心房颤动患者口服抗凝的CHADS₂，或指导非STEMI治疗的心肌梗死溶栓（TIMI）风险评分，开发心源性猝死"风险评分"可能是危险分层和控制成本的最佳手段。这样的评分可以结合侵入性和非侵入性检查结果，如电生理检查、平均信号心电图、微伏T波交替、心率变异性、最大耗氧量和血清B型利钠肽。为提高院外心脏骤停的存活率，必须通过在学校里教授基本的生命支持和增加自动体外除颤器的使用，尽可能扩大快速反应系统。

补充资料

Al-Khatib SM, Granger CB, Huang Y, et al. Sustained ventricular arrhythmias among patients with acute coronary syndromes with no ST-segment elevation: incidence, predictors, and outcomes. *Circulation*. 2002;106:309–312.

这项研究汇集了有关NSTEMI患者的多项试验数据。结果显示，室性心律失常与患者30天和6个月的死亡率增加有关。

Arizona Center for Education and Research on Therapeutics. QT Drug Lists by Risk Groups. Available at: https://crediblemeds.org/index.php/login/dlcheck. Accessed February 23, 2010.

Connolly SJ, Hallstrom AP, Cappato R, et al. Meta-analysis of the implantable cardioverter defibrillator secondary prevention trials. AVID, CASH and CIDS Studies. *Eur Heart J*. 2000;21(24):2071–2078.

二级预防试验的meta分析。

Epstein AE, DiMarco JP, Ellenbogen KA, et al. ACC/AHA/HRS 2008 Guidelines for Device-Based Therapy of Cardiac Rhythm Abnormalities: a report of the American College of Cardiology/American Health Association Task Force on Practice Guidelines (Writing Committee to Revise the ACC/AHA/NASPE 2002 Guideline Update for Implantation of Cardiac Pacemakers and Antiarrhythmia Devices) developed in collaboration with the American Association for Thoracic Surgery and Society of Thoracic Surgeons. *J Am Coll Cardiol*. 2008;51:e1–e62.

来自美国ACC/AHA/HRS的最新指南。

Gehi A, Haas D, Fuster V. Primary prophylaxis with the implantable cardioverter-defibrillator. *JAMA*. 2005;294(8):958–960.

综述强调需要更好的方法对心源性猝死患者进行危险分层。

Huikuri HV, Castellanos A, Myerburg RJ. Sudden cardiac death due to cardiac arrhythmias. *N Engl J Med.* 2001;345:1473–1482.

有关心源性猝死发病机制的综述。

Lee DS, Green LD, Liu PP, et al. Effectiveness of implantable defibrillators for preventing arrhythmic events and death: a meta-analysis. *J Am Coll Cardiol.* 2003;41(9):1573–1582.

有关 ICD 一级预防和二级预防试验的 meta 分析。

Maron BJ, Doerer JJ, Haas TS, et al. Sudden deaths in young competitive athletes. *Circulation.* 2009;119:1085–1092.

对美国运动员 27 年注册研究的心血管死亡率的分析。

Maron BJ, Gohman TE, Kyle SB, et al. Clinical profile and spectrum of commotio cordis. *JAMA.* 2002;287:1142–1146.

描述了美国 Comotio Cordis 登记处临床案例的主诉、管理和预后。

Maron BJ, Zipes DP. Task Force 12: Legal aspects of the 36th Bethesda Conference. *J Am Coll Cardiol.* 2005;45:1313–1375.

Newby KH, Thompson T, Stebbins A, et al. Sustained ventricular arrhythmias in patients receiving thrombolytic therapy: incidence and outcomes. *Circulation.* 1998;98:2567–2573.

GUSTO I 研究的数据分析显示，尽管急性心肌梗死时进行了溶栓治疗，但室性心律失常仍有负面影响。

Spaulding CM, Joly L, Rosenberg A, et al. Immediate coronary angiography in survivors of out-of-hospital arrest. *N Engl J Med.* 1997;336:1629–1633.

早期研究表明，在心源性猝死的院外幸存者中，严重冠心病的发病率很高。

循证文献

The Antiarrhythmics versus Implantable Defibrillators (AVID) Investigators. A comparison of antiarrhythmic-drug therapy with implantable defibrillators in patients resuscitated from near-fatal ventricular arrhythmias. *N Engl J Med.* 1997;337:1576–1583.

AVID 试验报告。

Bardy GH, Lee KL, Mark DB, et al. Amiodarone or an implantable cardioverter-defibrillator for congestive heart failure. Sudden Cardiac Death in the Heart Failure Trial (SCD-HeFT). *N Engl J Med.* 2005;352:225–237.

SCD-HeFT 试验报告。

Bigger JT Jr. Prophylactic use of implanted cardiac defibrillators in patients at high risk for ventricular arrhythmias after coronary-artery bypass graft surgery. Coronary Artery Bypass Graft (CABG) Patch Trial Investigators. *N Engl J Med.* 1997;337:1569–1575.

CABG Patch 研究报告。

Buxton AE, Lee KL, Fisher JD, et al. A randomized study of the prevention of sudden death in patients with coronary artery disease. Multicenter Unsustained Tachycardia Trial Investigators. *N Engl J Med.* 1999;341:1882–1890.

MUSTT 研究报告。

Connolly SJ, Gent M, Roberts RS, et al. Canadian implantable defibrillator study (CIDS): a randomized trial of the implantable cardioverter defibrillator against amiodarone. *Circulation.* 2000;101:1297–1302.

CIDS 研究报告。

Hohnloser SH, Kuck KH, Dorian P, et al. Prophylactic use of an implantable cardioverter-defibrillator after acute myocardial infarction. *N Engl J Med.* 2004;351:2481–2488.

DINAMIT 研究报告。

Kadish A, Dyer A, Daubert JP, et al. Prophylactic defibrillator implantation in patients with nonischemic dilated cardiomyopathy. *N Engl J Med.* 2004;350:2151–2158.

DEFINITE 报告。

Køber L, Thune JJ, Nielsen JC, et al. Defibrillator implantation in patients with nonischemic systolic heart failure. *N Engl J Med.* 2016;375(13):1221–1230.

DANISH 试验报告。

Kuck KH, Cappato R, Siebels J, et al. Randomized comparison of antiarrhythmic drug therapy with implantable defibrillators in patients resuscitated from cardiac arrest: the Cardiac Arrest Study Hamburg (CASH). *Circulation.* 2000;102:748–754.

CASH 研究报告。

Moss AJ, Hall WJ, Cannom DS, et al. Improved survival with an implanted defibrillator in patients with coronary disease at high risk for ventricular arrhythmia. Multicenter Automatic Defibrillator Implantation Trial Investigators. *N Engl J Med.* 1996;335:1933–1940.

MADIT I 研究报告。

Moss AJ, Zareba W, Hall WJ, et al. Prophylactic implantation of a defibrillator in patients with myocardial infarction and reduced ejection fraction. *N Engl J Med.* 2002;346:877–883.

MADIT II 研究报告。

（ Basil Abu-el-Haija，Eugene H. Chung，

J. Paul Mounsey 著

马青变 译　王贵松 审校）

第43章

晕 厥

晕厥是短暂且自限性的意识丧失和肌张力消失，通常情况下意识会很快恢复。晕厥的发生率为（0.80~0.93）/1000人年，占急诊科就诊人数的3%~5%，占住院患者的1%~3%。与急症和有害刺激相关的晕厥发生有所增加。晕厥也可呈现家族聚集性。正常每100 g脑组织的血流量为60 ml/min（每100 g脑组织每分钟需氧11.4 ml）。当每100 g脑组织供氧量<3.5 ml/min，持续>8秒，即发生晕厥。脑供氧的降低可能由于突发脑血管张力失调、灌注压下降、心率改变、心脏前负荷下降或动脉阻力下降所致。

病因与发病机制

晕厥的病因主要分为四大类：体位性低血压、心脏解剖结构异常、心律失常和神经介导性晕厥（neurally-mediated syncope，NMS）。

体位性低血压

体位性低血压是引起晕厥的常见原因（图43.1）。对于老年人和患有某些疾病的人来说尤其如此。一些自主神经系统的原发性疾病可引起体位性低血压，如帕金森病和Shy-Drager综合征。糖尿病或副肿瘤发展到一定程度也可造成继发性自主神经系统改变。妊娠、某些药物可引起或加重体位性低血压，也应作为病因加以考虑。美国自主神经学会对体位性低血压的定义为：站立后3分钟内收缩压下降≥20 mmHg或舒张压下降≥10 mmHg。

心脏解剖结构异常

各种心脏解剖结构异常均可导致晕厥发生，与心室流出道梗阻或心输出量减少有关。左心室机械性流出道梗阻可由肥厚型心肌病、主动脉瓣狭窄、心肌肿瘤（包括黏液瘤、横纹肌瘤和纤维瘤）引起。右侧流出道梗阻可由肺动脉瓣狭窄和未修复的法洛四联症引起。导致心输出量减少的疾病包括扩张型心肌病、限制型心肌病和肺动脉高压（原发性或继发性）。这些病因的诊断需要仔细的体格检查和超声心动图的确认。

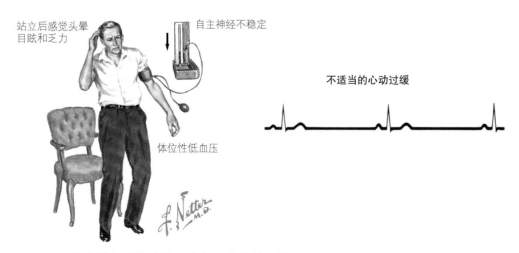

图43.1 自主神经功能障碍导致血流动力学异常

心律失常

缓慢性心律失常和快速性心律失常均可导致晕厥。窦房结功能障碍导致的心动过缓或停搏常常是突发性的。房室传导阻滞也趋向于表现为突发性。心脏外科术后患者尤其需要考虑这些病因。虽然房室传导阻滞多数是特发性的，但也可见于风湿热、莱姆病、结节病、电解质异常、病毒性心肌炎和杜氏肌营养不良等疾病。

室上性心动过速和室性心动过速均可引起心悸、气短、头晕乃至晕厥等症状。室上性心动过速包括房室折返性心动过速、心房扑动和心房颤动。心动过速的频率是晕厥发生的最强预测因子。然而在运动级别升高、代谢需求增加以及在相对脱水的情况下发生的心动过速，都会增加晕厥发生的风险。心房颤动和心房颤动合并预激综合征（Wolff-Parkinson-White 综合征）的患者都应进行监测。前向传导非常快的预激综合征患者有可能出现致命性心律失常（见第 37 章）。

结构性心脏病如缺血性和非缺血性心肌病、肥厚型心肌病、致心律失常性右心室心肌病和冠状动脉畸形等均易导致室性心律失常。运动或应激情况下发生晕厥还应考虑遗传性离子通道异常。离子通道疾病包括长 QT 综合征、儿茶酚胺敏感性多形性室性心动过速、Brugada 综合征和短 QT 综合征。

一般来说，与心脏解剖结构异常、心肌病和遗传性离子通道疾病相关的晕厥预后不良。房室传导阻滞也是如此，但室上性心动过速或窦房结功能不良的预后相对良好。

神经介导性晕厥

神经介导性晕厥又称血管迷走性晕厥、血管抑制性晕厥、神经心源性晕厥，是晕厥最常见的原因。这种"经典昏厥"并不是一种心脏的病理状态。它很可能是针对应激的防御机制之一。神经介导性晕厥的病理生理机制尚不明确。多数人认为它是心率和血压的自主调控功能紊乱。一些理论认为涉及压力感受器反射异常，导致自主神经系统和心血管系统之间的关联脱节。另一种理论推测在直立姿势下肢静脉血池的淤积会导致心脏充盈减少，激活心脏的机械感受器，导致交感神经张力反常性降低。呼吸暂停、心动过缓和低血压三联征在 20 世纪 40 年代首次被称为贝 - 雅（Bezold-Jarisch）反射，当时人们认识到迷走神经的传入和传出通路是通过副交感神经增加或减少对心脏的刺激，进而控制心率和血管张力（图 43.2）。通常，一个初始的诱发因素导致交感神经过度激活，之后是反常的副交感神经兴奋。多种类型的情景性晕厥也是由神经介导的，如咳嗽、排尿、排便、餐后、梳头及运动后晕厥。

临床表现

确定晕厥发作的病因往往非常困难，获得详尽的病史、进行完整的体格检查和有针对性的实验室检查非常重要（图 43.3）。

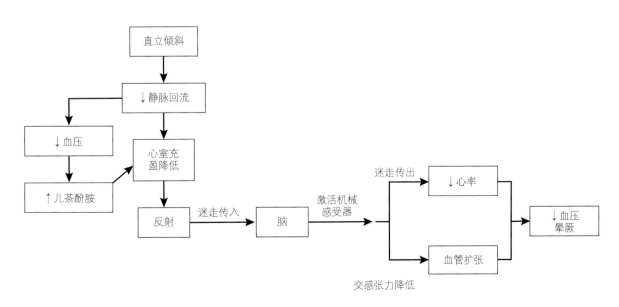

图 43.2　神经介导性晕厥的贝 - 雅反射

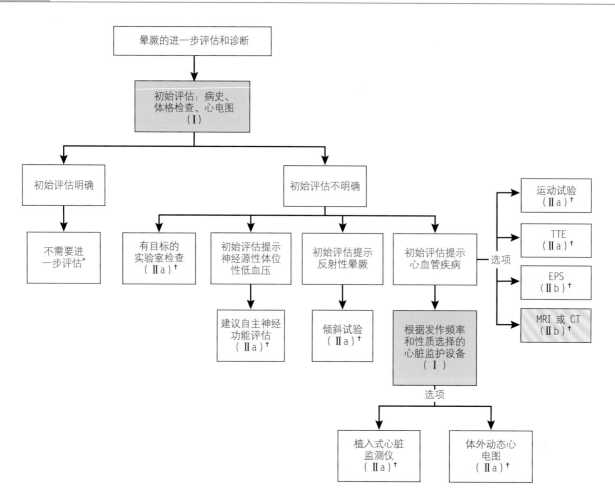

图 43.3 晕厥的评估和诊断流程图。推荐类别：绿色，Ⅰ类（强）；黄色，Ⅱa 类（中度）；橙色，Ⅱb 类（弱）。*，适用于无明显损伤或心血管疾病初次评估正常的患者；†在选定的患者，社区医师根据需要随访患者。EPS，电生理研究；TTE，经胸超声心动图（From Shen WK，Sheldon RS，Benditt DG，et al. 2017 ACC/AHA/HRS guideline for the evaluation and management of patients with syncope. A report of the American College of Cardiology，American Heart Association Task Force on Clinical Practice Guidelines，and the Heart Rhythm Society. J Am Coll Cardiol 2017；70：620-663）

　　当询问患者晕厥发生的经过时，应询问相关细节（表 43.1）。尽早评估至关重要，离发病时间越远，患者对发病时的细节记忆越少。晕厥事件发作前后的症状往往有助于确定晕厥潜在的病因。不同的病因，意识丧失前前驱症状的表现和持续时间有很大的不同。目击者的观察也很重要，能够帮助再现从前驱症状到意识丧失以及最后清醒时的精神状态这一事件的整体过程。典型的前驱症状包括头晕、乏力、头痛、视力或听力改变、心悸、恶心、腹泻、打哈欠或烦躁不安。较长的前驱症状多见于神经介导的晕厥，而突然发生或没有前驱症状的晕厥则可能与心律失常相关。有心律失常的患者在事件发生前更多诉说心悸。强直阵挛性动作与癫痫发作有关，而

体位改变可同时见于癫痫发作和神经介导的晕厥。神经介导的晕厥患者的意识丧失往往短暂（通常 <1 分钟），而癫痫发作的患者发作后的时间可能长达半小时。晕厥发生后，神经介导的晕厥患者可能会感到疲劳，但仍保持清醒和良好的定向力。神经介导的晕厥一般发生在患者处于直立体位时。如果在运动时发生晕厥，应考虑心脏结构异常。胸痛提示冠心病是可能的病因。

　　患者其他方面的病史也很重要。详细的病史和家族史可以帮助确定患者是否有与心律失常相关晕厥的风险增加。也应了解患者近期用药的变化。晕厥伴有猝死家族史应高度关注。获取患者液体出入量也有助于阐明病因。

鉴别诊断

晕厥与其他意识状态改变的疾病相鉴别是具有挑战性的。神经系统病因包括癫痫发作性疾病、基底膜偏头痛和颅内压增高。代谢性病因包括低血糖和高钙血症。行为和精神方面的病因包括惊恐发作、转换性反应（癔症）和诈病。多数晕厥是良性非致命性的，但必须识别出罕见且危及生命的疾病。仔细询问病史、全面的体格检查和有针对性的诊断检查是明确病因的基本条件。

诊断方法

仔细的体格检查是必不可少的。应注意生命体征，包括体位改变时的生命体征，应在仰卧位、坐位、站位各 5 分钟测量血压和脉搏。通常检查结果都是正常的。胸骨左或右上缘响亮的收缩期喷射样杂音可提示左心室或右心室流出道梗阻。体位更换

时杂音强度的改变提示肥厚型心肌病。肥厚型心肌病患者，做 Valsalva 动作会增加杂音的强度，下蹲会降低杂音的强度。缺血性或扩张型心肌病患者可表现出左心室扩大和心功能障碍的体征，如最大心尖搏动移位。如果有心力衰竭可表现为肝大和下肢水肿。颈动脉窦按压可提示颈动脉窦过敏综合征。颈动脉窦按压时压力感受器受到刺激可引起血压下降，甚至出现严重的心脏停搏。这种情况多见于老年男性，因为随着年龄的增长压力感受器的功能会发生异常。当然，不建议对有颈动脉杂音或怀疑有颈动脉血管疾病的老年患者进行颈动脉按压试验。当病史、体格检查和心电图不足以明确诊断时，就需要进一步检查（图 43.4）。

心电图

晕厥患者都应该进行心电图检查（图 43.5）。多数情况心电图会正常。但如果存在不同程度的房室传导阻滞、束支阻滞或起搏器功能异常时提示心动过缓可能是晕厥的原因。左心室或右心室肥大的证据可提示心脏结构异常。Δ 波（PR 间期短，QRS 波群起始可见缓慢上升的预激波）是预激综合征（Wolff-Parkinson-White 综合征）患者的典型心电图发现。长 QT 综合征患者常表现为纠正后的 QT 间期延长。必须亲自测量和计算 QT 间期。电脑自动测量的间期往往会误算真实 QT 间期。Brugada 综合征典型的心电图表现为 $V_1 \sim V_3$ 导联马鞍型 ST 段抬高和不完全右束支阻滞。致心律失常性右心室心肌病可表现为 $V_1 \sim V_3$ 导联 QRS 波群末端的 Epsilon 波或 $V_1 \sim V_3$ 导联 T 波倒置。

血液和尿液检查

红细胞比容和尿液分析有助于确定患者的容量状态。如怀疑有低血糖，可急查血糖。如怀疑妊娠，应做尿液人绒毛膜促性腺激素（hCG）检查。电解质异常如低钾血症和低镁血症也可诱发室性和室上性心律失常。当怀疑使用非法药物时，血液和尿液毒理学检查是有用的。

超声心动图检查

并非所有晕厥患者都需要进行超声心动图检查。但是，大多数成年人会进行超声心动图检查。如果怀疑有左心室功能障碍，或体检或心电图发现心脏异常，那么应行超声心动图检查。超声心动图可以评估是否存在心功能障碍、心脏肥大或结构异常。

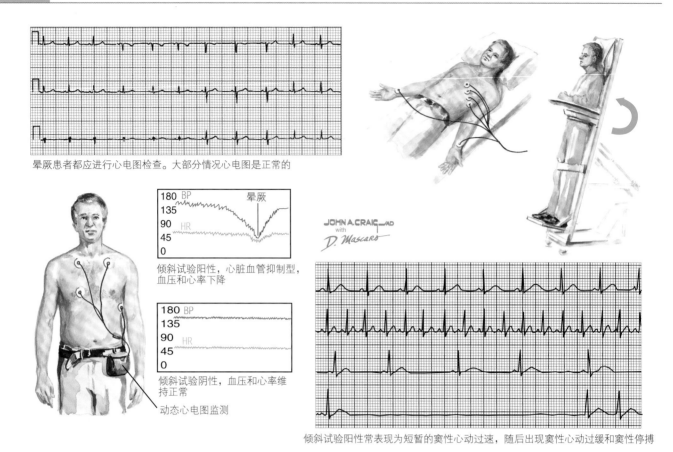

晕厥患者都应进行心电图检查。大部分情况心电图是正常的

倾斜试验阳性，心脏血管抑制型，血压和心率下降

倾斜试验阴性，血压和心率维持正常

动态心电图监测

倾斜试验阳性常表现为短暂的窦性心动过速，随后出现窦性心动过缓和窦性停搏

图43.4 晕厥：诊断性评估

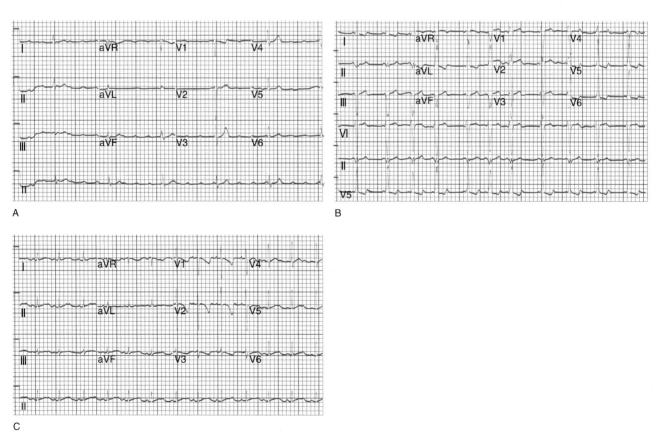

图43.5 心电图。（A）完全性房室传导阻滞，（B）预激综合征，（C）长 QT 综合征

运动试验

运动试验有助于诊断超声心动图正常但在运动中出现晕厥患者的病因。正常情况下，校正 QT 间期应随心率增加而缩短。长 QT 综合征患者在运动高峰期和早期恢复时可出现校正 QT 间期延长。儿茶酚胺敏感性多形性室性心动过速患者基线时心电图可能完全正常，但在运动时可能出现多源性室性期前收缩和双向性室性心动过速等心室异常搏动的证据。某些流出道室性心动过速只有在运动时才会表现出来。冠状动脉异常的患者心肌缺血的改变也可能在运动时才表现出来。

心电监测

如果认为症状与心律失常相关，使用动态心电图进行连续评估是非常有用的。然而，只有当患者在监测期间出现异常时监测才会有用。Holter 监测仪通常佩戴 24~48 小时，贴片式监测仪可佩戴长达 2 周。这两种监测仪都能连续记录心脏节律。对于经常出现的异常或可以重现的异常，这是一种有效的方法。体外连续心电记录仪和电话事件监视器可佩戴长达几个月，可以记录患者症状发作时的心律。但它们的作用可能受一些因素影响，如患者在症状终止前激活记录设备的能力、设备的大小、患者佩戴设备时是否能够舒适睡眠或参与活动的能力限制。植入式连续心电记录仪无需外部电极即可对发作不频繁的症状进行长期监测。该设备植入皮下后可以持续记录 3 年之久，最小的设备重量仅为 2.5 g。

倾斜试验

倾斜试验是在可控环境下同时记录生命体征和节律并重现症状。患者在被动直立倾斜 60° ~80° 下实施检查。倾斜试验可以提高晕厥的诊断评估。阳性结果定义为心率下降（心肌抑制型）、血压下降（血管抑制型）或两者都下降（混合型）。倾斜试验的敏感性变化很大。给予异丙基肾上腺素或硝酸甘油有助于重现症状，并通过增加心率和心肌收缩力刺激心脏的机械感受器而增加试验的敏感性。无症状的患者也可能诱发出阳性结果，降低了试验的特异性。

倾斜试验对疑似神经介导性晕厥患者可以帮助确立诊断。但如果病史和体检都支持神经介导性晕厥的诊断，大多数神经介导性晕厥患者并不需要做倾斜试验。

心内电生理检查

心内电生理检查需经静脉放置心脏导管，可以评估窦房结和房室结的功能，诱发室上性和室性心律失常。对体格检查正常、心脏评估阴性的患者，电生理检查的阳性率很低。此外，电生检查对检测窦房结功能障碍或房室传导阻滞等缓慢性心律失常的敏感性较低。因此，除非确定有其他危险因素，否则对于晕厥的患者并不常规进行心内电生理检查。有心肌梗死病史的患者，电生理检查会有助于较高室性心律失常风险患者的危险分层。但如果怀疑有心肌缺血，应在电生理检查之前进行运动试验或心导管检查。电生理检查对非缺血性心肌病患者的作用较小。无论电生理检查结果如何，LVEF<35% 的患者都应安装 ICD。如果怀疑有 Brugada 综合征，普鲁卡因胺激发试验可能会有帮助。Brugada 综合征是一种钠通道病。普鲁卡因胺是一种钠通道阻断剂。与传统诱发室性心律失常的电生理检查不同，普鲁卡因胺试验可能诱发 Brugada 综合征患者典型的心电图变化，尤其是 V_1~V_3 导联 ST 段改变。怀疑儿茶酚胺敏感性多形性室性心动过速的患者，可以考虑静脉应用肾上腺素来诱发双向性室性心动过速。

最佳评估

根据病史和体格检查结果选择实验室检查。对所获得的结果应进行全面的分析。并非所有的晕厥患者都需要入院检查或进行头颅磁共振成像检查。如果患者有典型的神经介导性晕厥病史，心血管和神经系统检查结果正常，心电图也正常，可能并不需要进一步的检查。但有时晕厥的原因可能无法确定。因此，评估的目的不仅仅是为了明确病因，更重要的是对患者进行危险分层。如果对患者进行了全面的评估，并对患者发生危险的心律失常或其他危及生命的情况进行了危险分层，那么即使没有得到明确的诊断，评估也是有价值的。

管理与治疗

优选治疗

正确的诊断是最佳治疗的基础。如果心动过缓是晕厥的原因，那么患者可通过安装永久性起搏器以提供心率支持而获益。发现了快速性心律失常的患者可能需要药物治疗、射频消融、冷冻消融或植入心脏转复除颤器。心脏结构异常的患者可能需要行心内导管检查或手术干预治疗。神经介导性晕厥的治疗已经有了很大进展，包括非药物治疗和药物治疗方面。

神经介导性晕厥的非药物治疗

大多数患者通过行为和生活方式改善，预后良好。对神经介导的晕厥患者，告知其生理过程及其良好预后是非常重要的。当患者出现前驱症状时，教育患者躺下，而不是试图"驱走症状"，从而防止晕厥发作，最终避免跌倒导致的身体伤害。对于那些不能躺下的患者，可采取各种等张性的抗压动作，如腿部交叉、握紧双拳、绷紧手臂和腿部肌肉等，这些方法证明都是非常有效的。这些动作可以增加全身血压，减少静脉血池，终止即将发生的晕厥事件。下蹲动作也能有效增加静脉压，预防晕厥发生。

扩容是这些患者的基础治疗。患者必须将液体摄入量增加至每日 2000~3000 ml。如无其他疾病禁忌，放宽盐的摄入量对患者也是有益的。应限制咖啡因的摄入，因为它是一种利尿剂，可能会抵消任何用于液体扩容的尝试。这些方法很容易完成，而且耐受性良好。弹力袜有助于避免下肢静脉淤积，对于那些长期站立的患者来说尤其有用。倾斜训练是另一种安全而简单的方法。指导患者靠墙站立 30 分钟，或直到症状出现为止，这可作为日常的常规训练。遗憾的是，倾斜训练并不为所有患者接受，其疗效也不稳定。物理治疗和核心肌肉的训练可能对一部分由于神经介导性晕厥而变得虚弱的患者有益。

起搏治疗的益处尚不明确。曾有人认为起搏有利于治疗与血管迷走晕厥发作时相关的心动过缓和心脏停搏，但这类患者使用起搏器治疗的结果并不确定。除非患者有明显的心肌抑制反应，一般情况下，起搏器治疗并不是公认的治疗方案。

神经介导性晕厥的药物治疗

对传统治疗措施无反应的神经介导性晕厥患者才考虑药物治疗。由于药物治疗的研究结果相互矛盾，因此很难制定明确的治疗指南。氟氢可的松是常用药物。它是一种具有盐皮质激素活性的合成皮质激素，可升高血压。其副作用包括血压升高、水肿和低血钾。米多君（Midodrine）是另一种常用药物，它作为中枢 α 受体激动剂来提高血压，其副作用包括头痛、面部潮红、起鸡皮疙瘩和卧位高血压。屈昔多巴（Droxidopa）是去甲肾上腺素的前体药物，它的作用是升高血压，但也有卧位高血压的副作用。如果正在考虑使用这种药物，可能需要转诊给专科医生。β 受体阻滞剂曾被认为是治疗的主要药物，但在随机对照研究中被证明无效，已不再作为治疗的选择。在随机对照研究中发现帕罗西汀和其他血清素再摄取抑制剂可以显著减少晕厥发作。虽然其机制尚未完全阐明，但在动物实验中发现已激活的血清素受体可直接影响迷走神经张力、血压和心率。伊伐布雷定是一种心脏张力调整剂，可阻断窦房结细胞的起搏通道。通过降低窦房结的频率，治疗直立性心动过速综合征和明显的窦性心动过速。总之，药物治疗方案应做到个体化有些患者小剂量多药联合治疗方案可能比大剂量的单药治疗更为有效。

特殊患者群体

儿童患者

这个年龄段频繁发作的迷走性晕厥症状往往容易被忽视。详细询问个人和家族史、仔细审阅心电图对于鉴别是良性的血管迷走性晕厥还是潜在危及生命的其他疾病导致的晕厥非常重要。病史中值得关注的因素包括：平卧时发生的晕厥、运动时发生的晕厥、对巨响或惊吓的反应，以及家族中年轻猝死史。只要发现患者晕厥发作与上述因素相关，就需要进一步评估。

老年患者

跌倒在老年人是一种常见现象，一些跌倒发作可以由晕厥引起。但由于老年患者对事件的回忆能力差，以及临床上绊倒、直立不耐受、全身性眩晕和血管迷走性晕厥等疾病症状的重叠，病因诊断并不容易。晕厥可以是自主神经功能紊乱或中枢神经系统疾病的首发表现。老年患者由于液体摄入量减少，以及与年龄相关的压力感受器和自主神经调节功能的下降，更容易发生血管迷走性晕厥。认识这组高危老年人群疾病发生的多因性尤为重要。对于没有任何先兆，晕厥发作时症状严重的患者应考虑限制驾驶。

未来方向

　　尽管器质性心脏病和心律失常的治疗策略不断进展，而我们对神经介导性晕厥的病理生理和自主神经功能障碍的总体认识仍不全面。进一步的研究将有助于制订有效的治疗策略。未来对指南和治疗方案的修改，以及增加晕厥单元的使用，将有助于形成一个高效经济的整体结构化治疗路径。

补充资料

Grubb BP. Clinical practice. Neurocardiogenic syncope. *N Engl J Med*. 2005;352:1004–1010.
对神经心源性晕厥患者的评估和治疗的完整综述。

Hogan TM, Constantine ST, Crain AD. Evaluation of syncope in older adults. *Emerg Med Clin North Am*. 2016;34:601–627.
关于晕厥，特别是老年人群晕厥管理的综述。

Kanter RJ. *Syncope. Clinical Pediatric Arrhythmias*. 2nd ed. Philadelphia, PA: Saunders; 1999.
有关儿童晕厥的鉴别诊断，大部分内容也适用于成年人群。

Moya A, Sutton R, Ammirati F, et al. Guidelines for the diagnosis and management of syncope (version 2009). Task Force for the Diagnosis and Management of Syncope. *Eur Heart J*. 2009;20:2631–2671.
欧洲工作组指南的更新，以及评估和治疗晕厥的新指南。

Shen WK, Sheldon RS, Benditt DG, et al. 2017 ACC/AHA/HRS guideline for the evaluation and management of patients with syncope. A report of the American College of Cardiology/American Heart Association Task Force on Clinical Practice Guidelines, and the Heart Rhythm Society. *J Am Coll Cardiol*. 2017;03.003.
对各种形式晕厥患者治疗的指南更新。

循证文献

D'Angelo RN, Pickett CC. Diagnostic yield of device interrogation in the evaluation of syncope in an elderly population. *Int J Cardiol*. 2017;236:164–167.
该研究表明，起搏器程控对排查老年人晕厥的作用非常有限。

Health Quality Ontario. Long-term continuous ambulatory ECG monitors and external cardiac loop recorders for cardiac arrhythmia: a health technology assessment. *Ont Health Technol Assess Ser*. 2017;17:1–56.
该研究表明，尽管长程连续动态心电图监护仪和体外心电循环记录仪在检测症状方面比 24 小时动态心电图更有效，但没有证据表明这些设备在诊断晕厥的有效性上有所不同。

Solbiati M, Casazza G, Dipaola F, et al. The diagnostic yield of implantable loop recorders in unexplained syncope: a systematic review and meta-analysis.
Meta 分析表明，植入式心电循环记录仪能诊断出大多数原因不明的晕厥患者的病因。

Varosy PD, Chen LY, Miller AL, et al. Pacing as a treatment for reflex-mediated (vasovagal, situational, or carotid sinus hypersensitivity) syncope: a systematic review for the 2017 ACC/AHA/HRS guideline for the evaluation and management of patients with syncope: a report of the American College of Cardiology/American Heart Association Task Force on Clinical Practice Guidelines and the Heart Rhythm Society. *Heart Rhythm*. 2017;1547–1571.
系统综述表明，没有证据支持反射性晕厥患者应用起搏治疗，除非植入式心电记录仪记录到反复发作的血管迷走性晕厥和心搏停止的证据。

Wenzke KE, Walsh KE, Kalscheur M, et al. Clinical characteristics and outcome of patients with situational syncope compared to patients with vasovagal syncope. *Pacing Clin Electrophysiol*. 2017;10.1111.
有关晕厥患者的大型队列研究发现，情境性晕厥中反射性晕厥所占的比例较低。

（ Pamela S. Ro，J. Paul Mounsey 著
张媛 译　王贵松 审校 ）

第 44 章

心脏起搏器和除颤器

随着技术的进步，用于治疗快速性及缓慢性心律失常的植入器械的种类和功能日趋完善。起搏器和植入式心律转复除颤器（ICD）甚至可以在门诊条件下放置，并发症风险较低，大部分患者能够尽早地恢复完全的功能状态。

心脏节律装置植入适应证

起搏器

起搏器主要适用于症状性心动过缓或有较高风险进展为症状性心动过缓的无症状患者。AHA/ACC 指南明确定义了起搏器和 ICD 植入的适应证。心动过缓的症状可能轻微（如头晕、疲劳），也可能严重（如晕厥或心搏骤停）。心动过缓可能因窦房结（称为病态窦房结综合征）、房室结或结以下传导系统功能障碍所致。传导系统损害最常见的原因是纤维化或心肌梗死，但也可能是其他原因，包括感染、药物、电解质紊乱或甲状腺疾病。在患者接受器械治疗前，必须排除潜在的可逆原因（图 44.1）。

双心室起搏器

基于左心室"不同步"电活动（如束支阻滞或右心室起搏）可导致心功能减退的概念，双心室起搏已成为心功能受损而尚无起搏指征患者的一种治疗方法（图 44.2）。例如，在左束支阻滞患者中，左心室侧壁的延迟电活动会导致相应心室壁的延迟收缩。在收缩功能正常的患者，这种收缩延迟可能不会导致任何显著的功能减退，但在左心室功能明显受损的患者，左束支阻滞引起的心室收缩紊乱可减低泵血效率，并加重二尖瓣关闭不全。通过将起搏器导线分别放置在位于右心室和左心室心外膜上的冠状静脉窦侧支，左心室双壁同时起搏可改善心室同步性。双心室起搏用于治疗左心室射血分数减低，QRS 时限延长（内在的或者由于有长期起搏需求），即使给予最佳药物治疗但仍有症状的心力衰竭患者（NYHA 心功能Ⅲ级或Ⅳ级）。

植入式心律转复除颤器

ICD 适用于有恶性快速性室性心律失常（即室性心动过速或心室颤动）风险的器质性心脏病患者，包括心脏骤停复苏后或有室性心动过速病史的患者，以及未来发生心脏骤停或室性快速性心律失常的高危患者（例如：缺血性或非缺血性心肌病或肥厚型心肌病患者）。ICD 也适用于心脏结构正常而发生快速性室性心律失常风险高的患者，如遗传性心律失常患者：长 QT 综合征、Brugada 综合征或儿茶酚胺敏感性多形性室性心动过速。ICD 植入的适应证，特别是快速性心律失常患者的适应证将在本章中详细讨论，并在图 44.3 中进行了总结。

起搏器技术

起搏器由脉冲发生器与能够感知和起搏的心内膜导线组成。脉冲发生器包含用于控制感知活动分析的微处理器和电池。起搏器可分为单腔、双腔或双心室装置。为了阐明起搏器的特征，使用四个字母的代码来描述每个起搏器的独有特征。代码的第一个字母或类别表示起搏的心腔，第二个字母表示感知的心腔。每个位置的选项包括 O（无）、A（心房）、V（心室）和 D（双腔＝心房＋心室）。代码的第三个字母表示起搏器对事件感知的反应，选项包括 O（无）、T（触发）、I（抑制）和 D（双重反应＝触发或抑制）。第四个字母表示频率调制的可程控性，此位置的字母 R 表示起搏器有活动适应的传感器。例如，程控为 VOO 模式的起搏器以特定频率

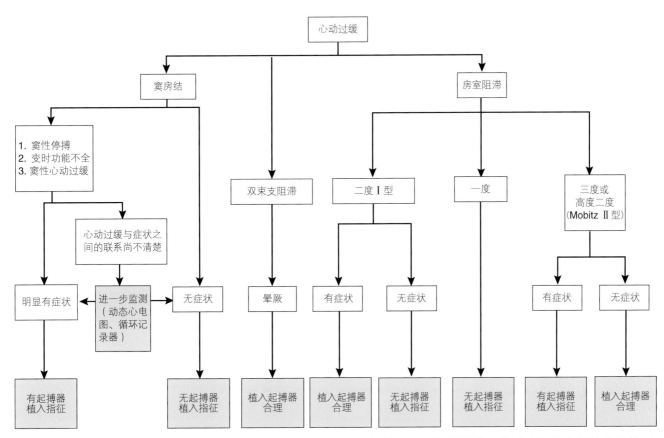

图 44.1 心动过缓患者详细评估流程与起搏器植入适应证。一般情况下，起搏器植入的适应证为有相关症状的严重心动过缓

起搏心室，并忽略心室电极感知到的任何信号。程控为 VVI 的起搏器以特定频率起搏心室，但如果心室导线感应到适当的信号，则会抑制起搏器的心室起搏功能。程控为 DDD 模式的起搏器同时起搏心房和心室，除非心房或心室的适宜信号抑制了起搏器的起搏。心室起搏也可以在心房感知或起搏后触发。以任何起搏模式开启起搏器的频率感知功能，起搏器内部包含的传感器（最常见的是加速计或呼吸传感器）将感知运动状态，并将起搏器升至特定的频率。在变时性功能不全的患者中，起搏频率可以根据需要进行调整，以适应和补偿患者的活动。

速的发作视为潜在的恶性室性心律失常。除此之外，ICD 还可以根据心房的相关活动、发作的快速性（与窦性心动过速鉴别）、心室活动的规律性（与具有快速心室反应的心房颤动鉴别）和心室信号的形态，识别快速性心律失常中的室性心律失常。如诊断为室性快速性心律失常，ICD 可以采用抗快速性心律失常起搏、低能量心脏复律或高能量除颤等治疗方式（图 44.4）。这些治疗方式可以针对不同频率层次的心动过速量身定做，允许对不同类型的心动过速采用不同的治疗方法。这种多层次治疗策略有助于降低高能量除颤的需求，同时并不影响 ICD 的疗效。

除颤器技术

与起搏器一样，ICD 也由脉冲发生器和心内膜导线组成。此外，ICD 需要集成到右心室心内膜导联的高压除颤线圈。ICD 脉冲发生器不仅包括微处理器和电池，还包括高压电容器。除了必要时针对心动过缓进行起搏外，ICD 还能治疗所检测到的室性快速性心律失常。根据预设频率阈值，ICD 首先将心动过

器械植入

心内膜导线通常采用左侧锁骨下静脉、腋下静脉或头静脉入路。如果心内膜植入不可行，可能需要放置心外膜导线。心外膜导线置入术需要更具有创性的手术入路，因此仅在经皮心内膜导线置入术不成功以及需要放置起搏器或 ICD 的患者正在接受心脏直视手术时才可使用。

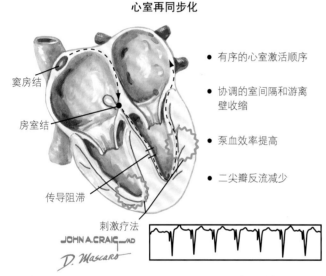

心室延迟激活

窦房结

房室结

传导阻滞

- 侧壁收缩延迟
- 心室收缩紊乱
- 泵血效率下降
- 二尖瓣反流增加

心室再同步化

窦房结

房室结

传导阻滞

刺激疗法

- 有序的心室激活顺序
- 协调的室间隔和游离壁收缩
- 泵血效率提高
- 二尖瓣反流减少

JOHN A.CRAIG__AD

D. Mascaro

有传导阻滞（如左束支阻滞）的患者，侧壁电活动和机械缩延迟导致泵效率降低。通过用右心室和左心室导联（通过冠状静脉窦）同时起搏左心室间隔和侧壁，心室壁被"重新同步"，泵血效率提高

图 44.2　双心室起搏的益处

在透视下将心内膜导线定位并固定在右心房、右心室，如果是双心室起搏装置则定位并固定在冠状静脉窦的一个分支。起搏器导线通常通过两个电极（双极）与心房或心室心肌接触（图 44.5A）。双心室起搏器经冠状静脉窦在左心室外侧心外膜上置入另一根额外导线（图 44.5B）。脉冲发生器通过这些电极传递的脉冲起搏心脏。ICD 导线的附加高压线圈与 ICD 脉冲发生器共同充当放电电极（图 44.6）。定位后将导线插入脉冲发生器的顶部，然后脉冲发生器植入锁骨下方的皮下或肌肉下区域。根据设备的复杂程度，在清醒镇静或全身麻醉下，整个过程通常可以在 1~2 小时内完成。

植入后管理与长期随访

患者需要在术后 10 天内保持手术切口的清洁和干燥，如有任何感染证据，需及时告知术者。需要将同侧手臂的活动限制在肩水平以下，并在术后几周避免过度负重，以防导线移位，同时有助于促进伤口愈合。对于病例记载因持续性室性心动过速或心室颤动植入 ICD 的患者，通常术后 6 个月内应避免驾驶。缩短限制驾驶的时限可能是合理的。ICD 用于一级预防的患者通常无需限制驾驶，但建议永久禁止商业性驾驶。配置中心设备的诊所通过互联网无线技术进行远程监控，是起搏器和除颤器植入患者最理想的随访模式。远程监控可以连续地监测不良事件，包括恶性心律失常和设备故障。每个季度进行更细致的远程评估，包括电池电压、导线完整性测试和心律失常事件的心电图评估；或用于对患者症状的紧急评估。在长期随访中，远程监控已被证实可以降低发病率和死亡率。

单一 ICD 放电未必需要急诊就诊。尽管 ICD 放电可能是一种令人焦虑的经历，但偶尔放电在意料之中。单次放电而其他状况良好的患者应给予安抚，并在 1 周内进行评估。但如果放电与晕厥、呼吸急促、持续性心悸或胸痛的症状相关，或在短时间内经历 ICD 多次放电，则需要前往急诊科就诊。ICD 放电治疗的恰当性可通过评估 ICD 存储的记录来确定。应治疗任何潜在的可逆因素。此外，需要对 ICD 进行最优化程控、调整抗心律失常药物或导管消融来实现对患者的综合管理。

电磁干扰

当干扰源发出干扰设备正常功能的电磁波时就会发生电磁干扰。对于植入起搏器或 ICD 的个体来说，避免任何电磁干扰源都很重要。即便如此，随着起搏器和 ICD 的技术进步，能干扰其功能的设备相对较少。微波炉、电视、收音机或电热毯等家用物品不属于电磁干扰源，使用没有限制。虽然金属探测器不会损害 ICD 或起搏器的功能，仍建议起搏器或 ICD 患者不要与手持金属探测器或含有磁铁的扫描棒密切接触。可以替代的方法为向安全人员出示设备识别卡并请求手动搜查。尽管建议患者在对侧耳朵（距离设备 >10 cm）使用手机，并且勿将手机放在植入设备顶部的胸部口袋中，但无需禁用移动电话。只要患者不是长时间站在扫描系统附近，

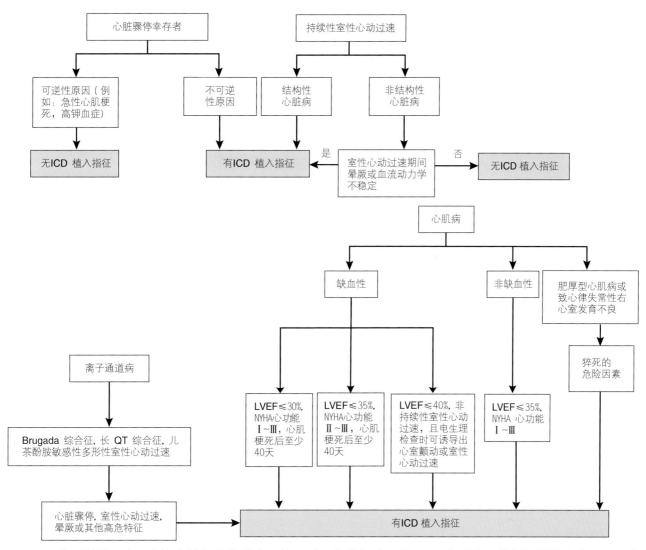

图 44.3 心源性猝死和／或快速性心律失常患者植入型心律转复除颤器（ICD）适应证的详细评估流程图。一般来说，对于心脏骤停或对血流动力学影响显著的持续性室性心动过速的幸存者，植入 ICD 是一种二级预防措施。ICD 适用于存在心肌病或不同病因的离子通道病以及各种猝死风险患者的一级预防。LVEF，左心房射血分数；NYHA，纽约心脏病协会心功能分级

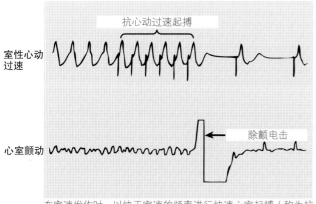

在室速发作时，以快于室速的频率进行快速心室起搏（称为抗心动过速起搏）通常会终止室速。在室颤情况下，通过位于右心室导联上的除颤线圈发放高压除颤电击，终止心律失常

图 44.4 室性心动过速的治疗

电子监视系统就不太可能与植入设备产生负面的相互作用，患者通过这些设备时可正常行走。

潜在的医源性电磁干扰包括 MRI 扫描仪、放射治疗、经胸心脏复律和电切术。强磁场对起搏器和 ICD 的影响不同：起搏器暴露在电磁场中通常会导致非同步起搏（即 VOO）；ICD 暴露在电磁场中可能造成设备"失明"，导致不适当地停止对快速性心律失常的治疗。MRI 扫描通常是有植入装置患者的禁忌。不推荐在植入起搏器或 ICD 的区域进行直接放射（即放射治疗）；如有必要，应将设备移至对侧并屏蔽直接射线。植入的 ICD 和起搏器应在电复律前后进行评估，用于复律（前后位）的外电极应尽可能放置在距植入设备 5 cm 以上的位置。外科电切术

A. 双腔起搏

心内膜导线通常通过锁骨下静脉或头静脉（左侧或右侧）导入，然后定位和测试

用于埋藏脉冲发生器的囊袋通常取与放置起搏导线的静脉通路相邻的锁骨中段下方的位置。切口与锁骨下缘平行，在其下方约1英寸

脉冲发生器放置在胸大肌前筋膜正上方的深层皮下组织中，或者放置在胸大肌的肌下区域

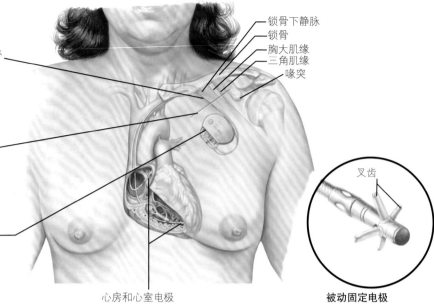

锁骨下静脉
锁骨
胸大肌缘
三角肌缘
喙突

叉齿

被动固定电极

心房和心室电极

B. 心脏再同步（双心室起搏）

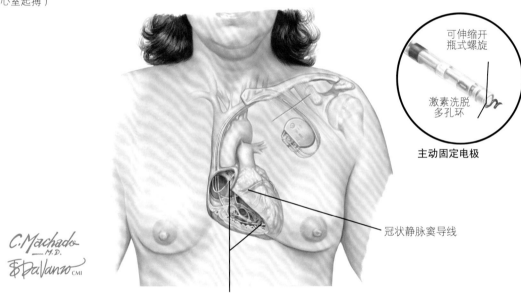

可伸缩开瓶式螺旋

激素洗脱多孔环

主动固定电极

冠状静脉窦导线

右心房和右心室导线

将脉冲发生器连接到心内膜的导线可以是不同类型的：单极或双极，主动固定或被动固定。单极系统只有一个电极（阴极、负极）与心内膜接触，脉冲发生器充当阳极。双极系统在同一根导线的尖端有一个阴极和一个阳极。被动式固定导线有叉齿和倒钩，将导线固定在植入心腔心内膜的肌小梁上。主动固定导线通过一个开瓶式装置或螺旋植入心肌中。这两类固定方式均会刺激心肌，诱发炎症反应，促进导线周围的细胞增生。为了减少炎症反应，大多数导线都有激素洗脱的尖端。心功能障碍的传导阻滞患者可通过冠状静脉窦导线来纠正无序的心室收缩，实现"再同步化"

图 44.5　植入式心脏起搏器

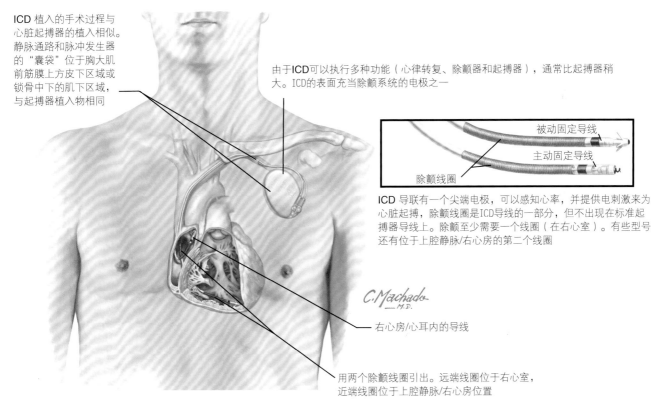

ICD 植入的手术过程与心脏起搏器的植入相似。静脉通路和脉冲发生器的"囊袋"位于胸大肌前筋膜上方皮下区域或锁骨中下的肌下区域，与起搏器植入物相同

由于ICD可以执行多种功能（心律转复、除颤器和起搏器），通常比起搏器稍大。ICD的表面充当除颤系统的电极之一

被动固定导线
主动固定导线
除颤线圈

ICD 导联有一个尖端电极，可以感知心率，并提供电刺激来为心脏起搏，除颤线圈是ICD导线的一部分，但不出现在标准起搏器导线上。除颤至少需要一个线圈（在右心室）。有些型号还有位于上腔静脉/右心房的第二个线圈

C. Machado
M.D.

右心房/心耳内的导线

用两个除颤线圈引出。远端线圈位于右心室，近端线圈位于上腔静脉/右心房位置

图 44.6 植入型心律转复除颤器（ICD）

给 ICD 患者带来额外的担忧，因为烧灼的电输出可能会被 ICD 误检测，导致正常节律下不适当放电。因此，应该在可能使用电切术的手术或操作之前停用 ICD 的检测功能。电切术也可能干扰起搏器的感知并抑制输出。对于起搏器依赖的患者，手术前应程控为非同步模式；否则，麻醉师可能需要在起搏器上施加磁铁来提供非同步起搏。此外，建议禁用频率适应功能。对于非起搏器依赖的患者，除了禁用频率适应功能外，无需再次程控。近距离使用电切可能导致旧款起搏器无法工作。无论是否加磁铁，建议在电切术后对患者进行心电图检查，以确保起搏器的正常功能。

"无导线"技术

最近，设备技术的创新实现了快速性心律失常和缓慢性心律失常的"无导线"处理。已有一款用于治疗恶性室性心律失常患者的完全皮下除颤器获批。但这种皮下装置不能进行长期起搏。一个带有独立脉冲发生器的"子弹状"装置可以植入右心室心尖部，以实现无导线起搏。这些皮下或无导线起搏装置摆脱了静脉导线的束缚。由于经静脉导线随着时间的推移可能会退化或导致静脉闭塞，必须要拔出静脉导线，因此无导线技术具有独特的优势。未来的发展包括，将无导线起搏与除颤合二为一，可能具有多心腔起搏功能，从而建立满足所有缓慢性心律失常或快速性心律失常适应证的完全无导线系统。

未来方向

起搏器和 ICD 的技术进步极大地改善了心律失常患者的生存和生活质量。随着对快速性室性心律失常高风险患者识别能力的提高，ICD 治疗的适应证可能会进一步扩大（图 44.3）。此外，目前的设备也在不断添加着多项升级的功能。

循证文献

Abraham WT, Fisher WG, Smith AL, et al. Cardiac resynchronization in chronic heart failure. *N Engl J Med.* 2002;346:1845–1853.
心脏再同步化治疗的早期开创性研究之一，证实了其对中重度心力衰竭和心室内传导延迟患者的临床改善作用。

AVID Investigators. A comparison of antiarrhythmic-drug therapy with implantable defibrillators in patients resuscitated from near-fatal ventricular arrhythmias. *N Engl J Med.* 1997;337:1576–1583.

这篇文章证实了 ICD 有助于近乎致命的室性心律失常患者的成功复苏。

Epstein AE, DiMarco JP, Ellenbogen KA, et al. ACC/AHA/HRS 2008 guidelines for device-based therapy of cardiac rhythm abnormalities. *J Am Coll Cardiol*. 2008;51:1–62.
心律失常设备管理指南的共识声明。

Gehi AK, Mehta D, Gomes JA. Evaluation and management of patients after implantable cardioverter-defibrillator shock. *JAMA*. 2006;296:2839–2847.
一篇综述文章，讨论了接受 ICD 患者的评估和处理。

Kusumoto FM, Goldschlager N. Cardiac pacing. *N Engl J Med*. 1996;334:89–97.
一篇综述文章，讨论了心脏起搏器的适应证、功能和管理。

Mangrum JM, DiMarco JP. The evaluation and management of bradycardia. *N Engl J Med*. 2000;342:703–709.
一篇描述心脏传导系统的解剖学和病理学的综述文章。

Moss AJ, Zareba W, Hall WJ, et al. Prophylactic implantation of a defibrillator in patients with myocardial infarction and reduced ejection fraction. *N Engl J Med*. 2002;346:877–883.
这篇开创性的文章选取射血分数显著降低的陈旧性心肌梗死患者，证实了 ICD 进行一级预防的益处。

（Anil K. Gehi，J. Paul Mounsey 著
李蕾 译　王贵松 审校）

第七篇

瓣膜性心脏病
（心脏瓣膜疾病）

第45章

主动脉瓣疾病

主动脉瓣是一个半月形瓣膜，包括三个大小基本一致的囊状瓣。正常主动脉瓣在收缩期完全打开，以利于左心室血液排出，而在舒张期完全关闭，以阻止血液从主动脉逆流入左心室。瓣膜功能不全可导致左心室排血受损或血液反流，两者均可导致有效前向心输出量降低。

主动脉瓣狭窄

病因与发病机制

主动脉瓣异常或主动脉瓣上或瓣下流出道狭窄可导致左心室排血受限。左心室流出道梗阻最常见的原因为主动脉瓣狭窄（aortic stenosis，AS），而左心室流出道的非瓣膜性梗阻可能是由先天性异常引起的，如瓣膜上方或下方的膜性结构，或肥厚型梗阻性心肌病（见第 30 章）。

主动脉瓣狭窄的病因随患者发病年龄不同而异。在儿童期，先天性畸形占主导地位，包括单叶瓣、二叶瓣，或很少见的四叶瓣畸形（图 45.1）。单叶瓣畸形在出生时通常就伴有严重狭窄，在婴儿期即可出现症状。二叶瓣畸形很少在儿童期引起症状，但可能发生进行性钙化，以致患者在 40~70 岁时出现可检测到的狭窄。一项研究发现，70 岁以下因主动脉瓣狭窄行主动脉瓣置换术（aortic valve replacements，AVRs）的患者中，2/3 为二叶瓣畸形。70 岁以后确诊的患者中，以正常三叶瓣钙化及退行性变居多，75 岁以上患者中，3%~5% 为退行性老年性钙化病变（图 45.2）。

风湿病累及主动脉瓣目前在美国很少见，通常会导致瓣膜狭窄合并关闭不全，并伴有二尖瓣病变。风湿性瓣膜病的特点是瓣膜交界处粘连融合和钙化，而退行性主动脉瓣狭窄主要表现为从瓣膜基部向瓣叶发展的钙化，而不累及瓣膜交界处（图 45.2）。风湿性主动脉瓣狭窄通常在 30~50 岁时出现。主动脉瓣狭窄少见的病因包括心内膜炎引起的阻塞性赘生物、放射治疗、类风湿性疾病伴严重小叶结节性增厚，以及全身性疾病，如 Paget 病、Fabry 病、褐黄病和终末期肾病。

主动脉瓣二叶瓣畸形应引起重视，该病在普通人群中的患病率为 0~1.3%，与升主动脉扩张关系密切（多项研究发现主动脉二叶瓣畸形中有 20%~80% 出现主动脉扩张）。主动脉病的发生是遗传和血流动力学因素共同作用的结果。由于主动脉扩张的倾向，主动脉二叶瓣患者需要进行主动脉成像，如果主动脉宽度 >4.5 cm，建议咨询专业外科中心。

临床表现

主动脉瓣狭窄可以多年没有症状。由瓣膜狭窄引起的渐进性压力超负荷可导致左心室向心性肥厚。这种代偿性适应可降低室壁应力，维持前向血流，但也会产生不利影响，如异常舒张充盈模式和心内膜下缺血。

主动脉瓣狭窄的典型症状为心绞痛、晕厥和呼吸困难，后者是充血性心力衰竭的表现。根据疾病自然史研究，有心绞痛和晕厥的患者如不接受瓣膜置换治疗的平均生存期分别为 5 年和 3 年。有心力衰竭临床表现的患者在没有瓣膜置换的情况下平均生存时间 <2 年，值得关注。同期研究中，患有其他共病的主动脉瓣狭窄患者的生存期更短。

心绞痛发生于 2/3 的重度主动脉瓣狭窄患者，其中大约一半有严重的冠状动脉疾病。在没有明显冠状动脉疾病的情况下，由于室壁厚度增加、射血时间延长和左心室舒张末压升高，导致心内膜下缺血，也可引起心绞痛症状。

晕厥可能由多种机制引起。体力活动时，全身

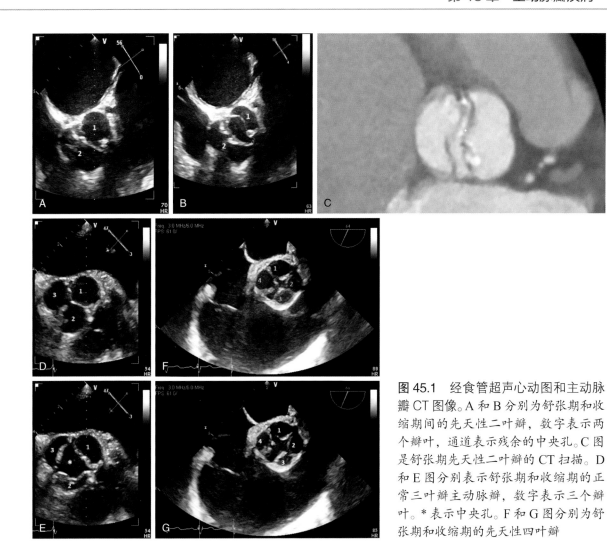

图 45.1　经食管超声心动图和主动脉瓣 CT 图像。A 和 B 分别为舒张期和收缩期间的先天性二叶瓣，数字表示两个瓣叶，通道表示残余的中央孔。C 图是舒张期先天性二叶瓣的 CT 扫描。D 和 E 图分别表示舒张期和收缩期的正常三叶瓣主动脉瓣，数字表示三个瓣叶。* 表示中央孔。F 和 G 图分别为舒张期和收缩期的先天性四叶瓣

中度狭窄
（交界处开始融合）

狭窄和功能不全
（所有交界处融合）

获得性二叶主动脉瓣
（风湿性）

先天性二叶瓣

钙化性狭窄

主动脉瓣狭窄时
左心室严重肥厚

左心室延展伴腱索张力增加，导致二尖瓣关闭不全

图 45.2　主动脉瓣狭窄的风湿性和非风湿性病因

血管阻力下降，由于瓣口狭窄，心输出量增加相对减少，导致系统性低灌注。常见的心律失常，如心房颤动，会使心输出量下降而导致晕厥。在左心室肥厚情况下，心房对心输出量的贡献更为重要。最后，危及生命的心律失常，如室性心动过速或心室颤动，虽然不常见，但可能在休息或劳累时发生，导致心源性猝死。

疾病早期，心力衰竭的症状主要来自舒张功能障碍（射血分数保留的心力衰竭）。随后，可能会出现收缩功能障碍伴进行性心室扩大，症状迅速恶化。为了代偿左心室压力负荷，左心房肥大并产生强烈的收缩，通过升高左心室舒张末压而非增加平均左心房压来支持左心室充盈。然而，随着疾病的进展或体力活动增加，左心房压进一步升高，引起肺静脉压升高，最终导致肺充血和水肿。肺水肿可在活动期间或心房功能丧失（如心房颤动）时突然发生。

主动脉瓣狭窄的其他临床表现还有血管发育不良（Heyde 综合征）引起的胃肠道出血（这种出血与一种轻度的获得性血管性血友病相关）、小的钙化沉淀物脱落引起的栓塞事件（包括卒中）或感染性心内膜炎（见第 49 章）及其相关并发症。

体格检查

体格检查的重点有三个方面：评价颈动脉、听诊杂音和 S_2，以及评价心力衰竭的体征。严重主动脉瓣狭窄时，颈动脉搏动减弱，射程减慢（搏动小而晚），最大颈动脉射程在心尖搏动后明显延迟（图 45.3），可以感觉到明显的振动或"震颤"。这些异常的颈动脉表现为重度主动脉瓣狭窄所特有，但并非在所有的患者中都能看到。

S_1 通常正常，而 S_2 的主动脉瓣关闭音减弱，或因肺动脉瓣关闭音不受影响出现单一肺动脉瓣关闭音；在重度主动脉瓣狭窄患者中，由于左心室射血明显延迟而产生反常分裂。主动脉瓣狭窄早期可闻及收缩早期喀喇音，常见于瓣叶柔韧的二叶瓣或先天性畸形。杂音特征呈递增 - 递减型，性质粗糙，位于胸骨上缘，向颈动脉传导。心尖部位可听到高频杂音（Gallavardin 现象），可能会被误认为二尖瓣关闭不全。随着主动脉瓣狭窄加重，由于左心室射血延迟，收缩期杂音达峰时间后移。当心房收缩，左心室顺应性降低时常可闻及 S_4，而左心室功能不全时可闻及 S_3。

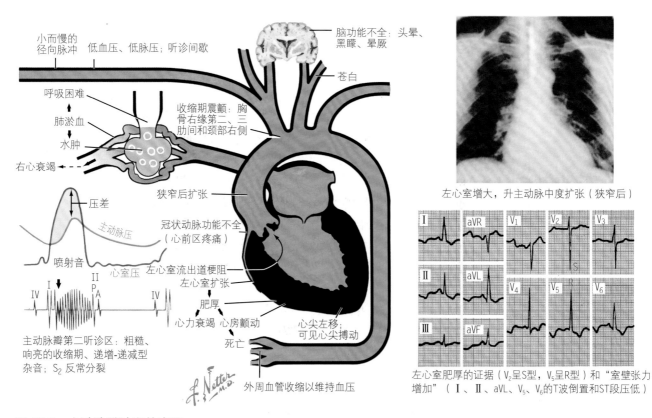

图 45.3　主动脉瓣狭窄的表现

颈静脉压在心力衰竭出现前不会升高。后期，由于肺动脉高压引起的三尖瓣关闭不全和肥厚的室间隔向右心室膨胀，可能会出现明显的"v"波。随着狭窄程度的加重，左心室心尖搏动向下和向外移位，伴有明显的收缩期前搏动（可闻及明显的 S_4）。

随着年龄的增长，可出现主动脉瓣硬化，表现为主动脉瓣叶变厚、钙化，活动度略有下降，但没有明显的血流动力学狭窄。主动脉瓣硬化的杂音与主动脉瓣狭窄相似，但往往颈动脉搏动正常，且杂音在收缩早期达峰。主动脉瓣硬化虽然不会直接导致严重的后遗症，但与冠状动脉疾病和心血管疾病死亡率显著升高相关。

鉴别诊断

由于治疗和预后不同，主动脉瓣狭窄与其他原因引起的左心室流出道梗阻的鉴别很重要。瓣膜下和瓣膜上流出道梗阻是因为存在一个与瓣膜并不相连的纤维膜。区分二尖瓣关闭不全和肥厚型心肌病的杂音与主动脉瓣狭窄的杂音很重要。二尖瓣关闭不全的杂音为全收缩期、呈乐音性，尽管心动周期长度不同，但强度恒定。相反，主动脉瓣狭窄的杂音在停搏后会增强，如在室性期前收缩或心房颤动的长周期后。与肥厚型心肌病相关的流出道杂音常与主动脉瓣狭窄的杂音相似，在室性期前收缩后也会增强，但对刺激性动作有独特的反应。与主动脉瓣狭窄相比，肥厚型心肌病的杂音随前负荷的降低而增强，如在 Valsalva 动作的用力期或直立时杂音增强。此外，肥厚型心肌病颈动脉射程更快，可能具有双峰性质。

诊断方法

多普勒二维超声心动图是诊断主动脉瓣狭窄最常用和最有效的方法。经胸超声心动图可以确定主动脉流出道阻塞的位置，估计瓣膜狭窄的严重程度，并提供有关左心室功能、左心室肥厚程度、左心房大小以及是否存在相关瓣膜异常的信息（图 45.4）。通过主动脉瓣的多普勒检查可以可靠地提供跨瓣平均和峰值压力梯度（表 45.1）。跨瓣压力梯度取决于狭窄的严重程度和通过瓣膜的流量，随运动、焦虑、贫血、低血容量、伴随的主动脉瓣关闭不全和左心室收缩功能等因素的不同而不同。跨瓣梯度用平均或峰值瞬时梯度表示。一般来说，峰值跨瓣梯度 >64 mmHg（4.0 m/s）或平均跨瓣梯度 >40 mmHg 为重度主动脉瓣狭窄。主动脉瓣

表 45.1　主动脉瓣狭窄严重程度的超声心动图评估

狭窄程度 [a]	主动脉瓣瓣口面积（cm^2）	平均压差（mm Hg）	主动脉喷射速度（m/s）
轻度	≥1.5	<20	<3.0
中度	1.0~1.5	20~39	3.0~3.9
重度	<1.0	≥40	>4.0

[a] 主动脉瓣狭窄的评估不依赖于某个单一数值，最好是将其视为一个连续的统一体，需要综合多种测量指标来准确描述严重程度

口面积（aortic valve area，AVA）由连续性方程估计或用平面法直接测量。由于压力梯度在不同条件下会有很大的变化，因此通常认为计算瓣口面积比单独测量压力梯度对于主动脉瓣狭窄程度的评估更可靠。主动脉瓣口面积 <1.0 cm^2 或瓣口面积/体表面积 <0.6 cm^2/m^2 提示重度主动脉瓣狭窄。虽然多普勒超声可测量主动脉瓣口面积，但它难以评估瓣膜钙化和活动度。肥厚型心肌病可引起流出道压力梯度增加，易误诊为主动脉瓣狭窄，导致不恰当的主动脉瓣置换。对于声学窗口图像质量差的患者，经食管超声心动图可以提供更清晰的图像，以证实多普勒的发现；有些中心还可使用心脏 CT 和 MRI 协助诊断。

由于通过瓣膜的流量和压力的关系，一些低心排血量的患者，尽管主动脉瓣狭窄显著，但平均跨瓣压差（20~40 mmHg）较低。瓣口面积与瓣膜狭窄程度不匹配，瓣口面积小，但跨瓣压低。这在一些临床情况下可观察到，在鉴别诊断及治疗方式的选择方面很重要。在小剂量多巴酚丁胺输注过程中，重复测量有助于诊断。如果存在严重的主动脉瓣狭窄，但因左心室收缩功能障碍使跨瓣压降低，多巴酚丁胺通常会通过产生 >4.0 m/s 的最大跨瓣流速来增加心输出量，尽管主动脉瓣口面积 <1.0 cm^2（低流量，低跨瓣压主动脉瓣狭窄）。如果心输出量的增加导致计算的瓣口面积显著增加，而跨瓣压不变，那么可能为心肌病，而不是主动脉瓣狭窄（假性主动脉瓣狭窄）。在某些情况下，左心室功能没有增强，因此心输出量未增加，这表明收缩储备缺乏。这使主动脉瓣狭窄严重程度的评估更加困难（由于主动脉瓣置换后收缩储备不足，这种低流量、低跨瓣压主动脉瓣狭窄的患者预后更差）。低流量、低跨瓣压的主动脉瓣狭窄不一定伴随左心室收缩功能障碍，该情况通常是因为左心室肥厚、左心室小、严重舒张功能不

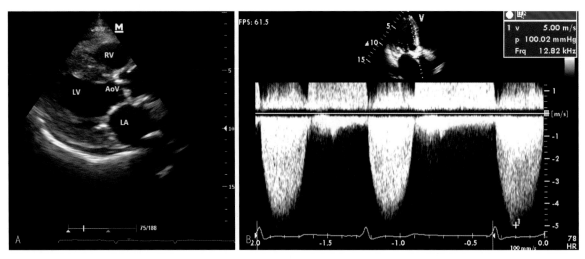

图 45.4　主动脉瓣狭窄患者的二维超声心动图和多普勒。（A）胸骨旁长轴视图，包括左心室（LV）、左心房（LA）、右心室（RV）和主动脉瓣（AoV）。（B）在心尖长轴图像中，瓣膜连续多普勒信号，显示峰值速度 5 m/s，代表峰值压差为 100 mmHg

全，甚至有显著的二尖瓣关闭不全。这些情况下，多巴酚丁胺试验是没有帮助的；CT 可评估主动脉瓣钙化，瓣口面积 / 体表面积（<0.6 cm²/m²）和搏出指数（<35 ml/m²）有助于确诊。

其他诊断方式

病程晚期前，心电图常为窦性心律。最常见的心电图表现是左心室肥厚（>80%）和左心房扩大。较少见的表现为 V_4~V_6 导联 ST 段压低（应变模式）和传导系统异常。

患者可能存在左心室肥厚，但在出现终末期心力衰竭前不会出现严重的左心室扩张，在胸片上，心脏大小通常正常，但可能出现左心房增大、肺静脉淤血、升主动脉狭窄后扩张。

冠状动脉造影是鉴别冠状动脉疾病的必要手段，适用于 35 岁以上需要主动脉瓣置换或有两个或两个以上冠状动脉疾病危险因素的所有患者。如果有高质量的超声心动图，且病史、体格检查和超声心动图检查结果一致，则无需进行侵入性血流动力学检查。当检查结果不一致或难以明确诊断时，右心导管术和左心导管术可用以测量压力梯度和心输出量。

如果超声心动图难以诊断，心脏 CT 或 MRI 可作为诊断严重程度的替代方法。如果怀疑主动脉根部增大，心脏 CT 或 MRI 也能准确、重复地评估主动脉根部；如果异常则应进行系列检查，如果主动脉根部直径 >5.1~5.5 cm，或直径 >4.5 cm 但有明确的主动脉瓣置换适应证，则应考虑主动脉根部替换。MRI 还有助于左心室容积、功能和质量的评估。

管理和治疗

最佳处理

主动脉瓣置换适用于有症状的重度主动脉瓣狭窄成年患者。主动脉瓣狭窄的药物治疗主要限于并发症的治疗，如心力衰竭、心律失常和感染性心内膜炎。由左心室收缩功能障碍引起的心力衰竭通常采用常规治疗方法（见第 29 章）。控制高血压。研究尚未发现特定药物可减缓主动脉瓣狭窄的进展。

心房颤动多发生在疾病晚期，并可导致显著的血流动力学恶化。应按常规方式治疗，如果患者有症状，重点是维持窦性心律，并根据卒中风险的常用评估工具进行抗凝治疗。有血流动力学障碍者，应立即电复律。

由于容量不足可降低左心室充盈压，并可能导致严重低血压，应尽量避免。容量不足可在过度利尿、麻醉或出血、非心脏手术期间或之后发生。积极的容量和血液替代对扭转临床恶化至关重要。动脉扩张剂或静脉扩张剂（如硝酸甘油）易引起低血压，在使用时需特别小心。

感染性心内膜炎更常见于先天性瓣膜畸形和人工瓣膜，而在老年性钙化性病变中则比较少见。在不合并其他危险因素的先天性主动脉瓣狭窄患者中，不推荐常规使用药物预防心内膜炎。中重度流出道梗阻患者应尽量避免剧烈、无监督的运动。

主动脉瓣置换术

主动脉瓣置换术可用于有症状主动脉瓣狭窄患者的治疗，详见第 54 章。虽然一些中心提倡早期瓣膜置换，但一般来说可以推迟到症状出现再进行主动脉瓣置换术。通常无症状重度主动脉瓣狭窄患者在未接受瓣膜置换的情况下病程和预后尚可接受，每年猝死率 <1%，低于先前认为的水平。由于仅有不到一半的患者在未行主动脉瓣置换时 5 年内没有症状，因此需要密切随访。

未来方向

当前的研究正在探索主动脉瓣狭窄的潜在病因，以期找到可以改变自然进程的治疗方法。多学科瓣膜团队已经将经导管主动脉瓣置换术（transcatheter aortic valve replacement，TAVR）作为存在手术禁忌、高风险和中等手术风险患者的主要治疗方式。关于低风险患者外科主动脉瓣置换术和 TAVR 的对比尚在研究中，后续将开展更多的试验。目前外科也在探索尽量缩小切口和提高患者主动脉瓣置换术术后恢复的新技术。

主动脉瓣关闭不全

主动脉瓣关闭不全（aortic valve regurgitation，AR）可导致心输出量受损和左心室容量超负荷。急性和慢性主动脉瓣关闭不全的鉴别对于病因、相关疾病、预后和治疗的判断至关重要。

病因与发病机制

慢性主动脉瓣关闭不全的病因可根据结构缺陷（包括瓣膜尖部或主动脉根部）的部位进行大致分类。

急性主动脉瓣关闭不全的常见病因包括升主动脉夹层伴正常瓣膜结构变形、感染性心内膜炎、外伤性破裂、继发于瓣膜退行性疾病的瓣膜尖端自发性破裂或脱垂。急性主动脉瓣关闭不全也可能发生于人工瓣膜缝合环突然裂开和球囊瓣膜成形术后。

主动脉瓣和 / 或小叶病理学

瓣膜或小叶疾病最常见的病因是感染性心内膜炎；其他病因包括风湿性心脏病、先天性主动脉瓣异常（特别是二叶瓣）、钙化或黏液瘤性退行性疾病、外伤性小叶破裂或瓣周漏。感染性心内膜炎可通过多种机制引起主动脉瓣关闭不全，包括：①单叶或连栅叶穿孔，②主动脉根部脓肿扩张导致尖部和瓣环减弱。风湿性瓣膜病的特点是瓣尖缩短和瘢痕，常伴有二尖瓣受累。

主动脉根部疾病

大约 50% 的主动脉瓣关闭不全由主动脉根部疾病引起。常见的主动脉根部问题包括结缔组织疾病（如马方综合征、Loeys-Dietz 综合征和 IV 型 Ehler-Danlos 综合征），这些疾病可引起主动脉瓣环扩张或升主动脉夹层，并导致瓣膜结构扭曲和 / 或主动脉瓣叶支持减弱（图 45.5）。在长期高血压患者中，主动脉瓣关闭不全可由升主动脉扩张引起。

主动脉瓣关闭不全的少见病因包括梅毒性大动脉炎、强直性脊柱炎、成骨不全、系统性红斑狼疮、类风湿性关节炎、银屑病性关节炎、Behçet 综合征、溃疡性结肠炎、离散性主动脉瓣下狭窄和室间隔缺损伴主动脉瓣尖脱垂（图 45.6）。

自然病史

慢性主动脉瓣关闭不全的自然病史尚不完全清楚。有数据表明，患有心绞痛或心力衰竭的慢性重度主动脉瓣关闭不全患者的预后与重度主动脉瓣狭窄患者相似，每年死亡率至少为 10%~20%。无症状且左心室功能正常的患者以每年约 4% 的速度出现左心室功能不全的症状，但猝死的发生率很低（每年 <0.2%）。然而，25% 的死亡患者在出现症状之前即进展为左心室功能不全，提示对左心室功能进行系列定量评估的重要性。无症状的左心室功能障碍患者每年有超过 25% 出现症状。

急性主动脉瓣关闭不全的预后极差，尤其是重度主动脉瓣关闭不全，常伴随肺水肿和心源性休克等不强化治疗难以改善的并发症。即使紧急手术修复，这类患者早期死亡率也很高。

临床表现

主动脉瓣关闭不全的临床表现随发病情况（急性或慢性）和左心室容量负荷过重引起代偿性改变的程度不同而变化（表 45.2）。急性主动脉瓣关闭不全时临床表现变化迅速。在代偿性左心室扩张出现前左心室顺应性保持正常，直至突然出现关闭不全。急性容量超负荷耐受性差，由于左心室突然明显扩张，导致收缩功能受损，左心室舒张压明显升高，

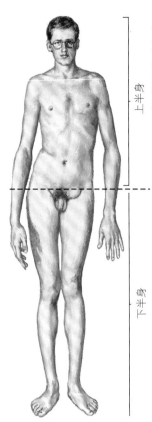

又高又瘦、骨骼比例失调的人。上半身（头顶至耻骨）短于下半身（耻骨至脚底）。指尖接近膝盖（手臂跨距与高度之比大于1.05）。手指细长（蜘蛛状）。脊柱侧凸，胸部畸形，腹股沟疝，扁平足

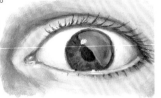

晶状体异位（眼球晶状体向上和暂时移位）。视网膜脱离，也可能发生近视和其他眼部并发症

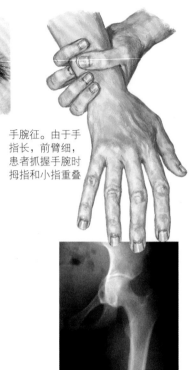

手腕征。由于手指长，前臂细，患者抓握手腕时拇指和小指重叠

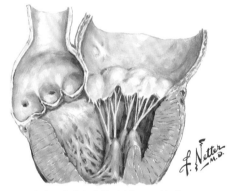

主动脉环扩张和囊性内侧坏死引起的升主动脉瘤导致主动脉瓣关闭不全。二尖瓣脱垂引起关闭不全。心力衰竭很常见

影像显示髋臼前突（单侧或双侧）

图 45.5　马方综合征的主动脉瓣关闭不全

进而导致左心房压和肺毛细血管楔压显著升高，进一步导致肺水肿。由于前向心输出量减少，出现代偿性窦性心动过速以增加心输出量。急性主动脉瓣关闭不全患者通常病情严重，表现为心动过速、低血压、外周血管收缩和肺水肿，但缺乏慢性主动脉瓣关闭不全的许多典型表现。

慢性主动脉瓣关闭不全通常进展缓慢，可以很多年都没有症状。其常见症状包括劳力性呼吸困难、端坐呼吸、夜间阵发性呼吸困难、心绞痛和心悸。随着主动脉瓣关闭不全的进展，左心室缓慢扩张，舒张末期容积和心室顺应性增加，并伴有左心室肥厚（图45.7）。在慢性主动脉瓣关闭不全早期，舒张末期容积的增加与舒张末期压力的显著升高无关。通过增加每搏输出量来维持正常的心输出量，在出现关闭不全前，心率通常不会显著增加。每搏输出量增加使主动脉收缩压升高，而反流使主动脉舒张压降低，从而出现宽脉压，及许多慢性主动脉瓣关闭不全的典型表现（表45.3；图45.7）。运动时全身血管阻力降低，舒张充盈期缩短，导致每搏反流减少，前向心输出量增加，而左心室舒张末压无明显增加。随着时间的推移和反流的加重，左心室对慢性容量负荷失代偿，出现左心室收缩功能衰竭。随着左心室射血分数的降低，心室进一步扩张，引发恶性循环，最终导致不可逆转的典型心力衰竭。

体格检查

急性主动脉瓣关闭不全

急性重度主动脉瓣关闭不全时，收缩压正常或降低，舒张压轻度升高，因此脉压正常或稍窄。虽然心动过速很常见，但是基本见不到其他体征。由于二尖瓣提前关闭，S_1减弱，在严重主动脉瓣关闭不全患者甚至可能消失。S_2也是减弱的。由于左心室舒张早期快速充盈，常出现S_3。与慢性主动脉瓣关闭不全相比，急性反流的舒张期杂音较短，仅在舒张早期可以听到，强度较轻，在重度患者中甚至消失。这是因为当主动脉舒张压与快速上升的左心室舒张压相等时，通过瓣膜的反流停止。有时也可听到收缩期杂音，但因为前向输出量减少，通常不是很响。

慢性主动脉瓣关闭不全

在慢性代偿性主动脉瓣关闭不全中，颈动脉脉

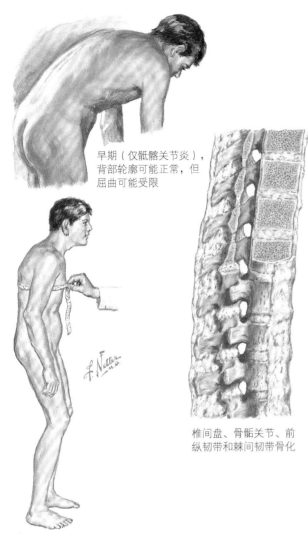

早期（仅骶髂关节炎），背部轮廓可能正常，但屈曲可能受限

疾病晚期特有姿势。乳头连线水平测量显示胸部扩张减弱

椎间盘、骨骺关节、前纵韧带和棘间韧带骨化

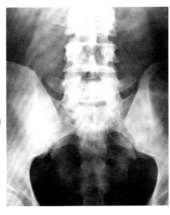

双侧骶髂炎是早期影像学征象。骶髂关节两侧软骨变薄及骨凝结

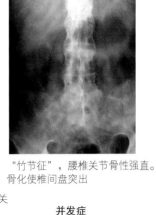

"竹节征"，腰椎关节骨性强直。骨化使椎间盘突出

并发症

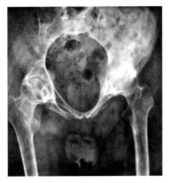

疾病晚期影像学，两侧骶髂关节完全骨性强直

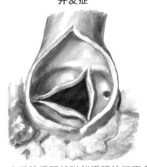

主动脉瓣环扩张伴瓣膜关闭不全

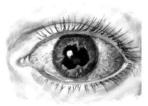

虹膜睫状体炎伴瞳孔不规则粘连

图 45.6　强直性脊柱炎引起的主动脉瓣关闭不全

冲量增大可能伴有杂音或传导性收缩期杂音。随着收缩压增加和舒张压降低，高搏出量和宽脉压引起外周脉搏波动（出现水冲脉等周围血管征——译者注）。左心室心尖搏动增强，范围扩大，并向下方和侧方移动。S_1 正常或减弱，S_2 可正常、单一或反常分裂。可以听到射血时的喀喇声，在主动脉根部扩张的患者中尤为明显。随着左心室肥厚的发展，可出现 S_4。当左心室失代偿时，出现 S_3。慢性主动脉瓣关闭不全的舒张期杂音最常见于心底部胸骨左缘或胸骨右缘第二肋间。在患者呼气前倾时，用膜性听诊器听诊最为明显。心脏瓣膜病所致主动脉瓣关闭不全的杂音在胸骨左缘更明显，而主动脉根部疾病所致的瓣膜关闭不全杂音在胸骨右缘更明显。舒张期杂音开始于 S_2，持续时长有可变性。关闭不全严重程度与杂音时长的相关性好于杂音的强度。然而，

当左心室开始衰竭，舒张末压升高时，杂音则会缩短。心脏收缩期杂音可能是由主动脉瓣前向血流增加或伴发主动脉瓣狭窄所致。在重度主动脉瓣关闭不全患者可出现心尖部最易听到的低沉的舒张中期杂音（Austin-Flint 杂音），易被误认为是二尖瓣狭窄的杂音。

鉴别诊断

有几种临床情况和主动脉瓣关闭不全很相似，应注意鉴别。首先，肺动脉瓣关闭不全患者也是舒张期递减型杂音，但通常不会有宽脉压或颈动脉搏动，其杂音应随吸气而增加；肺动脉瓣关闭音的强度常增加，并可出现右心室隆起。心电图显示右心室劳损或肥大，而不是左心室异常，胸片显示右心室增大。其次，对于年龄较小的患者，应考虑到是

表 45.2 严重主动脉瓣关闭不全各阶段的血流动力学特征

	急性重度关闭不全	慢性重度关闭不全（代偿性）	慢性重度关闭不全（晚期失代偿）
LV 顺应性 [a]	未增加	增加	不再增加
LVEDP	↑↑↑	正常	↑↑↑
LV 大小	正常	↑↑	↑↑
主动脉 SBP	正常或降低	↑	正常或降低
主动脉 DBP	正常	↓↓	正常
脉压	正常至↓	↑↑↑	正常
LVEF	正常	正常至↑	↓至↓↓↓
总射血量	↑	↑↑↑	↑
心率	↑↑↑	正常	↑↑
反流量	大	更大	大
有效心输出量	↓↓	正常	↓
动脉搏动量	正常至↑	↑↑↑	正常

↑，轻度增加；↑↑，中度增加；↑↑↑，重度增加；↓，轻度下降；↓↓，中度下降；↓↓↓，重度下降；DBP，舒张压；LV，左心室；LVEDP，左心室舒张末压；LVEF，左心室射血分数；SBP，收缩压。

[a] 第一行不使用箭头，因为左心室顺应性的变化很复杂。急性重度主动脉瓣关闭不全时，顺应性并不正常，但没有增加。在右栏中，顺应性实际上并不正常，但与中间一栏中描述的状态相比有所降低。

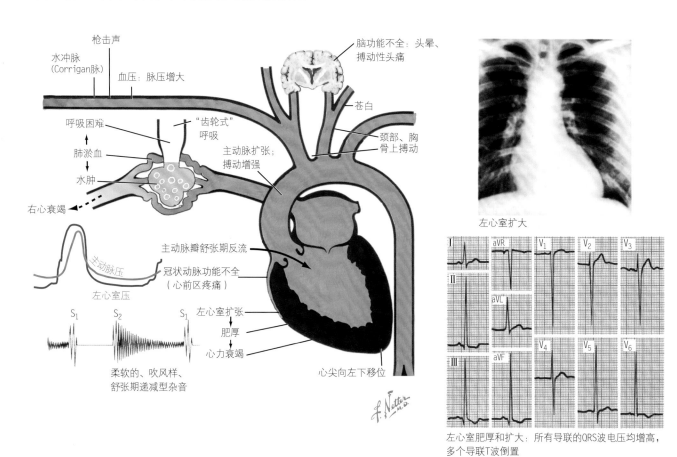

图 45.7 主动脉瓣关闭不全的表现

表 45.3　重度主动脉瓣关闭不全的体格检查结果

发现	描述
De Musset 征	每次收缩搏动时头部跳动
Corrigan 脉	洪脉，又称"水冲脉"
Traube 征	股动脉收缩期和舒张期杂音（"枪击音"）
Müller 征	悬雍垂收缩期搏动
Duroziez 征	股动脉近端受压时有收缩期杂音，远端受压时有舒张期杂音
Quincke 征	每一个心动周期在甲床或指尖发现毛细血管搏动
Hill 征	收缩期腘动脉压超过肱动脉压 30 ~ 60 mmHg

否存在动脉导管未闭。同慢性主动脉瓣关闭不全一样，它也可以引起宽脉压，但其杂音是连续的，舒张期杂音成分低。心电图正常或表现为左心室肥厚，胸片显示肺血管流量增加。再者，如果呼吸困难和胸痛的症状突然出现，应考虑主动脉窦瘤破裂血液进入右心室。其脉压常增宽，但杂音呈连续性，而不是仅存在于舒张期。胸片显示肺血管的血流增加。最后，也是一种少见情况，冠状动脉动静脉瘘的杂音呈连续性，但有时以舒张期成分为主，易与主动脉瓣关闭不全混淆。超声心动图可用以区分这些疾病，必要时还可以进行心导管检查。

诊断方法

超声心动图对急性和慢性主动脉瓣关闭不全的初步评估及后续检查很重要。超声心动图提供了关于主动脉瓣关闭不全的病因和严重程度（准确和定量评估）、其他伴随瓣膜疾病的存在以及依据心室大小、功能和室壁厚度评估的左心室代偿状态的信息。超声心动图可以测量左心室射血分数和房室大小，并连续跟踪以确定手术干预时机。对于超声心动图诊断不充分或无定论的患者，MRI 是一种准确评估主动脉瓣关闭不全严重程度、左心室容积和功能的方法。

慢性主动脉瓣关闭不全的心电图常表现为电轴左偏和左心室肥厚。还有一些非特异性表现，包括室内传导异常、非特异性 ST 段和 T 波改变、PR 间期延长，在炎症导致的主动脉瓣关闭不全中更常见。但这些表现都与关闭不全严重程度无关。

慢性主动脉瓣关闭不全在胸片上可显示左心室严重扩张（牛心）。主动脉根部增大提示关闭不全所致。肺静脉在失代偿状态下可出现充血。急性重度主动脉瓣关闭不全时，仅有明显的肺水肿，而无明显心脏扩大。

心导管也可以用于主动脉瓣关闭不全的评估。严重主动脉瓣关闭不全的血流动力学常表现为宽脉压和左心室舒张末压升高。主动脉根部血管造影可提供瓣膜关闭不全严重程度的半定量评估，同时也可以进行定量计算。心导管检查不是常规检查，但在临床评估和非侵入性评估不一致时可能有用。

管理和治疗

急性主动脉瓣关闭不全

无论是什么病因，急性主动脉瓣关闭不全都需要尽快诊断、积极药物治疗，如果可行的话，还需要紧急外科治疗。明确的治疗方式包括外科修复或（更常见的）瓣膜置换。有时候，短暂的医疗稳定期是可能和可取的。可使用降低负荷的药物增加前向心输出量，低血压并不妨碍这种治疗方式。急性感染性心内膜炎引起的主动脉瓣关闭不全，可使用抗生素治疗。主动脉内球囊反搏可增加关闭不全，因此禁用于主动脉瓣关闭不全的治疗。使用 β 受体阻滞剂减慢心率的治疗方式也是不推荐的，因为它会延长反流发生的时间，并减缓代偿性心动过速。但 β 受体阻滞剂可用于急性主动脉夹层导致的主动脉瓣关闭不全，可降低左心室射血能力，并可以同时降低血压。对于感染性心内膜炎导致的主动脉瓣关闭不全，手术有时可以推迟几天，以便进行充分的抗生素治疗，但如果出现明显的血流动力学不稳定或心力衰竭，则不应推迟手术。近期的研究倾向于早期手术治疗，可降低院内死亡率及存在大赘生物患者的卒中风险。

因急性主动脉夹层所致的急性主动脉瓣关闭不全，其临床特征更多取决于伴随的临床情况，包括冠状动脉受压引起的心肌梗死、伴心脏压塞的心包积血、失血性休克或因大血管受累引起的卒中；所有这些都可能对治疗和预后产生重大影响。

慢性主动脉瓣关闭不全

药物治疗　二氢吡啶钙通道阻滞剂、ACEI 或 ARB 等血管扩张剂适用于任何程度主动脉瓣关闭不全患者高血压的治疗，或有严重症状但不适宜手术的主动脉瓣关闭不全患者高血压的治疗。这些药物在左心室收缩功能正常的慢性、严重、无症状主动脉瓣关闭不全患者中的作用，目前尚无定论。但马方综合征患者长期服用β受体阻滞剂、ACEI和ARB，可明确降低主动脉扩张发生率和减缓主动脉并发症的进展。

外科治疗　有严重主动脉瓣关闭不全症状的患者，如果没有手术禁忌，应考虑瓣膜置换。但无症状的重度主动脉瓣关闭不全患者手术时机仍有争议。如果患者的日常活动水平较低，应进行运动评估。如出现以下情况则应将患者重新定义为"有症状"，包括：①功能低下，②可诱发症状，③血流动力学异常。

强烈建议LVEF<50%的无症状严重主动脉瓣关闭不全患者进行手术。无症状、LVEF正常但心室扩张严重（超声心动图测量的左心室收缩末期直径>50 mm或舒张末期直径>65 mm）的患者或因其他指征接受心脏手术的患者也可以考虑进行手术治疗。

未来方向

随着外科技术的进步，胸骨右侧小切口微创主动脉瓣置换术越来越常见。这种方法可缩短手术恢复期，但其远期获益或危害尚不清楚。主动脉瓣关闭不全通常是TAVR研究的一个排除标准，因此这部分患者中数据有限，但目前正在开展经皮穿刺入路替代目前用于TAVR术中主动脉瓣狭窄患者瓣膜的研究。

补充材料

Carabello BA. Aortic stenosis. *N Engl J Med*. 2002;346:677–682.
关于主动脉瓣狭窄的概述。

Clavel MA, Magne J, Pibarot P. Low-gradient aortic stenosis. *Eur Heart J*. 2016;37:2645–2657.
综述了低跨瓣压主动脉瓣狭窄的各种病因、评价和治疗。

Dal-Bianco JP, Khandheria BK, Mookadam F, et al. Management of asymptomatic severe aortic stenosis. *J Am Coll Cardiol*. 2008;52:1279–1292.
综述了无症状重度主动脉瓣狭窄的管理，重点是识别有高并发症风险的患者。

Enriquez-Sarano M, Tajik AJ. Clinical practice. Aortic regurgitation. *N Engl J Med*. 2004;351:1539–1546.
简评了主动脉瓣狭窄的诊断与治疗。

Otto CM. Valvular aortic stenosis: disease severity and timing of intervention. *J Am Coll Cardiol*. 2006;47:2141–2151.
关于成人钙化性主动脉瓣狭窄的发病机制、临床特点和治疗的综述性文章。

Ross J Jr. Afterload mismatch in aortic and mitral valve disease: implications for surgical therapy. *J Am Coll Cardiol*. 1985;5:811–826.
从后负荷不匹配方面讲解主动脉瓣和二尖瓣关闭不全时左心室功能的变化的经典文章。

Verma S, Siu SC. Aortic dilatation in patients with bicuspid aortic valve. *N Engl J Med*. 2014;370:1920–1929.
与二叶瓣相关的主动脉扩张的综述。

循证文献

Evangelista A, Tornos P, Sambola A, et al. Long-term vasodilator therapy in patients with severe aortic regurgitation. *N Engl J Med*. 2005;353:1342–1349.
长期使用硝苯地平或依那普利进行血管扩张治疗并不能减少或延迟无症状重度主动脉瓣关闭不全和左心室收缩功能正常的主动脉瓣关闭不全患者对主动脉瓣置换的需求。

Hiratzka LF, Creager MA, Isselbacher EM, et al. Surgery for aortic dilatation in patients with bicuspid aortic valves. A statement of clarification from the American College of Cardiology/American Heart Association Task Force on Clinical Practice Guidelines. *J Am Coll Cardiol*. 2016;67:724–731.
简要更新：伴有二叶瓣畸形的主动脉扩张患者手术治疗的最佳时机。

Nishimura RA, Grantham JA, Connolly HM, et al. Low-output, low-gradient aortic stenosis in patients with depressed left ventricular systolic function. The clinical utility of the dobutamine challenge in the catheterization laboratory. *Circulation*. 2002;106:809–813.
多巴酚丁胺激发试验有助于识别能从主动脉瓣置换术中获益的主动脉瓣狭窄患者。

Nishimura RA, Otto CM, Bonow RO, et al. 2014 AHA/ACC guideline for the management of patients with valvular heart disease. *J Am Coll Cardiol*. 2014;63:e57–e185.
ACC/AHA组成的专家委员会对主动脉瓣狭窄、主动脉瓣关闭不全和其他瓣膜病患者推荐的评估和管理方法的概述。

Pellikka PA, Sarano ME, Nishimura RA, et al. Outcome of 622 adults with asymptomatic hemodynamically significant aortic stenosis during prolonged follow-up. *Circulation*. 2005;111:3290–3295.
无明显血流动力学紊乱症状的成人主动脉瓣狭窄的远期预后。

Shores J, Berger KR, Murphy EA, Pyeritz RE. Progression of aortic dilatation and the benefit of long term beta-adrenergic blockade in Marfan's syndrome. *N Engl J Med*. 1994;330:1335–1341.
在某些马方综合征患者中，预防性应用β受体阻滞剂可延缓主动脉扩张的速度，减少并发症的发生。

Tornos P, Sambola A, Permanyer-Miralda G, et al. Long-term outcome of surgically treated aortic regurgitation: influence of guideline adherence toward early surgery. *J Am Coll Cardiol*. 2006;47:1012–1017.
ACC/AHA关于主动脉瓣置换时机建议的进一步证据支持。

（Timothy A. Mixon，Gregory J. Dehmer　著
李廷翠　朱丹　译　王贵松　审校）

第 46 章

二尖瓣疾病

"二尖瓣"一词来源于拉丁语中的"mitre",意为主教或教皇的帽子,二者在形态上很相似。二尖瓣包括两个瓣叶,能够分隔或者协调左心房和左心室间的血流。心脏舒张期,左心房压力超过左心室压力,二尖瓣前叶和后叶打开,血液从左心房流向左心室。舒张末期,心房收缩使最后的 20% 血液射入左心室,然后二尖瓣关闭防止血液反流回左心房。

二尖瓣口被一纤维环即二尖瓣瓣环所围绕。二尖瓣瓣叶远端和腱索连接,后者为肌腱样结构,能够防止瓣叶脱垂和血液反流。腱索的另一端和心室壁上的乳头肌相连,乳头肌缺血可导致瓣膜功能障碍,进一步导致明显的瓣膜关闭不全。

病因与发病机制

二尖瓣狭窄

二尖瓣狭窄(mitral stenosis,MS)最常见的病因是风湿热,目前最常见于发展中国家,可能与这些地区缺乏抗生素的广泛应用和医疗照护不完善相关。据估计,目前全球风湿热患者数量在 1500 万~2000 万之间,平均每年约有 20 万患者死于风湿热的急性或慢性后遗症。风湿热是反复 A 组 β 型溶血性链球菌感染后引起的一种自身免疫反应,自身免疫抗体攻击瓣膜组织可能和瓣膜与链球菌具有相似的分子相关。免疫反应使瓣膜增厚、钙化、交界处粘连以及腱索短缩,进一步导致瓣口狭窄和瓣叶活动受限。约 40% 的风湿热患者发生二尖瓣狭窄,其他的患者多同时合并二尖瓣关闭不全(mitral regurgitation,MR)和/或主动脉瓣病变。二尖瓣狭窄的其他病因包括钙化性二尖瓣狭窄和先天性二尖瓣狭窄,均不常见。

在心脏舒张期,正常二尖瓣瓣口横截面积为 4~6 cm^2。当瓣口面积减少至 <2 cm^2 时,血流受限,运动时出现跨瓣压力阶差。瓣口面积 <1 cm^2 时为重度二尖瓣狭窄,可在静息时出现明显的跨瓣压力阶差,并导致左心房压力逐渐升高(图 46.1)

二尖瓣狭窄患者逐渐升高的左心房压力导致左心房扩大,心房颤动风险增加。瓣膜狭窄所致的左心房血流淤滞增加了血栓形成的风险,病变瓣膜细菌种植的风险增高,使感染性心内膜炎的风险增高。

慢性二尖瓣狭窄的血流动力学改变包括肺静脉和肺动脉高压;右心室肥厚、扩张、功能不全;外周水肿;三尖瓣关闭不全;腹水和肝硬化损伤(图 46.2)。

二尖瓣关闭不全

二尖瓣关闭不全的病因复杂,包括二尖瓣脱垂、冠状动脉性心脏病(缺血性二尖瓣关闭不全)、风湿性心脏病、细菌性或真菌性心内膜炎、胶原性血管疾病和心力衰竭(功能性二尖瓣关闭不全)。鉴别二尖瓣关闭不全的病因为原发或者继发很重要。原发性二尖瓣关闭不全指二尖瓣自身退行性病变所导致的瓣膜功能异常,如黏液瘤性二尖瓣脱垂、风湿性瓣膜改变或者缺血性心脏病导致的乳头肌功能异常。继发性二尖瓣关闭不全或功能性二尖瓣关闭不全,是左心室进行性扩大、二尖瓣瓣环扩张及乳头肌移位所致。继发性二尖瓣关闭不全主要原因为非缺血性心肌病所致的不断恶化的心力衰竭。

二尖瓣关闭不全时血液除了正常地经主动脉瓣流向主动脉以外,一部分血液反流回左心房。如果反流量显著,但左心房能够代偿性扩大以适应增大的容量负荷就不会出现左心房压异常升高(图 46.3)。经过长期的代偿,反流量逐渐增加,前向心室输出量减低,可出现明显的二尖瓣关闭不全相关症状及其他表现(图 46.4)。当反流分数(反流量/总射血量)<0.4 时,患者可无明显临床症状。当反流分数 >0.5 时,可出

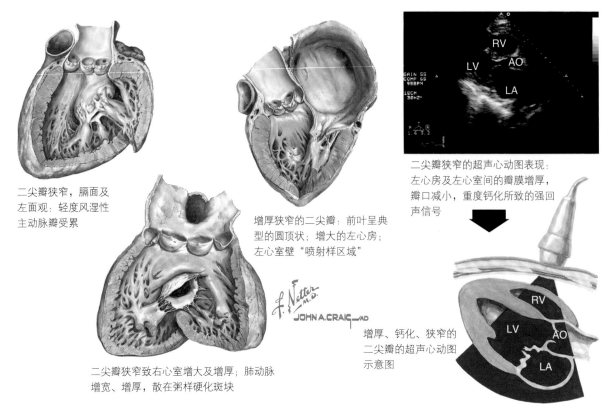

二尖瓣狭窄，膈面及
左面观：轻度风湿性
主动脉瓣受累

增厚狭窄的二尖瓣：前叶呈典
型的圆顶状；增大的左心房；
左心室壁"喷射样区域"

二尖瓣狭窄的超声心动图表现：
左心房及左心室间的瓣膜增厚，
瓣口减小，重度钙化所致的强回
声信号

增厚、钙化、狭窄的
二尖瓣的超声心动图
示意图

二尖瓣狭窄致右心室增大及增厚；肺动脉
增宽、增厚，散在粥样硬化斑块

图 46.1　二尖瓣狭窄。AO，主动脉；LA，左心房；LV，左心室；RV，右心房

现左心室功能不全，病死率升高。左心室衰竭是不良预后的重要标志和进行二尖瓣手术的指征。

感染性心内膜炎、自发性腱索断裂或者缺血性乳头肌损害均可导致急性二尖瓣关闭不全。急性二尖瓣关闭不全时反流量突然增加，缺乏左心房以及肺血管的代偿性改变，可导致急性肺水肿。积极使用血管扩张药物可作为治疗的选择，但仅是暂时性保守治疗措施，因为急性二尖瓣关闭不全患者往往需要急诊手术进行瓣膜修复或者置换。

临床表现

二尖瓣狭窄

中度二尖瓣狭窄（瓣口面积 1~2 cm²）患者可出现运动耐量下降。重度二尖瓣狭窄患者轻度活动即可出现呼吸困难，可伴有夜间阵发性呼吸困难。一些患者以心房颤动为首发症状，并可导致急性肺水肿，当表现为无症状性心房颤动时，卒中或其他血栓栓塞事件可为首发症状。除了在缺乏医疗条件的人群中可见，典型的伴有腹水和水肿的肺源性心脏

病目前在临床上极少见。二尖瓣疾病增加了瓣膜细菌种植的风险，可导致感染性心内膜炎。

二尖瓣狭窄患者的听诊可发现 S_1 亢进、紧跟 S_2 的开瓣音，在窦性心律的患者中可闻及舒张期低调、收缩前期（舒张晚期）增强的杂音。开瓣音是二尖瓣突然完全开放所致。开瓣音反映了跨二尖瓣压力阶差的严重程度，左心房压越大，二尖瓣开放越早，S_2 与开瓣音的间隔越短，跨瓣压力阶差越大，狭窄程度越严重。

二尖瓣狭窄相关的舒张期低调、隆隆样杂音在心尖部最明显，左侧卧位及心室达到最大舒张状态时尤为显著。杂音在整个舒张期持续存在，在窦性心律患者可闻及舒张晚期（收缩前期）杂音增强。二尖瓣狭窄程度较轻时，听诊可表现为无杂音或轻柔、短暂的杂音。因此，提高发现二尖瓣狭窄的意识是必要的。如果杂音难以闻及，可以在听诊前嘱患者运动或者行等长握力试验。S_1 亢进、开瓣音、舒张期隆隆样杂音是二尖瓣狭窄的典型听诊表现。和二尖瓣狭窄杂音相似的包括主动脉瓣关闭不全的 Austin Flint 杂音、大量心内分流患者的舒张期二尖瓣杂音和左心房黏液瘤所致的杂音。但上述杂音并不

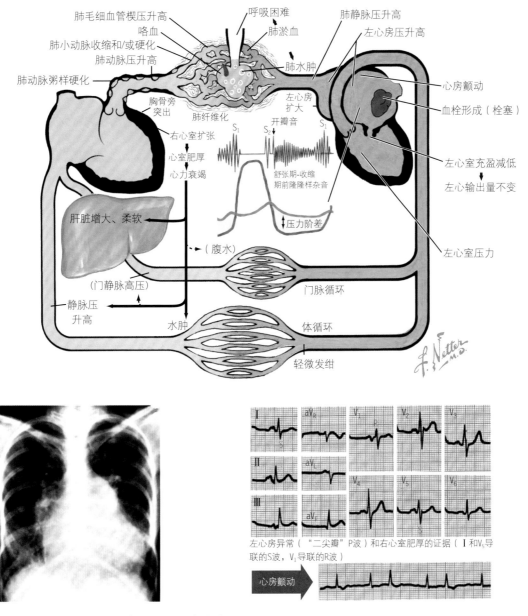

肺毛细血管楔压升高
咯血
肺小动脉收缩和/或硬化
肺动脉压升高
肺动脉粥样硬化
胸骨旁突出
肺纤维化
右心室扩张
心室肥厚
心力衰竭
肝脏增大、柔软
（腹水）
（门静脉高压）
静脉压升高
水肿

呼吸困难
肺淤血
肺水肿
左心房扩大
开瓣音
S_1　S_2　S_1
舒张期-收缩期前隆隆样杂音
压力阶差

肺静脉压升高
左心房压升高
心房颤动
血栓形成（栓塞）
左心室充盈减低
左心输出量不变
左心室压力

门脉循环
体循环
轻微发绀

图 46.2　二尖瓣狭窄的病理生理及临床表现

左心房异常（"二尖瓣" P波）和右心室肥厚的证据（ I 和V₅导联的S波，V₁导联的R波）

心房颤动

完全符合典型二尖瓣狭窄杂音的三个特点。

二尖瓣狭窄患者的心电图可出现轻度的 ST 段及 T 波异常，可有肺动脉高压及右心室增大的心电图表现。左心房合并右心室增大的心电图改变是经典的二尖瓣狭窄型改变。心房颤动常见。

二尖瓣关闭不全

继发于瓣膜及瓣膜下装置异常的急性二尖瓣关闭不全往往伴随突发且严重的症状。逆向血流和前向血流发生冲突，同时逆向血流反流至顺应性低、容积较小的左心房，导致左心房压急剧上升、出现肺水肿，多合并低血压或休克。体格检查可发现患者呼吸窘迫，伴有外周循环灌注不足的表现，如心动过速、四肢冰凉和出汗。心脏检查可无阳性发现，急性二尖瓣关闭不全的收缩期杂音往往难以闻及或不出现。通常需要超声心动图辅助确诊。

严重的慢性二尖瓣关闭不全可以数年无症状，相当一部分患者是在常规体检时因全收缩期心脏杂音而被发现。有症状的患者多以活动后呼吸困难和疲乏为首发表现，亦可表现为缓慢进展的肺水肿及右心衰竭症状。心房颤动发作引起的心房收缩障碍及排空障碍可导致急性失代偿而出现症状。

慢性二尖瓣关闭不全的心前区搏动可正常或移位、持续的左心室搏动伴快速充盈波。听诊可闻及

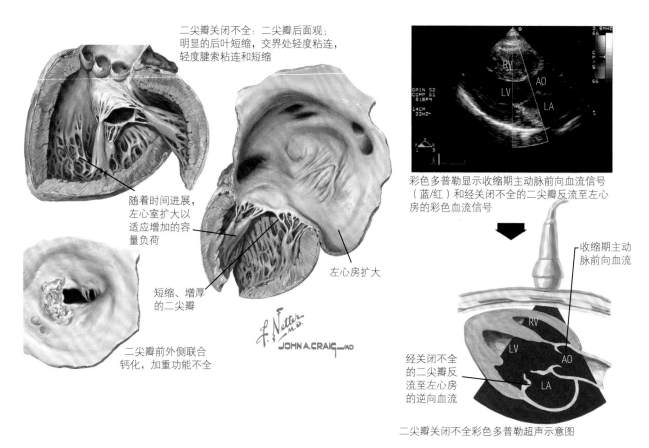

二尖瓣关闭不全：二尖瓣后面观；
明显的后叶短缩，交界处轻度粘连，
轻度腱索粘连和短缩

随着时间进展，
左心室扩大以
适应增加的容
量负荷

左心房扩大

短缩、增厚
的二尖瓣

二尖瓣前外侧联合
钙化，加重功能不全

彩色多普勒显示收缩期主动脉前向血流信号
（蓝/红）和经关闭不全的二尖瓣反流至左心
房的彩色血流信号

收缩期主动
脉前向血流

经关闭不全
的二尖瓣反
流至左心房
的逆向血流

二尖瓣关闭不全彩色多普勒超声示意图

图46.3　二尖瓣关闭不全。AO，主动脉；LA，左心房；LV，左心室；RV，右心室

典型的全收缩期杂音，向腋下传导，但杂音的强度和反流的严重程度可不相关，严重的二尖瓣关闭不全亦可无明显杂音。心电图改变无特异性，多呈现为左心室肥厚的心电图改变，心房颤动常见。

鉴别诊断

原发性肺部疾病（肺炎、结核、慢性阻塞性肺疾病和肺栓塞）的临床表现可以和二尖瓣疾病类似，表现为活动后呼吸困难或者肺水肿。呼吸困难还可见于慢性间质性肺疾病、肺动脉高压和累及胸部的恶性肿瘤等疾病。心血管疾病包括缺血性心脏病、先天性心脏病、扩张型心肌病、肥厚型心肌病亦可有类似表现。慢性限制性心包疾病导致的右心室功能不全和二尖瓣疾病相关的肺动脉高压表现类似。

诊断方法

肺部疾病和二尖瓣疾病可以通过胸部影像学加以鉴别，包括胸部 X 线检查和 CT 扫描。对于二尖瓣疾病的鉴别诊断，超声心动图是最有帮助的辅助检查（见第 9 章）。

在风湿性二尖瓣疾病中，超声心动图可发现瓣膜增厚、钙化、活动减弱和增厚的瓣膜下结构。多普勒超声可以评估瓣膜狭窄或关闭不全的程度。必要时，经食管超声可进一步评估瓣膜及瓣膜下结构的解剖特征。超声心动图检查的目的是评估瓣膜狭窄或者关闭不全的严重程度，瓣膜的活动能力，瓣膜下结构的受累情况、钙化程度和发现心脏内血栓形成。超声心动图可以提供左心室收缩功能、肺动脉压力和右心室功能等信息，亦可识别细菌/真菌赘生物、心脏肿物（特别是左心房黏液瘤）和室间隔缺损等干扰二尖瓣疾病诊断的因素。

心导管检查的指征为临床表现和超声心动图表现不符合，无法明确诊断或者预期行手术治疗的患者。导管检查可以定量测定二尖瓣开口面积，测量重要的血流动力学参数，如心输出量、全身血管阻力，评估肺动脉高压的程度和确定是否合并冠心病。

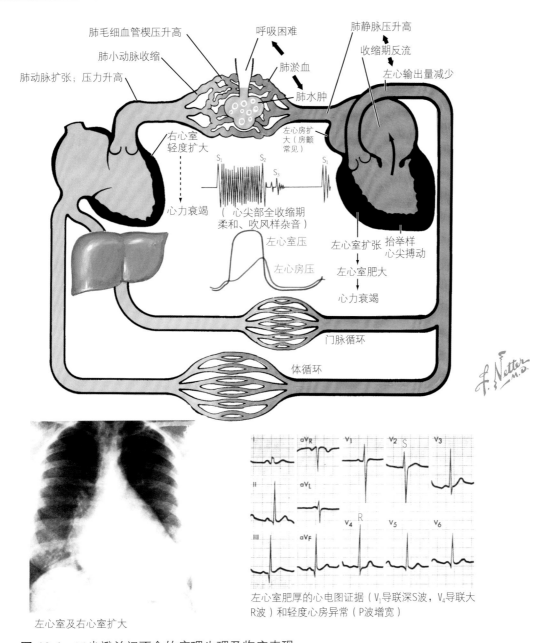

图 46.4　二尖瓣关闭不全的病理生理及临床表现

管理与治疗

二尖瓣狭窄

无症状的轻度二尖瓣狭窄患者，若无心房颤动或者其他并发症，仅需定期随访，监测症状变化和抗风湿热治疗。有临床症状的患者，利尿剂治疗可以减轻肺淤血。保证心室充盈时间对于二尖瓣狭窄患者很重要，应使用β受体阻滞剂或者能降低心率的钙通道阻滞剂将心率控制在尽可能低的水平。除非存在禁忌，合并心房颤动的患者需要应用华法林抗凝治疗。

优选治疗

有症状的二尖瓣狭窄患者可行经皮二尖瓣球囊成形术（percutaneous mitral balloon valvotomy，PMBV）、瓣膜切开术或者二尖瓣置换术。根据新近的指南推荐，介入治疗的指征为二尖瓣瓣口面积 <1.5 cm² 且有临床症状（表 46.2）。PMBV 适用于瓣膜轻度钙化、瓣膜下结构轻度受累、轻度或无瓣膜关闭不全的患者。对于拟行 PMBV 的患者，应行经食管超声心动图检查除外左心房血栓。PMBV 的效果取决于术者的经验。随访研究显示术后患者 7 年无事件生存率达到 70% 以上。

瓣膜切开术是一种外科术者直视下的瓣膜修复手段，可以清理瓣膜组织，重建瓣膜下结构，必要时可以根据术者的判断行瓣膜置换术。二尖瓣置换的指征为重度二尖瓣狭窄，不适宜行 PMBV 或者手术修复的患者（表 46.1~ 表 46.3）（另见第 50 章）。

避免治疗错误

许多患者因久坐等生活习惯，使二尖瓣狭窄的活动后呼吸困难等症状被忽略，应该仔细询问相关病史，必要时行运动试验辅助诊断，PMBV 可使这类患者明显获益。一部分患者临床症状严重但超声心动图仅发现轻度二尖瓣狭窄，运动负荷超声心动图或者心导管检查可能发现心房压和肺动脉压急剧升高，需要进一步介入治疗。

风湿热可影响所有的心脏瓣膜，应关注多瓣膜受累的情况。需要注意的是，超声心动图可能低估合并二尖瓣狭窄患者的主动脉瓣关闭不全程度。三尖瓣狭窄同样可能被低估甚至漏诊，会影响二尖瓣修复或者置换术后患者恢复情况。

心房颤动是二尖瓣狭窄患者失代偿的常见诱因，应积极治疗。同样，妊娠使心输出量需求增加，需要进行积极监测及相应处理。在风湿性或者先天性二尖瓣狭窄女性患者中，首发症状常在妊娠过程中出现。细菌性心内膜炎是二尖瓣狭窄患者症状恶化不应忽视的诱因。

二尖瓣关闭不全

原发性二尖瓣关闭不全是退行性瓣膜疾病，可导致瓣膜功能不全，瓣膜修复、瓣膜置换以及近年来的经皮二尖瓣钳夹术为主要治疗方式。内科医生的主要任务为监测二尖瓣关闭不全患者的症状进展以及作为手术治疗指征的左心室功能变化。经皮二尖瓣钳夹术是经股静脉的微创操作，参考了 Alfieri stitch 技术的缘对缘修复原理，将二尖瓣钳夹装置放置于二尖瓣瓣叶的 A2 和 P2 区域。目前二尖瓣钳夹术仅用于开胸手术风险过高的患者。尽管二尖瓣钳夹术减少反流的效果不能与开放式手术相比，但其临床症状改善程度和开放式手术相当，手术相关并发症更少，使二尖瓣钳夹术成为不宜外科手术患者的有效治疗方案。

继发或者功能性的二尖瓣关闭不全的治疗往往更为困难，因为问题不在于瓣膜本身，而和心功能不全的进展、继发的左心室及二尖瓣瓣环扩张相关。尽管介入治疗或者手术治疗能够改善二尖瓣功能，但并不能停止或者逆转左心室功能不全的自然病程进展。

慢性二尖瓣关闭不全患者的药物治疗包括血管扩张剂和 β 受体阻滞剂，药物治疗不能延缓手术需求。积极抗高血压治疗对于慢性二尖瓣关闭不全患者是有效的。

优选治疗

把握手术时机对于慢性二尖瓣关闭不全患者至关重要。在大多数情况下，患者可能数年无临床症状。尽可能地推迟手术能够避免手术创伤、手术并发症风险，降低治疗费用，但在心室功能恶化之前应该尽可能地进行手术治疗。定期的超声心动图随访是必要的，亦有学者认为左心室功能不全之前早期介入干预可能获益，因为大多数患者均表现为不可逆的心

表 46.1　无症状二尖瓣狭窄患者的管理策略		
	每年随访	考虑经皮二尖瓣球囊成形术
无症状患者	轻度狭窄（MVA >1.5 cm^2）或 MVA <1.5 cm^2 但是瓣膜形态不适宜行 PMBV	中重度狭窄（MVA <1.5 cm^2）且 肺动脉收缩压 >50 mmHg 或 运动试验结果：肺动脉压 >60 mmHg 肺动脉楔压 >25 mmHg 或 新发心房颤动 且 无左心房血栓和明显的二尖瓣关闭不全（3+ 或 4+）

MVA，二尖瓣瓣口面积；PMBV，经皮二尖瓣球囊成形术

表 46.2 有症状的二尖瓣狭窄患者的管理策略

	定期随访	考虑 PMBV	直视下二尖瓣分离或瓣膜置换
轻微症状 （NYHA 心功能分级 II 级）	轻度狭窄 （MVA>1.5 cm²） 且 运动试验结果： PASP<60 mmHg PAWP<25 mmHg MVG<15 mmHg 或 瓣膜形态不适宜行 PMBV	进展型二尖瓣狭窄 （MVA>1.5 cm²） 且 运动试验结果： PASP>60 mmHg PAWP>25 mmHg MVG>15 mmHg 且 瓣膜形态适宜行 PMBV 且 无左心房血栓和明显的 二尖瓣关闭不全（3+ 或 4+）	中重度狭窄 （MVA <1.5 cm²） 且 瓣膜形态不适宜行 PMBV 且 肺动脉压 >60~80 mmHg
	中重度狭窄 （MVA<1.5 cm²） 且 瓣膜形态不适宜行 PMBV 且 肺动脉压 <60 mmHg	中重度狭窄 （MVA<1.5 cm²） 且 瓣膜形态适宜行 PMBV 且 无左心房血栓和明显的 二尖瓣关闭不全（3+ 或 4+）	
中重度症状 （NYHA 心功能分级 III ~ IV 级）	轻度狭窄 （MVA>1.5 cm²） 且 运动试验结果： PASP<60 mmHg PAWP <25 mmHg MVG <15 mmHg	中重度狭窄 （MVA<1.5 cm²） 且 瓣膜形态适宜行 PMBV 或 瓣膜形态欠佳但外科手 术风险高 且 无左心房血栓和明显的二 尖瓣关闭不全（3+ 或 4+）	中重度狭窄 （MVA <1.5 cm²） 且 瓣膜形态不适宜行 PMBV 且 可以接受的外科手术风险

MVA，二尖瓣瓣口面积；MVG，二尖瓣跨瓣压差；NYHA，纽约心脏病协会；PASP，肺动脉收缩压；PAWP，肺毛细血管楔压；PMBV，经皮二尖瓣球囊成形术

功能不全。目前的手术指征为已知的中重度二尖瓣关闭不全且有临床症状或者合并左心室功能不全的客观证据。

瓣膜修复能够降低重度二尖瓣关闭不全患者的死亡率以及并发症风险。拟行瓣膜修复患者的瓣膜应该具有柔韧性、钙化程度较轻，乳头肌肌腱尚能被分离、加固或者重建。在继发性二尖瓣关闭不全的手术中，加固二尖瓣瓣环是常用的手段。相比于二尖瓣置换，二尖瓣修复能够保留二尖瓣装置的完整结构，显著改善术后左心室功能，是首选的手术方式。除此之外，二尖瓣修复不需要长期的抗凝治疗，显著减少出血风险。

避免治疗错误

扩张型心肌病所致的二尖瓣关闭不全多因二尖瓣瓣环扩张、乳头肌及腱索解剖结构畸形所致。合并严重左心室功能不全时，二尖瓣瓣膜的修复或者置换可能不能改善临床症状，并且伴随高手术死亡风险。对于这类人群，临床试验正在验证新的手术和介入方式的安全性和有效性。

冠心病可通过多种机制导致二尖瓣关闭不全。和瓣膜相连的乳头肌由冠状动脉供血，急性乳头肌

表 46.3　慢性重度二尖瓣关闭不全患者的管理策略		
	每6个月复查超声心动图或药物治疗	二尖瓣修复	二尖瓣置换
无症状且运动试验仍无明显症状	正常左心室功能 （LVEF >60%，ESD <40 mm） 且 无新发心房颤动 且 无肺动脉高压 且 不适宜行二尖瓣修复 [a]	左心室功能不全 （LVEF <60%，ESD >40 mm） 或 肺动脉高压 或 新发心房颤动	左心室功能不全 （LVEF <60%，ESD >40 mm） 且 不适宜行二尖瓣修复
有症状	严重左心室功能不全 [b] （LVEF <30% 和 / 或 ESD >55 mm） 且 腱索难以保留	LVEF >30% ESD <55 mm	有手术干预指征，但不适宜行二尖瓣修复

LVEF，左心室射血分数；ESD，左心室收缩末直径。

[a] 在有经验的医疗中心，二尖瓣修复术可以作为无症状且左心室功能正常患者的治疗选择。

[b] 症状严重（NYHA 心功能分级 Ⅲ / Ⅳ 级）的慢性重度原发性二尖瓣关闭不全患者（D 期），如果预期寿命较长，但合并症严重，外科手术风险高，可以考虑行经导管二尖瓣修复。

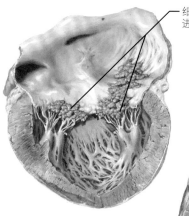

细菌赘生物首先附着在二尖瓣瓣叶"交界线"，进而累及心房和腱索，并导致腱索的短缩和断裂

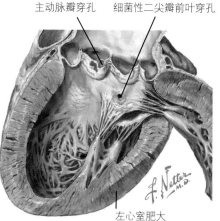

主动脉瓣穿孔　　细菌性二尖瓣前叶穿孔

左心室肥大

感染性心内膜炎的后遗症：二尖瓣瓣叶损伤所致的二尖瓣关闭不全；主动脉瓣功能不全所致左心室扩大导致二尖瓣瓣环扩大，进而出现二尖瓣关闭不全

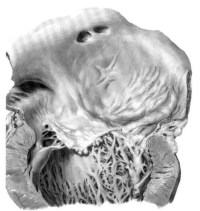

增厚、侵蚀的二尖瓣和断裂的腱索导致瓣膜功能不全、瓣膜反流以及左心房扩大

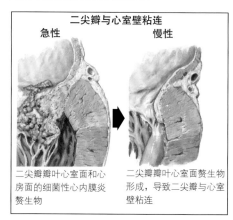

二尖瓣与心室壁粘连

急性　　　　　慢性

二尖瓣瓣叶心室面和心房面的细菌性心内膜炎赘生物

二尖瓣瓣叶心室面赘生物形成，导致二尖瓣与心室壁粘连

图 46.5　二尖瓣疾病合并细菌性心内膜炎

缺血可以导致暂时性二尖瓣关闭不全，可通过介入或者手术进行冠状动脉血运重建以恢复血供。急性心肌梗死所致的乳头肌断裂可导致严重的危及生命的二尖瓣关闭不全，死亡率接近 30%，通常需要手术干预，同期行瓣膜及瓣膜下装置的修复以及血运重建治疗。

任何瓣膜结构异常均可导致血流动力学改变，促进微血栓沉积，作为细菌或者真菌感染的病灶，进而导致感染性心内膜炎（图 46.5）。心内膜炎能够通过形成赘生物或者破坏瓣膜解剖结构影响瓣膜功能。尽管感染性心内膜炎可经抗感染治疗治愈，但其造成的瓣膜损害是永久的，并导致二尖瓣关闭不全。感染性心内膜炎治愈后遗留二尖瓣关闭不全的手术指征和其他原因所致二尖瓣关闭不全相同。此外，赘生物大、心力衰竭难以控制、心肌脓肿形成、持续性菌血症均是及早手术的指征。

未来方向

改善风湿性心脏病发病率和死亡率需要更加完善的医疗系统和抗链球菌感染治疗。二尖瓣关闭不全的发病率伴随年龄增加而增加，新的技术和治疗策略的发展对进一步改善患者的预后尤为重要，如更加精准的心室储备功能的影像学评估手段、早期修复严重关闭不全的瓣膜的手术技术、更加先进的瓣膜球囊成形器械和更加完善的手术指征把控、经皮微创手术技术如二尖瓣钳夹技术和经皮二尖瓣置换术带来的更短的恢复周期和更少的手术并发症。

补充资料

Carabello BA. Modern management of mitral stenosis. *Circulation.* 2005;112:432–437.
Carabello BA. The current therapy for mitral regurgitation. *J Am Coll Cardiol.* 2008;52:319–326.
由顶尖知名专家撰写的综述。

循证文献

Nishimura RA, Otto CM, Bonow RO, et al. 2014 AHA/ACC guideline for the management of patients with valvular heart disease: a report of the American College of Cardiology/American Heart Association Task Force on Practice Guidelines. *Circulation.* 2014;129:e521–e643.
在这篇由 ACC/AHA 整合的指南中，作者们引用了 1000 篇文章，提出了心脏瓣膜疾病诊断与管理的综合建议。表格和流程为患者管理的临床实践提供了有效的支持。

（Michael Yeung，Thomas R. Griggs 著
陈威宇　朱丹 译　王贵松 审校）

第47章

风湿热的心血管表现

病因与发病机制

急性风湿热（acute rheumatic fever，ARF）是由A组β型溶血性链球菌性感染，即儿童常见的细菌性链球菌性咽峡炎（也称为"链球菌性咽峡炎"）引起的自身免疫反应，通常影响5~15岁儿童。A组链球菌是定植在口腔中菌群的一种，感染者通过咳嗽、喷嚏飞沫或直接接触而传播。虽然还不完全了解该病自身免疫反应的发病机制，但似乎与宿主对细菌表面蛋白的免疫反应有关。链球菌具有M、T和R三种表面蛋白，它们被宿主人类白细胞抗原（host human leukocyte antigen，HLA）Ⅱ类分子识别。HLA分子产生与细菌表面蛋白结合的抗体，但抗体也通过分子模拟与宿主蛋白结合，从而引起自身免疫反应。这些自身抗体引起系统性自身免疫反应，可与关节、皮肤、大脑和心脏结构相互作用。自身免疫抗原模拟导致涉及心脏瓣膜内膜的人类心脏蛋白质的破坏。急性风湿热可以出现心脏炎和瓣膜炎，但通常是自限性的。反复发作或严重的急性风湿热会造成永久性心脏瓣膜损伤，从而导致慢性风湿性心脏病（rheumatic heart disease，RHD）。本章概述急性风湿热和慢性风湿性心脏病的评估和管理。

急性风湿热的临床表现

根据疾病控制和预防中心的数据，急性风湿热主要影响5~15岁的儿童。起始是链球菌性咽峡炎，并以咽喉痛伴发热，但不伴咳嗽为特征（图47.1）。这也可能与出现在颈部、手臂和腹股沟，而后蔓延至全身的红疹有关。皮疹的特征是红色、砂纸样触感的小肿块。持续大约1周，然后消退。届时，指尖和脚趾周围的皮肤可能会剥脱。其他常见症状包括咽喉红肿疼痛、舌苔发白和/或舌体红肿（草莓舌）、头痛、腺体肿胀、恶心呕吐。

A组链球菌性咽峡炎后2~3周出现急性风湿热早期症状，即典型的发热和疼痛游走性关节炎。严重者可表现为心肌炎、心包炎或瓣膜炎，或三者都有；环形红斑，扩大的环形或新月形，中心清楚；皮下结节，肌腱上坚硬的无压痛结节；以及舞蹈病，舌、面部和上肢的不规则非自主性运动障碍。

大约50%的急性风湿热患者会发展成自身免疫性炎症性心脏炎。急性心脏受累通常发生于暴露后2~3周内。几周后发展为急性风湿性瓣膜炎或心脏炎，主要表现为夜间持续窦性心动过速，PR间期延长，以及风湿性瓣膜炎特有的全收缩期杂音。大约10%的急性风湿热患者会发生瓣膜炎，以继发于自身免疫破坏的瓣膜小叶炎症和水肿为特征。心包炎在急性风湿热中也很常见，以胸痛和心包摩擦音为特征。

急性风湿热的鉴别诊断

急性风湿热的表现形式多变，仅凭症状很难作出诊断。对于存在关节炎、心脏炎和舞蹈病的患者，需要与多种疾病进行鉴别，包括莱姆病、感染性心内膜炎、过敏性紫癜、川崎病、药物中毒、威尔逊病、脑炎、系统性红斑狼疮、系统性血管炎、结节病和甲状腺功能亢进等。采用琼斯标准（Jones Criteria）获得详细的临床病史，如果可能的话，进行快速链球菌滴度检测或经胸超声心动图检查，有助于区分急性风湿热和其他导致急性全身疾病的病因。

急性风湿热的心脏表现

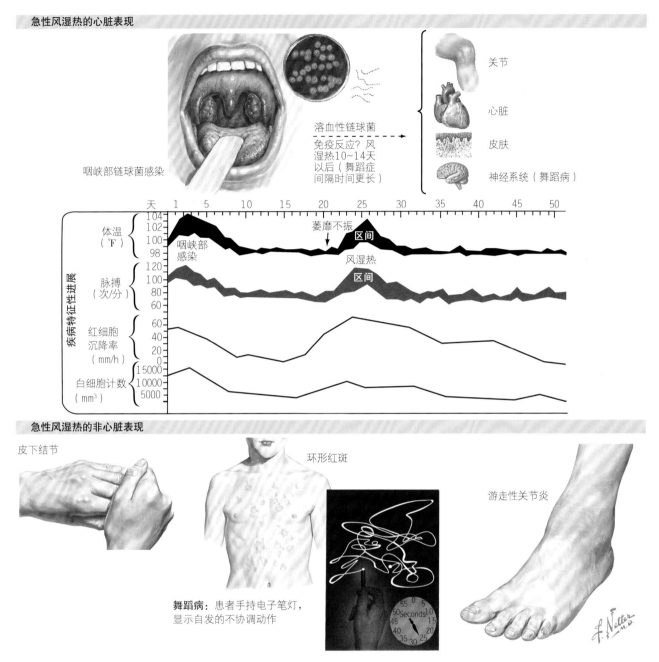

急性风湿热的非心脏表现

皮下结节

环形红斑

游走性关节炎

舞蹈病：患者手持电子笔灯，
显示自发的不协调动作

图 47.1　急性风湿热的心脏和非心脏表现

急性风湿热的诊断方法

病史与实验室评估

　　诊断急性风湿热必须有先前链球菌感染的病史或实验室证据，包括抗链球菌溶血素 O 滴度升高、咽峡部 A 组 β 溶血性链球菌培养阳性或 A 组链球菌碳水化合物抗原快速检测阳性。其他实验室检查包括全血细胞计数、C 反应蛋白和红细胞沉降率。

超声心动图

　　心脏炎和 / 或瓣膜炎的超声心动图和瓣膜表现包括二尖瓣关闭不全（mitral regurgitation，MR）、二尖瓣环扩张、腱索延长和瓣尖结节。更严重的表现包括瓣叶对合障碍、运动受限伴脱垂，但腱索断裂罕见。

　　目前推荐将超声心动图用于所有急性风湿热和可能的风湿热病例。在符合急性风湿热部分诊断标准的情况下，建议使用超声心动图寻找亚临床心脏炎的证据。在急性风湿热早期，超声心动图检查二尖瓣和主动脉瓣可能正常。对于已出现舞蹈病和 / 或心脏炎临床症状的患者，应连续进行超声心动图检查。

心电图

急性风湿热最常见的心电图表现是窦性心动过速。在心脏炎患者中，PR 间期可能延长，偶尔出现 I 度房室传导阻滞。

风湿热诊断的 Jones 标准

急性风湿热及其症状的最初描述发表于 1944 年，被称为 Jones 标准。美国心脏协会于 2015 年对此标准进行了更新。急性风湿热的诊断主要分为病史、体格检查和超声心动图表现。包括两套标准：一套适用于低风险人群，一套适用于中高风险人群。除临床表现和体格检查外，根据最近支持超声心动图应用的证据，诊断标准也已更新。

修订的急性风湿热诊断 Jones 标准

见专栏 47.1。

管理与治疗

由于急性风湿热流行于欠发达和低收入地区，治疗和预防该病的最大障碍是基础设施缺乏、地理因素和生物 - 心理 - 社会问题。

急性风湿热、风湿性心脏炎和 / 或瓣膜炎

青霉素及其衍生物是治疗急性风湿热的有效药物。对于严重的心脏炎和急性风湿性二尖瓣关闭不全引起的难以控制的心力衰竭患者，建议行紧急手术，但通常可采用药物治疗而无需手术。急性风湿性瓣膜炎伴瓣膜功能不全，可用抗生素、利尿剂和减轻后负荷的药物进行治疗。

一级和二级预防

影响风湿热和心湿性心脏病发病的因素很多，包括链球菌菌株、过于拥挤的环境和获得医疗服务的途径。一级预防包括早期治疗 A 组链球菌性咽峡炎和用青霉素根除 A 组链球菌，预防急性风湿热。此项工作通过主动的咽喉部筛查和口服抗生素治疗咽峡炎来进行；青霉素采用肌内注射和 / 或口服的形式，阿莫西林是口服用药。开发疫苗也是预防风湿热的另一种可能形式。已经开发完成几种多价疫苗，并已完成第二

专栏 47.1　急性风湿热诊断 Jones 标准修订版

低风险人群（学龄儿童急性风湿热发病率 <2/10 万，普通人群 <1/1000）

主要标准
- 心脏炎：临床和 / 或亚临床型
- 多关节炎
- 舞蹈病
- 环形红斑
- 皮下结节

次要标准
- 多关节痛
- 发热 >38.5 °C
- ESR>60 mm/h 或 CRP>3 mg/dl
- PR 间期延长

中、高危风险人群（低危人群不明显）

主要标准
- 心脏炎：临床和 / 或亚临床型
- 多关节炎
- 舞蹈病
- 环形红斑
- 皮下结节

次要标准
- 多关节痛
- 发热 >38.5 °C
- ESR>30 mm/h 或 CRP>3 mg/dl
- PR 间期延长

急性风湿热的初步诊断
- 两个主要标准或一个主要标准 + 两个次要标准
- 具有先前 A 组链球菌感染的证据（抗链球菌溶血素 O 或其他链球菌抗体升高或正处于上升阶段，或咽峡部细菌培养阳性，或快速抗原检测阳性）

急性风湿热复发诊断
- 两个次要标准
- 先前 A 组链球菌感染的证据（抗链球菌溶血素 O 或其他链球菌抗体升高或正处于上升阶段，或咽峡部细菌培养阳性，或快速抗原检测阳性）

CRP，C 反应蛋白；ESR，红细胞沉降率

阶段试验，但目前尚无可用于临床的疫苗。

二级预防的重点是存在早期急性风湿热或风湿性心脏病超声心动图证据的患者；预防性使用抗生素预防急性风湿热复发。对于急性风湿热，WHO 建议在初次发作后进行 5 年的二级预防或治疗至 18 岁（以时间较长者为准）。对于轻症风湿性心脏病，建议预防 10 年或直至 25 岁。对于中、重度病例或瓣膜手术后患者，建议终身进行二级预防。风湿病高发地区的一些机构建议对有风湿性心脏病证据或以前做过瓣膜手术的患者进行长期和 / 或终身预防。二

级预防的最大问题是由于缺乏社区联络网和药物而导致的依从性差。

此外，有专家建议在患病率高的地区在无症状的儿童和青少年人群中进行积极的超声心动图筛查，但由于超声心动图普及率低，很少能进行此类筛查。对于每一个存在中高风险和不同风湿性心脏病人群的国家，必须把重点放在提高认识、监测和预防上。

风湿性心脏病的临床表现

风湿性心脏病通常在一次或多次急性风湿热发作的患者中被诊断，但多达一半的患者未曾诊断或从无急性风湿热。患者不管有或无急性风湿热病史，通常在生命周期的第三、第四和第五个 10 年出现呼吸困难、心力衰竭症状、卒中和 / 或新发房性心律失常。

风湿性心脏病通常影响左心二尖瓣和主动脉瓣。单纯二尖瓣受累占 70%，二尖瓣和主动脉瓣联合受累占 20%，孤立的主动脉瓣、三尖瓣或肺动脉瓣受累少见。如前所述，由于是自身免疫反应所致，这些瓣膜的内皮细胞受损是永久性的。

右心瓣膜（即三尖瓣和肺动脉瓣）通常不受累。三尖瓣关闭不全可见于风湿性心脏病患者，但通常是功能性的，由肺动脉高压和严重的左心瓣膜病导致的右心室改变引起。严重的二尖瓣和主动脉瓣疾病可导致左心室和 / 或左心房压力升高，左心房扩张，肺动脉高压，引起并发症，如房性心律失常（如心房颤动）、咯血、卒中、肺水肿和右心衰竭。

风湿性心脏病的主要并发症为急性心力衰竭、心房颤动、卒中和 / 或感染性心内膜炎。但风湿性心脏病在疾病进展到晚期之前，可以很多年都未诊断。临床诊断则基于听诊和超声心动图检查到的病理性瓣膜受损，如下所述。

风湿性心脏病二尖瓣病变

风湿性心脏病是世界范围内二尖瓣狭窄最常见的病因。风湿性心脏病早期主要表现为二尖瓣关闭不全，在生命周期的第二和第三个 10 年，病情进展为二尖瓣关闭不全伴二尖瓣狭窄。在生命周期的第二、第三和第四个 10 年，二尖瓣进一步增厚，二尖瓣狭窄成为主要的疾病模式。

风湿性二尖瓣关闭不全的典型特征是腱索延长和瓣尖增厚，造成瓣膜闭合不全，使血液在收缩期逆流回左心房。超声心动图上，风湿性二尖瓣关闭

不全通常表现为瓣叶增厚，瓣膜前向脱垂，腱索延长，并伴有二尖瓣关闭不全后偏心射流（图 47.2 和图 47.3）。检查时，外周动脉搏动通常正常，但在重度二尖瓣关闭不全时，由于射血时间缩短，动脉脉搏迅速下降，听诊可闻及响亮的全收缩期杂音，在心尖部最容易听到。由于主动脉瓣早期关闭，典型的 S_1 减弱，S_2 广泛分裂。当出现肺动脉高压时，S_2 的肺动脉瓣成分会很响。

风湿性二尖瓣狭窄的特点是前后瓣叶连接部融合，瓣膜增厚，导致二尖瓣口变窄，限制了从左心房到左心室的血流，导致严重狭窄。患者通常在瓣口面积严重缩小且测量值 $<1.5\ cm^2$ 时才会出现症状。检查时，外周脉搏减弱。由于变硬的瓣叶闭合而产生响亮的 S_1，当出现肺动脉高压时，S_2 的肺动脉瓣成分可以增强。在舒张期，瓣膜打开的瞬间后伴随一个舒张期杂音（隆隆声），用听诊器的钟形听头更易听到。随着二尖瓣狭窄程度的加重，舒张期开瓣音前移。

风湿性心脏病的主动脉瓣和联合瓣膜病变

由风湿性心脏病引起的主动脉瓣病变通常累及主动脉瓣和二尖瓣。与二尖瓣相似的病理生理机制导致包括主动脉瓣尖在内的瓣膜受损，可造成纤维化、增厚、瓣叶回缩和钙化，从而引起主动脉瓣关闭不全和主动脉瓣狭窄。症状和体格检查结果取决于引起血流动力学改变的病变的相对严重程度。体格检查可发现多种不同的收缩期和舒张期杂音。主动脉瓣疾病或主动脉瓣和二尖瓣联合瓣膜病的患者在出现主动脉瓣狭窄时会有心力衰竭、心绞痛或晕厥症状。为了正确诊断主动脉瓣狭窄，必须注意使用经胸或经食管超声心动图对每个瓣膜进行血流动力学评估以及观察每个瓣膜的特征和形态。

三尖瓣病变

三尖瓣病变通常继发于左心瓣膜疾病，引起肺动脉高压和右心室应力性扩张，导致功能性三尖瓣关闭不全。但有研究表明，风湿性心脏病也可累及三尖瓣，导致狭窄、关闭不全或混合性病变。左心手术时可完成三尖瓣关闭不全或狭窄的外科矫正。

风湿性心脏病的并发症

晚期单一或多瓣膜功能障碍可导致风湿性心脏

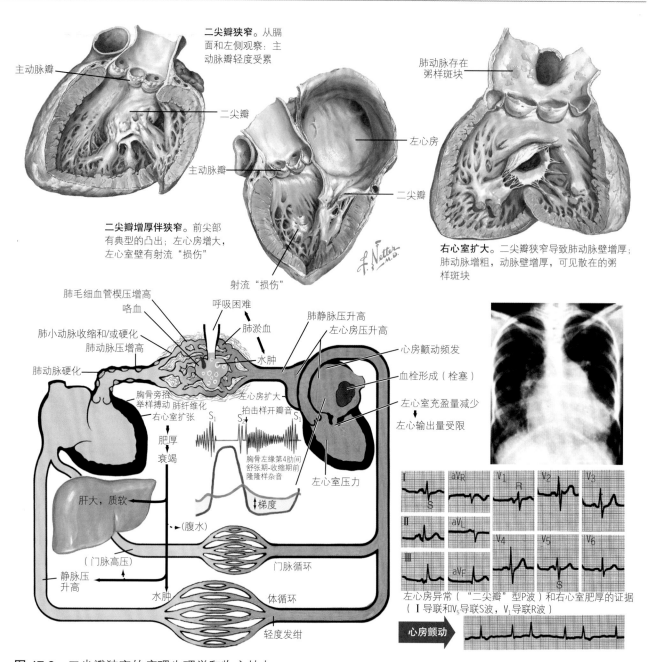

二尖瓣狭窄。从膈面和左侧观察：主动脉瓣轻度受累

主动脉瓣

二尖瓣

主动脉瓣

二尖瓣增厚伴狭窄。前尖部有典型的凸出；左心房增大，左心室壁有射流"损伤"

射流"损伤"

肺动脉存在粥样斑块

左心房

二尖瓣

右心室扩大。二尖瓣狭窄导致肺动脉壁增厚；肺动脉增粗，动脉壁增厚，可见散在的粥样斑块

肺毛细血管楔压增高

咯血

肺小动脉收缩和/或硬化

肺动脉压增高

肺动脉硬化

胸骨旁抬举样搏动

右心室扩张

肥厚

衰竭

肝大，质软

（门脉高压）

静脉压升高

水肿

呼吸困难

肺淤血

水肿

肺纤维化

左心房扩大

拍击样瓣开瓣音

S_1　S_2　S_1

胸骨左缘第4肋间舒张期-收缩期前隆隆样杂音

左心室压力

梯度

（腹水）

门脉循环

体循环

轻度发绀

肺静脉压升高

左心房压升高

心房颤动频发

血栓形成（栓塞）

左心室充盈量减少

左心输出量受限

I　aVR　V1　V2　V3

II　aVL　V4　V5　V6

III　aVF

左心房异常（"二尖瓣"型P波）和右心室肥厚的证据（I导联和V5导联S波，V1导联R波）

心房颤动

图47.2　二尖瓣狭窄的病理生理学和临床特点

病患者单侧心室或双侧心室心力衰竭。心脏听诊除原有瓣膜病表现外，还可能出现 S_3 或 S_4，以及最大脉搏波位点的横向和纵向偏移。典型表现为进行性呼吸困难、夜间阵发性呼吸困难、端坐呼吸、颈静脉压升高和下肢水肿。澳大利亚2013年发布的一项研究显示，27%的患者在确诊风湿性心脏病后5年内会出现心力衰竭。

卒中

风湿性心脏病引起的卒中通常是由心房颤动患者瓣膜结构上血栓聚集或附着在左心房壁或左心耳上的血栓栓塞所致。目前，风湿性心脏病伴心房颤动患者的年卒中发生率约为6%。

心房颤动

心房颤动是风湿性心脏病患者的常见表现，通常由纤维化、高压和严重瓣膜病引起的左心房严重扩张所致，主要是二尖瓣狭窄或关闭不全。最初为亚临床心房颤动，接着是持续性心房颤动，然后是慢性心房颤动。心房颤动进而会导致严重的潜在并发症，包括系统性栓塞引起的卒中和心力衰竭症状的恶化。

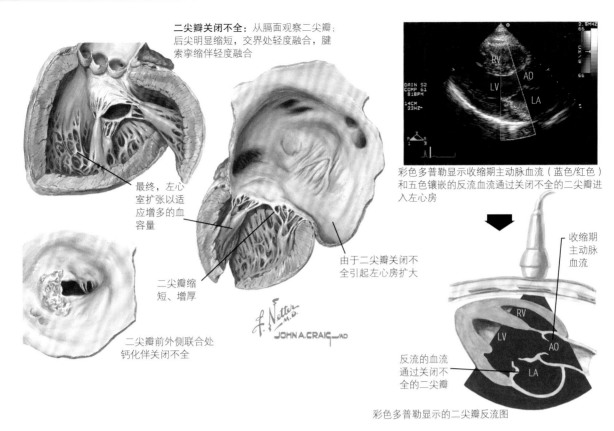

二尖瓣关闭不全：从膈面观察二尖瓣；后尖明显缩短，交界处轻度融合，腱索挛缩伴轻度融合

最终，左心室扩张以适应增多的血容量

二尖瓣缩短、增厚

二尖瓣前外侧联合处钙化伴关闭不全

由于二尖瓣关闭不全引起左心房扩大

彩色多普勒显示收缩期主动脉血流（蓝色/红色）和五色镶嵌的反流血流通过关闭不全的二尖瓣进入左心房

收缩期主动脉血流

反流的血流通过关闭不全的二尖瓣

彩色多普勒显示的二尖瓣反流图

图 47.3　二尖瓣关闭不全。AO，主动脉；LA，左心房；LV，左心室，RV，右心室

风湿性心脏病的鉴别诊断

原发性肺部疾病，如肺炎、肺结核和慢性阻塞性肺疾病，可能与二尖瓣病变表现类似。其他心脏病也可能出现类似症状，包括充血性心力衰竭、晚期先天性心脏病和心包疾病。

慢性风湿性心脏病的诊断方法

病史和实验室评估

慢性风湿性心脏病通常表现为心力衰竭、新发心律失常或卒中。实验室检查包括全血细胞计数、肾功能和 B 型钠尿肽（BNP）的测定。

心电图

慢性风湿性心脏病患者的心电图可能表现为心房或心室扩大和 / 或并发心律失常，如心房颤动。

超声心动图

超声心动图显示二尖瓣病变的典型形态改变包括瓣叶增厚、瓣下结构增厚、腱索缩短、瓣尖融合、钙化和瓣叶运动受限。在舒张期固定的瓣尖类似曲棍球棒。超声多普勒可以评估瓣膜狭窄或关闭不全的程度。经食管超声心动图可进一步明确瓣膜及瓣下结构的解剖情况。超声心动图可提供左心室和 / 或右心室收缩功能和肺动脉压的信息，还可以明确感染性心内膜炎的证据。主动脉瓣可能出现瓣尖增厚、关闭不全以及运动受限。

心导管术

诊断可疑、多瓣膜疾病和正在接受外科治疗的患者具有心导管术的指征。心导管术可记录血流动力学（如心输出量和全身阻力），以明确肺动脉高压的程度，并确定是否合并冠状动脉疾病。

慢性风湿性心脏病的治疗

风湿性心脏病治疗的关键是减缓瓣膜进一步损伤，对瓣膜疾病进行药物治疗，并在可行的情况下应用外科手术或微创手术（图 47.4）。所有慢性风湿性心脏病患者均应接受二级预防性抗生素治疗。

第二代机械瓣膜和生物瓣膜

第二代机械瓣膜是无铰链旋转圆盘阀和铰链双叶瓣

由猪主动脉瓣、心包或尸体同种移植物制成的生物瓣在瓣膜置换手术治疗中也很重要

Medtronic-Hall
旋转圆盘阀

St. Jude
双叶瓣

Björk-Shiley 瓣

Carbomedics
双叶瓣

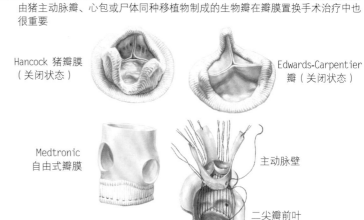

Hancock 猪瓣膜
（关闭状态）

Edwards-Carpentier
瓣（关闭状态）

Medtronic
自由式瓣膜

主动脉壁

二尖瓣前叶

安装主动脉
同种移植物

图 47.4　慢性风湿性心脏病的治疗

　　正常窦性心律的无症状患者伴有轻度、非复杂性瓣膜病变，只需定期超声心动图监测、症状评估和预防风湿热。

　　二尖瓣关闭不全的治疗比较困难，应包括减轻后负荷，减少流出道阻力，增加心输出量，从而减少心脏作功。ACEI 或二氢吡啶对二尖瓣关闭不全治疗获益的证据有限。对于症状严重的二尖瓣关闭不全患者，二尖瓣修复或置换是唯一明确的治疗方法。

　　没有药物能够改变二尖瓣狭窄的自然进展。但用于治疗肺淤血的利尿剂和减慢心率可以延长舒张期充盈时间，能够改善症状。优化心室充盈时间非常重要，应使用 β 受体阻滞剂或影响心率的钙通道阻滞剂尽可能降低心率。有症状的快心房颤动患者，心脏复律至正常窦性心律可作为药物治疗的重要辅助治疗。

　　二尖瓣严重狭窄且有症状的患者，经皮二尖瓣球囊瓣膜成形术（PMBV）、外科瓣膜成形术或二尖瓣置换术可纠正二尖瓣狭窄。瓣膜钙化不严重、瓣膜下结构受累少、轻度或无二尖瓣关闭不全的患者，PMBV 是可选择的治疗方法（图 47.5）。不过，有必要通过经食管超声心动图排除左心房血栓。二尖瓣置换术适用于晚期风湿性心脏病和严重二尖瓣狭窄患者。

　　二尖瓣关闭不全或有轻度以上二尖瓣关闭不全的混合性二尖瓣病变患者可能需要外科干预，行二尖瓣修复、二尖瓣人工瓣膜或金属瓣膜置换。主动脉瓣和 / 或混合性瓣膜病变需要手术治疗。混合性瓣膜病变不能做微创干预，且手术风险较高。与单瓣膜手术相比，多瓣膜手术风险更高，长期预后更差。选择合适的手术时机和术后管理很重要。

　　治疗心力衰竭或心律失常有助于改善症状，但不会改变疾病的自然进程。合并心力衰竭的患者，主要治疗包括 β 受体阻滞剂、ACEI、降低后负荷的药物和地高辛（如有指征）。此外，祥利尿剂可用于治疗肺水肿和水肿相关的呼吸困难。心力衰竭患者需要心脏手术或经皮瓣膜介入治疗以改善长期生存率。

　　所有存在心房颤动或有卒中病史的患者，都建议使用华法林抗凝。针对心房颤动的治疗也建议采用心率控制或节律控制，最大限度地优化左心室舒张期充盈率。

　　许多风湿性心脏病妇女在妊娠期间出现心力衰竭症状，死亡率较高，尤其是当二尖瓣狭窄或左心衰竭引起肺动脉高压时。中 - 重度二尖瓣关闭不全引起的心力衰竭也与较高的妊娠死亡率相关。症状和与之相关的心力衰竭通常发生在心输出量和容量超负荷的妊娠中晚期。

　　风湿性心脏病是感染性心内膜炎的危险因素，教育患者保持良好的口腔卫生非常重要。对置换人工瓣膜或有心内膜炎病史的患者，建议在牙科或外科手术前进行心内膜炎的预防。

未来方向

　　急性风湿热和风湿性心脏病仍然是欠发达和低

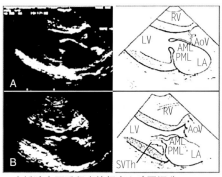

二尖瓣狭窄严重程度的超声心动图评分

（A）二尖瓣狭窄，但活动良好，低回声评分患者和（B）高回声评分患者的代表性二维超声心动图

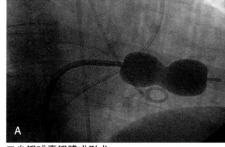

二尖瓣球囊瓣膜成形术

（A）二尖瓣狭窄入口处部分充盈，（B）完全充盈。步骤说明见正文

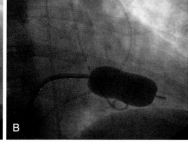

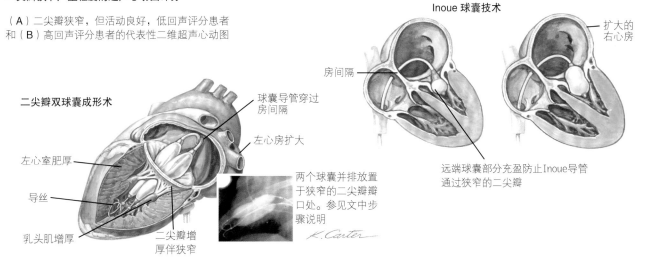

图 47.5 二尖瓣球囊瓣膜成形术。AML，二尖瓣前叶；AoV，主动脉瓣；LA，左心房；LV，左心室；PML，二尖瓣后叶；RV，右心室；SVTh，瓣下小叶增厚

收入国家的全球性问题。在整个欠发达地区，预防和外科干预或经皮介入都是重大挑战。由于目前还没有预防链球菌性咽峡炎的疫苗，因此，建立区域性的专业治疗中心是减轻全球风湿性心脏病负担的关键。

补充资料

Dougherty S, Khorsandi M, Herbst P. Rheumatic heart disease screening: current concepts and challenges. *Ann Pediatr Cardiol*. 2017;10:39–49.

关于儿童风湿性心脏病筛查的最新综述。

Hugenholtz PG, Ryan TJ, Stein SW, et al. The spectrum of pure mitral stenosis. Hemodynamic studies in relation to clinical disability. *Am J Cardiol*. 1962;10:773–784.

与二尖瓣狭窄患者功能状态相关的血流动力学发现的重要概述。

Nishimura RA, Otto CM, Bonow RO, et al. 2014 AHA/ACC guideline for the management of patients with valvular heart disease: a report of the American College of Cardiology/American Heart Association Task Force on Practice Guidelines. *Circulation*. 2014;129:e521–e643.

本文基于逐步积累的证据和专家意见，是为心脏瓣膜病治疗提供建议的最新指南。

Schlosshan D, Aggarwal G, Mathur G, et al. Real-time 3D transesophageal echocardiography for the evaluation of rheumatic mitral stenosis. *JACC Cardiovasc Imaging*. 2011;4:580–588.

三维超声心动图策略在评估风湿性二尖瓣狭窄方面的重要资源汇总。

循证文献

Gerber MA, Baltimore RS, Eaton CB, et al. Prevention of rheumatic fever and diagnosis and treatment of acute Streptococcal pharyngitis: a scientific statement from the American Heart Association Rheumatic Fever, Endocarditis, and Kawasaki Disease Committee of the Council on Cardiovascular Disease in the Young, the Interdisciplinary Council on Functional Genomics and Translational Biology, and the Interdisciplinary Council on Quality of Care and Outcomes Research: endorsed by the American Academy of Pediatrics. *Circulation*. 2009;119:1541–1551.

对预防和治疗急性风湿热证据的全面概述。

Patel JJ, Shama D, Mitha AS, et al. Balloon valvuloplasty versus closed commissurotomy for pliable mitral stenosis: a prospective hemodynamic study. *J Am Coll Cardiol*. 1991;18:1318–1322.

二尖瓣球囊成形术治疗风湿性二尖瓣狭窄的早期临床试验。

（Lucius Howell，Sidney C. Smith，Jr 著

赵威 译 王贵松 高炜 审校）

第48章

三尖瓣和肺动脉瓣疾病

获得性右心瓣膜病远不如左心瓣膜病常见，这可能与右心瓣膜承受的压力和血流动力学应力相对较低有关。事实上，形态正常的瓣膜受到异常的血流动力学应力（如肺动脉高压）是右心瓣膜功能障碍最常见的病因，但先天畸形的瓣膜或感染性心内膜炎（第49章讨论）也可引起右心瓣膜功能障碍。三尖瓣和肺动脉瓣畸形也是许多先天性综合征的一部分（第八篇讨论）。

三尖瓣狭窄

病因、发病机制与鉴别诊断

正常的三尖瓣瓣口面积为 $4\sim6~cm^2$。三尖瓣狭窄并不常见，大多数病例是由风湿性心脏病引起的。风湿性三尖瓣狭窄一般同时伴有二尖瓣狭窄，且主要表现为二尖瓣狭窄的体征和症状。类癌性心脏病也可引起三尖瓣狭窄，其体征和症状可与肿瘤（黏液瘤或转移瘤）或阻碍右心室流入道的赘生物，尤其是与起搏器电极相关的赘生物相似（专栏48.1）。

专栏 48.1 三尖瓣狭窄的鉴别诊断
风湿性疾病
右心房黏液瘤引起右心室流入道梗阻
肿瘤转移引起右心室流入道梗阻
起搏器导线或人工瓣膜引起的心内膜炎产生的赘生物
先天性狭窄或闭锁
类癌

临床表现

三尖瓣狭窄的症状主要是由于三尖瓣病变引起显著的血流动力学改变，导致全身静脉压升高所致（图48.1）。外周水肿、腹水、肝大和右上腹不适可随着慢性三尖瓣狭窄或关闭不全而进展。心输出量减少可能会导致明显的疲劳，患者偶尔会出现颈静脉高大 a 波，这是由于在心房收缩期间心室充盈受损而导致颈静脉压力增加所致。三尖瓣狭窄的杂音是位于左下胸骨边缘的一种低调的舒张性杂音。但如果同时存在二尖瓣狭窄则很难将其与二尖瓣狭窄的杂音区分开来。体格检查如存在以下几点则可证实二尖瓣狭窄患者同时伴有三尖瓣狭窄：吸气时舒张期杂音增强（大多数右侧杂音都是如此）、颈静脉搏动图中 a 波高大，或两者同时出现。偶尔可以听到三尖瓣开瓣音，但当同时存在二尖瓣狭窄时，很难与二尖瓣开瓣音区别开来。三尖瓣开瓣音通常在二尖瓣开瓣音之后听到，但位置更靠近内侧。

诊断方法

三尖瓣狭窄主要的诊断方法包括 X 线胸片、心电图和多普勒超声心动图。右心房增大通常在 X 线片上表现明显，在心电图上表现为 II 导联 P 波高尖（图48.2）。由于右心房压力增加，常出现心房颤动。

超声心动图显示，三尖瓣叶增厚、运动幅度减低、腱索瘢痕，如果三尖瓣瓣叶仍柔韧有弹性，有时可见穹顶样（doming）改变。类癌性心脏病的特征性形态改变为三尖瓣增厚、狭窄、开放受限。多普勒超声可通过修正的伯努利方程评估舒张压梯度。三尖瓣狭窄的诊断通常不需要心导管检查，但如果进行心导管检查则需要分别放置右心房和右心室导管，同时测量压力。如果心排血量较低，那么三尖瓣的压力梯度也可能较低，则不能通过导管回撤进行评估。临床上症状显著的三尖瓣狭窄通常瓣口面积小于 $1.0\sim1.5~cm^2$。

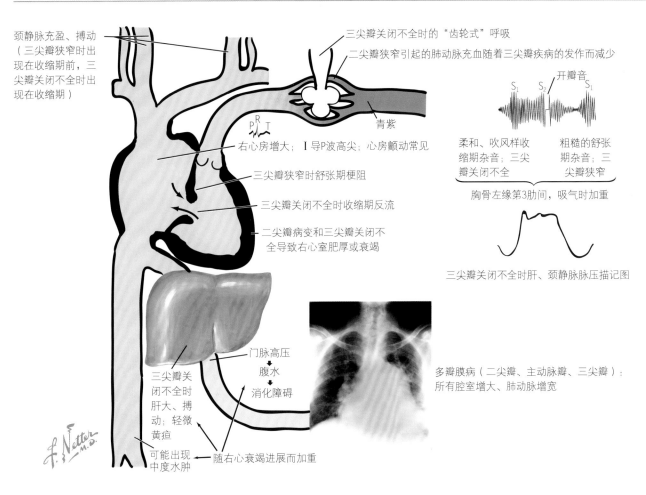

颈静脉充盈、搏动（三尖瓣狭窄时出现在收缩期前，三尖瓣关闭不全时出现在收缩期）

三尖瓣关闭不全时的"齿轮式"呼吸

二尖瓣狭窄引起的肺动脉充血随着三尖瓣疾病的发作而减少

青紫

开瓣音

右心房增大；Ⅰ导P波高尖；心房颤动常见

三尖瓣狭窄时舒张期梗阻

三尖瓣关闭不全时收缩期反流

二尖瓣病变和三尖瓣关闭不全导致右心室肥厚或衰竭

柔和、吹风样收缩期杂音；三尖瓣关闭不全

粗糙的舒张期杂音；三尖瓣狭窄

胸骨左缘第3肋间，吸气时加重

三尖瓣关闭不全时肝、颈静脉脉压描记图

门脉高压
↓
腹水
↓
消化障碍

三尖瓣关闭不全时肝大、搏动；轻微黄疸

多瓣膜病（二尖瓣、主动脉瓣、三尖瓣）：所有腔室增大、肺动脉增宽

可能出现中度水肿

随右心衰竭进展而加重

图 48.1　三尖瓣狭窄和三尖瓣关闭不全

管理与治疗

　　三尖瓣狭窄的初始治疗包括利尿剂和硝酸盐来缓解静脉淤血。难治性病例通常需进行三尖瓣修复或置换，而合并的二尖瓣狭窄是决定手术指征和时机的主要因素。阻塞性肿瘤或黏液瘤也需进行手术治疗。由于三尖瓣狭窄发病率相对较低，尚无随机对照研究，但已发表的研究表明，无论是治疗单纯三尖瓣狭窄还是合并二尖瓣狭窄的病例，经皮穿刺治疗技术都是有效和安全的；这类手术需要在有经验的治疗中心进行。AHA/ACC 最新的瓣膜病治疗指南指出，对于不能手术或手术风险很大的严重、有症状的三尖瓣狭窄患者，可考虑采用经皮球囊瓣膜扩张术。但由于经皮球囊瓣膜扩张术可能会加重三尖瓣关闭不全，所以如果伴有中度以上的三尖瓣关闭不全，则不能进行这种治疗，这种情况很常见。

三尖瓣关闭不全

病因与发病机制

　　三尖瓣关闭不全可能是瓣膜原发疾病，也可能继发于肺动脉高压伴右心室压力超负荷，继发瓣环扩张而引起。逐年加重的瓣环扩张是三尖瓣关闭不全的主要原因，可见于任何导致肺动脉高压的疾病，包括左心衰竭、二尖瓣关闭不全、二尖瓣狭窄、原发性肺部疾病和原发性肺动脉高压。原发性三尖瓣关闭不全的罕见原因包括风湿性心脏病、黏液瘤性疾病（脱垂）、感染性或非细菌性心内膜炎、类癌性心脏病、心内膜活检或放置起搏器或除颤器导线时引起的医源性损伤以及外伤。

临床表现

　　症状往往是由相关的左心疾病或肺部疾病引起。出现右心衰竭的症状和体征则提示存在三尖瓣关闭不全。患者偶尔会出现颈部搏动感。心内膜炎或类

箭头表示心房电传导

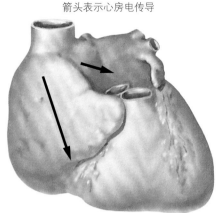

Ⅱ、Ⅲ和aVF导联P波高尖≥2.5 mm

原因

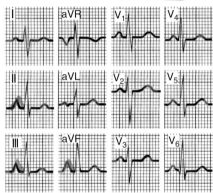

图 48.2　右心房增大的原因。COPD，慢性阻塞性肺疾病

癌综合征可能伴有特征性的全身症状。

颈静脉压通常升高，血液反流到右心房可出现明显的 *cv* 波。典型的杂音为胸骨左缘或剑突下全收缩期杂音。杂音通常是低强度的，即使有严重的关闭不全也可能无杂音。吸气时杂音增强（由于静脉回流增加）有助于区分三尖瓣关闭不全与二尖瓣关闭不全。当出现严重的右心室增大时，可能会出现右侧的 S_3，吸气时加重。

诊断方法

X 线胸片常显示右心室增大，表现为胸骨后间隙充盈。右心室增大常引起心电图不完全或完全性右束支阻滞。

二维超声心动图可评估瓣膜的结构和右心房、右心室的大小。脉冲或彩色血流多普勒可评估是否存在反流，以及反流的方向和严重程度。严重的反流可出现收缩期肝静脉血液回流，静脉回流宽度（回流最窄部分）>0.7 cm。连续波多普勒和修正的伯努利方程可以用来评估右心室和肺动脉收缩压。在三尖瓣关闭不全时，收缩期右心室和右心房之间的压力梯度等于反流速度的平方的 4 倍，然后把这个压力梯度加上估计的右心房压力（颈静脉压），以估算右心室的收缩压。在无肺动脉狭窄的情况下，也等于肺动脉收缩压。但这种计算评估的是肺动脉收缩压，而不是三尖瓣关闭不全的严重程度。

管理与治疗

右心室压力超负荷引起的三尖瓣关闭不全的主要治疗方法是治疗引起肺动脉高压的疾病或病理情形。利尿剂对难治性液体潴留可能有用。药物治疗效果不佳的患者可通过外科手术放置半刚性假体瓣环进行三尖瓣成形术。手术时通常对并发的左侧瓣膜病同时干预。在这种情况下，三尖瓣成形术适用于严重的三尖瓣关闭不全患者。如果左侧瓣膜病变是二尖瓣脱垂，即使是轻度的三尖瓣关闭不全也需要修复，因为黏液性病变常导致瓣膜关闭不全进行性加重。很少进行外科三尖瓣置换术。三尖瓣相对容易形成血栓，如行瓣膜置换术首选生物瓣。

不能进行传统手术或者传统手术并发症高风险的严重三尖瓣关闭不全患者，可通过经皮技术进行治疗，目前该技术正在发展中。三尖瓣靠近右冠状动脉、房室结和右心室肌小梁，经皮技术的操作较为困难。与二尖瓣瓣环相比，三尖瓣瓣环通常更脆弱。目前正在开发和研究旨在改善三尖瓣叶对合的经皮装置。其他旨在减少瓣环扩张的经导管成形术装置正在被开发用于治疗三尖瓣关闭不全，同样，新技术还包括经导管瓣膜定位于右心房和腔静脉交界处。这些新技术的治疗目的是帮助减少静脉充血引起的症状，而不是改变三尖瓣关闭不全的严重程度。

肺动脉瓣狭窄

病因与发病机制

右心室流出道狭窄可分为瓣膜下、瓣膜或瓣膜上狭窄（图 48.3）。无论是瓣膜下型还是瓣膜上型的右心室流出道狭窄通常都与其他先天性心脏病有关（本书的第八篇讨论）。然而，真正的肺动脉瓣狭窄通常是一种独立的先天性疾病。此外，它可能是努南综合征（Noonan syndrome）患者唯一的心脏异常表现。肺动脉瓣狭窄很少由风湿性疾病、心内膜炎或类癌综合征引起。

临床表现

肺动脉瓣狭窄患者通常无症状。即使肺动脉压力梯度很大，患者可能到 40~60 岁都不会有任何症状和右心衰竭的迹象。如果出现右心衰竭，可能会出现腹胀、外周水肿、腹部不适和疲劳。患者很少出现胸痛或劳力性晕厥。

体格检查的典型表现为胸骨左缘收缩中期渐强 - 渐弱杂音。通常为喷射性杂音，吸气时杂音减弱。P_2 柔和且延迟，S_2 通常分裂，但会随着生理变化而变窄（与房间隔缺损患者的 S_2 固定分裂不同）。偶尔，胸骨左缘会出现右心 S_4。通常会出现右心室增大。如果右心室功能衰竭，可出现外周水肿、肝大、腹胀和颈静脉扩张（伴明显 a 波）。

诊断方法

轻度至中度肺动脉瓣狭窄患者的心电图可正常，重度肺动脉瓣狭窄患者常出现电轴右偏、右心房增大和右心室肥厚。虽然努南综合征的特征性表现为左束支阻滞，但有时也会出现完全或不完全性右束支阻滞。X 线胸片显示狭窄后肺动脉扩张，但周围肺血管纹理减少。右心室肥厚和增大的变异很大。

超声心动图与多普勒评价对明确诊断和评估治疗很有用。形态学评估最好在胸骨旁短轴和剑突下切面进行，通常可以看到增厚但柔韧的瓣叶，活动受限，呈穹顶样改变。偶尔，患者会有更严重的瓣叶增厚和严重的瓣膜发育不良。认识到这一点很重要，因为这类患者不适合经皮瓣膜成形术。通常不需要进行经食管超声心动图，但如果经胸超声心动

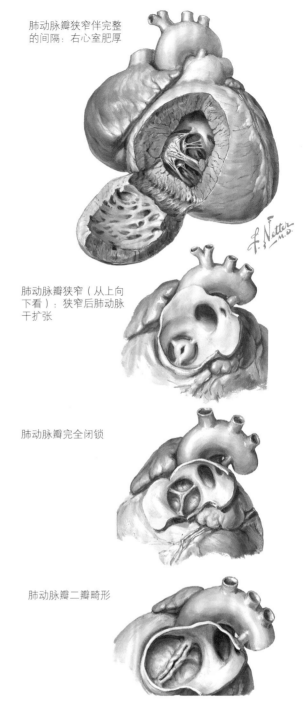

肺动脉瓣狭窄伴完整的间隔：右心室肥厚

肺动脉瓣狭窄（从上向下看）：狭窄后肺动脉干扩张

肺动脉瓣完全闭锁

肺动脉瓣二瓣畸形

图 48.3　肺动脉瓣狭窄和闭锁

图未能提供有效评估则可进行经食管超声心动图检查。右心室可能是正常的，特别是在儿童期，但如果狭窄持续时间长和 / 或严重程度更高，则通常会出现右心室肥厚和增大。通常伴有室间隔的反常运动。连续波多普勒评估肺动脉瓣的压力梯度是非常可靠的。通常不需要进行心导管检查，但如果多普勒检查不理想或在计划行球囊瓣膜成形术之前（或之后），则可以进行心导管检查。

管理与治疗

轻度肺动脉瓣狭窄的成年患者通常一般情况良好，不需要干预。严重肺动脉瓣狭窄患者可行经皮球囊瓣膜切开术，这种治疗方法很有效，并且患者可以很好地耐受。2008 年美国 AHA/ACC 指南建议，有症状的成年患者，峰值压差 >50 mmHg 或均值压差 >30 mmHg（伴有低于中度的肺动脉瓣关闭不全）可行经皮球囊瓣膜切开术，在无症状患者中，峰值压差 >60 mmHg 或均值压差 >40 mmHg（伴有低于中度的肺动脉瓣关闭不全）可行经皮球囊瓣膜切开术。

肺动脉瓣关闭不全

病因与发病机制

健康人群行多普勒超声心动图检查发现轻度肺动脉瓣关闭不全属正常。中度或重度的关闭不全通常继发于严重的肺动脉高压（原发性或继发性）、肺动脉扩张，或两者皆有。肺动脉瓣关闭不全很少继发于心内膜炎、类癌综合征、风湿性心脏病、外伤、马方综合征、既往肺动脉瓣手术或先天性瓣膜异常。

临床表现

根据病因，肺动脉瓣关闭不全的主要症状通常是基础疾病的症状。无严重基础疾病的患者通常无症状。但严重肺动脉瓣关闭不全的患者最终可能出现典型的右心衰竭症状和体征。

特征性的体征为，胸骨左缘第 3 和第 4 肋间逐渐减弱的舒张期杂音，吸气增强。如果有明显的肺动脉高压，可出现 S_2 通常分裂，其中肺动脉成分加重。无肺动脉高压时杂音通常为低调，但严重肺动脉高压患者则为高调杂音伴 P_2 亢进，即典型的 Graham-Steell 杂音。偶尔也会出现由瓣膜血流增加而引起的渐强 - 渐弱的收缩期杂音，或伴有三尖瓣关闭不全而引起的全收缩期杂音。颈静脉扩张和右心衰竭的症状可能很明显。

诊断方法

心电图和 X 线胸片通常为基础疾病表现，以及右心室肥厚和扩张。多普勒超声心动图可以明确并粗略定量肺动脉瓣关闭不全，并能评估右心室的大小和收缩力。当彩色多普勒反流束充满右心室流出道时为重度肺动脉瓣关闭不全，且快速减速时存在密集的连续波多普勒信号。

管理与治疗

治疗通常针对基础疾病。严重的关闭不全和进行性右心衰竭很少需要进行瓣膜手术。进行右心室流出道其他手术（如法洛四联症）中瓣膜受损时则需要进行瓣膜手术。在无其他适应证的情况下，肺动脉瓣关闭不全患者在牙科治疗中不需要预防心内膜炎治疗。

未来方向

肺动脉瓣和三尖瓣疾病的治疗将继续受益于经皮介入治疗技术的稳步发展。肺动脉瓣成形术在 20 世纪 80 年代早期问世，它降低了穿过瓣膜的压力梯度，而且许多患者的右心室流出道压力梯度随后会进一步降低，部分归因于解决了漏斗部肥厚。这一成功使得该治疗技术在每次指南更新中都获得较低的介入准入门槛。随访研究证实了经皮干预的长期疗效。三尖瓣狭窄使用多个球囊或 Inoue 球囊的瓣膜成形术技术很有前景。

补充资料

American Society of Echocardiography [home page on the Internet]. http://www.asecho.org. Accessed April 5, 2018.

由于超声心动图和多普勒技术在瓣膜疾病评估中的重要性，该网站有助于为病变严重程度的最佳评估提供专家共识指南。

European Society of Cardiology [home page on the Internet]. http://escardio.org. Accessed April 5, 2018.

提供了最新的欧洲官方的共识指南。

循证文献

Baumgartner H, Falk V, Bax JJ, et al. 2017 ESC/EACTS Guidelines for the management of valvular heart disease. *Eur Heart J*. 2017;38:2739–2791.

欧洲心脏瓣膜病患者管理指南。

Nishimura RA, et al. AHA/ACC 2014 guidelines for the management of patients with valvular heart disease. A report of the American College of Cardiology/American Heart Association Task Force on Practice Guidelines. *Circulation*. 2014;129:e521–e643.

ACC/AHA 联合报告概述了一个专家小组给出的对于心脏瓣膜病的诊断和管理建议。这篇文章被广泛引用，其中的证据也被推荐引用。

Rao PS. Percutaneous balloon pulmonary valvuloplasty: state of the art. *Catheter Cardiovasc Interv.* 2007;69:747–763.

这篇综述文章阐述了球囊瓣膜成形术正在进行的技术进展，这些技术使得介入准入门槛进一步降低。

Rodes-Cabau J, et al. Transcatheter therapies for treating tricuspid regurgitation. *J Am Coll Cardiol.* 2016;67(15):1829–1845.

这篇综述阐述了经导管治疗三尖瓣关闭 不全的技术进展。

Rodes-Cabau I, Taramasso M, O'Gara PT. Diagnosis and treatment of tricuspid valve disease: current and future perspectives. *Lancet.* 2016;388:2431–2442.

这篇综述主要介绍了三尖瓣关闭不全和三尖瓣狭窄的治疗及经皮治疗三尖瓣关闭不全的新进展。

Warnes CA, et al. AHA/ACC 2008 guidelines for the management of adults with congenital heart disease. *Circulation.* 2008;118:2395–2451.

这份 AHA/ACC 联合报告概述了先天性心脏病和由先天性心脏病引起的瓣膜性心脏病的诊断和管理。这些建议来自于一个专家小组。

Zoghbi WA, Enriquez-Sarano M, Foster E, et al. Recommendations for evaluation of the severity of native valvular regurgitation with two-dimensional and Doppler echocardiography. *J Am Soc Echocardiogr.* 2003;16:777–802.

对超声心动图和多普勒技术用于评估关闭不全性瓣膜病变的严重程度进行了评述。

（Allie E. Goins，David A. Tate，George A. Stouffer 著

马晓伟 译　冯新恒　王贵松 审校）

第49章

感染性心内膜炎

感染性心内膜炎（infective endocarditis，IE）是一种由微生物进入血流引起的感染，可感染一个或多个心脏瓣膜、心内膜表面或心内装置。尽管药物治疗和外科干预方面取得了不少进展，但由于抗生素耐药不断增加，感染性心内膜炎仍然是高发病率和高死亡率疾病。早期诊断、及时和适当的抗菌治疗、超声心动图评估和及时的手术干预是成功治疗的基石。

病因与发病机制

感染性心内膜炎的两个主要致病菌分别是链球菌（社区获得性）和葡萄球菌（医疗保健相关和社区获得性）。由于在三级护理中心和社区获得性感染中抗苯唑西林的金黄色葡萄球菌的频率增加，金黄色葡萄球菌现在已经取代了草绿色链球菌，成为感染性心内膜炎的主要原因。

感染性心内膜炎通常发生在已经损坏的心内膜内皮表面或人工瓣膜上，这种局部环境有利于细菌的定植和黏附，随着病情进展，细菌繁殖，组织增生，感染性赘生物形成。

风险因素

参见专栏 49.1。

专栏 49.1　感染性心内膜炎的危险因素

患者因素	心脏因素
• 老年（通常 >60 岁）	• 瓣膜性心脏病
• 男性	• 先天性心脏病
• 静脉药物滥用史	• 人工心脏瓣膜
• 牙列不良	• 心脏内的装置
• 免疫抑制 / 艾滋病	• 有感染性心内膜炎病史
• 慢性血液透析	

临床表现

感染性心内膜炎可累及任何器官和系统，临床表现多样，通常有四个过程：①瓣膜感染引起局部心内并发症，如瓣周脓肿、瓣膜关闭不全、传导障碍、充血性心力衰竭（图 49.1）；②血管现象，如脓毒性栓塞，可累及肺、脑、肾、脾等；霉菌性动脉瘤，颅内出血；③远端部位的细菌播散，如脊椎骨髓炎、腰肌或肾周脓肿、感染性关节炎（图 49.2）；④免疫现象，如肾小球肾炎、Osler 结节、Roth 斑、类风湿因子阳性、抗核抗体阳性。

当典型的症状和体征出现时，感染性心内膜炎的表现就显而易见了：发热、菌血症或真菌血症、瓣膜功能不全，超声心动图显示有赘生物、外周栓塞、亚急性感染性心内膜炎中可见的免疫介导血管炎。但急性感染性心内膜炎可能发展得太快以至于免疫现象来不及出现，患者可能只表现为发热或严重瓣膜功能失调的临床表现。在急性和亚急性感染性心内膜炎中，发热是最常见的症状（高达 90% 的患者会出现发热）。

如果进行仔细的体格检查，通常可以作出临床诊断。应特别注意结膜（出血）、眼底检查（Roth 斑）、完整的心血管检查（新出现的杂音或原有杂音出现变化，特别是主动脉瓣、二尖瓣或三尖瓣关闭不全，以及充血性心力衰竭的体征）、脾大和四肢检查（裂片出血、脓毒性栓塞、Janeway 病变或 Osler 结节）（图 49.3）。体格检查基础上再结合一些非特异性的有辅助诊断价值的实验室检查。感染性心内膜炎的实验室检查包括：贫血、白细胞升高、血小板减少、炎症标志物（ESR 和 / 或 C 反应蛋白）升高、尿常规异常、高丙种球蛋白血症、类风湿因子阳性、抗核抗体阳性、低补体血症、梅毒和莱姆病血清学假阳性。

早期病变

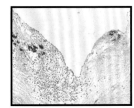

主动脉瓣早期感染性心内膜炎中血小板和病原菌沉积(染色呈黑色)、水肿和白细胞浸润

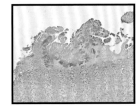

三尖瓣上有细菌团块的赘生物

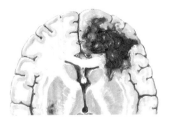

脑梗死伴右脑前动脉栓塞继发出血;左侧基底神经节小梗死

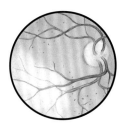

眼底血管栓塞伴视网膜梗死;瘀点

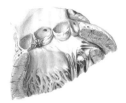

二瓣主动脉瓣感染性心内膜炎的早期赘生物

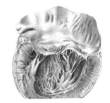

二尖瓣瓣叶关闭缘的早期赘生物

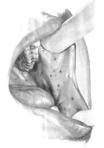

黏膜瘀点

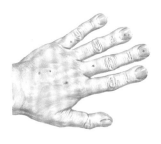

皮肤多瘀点及杵状指

进展期病变

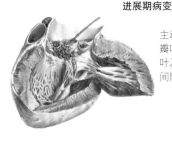

主动脉瓣进展期感染性心内膜炎:瓣叶穿孔;病变延伸至二尖瓣前叶及腱索;被"射流"累及的室间隔

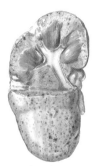

肾瘀点和大面积梗死

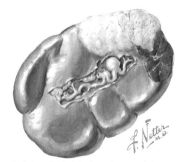

脾动脉霉菌性动脉瘤及脾梗死;脾大

图 49.2　感染性心内膜炎:远端栓塞

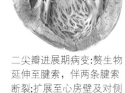

二尖瓣下方及心房表面的赘生物

二尖瓣进展期病变:赘生物延伸至腱索,伴两条腱索断裂;扩展至心房壁及对侧瓣叶的接触面病变

图 49.1　感染性心内膜炎

诊断方法

自 1994 年以来,杜克(Duke)标准一直是最常用的诊断感染性心内膜炎的标准。此标准将疑诊感染性心内膜炎的患者分为三个层次:①明确诊断、②可能诊断、③排除诊断。近年来此标准不断被更新,充实了一些更新的诊断方法。尽管 Duke 标准可以作为临床主要的诊断依据,但也不能取代临床判断(专栏 49.2)。

微生物学

首先要做的有决定意义的检验是在接触患者后的 24 小时内从不同部位静脉穿刺,至少抽取三组血液培养。如果患者在前几周接受过抗生素治疗,可能需要更多次的血培养。大约 50% 的感染性心内膜炎血培养阴性可归因于在血培养之前使用过抗生素。嗜血杆菌、放线菌、人心杆菌、侵蚀性艾肯菌、金氏杆菌(HACEK)群和布鲁氏菌等生生长缓慢,需要延长培养时间(4 周)。对某些微生物(如军团菌)可能需要特殊的培养技术或培养基。基因测序也经常用于那些难以通过传统微生物学方法鉴别的生物体。50% 以上真菌性心内膜炎患者血培养阴性。血清学检查对诊断 Q 热、布鲁氏菌病、军团病、鹦鹉热引起的感染性心内膜炎是必需的,在上述疾病诊断中血清学检查非常重要,现在已经可以替代血培养阳性用于感染性心内膜炎的临床诊断。

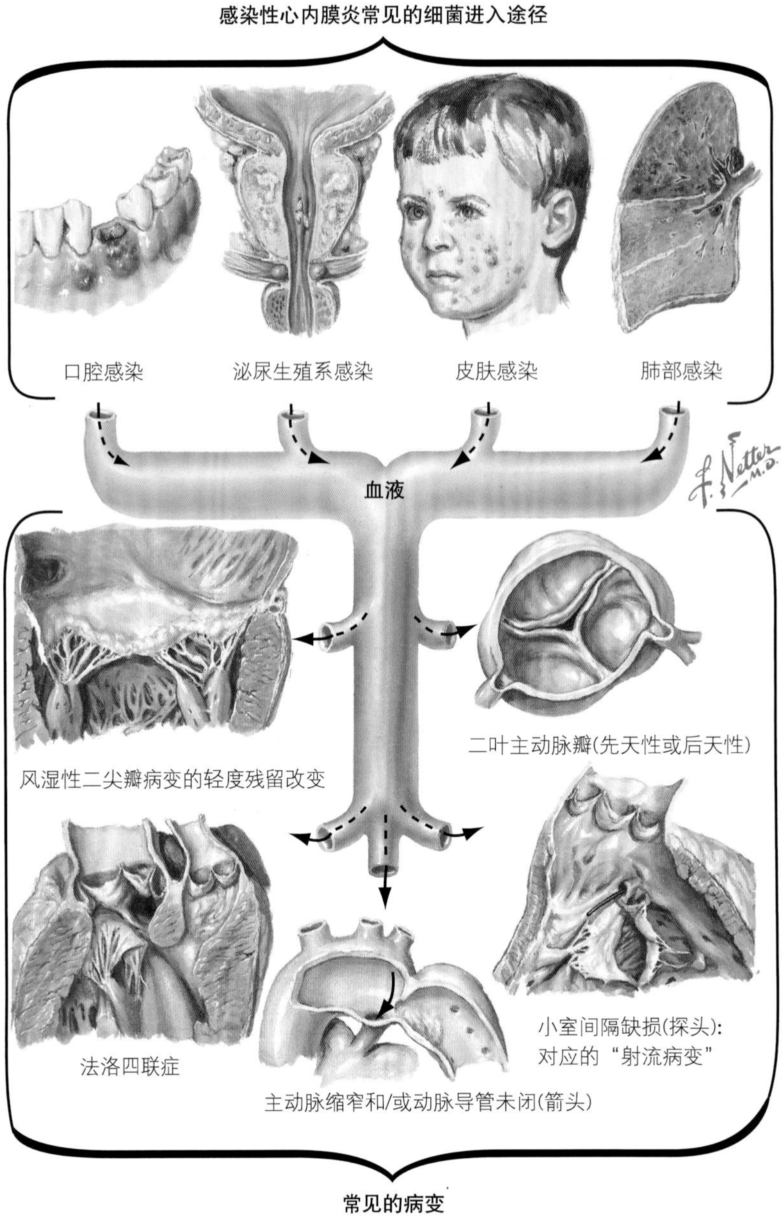

感染性心内膜炎常见的细菌进入途径

口腔感染   泌尿生殖系感染   皮肤感染   肺部感染

血液

风湿性二尖瓣病变的轻度残留改变

二叶主动脉瓣(先天性或后天性)

法洛四联症

主动脉缩窄和/或动脉导管未闭(箭头)

小室间隔缺损(探头):
对应的"射流病变"

常见的病变

图 49.3   非免疫缺陷患者感染性心内膜炎的常见起源部位

专栏 49.2   感染性心内膜炎的诊断方法

确定感染性心内膜炎诊断基于下列表现
病理标准
- 病原微生物赘生物培养或组织学检查发现，栓塞赘生物，心腔内化脓标本发现
- 赘生物或心内脓肿显示活动性心内膜炎活动期
临床标准
- 两项主要临床标准；
  一项主要临床标准，三项次要标准；
  五项次要临床标准

主要临床标准
血培养阳性
- 两次不同的血培养结果为典型的病原菌：葡萄球菌、链球菌（草绿色链球菌和牛链球菌）、HACEK 或社区获得性肠球菌
- 多次血培养结果为同一致病菌
- 单次立克次体血培养阳性或单次 IgG 抗体滴度 >1:800
心内膜受累的证据
- 超声心动图感染性心内膜炎证据：赘生物、脓肿、人工瓣部分开裂新出现的瓣膜关闭不全

HACEK、嗜血杆菌、放线菌、人心杆菌、侵蚀性艾肯菌和金氏杆菌

特殊病原体

葡萄球菌性心内膜炎

葡萄球菌是目前感染性心内膜炎最常见的原因，特别是金黄色葡萄球菌自体瓣膜心内膜炎。感染甲氧西林耐药金黄色葡萄球菌的报告也越来越多。金黄色葡萄球菌感染典型的表现是暴发性心肌脓肿和瓣周脓肿。

广泛的转移性感染很常见。耐苯唑西林的金黄色葡萄球菌引起的心内膜炎在毒品注射者或医院感染患者中特别常见。凝固酶阴性葡萄球菌是引起人工瓣膜心内膜炎（prosthetic valve endocarditis，PVE）的重要原因。右心感染性心内膜炎在注射毒品者中比较常见，对苯唑西林可能敏感、也可能耐药。

链球菌性心内膜炎

链球菌是感染性心内膜炎的第二大常见病原体，而草绿色链球菌是最常见的亚群。治愈率超过 90%，但约 30% 的病例会出现并发症。

肺炎链球菌心内膜炎罕见，通常累及主动脉瓣。它常有暴发性病程，伴有瓣周脓肿、心包炎和并发脑膜炎。β 溶血性链球菌心内膜炎有播散和形成脓肿的倾向，与其他溶血链球菌心内膜炎相比，可能需要更长的治疗时间。牛链球菌感染性心内膜炎患者应注意结肠恶性肿瘤排查。

肠球菌性心内膜炎

粪肠球菌和粪肠杆菌心内膜炎通常发生在老年男性的泌尿生殖道操作后，或年轻女性产科手术后。典型的外周表现并不常见。三级护理中心的青霉素耐药肠球菌感染率正在迅速上升。

药物滥用者、人工瓣膜植入术后和肝硬化患者发生革兰氏阴性菌心内膜炎的风险增加。

沙门氏菌心内膜炎通常在原有瓣膜病变基础上，伴有明显的瓣膜破坏、心房血栓、心肌炎和心包炎。通常需要在抗微生物治疗 7~10 天后进行瓣膜置换术。

假单胞菌心内膜炎几乎只发生在注射吸毒者中，侵犯正常瓣膜。栓塞现象、瓣膜功能严重受损、神经并发症、瓣周脓肿、脾脓肿、反复发生菌血症和进行性心力衰竭常见。

淋球菌很少引起心内膜炎，典型的病程缓慢，表现为主动脉瓣受累、大赘生物、瓣环脓肿、充血性心力衰竭和肾炎。

HACEK 心内膜炎

HACEK 群的革兰氏阴性菌心内膜炎占自身瓣膜病的 5%~10%。所有患者初次隔离可能需要 ≥3 周时间。HACEK 心内膜炎发生在有口腔感染的患者。静脉滥用药物者也比较常见，与使用了唾液污染的注射器有关。

真菌性心内膜炎

真菌性心内膜炎最常见的致病菌是念珠菌和曲霉菌。念珠菌在使用中心静脉导管的患者或接受肠外营养的患者中更为常见。这两种情况也可以在人工瓣膜植入术后患者中发生。其他念珠菌属，如近平滑念珠菌和热带念珠菌，在注射吸毒者中占多数。曲霉血培养结果通常为阴性。在一个疗程的抗真菌药物治疗后需要进行手术干预，特别是有较大赘生物者。常常要终身抗真菌治疗。

血培养阴性的心内膜炎

血培养阴性的心内膜炎很常见。原因包括最近使用过抗菌药物；生长缓慢的特殊致病菌，如 HACEK 群；真菌性心内膜炎；立克次体；细胞内寄生虫，如巴尔通体或衣原体；以及非感染性心内膜炎。

人工瓣膜心内膜炎

人工瓣膜心内膜炎可发生在多达 10% 的人工瓣膜植入者。早期人工瓣膜心内膜炎（植入后 60 天内）通常是由于围手术期瓣膜污染引起的，晚期（60 天后）由短暂性菌血症引起。临床表现与自体瓣膜心内膜炎相似，但新出现的杂音或杂音发生变化更常见。前后一致的血培养结果和超声心动图瓣膜功能障碍是主要表现。推荐经食管超声心动图（TEE）用于诊断和评估并发症（如瓣周脓肿和关闭不全）。凝固酶阴性的葡萄球菌是人工瓣膜心内膜炎发病第 1 年的主要原因。1 年后，其病原微生物与自体瓣膜感染心内膜炎的病原微生物相似。利福平和庆大霉素和萘夫西林或苯唑西林对甲氧西林敏感的金黄色葡萄球菌心内膜炎治疗，或联合万古霉素对甲氧西林耐药的金黄色葡萄球菌心内膜炎进行治疗。对于培养阴性的人工瓣膜心内膜炎，可使用万古霉素和庆大霉素联合，以提供广谱的杀菌覆盖。

分枝杆菌嵌合体心内膜炎

分枝杆菌嵌合体是一种生长缓慢的非结核分

枝杆菌，在鸟分枝杆菌复合体中被区分为一个种属。最近，瑞士的调查人员发现，体外膜肺氧合过程中用于调节血液温度的加热-冷却装置中存在嵌合体毒杆菌，这可能是心脏手术后侵入性嵌合体毒杆菌感染的潜在来源。所有确诊的患者都接受了心脏直视手术和人工材料植入（人造瓣膜和人工血管），导致了菌血症和心内膜炎。其他伴随症状包括疲劳、发热、肝炎、肾功能不全、脾大和全血细胞减少。

医务人员在照护曾经有心内直视手术史并怀疑感染性心内膜炎的患者时，要注意检测生长缓慢的非结核分枝杆菌，如嵌合体分枝杆菌。

超声心动图

超声心动图是诊断和治疗感染性心内膜炎的重要工具，所有疑似和确诊的感染性心内膜炎患者都应进行超声心动图检查。活动的赘生物或团块、瓣环脓肿、人工瓣破裂和新的反流都是 Duke 诊断标准中的主要标准，并以此确认感染性心内膜炎。经胸超声心动图快速、无创，对赘生物有极好的特异性（98%）；但敏感性低于60%。经食管超声心动图可以显示非常小的赘生物，是评估肺动脉瓣、人工瓣膜和瓣膜周围脓肿的首选检查。对于瓣膜周围感染的扩展，经食管超声心动图比经胸超声心动图具有更高的敏感性（76%~100%）和特异性（94%）。如果在最初的经食管超声心动图结果阴性后临床仍怀疑存在感染性心内膜炎，需要在7~10天内复查。经食管超声心动图结果阴性和经胸超声心动图结果阴性的组合有95%的阴性预测价值。

管理与治疗

优选治疗

抗菌治疗

在最初的广谱抗菌经验治疗后，应根据分离的病原微生物的药敏试验给予抗菌药物（表49.1）。抗菌药物需要长程和静脉用药，选择具有协同作用、快速杀菌的抗生素组合是基本原则。血清抗生素水平监测应用广泛，特别是氨基糖苷类是治疗方案的一部分时，谨慎监测血清浓度以避免药物毒性。血培养应在治疗早期进行，以确保消灭菌血症，并应在持续发热

或复发发热时再次进行。感染性心内膜炎合并心律失常和充血性心力衰竭患者需要在重症监护病房进行密切观察。抗凝是自体瓣膜感染性心内膜炎的禁忌证。

还有许多新的抗菌剂未能在感染性心内膜炎患者中得到临床验证。达托霉素是一种环脂肽类抗生素，在体外对大多数革兰氏阳性菌有杀菌效果，特别是对苯唑西林敏感和金黄色葡萄球菌耐药的菌株。研究表明，达托霉素对菌血症和右心感染性心内膜炎的效果和标准治疗方案相同。

手术干预指征

适当和及时的外科手术可以大大降低感染性心内膜炎的发病率和死亡率。相对确定的手术干预指征包括：

- 顽固性心力衰竭；
- 一次以上的严重系统性栓塞事件；
- 真菌性心内膜炎，特别是累及人工瓣膜；
- 抗生素耐药或抗菌治疗无效的感染性心内膜炎；
- 1周的抗生素治疗后，血液培养持续呈阳性；
- 左心感染性心内膜炎，致病菌为假单胞菌或沙门氏菌；
- 人工瓣膜感染性心内膜炎≤首次更换后12个月；和
- 超声心动图发现：
  - 赘生物 >10 mm，特别是二尖瓣前叶（栓塞风险较大）或治疗过程中赘生物体积增大；
  - 急性重度主动脉瓣或二尖瓣关闭不全或瓣膜穿孔或破裂；
  - 脓肿或治疗无效的脓肿；
  - 新发心脏传导阻滞；
  - 人工瓣膜开裂。

避免处理错误

感染性心内膜炎的有效治疗需要多学科会诊，包括感染专家、心内科专家和心外科专家。虽然已经制定了像 Duke 标准这样的指南和标准，但治疗应根据临床判断进行个体化处理。

对患者进行适当的抗菌治疗后，必须确保重复血液培养为阴性。应在抗生素治疗接近结束时和治疗结束后不久重复血培养，以确保解决了感染性心内膜炎问题，并应复查超声心动图，作为未来随访的基线资料。且应告知患者关于感染性心内膜炎的体征或症状。药物滥用和口腔科彻底检查和治疗是常常被忽视的问题。

病因	抗菌治疗[a]
草绿色链球菌和牛链球菌青霉素敏感（MIC <0.1 μg/ml）	青霉素 G 1200 万 ~1800 万 U/24 h IV，或 q4 h 连续 4 周，或 头孢曲松 2 g IV，每日 1 次，共 4 周，或 青霉素 G 1200 万 ~1800 万 U/24 h IV，或连续，或 q4 h 2 周与庆大霉素 3 mg/kg 每 24 h IV 或 IM 1 次，连续 2 周，或 万古霉素 30 mg/kg/24 h IV，q12 h，共 4 周（仅适用于对 β 内酰胺类抗生素过敏的患者）
草绿色链球菌和牛链球菌对青霉素相对耐药（MIC 0.1~0.5 μg/ml）	青霉素 G 2400 万 U/24 h IV，或连续，或 q4 h，用庆大霉素 3 mg/kg，每日，共 2 周 头孢曲松每日一次 2 g IV 可代替青霉素（对青霉素过敏的患者）或
肠球菌（青霉素敏感）	万古霉素 30 mg/kg/24 h IV，分 2 次，4 周（仅适用于 β 内酰胺类抗生素过敏的患者） 青霉素 G 1800 万 ~3000 万 U/24 h，连续或 q4 h 与庆大霉素 3 mg/kg IV 等分成 2~3 次给药，共 4~6 周 氨苄西林 2 g/q4 h，庆大霉素 3 mg/kg IV 分 2~3 次，用 4~6 周 万古霉素 30 mg/kg/24 h IV，分 2 次，用 4~6 周；庆大霉素 3 mg/kg IV，分 2~3 次用 4~6 周 （只推荐对 β 内酰胺类抗生素过敏的患者；对青霉素过敏的患者不能用头孢菌素替代）
肠球菌（青霉素耐药）	万古霉素 30 mg/kg/24 h，分 2 次 IV，用 6 周，加庆大霉素 3 mg/kg/24 h IV 或 IM 分 3 次给药或 利奈唑胺 600 mg IV 或者口服 q12 h，6 周以上或 达托霉素每次 10~12 mg/kg，给药 6 周
葡萄球菌（苯唑西林敏感的菌株）	萘夫西林或苯唑西林 12 g IV q24 h，4~6 等分剂量，6 周或 头孢唑林（或其他第一代头孢菌素）6 g/24 h IV，分 3 次，用 6 周（青霉素过敏患者）
葡萄球菌（抗苯唑西林菌株）	万古霉素 30 mg/kg/24 h，分 2 次 IV，6 周。或达托霉素 >8 mg/kg，6 周
HACEK 微生物	头孢曲松 2 g IV 或 IM 每日一次，持续 4 周 氨苄西林 2 g/24 h IV q4 h，4 周或 环丙沙星 1000 mg/24 h PO 或 800 mg/24 h IV，分 2 个等分剂量
培养阴性（自体瓣膜）	氨苄西林-舒巴坦 12 g/24 h IV，4 次，4~6 周，加庆大霉素 1 mg/kg q8 h，4~6 周或 万古霉素 30 mg/kg IV 分 2 次，4~6 周 + 庆大霉素 1 mg/kg IV 分 3 次，4~6 周 + 环丙沙星 1000 mg/24 h PO 分 2 次或 800 mg/24 h IV 分 2 次，4~6 周
人工瓣膜心内膜炎	参照 2015 年美国心脏协会心内膜炎指南
分枝杆菌嵌合体心内膜炎（大环内酯物敏感）	每日阿奇霉素 + 利福平 + 乙胺丁醇治疗 12~18 个月，每日 IV 阿米卡星治疗 3 个月
分枝杆菌嵌合体心内膜炎（大环内酯物不敏感）	每日利福平 + 乙胺丁醇 +（其他药物[b]）12~18 个月 +/- IV 阿米卡星 3 个月

表 49.1　感染性心内膜炎的抗菌治疗

HACEK，嗜血杆菌、放线菌、人心杆菌、侵蚀艾肯菌和金氏杆菌；IV，静脉注射；IM，肌内注射；MIC，最小抑菌浓度；PO，口服。

[a] 抗生素剂量适用于肾、肝功能正常的成人患者。氨基糖苷用于协同革兰氏阳性菌感染。每日多次给予庆大霉素时，应根据患者的肾功能调整剂量，使其峰值浓度约为 3 mg/L，低谷浓度小于 1 mg/L。根据患者肾功能情况调整万古霉素的剂量，最大浓度为 30 ~ 45 mg/L，最低浓度为 10 ~ 15 mg/L。青霉素、乙氧萘青霉素和苯唑西林经常用于居家治疗患者。由于这些药物在室温下可以稳定 24 小时，因此可以通过患者随身携带的泵给药，只需每 24 小时调整一次。肠球菌对氨基糖苷有耐药性。高耐药意味着失去协同作用，因此氨基糖苷不应用于肠球菌所致感染性心内膜炎。肠球菌所致感染性心内膜炎治疗时间应延长至 8 ~ 12 周。

[b] 其他药物选择：氯法齐明、莫西沙星、环丙沙星或贝他喹。

Adapted from Baddour LM，Wilson WR，Bayer AS，et al. Infective endocarditis in adults：diagnosis，antimicrobial therapy，and management of complications. Circulation 2015；132:1435-1486.

预防

2007 年，AHA 简化了关于抗生素预防感染性心内膜炎的建议，目前仅建议对感染性心内膜炎风险最高的患者进行预防，包括：

1. 人工心脏瓣膜或曾用人工材料修复心脏瓣膜者；
2. 既往有心内膜炎病史；
3. 心脏移植患者伴有瓣膜功能障碍；和
4. 某些先天性心脏缺陷，包括：

    a. 未完全修复的发绀型先天性心脏病，包括接受过分流手术和导管植入的儿童；

    b. 使用人工材料或装置修复的先天性心脏缺陷后 6 个月内；和

    c. 先天性心脏病治疗后残留缺损。

未来方向

一些临床医生认为，赘生物的大小和其他超声心动图特征可以预测哪些患者预后不良，需要早期手术。但特异的超声心动图标准尚未被临床证实。未来的研究将有助于确定超声心动图上除瓣周或心肌脓肿外哪些异常可被列入手术适应证。

补充资料

American Heart Association [home page on the Internet]. http://www.americanheart.org. Accessed February 16, 2010.
美国心脏协会网站，为其他心脏相关疾病的治疗提供指导。

Bayer AS, Bolger AF, Taubert KA, et al. Diagnosis and management of infective endocarditis and its complications. *Circulation*. 1998;98:2936–2948.
本文概述了国际上有关感染性心内膜炎的管理状况。

European Society of Cardiology. European Society for Cardiologist guidelines for infective endocarditis; 2004. http://www.escardio.org/knowledge/guidelines/Guidelines_list.htm. Accessed February 16, 2010.
本文回顾了不同于美国传染病学会和 AHA 指南的欧洲指南。

Schlant RC, Alexander RW, O'Rourke RA, et al, eds. *Hurst's the Heart*. 10th ed. New York: McGraw-Hill Inc; 2001.
本文从心脏病专家的角度全面评价了感染性心内膜炎的治疗。

循证文献

Baddour LM, Wilson WR, Bayer AS, et al. Infective endocarditis in adults: diagnosis, antimicrobial therapy, and management of complications. *Circulation*. 2015;CIR.0000000000000296, originally published September 15, 2015.
AHA 关于成人感染性心内膜炎的科学声明。

Fowler VG Jr, Boucher HW, Corey GR, et al. Daptomycin versus standard therapy for bacteremia and endocarditis caused by *Staphylococcus aureus*. *N Engl J Med*. 2006;355:653–665.
本文描述了新一代抗生素在耐药细菌感染中的应用。

Infectious Diseases Society of America. American Heart Association infective endocarditis guidelines. http://www.idsociety.org/Content.aspx?id=9088. Accessed February 16, 2010.
发布了更新版感染性心内膜炎治疗指南，是治疗复杂感染性心内膜炎患者的重要工具。

Li JS, Sexton DJ, Mick N, et al. *Clin Infect Dis*. 2000;30:633.
改良的感染性心内膜炎 Duke 诊断标准。

Mandell GL, Bennett JE, Dolin R, eds. *Mandell, Douglas, and Bennett's Principles and Practice of Infectious Diseases*. 6th ed. New York: Churchill Livingstone; 2005.
本文可在诊断和治疗疑似和 / 或确诊的感染性心内膜炎时提供更具体的指导。全面综述了不常见的病原体和复杂的感染性心内膜炎。

Sax H, et al. Prolonged outbreak of Mycobacterium chimaera infection after open-chest heart surgery. *Clin Infect Dis*. 2015;61:67–75.
有关嵌合体分枝杆菌的疫情信息。

（Thelsa Thomas Weickert，Kristine B. Patterson，Cam Patterson 著 冯新恒 译 王贵松 审校）

第50章

心脏瓣膜疾病的外科治疗

心脏内部的血液经房室瓣膜流入心室，并在瓣膜处产生压力。当产生足够的收缩压时，主动脉瓣和肺动脉瓣打开，血液进入动脉系统，同时房室瓣关闭，阻止血液流入心房。舒张过程中主动脉瓣和肺动脉瓣关闭，房室瓣开放，心室充盈，血液通过搏动性血液循环开始流经全身和肺血管丛。

任何心脏瓣膜的异常都会导致循环系统的效率降低，引起单个或两个心室超负荷工作，在极端情况下会导致心力衰竭。

随着新技术的发展，心脏瓣膜病的治疗也在不断发展。更耐用的组织瓣膜和新型机械瓣膜对瓣膜置换技术带来了重要影响。而介入治疗已成为心脏瓣膜病治疗新的方向。

第一代人工瓣膜

最初制作人工瓣膜是尝试用柔性的非生物材料替代瓣膜，但未取得成功。与正常瓣膜相比，这些瓣膜的替代品过于僵硬，而使用刚性材料构建铰链瓣膜则会导致铰链血栓形成和瓣膜功能不全。之后，工程师们从自由浮动的封堵器上找到了灵感（如保存在笼状外壳中的圆盘或球），制造了第一个可应用于临床的人工瓣膜。1958年，Starr-Edwards瓣膜成功用于首例瓣膜置换术。

尽管这些早期的人工瓣膜可用于临床，但第一代笼球瓣仍存在以下缺点：①设计笨重，不适合心室或主动脉尺寸小的患者；②内口小，相对狭窄；③局部血栓形成风险较高易导致血栓栓塞，术后需长期抗凝治疗。

第二代人工瓣膜

为弥补早期人工瓣膜的不足，产生了两种不同的瓣膜设计路线：使用合成材料（机械瓣膜）或生物组织（生物瓣膜）。随后笼球瓣得到了改进，并开发了旋转无铰链圆盘瓣，如LillehaiKaster、Medtronic Hall和Björk-Shiley瓣。St.Jude和Carbomedics瓣膜是第一个成功应用于临床的铰链瓣（图50.1上方）。

在尸检时采集并保存在抗生素溶液中或冷冻保存的同种异体瓣膜是第一个成功植入人体内的非合成瓣膜。但从尸体上获取的瓣膜毕竟数量有限，面对巨大的需求，人们不得不使用猪瓣膜。猪瓣膜被摘除后放入戊二醛中保存，并安装在改良的尼龙覆膜塑料或金属支架上。心包制成的瓣膜同样也被成功地研发和使用（图50.1下方）。猪和牛心包瓣膜是目前常用的生物假体瓣膜，而铰链瓣是最常用的机械瓣膜。截至目前，没有一种人工瓣膜能够完美替代人体自身的瓣膜，但人工瓣膜的耐用性在过去几年里有了显著的提高。

病因与发病机制

心脏瓣膜病包括两大类：先天性瓣膜畸形和后天性瓣膜功能障碍。先天性瓣膜畸形可发生在一个或多个瓣膜（见第8章）。患有严重先天性瓣膜功能障碍的患者若不及时手术治疗可能死亡。而对于心脏发育正常的患者，在任何年龄段均可由于感染而导致瓣膜功能障碍。未经治疗的链球菌感染和细菌性心内膜炎引起的风湿性心脏病可破坏正常的心脏瓣膜结构进而影响瓣膜功能。全身性炎症性疾病，如红斑狼疮、类风湿关节炎、嗜酸性心内膜炎以及类癌性疾病等，同样会导致瓣膜功能障碍。结缔组织疾病，如Ehlers-Danlos综合征和黏液瘤样变性，亦可导致瓣膜畸形和功能障碍。严重的心肌缺血损伤可引起乳头肌功能障碍，进而导致二尖瓣关闭不全。衰老在引起动脉粥样硬化改变和动脉壁钙沉积

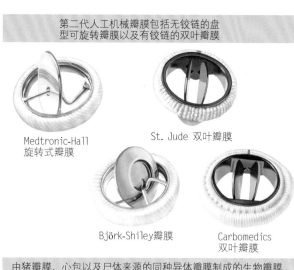

第二代人工机械瓣膜包括无铰链的盘型可旋转瓣膜以及有铰链的双叶瓣膜

Medtronic-Hall
旋转式瓣膜

St. Jude 双叶瓣膜

Björk-Shiley瓣膜

Carbomedics
双叶瓣膜

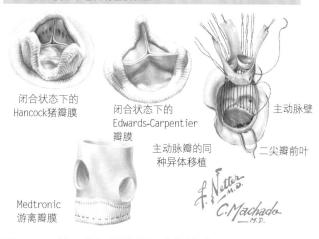

由猪瓣膜、心包以及尸体来源的同种异体瓣膜制成的生物瓣膜在瓣膜置换术中也占有重要位置

闭合状态下的
Hancock猪瓣膜

闭合状态下的
Edwards-Carpentier
瓣膜

主动脉瓣的同
种异体移植

主动脉壁

二尖瓣前叶

Medtronic
游离瓣膜

图 50.1　第二代机械瓣膜及生物瓣膜

的同时，也会影响主动脉瓣及二尖瓣，有时伴有严重的瓣叶钙化，伴或不伴瓣膜功能障碍。

临床表现

根据瓣膜功能障碍的类型、严重程度以及受影响瓣膜的位置，患者的症状差异很大。病变的瓣膜会出现关闭不全、狭窄，或者两者皆有。中度主动脉瓣狭窄的年轻患者通常没有症状。同样，许多中度二尖瓣狭窄或关闭不全的患者可能也没有症状。一般来说，瓣膜功能障碍严重的患者最终会出现劳力性呼吸困难，而主动脉瓣狭窄患者可发生晕厥或心绞痛，伴或不伴呼吸困难。

鉴别诊断

有呼吸困难和疲劳的患者，应排除非心脏原因，

如贫血、高血压、肺部病变和甲状腺功能减退。同时也应除外原发性心肌病；若出现心绞痛，必须排除冠状动脉疾病。

诊断方法

查体中若发现心脏杂音、脉压增大、心脏增大、肝大、腹水或胫前及足踝部水肿等，则有助于确认循环系统存在异常。X 线胸片和心电图也可提供心脏病的证据。现阶段，超声心动图结合心导管检查的血流动力学数据是确定心脏瓣膜异常的最准确的检查。

管理与治疗

优选治疗

手术治疗

治疗心脏瓣膜病有多种方法。用人工瓣膜代替病变的瓣膜已经成为一种常规的手术方式，瓣膜修复，特别是二尖瓣和三尖瓣的修复已经有了长足的发展。常规的二尖瓣和三尖瓣修复技术包括环瓣成形术、切除无腱索支持的瓣叶脱垂部分、缩短或使用人工腱索、通过滑动瓣膜成形术增加或减少瓣口面积。对于需要主动脉瓣置换术的患者，一些医生建议在可能的情况下进行主动脉瓣修复和再悬浮，以保留原有的主动脉瓣。另一种替代方法是 Ross 手术，它需要将患者的肺动脉瓣移植到主动脉位置。作为替代的肺动脉瓣有生物活性，经久耐用，几乎不会在局部形成血栓，同时对血流动力学的影响也较小。然后再用同种组织瓣重建肺动脉瓣。手术方式的选择取决于许多因素，包括瓣膜的病变情况、患者年龄、对长期抗凝治疗的耐受性和依从性。

二尖瓣和三尖瓣

有研究证实，二尖瓣和三尖瓣修复的总体死亡率低于置换术，因此二尖瓣和三尖瓣病变的患者应更多地考虑进行瓣膜修复而不是置换。

影响二尖瓣和三尖瓣修复的因素包括进展期风湿性心脏病或进展期狼疮造成瓣膜严重瘢痕和变形，其他涉及瓣叶的炎症过程，以及心内膜炎导致的瓣叶和瓣环破坏。在这种情况下，应选择置换瓣膜（图 50.2）。二尖瓣置换术应保留部分瓣下腱索和

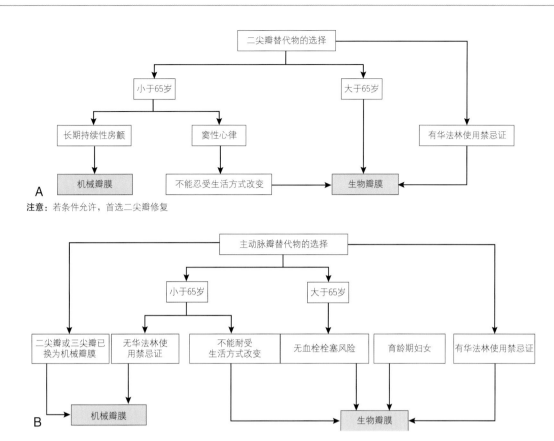

图 50.2 瓣膜性心脏病瓣膜替代物选择的评估流程（Adapted from Bonow RO, Carabello BA, Chatterjee K, et al. ACC/AHA 2006 guidelines for the management of patients with valvular heart disease: a report of the American College of Cardiology/American Heart Association Task Force on Practice Guidelines [Writing Committee to Develop Guidelines for the Management of Patients with Valvular Heart Disease]. Circulation 2006; 114: e84-e213. ）

乳头肌，以帮助维持正常的心室收缩力。

主动脉瓣

瓣膜修复不适用于大多数患有主动脉瓣病变的成年患者，对于主动脉瓣明显狭窄或关闭不全的成年患者，瓣膜置换常常是首选的治疗方法。患者的年龄、生活方式和偏好以及外科医生的偏好决定了人工瓣膜置换的类型（图 50.2B 和图 50.3）。

减少治疗失误

人工瓣膜置换术的问题

由于窦性心律患者不需要长期抗凝，因此使用生物瓣膜的患者出血发生率较低。但目前所有的生物瓣膜在体内会逐渐退变并最终再次影响循环系统的工作效率。在年轻患者和血液透析的终末期肾病患者中，这种退变速度会加快。由于无需长期抗凝治疗，对于老年患者，特别是有跌倒风险的患者，生物瓣膜可能是最佳选择。而对于较年轻的患者（自然预期寿命超过 15~20 年），则应使用耐用的合成材料制成的人工瓣膜，如热解碳、钛、不锈钢或这些材料的组合，但使用机械瓣需要无限期抗凝。

在切除瓣叶后，机械瓣膜必须有一个合适的缝合环缝合在患者的瓣膜环上。缝合环通常是圆形、刚性的，厚度各不相同。这种刚性缝合环改变了原有瓣膜环的自然形状，并减小了人工瓣膜内口的大小。而将一个带有环形缝合环的瓣膜植入非圆形环中会在瓣膜和缝合环之间产生张力，并可能导致瓣周漏，外科医生在选择手术入路时必须考虑到上述可能性。

在主动脉瓣位置植入生物假体瓣膜时，无需使用刚性的环形缝合环，可将自体肺动脉瓣缝合至主动脉瓣位置（Ross 手术），也可使用同种异体尸体瓣膜移植和无蒂游离的猪瓣膜。

微创技术

微创冠状动脉血运重建手术使用小切口，可在心脏跳动的情况下进行，避免了体外循环。尽管在瓣膜修复和替换过程中小切口的使用也逐渐成为可

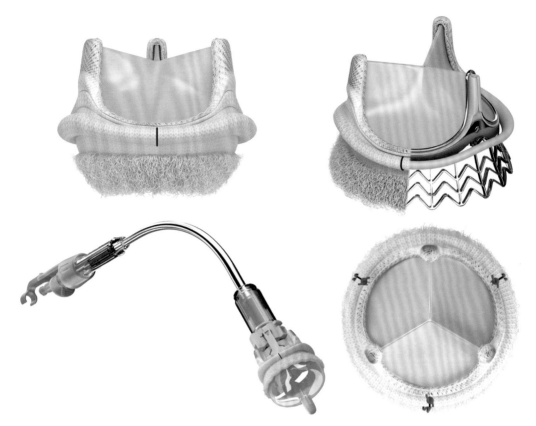

图50.3 Edwards Intuity Elite 瓣膜置换系统（Used with permission from Edwards Lifesciences LLC, Irvine, California.）

能，但在现有技术条件下难以避免使用体外循环。

良好的手术视野是成功修复或更换瓣膜的先决条件。尽管术中微型摄像机的使用改善了手术视野，但仍不能完全弥补小切口对视野的影响。相较于其他瓣膜，术中暴露二尖瓣是最困难的，因此许多外科医生通过房间隔进入二尖瓣，有时会将切口延伸至左心房顶部（图50.4）。

未来方向

对机械人工瓣膜及其缝合环的改进将继续减少血栓栓塞并发症的发生率，同时改善其血流动力学特性。对生物假体瓣膜进行更好的化学保存将提高其寿命和耐用性，使生物假体瓣膜能够更多地成为年轻患者的选择。

目前对于瓣膜修复技术的培训已经越来越规范。通过术前评估，包括超声心动图和血流动力学数据，可以更好地选择合适的手术修复技术。人工瓣膜植入技术将在特定的患者中得到越来越多的应用，特别是对于那些瓣膜环较小和瓣膜缝合环使人工瓣膜

狭窄的患者。最后，随着基因工程逐渐被临床接受，转基因猪和狒狒可能会提供可移植的生物瓣叶、瓣膜甚至整个心脏。

此外，新型的"无缝合"瓣膜已经上市，这种瓣膜安装在可膨胀的球囊框架上，可以像经导管瓣膜一样插入，通过标准的胸骨切开术放置，也可以通过微创手术更方便地放置。

补充资料

Bonow RO, Carabello BA, Chatterjee K, et al. ACC/AHA 2006 guidelines for the management of patients with valvular heart disease: a report of the American College of Cardiology/American Heart Association Task Force on Practice Guidelines (Writing Committee to Develop Guidelines for the Management of Patients with Valvular Heart Disease). *Circulation.* 2006;114:e84–e213.

ACC/AHA 关于瓣膜性心脏病患者管理的指南。治疗心脏瓣膜病患者的临床医生必备读物。

David TE, Feindel CM, Webb GD, et al. Long-term results of aortic valve-sparing operations for aortic root aneurysm. *J Thorac Cardiovasc Surg.* 2006;132:347–354.

关于主动脉瓣修复手术的重要贡献。

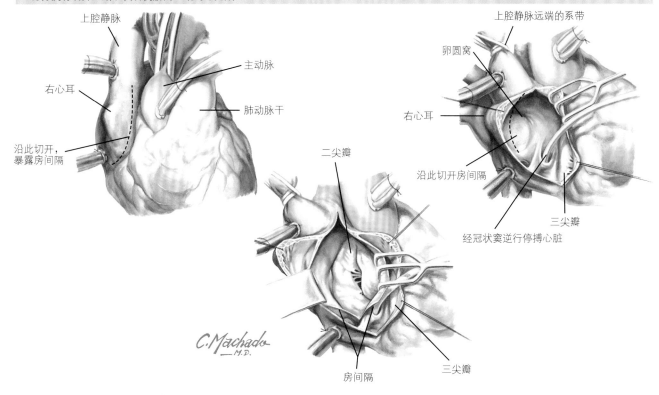

经左心房顶部暴露房间隔，随后经房间隔暴露二尖瓣。此术式在暴露二尖瓣的同时亦能观察三尖瓣，并且通过常规标准的胸骨切开入路、部分胸骨切开入路以及右侧肋间入路均可完成

图 50.4 经房间隔暴露二尖瓣

David TE, Ivanov J, Armstrong S, Rakowski H. Late outcomes of mitral valve repair for floppy valves: implications for asymptomatic patients. *J Thorac Cardiovasc Surg.* 2003;125:1143–1152.
黏液瘤顶尖治疗中心有关二尖瓣修复的预后研究。

循证文献

Carpentier A. Cardiac valve surgery: the "French connection." *J Thorac Cardiovasc Surg.* 1983;86:323–337.
关于二尖瓣修复手术的重要贡献。

Moon MR, Pasque MK, Munfakh NA, et al. Prosthesis-patient mismatch after aortic valve replacement: impact of age and body size on late survival. *Ann Thorac Surg.* 2006;81:481–489.
有关主动脉瓣置换术中患者年龄和体重与瓣膜大小的重要贡献。

（ Timothy Brand，Thomas G. Caranasos，Michael E. Bowdish，Michael R. Mill，Brett C. Sheridan 著
吴昊森　张喆 译　王贵松 审校 ）

结构性心脏病

第 51 章

成人先天性心脏病的临床表现

病因与发病机制

先天性心脏病（先心病）是指出生时存在的任何心脏先天性缺陷。先心病通常为多种病因所致，环境和遗传因素均起着重要作用。心脏在宫内发育过程中可以受到毒素、低氧和药物等因素影响。染色体异常如 21 三体或遗传性单基因异常也可为重要病因。根据心脏结构异常的严重程度先心病可以出现轻微症状到威胁生命等各种临床情况。许多病例没有明确病因，通常归因于复杂的多基因异常。

成人先心病患者症状和临床过程因疾病类型和严重程度的不同差异非常大。由于影像学技术的进步和筛查技术的广泛应用，在美国绝大多数威胁生命的先心病在出生前就被诊断。成人先心病患者许多都接受了合适的治疗（通常为外科手术），由儿科或先心病专科医生进行随访，在随后表现为稳定的临床状态。对于成年后首次诊断的先心病患者，通常有明确的临床表现延迟出现的原因。对于严重的先心病患者（发绀性心脏病、巨大室间隔缺损和房间隔缺损），通常是因为缺乏合适的医疗诊治和监测条件，但是亦有许多病程逐渐进展的患者尽管有足够的医疗资源仍未被明确诊断。许多患者在初始手术治疗后的随访过程中失访。根据患者的病理生理改变和是否进行过手术矫正进行分类对于临床诊治具有重要价值。

未矫正的发绀性心脏病

成年后诊断的发绀性心脏病十分少见，如果成年后才被诊断，通常是因为缺乏便利可及的医疗资源。先心病所致的发绀一般是因为未充分氧合的血液分流入体循环。肺动脉阻力升高导致心房或心室水平

的右向左分流。这一类型的发绀性心脏病包括肺动脉闭锁伴室间隔缺损（VSD）、法洛四联症（tetralogy of Fallot, TOF）和艾森曼格综合征（Eisenmenger syndrome）。在肺动脉血流正常或增加的情况下，肺静脉系统和体循环静脉回流血液的混合也可以导致发绀。此类型结构异常多数情况下为一个腔室内同时接受了体循环静脉和肺静脉的血液回流。氧合的血液和未充分氧合的血液混合可发生在任何水平，包括静脉（完全型肺静脉异位引流）、心房（单心房畸形）、心室（单心室畸形）和大血管（永存动脉干）水平。在这些疾病中，通常会出现接近完全的静脉回流血液混合。完全性大动脉转位（complete transposition of the great arteries, TGA）（图 51.1）可以表现为两套静脉系统回流血液的部分混合，但也可以出现静脉回流血液的完全混合进而导致严重的低氧血症。

多数发绀性心脏病需要在儿童时期进行手术矫正。对于成年后诊断的发绀性心脏病，需要仔细评估肺循环阻力，对于肺血管床仍然可用、有足够心室功能储备的患者，外科手术通常为合适的治疗方式。诊治过程应进行先心病专科医师和心外科专科医师会诊。矫正发绀性心脏的手术方式见第 53 章。

艾森曼格综合征

由于发绀性心脏病，如室间隔缺损、房间隔缺损（ASD）和动脉导管未闭（patent ductus arteriosus, PDA）导致慢性循环负荷加重，引起肺动脉重塑和肺循环阻力逐渐升高，进而引起严重的肺动脉高压。最终，当肺循环阻力升高到一定程度就会导致血液分流方向逆转引起发绀和右心衰竭。这一疾病由维克托·艾森曼格医生（Victor Eisenmenger）于 1897 年首次描述，目前在发达国家相对少见。但是对于医疗资源匮乏的地区，未及时治疗的巨大室间隔缺损、房间隔缺损和动脉导管未闭可因进行性肺循环负荷加重

房间隔球囊造口术

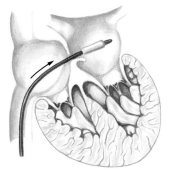

1. 球囊导管通过卵圆孔进入左心房

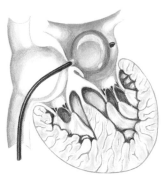

2. 球囊扩张

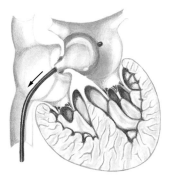

3. 球囊后撤造成大的房间隔缺损

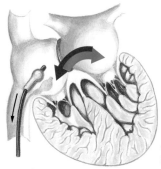

4. 房间隔成形术形成共同心房允
许氧合和未氧合血液充分混合

图 51.1   大动脉转位。用于等待手术矫正期间促进静脉血混合的手术技术

引起艾森曼格综合征。

由于慢性、严重肺动脉高压为外科矫正手术的禁忌，此病难以进行外科手术治疗。对于肺循环阻力明显升高的患者，关闭心内分流会引起右心室后负荷加重和右心衰竭。因此，艾森曼格综合征通常不可进行手术治疗，只能通过药物治疗改善生活质量和生存期。有报道在一些患者中肺血管扩张剂可以成功治疗该病并最终进行了原发畸形的封堵治疗。对于进行完全房间隔或室间隔封堵禁忌的患者，可以考虑先进行缺损留窗允许残余分流的封堵手术，随后再进行完全修补。

未矫正的非发绀性心脏病

房间隔缺损

左向右分流的先心病不出现低氧血症，因此尽管儿童时期未及时诊断，仍然有很大可能存活至成年。成人最常见的非发绀性心脏病为房间隔缺损。继发孔缺损最常见，通常表现为晚期出现的呼吸困难、右心扩大和心律失常。少见情况下未诊断和及时治疗的继发孔缺损可引起严重肺动脉高压和艾森曼格综合征。对于存在右心室扩大证据和显著左向右分流（>2:1）的继发孔型房间隔缺损，应进行封堵手术，通常可进行经导管介入手术（见第52章）。但是，对于合并异常静脉引流的复杂房间隔缺损（静脉窦型房间隔缺损）或原发孔型房间隔缺损，因合并其他心脏结构畸形通常需进行外科手术治疗。原发孔型房间隔缺损通常与二尖瓣和心内膜垫畸形并存，上腔静脉型房间隔缺损通常与肺静脉异位引流并存。这些畸形没有完全的组织边界，因此难以进行器械封堵（图51.2）。

室间隔缺损

因为大量分流可出现心脏杂音（典型杂音为全收缩期和舒张早期杂音），大多数室间隔缺损可于幼年得到诊断。但在医疗资源匮乏的地区患者也可以很好地耐受，存活至成年，这主要取决于缺损的大小和分流量。<10 mm 的局限性室间隔缺损，患者通常有响亮的杂音但无明显心力衰竭症状。这些小的缺损无明显的临床影响，肺动脉压可以正常且无左心容量负荷加重表现。非局限性室间隔缺损则会逐渐进展导致肺动脉高压和艾森曼格综合征。

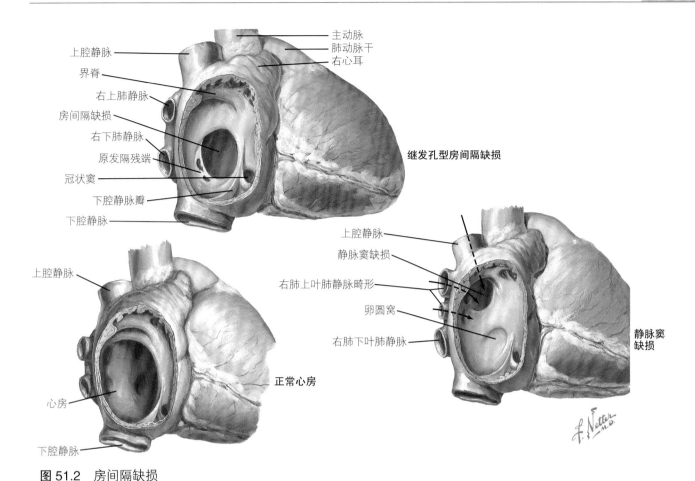

上腔静脉
界脊
右上肺静脉
房间隔缺损
右下肺静脉
原发隔残端
冠状窦
下腔静脉瓣
下腔静脉

主动脉
肺动脉干
右心耳

继发孔型房间隔缺损

上腔静脉

心房

下腔静脉

正常心房

上腔静脉
静脉窦缺损
右肺上叶肺静脉畸形
卵圆窝
右肺下叶肺静脉

静脉窦
缺损

图 51.2　房间隔缺损

根据解剖学基础，室间隔缺损可分为四型。膜周型室间隔缺损最常见，在临床诊断的室间隔缺损中占 80%（小的肌部型室间隔缺损可能更常见但通常自发闭合未被诊断）。这一类型缺损紧邻左心室流出道，可与三尖瓣隔瓣畸形、左心室右心房分流并存。膜周型室间隔缺损通常为局限性缺损，可进行保守治疗。第二常见的为肌部型室间隔缺损，在所有病例中占比为 5%~10%，通常为多发性，可进行经皮介入封堵。更少见的类型包括嵴上型和后部型。嵴上型室间隔缺损通常与右冠状窦畸形并存，引起主动脉瓣关闭不全，若出现症状需进行外科手术修补和 / 或主动脉瓣置换。后部型室间隔缺损通常位于室间隔的后部，可与房室瓣畸形并存。后两者占比 <10%（图 51.3）。

动脉导管未闭

动脉导管未闭是第三常见的引起持续性左向右分流和肺循环负荷加重的非发绀性心脏病。尽管动脉导管通常在出生后因为缺乏来源于母体的前列腺素和新生儿血液氧含量增加而闭合，但是出生时应激可导致动脉导管的持续开放。分流量取决于动脉导管的长度、宽度和肺动脉阻力。肺循环阻力低的患者分流可以持续至成年。持续的分流能够引起肺动脉高压和左心室容量负荷加重。但大多数动脉导管未闭能够通过介入手术封堵。而且，初期的非甾体类抗炎药物也是有效的治疗药物。

可能就诊于成人心脏科的经手术矫正的先心病

法洛四联症

法洛四联症在活产儿中发病率为 1/2000。主要表现为主动脉骑跨、室间隔缺损、肺动脉狭窄和右心室肥厚。法洛四联症病因尚不明确，但与高龄妊娠、妊娠期并发症（如糖尿病、高血压）、酒精滥用相关。如果足够的血液可被泵入肺循环，法洛四联症患者通常可早期存活。姑息性的 B-T 分流术（Blalock-Taussig procedure）可将分流血液引入肺循环，之后择期进行矫正手术。1954 年报道了第一例

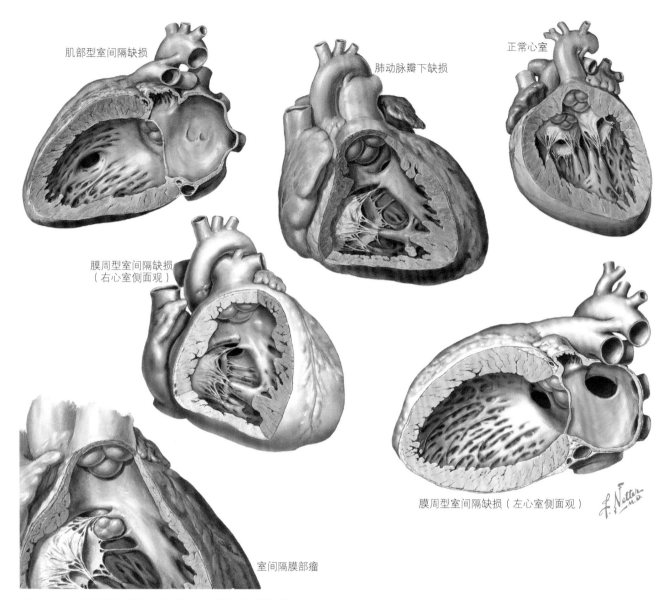

肌部型室间隔缺损

肺动脉瓣下缺损

正常心室

膜周型室间隔缺损
（右心室侧面观）

室间隔膜部瘤

膜周型室间隔缺损（左心室侧面观）

图 51.3　膜周型和肌部型室间隔缺损的解剖学特征

法洛四联症矫正手术，手术矫正的患者可达到正常的预期寿命，但右心衰竭和心律失常风险增加。由于手术技术进步和安全性增加，法洛四联症手术修补可以在很多儿童医学中心进行，通常在出生后第一年进行。多数病例预后良好，女性患者可承受无并发症妊娠。因为多数患者需进行右心室流出道重建，残余的肺动脉瓣疾病可进展至成年。通常，已经进行过法洛四联症手术修补的患者治疗目标包括：①监测肺动脉瓣和右心室流出道的反流和狭窄；②监测右心功能；③监测室性和房性心律失常；④监测先前修补的室间隔缺损。

多数患者存在残余的肺动脉瓣疾病。一些患者主肺动脉术后发育不完全，成年后可发展为肺动脉狭窄，但更常见的是进行性加重的肺动脉瓣关闭不全引起右心衰竭。经皮肺动脉瓣置换系统（Melody Transcatheter Pulmonary Valve System，Melody TPV）（Medtronic）已获得美国 FDA 批准用于人工右心室 - 肺动脉流出道，但很少用于自体流出道疾病。这一器械初始仅批准用于直径 >16 mm 圆周形的右心室流出道合并至少中度关闭不全和 / 或平均压力阶差 >35 mmHg 的关闭不全。这一适应证仅适用于少数患者，未来可能扩展至先天的右心室 - 肺动脉流出道疾病（图 51.4）。

右位型大动脉转位

对于简单的右位型大动脉转位（D-transformation

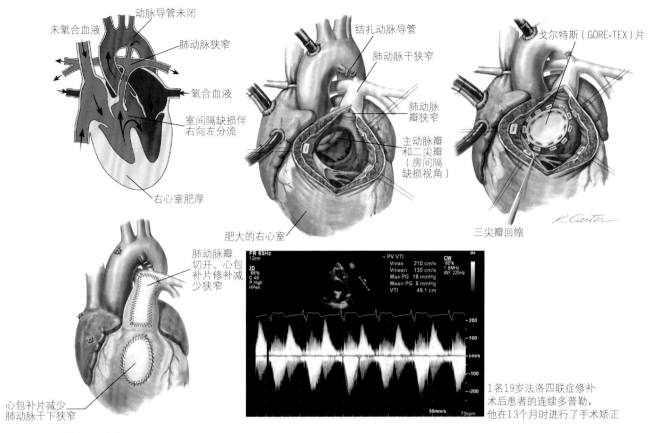

图 51.4　法洛四联症

of the Great Arteries）患者，出生后的存活依赖于是否存在房间隔缺损和动脉导管未闭允许氧合后的血液输送至体循环。一些患者需要进行经皮球囊房间隔造口术（Rashkind 手术）增加输送至体循环的氧合血流量。如果未进行矫正则通常难以度过新生儿期。根据是否存在流出道梗阻和室间隔缺损可分为几种亚型。成功进行心房调转术的患者将未氧合的血液引入肺动脉下的左心室、肺静脉回流的氧合血液引入右心室。这些患者右心衰竭风险增加。对于进行动脉调转术的患者，获得性瓣膜病风险增加。两种手术的存活率均 >90%。

　　在成年患者中，先前进行心房调转术者需对调转通道规律进行临床随访，评估与此相关的房性和室性心律失常。需要进行导管消融的心律失常并不常见，由于调转通道的存在，消融折返性心律失常具有挑战性。

三尖瓣闭锁 / 右心室发育不全

　　对于存在房间隔缺损和室间隔缺损致血液分流入肺循环的多数三尖瓣闭锁 / 右心室发育不全（Triscuspid Atresia/Hypoplastic right heart）患者能够存活。但缺乏右侧房室连接需要进行手术治疗。初始治疗包括通过前列腺素 E$_1$ 维持动脉导管开放。最后，进行改良的 B-T 分流术在锁骨下动脉和肺动脉间放置分流导管维持肺动脉血流。对于肺动脉引流正常的患者，在室间隔缺损较大的情况下，可能需要结扎以防止过度分流。分期修复手术（Fontan 手术）通常首先进行上腔静脉 - 肺动脉吻合术（半 Fontan 手术或双向 Glenn 手术），随后完成 Fontan 手术，将静脉血从下腔静脉和肝静脉分流。这些手术第 53 章中有更详细的描述。有静脉转流手术史和单心室功能的患者在 25 岁时的存活率为 76%，与左心发育不全的患者相比，右心室发育不全的患者存活到成年的可能性更大。

完全型的肺静脉异位引流

　　该病为少见的先心病，所有肺动脉血液被引流至右心房。除非在出生后很快进行手术矫正，否则难以存活。对于手术矫正后存活至成年的患者，随着心脏发育可出现肺动脉缩窄、包括心房颤动在内的室上性心律失常风险增加。MRI 可用于评估肺静脉引流通道，对存在心悸、晕厥的患者应进行动态监测。

可能就诊于成人心脏科的未矫正的先心病

左位型大动脉转位

左位型大动脉转位（Levo-Transposition of the Great Arteries，Levo-TGA）是一种非发绀性先心病，也称为矫正型大动脉转位。通常在新生儿期由超声诊断，但因为不需要立即行矫正手术（除非与室间隔或肺动脉狭窄并存），通常在儿童期进行保守治疗和随访。该病的成年患者心力衰竭风险增加，需要密切随访。左心室后负荷减低可能有长期获益，需进行密切的血压随访。对于有左心衰竭证据的患者应早期转诊至经验丰富的心力衰竭中心。

主动脉缩窄

尽管许多严重的主动脉缩窄（coarctation of the aorta）在胎儿期得到诊断，但一些轻症的青少年患者可表现运动诱发的跛行，偶尔会引起严重的高血压。少见情况下，成年的轻症患者可有轻度的压力阶差，但多数就诊的成年患者为早年进行手术治疗后复发的情况。体格检查可发现收缩期杂音，向背部传导，CT 和 MRI 可提供狭窄严重程度的信息。对于主动脉轻度、中度狭窄的患者，有创的血流动力学评估可以指导是否进行手术治疗。局限性狭窄患者可进行经皮介入手术植入主动脉支架或人工支架血管。

主动脉瓣二叶瓣畸形

主动脉瓣二叶瓣畸形（bicuspid aortic valve）是最常见的成人先天性心脏病，存活婴儿发病率约为 1%。该病可为散发，也可能存在遗传异常，*NOTCH1* 基因突变与其密切关联。成年人多数是因为心脏杂音被诊断而无明显症状。杂音通常位于主动脉瓣听诊区，尽管可能缺乏显著的狭窄和硬化表现，杂音出现的原因主要为血流通过异常瓣膜所致的湍流。在收缩中期也可闻及紧接 S_1 后出现的与二叶瓣最大程度开放相关的喀喇音。主动脉瓣二叶瓣畸形可与其他先心病并存。主动脉缩窄患者、Turner 综合征和右位心患者该病发病风险增加。

该病患者需进行主动脉病理学评估。主动脉扩张和夹层风险增加，许多患者初始表现为主动脉根部扩张和主动脉瓣关闭不全，需进行手术治疗。主动脉瓣手术时机存在争议，一些术者推荐在主动脉根部 >45 mm、存在主动脉瓣关闭不全时进行主动脉瓣置换。这一推荐的数值被 ACC/AHA/美国胸外科协会（Society of Thoracic Surgery）指南采纳。在临床实践中通常建议患者 40 岁以后进行主动脉 MRI 评估，当主动脉根部径 >40 mm 后每半年到一年复查一次。

右位心

每 1000 人中约有 1 人心脏位于右侧胸腔。一些患者仅是因为心脏发育过程的不完全转位，也被称为孤立性右位心（dextrocardia）或胚胎发育停滞右位心。孤立性右位心患者更可能合并其他与胚胎发育停滞相关的情况，包括肺发育不全。当右位心合并其他器官转位（内脏转位），由基因突变导致纤毛运动不良发病风险增加，可导致 Kartagener 综合征，该病是以反复上下呼吸道感染和鼻窦炎、男性不育为特征的多系统疾病。右位心和内脏转位患者其他心脏畸形风险也会增加，包括肺动脉闭锁和心内膜垫缺损。

三尖瓣下移畸形

三尖瓣环下移畸形（Ebstein anomaly）以三尖瓣向心尖移位为主要特征。许多患者合并心律失常，预激综合征（Wolf-Parkinson-White syndrome）发病风险增加。多数情况下，该病由于存在三尖瓣关闭不全所致的收缩期杂音而被发现或是因为其他原因进行超声心动图检查而偶然发现。发病率低于 1/10 万。典型患者超声心动图可见右心房扩大、心电图可见典型的右心室传导延迟表现。超过 20% 的患者存在旁路介导的室上性心动过速，对于存在症状性快速心律失常或晕厥的患者应考虑进行电生理检查和导管消融。许多患者为多旁道，因此与正常人和其他预激综合征患者相比复发风险增加（图 51.5）。

成人先心病的诊断性检查

心电图和动态心电图

心电图在成人先心病患者基线心律评估中扮演重要角色。此外，心室肥大的患者应进行规律心电图随访评估电压和电轴，有助于早期发现临床心力衰竭。心电监测和动态心电图对于评估存在不明原

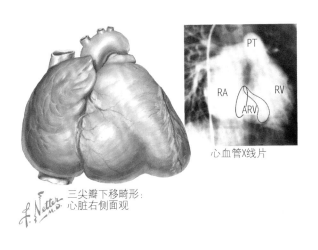

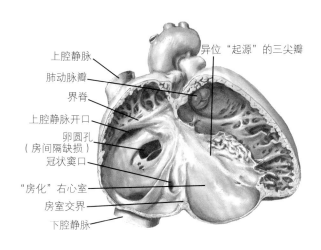

异位"起源"的三尖瓣
上腔静脉
肺动脉瓣
界脊
上腔静脉开口
卵圆孔
（房间隔缺损）
冠状窦口
"房化"右心室
房室交界
下腔静脉

三尖瓣下移畸形：
心脏右侧面观

心血管X线片

图 51.5　三尖瓣下移畸形。ARV，房化右心室；PT，肺动脉干；RA，右心房；RV，右心室

因晕厥的先心病患者具有重要作用。所有先心病患者快速和缓慢性心律失常的发病风险均增加，动态进行心电监测能够提示是否需进行电生理检查和导管消融，部分情况下可能需植入永久性起搏器。

超声心动图

经胸超声心动图已成为先心病筛查和影像学评估的金标准，通常可进行心脏腔室的评估，也包括主动脉瓣、升主动脉、右心室流出道和右心室，对于评估心室和流出道的大小和异常具有重要作用。超声多普勒可提供有用的分流定量信息和可靠的大血管近段的测量数据。

对于靠后的心脏结构经胸超声心动图提供的信息有限，包括肺静脉和一些心内膜垫异常。经食管超声对于这些心脏结构能够提供更准确的信息。经食管超声心动图可对肺静脉、冠状静脉窦、房间隔和远端下腔静脉和上腔静脉进行准确评估，并能够鉴别房间隔缺损和室间隔缺损的分型。但有些解剖学异常经胸超声心动图难以确诊，必要时需进行进一步的心脏 CT 和 MRI 检查。

高级心脏影像学技术

对于首次诊断的成人先心病患者，高级心脏影像学技术如心脏 CT 和 MRI 能够更精确地评估超声心动图鉴别困难的情况。门控影像学技术能够对房间隔缺损、静脉异位引流、房室管畸形等进行高分辨率、对比剂增强的影像学评估。心脏 MRI 可以对心室和心房内径进行无放射线评估，血流测量序列可以对分流程度、反流程度和需要进行系列成像的大

血管进行准确的定量评估。心脏 MRI 在所有的先心病中心已经普及，显著提高了成人先心病患者术前评估水平。

心肺运动试验

心肺运动试验（CPET）能够提供总氧耗量（VO_2）、气体交换、有氧代谢能力的准确信息。心肺运动试验具有多种形式，除了运动平板外，也可进行踏车和上肢运动试验。心肺运动试验目前已被常规用于心脏病学实践，尤其对心力衰竭患者的评估已有较多证据。对于成人先心病患者尤其是体循环功能性右心室患者，如拟行心室辅助装置植入或心脏移植，VO_2 是心室功能评估的一项重要的生理学指标。

峰值 VO_2 是心肺运动试验最重要指标。在达到峰值前，VO_2 增长与运动负荷增加呈线性关系。当肌肉的能量需求超过供氧能力而开始进行无氧代谢，被称为无氧阈。在峰值 VO_2 无氧代谢开始，患者出现肌肉乏力表现是因为通气效率下降。VO_2 下降和低 VO_2 会增加成人先心病患者死亡风险。有几个用来评估心力衰竭患者死亡风险的评分系统，最常用的为整合了每分通气量/二氧化碳产生量（Ve/VCO_2）斜率、心率恢复、摄氧量效率斜率、峰值 VO_2 的评分。这些指标与成人先心病患者的存活率下降密切相关。

心导管检查

有创评估在成人先心病患者确定解剖学异常和确定治疗计划方面扮演了重要角色。血流动力学可

定量评估肺动脉高压、QP/QS 和充盈压。冠状动脉造影对于评估冠状动脉畸形的手术方案具有重要意义，心室造影能够进一步评估房室瓣关闭不全和流出道形态。运动负荷的心导管检查能够评估应激状态的心输出量，肺血管反应性试验可以评估肺动脉高压患者对血管扩张治疗的效果。

成人先心病患者的心脏移植

对于存活至成年的严重先心病患者，晚期心力衰竭的治疗仍存在争议。对于严重肺动脉高压或艾森曼格综合征的成年人需要进行心肺联合移植，但较单独心脏移植显著增加了风险。对左位型大动脉转位、左心发育不全或其他在体循环功能性右心室的情况，充血性心力衰竭通常不可避免，由掌握晚期心力衰竭治疗技术的心脏病专家进行密切的监测和随访是必要的。对于合并其他系统疾病的成人先心病患者，心脏移植后死亡率较高、等待移植期间死亡风险亦增加。成人先心病患者需要在器官移植前仔细评估精神状况，精神异常可增加慢性病死亡风险。

未来方向

加强对心脏畸形的出生前筛查（主要通过超声检查）和新生儿常规脉氧监测可能提高严重先心病的儿童期手术矫正率、改善长期预后。但辅助生殖技术的应用和高龄孕产妇增加以及糖尿病、高血压等妊娠期合并症发病率上升，将加大整体出生缺陷的风险，是重大的公共卫生挑战。对成人先心病的正确认识仍然是初级保健和医院医疗工作的一个重点。根据指南合理使用高级影像学技术和危险分层方法指导确诊患者的监测随访，少数复杂先心病患者需转诊至专科医院进行诊治。

补充资料

ACC/AHA 2008 Guidelines for the management of adults with congenital heart disease. *Circulation*. 2008;118:e714–e833. https://www.achaheart.org.
关于成人先心病医生和患者的重要资源。

Alshawabkeh LI, Hu N, Carter KD, et al. Wait-list outcomes for adults with congenital heart disease listed for heart transplantation in the U.S. *J Am Coll Cardiol*. 2016;68:908–917.
诊治计划进行心脏移植的先心病患者的重要资源。

Inuzuka R, Diller GP, Borgia F, et al. Comprehensive use of cardiopulmonary exercise testing identifies adults with congenital heart disease at increased mortality risk in the medium term. *Circulation*. 2012;125:250–259.
成人先心病心肺运动试验与预后关系的主要信息。

Olsen M, Soresnson HT, Hjortdal VE, et al. Congenital heart defects and developmental and other psychiatric disorders. *Circulation*. 2011;124:1706–1712.
先心病患者精神异常的观察性研究。

（Joseph S. Rossi，Elman G. Frantz 著
张瑞涛 译   王贵松 审校）

第52章

成人先天性心脏病的导管治疗

在 2000 年前后，由于治疗手段和临床结局的改善，成人先天性心脏病（先心病）的患病率超过了儿童。随着生存期延长，成年患者比例将继续增大。许多成人患者病变轻微且稳定，自然病程良好。但由于临床表现出现较晚、慢性血流动力学变化的累积效应、外科术后残余异常或其他获得性疾病的负担，仍有大量患者在成年阶段需要密切随访和专业化治疗。很多情况下，此类患者可接受导管治疗以替代外科开胸手术，减少其相关死亡率。该技术与先心病儿童所使用的技术相似或相同，但临床应用频度不同。通常只能在有儿科心脏介入医生的地区才能获取相关手术培训和经验，很少在成人介入医生中培训。

球囊房间隔造口术

尽管此项操作在成人中很少使用，但出于多种原因在此述及。大动脉转位的发绀新生儿存活率显著提高使成人先心病人群增长可能是一个最佳例证。Rashkind 手术的应用使得存活至 1 岁的儿童从 20% 以下提高到 90% 以上，随后进行手术矫正获得长期生存已成为目前的常态。此外，William J. Rashkind 在 1968 年开创了介入性心脏导管治疗新时代，至今仍然是重要辅助手段。经静脉送入一个大球囊穿过卵圆孔并用力拉过房间隔，撕裂卵圆窝底部的薄弱组织，从而造成较大的房间隔缺损，可以改善心腔内氧合和全身氧输送的能力。在超声心动图引导下球囊心房造口术可以在床旁安全进行（图 52.1）。

先天性瓣膜病的导管介入治疗

球囊瓣膜成形术

经皮球囊瓣膜成形术是治疗幼年患者先天性半月瓣狭窄的常用手术方法，但成年人该病通常较轻或已得到有效治疗。很少情况下，成年患者由于瓣膜钙化退行性变或长期疾病负担继发血流动力学异常而需要介入干预。

球囊肺动脉瓣成形术使用的球囊直径比瓣环直径大 20%～30%，如果瓣环过大，可同时使用两个球囊（图 52.2）。除非存在严重的瓣膜发育不良、钙化或瓣环发育不全，该技术成功率高、远期效果好，多数可替代外科手术。术后残留压力阶差通常 <20 mmHg，伴有轻度、非进行性肺动脉瓣关闭不全。在某些新生儿中，该手术可用于治疗瓣膜射频穿孔后室间隔完整的肺动脉闭锁。

主动脉瓣二叶瓣畸形是最常见的先天性心脏畸形。当存在显著的瓣叶融合和增厚并发严重狭窄时需要尽早进行干预，球囊瓣膜成形术可推迟瓣膜置换手术时机。如果日常运动量大或处于孕期，应避免使用人工瓣膜及其后续抗凝治疗。如果有明显的钙化，则首选手术瓣膜置换或经导管主动脉瓣置换。主动脉瓣膜球囊成形术的球囊与瓣环直径比为 0.9～1.0。在青少年患者中，大的瓣环通常需要在快速起搏辅助下采用双球囊技术（双球囊直径的和与瓣环直径比 ≈ 1.3）（图 52.3），术后压力阶差通常可降低 50%～70%，主动脉瓣关闭不全程度较轻。随访的 10 年内，不到一半的患者需要主动脉瓣外科置换术。

经导管肺动脉瓣植入术

许多外科修复手术（例如肺动脉闭锁、永存动脉干，大动脉复杂转位 Rastelli 修复以及主动脉瓣疾病 Ross 肺自体移植术）都需要放置右心室至肺动脉的导管。法洛四联症的修复可导致残留肺动脉瓣功能障碍。长期残留的肺动脉瓣或导管功能障碍会产生远期并发症，如右心衰竭、恶性心律失常。反

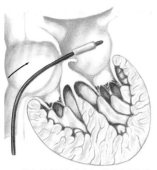 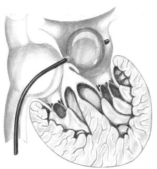 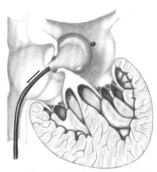 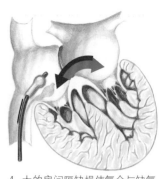

1. 球囊导管通过未闭的卵圆孔进入左心房　2. 球囊充盈　3. 球囊回撤造成大的房间隔缺损　4. 大的房间隔缺损使氧合与缺氧的血液混合

JOHN A.CRAIG.AD

图 52.1　球囊房间隔造口术治疗大动脉转位

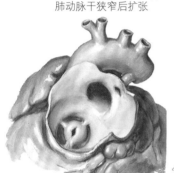 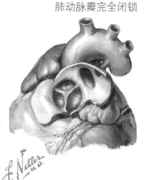 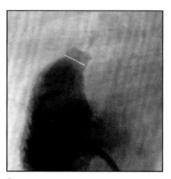 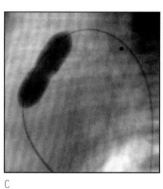

狭窄型肺动脉瓣上面观：肺动脉干狭窄后扩张　肺动脉瓣完全闭锁

A　B　C

（A）先天性肺动脉瓣狭窄与闭锁的解剖学特征。（B）新生儿严重肺动脉瓣狭窄右心室造影侧面观显示球型瓣膜，直径5.9 mm，狭窄后有微小射血。（C）直径8 mm球囊扩张导管穿过瓣环完全充盈侧面观。球囊通过导管导丝放置于降主动脉

图 52.2　先天性肺动脉瓣狭窄与球囊瓣膜成形术

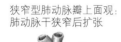

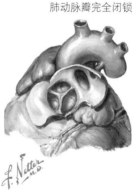 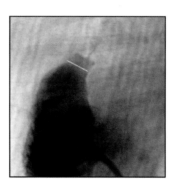 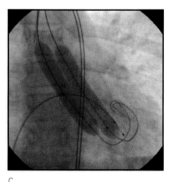

狭窄型肺动脉瓣上面观：肺动脉干狭窄后扩张　肺动脉瓣完全闭锁

A　B　C

（A）先天性肺动脉瓣狭窄与闭锁的解剖学特征。（B）新生儿严重肺动脉瓣狭窄右心室造影侧面观显示球型瓣膜，直径5.9 mm，狭窄后有微小射血。（C）直径8 mm球囊扩张导管穿过瓣环完全充盈侧面观。球囊通过导管导丝放置于降主动脉

图 52.3　先天性肺动脉瓣狭窄与双球囊瓣膜成形术

复更换导管会导致死亡率增加、长期有效性下降，并增加心律失常死亡风险。大多数情况下，经导管植入肺动脉瓣可明显改善血流动力学异常，延迟手术干预时间，降低手术次数。可经导管放置的有两种瓣膜，即 Medtronic Melody 瓣膜（Medtronic）和 Edwards Sapien 瓣膜（Edwards Lifesciences），已获得美国 FDA 的批准。由于常规采用预释放技术，目前很少出现支架断裂和再狭窄问题，随访 7 年后，

Melody 瓣膜无需介入治疗率高达 89%。这些瓣膜适用于事先存在外科置入的导管（>16 mm）或生物瓣膜功能障碍的患者，但有时也考虑用于法洛四联症修复术后肺动脉瓣环完整（<24 mm）的患者。

血管狭窄的导管介入治疗

肺动脉狭窄

肺动脉狭窄是先心病术后常见问题，很难通过再次手术纠正，因此，通常首选导管介入治疗。对于发育中的未成年患者，球囊血管成形术优于支架植入术，但通常不能完全解除狭窄，而成人患者支架治疗效果较好。各种为髂动脉或胆管设计的支架都可以超适应证应用，将支架用手卷压在预选的球囊上，通过长鞘管输送至肺动脉（图 52.4）。

主动脉缩窄

先天性主动脉缩窄可以无症状，常常是在青少年或成年人进行高血压病因筛查时发现。随着生长发育，尤其是在新生儿修复术后，复发的主动脉缩窄可能会进展，并且可能与主动脉横弓发育不全有关。对于主动脉反复缩窄的发育中的儿童，球囊成形术是公认的有效方法。而在较大的儿童或成年患者，由于主动脉狭窄段较长且股动脉能容纳更大的

鞘管，通常采用经导管支架植入术，能非常好地解除狭窄和压力阶差。术后残余压力阶差常常为零，偶尔在某些复杂或异常顽固性狭窄的患者，压力阶差可达到 20 mmHg。裸金属支架已经成功应用数十年，覆膜支架的问世提供了一个安全的边缘以减少支架对主动脉壁的损伤。支架释放过程中采用快速起搏有助于支架精确定位，该技术对于颈动脉邻近部位的狭窄尤其重要（图 52.5）。

先天性分流的经导管封堵术

永久性动脉导管

尽管动脉导管是胎儿生命中必不可少的血管通道，但产后永存动脉导管可导致充血性心力衰竭、肺动脉高压或心内膜炎。动脉导管未闭可在就医不便或因其他异常查体的成年人中诊断出来。成年患者的动脉导管常常钙化或并发肺动脉高压而增加外科手术风险。目前，经皮血管封堵术已成为常规治疗，有多种封堵装置可供使用（Gianturco 线圈 [Cook Medical LLC]，Nit-Occlud 线圈 [PFM Medical]，血管塞）。St. Jude Amplatzer 导管封堵器（Abbott）是根据动脉导管特有的解剖特点专门设计的。该导管为蘑菇形的镍钛诺金属丝网状塞，表面覆有聚酯织物。其连接于输送装置，经静脉长鞘输

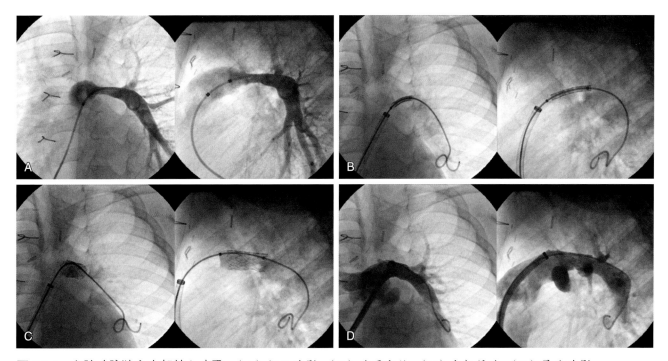

图 52.4　左肺动脉狭窄支架植入步骤。（A）初始造影，（B）放置定位，（C）支架释放，（D）最终造影

送通过动脉导管、定位，以可控方式释放。释放后，膨胀的塞子的外壁"支撑"血管腔，将封堵器固定在适当位置以达到完全闭合（图52.6）。

房间隔缺损

　　房间隔缺损通常在进行其他无关症状检查时发现。许多患者早期无症状，体格检查轻微异常。未修补的房间隔缺损可能导致肺动脉高压、房性心律失常或右心衰竭。缺损过大则会导致右心扩张，应进行封堵以防产生上述并发症。除了继发性缺损以外的解剖亚型需要手术矫正（图52.7）。经导管封闭房间隔缺损是一项最为广泛接受的经导管操作，无

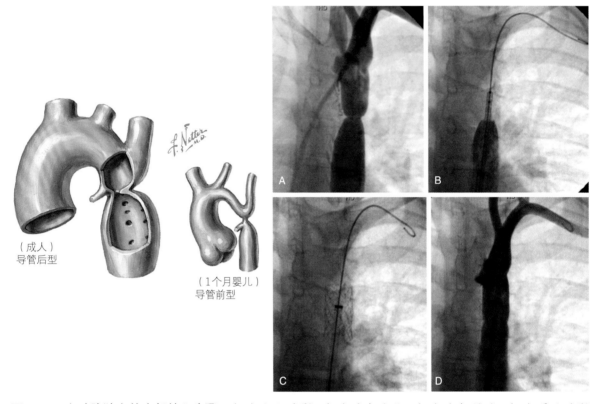

图 52.5 主动脉狭窄的支架植入步骤。（A）初始造影，（B）支架定位，（C）支架释放，（D）最终造影

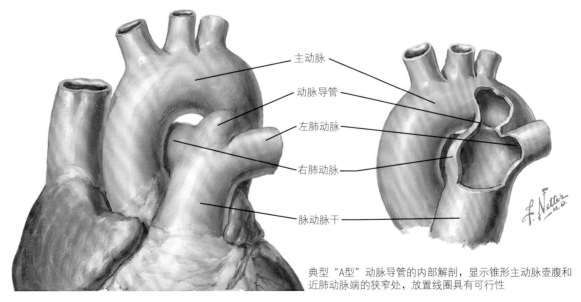

主动脉

动脉导管

左肺动脉

右肺动脉

脉动脉干

典型"A型"动脉导管的内部解剖，显示锥形主动脉壶腹和近肺动脉端的狭窄处，放置线圈具有可行性

图 52.6 动脉导管未闭

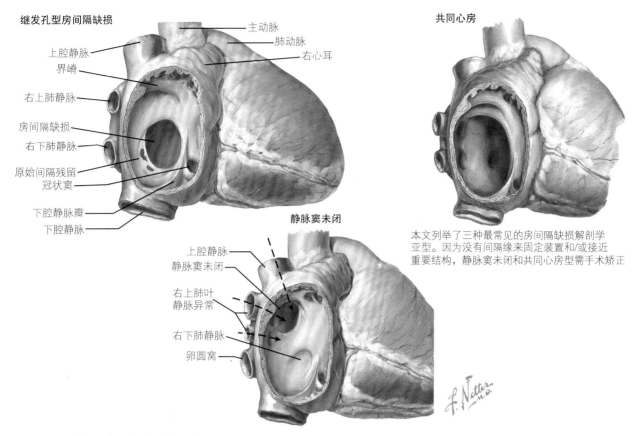

继发孔型房间隔缺损

主动脉
肺动脉
上腔静脉
右心耳
界嵴
右上肺静脉
房间隔缺损
右下肺静脉
原始间隔残留
冠状窦
下腔静脉瓣
下腔静脉

共同心房

静脉窦未闭

上腔静脉
静脉窦未闭
右上肺叶静脉异常
右下肺静脉
卵圆窝

本文列举了三种最常见的房间隔缺损解剖学亚型。因为没有间隔缘来固定装置和/或接近重要结构，静脉窦未闭和共同心房型需手术矫正

图 52.7　房间隔缺损的解剖亚型

需体外循环，疗效很好。

美国已有两种房间隔封堵器获得 FDA 的批准。Amplatzer 间隔封堵器（Abbott）是第一个专门为该适应证批准的可植入器械，20 世纪 90 年代末以来已被广泛使用。该封堵器是自膨胀的双盘镍钛合金架，中央腰能妥善固定于房间隔边缘；其聚酯贴片缝入合金架，有助于内皮化和间隔闭合（图 52.8）。经食管或心腔内超声引导下，采用可测量大小的球囊导管测得阻断血流的缺损直径。选择一个中央腰部直径等于阻断血流直径的封堵器，将其连接到输送器上，然后通过事先置于缺损部位的 7~12Fr 股静脉长鞘，将封堵器输送到左心房。释放后通过超声心动图评估封堵器的位置和边缘贴靠情况，如果不理想可重新放置封堵器或全部撤出。定位成功后，松开传送导丝以释放封堵器。在精心挑选的患者中，可达到完全房间隔闭合，并发症发生率较低。通过严格的病例选择、仔细确定大小，可以避免心房游离壁或主动脉根部晚期糜烂等罕见严重并发症。

Gore Cardioform 封堵器（W. L. Gore & Associates, Inc.）最近获批，可被更广泛使用。该封堵器为一个预组装的单线镍钛合金框架，覆有聚四氟乙烯薄片，通过 10 Fr 短静脉鞘输送（图 52.9）。该封堵器具有外形小巧、柔软和顺应性强的优势，但其无法自动定位，仅适用于直径 <17 mm 的缺损。

卵圆孔未闭

卵圆孔是胎儿必不可少的血管通道，出生几个月内自行闭合。激发成像结果显示，约 15% 的成年人存在卵圆孔未闭（PFO）相关右向左分流。此类患者多无明显症状，多为偶然发现。卵圆孔未闭较少导致矛盾性栓塞和隐源性卒中。排除其他卒中病因的患者可能会从经导管卵圆孔未闭封堵中受益，但目前存在争议。年轻的卵圆孔未闭患者（年龄 <55 岁），有神经影像学证据的栓塞，且超声心动图证实房间隔动脉瘤或超声造影强阳性者最可能受益。该手术所需技术和封堵器与房间隔缺损封堵术类似。

室间隔缺损

大多数室间隔缺损（VSD）需手术封堵，而不宜经导管封堵。室间隔缺损的精细解剖结构决定了经导管闭合是否可行，膜周缺损靠近主动脉瓣和房室

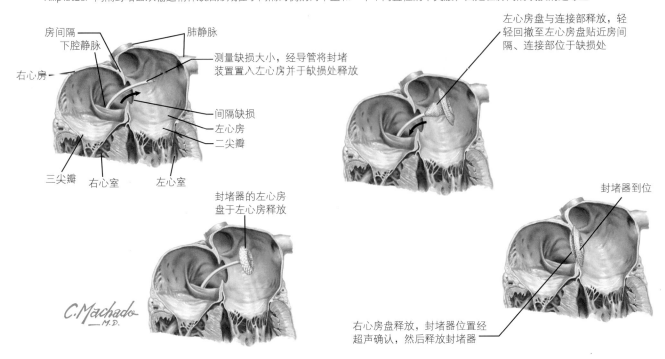

Amplatzer 间隔封堵器从输送鞘释放后形成位于间隔两侧的两个盘和一个不同直径的中央腰，固定在房间隔缺损的边缘上

房间隔　肺静脉
下腔静脉

右心房

测量缺损大小，经导管将封堵装置置入左心房并于缺损处释放

间隔缺损
左心房
二尖瓣

三尖瓣　右心室　左心室

左心房盘与连接部释放，轻轻回撤至左心房盘贴近房间隔、连接部位于缺损处

封堵器的左心房盘于左心房释放

封堵器到位

右心房盘释放，封堵器位置经超声确认，然后释放封堵器

图 52.8　Amplatzer 间隔封堵器

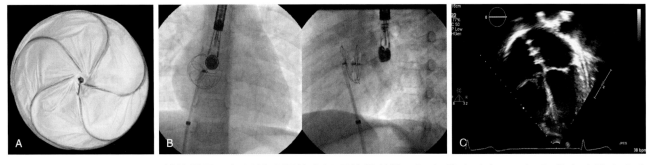

图 52.9　Gore Cardioform 封堵器用于经导管选择性房间隔缺损封堵。（A）封堵器表面，（B）封堵器释放前透视，（C）封堵器超声心动图所见（Courtesy W.L. Gore & Associates）

结（图 52.10），器械封堵困难，通常属禁忌证。当室间隔缺损行部分闭合后，该缺损与上述重要结构的距离增加，可能允许在某些患者中放置封堵器。成人肌部室间隔缺损通常很小，不需要封堵。婴儿较大的肌部室间隔缺损由于位置较深，难以通过外科手术处理，通常首选经导管"杂交"心室入路。尽管心肌梗死后的室间隔缺损属于非先天性，但也可通过经皮途径成功封堵，而外科手术封堵的并发症和死亡率很高。心肌梗死几周后，梗死边缘变得清晰，能顺利完成经皮室间隔缺损封堵。Amplatzer 梗死后间隔封堵器（Abbott）是为此专门设计的器械（图 52.10A 和图 52.10B）。

未来方向

随着生存率的提高，成人先心病患者数量正在增加，其中小部分可能适合导管治疗，以替代手术干预或处理术后残留病变。通常所需的技术和专用设备与用于婴幼儿先心病的相同。由于患者人数很少、市场有限，出现创新和得到行业法规批准的难度极大，因此超适应证使用为其他病因设计的器械也很普遍。先心病经导管的治疗方法将持续发展，但手术干预仍将是主要治疗方法。心脏介入医生和外科医生之间的协作和相互支持至关重要。

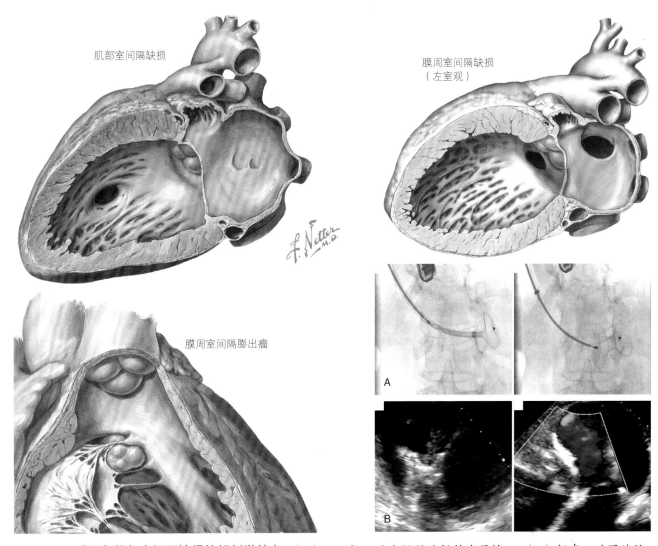

图52.10 膜周与肌部室间隔缺损的解剖学特点。（A）心肌梗死后室间隔缺损封堵器植入，（B）超声心动图随访

补充资料

Arzamendi D, Miró J. Percutaneous intervention in adult congenital heart disease. *Rev Esp Cardiol (English edition).* 2012;65:690–699.
成人先天性心脏病导管治疗的权威性全面综述。

Pediatric and Adult Interventional Cardiac Symposium [home page on the Internet]. Available at: http://www.picsymposium.com/2015/livecases.html. Accessed March 31, 2017.
国际公认专家参加的学术会议，为本章中讨论的许多基于导管的手术提供了实际病例视频教程。

循证文献

Cheatham JP, et al. Clinical and hemodynamic outcomes up to 7 years after transcatheter pulmonary valve replacement in the US melody valve investigational device exemption trial. *Circulation.* 2015;131:1960–1970.
多中心长期随访的 IDE 研究证实，Melody 经导管肺动脉瓣置换术可长期获益。

Humenberger M, et al. Benefit of atrial septal defect closure in adults: impact of age. *Eur Heart J.* 2011;32:553–560.
一项重要研究表明，房间隔封堵对所有年龄段的成年人（包括老年人）均有治疗获益。

Khan AR, et al. Device closure of patent foramen ovale versus medical therapy in cryptogenic stroke: a systematic review and meta-analysis. *JACC Cardiovasc Interv.* 2013;6:1316–1323.
对该争议话题的详细分析，证明经导管封堵的获益。

Petit CJ. Pediatric transcatheter valve replacement. Guests at our own table? *Circulation.* 2015;131:1943–1945.
一篇出色的评论对比了小儿和成人患者经导管治疗的目标、结局和设备开发途径。

Rashkind WJ, Miller WW. Transposition of the great arteries. Results of palliation by balloon atrioseptostomy in thirty-one infants. *Circulation.* 1968;38:453–462.
具有里程碑意义的一篇报道，描述了导管介入治疗处理既往致死性大动脉转位。

（Elman G. Frantz 著
李延广 译 王贵松 审校）

第53章

先天性心脏病的外科治疗

先天性心脏病（简称先心病）是指因发育异常而导致心脏解剖结构异于常人的疾病；每 1000 名活婴中即有 8 名罹患先心病。自 1961 年儿科心脏病学委员会成立以来，我们对先心病复杂性的认识已进步良多。影像学诊断技术（包括超声心动图、心脏造影及 MRI）的改进和手术矫治技术的创新使先心病患儿的预后大为改善。本章将对最常见的先心病进行概述，并阐释外科手术在治疗中发挥的作用。

在原始胚胎的脏壁中胚层中，血管生成细胞簇的融合是心脏胚胎发育的起源。在妊娠第 18~21 天时形成心管。而早至第 17 天时，一旦心肌细胞的功能单元开始形成，心脏就会开始有节奏地收缩。随着心肌的生长，心管开始分段和扭曲成袢；与此同时，细胞继续分化并沿胚轴迁移，原始细胞固化为非对称性分布的复杂器官。在心脏发育这一复杂过程中，任何偏离都可能导致先天性心脏畸形。某些情况下患儿在出生后立即出现临床表现，而有些则发生在成年后早期。

手术和非手术措施的创新推动着先心病治疗不断进步。小儿心脏外科的发展使许多复杂先心病患儿得以存活。而带来如此成功的主要原因是诊断手段的改进、外科手术技术的进步以及体外循环（cardiopulmonary bypass，CPB）的发展。对原本致命的病变，如大动脉转位（TGA）和左心发育不良综合征（hypoplastic left-sided heart syndrome，HLHS）进行复杂的手术矫治已成为常规操作，死亡率不断下降，长期疗效得到改善。而对于特定的先心病类型，导管技术的发展使心导管治疗成为手术的可行替代方案。

外科治疗

许多先天性心脏病可以通过手术修复，建立几近正常的解剖结构和生理学状态。对于房间隔缺损和室间隔缺损，如果能在早年成功闭合，可以完全消除缺损的长期影响。另一些病变，最典型的如单心室畸形，虽无法完全矫治，但可以通过姑息手术对其心肺生理加以改良，从而实现长期生存。这些姑息手术亦可为下一时期的生长发育创造条件，成为实现完全矫治的过渡桥梁。

姑息手术

1944 年，首例 Blalock-Taussig（BT）分流术在约翰·霍普金斯医院（Johns Hopkins Hospital, Baltimore, Maryland）进行，接受手术的是一名发绀严重的法洛四联症患者，手术通过离断右锁骨下动脉，并将其直接吻合到右肺动脉来创建分流，旨在向其肺动脉分支供血。此后，建立体循环至肺循环分流（亦即 BT 分流）的手术被用于存在严重肺动脉狭窄或肺动脉闭锁的各种先天性心脏缺损，以作为后期根治手术的桥梁。BT 分流的手术技术也发生了重大改进，即在体、肺血管之间使用人工管道建立连接，最常用的管道材料由膨体聚四氟乙烯 ePTFE 制成。改良 BT 分流手术可通过侧开胸或胸部正中切口进行，更可由右侧或左侧开胸完成。先天性心脏病手术的重要发展趋势是在更早的年龄段，甚至包括新生儿期实施解剖矫治，因此，BT 分流术的使用正在减少，但仍是缓解发绀性心脏病的重要方法。

对于肺血过多的先天性心脏病，肺动脉环束术是重要的姑息治疗方法。肺动脉环束术的手术方法很简单，只需将一条聚四氟乙烯（Teflon）带绕主肺动脉干一周，收紧束带即可限制肺血流。肺动脉环束术的设计初衷是通过减少左向右分流以治疗大口径室间隔缺损，当前则最常用于存在非限制性肺血流的单心室畸形。环束术可用于平衡体循环、肺循环血流量，保护肺血管床，使之免于长时间暴露于高压之下，而后者将导致肺血管阻力的永久增加和不可逆的肺动脉高压。对这些单心室患儿实施肺动脉环束术，是其最终接受 Fontan 手术或全腔静脉 - 肺动脉吻合术，适应后者生理及血流状态的必要桥梁。当然，肺动脉环束术仍可用于治疗某些类型的室间隔缺损，特别是多发室间隔缺损。

上腔静脉 - 肺动脉双向吻合术通常称为 Glenn 分流术，用于所有或大多数单心室畸形，是整个姑息治疗流程的第二期手术。该手术将上腔静脉与右心房离断，再将其与右肺动脉直接吻合（图 53.1），使上半身的全部体静脉血直接回流至肺。为保证肺有足够的成熟度以容纳这种被动血流，Glenn 分流术通常在 4~9 个月龄时进行。Glenn 分流术后，由于下半身的静脉血仍会回流至心脏，并与充分氧合的肺静脉血混合，患儿的血氧饱和度并不会完全正常。在 Glenn 术中，根据心脏畸形不同，还可能要同时去除 BT 分流，或摒除肺动脉束带，或将主肺动脉干与心脏离断。无论哪种操作，Glenn 术都因减少了心脏的容量负荷而有益于单心室功能及其长期耐久性的维护。

肺循环被动接受全部心输出量的能力有限，是分两期实现全腔静脉 - 肺动脉循环的原因。故而在出生后的第一年实施 Glenn 分流术，而 Fontan 手术则在第二或第三年完成。Fontan 手术有两种不同的技术：侧方隧道（lateral tunnel）和心外管道（extracardiac conduit）。所谓侧方隧道（或译为"心内侧隧道"，译者注），是在右心房内创建一条由下腔静脉开口延伸到上腔静脉开口的隧道，再经上腔静脉连接至右肺动脉，从而引导所有体静脉血回流至肺部。而心外 Fontan 则将下腔静脉与右心房离断，下腔静脉断端与一 ePTFE 管道缝合，后者再连接于肺动脉（图 53.2）。无论哪种策略，都通过直接连接下腔静脉入肺建立全腔静脉 - 肺循环，修复后患儿的血氧饱和度应接近正常。这两种 Fontan 术式的术后效果俱佳，最新数据显示，10 年的生存率可达 95%。

特殊单心室畸形

三尖瓣闭锁表现为右心动静脉连接缺失，是一种罕见的先天性病变，在先心病患儿中，发生率 <1%。左心室的前负荷大小取决于通过房间隔缺损的过隔血流量。本症常合并大血管移位，而肺动脉可在闭锁至扩张的较大范围内变异。病变的生理变化因肺血流量而异。早期的矫治手术将右心房与主肺动脉直接相连，是为经典 Fontan 手术；时至今日，要转换为 Fontan 循环，往往要在早期姑息手术后再分两期进行手术。最初的姑息手术包括：对存在肺动脉狭窄者实施 BT 分流术，对于肺动脉正常而血流过多者则可行肺动脉环束术。而后，在 4~9 月龄时进行 Glenn 分流术；12 月龄 ~ 3 岁时再完成 Fontan 手术。进入 Fontan 时代后，三尖瓣闭锁的病死率显著降低，1 年存活率可达 81%，10 年生存率可达到 70%。

左心发育不良综合征是一种符合单心室生理的先天性畸形。由于二尖瓣和主动脉瓣均有狭窄或闭锁，且升主动脉发育不全，往往仅有一缩小的无功能性左心室。体循环血流依赖动脉导管的存在，一旦动脉导管关闭，患儿在新生儿期即可出现症状。早期应用前列腺素 E_1 保持导管通畅是维系生命的关键。维持肺循环和体循环血流量（Qp / Qs）之间的适当平衡至关重要。在新生儿期，最常见的治疗方法是 Norwood 手术：将主动脉与肺动脉连接，而后，发育不良的升主动脉与同种异体补片缝合，形成"新主动脉"。同时，还需实施体 - 肺分流手术以保证肺血流量，一般还要做房间隔造口，以允许左心房血无障碍地通过三尖瓣流入右心室（图 53.1 和图 53.2）。Norwood 手术通常在新生儿期实施，而手术的死亡风险高达 20%~30%。Norwood 手术后，在 4~6 月龄进行双向 Glenn 分流，在 2~3 岁时进行 Fontan 手术。

可获解剖矫治的畸形

动脉导管未闭

在胎儿期，肺动脉主干或左肺动脉近段与降主动脉之间存在正常的血管连接，如果在出生后持续保持通畅，则称为动脉导管未闭。此类畸形在先心病中约占 10%。而在足月婴儿中，动脉导管通常在出生后 10~15 小时关闭。动脉导管未闭常合并其他

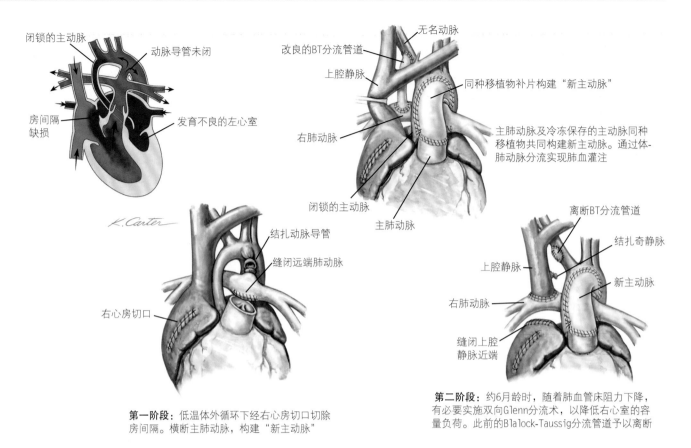

第一阶段：低温体外循环下经右心房切口切除房间隔。横断主肺动脉，构建"新主动脉"

第二阶段：约6月龄时，随着肺血管床阻力下降，有必要实施双向Glenn分流术，以降低右心室的容量负荷。此前的Blalock-Taussig分流管道予以离断

图53.1　Norwood 手术治疗左心发育不良综合征

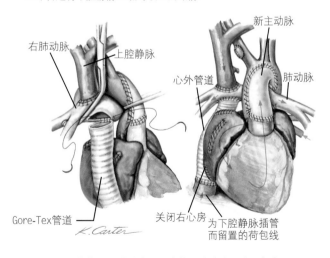

第三阶段：
在第二阶段之后6~12个月完成改良Fontan手术，应用Gore-Tex心外管道将下腔静脉血流导引至肺动脉

体静脉血越过右心，直接经肺动脉入肺。氧合血经房间隔造口由左心房泵入右心房。右心室驱动氧合的体循环血流进入"新主动脉"

图53.2　Norwood 手术治疗左心发育不良综合征：Fontan 循环

先天性畸形，并且，在诸如右心室流出道梗阻等病变中，肺血流量的维系亦有赖于动脉导管保持通畅，血液藉此持续分流入肺。在这种情况下，可以应用前列腺素 E$_1$ 保持动脉导管开放，直至 BT 分流手术完成。如果不合并其他相关畸形，在应用吲哚美辛治疗 48~72 小时后导管仍未闭合的则具有矫治指征，可通过左后外侧开胸直接手术结扎或离断动脉导管，或经导管置入封堵器。在 10 日龄之内手术可减少机械通气时间，缩短住院时间，缓解疾病状态。

室间隔缺损

室间隔缺损是最常见的先天性心脏畸形，约占先心病的 10%~20%。在室间隔形成过程中，如果组织嵴未能融合，则将导致心室间交通。传统上，室间隔缺损可按其位置分为四种类型。膜周部缺损形成于膜部间隔周围，目前最为常见，约占本症的 80%~85%。流入道或房室间隔缺损（atrioventricular septal defect，AVSD）位于房室瓣下，作为单独病变相对罕见，但如将房室间隔缺损家族一并计入，则约占室间隔缺损的 10%。圆锥部室间隔缺损发生于

肺动脉瓣和主动脉瓣下方的圆锥间隔，并被赋予多种名称，如嵴上型室间隔缺损、双交通动脉下室间隔缺损。肌部室间隔缺损可以发生于肌部间隔肌小梁间的任何部位，其发生率数据差异很大，这是因为它好发于小婴儿，并有自愈倾向；因此，其发病率亦随年龄增长而下降。肌部室间隔缺损是唯一具有较高自发闭合率的类型。

室间隔缺损对血流动力学的影响与左向右分流的程度有关。分流导致肺血过多，如果严重的话，会导致婴儿发生充血性心力衰竭。即使营养充足，患儿仍无法正常发育，常有呼吸急促，喂食时经常出汗，这是早期手术的指征。较小的室间隔缺损可能不会产生症状，但过多的分流会导致左心房和左心室扩大，同样是外科手术闭合室间隔缺损的指征。另外，还有较少见的适应证，包括心内膜炎或由室间隔缺损引起的主动脉瓣脱垂和 / 或关闭不全。所有室间隔缺损的关闭都可能需要补片。多数缺损需经右心房和三尖瓣修补（图 53.3），而圆锥部缺损常通过肺动脉及肺动脉瓣修复。室间隔缺损修补术后最令人担忧的并发症是需要植入起搏器的完全性心脏传导阻滞，对于膜周部及流入道室间隔缺损，其发生率约为 1%。应用心导管置入封堵装置的努力已在肌部及膜周部室间隔缺损获得成功，不过，现有装置用于膜周部室间隔缺损时，发生完全性心脏传导阻滞的概率较高，因此，对膜周部室间隔缺损的应

用有限（参见第 52 章）。大型室间隔缺损如不治疗，可能引起肺动脉床的反应性增厚，进而导致不可逆的肺动脉高压。随着肺动脉高压趋于严重，通过室间隔缺损的分流方向将变为从右向左，亦即所谓艾森曼格（Eisenmenger）综合征。此时已不能闭合室间隔缺损，以免引起右心室功能衰竭。

房间隔缺损

先天性心脏畸形中，房间隔缺损占 10%~15%，大致分为三类：卵圆窝或继发孔缺损；原发孔缺损，也称为部分性房室间隔缺损；以及静脉窦型缺损。每种类型的房间隔缺损都有其独特性。卵圆窝缺损目前最为常见（80%~85%），闭合的适应证为左到右分流过多，Qp / Qs> 1.5∶1，或右心显著扩大。多数卵圆窝缺损可使用经导管装置封闭（参见第 52 章）。不能用封堵器闭合的则可在手术中以补片或直接缝合将其闭合（图 53.4，上图）。静脉窦型房间隔缺损的形成源于上腔静脉骑跨，导致在真性房间隔上方形成心房间沟通。多数静脉窦型房间隔缺损合并肺静脉异位引流（95%），因而无法应用介入封堵。经心房修补时，必须将异位引流的肺静脉隔离至左心房（图 53.4，下图）。部分性房室间隔缺损也必须采用手术闭合，因为缺损的下缘就是房室瓣，使用现有封堵器将导致瓣膜关闭不全。而且，几乎所有部分性房室间隔缺损都合并二尖瓣前叶裂，后者需要

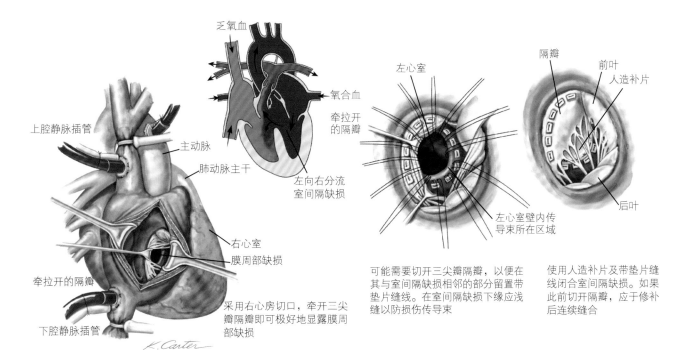

图 53.3　经心房修补室间隔缺损

同时修复（图 53.5）。房间隔缺损闭合具有良好的远期效果，在儿童期实施手术可具有与同年龄对照组相似的长期存活率。

房室间隔缺损

房室间隔缺损既包括房室间隔缺损，也有房室瓣（二尖瓣及三尖瓣）畸形，通常也称为房室管缺损。在先心病患者中，房室间隔缺损占 4%~5%。房室间隔缺损的病变范围较广，其中，部分性房室间隔缺损系指房室间隔的心房部分缺损，以及房室瓣共瓣（原发孔房缺）；完全性房室间隔缺损则涵盖整个房室间隔的缺损和房室瓣共瓣。完全性房室间隔缺损患者中约 80% 罹患唐氏综合征（Down syndrome）。完全性房室间隔缺损亦可合并法洛四联症。由于充血性心力衰竭和肺血管病进行性发展，如不及时手术，完全性房室间隔缺损患儿 2 岁时的

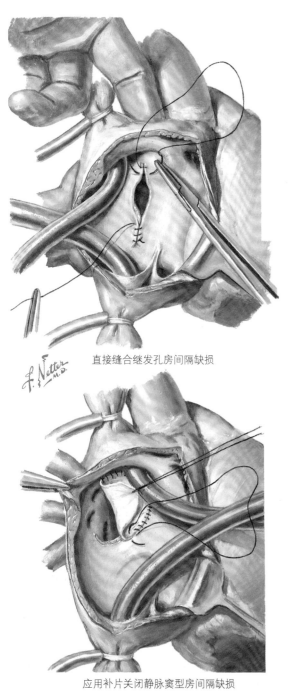

直接缝合继发孔房间隔缺损

应用补片关闭静脉窦型房间隔缺损

图 53.4   房间隔缺损

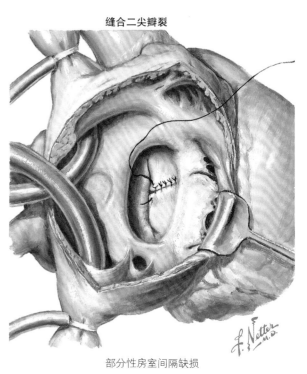

缝合二尖瓣裂

部分性房室间隔缺损

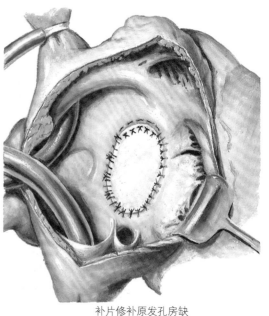

补片修补原发孔房缺

图 53.5   心内膜垫缺损

死亡率高达 80%。鉴于发生肺血管病的风险较高，矫治手术在 3~6 月龄就应实施。手术采用胸骨正中切口，在体外循环（CPB）下切开右心房进行修复。对于完全性房室间隔缺损，既可采用单一补片同时闭合心房和心室间隔缺损，亦可应用不同的补片分别处理每个部位的缺损。在关闭间隔的同时，共同房室瓣随之被划分为左右两部分。而后，以类似于修复部分性房室间隔缺损的方式关闭左侧房室瓣上的裂隙（见图 53.5）。完全性房室间隔缺损矫治术后 15%~25% 的患儿因远期左侧房室瓣关闭不全而需要再次手术。

法洛四联症

　　典型的法洛四联症主要包括四种先天性畸形：室间隔缺损、漏斗部及肺动脉狭窄、主动脉向右移位以及右心室肥厚（图 53.6）。而导致上述所有异常的共同解剖学基础在于流出道间隔向前对合不良。临床表现不一而足，既可在出生时即有发绀，亦可无发绀而仅有氧饱和度轻度降低。症状严重度取决于右心室流出道梗阻的程度，以及室间隔缺损的大小和位置。罹患重症法洛四联症的婴儿在出生时就有严重发绀，常须应用前列腺素 E_1 维持动脉导管通畅，保证足够的肺血流，直至其接受 BT 分流术或完全矫

治手术为止。无发绀的患儿通常在 3~6 月龄时接受完全矫治手术。由于动力性的右心室流出道梗阻加剧，驱使乏氧的血液通过室间隔缺损分流至体循环，一些原本并无发绀的患儿出现发绀骤然加剧的现象，称为"缺氧发作（Tet spells）"，这是及早手术矫治的指征。完全矫治包括闭合室间隔缺损和解除肺动脉瓣下、瓣膜及瓣上狭窄。手术通常经右心房和肺动脉主干切口进行；如果存在严重流出道狭窄，则需行右心室切口。在很多情况下，为了解除梗阻必须打开狭窄的肺动脉瓣环，并应用跨环补片以缓解流出道梗阻。对由此产生的肺动脉瓣关闭不全，患者常可在多年内耐受良好，但其中大多数需要在远期置换肺动脉瓣，以防心律失常、右心室功能不全和心源性猝死的发生。

完全性肺静脉异位连接或完全性肺静脉异位引流

　　完全性肺静脉异位引流分为三种类型：心上型（最常见，约占 50%），肺静脉通过垂直静脉引流至无名静脉；心内型，肺静脉引流至冠状窦或右心房（最少见，10%~20%）；心下型，肺静脉通过下行的垂直静脉引流至下腔静脉（30%~40%）。手术时需将肺静脉共汇直接吻合于左心房，一般均在婴儿期予

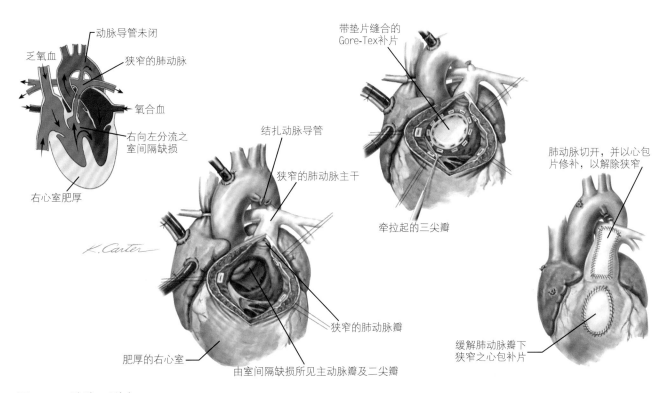

图 53.6　法洛四联症

以矫治。急诊手术可在停循环或持续低流量体外循环下完成。完全性肺静脉异位引流可能合并肺静脉梗阻和肺水肿，这是先天性心脏外科为数不多的真正的紧急情况之一。即使急诊手术，病死率亦高达30%~50%。首次矫治手术之后，最引人关注的并发症是单支肺静脉狭窄，多达10%~15%的患儿可能发生。对于此类肺静脉狭窄，可先切开狭窄血管，构成较大的开窗，而后使用心包壁覆盖开窗，直接缝合于心房，对其加以修复。该术式被称为"无缝线"技术或袋形缝合术。

大动脉转位

大动脉转位即心室-大动脉连接不一致的新生儿通常在出生时就出现发绀，其生存依赖于动、静脉血在心内的混合状况。注射前列腺素 E_1，或采用球囊房间隔造口术（参见第52章）以增加心房水平的血液混合，可作为早期维持生命的方法；但如果不实施手术治疗，患儿的死亡率很高。早期的解剖矫治手术着力在心房内设立板障，以实现房室连接的调转；此后，则转而实施心室-动脉连接的调转。前者可能导致术后远期右心室（功能左心室）功能衰竭和室性心律失常，使大动脉调转手术被广为接受，成为最佳的矫治手术方案（图53.7）。该术式首先在窦管交界处横断大动脉，而后游离并转移冠状动脉开口，再将升主动脉吻合至原先的肺动脉瓣上，构成新的主动脉；最后，将肺动脉与原有的主动脉连接，从而实现调转。在大动脉转位患儿中，约50%存在室间隔缺损，必须在初次手术时予以矫治。大动脉调转的手术效果

极为出色，25年的生存率达96%~97%。

永存动脉干

永存动脉干（truncus arteriosus）是一种相对少见的畸形，该症仅存一组半月瓣（动脉干瓣膜），血液由此进入单一的动脉干，再流入主动脉、肺动脉和冠状动脉循环。该疾病常与染色体22q.11的微缺失（DiGeorge综合征）和腭心面综合征有关，约33%的永存动脉干患儿存在DiGeorge综合征。单一的动脉干骑跨于室间隔上。患儿出生时偶尔会出现发绀，但最常见的症状是在出生后早期数周内发生充血性心力衰竭。如果不予治疗，永存动脉干在6个月内的死亡率高达65%。在新生儿期即可按以下方式安全地完成矫治手术：将肺动脉从动脉干上离断，补片修补室间隔缺损，将动脉瓣归入左心室，再用管道连接右心室与肺动脉（图53.8）。

避免处理错误

手术治疗错误可能是源于诊断失当、治疗时机不正确以及手术技术不佳。由儿科心脏病医师、先天性心脏病外科医生、儿科重症监护专家和儿科心脏麻醉师组成的多学科团队已成为接受先心病手术患者的治疗标配。对于每位患儿，都应复习术前检查资料，制订合理的治疗策略，关注病变特点及所有合并疾患。专业化的团队协作将使与麻醉、手术及术后监护相关的潜在并发症降至最低。

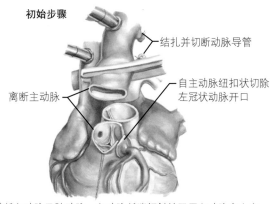

初始步骤

结扎并切断动脉导管

自主动脉纽扣状切除左冠状动脉开口

离断主动脉

横断主动脉及肺动脉。主动脉断端倾斜并置于主动脉窦上方。在横断主动脉相同水平的瓣膜上方切断肺动脉。分别切开主动脉窦及肺动脉，将冠状动脉开口自肺动脉移植至新主动脉。使用心包重建新的肺动脉窦

图53.7 动脉调转矫治大动脉转位

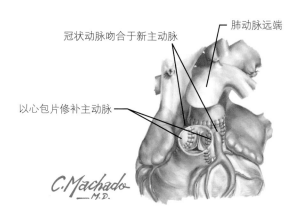

最终步骤

冠状动脉吻合于新主动脉

肺动脉远端

以心包片修补主动脉

C.Machado M.D.

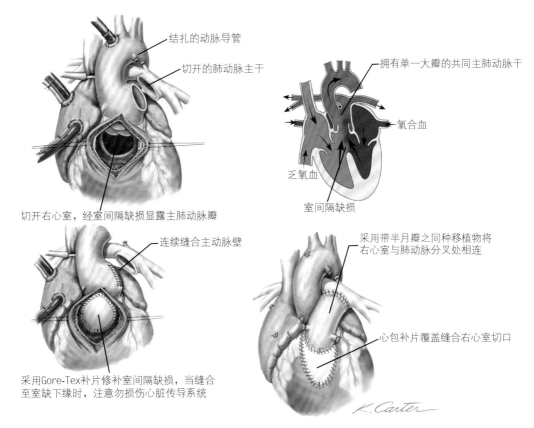

结扎的动脉导管

切开的肺动脉主干

切开右心室，经室间隔缺损显露主肺动脉瓣

连续缝合主动脉壁

采用Gore-Tex补片修补室间隔缺损，当缝合至室缺下缘时，注意勿损伤心脏传导系统

拥有单一大瓣的共同主肺动脉干

氧合血

乏氧血

室间隔缺损

采用带半月瓣之同种移植物将右心室与肺动脉分叉处相连

心包补片覆盖缝合右心室切口

K. Carter

图53.8　永存动脉干

未来方向

　　介入心脏医师在导管技术方面的优势与外科医师寻找更微创手段矫治先心病的不懈努力相结合，已经开创了一个融合双方优势的新领域，即杂交手术（hybrid surgery）。杂交手术的重要例证包括：作为开放矫治手术的一部分，对远段狭窄血管进行术中血管成形和支架置入；采用胸骨正中切口、在心室超声心动图引导下用封堵器闭合肌部室间隔缺损；以及采用双侧肺动脉分支环束术联合动脉导管内支架置入替代第1阶段Norwood手术治疗左心发育不良综合征。理论上讲，此类联合手术的主要优势在于更为微创或手术规模更小，以及避免或减少对体外循环的需求。尽管一些早期报道令人鼓舞，但仍有待于中、长期的结果。

补充资料

Jonas RA, DiNardo J, Laussen PC, Howe R. *Comprehensive Surgical Management of Congenital Heart Disease*. London: Hodder Arnold Publication; 2004.
一本杰出的先天性心脏手术教科书。

Mavroudis C, Backer CL. *Pediatric Cardiac Surgery*. 3rd ed. Philadelphia: Mosby; 2003.
众多杰出外科医师的集体工作，插图精美。

Nichols DG, Ungerleider RM, Spevak PJ, et al. *Critical Heart Disease in Infants and Children*. 2nd ed. St. Louis: Mosby; 2006.
这本教科书不限于先天性心脏病手术相关内容，更包含了先天性心脏病医学方面更多的背景知识。

Wilcox BR, Anderson RH, Cook AC. *Surgical Anatomy of the Heart*. 3rd ed. Cambridge, UK: Cambridge University Press; 2006.
包含了有史以来最漂亮的先天性心脏病手术和解剖照片。

循证文献

Bacha EA, Cao QL, Galantowicz ME, et al. Multicenter experience with perventricular device closure of muscular ventricular septal defects. *Pediatr Cardiol*. 2005;26:169–175.
描述了杂交室间隔缺损闭合技术的现状，以及该技术发展过程中获得的经验教训。作者是美国杂交先天性心脏病外科手术的顶尖专家。

Hjortdal VE, Redington AN, de Leval MR, Tsang VT. Hybrid approaches to complex congenital cardiac surgery. *Eur J Cardiothorac Surg*. 2002;22:885–890.
这篇文章介绍了杂交技术对先天性心脏病矫治手术的改良及其适用范围。

（Robert D. Stewart，Anirudh Vinnakota，Michael R. Mill　著　赵鸿　译　王贵松　审校）

第 54 章

经导管主动脉瓣置换

病理生理学

年龄相关的瓣叶退行性变是主动脉瓣狭窄（AS）最常见的原因。主动脉瓣的退化包括脂质沉积、炎症，最终是钙化。在二叶主动脉瓣或单叶主动脉瓣患者中，结构的异常使瓣叶更容易受到血流动力学压力的影响，这反过来又导致瓣膜增厚、钙化和瓣膜口狭窄（图 54.1）。

诊断和治疗

诊断主动脉瓣狭窄主要依靠病史和体格检查。主动脉瓣狭窄患者的临床表现各异，经典的症状是呼吸困难、心绞痛和晕厥三联症。典型的体征包括在胸骨右侧第二肋间闻及高调的收缩晚期杂音、主动脉瓣关闭音减弱、颈动脉搏动延迟。超声心动图或有创血流动力学是证实主动脉瓣狭窄存在并确定其严重程度的诊断性检查。

主动脉瓣置换术是治疗严重症状性主动脉瓣狭窄的唯一明确的治疗方法。药物治疗对严重主动脉瓣狭窄无效，仅是缓解症状的姑息治疗。几十年来，外科主动脉瓣置换是经导管主动脉瓣置换（TAVR）出现之前唯一的治疗选择。但退行性主动脉瓣狭窄患者由于年龄较大、虚弱和合并症，瓣膜置换手术并发症的风险很高。因此，许多本来可以从主动脉瓣置换中获益的患者未能接受外科瓣膜置换。目前 TAVR 可以满足治疗的需要，自 20 年前首次应用于人类以来，TAVR 已成为心血管医学中最革命性的技术之一，并改变了主动脉瓣狭窄的治疗格局。

经导管主动脉瓣置换术

2002 年，Cribier 等首次报道了在人体中进行 TAVR 治疗，目前 TAVR 已成为许多主动脉瓣狭窄患者的标准治疗。在美国，目前有 2 种类型的人工瓣膜被批准用于 TAVR 的商业用途。自膨胀式的 Medtronic CoreValve 系统和球囊扩张式的 Edwards Sapien 3 系统都已获批用于治疗有症状的重度主动脉瓣狭窄，且这些患者应为外科主动脉瓣置换中度风险者（图 54.2）。

Edwards S3 主动脉瓣是球囊扩张式、三叶、牛心包瓣附着在钴铬框架上，可提供 20 mm、23 mm、26 mm 和 29 mm 直径 4 种型号。可经股动脉、锁骨下动脉或直接经主动脉通路进行输送。

Sapien3 系统具有较小的外径、改进的导管输送系统，以及附带聚对苯二甲酸乙二醇酯外衬，降低了血管并发症和瓣周漏的发生率。

Medtronic CoreValve Evolut Pro 有一个自膨胀的镍钛合金框架，包含一个猪心包材质的三叶瓣膜和外部裙缘；因为是自膨胀式设计，可回收和重新定位。它有四种型号（23 mm、26 mm、29 mm 和 34 mm），可以经股动脉、锁骨下动脉或直接主动脉入路进行输送。是目前在美国市场上唯一可回收和重新定位的人工瓣膜。

这两个瓣膜已经通过美国 FDA 的认可，用于治疗外科手术风险中危、高危和极高危的有症状的重度钙化主动脉瓣狭窄，以及通过"瓣中瓣"的方式，对外科生物瓣置换手术失败、瓣膜毁损的患者进行治疗。

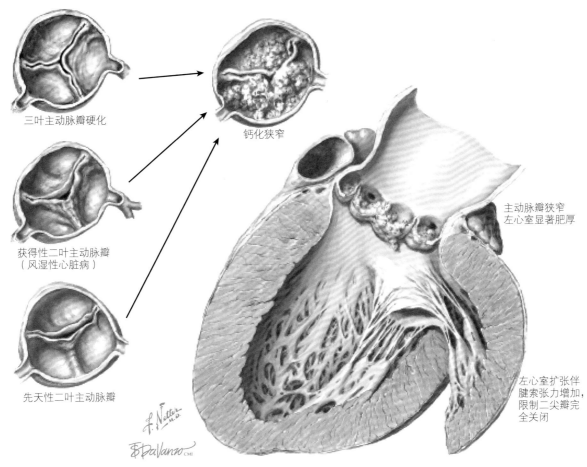

三叶主动脉瓣硬化

钙化狭窄

获得性二叶主动脉瓣
（风湿性心脏病）

先天性二叶主动脉瓣

主动脉瓣狭窄
左心室显著肥厚

左心室扩张伴
腱索张力增加，
限制二尖瓣完
全关闭

图 54.1　退行性钙化性主动脉瓣狭窄可能源于三叶主动脉瓣的缓慢钙化，或由于二叶主动脉瓣或风湿病的因素等加速破坏

适应证

主动脉瓣置换（外科或 TAVR）的适应证是有症状的重度主动脉瓣狭窄患者，即主动脉瓣的瓣口面积 <1.0 cm^2，平均跨瓣压力梯度 >40 mmHg，或主动脉瓣上流速 >4 米 / 秒。针对有症状的中度主动脉瓣狭窄患者的研究正在进行，目前对此类患者进行 TAVR 治疗依然是超适应证范围的。如何对 TAVR 或外科换瓣手术进行选择，在很大程度上取决于瓣膜更换前的外科风险评估。胸外科协会（Society of Thoracic Surgery，STS）评分和 Euro SCORE 是两个最常用的评分，目前用于严重症状性主动脉瓣狭窄患者的风险分层。虽然这些手术风险评分可以帮助医生对风险进行量化分析，但最终的手术决定仍取决于多学科心脏团队的临床判断，该团队的组成视需要而定，通常由介入心脏病专家、心脏外科医生、影像专家、老年病学家和神经学专家组成。目前，

AHA/ACC 已将 TAVR 作为无法接受手术和手术高危主动脉瓣狭窄患者的 I 类适应证，中等手术风险患者的 IIa 类适应证（表 54.1）。

表 54.1　2017 AHA/ACC 瓣膜性心脏病指南的重点更新
I 级：TAVR 推荐用于有症状的严重主动脉瓣狭窄（D 期）和存在外科 AVR 禁忌的患者，且预期 TAVR 术后生存期 >12 个月
I 级：经心脏瓣膜小组评估后，建议在有严重症状的主动脉瓣狭窄（D 期）高危患者进行外科 AVR 或 TAVR
IIa 级：经心脏瓣膜小组评估，有严重症状的主动脉瓣狭窄（D 期）和中度手术风险的患者，TAVR 替代外科 AVR 是合理的

AVR，主动脉瓣置换；TAVR，经导管主动脉瓣置换。

From Nishimura RA，Otto CM,Bonow RO, et al.2017 AHA/ACC focused update of the 2014 AHA/ACC guideline for the management of patients with valvular heart disease: a report of the American College of Cardiology/American Heart Association Task Force on Clinical Practice Guidelines.*Circulation*.2017;135:e1159–e1195.https://doi.org/10.1161/CIR.0000000000000503.

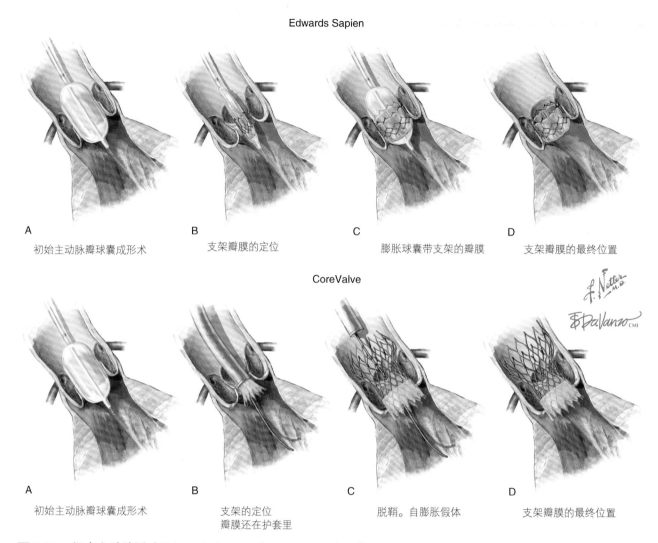

Edwards Sapien

A	B	C	D
初始主动脉瓣球囊成形术	支架瓣膜的定位	膨胀球囊带支架的瓣膜	支架瓣膜的最终位置

CoreValve

A	B	C	D
初始主动脉瓣球囊成形术	支架的定位 瓣膜还在护套里	脱鞘。自膨胀假体	支架瓣膜的最终位置

图 54.2 经皮主动脉瓣（Edwards Sapien 和 CoreValve）更换

　　是否选择 TAVR 治疗，除了患者的手术风险外，还必须考虑许多因素。术前评估需要进行得非常详细。评估中应包括高分辨率门控 CT 成像，以确定瓣膜大小、并发症的风险（例如，冠状动脉闭塞），以及血管入路（图 54.3）。多学科团队合作模式用于判断 TAVR 后的功能状态、认知能力、虚弱程度，以及生存率和症状方面获益的可能性。冠状动脉造影通常在 TAVR 之前进行，以评估有无阻塞性冠状动脉疾病。

　　在术前评估中，如发现某些临床情况可能更倾向于选择开放式手术的治疗策略，如严重钙化的二叶主动脉瓣，在 TAVR 术后瓣周漏发生的风险较高；或冠状动脉多支血管病变，可以同台进行冠状动脉旁路移植术。

入路

　　进行 TAVR 治疗前，需要通过外周动脉 CT 血管造影检查确定 TAVR 的入路。股动脉入路的预后较好，是目前进行 TAVR 最为微创的路径。如果由于严重的外周血管疾病而无法选择经股动脉 TAVR，则可以使用其他入路，如经心尖、直接经主动脉、经锁骨下动脉、经胸骨上或经腔静脉 TAVR（图 54.4）。

　　选择经心尖入路时，在心尖附近行小切口打开胸腔，瓣膜通过放置在左心室心尖的鞘管顺行插入。选择直接主动脉入路时，需要通过小切口切开胸骨，直接显示升主动脉，并通过插入升主动脉的鞘送入瓣膜。选择锁骨下动脉入路时，通过手术切开进入锁骨下动脉，并且经由此通路送入瓣膜。胸骨上入路是另一种进行直接经主动脉 TAVR 的方法，它可

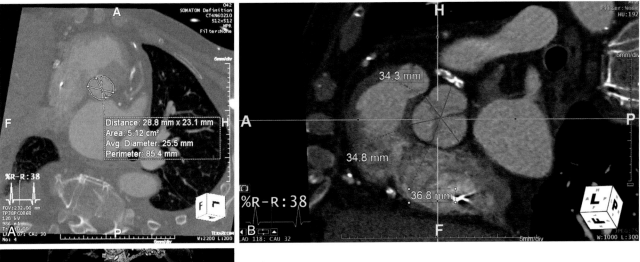

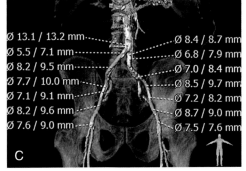

图 54.3 （A）评估主动脉环的大小，以选择合适的瓣膜。（B）测量 Valsalva 窦，以确保 TAVR 术后冠状动脉的灌注。（C）测量周围动脉的直径，以确定适当的血管入路

以通过胸骨柄上方的小切口直接观察主动脉弓或无名动脉，而无需胸骨切开或开胸手术。经腔静脉入路是近年来新出现的一种通过股静脉进行 TAVR 的方法，该方法经皮进入股静脉，并且在下腔静脉和腹主动脉之间形成动静脉瘘。进入腹主动脉后的手术过程和经股动脉 TAVR 相似。在手术结束时，动静脉瘘用 Amplatzer 封堵器（Abbott）封闭。

目前的适应证和证据

PARTNER（Placement of AoRTic TraNscathetER Valve Trial）研究是一项随机前瞻性试验，将患者分为 PARTNER A 组和 PARTNER B 组。PARTNER A 在外科手术高危患者中比较了 TAVR 和外科手术治疗；PARTNER B 则是在外科手术高危患者中比较 TAVR 和药物治疗。PARTNER A 研究共纳入了 351 例外科手术患者和 348 例 TAVR 患者。TAVR 的 30 天死亡率为 3.4%，外科手术的死亡率为 6.5%。TAVR 和外科手术的 1 年死亡率分别为 24.2% 和 26.8%（P=0.001）。PARTNER B 研究对 TAVR 和药物治疗进行了比较，结果明显有利于 TAVR 组。TAVR 组的 1 年死亡率为 30.7%，而常规药物治疗的死亡率为

50.7%（P<0.001）。TAVR 的死亡率明显低于药物治疗（71.8% vs. 93.6%；P<0.0001），在术后 5 年仍存在获益。

CoreValve US Pivotal Trial 是一项多中心非劣效研究，共有美国的 45 个临床机构参与。该研究在外科手术风险高危的症状性重度主动脉瓣狭窄患者中，对使用 CoreValve 进行 TAVR 与外科手术进行了比较。主要终点为 1 年全因死亡率。美国有 795 例患者接受随机化治疗。TAVR 组 1 年全因死亡率为 14.2%，外科手术组为 19.1%（非劣效性 P<0.001，优效性 P=0.04）。2 年死亡率与 1 年死亡率一致：全因死亡率 TAVR 组 22.2%，手术组为 28.6%。

TAVR 组的血流动力学变化优于对照组。这项研究首次在高危手术队列中显示了 TAVR 相比于外科手术的优越性。

接下来的研究为 TAVR 治疗外科手术风险为中危的患者铺平了道路。PARTNER 2 研究是关于球囊扩张式瓣膜，SURTAVI（SUrgical Replacement and Transcatheter Aortic Valve Implantation）研究是关于自膨胀式瓣膜。PARTNER 2 是一项在美国和加拿大的 57 个中心进行的多中心、随机对照试验，由 Edwards Sapien Lifesciences 公司赞助。研究对 STS 评分在

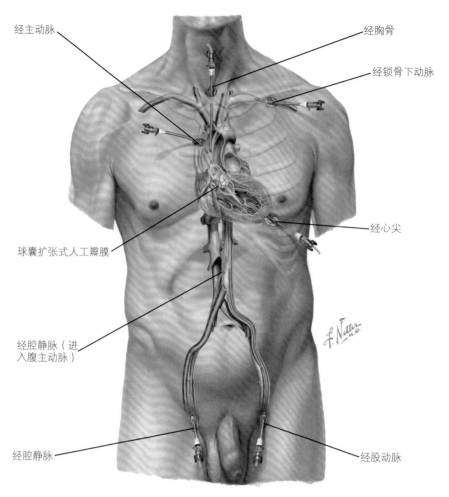

经主动脉

经胸骨

经锁骨下动脉

球囊扩张式人工瓣膜

经心尖

经腔静脉（进入腹主动脉）

经腔静脉

经股动脉

图 54.4　经导管主动脉瓣置换的方法

4%～8% 之间中等风险患者进行了随机分组。使用第二代 Sapien XT（Edwards Sapien Lifesciences）人工瓣膜进行 TAVR 手术。2032 例患者被随机分为 TAVR 组（n=1011）和外科手术组（n=1021）。研究的主要终点是 2 年内全因死亡或致残性卒中。2 年时，无论是在意向治疗分析（19.3% vs 21.1%，P=0.25）或治疗前分析（18.9% vs 21.0%；P=0.16），TAVR 和外科手术的终点事件之间没有统计学差异。然而，当经股动脉 TAVR 组与手术组进行比较时，发现无论是在意向治疗组（16.8% vs 20.4%；P=0.05）和治疗前分析（16.3% vs 20.0%；P=0.04）的死亡率都较低。

由 Medtronic 公司赞助的 SURTAVI 试验在美国、加拿大和欧洲的 87 个中心进行，纳入了 1746 名中等风险患者，将使用的自膨胀式人工瓣膜的 TAVR 手术与外科手术进行比较，主要终点是成功接受主动脉瓣置换治疗的患者在 24 个月内的全因死亡或致残性卒中的复合终点。24 个月时两组主要终点事件发病率相似（TAVR 组 12.6%，手术组 14.0%）。

研究者认为，对于中等手术风险的重度主动脉瓣狭窄患者，TAVR 是一种非劣效的替代治疗方法。

并发症

瓣膜学术研究联合会（Valve Academic Research Consortium）对 TAVR 的临床试验制定了标准化终点，目的是规范 TAVR 术后并发症的定义，如脑栓塞引起的卒中、心肌梗死、出血后遗症、急性肾损伤、血管损伤、人工瓣膜功能及其他与人工瓣膜放置有关的后遗症以及死亡。在最初的 PARTNER 试验结果中，TAVR 的 30 天（5.5% vs. 2.4%）和 1 年（8.3% vs. 4.3%）脑血管事件发生率高于外科手术。早期 TAVR 研究通过超声和 MRI 检测到脑血管微栓塞。但最近的研究数据显示，TAVR 术后神经系统并发症的发生率在下降，这可能是因为操作经验的增加、瓣膜技术的进步以及选择了更加合适的患者。最近的数据显示，与开放式外科瓣膜置换术相比，TAVR 的卒中发生率更低。S3 中危患者观察性研究发现，接受 TAVR 或外科瓣膜置换术的患者，TAVR 的致残性卒中发生率为 1.0%，而外科手术的发生率为 4.4%。

与外科瓣膜置换相比，TAVR 的另一个局限性是术后需要植入永久性起搏器的发生率更高。但这一并发症主要与使用自膨胀式 TAVR 瓣膜有关。这是由于瓣膜的设计中，有部分瓣架结构会进入左心室流出道，可能会对房室结和左束支造成损伤。但随着操作经验的积累，以及瓣架结构更高位（更突入主动脉）的释放，需植入起搏器的比率有所下降，但仍维持在 10% 左右。

血管并发症在 TAVR 治疗的患者中同样很常见。这主要是因为输送瓣膜的血管通路鞘管内径较大，以及虚弱患者和老年患者中普遍存在着明显的血管疾病。随着输送系统的小型化改进，外径变得更小，对于患者的选择也更加合适，都明显降低了严重血管并发症的发生率。

最后，与外科瓣膜置换术相比，早期 TAVR 的另一个局限性是较高的瓣周漏发生率。随着瓣膜技术的改进，这种情况在很大程度上得到了改善。S3 瓣膜中的聚四氟乙烯裙缘在瓣膜周围发挥了密封的作用，降低了瓣周漏发生率。与之相似，现在用于 EvolutPro 瓣膜的外部裙缘也降低了该瓣膜的瓣周漏发生率。

经导管主动脉瓣膜置换的未来

在美国和加拿大进行的临床试验正在评估在外科手术低风险患者中使用 Sapien 3 瓣膜（PARTNER3，NCT02675114）和 Evolut R 瓣膜（NCT02701283）。这是最终能够在全部手术风险患者中批准 TAVR 的一个重要步骤。其他 TAVR 瓣膜，如 PORTICO 瓣膜（Abbott）和 Lotus Edge 瓣膜（Boston Scientific Corporation）目前也在美国进行评价，预期可以获得 FDA 的通过。随着治疗选择的增加，技术的进步，更广泛的适应证，以及更加合理的患者选择，TAVR 有望成为主动脉瓣狭窄患者主动脉瓣置换术的主要方式。

补充资料

Grover FL, Vemulapalli S, Carroll JD, et al. STS/ACC TVT Registry. 2016 Annual Report of The Society of Thoracic Surgeons/American College of Cardiology Transcatheter Valve Therapy Registry. *Ann Thorac Surg.* 2017;103(3):1021–1035.

美国胸科协会 / 心脏病学会发布的美国商业化经导管瓣膜治疗预后年报。

Kappetein AP, Head SJ, Généreux P, et al. Updated standardized endpoint definitions for transcatheter aortic valve implantation: the Valve Academic Research Consortium-2 consensus document. *J Am Coll Cardiol.* 2012;60(15):1438–1454.

瓣膜学术研究联合会 TAVR 标准化终点定义。

Nishimura RA, Otto CM, Bonow RO, et al. 2017 AHA/ACC focused update of the 2014 AHA/ACC guideline for the management of patients with valvular heart disease: a report of the American College of Cardiology/American Heart Association Task Force on Clinical Practice Guidelines. *J Am Coll Cardiol.* 2017;70(2):252–289.

更新的瓣膜性心脏病指南不仅针对高风险和极端风险患者，现在对中度风险患者也提出了 TAVR 的建议。

循证文献

Adams DH, Popma JJ, Reardon MJ, et al; for the U.S. CoreValve Clinical Investigators. Transcatheter aortic-valve replacement with a self-expanding prosthesis. *N Engl J Med.* 2014;370:1790–1798.

比较 CoreValve -TAVR 与手术治疗高风险瓣膜置换术的随机对照试验。在高危人群中，TAVR 首次在死亡率方面优于开放性手术瓣膜置换术。

Leon MB, Smith CR, Mack MJ, et al; for the PARTNER Trial Investigators. Transcatheter aortic-valve implantation for aortic stenosis in patients who cannot undergo surgery. *N Engl J Med.* 2010;363:1597–1607.

TAVR 的首次随机试验，比较 Sapien-TAVR 瓣膜与药物治疗对手术高风险患者的疗效。结果显示，与药物治疗相比，TAVR 可显著降低死亡率。并将 TAVR 确立为不能接受主动脉瓣置换术的严重主动脉瓣狭窄患者的标准治疗。

Reardon MJ, Van Mieghem NM, Popma JP, et al; for the SURTAVI Investigators. Surgical or transcatheter aortic-valve replacement in intermediate-risk patients. *N Engl J Med.* 2017;376:1321–1331.

另一项比较 CoreValve -TAVR 与手术治疗中等手术风险患者的随机试验。这为在中等风险人群中使用 TAVR 提供了进一步的证据。

Smith CR, Leon MB, Mack MJ, et al; for the PARTNER Trial Investigators. Transcatheter versus surgical aortic-valve replacement in high-risk patients. *N Engl J Med.* 2011;364:2187–2198.

Sapien-TAVR 与外科瓣膜置换术的随机对照研究表明，对外科瓣膜置换术高风险患者，TAVR 是一个可接受的替代治疗。

Smith CR, Leon MB, Mack MJ, et al; for the PARTNER 2 Investigators. Transcatheter or surgical aortic-valve replacement in intermediate-risk patients. *N Engl J Med.* 2016;374:1609–1620.

SAPIEN-TAVR 与手术治疗中风险患者的随机对照研究。这为中间风险患者 TAVR 的批准奠定了基础。

（Sameer Arora，John P. Vavalle 著

徐昕晔 译 王贵松 审校）

第 55 章

经导管二尖瓣修复

二尖瓣关闭不全是最常见的瓣膜疾病之一，其发病率随着年龄的增长而急剧上升。严重的症状性二尖瓣关闭不全可导致心力衰竭、心律失常、肺动脉高压和左心室衰竭。二尖瓣关闭不全通常根据其病因分为原发性退行性二尖瓣关闭不全或继发性功能性二尖瓣关闭不全。退行性二尖瓣关闭不全是由于瓣膜本身的解剖缺陷，如腱索断裂或二尖瓣脱垂所致。黏液退行性变、纤维弹性组织缺陷、结缔组织病、感染性心内膜炎甚至风湿性心脏病都可能导致退行性二尖瓣关闭不全。功能性或继发性二尖瓣关闭不全是由于已经存在的左心室扩张导致瓣叶卡顿和瓣环扩张影响了瓣叶的闭合。

对于需要干预的严重退行性二尖瓣关闭不全，外科手术进行二尖瓣修复或置换术是主要的治疗手段。继发性二尖瓣关闭不全治疗的主要矛盾是心室功能不全，而非瓣膜病变，因此外科手术治疗继发性二尖瓣关闭不全仍有争议，获益未得到充分证实。但许多慢性严重退行性二尖瓣关闭不全患者由于高龄、肺动脉高压、心室功能差、虚弱或其他合并症而无法进行手术治疗。在这些患者中，使用 MitraClip 系统（Abbott Vascular）进行经导管二尖瓣修复术是一个合理的选择。

MITRACLIP

St. Goar 及其团队首先开发了 MitraClip 系统，使用一个经皮导管输送的钳夹，通过房间隔完成二尖瓣的缘对缘修复，让二尖瓣的前叶和后叶相互接近形成双孔二尖瓣（图 55.1），类似于 Alfieri 在 20 世纪 90 年代初首先提出的 Alfieri 缝合法。这样就可以降低二尖瓣关闭不全的反流程度，尤其是当反流射流位于中心位置时，钳夹可以成功地放置在反流孔的位置。MitraClip 是目前唯一经美国 FDA 批准用于商业用途，并被批准用于原发性二尖瓣关闭不全患者

的经皮经导管二尖瓣修复装置。

技术

目前的 MitraClip 装置包括一个可操纵的指引导管和一个钳夹输送系统。该钳夹的主要材料是由聚酯覆盖钴铬结构，有两个钳夹臂，可以捕捉到二尖瓣的前、后叶。指引导管从股静脉经房间隔穿刺送入左心房。指引导管的后端配有一个转向旋钮，以便进行精确的旋转和定位。钳夹被预置于输送系统上，通过指引导管进入左心房，穿过二尖瓣同时被定位于二尖瓣反流束的中央位置。用经食管超声协助定位。钳夹有两个臂，由输送系统上的控制结构打开和关闭。钳夹内部有两个夹持器，分别与每个臂相对应，有助于在夹闭过程中从心房方向固定小叶。在经食管超声引导下，将前、后叶的小叶组织固定在臂和相应的夹持器之间（图 55.2）。在二尖瓣关闭不全得到满意的减轻后，夹持器夹闭并锁定，从而实现了双孔修复。一旦对夹持位置和二尖瓣复位满意，就可以松开夹持器。如果需要进一步减轻二尖瓣关闭不全，且平均二尖瓣梯度评估证实不会因放置更多的夹持器而导致二尖瓣狭窄，就可以补充放置另外的钳夹器。

证据

EVEREST II（Endovascular Valve Edge-to-Edge Repair Study）是一项多中心、前瞻性、随机对照试验，旨在比较经皮二尖瓣修复术与传统二尖瓣外科修补或置换术的疗效和安全性。研究纳入的是 3+ 或 4+ 级慢性二尖瓣关闭不全的患者，其中有症状的患者 LVEF>25%，左心室收缩末内径 ≤ 55 mm；如果患者无症状，则需要符合以下条件之一：LVEF 为

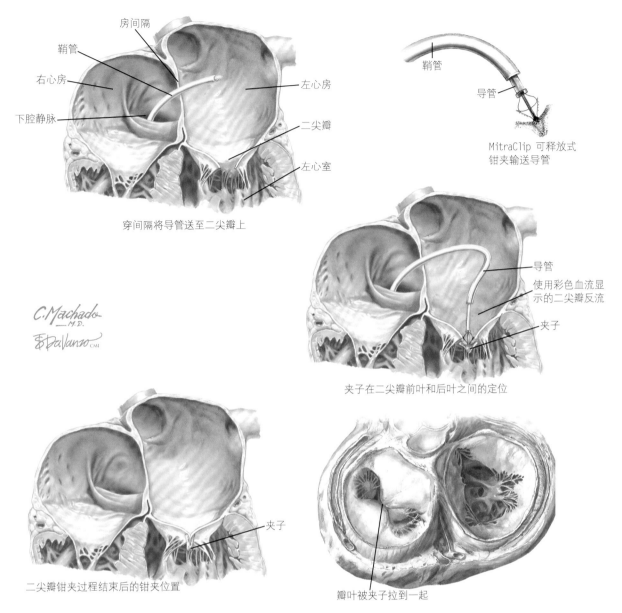

房间隔

鞘管

右心房

下腔静脉

左心房

二尖瓣

左心室

穿间隔将导管送至二尖瓣上

鞘管

导管

MitraClip 可释放式
钳夹输送导管

C.Machado
M.D.

导管

使用彩色血流显
示的二尖瓣反流

夹子

夹子在二尖瓣前叶和后叶之间的定位

夹子

二尖瓣钳夹过程结束后的钳夹位置

瓣叶被夹子拉到一起

图 55.1　MitraClip（Abbott）经房间隔输送系统

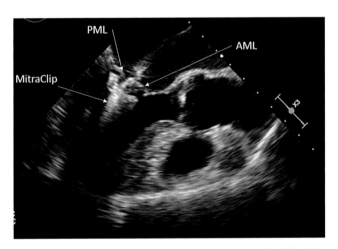

图 55.2　经食管超声指引 MitraClip 捕捉二尖瓣前叶和后叶。AML，二尖瓣前叶；PML，二尖瓣后叶

25%~60%、左心室收缩末内径为 40~55 mm 以及新发心房颤动或肺动脉高压。共有 279 名患者按 2∶1 的比例被分配到经皮介入组和外科手术组。术后 12 个月无死亡、无再次二尖瓣功能不全手术、未再出现二尖瓣关闭不全分级为 3+ 或 4+ 是判定其有效性的主要复合终点。30 天时的主要复合不良事件是主要安全性终点。在 12 个月时，53% 的经皮修复组和 73% 的外科手术组达到了主要疗效终点（*P*=0.007）。产生这一差异的主要原因是，与外科手术组相比，经皮修补组由于二尖瓣功能障碍而进行的再次二尖瓣手术率较高（20% *vs.* 2%）。但经皮修复组的主要不良事件发生率低于外科手术组（15% *vs.* 48%）。这在很大程度上是因为外科手术组输血量 >2 U 的比例较

高（45% vs. 13%）。尽管 MitraClip 在降低二尖瓣关闭不全方面的作用不如开放手术，但 NYHA 心功能分级的改善优于外科手术，这表明改善患者症状并不一定需要完全消除二尖瓣关闭不全。而且对很多患者来说，开放手术相关的死亡风险可能会超过获益。

EVEREST Ⅱ（Real World Expanded Multicenter Study of the MitraClip System，EVEREST REALISM）为前瞻性注册研究，连续入组高风险患者，旨在评估高手术风险人群中 MitraClip 的有效性。这些高危患者的 12 个月预后良好，二尖瓣关闭不全降低至 ≤ 2+ 级的比例达到了 84%，不良事件发生率低，左心室重构改善，心力衰竭住院率降低，心功能分级改善。此外，3+/4+ 级二尖瓣关闭不全的药物治疗患者与高风险 MitraClip 患者的倾向性匹配比较显示，在 30 天和 1 年内，MitraClip 组的死亡率降低，即使在对基线差异进行校正之后仍然具有显著性。

通过回顾性评估 EVEREST Ⅱ 高风险研究和 EVEREST Ⅱ 真实世界研究中注册的高危患者，构建了"禁忌性风险组"，纳入 127 例患者，95% 的病例成功地植入了 MitraClip，1 年内死亡 30 例（23.6%）。大多数存活患者（82.9%）的二尖瓣关闭不全降低 ≤ 2+ 级，86.9% 在 1 年时 NYHA 心功能 为 Ⅰ 级或 Ⅱ 级。这项研究还显示患者左心室参数、生活质量指数均有所改善，随着二尖瓣关闭不全的减轻减少了心力衰竭住院率。这些数据使美国 FDA 批准了 MitraClip 用于高危和无法手术的 3+/4+ 级退行性症状性二尖瓣关闭不全患者。

真实世界经验

自从 MitraClip 获得批准以来，全世界已植入了超过 35 000 例。来自美国经导管瓣膜治疗（transcatheter valve therapies，TVT）国家注册中心的数据显示成功率 >92%，即二尖瓣关闭不全降低到 ≤ 2+ 级，住院死亡率 <3%，中位住院时间为 3 天。正如预期的那样，由于 FDA 只批准了退行性二尖瓣关闭不全的适应证，在美国 90% 以上的病例都是针对退行性二尖瓣关闭不全的。但在全球范围内，大多数二尖瓣关闭不全病例都是二尖瓣功能性反流。在美国和加拿大进行的 COAPT（Cardiovascular Outcomes Assessment of the MitraClip Percutaneous Therapy for Heart Failure Patients with Functional Mitral Regurgitation Trial）研究专门设计用来比较 MitraClip 和药物治疗对二尖瓣关闭不全的治疗效果。在这项研究结果公布之前，FDA 不太可能将其适应证范围扩大到功能性二尖瓣关闭不全。

其他经导管二尖瓣修复技术

Carillon Mitral Contour System

Carillon 二尖瓣瓣环环缩系统（Carillon Dimensions Inc.）是一种弯曲的镍钛合金桥，通过右侧颈内静脉输送。锚定在心大静脉后，通过拉动系统施加张力，从而使二尖瓣环重塑（图 55.3）。在动物研究表明可以明显减少二尖瓣关闭不全后，进行了 AMADEUS Ⅰ（European trial Carillon Mitral Annuloplasty Device European Union Study）研究。研究表明，43 例患者中有 30 例（70%）成功地使用了该装置，80% 患者的二尖瓣关闭不全至少降低了一级。30 天内主要不良事件发生率为 13%。随后的 TITAN 研究（Transcatheter Implantation of Carillon Mitral Annuloplasty Device）评价了一种改良装置。有 36 例（68%）患者成功植入了该装置，30 天的不良事件发生率为 1.9%。与对照组相比，植入该装置的患者的二尖瓣关闭不全程度减轻、左心室容积明显减少，症状也有所改善。TITAN Ⅱ试验在 36 名患者中对该装置的另一种改进进行了研究，30 名患者成功植入了该改进装置（83%）。与既往研究一样，瓣环直径缩小，二尖瓣关闭不全程度减轻，NYHA 心功能分级得到改善。该设备在欧洲已获得 CE 认证，可用于治疗功能性二尖瓣关闭不全，美国的三期临床试验即将开始。

Mitralign System

Mitralign 系统（Mitralign, Inc.）是通过经导管方式复制外科缝线瓣环成形术（图 55.4）。经股动脉将一根 14 Fr 导管插入主动脉瓣，并使用一个可转向的头端，将导管指向二尖瓣环。然后沿着二尖瓣环在瓣环的多个位点将锚栓从左心室锚定至左心房。然后将这些锚栓系在一起，它们之间的张力会缩小瓣膜侧瓣环的直径。在欧洲进行的研究证明了该装置具有安全性和有效性，6 分钟步行试验结果、左心室大小和重构均得到改善。目前该设备已获得欧盟 CE 认证，可用于治疗功能性二尖瓣关闭不全。

经导管二尖瓣置换术

目前，二尖瓣关闭不全经导管治疗的研发兴

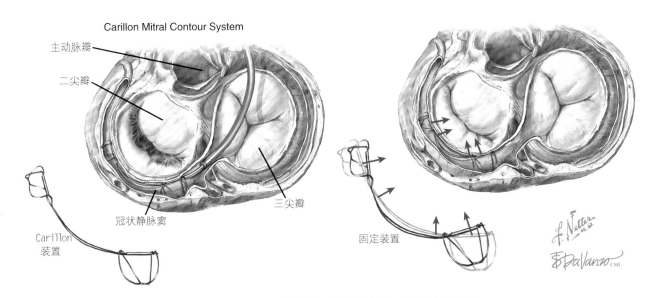

图 55.3　使用 Carillon Mitral Contour System 通过经皮通路进行二尖瓣瓣环成形

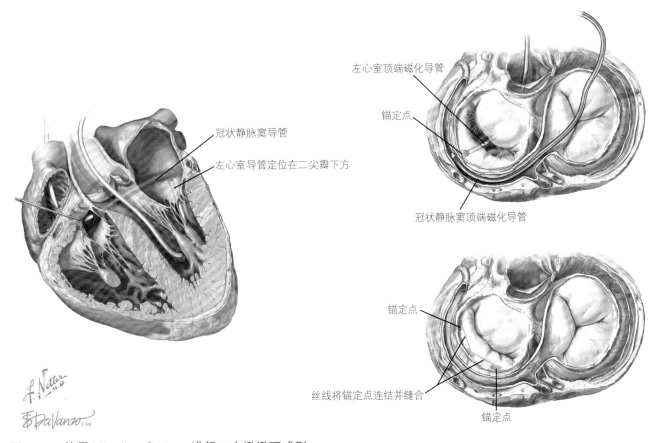

图 55.4　使用 Mitralign System 进行二尖瓣瓣环成形

趣和投资已经转向了发展经导管二尖瓣置换术
（ transcatheter mitral valve replacement, TMVR ）。在过
去的几年里，为了加快这项技术的发展，已经有了
大量投资。TMVR 瓣膜的发展比 TAVR 更具挑战性，
主要是由于 D 形环、瓣下结构、非钙化环、经间隔
入路和大口径输送系统。

虽然正在开发几个不同的产品，但它们都有相似
的特点，包括一个镍钛合金自膨胀框架，三个牛或猪
心包瓣叶，以及一个锚定装置。有些设计有一个密封
裙缘，以尽量减少瓣周漏，有些是可重新定位和可回
收的。在其发展过程中进展最快的是 Edwards CardiAQ
瓣膜（ Edwards Lifesciences ），是一种具有穿间隔输送

系统的设计；而 Medtronic Intrepid 瓣膜（Medtronic）和 Abbott Tendyne 瓣膜（Abbott）（图 55.5）目前都还只能经心尖植入。

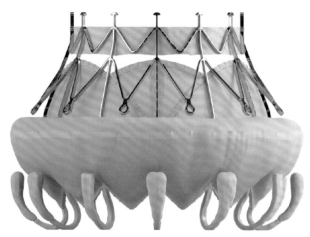

A CardiAQ-Edwards™ 经导管二尖瓣瓣膜

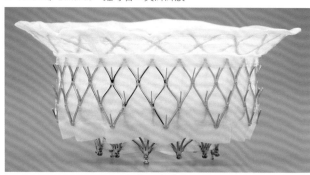

B Medtronic Intrepid™ 经导管心脏瓣膜

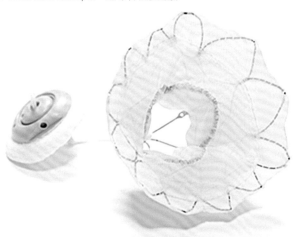

C Tendyne™ 二尖瓣瓣膜系统

图 55.5 经导管二尖瓣置换设计原型。（A）CardiAQ-Edwards 经导管二尖瓣瓣膜；（B）Medtronic Intrepid 经导管心脏瓣膜；（C），Abbott Tendyne 二尖瓣瓣膜系统（A，reused courtesy Edwards Lifesciences, Irvine, California; B, reused with permission from ©Medtronic 2017, Minneapolis, Minnesota; C, reused with permission from Tendyne Holdings, LLC, a subsidiary of Abbott Vascular, Roseville, Minnesota.）

补充资料

Mitraclip.com.
MitraClip 设备制造商的网站，提供设备的一般信息。

Nishimura RA, Otto CM, Bonow RO, et al. 2017 AHA/ACC focused update of the 2014 AHA/ACC guideline for the management of patients with valvular heart disease: a report of the American College of Cardiology/ American Heart Association Task Force on Clinical Practice Guidelines. *J Am Coll Cardiol.* 2017;70(2):252–289.
心脏瓣膜病指南中更新了经导管二尖瓣修复技术的指导。

Nkomo VT, Gardin JM, Skelton TN, Gottdiener JS, Scott CG, Enriquez-Sarano M. Burden of valvular heart diseases: a population-based study. *Lancet.* 2006;368:1005–1011.
一项描述瓣膜病疾病负担的群体研究。

Rogers JH, Franzen O. Percutaneous edge-to-edge MitraClip therapy in the management of mitral regurgitation. *Eur Heart J.* 2011;32:2350–2357.
一篇关于 MitraClip 治疗方法的综述。

循证文献

Feldman T, Foster E, Glower DD, et al; EVEREST II Investigators. Percutaneous repair or surgery for mitral regurgitation. *N Engl J Med.* 2011;364(15):1395–1406.
MitraClip 与外科手术治疗二尖关闭不全的随机对照研究。

Glower DD, Kar S, Trento A, Lim DS, et al. Percutaneous mitral valve repair for mitral regurgitation in high-risk patients: results of the EVEREST II study. *J Am Coll Cardiol.* 2014;64(2):172–181.
描述了接受 MitraClip 治疗的高危患者。

Lipiecki J, Siminiak T, Sievert H, et al. Coronary sinus-based percutaneous annuloplasty as treatment for functional mitral regurgitation: the TITAN II trial. *Open Heart.* 2016 Jul 8;3(2).
关于 Carillon 经皮二尖瓣环修补装置的研究。

Regueiro A, Granada JF, Dagenais F, Rodés-Cabau J. Transcatheter mitral valve replacement: insights from early clinical experience and future challenges. *J Am Coll Cardiol.* 2017;69(17):2175–2192.
关于经导管二尖瓣置换术的最新进展。

Sorajja P, Mack M, Vemulapalli S, et al. Initial experience with commercial transcatheter mitral valve repair in the United States. *J Am Coll Cardiol.* 2016;67(10):1129–1140.
美国真实世界中 MitraClip 的治疗结果。

Velazquez EJ, Samad Z, Al-Khalidi HR, et al. The MitraClip and survival in patients with mitral regurgitation at high risk for surgery: a propensity-matched comparison. *Am Heart J.* 2015;170(5):1050–1059.
MitraClip 和药物治疗的倾向匹配比较研究。该研究表明，与单纯的药物治疗相比，MitraClip 可以降低死亡率。

（Sameer Arora, John P. Vavalle 著
徐昕晔 译 王贵松 审校）

心包疾病

第 56 章

心包疾病：临床特点及治疗

心包是包绕心脏的双层囊状结构（图 56.1）。脏层心包是黏附在心外膜的单层间皮细胞层，在大血管水平发生折返，与壁层心包（坚硬的纤维外层）相延续。正常情况下，少量液体（约 5~50 ml）将两层心包分离，并减少它们之间的摩擦。

正常心包有三个主要功能：将心脏固定在纵隔内；在心内容积突然增大时限制心脏扩张及限制邻近的肺部感染扩散到心脏。但心包先天性缺如者预后良好，因此心包这些功能的重要性一直受到质疑。

本章讨论四种心包病变的临床特点和治疗方法：急性心包炎、慢性心包炎、缩窄性心包炎和心包积液。心包病理学的血流动力学效应将在第 57 章进行讨论。

急性心包炎

病因与发病机制

心包异常最常见的为急性心包炎，即心包的炎症（图 56.2）。一般来说，这是一种自限性疾病，口服抗炎药有效。急性心包炎很少需要住院治疗。男性较女性更常见，成人较儿童更常见。在美国，急性心包炎的两个最常见病因是病毒性和特发性。引起心包炎的病毒包括柯萨奇病毒 B、ECHO 病毒、腺病毒、流感病毒 A 型和 B 型、肠道病毒、流行性腮腺炎病毒、Epstein-Barr 病毒、HIV、单纯疱疹病毒 1 型、水痘 - 带状疱疹病毒、麻疹病毒、副流感病毒 2 型、呼吸道合胞病毒、巨细胞病毒以及肝炎病毒 A 型、B 型和 C 型。其他病因包括尿毒症、与心包切开术相关的心脏手术、肺栓塞、胶原血管病、Dressler 综合征、恶性肿瘤、肺结核、真菌（如组织胞浆菌病）、寄生虫（如阿米巴）、黏液水肿、放疗、急性风湿热和外伤（图 56.3）。

临床表现

心包炎的临床表现以胸痛为主，通常是尖锐的胸膜炎性疼痛，随体位变化，仰卧位加重，前倾时改善。症状还包括呼吸困难、心悸、咳嗽和发热。患者还可能有病毒感染的前驱症状。体格检查中最显著的发现是心包摩擦音。经典的心包摩擦音是一种刺耳的声音，在胸骨左下缘听诊最佳，通常为三相（当患者为窦性心律时），分别对应心房收缩、心室收缩和舒张早期心室快速充盈。如果心包摩擦音缺乏与心室快速充盈期（心房收缩）相对应的部分，则心包摩擦音为两相。在 100 例急性心包炎患者中，大约 50% 的患者心包摩擦音有三相，但几乎所有病例都存在摩擦音（单相、两相或三相）。

鉴别诊断

急性心包炎的鉴别诊断包括其他涉及胸部和心脏的病变，其中最常见的是心肌缺血和肺栓塞。缺血性胸痛与急性心包炎的不同点是运动诱发，与呼吸或体位无关，可以伴有恶心、出汗、呼吸困难等症状。另外，心包炎的胸痛常被描述为"尖锐性疼痛"或"刺痛"，而心肌梗死的疼痛则是压榨样疼痛。心包炎和心肌缺血或心肌梗死都可以有心电图 ST 段抬高，但心肌梗死表现出的 ST 段抬高通常能够定位于某一支血管，并伴有对应导联的 ST 段压低。PR 段压低在急性心包炎中很常见，而在心肌梗死中极为罕见（如果出现可能意味着心房梗死）。心包炎和心肌梗死时心脏生物标志物都会升高。其他可以出现急性心包炎类似表现的疾病包括心包附近结构的炎性疾病，如胆囊炎、胰腺炎和肺炎。

诊断方法

根据欧洲心脏病学会（ESC）2015 年指南，急

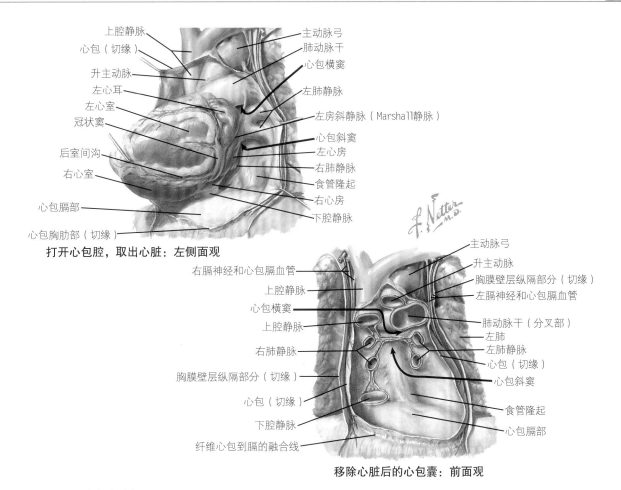

打开心包腔，取出心脏：左侧面观

移除心脏后的心包囊：前面观

图 56.1 心包解剖

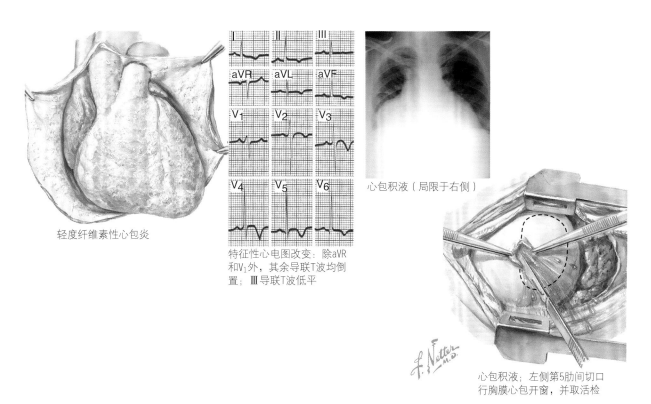

轻度纤维素性心包炎

特征性心电图改变：除aVR
和V₁外，其余导联T波均倒
置；Ⅲ导联T波低平

心包积液（局限于右侧）

心包积液；左侧第5肋间切口
行胸膜心包开窗，并取活检

图 56.2 心包疾病：心包炎的表现和治疗

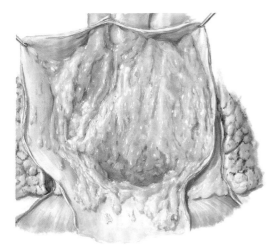

化脓性心包炎

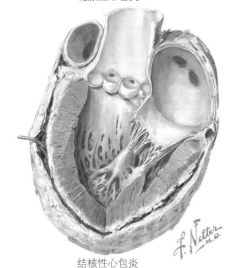

结核性心包炎

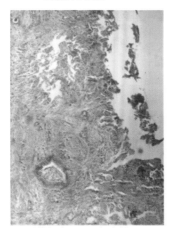

活检标本显示心包癌性浸润

图 56.3 心包疾病：病因

性心包炎的诊断至少需要符合其中的两项：①心包炎典型的胸痛（尖锐、胸膜性、随体位变化）；②心脏听诊时心包摩擦音；③心电图表现为广泛性 ST 段抬高或 PR 压低；④超声心动图新出现的心包积液，或心包积液增多。实验室检查对急性心包炎不具有

诊断价值。非特异性炎症标志物，如白细胞计数或 C 反应蛋白可能升高。如果合并心肌炎，心脏生物标志物（肌酸激酶和肌钙蛋白）可能升高。

如前所述，心电图改变有助于急性心包炎的诊断，但缺乏心电图改变并不能排除心包炎。大约 90% 的急性心包炎患者存在心电图异常，约 50% 的患者心电图演变有四期，与急性心包炎演变相关［图 56.2（心电图）；图 56.4］。伴随胸痛发作的I期改变包括急性心包炎的典型心电图改变，即广泛性 ST 段弓背向下型抬高伴 PR 压低（见第 7 章）。数日后出现II期改变，表现为 ST 段恢复至基线，T 波低平。III期改变为大多数导联出现 T 波倒置。IV期改变，T 波恢复直立。在大多数急性心包炎病例中，心电图演变的四期大约为 2 周。其他心电图表现包括孤立性 PR 压低，一个或多个阶段的缺乏，以及持续性 T 波倒置。5%~10% 的病例出现房性心律失常。

超声心动图可用于评估是否存在心包积液，还可以用来评估心肌受累导致的心室功能障碍。但超声心动图正常并不能排除急性心包炎的诊断。

管理与治疗

优化治疗

急性心包炎症状可持续数周，但大多数病例为自限性。治疗目标包括缓解疼痛，识别和治疗潜在病因，以及发现心包积液（伴或不伴心脏压塞）。非甾体抗炎药（NSAIDs），如阿司匹林、布洛芬和吲哚美辛，是缓解急性心包炎疼痛的一线用药。秋水仙碱比非甾体抗炎药能更快地缓解症状，并降低症状复发率。

研究表明，病毒性或特发性急性心包炎患者在停用类固醇后可能出现症状复发。因此，不推荐将类固醇作为急性、病毒性或特发性心包炎的一线用药，除非患者不能服用非甾体抗炎药，或服用非甾体抗炎药和秋水仙碱症状没有缓解。如果使用类固醇，低至中等剂量并缓慢减量优于高剂量，可防止治疗结束后症状的复发。

治疗中非常重要的是明确容易出现并发症和不良结局的心包炎患者。多项研究发现与不良预后相关的危险因素包括发热 >38℃、症状亚急性发作、大量心包积液或心脏压塞、对非甾体抗炎药治疗无反应、心肌受累（心脏生物标志物升高 / 或心室功能障碍）、近期外伤、目前口服抗凝药和长期免疫抑制状态。

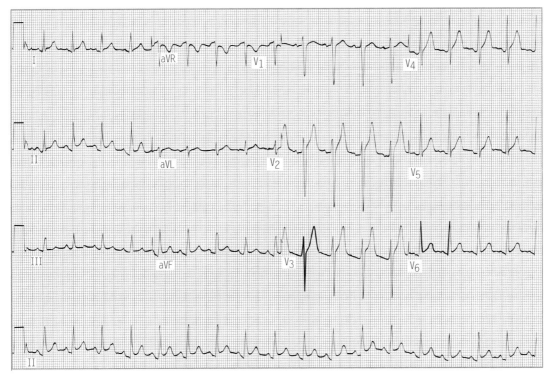

图 56.4　急性心包炎患者典型的 I 期心电图表现。注意广泛性 ST 段抬高

一般来说，急性心包炎患者的长期预后良好，尤其是病毒性心包炎和特发性心包炎。据报道，高达 15% 的急性心包炎患者出现心脏压塞。一些患者（一项研究中这一比例为 9%）在心包炎急性期的前 30 天内出现短暂的缩窄性生理学表现，但一般来说，这是自限性的，3 个月内可减轻。少数急性心包炎患者出现缩窄性心包炎，但临床证据不足（稍后将详细讨论）。

避免治疗错误

急性心包炎可与几种危及生命的疾病，包括心肌缺血和肺栓塞相混淆。仔细询问病史和体格检查，加上准确的心电图解读，往往可以明确急性心包炎的诊断。另外，要考虑到患者发生特定疾病的可能性：存在冠心病危险因素的老年患者心肌梗死的风险更高；有血栓前病变或近期制动的个体发生肺栓塞的风险增加；有前驱病毒性疾病的年轻患者发生急性心包炎的可能性增加。

慢性或复发性心包炎

复发性心包炎是指在患者症状消失至少 4~6 周后复发的心包炎，而慢性心包炎（也称为"持续性心包炎"）定义为症状持续至少 3 个月以上的心包炎。大约 25% 的急性心包炎患者出现复发或慢性症状，其机制尚不明确，有证据显示在某些个体，再次感染或自身免疫过程可能促进复发或慢性心包炎。大多数复发性心包炎患者应用非甾体抗炎药或秋水仙碱进行治疗，如果应用上述药物症状未改善，则使用类固醇类药物。有证据表明与单独使用非甾体抗炎药相比，秋水仙碱可以减轻复发症状。在严重的病例中，有时需要更强有力的免疫抑制疗法，甚至需要心包切除术。

缩窄性心包炎

病因与发病机制

缩窄性心包炎的特征是心包发生致密性、纤维性增厚，黏附并包裹心肌，导致舒张期心室充盈受限（图 56.5）。一般情况下，缩窄性心包炎是由于急性损伤（如病毒感染）引起慢性纤维化反应，或慢性损伤刺激下的持续反应（如肾衰竭），可发生在损伤数年之后。缩窄性心包炎通常是一种慢性疾病，症状的进展持续数年。该病表现为右心衰竭，可能类似于限制型心肌病、肝硬化、肺心病或其他疾病。由于心包缩窄并不常见，偶尔会被误诊为左或右心衰竭、肝衰竭或其他疾病，并接受相应的治疗多年。

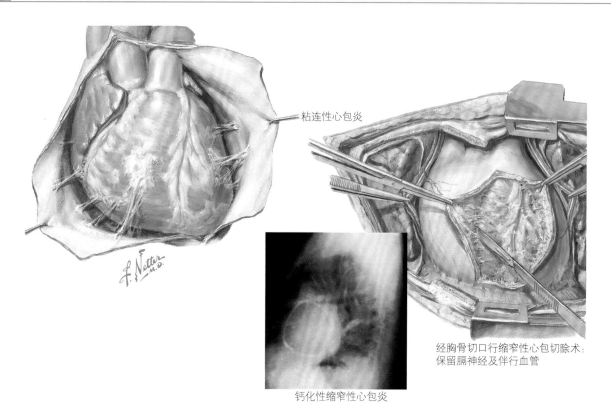

粘连性心包炎

经胸骨切口行缩窄性心包切除术：
保留膈神经及伴行血管

钙化性缩窄性心包炎

图 56.5　心包疾病：缩窄性心包炎

较新的诊断技术和心包缩窄主要病因的改变，提高了对数月内出现的亚急性表现的认识。

　　工业化国家心包缩窄最常见的原因是心脏手术、纵隔放疗、心包炎和特发性病因（表 56.1）。其他原因包括感染（如真菌或结核）、恶性肿瘤如乳腺癌或淋巴瘤、结缔组织病（如系统性红斑狼疮或类风湿关节炎）、外伤和药物。

临床表现

病史

　　缩窄性心包炎的症状和体征是由心输出量下降、体循环静脉压升高和肺静脉淤血引起的。典型的病史包括逐渐加重的呼吸困难、水肿或其他容量负荷

表 56.1　梅奥临床经验：不同研究队列缩窄性心包炎和心包积液需要心包穿刺的原因					
	缩窄性心包炎		心包积液（需要进行心包穿刺）		
	1936–1982 （n= 231；%）	1985–1995 （n = 135；%）	1979–1986 （n = 182；%）	1986–1993 （n = 354；%）	1993–2000 （n = 441；%）
特发性	73	33	9	8	8
感染性	6	3	7	4	7
心脏手术后	2	18	21	22	28
结缔组织病	2	7	6	3	4
放射暴露	5	13	—	—	—
急性心包炎	10	16	—	—	—
侵入性操作	—	—	4	9	14
肿瘤	—	—	41	39	25

Adapted from Ling LH,Oh JK,Schaff HV, et al. Constrictive pericardits in the modern era: evolving clinical spectrum and impact on outoome after pericardiectomy. *Circulation* 1999,100:1380–1386; and Tsang TS, Enriquez–Sarano M,Freeman WK, et al.Consecutve 1127 therapeutic echocardiographically guided pericardiocenteses: clinical profile, practice patterns, and outcomes spanning 21 years. *Mayo Clin Proc* 2002:77:429–436.

过重的症状。患者通常有右心衰竭伴腹水和水肿，还可能有厌食、恶心、疲劳、端坐呼吸，有时还伴有心脏压塞、房性心律失常和肝病。典型心绞痛可能与冠状动脉灌注不足或心包增厚压迫心外膜冠状动脉有关。

体格检查

缩窄性心包炎的体格检查通常显示颈静脉压增高，颈静脉波形 y 降波显著，吸气时颈静脉压升高（Kussmaul 征），这是由于心包增厚，右心静脉回流受阻所致。脉压下降，1/3 的患者可能有奇脉。可能出现心动过速，以代偿心输出量降低。心尖搏动减弱，心脏大小一般正常，因此心尖搏动移位少见。可能出现心音遥远，通常情况下 S_1 柔和，这是因为二尖瓣和三尖瓣在舒张末期近乎关闭（因为心室充盈几乎全部发生在舒张早期）。心包叩击音（最佳听诊部位在胸骨左缘）通常发生在 S_2 后不久，由心室充盈突然减速所致。心包叩击音可能与 S_3 奔马律相混淆，不过叩击音通常发生在心动周期的早期，且具有较高的音频。心包叩击音也可与二尖瓣狭窄的开瓣音相混淆。诊断时发现的杂音通常与心包炎无关。可发现腹水、胸腔积液和外周水肿。此外，也可能发生肝、脾大及其临床后遗症，如因肠道淋巴引流受阻而导致的蛋白质丢失性肠病。由于体格检查最先发现的往往是隐匿发展的肝大和腹水，缩窄性心包炎最初可能被误诊为肝硬化或腹腔内肿瘤。

鉴别诊断

缩窄性心包炎和限制型心肌病是两种血流动力学特征相似的疾病，主要血流动力学异常均为心室舒张期充盈受损。缩窄性心包炎的充盈受损是由于心包增厚、坚硬。限制型心肌病的充盈受损是由于心肌顺应性降低限制了心室扩张，也限制了心室接受心房排血的能力。两种病理状态很少相互发展，但可以同时存在（例如，放疗诱发的心肌心包疾病）。心力衰竭通常是隐匿的，主要为右心衰竭。这些临床表现可能类似于许多其他疾病，且通常情况下这两种疾病多年都不能明确诊断。

鉴别这两种疾病对临床医生确实很有挑战性。虽然多种血流动力学因素有助于区分缩窄性心包炎和限制型心肌病，但仅凭血流动力学通常不能对两种疾病作出明确诊断。胸部 X 线片对慢性心包缩窄有一定的诊断价值，25% 的病例可在胸部 X 线片上发现心包钙化。有时超声心动图可显示心包增厚，但超声心动图不显示心包增厚也不能排除缩窄性心包炎。心包积液可见，但通常量少。CT 和心脏 MRI 已广泛用于可疑的缩窄性心包炎患者。心包厚度 >3 mm 提示心包缩窄，但值得注意的是，在一系列经手术证实的缩窄性心包炎中，有 20% 不存在心包增厚。同样，并非所有心包增厚的患者都会有缩窄性心包炎，但心包厚度 >6 mm 可增加诊断的特异性。

诊断方法

实验室检查可以显示充血性肝病的特点，包括胆红素升高，肝转氨酶轻度升高，白蛋白降低和凝血酶原时间延长。

缩窄性心包炎的心电图很少是正常的。可以发现 QRS 波低电压和广泛性 T 波低平。低电压可由渗出性缩窄性疾病或心肌萎缩引起。可能存在传导异常和其他非特异性改变。大约 1/3 的患者会发生心房颤动。

在结核性心包炎很常见的年代，胸部 X 线片显示 1/3 的慢性病例存在典型的心包钙化，但这种情况现今并不常见（图 56.5）。缩窄性心包炎现在很少存在心包钙化。心脏大小一般正常。

缩窄性心包炎的二维超声心动图特征包括心包增厚、室间隔运动异常、舒张期左心室后壁平直，心室大小随呼吸变化以及下腔静脉扩张。多普勒超声心动图特征包括舒张充盈受损，心内压和胸腔内压分离。增厚的心包对胸腔内压力变化传递到心包内结构起到了缓冲作用。这种呼吸（胸腔内）压力变化之间的分离是缩窄性心包炎的一个特征，但心脏压塞时也可能发生，表现为二尖瓣血流速度在吸气时降低 >25%。吸气时左心室充盈量的减少，导致室间隔向左移动，使得右心室充盈空间增大，肝脏舒张期血流加速。呼气时，左心室充盈增加，同时右心室充盈减少，肝脏舒张期前向血流速度降低。在缩窄性心包炎，舒张期前向血流速度通常大于收缩期前向血流速度。此外，由于三尖瓣流入血流被心包中断，以及呼气时室间隔向右心室移动，肝脏舒张期血流逆流增加。

心脏 CT 和 MRI 在确定心包厚度方面具有重要价值，可直接显示心包，并可检测到 >2 mm 的厚度。心包厚度正常并不能排除缩窄性心包炎。

左、右心导管检查为潜在的缩窄性心包炎患者提供了重要的评估信息。有三个主要特征：每个心腔的舒张压均升高且处于同一水平；右心室和左心室描记曲线显示为舒张早期的"下降和平台"曲线；右心房压力曲线显示明显的 y 降波（关于血流动力学的更详细讨论见第 57 章）。

管理与治疗

优化治疗

慢性缩窄性心包炎是一种进行性疾病，心包异常、症状或血流动力学不会自发逆转。少数患者存在轻度的颈静脉扩张和外周水肿，通过合理使用利尿剂和饮食限制钠摄入量可存活数年。轻度的窦性心动过速是一种代偿机制，应避免使用减慢心率的药物（如 β 受体阻滞剂和钙通道阻滞剂）。大多数患者病情会逐渐加重，其中一些患者会发展成严重的心脏恶病质。

主要的治疗方法是手术切除心包。在心包粘连牢固的病例，心包剥离可能会使心包"松动"，但多数情况下结局并不理想。心包切除术与发病率和死亡率相关，尤其是在老年患者或有明显术前症状、器官功能障碍或合并冠心病的患者。与心包切除术相关的死亡率为 5.6%~19%，且与右心房压力有关。在一项研究中，心包切除术后 5 年和 10 年的生存率分别为 78%±5% 和 57%±8%，低于与之年龄和性别相匹配的美国人群。在另一项单中心研究中，心包切除术后的长期生存率与缩窄性心包炎的病因、左心室收缩功能、肾功能、血清钠水平和肺动脉收缩压有关。特发性缩窄性心包炎预后最好，其次为术后或放疗后发生的缩窄性心包炎。心包钙化对生存无影响。

在心包切除术后存活的患者中，90% 的患者症状改善，约 50% 的患者症状消失。症状的缓解可即刻出现，也可能需要数周到数月的时间，但有些患者的症状可能会复发。

避免治疗错误

缩窄性心包炎治疗的难点是在症状出现多年后才作出诊断。如前所述，心包切除术与发病率和死亡率有关，一般来说，术前功能状态良好的患者预后较好。

心包积液

病因与发病机制

心包积液通常是渗出性的，是对心包损伤的反应。渗出性积液继发于心包内的炎症、感染、恶性疾病或自身免疫性过程。漏出性积液可由淋巴引流受阻引起，淋巴引流受阻发生在淋巴管。心包积液的血流动力学效应是心包内压升高导致心内舒张压升高。心脏压塞是由于渗出液、血液、脓液、其他液体或气体积聚在心包腔而引起的心包内压增高的临床综合征。心脏压塞可通过影响静脉回流而导致血流动力学衰竭，使舒张期心室充盈和心输出量受损。

在社区的心包积液患者或不需要引流的心包积液患者中，有关心包积液病因的资料非常少。需要心包穿刺的患者最常见的病因包括恶性肿瘤、既往心脏手术、经皮操作的并发症（如起搏器电极放置期间的右心室穿孔）、特发性病因、结缔组织疾病和感染（表 56.1）。其他病因包括急性心包炎、肾衰竭、凝血障碍、甲状腺功能减退、外伤、既往放疗史、HIV 感染和心肌梗死。漏出性积液可见于充血性心力衰竭、肝硬化、肾病和妊娠。

心包积液常见于心脏手术后，发生率超过 80%。最大量的积液发生在术后 10 天内，通常在术后 1 个月内可自行消退。

恶性肿瘤是心包积液最常见的病因之一，在尸检中，高达 20% 的癌症患者有心包积液。最常见的与心包积液相关的原发性肿瘤是肺部肿瘤（40%）、乳腺肿瘤（23%）、淋巴瘤（11%）和白血病（5%）。癌症患者的心包积液约 50% 是恶性的，非恶性原因包括放疗导致的心包炎和感染。

临床表现

心包积液的临床表现取决于心包内压，而心包内压又取决于心包腔内积液的量和增长速度。随着心包内压的增加，心室舒张压增加。心房压力增加，以维持通过三尖瓣和二尖瓣的前向血流。心包内压的进一步增加导致心室充盈减少、心输出量受损和低血压。如心包积液积聚迅速，仅 80 ml 即可使心包内压升高，但缓慢增加的积液可累积至 2000 ml 而无症状。当心包积液迅速积聚或持续增加时，可能导致心脏压塞，其血流动力学将在第 57 章详细讨论。

病史与体格检查

大多数心包积液是无症状的。如果出现症状，最常见的主诉包括呼吸困难（85%）、咳嗽（30%）、端坐呼吸（25%）和胸痛（20%）。心包积液的常见体征有奇脉（45%）、呼吸急促（45%）、心动过速（40%）、低血压（25%）和外周水肿（20%），上述症状的存在都使心脏压塞的可能性增加。

少量心包积液一般不能通过体格检查发现。大量积液导致心音低钝，偶见 Ewart 征，即由于心包积液压迫左肺，在左肩胛骨下叩诊出现浊音。

心脏压塞的患者通常存在心动过速和呼吸急促，并表现出疾病状态（图 56.6）。心脏压塞是一种医学急症，需要紧急干预引流液体，降低心包内压力，从而减轻相关的血流动力学异常。Beck 对心脏压塞的描述包括典型三联征：低血压、心音低钝和颈静脉怒张。心脏压塞通常伴有奇脉，吸气时收缩压下降 >10 mmHg。正常情况下，吸气时收缩压会降低，但心脏压塞时，由于吸气时心输出量降低，体循环血压随呼吸的生理变化加剧。但奇脉对心脏压塞既不具有敏感性也不具有特异性，奇脉也可发生于缩窄性心包炎、阻塞性肺疾病、右心室梗死、肺栓塞或大量胸腔积液时。

鉴别诊断

心动过速和低血压的鉴别诊断很多，包括低血容量、心源性休克（由左心室衰竭或右心室梗死导致）、神经源性休克、过敏性休克、肾上腺功能不全、大面积肺栓塞、气胸和心脏压塞。在上述情况中，右心房压力升高（体格检查颈静脉怒张）可在心脏压塞、心源性休克、肺栓塞或气胸中观察到。临床表现、体格检查、心电图和胸部 X 线片可以帮助休克的诊断。超声心动图可用于这些患者的诊断，也是明确是否存在心包积液的最佳方法（图 56.7）。对一些患者来说，右心导管检查可能也有意义。

诊断方法

心电图

典型表现包括窦性心动过速和低电压。如果合并心包炎，可有 PR 段压低和广泛性 ST 段抬高，可能还有房性快速心律失常。电交替，即 R 波电压随心跳而变化，是最特异的心电图表现，但很少出现，而且只与大量心包积液有关。

X 线胸片

心包积液量达到至少 200 ml 后，可看到心影增大。大量心包积液导致所谓的烧瓶状外观。1/3~1/2 的患者并发胸腔积液，左侧比右侧常见。偶尔可见心外膜脂肪垫与心脏轮廓外缘的分离，尤其是在侧位片。

超声心动图

超声心动图是评价心包积液的金标准。心包积液表现为脏层心包和壁层心包之间的无回声区。积液可以是弥漫性的（完全包绕心脏）或局限性的。心脏压塞时，超声心动图显示右心房和／或右心室舒张期塌陷。多普勒超声显示经过三尖瓣和二尖瓣的血流随呼吸发生明显的变化。超声心动图对心包积液是一种敏感和特异的检查方法；但在胸腔积液、心包增厚、心包脂肪增厚（尤其是前心外膜脂肪垫）、肺不张和纵隔病变时，可能出现假阳性结果。经胸超声心动图通常是心包积液的诊断性检查，经食管超声心动图很少用于心脏压塞的诊断。

CT 和 MRI

CT 扫描能够在积液量仅为 50 ml 时探测到液体，但这种检查方式很少用于评估可疑心包积液的患者，积液通常是在患者因为其他原因（例如肺癌、不明原因的呼吸困难）接受胸部 CT 检查时偶然发现。MRI 可以检测到 30 ml 的心包积液，可以根据 T_1 和 T_2 信号强度来区分出血性和非出血性积液。

管理与治疗

优化治疗

大多数心包积液可在没有引流的情况下自然消失。心包穿刺术是心脏压塞的紧急治疗方法（图 52.6），也可以出于诊断的目的，评估感染性或恶性病因可能性。心包穿刺术可经皮或手术进行。外科手术可用于局限性积液的引流和对心包组织进行活检。经皮心包穿刺术更简单、迅速，且恢复快。

经皮心包穿刺术通常应用剑突下入路，在超声心动图引导下经胸壁入路也广泛应用。穿刺可在心电图、超声心动图或放射成像指导下进行。虽然心

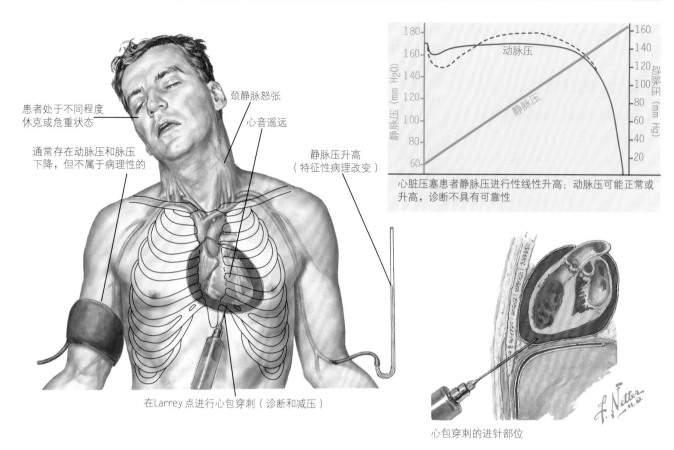

患者处于不同程度休克或危重状态

颈静脉怒张

心音遥远

通常存在动脉压和脉压下降，但不属于病理性的

静脉压升高（特征性病理改变）

心脏压塞患者静脉压进行性线性升高；动脉压可能正常或升高，诊断不具有可靠性

在Larrey点进行心包穿刺（诊断和减压）

心包穿刺的进针部位

图 56.6　心脏压塞

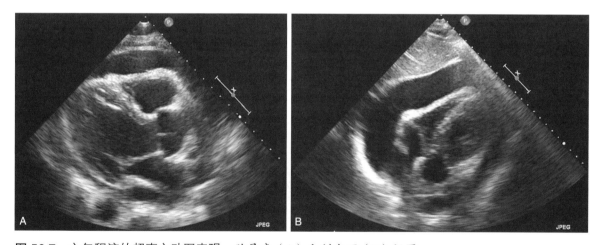

图 56.7　心包积液的超声心动图表现。胸骨旁（A）和剑突下（B）视图

包穿刺术通常能改善临床症状，但穿刺后出现肺水肿、低血压和急性心室功能不全也有报道。这种操作的安全性和有效性取决于操作人员的技术和积液的多少。成功引流后复发率为 12%~40%。

恶性心包积液有复发的趋势，以下几种方法可防止反复的心包穿刺，但证据为小型前瞻性或大型回顾性研究，目前还没有就最佳方法达成共识。球囊心包切开术是用球囊在心包上制造一个孔，将心包积液引流至胸膜腔。心包硬化是指应用硬化剂（如四环素、多西环素、顺铂、5-氟尿嘧啶、博莱霉素）将脏层心包和壁层心包瘢痕化，以消除心包间隙。据报道，这种方法的 30 天内成功率高达 91%，但潜在的并发症包括剧烈疼痛、房性心律失常、发热和感染。另一个可行的方案是通过手术在剑突下行心包开窗，具有低发病率、死亡率和复发率，可以在局部麻醉下进行。但这种方法对局限性心包积液无效。在某些情况下，可以在全身麻醉下通过开胸手术制造胸膜心包窗。

避免治疗错误

心脏压塞是一种医学急症，如果不治疗可能导致低血压和死亡。由于患者在病史中没有任何线索表明心包疾病的存在，偶尔会出现漏诊。恶性肿瘤和其他疾病的最初表现可能是心包积液，没有心包疾病病史或易感因素（如胸部放疗或心脏手术）并不能排除心包积液的诊断。一般来说，任何原因不明的低血压患者都应该接受超声心动图检查。

未来方向

心包疾病的诊断逐渐变得更加准确，治疗方法不断改善。未来的挑战是针对更严重的心包疾病开展更为有效的治疗，包括难治性心包炎、缩窄性心包炎和心脏压塞。在过去的十年里，这个领域几乎没有进展，原因可能是因为诊断不够明确。关于心包对损伤和炎症的反应已有了更深入的认识，再加上诊断和治疗方法的进步，都为心包疾病治疗手段的发展提供了条件。

补充资料

Little WC, Freeman GL. Pericardial disease. *Circulation*. 2006;113:1622–1632.
概述了心包疾病，包括急性心包炎、渗出性缩窄性心包炎、心脏压塞和缩窄性心包炎。

Spodick DH. Diagnostic electrocardiographic sequences in acute pericarditis: significance of PR segment and PR vector changes. *Circulation*. 1973;48:575–580.
详细描述了急性心包炎的心电图改变。

Spodick DH. Pericardial rub: prospective, multiple observer investigation of pericardial friction rub in 100 patients. *Am J Cardiol*. 1975;35:357–362.
在 100 例急性心包炎患者中，大约 50% 的患者检测到三相摩擦音，而几乎所有病例都存在摩擦音（单相、双相或三相）。

循证文献

Adler Y, et al. 2015 ESC Guidelines for the diagnosis and management of pericardial diseases: The Task Force for the Diagnosis and Management of Pericardial Diseases of the European Society of Cardiology. *Eur Heart J*. 2015;36(42):2921-2964.
2015 年欧洲心脏病学会心包疾病诊断和治疗指南。

Bilchick KC, Wise RA. Paradoxical physical findings described by Kussmaul: pulsus paradoxus and Kussmaul's sign. *Lancet*. 2002;359:1940–1942.
简述了 Kussmaul 征的历史及其意义。

Imazio M, Bobbio M, Cecchi E, et al. Colchicine as first-choice therapy for recurrent pericarditis results of the CORE (COlchicine for REcurrent pericarditis) Trial. *Arch Intern Med*. 2005;165:1987–1991.
一项前瞻性随机对照研究入选了 84 例复发性心包炎首次发作的患者，对比秋水仙碱联合阿司匹林与单独使用阿司匹林的疗效。秋水仙碱治疗可显著降低复发率，降低 72 小时症状仍持续的发生率。

Imazio M, Gaita F, LeWinter M. Evaluation and treatment of pericarditis: a systematic review. *JAMA* 2015; 314(14):1498–1506.
关于心包炎诊断方法和治疗的综述。

Imazio M, Lazaros G, Brucato A, Gaita F. Recurrent pericarditis: new and emerging therapeutic options. *Nat Rev Cardiol*. 2016;13(2): 99–105.
关于复发性心包炎知识库扩展的综述。

Lilly LS. Treatment of acute and recurrent idiopathic pericarditis. *Circulation* 2013; 127:1723–1726.
关于急性和复发性特发性心包炎治疗选择的综述。

Lotrionte M, Biondi-Zoccai G, et al. International collaborative systematic review of controlled clinical trials on pharmacologic treatments for acute pericarditis and its recurrences. *Am Heart J*. 2010; 160:662–670.
关于急性心包炎药物治疗的综述。

Nishimura RA. Constrictive pericarditis in the modern era: a diagnostic dilemma. *Heart*. 2001;86:619–623.
关于缩窄性心包炎诊断的挑战的综述。

Sagristà-Sauleda J, Angel J, Sánchez A, et al. Effusive constrictive pericarditis. *N Engl J Med*. 2004;350:469–475.
关于渗出性缩窄性心包炎患者的大型临床研究。

（Allie E. Goins，Christopher D. Chiles，George A. Stouffer 著 陈少敏 译 祖凌云 审校）

第57章

心包疾病：诊断与血流动力学

正常心包病理与生理学

心包可以被比作一个"囊腔"，心脏就像一个拳头被置于"囊腔"中。脏层心包覆盖在心脏表面，与壁层心包之间以心包腔相隔。整个心脏结构位于纤维心包内。正常人心包腔通常有约 50 ml 的浆液，含有少量蛋白质，以及调节心脏反射和冠状动脉张力的前列腺素。心包腔内的液体与血清处于动态平衡状态。由于心包腔（心房、上腔静脉、大血管、肺静脉和下腔静脉周围）有许多小窦腔和凹陷，可以容纳 250 ml 液体；当液体量超过正常心包储备容积时，心包内压就会升高。

纤维心包由胶原和弹力纤维构成，上方与大血管外膜相延续，下方附于横膈。前面通过韧带与胸骨相连，侧面与肺胸膜壁层相邻，后面与支气管、食管和降主动脉相邻。膈神经和心包血管走行于纤维心包和纵隔胸膜之间。动脉供应起源于乳内动脉和降主动脉的分支。静脉引流经肋间上静脉和胸内静脉至无名静脉。

浆膜心包由单层间皮细胞构成，作为心外膜覆盖于心脏表面，沿着纤维心包形成的壁层心包排列。在脏层心包和心肌下面含有数量不等的脂肪组织，尤其是在房室沟和室间沟以及右心室的锐性边缘更为多见。心包的正常厚度约为 1.5 mm，不同的影像学评估方法略有差异。

心包在心脏和周围结构之间形成了一个薄层组织屏障，它对心脏施加恒定的压力，对薄壁结构（心房和右心室）的影响比厚壁结构的左心室更大。心脏内的静息舒张压受到心包的直接影响，但不同的心腔受到的影响不同。例如，心包切除导致的右心室扩张比左心室扩张更明显。心包对薄壁的右心室和右心房的影响约占其正常舒张压的 50%。

正常的心包内压在 –6 ~ –3 mmHg 之间，反映了胸腔内压。心包和心腔之间的压差（跨壁压）约为 3 mmHg。心包比心肌坚硬，一旦心包积液超过心包储备容积，心包的压力 - 容积曲线就会急剧上升。心包对心室收缩几乎没有影响，但由于心房和室间隔的运动不受心包束缚，右心室和左心室之间的相互作用会被心包加强。

心腔内压反映了心脏的收缩和舒张，也受胸腔和心包内压改变的影响（图 57.1）。胸腔或心包内压的变化主要影响心腔内舒张压。吸气时，胸腔内压力下降，腹腔压力增加，流向右心的血流量增加，而返回左心的血液略减少。胸腔内压的下降也会导致主动脉根部跨壁压的增加，从而使左心室射血的阻力轻微增加。呼气时则相反。在正常情况下，心包内压和心腔内压随呼吸变化，吸气时右心房压力和右心室收缩压下降的程度大于左心内压的下降。

吸气时，左心室充盈量的轻微减少和左心室射血阻力的轻微增加通常会导致左心室每搏输出量的轻度下降，并使主动脉收缩压轻度降低。如果吸气时负压，呼气时正压（发生在哮喘或严重的慢性阻塞性肺病），胸腔内压就会明显波动，使得左心室充盈的变化加剧，可能产生奇脉（吸气时主动脉收缩压下降 >10 mmHg）。应注意鉴别胸腔内压明显波动和心脏压塞引起的奇脉。

正常的心房和心室波形如图 57.2 所示。随着心房收缩，心房内压力上升（a 波）。随着心室收缩的启动，房室瓣向心房隆起，并产生一个小的 c 波（c 波在血流动力学描记图上很明显，但检查者观察颈静脉搏动时通常看不到）。随着心室继续收缩，房室瓣环被拉向心室，心房舒张期心房扩张，心房内压力降低（表现为 x 降波）。心室收缩时心房的被动充盈会使心房内压力缓慢上升（v 波），直至房室瓣在 v 波峰值时重新打开；当心室开始主动舒张时，压

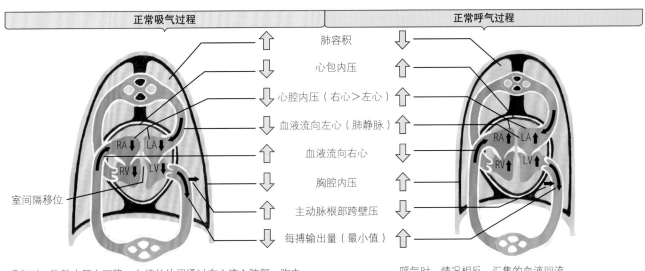

吸气时，胸腔内压力下降，血液从外周通过右心流入肺部。胸内压降低使肺静脉血容量增加，主动脉根部跨壁压（阻力）轻微增加。导致右心充盈量增加，左心充盈量减少

呼气时，情况相反，汇集的血液回流到左心，而流经右心的血流量减少

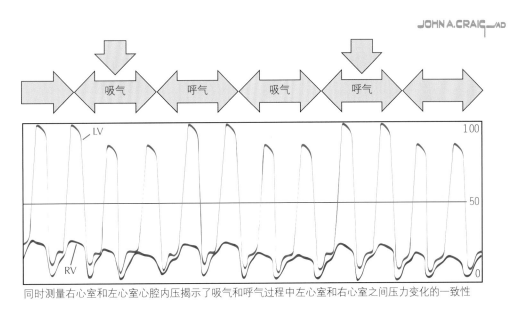

同时测量右心室和左心室心腔内压揭示了吸气和呼气过程中左心室和右心室之间压力变化的一致性

图 57.1　吸气和呼气时的正常心脏血流。LA，左心房；LV，左心室；RA，右心房；RV，右心室

力突然下降。然后心室被动充盈，直至心房再次收缩，循环往复。在概念上将心室舒张期分为早期主动充盈期（完成心室充盈量的 50% 左右）和被动充盈期。心室舒张压的最低点出现在早期心室主动舒张期（主动吸引效应）。

心包缩窄和心脏压塞的血流动力学

　　缩窄性心包炎和心脏压塞以不同的方式使正常的心腔内压发生改变。这两个病理过程的血流动力学异常存在共同点，如左、右心室的相互依赖；但也存在不同点，如 y 降波的幅度不同（图 57.2）。

心包缩窄

　　19 世纪的尸检发现，缩窄性心包炎为"心包腔壁慢性纤维化增厚变硬、缩窄，导致心脏舒张期充盈受限"（图 57.3）。缩窄的程度不同，血流动力学变化也不同。最近的指南建议，应该明确三个独立的综合征：短暂性缩窄、渗出性 - 缩窄性心包炎和慢性缩窄性心包炎。在心包炎急性期有时会出现短暂性缩窄，抗炎治疗后数周内消失。渗出性 - 缩窄性心包炎在发达国家并不常见，结核病是最常见的病因。心外膜层通常不增厚，但可引起心包缩窄。在心包积液引流后，如果仍有缩窄性心包炎的证据，则确

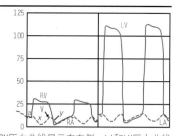

正常

RA和RV压力曲线显示在左侧，LA和LV压力曲线显示在右侧。在心房压力曲线中，心房收缩产生"a"波，随后由于心房松弛和心室收缩房室瓣环被拉向心室而共同产生"x"降波。心房的被动充盈产生"v"波，之后随着房室瓣膜的打开而出现下降支。在心室舒张期，心房-心室压力曲线大部分是相互平行的。

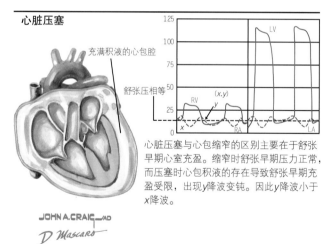

缩窄性心包炎

增厚、缩窄的心包

平方根征

舒张压相等

心包缩窄时，所有心腔的舒张末压相等。心室充盈主要发生在舒张早期，然后停止，产生"平方根征"。由于心房压力增高，左心室迅速充盈。因此y降波大于x降波。肺动脉压正常，RVEDP一般>RV收缩压的1/3。

心脏压塞

充满积液的心包腔

舒张压相等

心脏压塞与心包缩窄的区别主要在于舒张早期心室充盈。缩窄时舒张早期压力正常，而压塞时心包积液的存在导致舒张早期充盈受限，出现y降波变钝。因此y降波小于x降波。

JOHN A. CRAIG
D Mascaro

图 57.2 正常和病理性心内压的比较。详见正文。LA，左心房；LV，左心室；RA，右心房；RV，右心室；RVEDP，右心室舒张末压

诊为渗出性-缩窄性心包炎。手术过程中，需要锐性剥离脏层心包碎片，直到心室运动得到改善。而慢性缩窄性心包炎的心包脏层和壁层通常是融合在一起的。

心包缩窄的血流动力学

缩窄性心包炎时由于心室舒张期的血流充盈受限，导致心房舒张压升高，心肌松弛功能通常是正常的。与限制型心肌病的过程相反，心包缩窄时心房压力升高，左心室早期充盈房室瓣开放后心房内压力会迅速下降，因此y波下降迅速（图57.2）。而心室快速充盈时，心包的束缚导致这一过程突然停止，并且舒张压突然升高，在压力描记曲线上产生"平方根征"或"下降平台"。x降波通常受到影响最小，所以缩窄性心包疾病的心房y降波大于x降波。右心室收缩压和肺动脉收缩压正常或轻度升高，因此右心室舒张末压往往大于右心室收缩压的1/3。由于心室在舒张末期受到心包的限制，右心室和左心室的舒张末压是相等的。

心脏血流随呼吸的正常变化在心包缩窄时也发生改变。由于心包僵硬，吸气时较低的胸腔内压传递到肺静脉，而不是左心房，从而降低了二者之间的压力梯度，使得流入左心房和左心室的血流减少。然由于腹部没有暴露于较低的胸腔内压，吸气时下腔静脉流入右心房的血流与正常情况一样，仍然可以增加。但上腔静脉暴露于较低的胸腔内压，吸气时上腔静脉流入右心房的血流不能增加，机制与流入左心房的血流一样。因此，吸气时右心房压力可能不会正常下降，甚至可能上升（Kussmaul征）。Kussmaul征是吸气驱动血液通过僵硬的管道（右心房和右心室）流向肺部所产生，其对心包缩窄并不具有特异性，也可以发生在急性或慢性右心衰竭、右心室梗死、右心室容量负荷过重和限制型心肌病。这几种情况下的限制性病理状态是由于右心室容量负荷过重（达到右心室腔能够负荷的能力）所致，而非心包缩窄。

房间隔和室间隔不受心包变化的影响，但右心房和右心室充盈的变化会影响左心的充盈（心室相互依赖）。心室相互依赖的证据是诊断缩窄性心包炎的基础。在心包缩窄的情况下，吸气时胸腔内负压将血液吸入右心室，右心室充盈增加。由于右心室受到心包的限制，收缩压升高，而左心室与正常情况一样出现收缩压下降。这种现象如图57.4所示，称为心室不一致。通过压力示踪面积可以进一步量化。正常情况下，吸气时右心室压力示踪面积与同步的左心室压力追踪面积相比，应以代偿方式下降。然而在心包缩窄情况下，吸气时右心室比左心室接

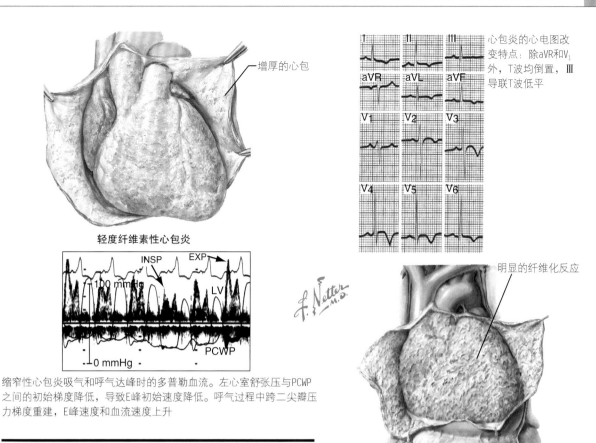

增厚的心包

轻度纤维素性心包炎

心包炎的心电图改变特点：除aVR和V_1外，T波均倒置，III导联T波低平

缩窄性心包炎吸气和呼气达峰时的多普勒血流。左心室舒张压与PCWP之间的初始梯度降低，导致E峰初始速度降低。呼气过程中跨二尖瓣压力梯度重建，E峰速度和血流速度上升

With permission from Nishimura RA. Constrictive pericarditis in the modern era:a diagnostic dilemma. *Heart* 2001;86:619–623.

明显的纤维化反应

致密、增厚的缩窄性心包

慢性心包炎的心包钙化

图 57.3 缩窄性心包炎。二尖瓣血流多普勒显示吸气时（INSP）肺楔压和左心室舒张末压之间的梯度降低，而呼气时（EXP）梯度增加。LV：左心室；PCWP：肺毛细血管楔压

受更多的血流，右心室压力示踪面积增大，而左心室压力示踪面积减小。因此，与呼气时相比，吸气时的左心室/右心室压力示踪面积比变小。如果存在心包缩窄，呼气时的比值除以吸气时的比值，得到的数字应 >1。梅奥诊所的研究发现，当呼气时比值/吸气时比值（指数）>1.1 时，对缩窄性心包炎诊断的敏感性为 97%，特异性为 100%，阳性预测值为 100%，阴性预测值为 95%。

另一项血流动力学观察性研究发现，缩窄性心包炎患者的左心室充盈减少，吸气时肺毛细血管楔压与左心室舒张压梯度降低，呼气时肺毛细血管楔压/左心室舒张压梯度增大（图 57.3）。

临床检查、胸部 X 线片和心电图

心包缩窄的表现可以很轻微，也可以为明显的右心衰竭，而左心室收缩功能正常，肺呼吸音清晰。既往心包炎病史、药物使用引起的心包炎、尿毒症、心脏手术或胸部放疗（这也可能是缩窄的因素）都可能是诊断的线索。患者通常有静脉淤血、足部水肿、腹水（通常与外周水肿不成比例）、疲劳、呼吸困难和低心排血量的证据。心动过速是一种代偿反应。房性心律失常多见。颈静脉怒张非常普遍，并可能出现 Kussmaul 征。仔细观察可发现颈静脉搏动明显，*x*、*y* 波下降快速。由于患者卧位时颈静脉扩

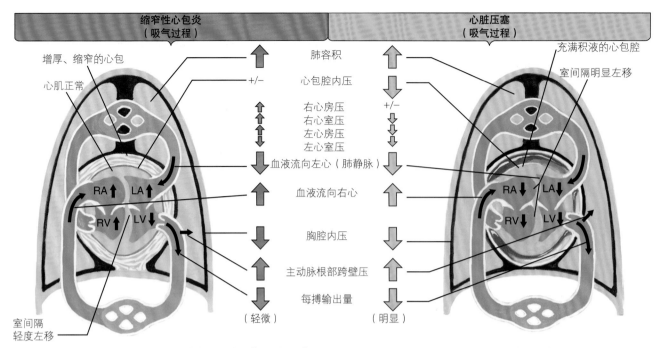

吸气时，血液通过右心进入肺部。由于腹部位于肺野外，吸气驱动血液通过被包绕的右心房，使得颈静脉搏动不能下降（Kussmaul征）。左心房位于肺野内，胸腔内压的下降导致肺内血液积聚，左心血流减少，与正常情况相似。有时室间隔向左心室移位，导致左心室血流进一步减少

吸气时，血液通过心脏进入肺部。顺应性良好的右心接受血液，没有Kussmaul征。心脏是在一个固定的空间，当右心室流入血流增加时，迫使室间隔向左心室明显移位，左心室流入血流显著减少，形成交替脉

JOHN A. CRAIG_AD

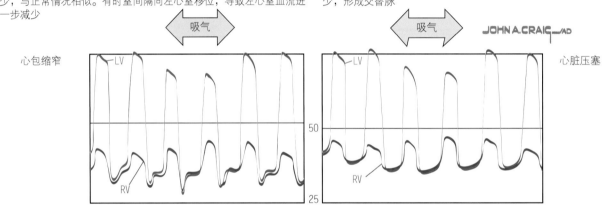

同时测量吸气和呼气过程中左心室和右心室压力。有证据表明心包狭窄和心脏压塞都存在心室相互依赖伴右心室收缩压升高，与吸气时左心室收缩压下降有关（心室不协调）。但缩窄性心包炎有舒张早期快速充盈，而心脏压塞没有这一表现

图 57.4　缩窄性心包炎与心脏压塞的血流对比。LA，左心房；LV，左心室；RA，右心房；RV，右心室

张明显，不利于观察，因此应让患者直立位接受检查。颈静脉搏动图（jugular venous pulse，JVP）的 x 降波出现在心室收缩（颈动脉正性搏动）时，所以此时能观察到与颈静脉 x 降波相反的颈动脉搏动。颈动脉搏动后会有快速的 y 降波。因此，在颈动脉脉搏开始和结束时呈现两个显著的正向波，这在 JVP 上有时被描述为"W"型。心前区触诊可能正常，或可能在心尖触及收缩期反向搏动。心室快速充盈可能会产生响亮的舒张音（心包叩击音），但不太常见。常有肝大，腹水往往是最突出的体征。除非合并肺部疾病或并发心脏压塞，否则无奇脉。

如第 56 章所述，虽然心电图和胸部 X 线片有助于明确诊断，但不能通过这两种检查来确诊或鉴别心包缩窄或心脏压塞。心包缩窄时，心电图偶尔出现低电压，T 波异常常见（图 57.3），以 P 波增宽为特征的房内传导阻滞也很常见，还可能出现右心室应变模式的改变以及电轴右偏。在慢性心包缩窄时，心包钙化和纤维化会影响冠状动脉灌注和传导系统，负荷检查时会出现假阳性结果。但心电图改变是由心包钙化和纤维化引起，而不是由经典的冠状动脉疾病所致。房性心律失常，尤其是心房颤动常见。胸部 X 线片显示心脏大小正常，肺野清晰。可能有心包钙化（不包括左心室心尖部）（图 57.3）。

超声多普勒测量

缩窄性心包炎和限制型心肌病的鉴别见第 31 章。超声心动图可以发现心包增厚和钙化，但通常很难鉴别。缩窄性心包炎的血流动力学改变导致左心室后壁舒张期平坦和舒张早期室间隔突然向后运动（室间隔抖动）。左心室收缩功能一般正常或接近正常。有时会出现室壁运动异常，尤其是心肌受累时。

多普勒血流对明确诊断有重要意义。因为心室充盈几乎在舒张期的前 1/3 时间内完成，所以早期充盈（E 峰）通常很高，减速时间缩短（<160 ms），心房充盈波通常下降。正常情况下，吸气时左心室压力最低值和左心房压同等程度降低，二尖瓣多普勒血流速度无变化。心包缩窄的血流动力学改变为吸气时第一个心搏的二尖瓣 E 峰下降 >25%，提示吸气时左心室血流减少（图 57.3）。同时，三尖瓣血流速度增加 >40%。通过检查呼气和吸气时的肝静脉（或上腔静脉）、三尖瓣和二尖瓣血流以及肺静脉流入血流的模式，可以进一步明确心室的相互依赖性（图 57.5）。吸气时，肝脏收缩波（S 波）和舒张波（D 波）以及三尖瓣前向血流 E 峰和 A 峰升高，而二尖瓣 E 峰和 A 峰以及肺静脉 S 波和 D 波降低。肝脏血流呈 "W" 型。高达 1/5 的心包缩窄患者由于左心房压力过高，在超声多普勒上不能表现出心室相互依赖，而减少前负荷的动作（例如坐位或抬头前倾）可能使心室相互依赖表现出来。舒张早期的快速充盈也是室间隔抖动的原因。

组织多普勒超声心动图可以测量心肌运动。缩窄性心包炎患者心肌松弛功能保留，因此组织多普勒早期舒张 Ea 正常。如果早期舒张异常则提示可能存在原发性心肌疾病。如果 Ea>7 cm/s，可能为心包缩窄，而 Ea<7 cm/s 则更倾向于限制型心肌病。心包严重缩窄时，尽管增厚的心包牵拉二尖瓣外侧瓣环，但是外侧瓣环 e′ 速度增大，出现 "瓣环反转"（正常情况下外侧瓣环 e′ 速度小于内侧瓣环 e′ 速度）。心包切除术后瓣环运动恢复正常。

超声心动图的斑点示踪方法可以对心肌的应力和应变（形变）进行全面评估。缩窄性心包炎的斑点示踪表现为环状形变受限，而限制型心肌病则为纵向形变受限。

计算机断层扫描（CT）

当心包厚度 >4 mm 时，CT 可明确心包增厚。值得注意的是，20%~28% 经手术证实的缩窄性心包炎病例在影像学检查时心包厚度正常。CT 可以检出心包钙化，通常在心包脂肪区，50% 的心包缩窄患者存在心包钙化。CT 还可以显示室间隔变直，舒张期充盈受损，以及伴随的胸腔积液、腹水和 / 或肝、脾大。如果观察到心脏运动过程中有肺部结构被 "冻结"，提示心包缩窄。也可能发现胸腔积液和腹水。

门控心脏磁共振成像

虽然超声心动图多普勒仍然是无创影像学检查的金标准，但心脏 MRI（CMR）有时能提供相似和更多的信息，包括心包增厚、少量心包积液、右心扩大、室间隔抖动和心包炎症（通过晚期钆增强显像），有助于鉴别心包缩窄和限制型心肌病。通过时相编码速度测量可以确定心室相互依赖，类似于超声心动图 / 多普勒获得的经二尖瓣和经三尖瓣血流变化。如前所述，心脏 MRI 还可以类似于 CT 发现心脏外表现。

心导管检查

缩窄性心包炎的血流动力学特征已在前面描述过，心导管检查可以记录这些特征（图 57.2 和图 57.4）。重要的是要关注右侧心腔内压与左侧心腔内压的关系，并注意收缩压和舒张压随呼吸的变化。一般来说，右心导管检查本身不足以诊断心包疾病。心导管检查中可以观察到所有心腔舒张末压几乎相等，肺动脉压正常或仅轻微升高，肺血管阻力正常，左心室舒张末压和右心室舒张末压之间的差值 <5 mmHg，Kussmaul 征阳性，心房和舒张期心室波形的典型平方根（下降和平台）现象。

心导管检查的关键作用是明确心室相互依赖。如前所述，收缩期右心室和左心室压力峰值不一致，或吸气、呼气时右心室 / 左心室压力时间和面积比 >1.1，对证明心室相互依赖至关重要。由于肺动脉压正常且右心室舒张末压升高，右心室舒张末压通常大于右心室收缩压的 1/3。奇脉不常见。在心包明显缩窄时，心室压力的最低点通常接近零。有时，需要快速增加液体负荷来揭示低血容量患者心包缩窄的生理机制。如果患者存在心房颤动，就需要以高于基线的频率右心室临时起搏，获得规则的心律，否则就不可能明确左心室和右心室压力之间的细微变化。此外，前后位的右心房血管造影可以显示心脏 "外壳" 或右心房游离壁和肺野的交界处增厚。

吸气　　　　　　　　　　　　　　　　　　呼气

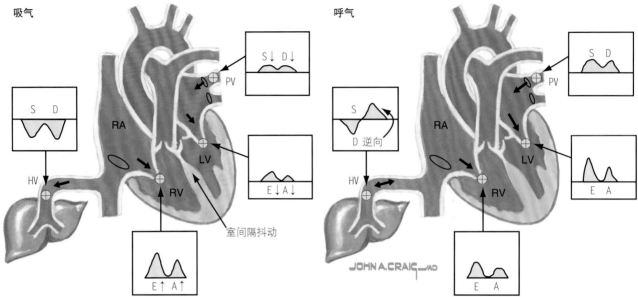

吸气时，血液被"拉"入右心，左心充盈减少（PV血流和二尖瓣流入血流减少），但右心充盈增加（肝静脉和三尖瓣流入血流在收缩期和舒张期都增加）

呼气时，右心血流减少，左心血流增加。在右心，表现为肝静脉收缩期血流（舒张期逆流）和通过三尖瓣的血流减少。在左心，PV和通过二尖瓣的血流增加。这种情况在缩窄性心包炎和心脏压塞中都可以观察到，但心包缩窄早期充盈（E峰）显著且持续时间短，而心脏压塞时E峰变钝。

图 57.5　心包疾病超声心动图多普勒血流随呼吸运动的动态变化。D，舒张期；HV，肝静脉；LA，左心房；LV，左心室；PV，肺静脉；RA，右心房；RV，右心室；S，收缩期

同样，冠状动脉造影可以显示冠状动脉和肺野之间的"外壳"或射线阴影，也可能看到在心脏运动时，冠状动脉节段在心包内可能处于"冻结"状态。

心脏压塞

　　心包积液超过心包容量储备时发生心脏压塞，心脏受压后所有心腔的舒张充盈受限（图 57.2、图 57.4 和图 57.6）。造成心脏压塞的心包积液量取决于壁层心包的顺应性和液体积聚速度。由于心包压力-容积关系曲线通常很陡，如心包积液迅速增加，虽然量不多，但也可引起急性心脏压塞。当液体缓慢积聚时，如转移癌或慢性尿毒症患者，壁层心包逐渐适应并伸展，则只有在大量（有时 >1000 ml）液体积聚后才会发生压塞。急性心包炎并发心包积液的治疗重点是针对急性炎症过程，秋水仙碱和阿司匹林是治疗的基石。慢性心包积液需要仔细评估病因，除非血流动力学明显受影响，一般不需要心包引流。

心脏压塞的血流动力学

　　随着心包腔内液体积聚，首先受到影响的是壁最薄的心腔（右心房和右心室）。右侧心腔舒张压通常低于左侧心腔舒张压，在压塞早期（常常在奇脉出现之前）可观察到右心房和右心室舒张期塌陷。心脏收缩时，心腔内血容量少，心包腔有更大的空间。随着舒张期开始，心包内压的增加传递到舒张早期的心房压和心室压。当房室瓣打开时，心腔的舒张压已经升高，表现为心室舒张早期 y 波下降的减少和心室快速充盈消失（图 57.2）。舒张压升高也可能导致房室瓣过早关闭，甚至在心室收缩启动之前。当心室收缩并射血时，心室变小，心包腔增大；在随后的心房舒张期，心房仍能够接受充盈（x 降波保留）。因此，心脏压塞时 x 降波大于 y 降波，这与缩窄性心包炎相反。心包内压的增加逐渐影响右心房舒张压，然后影响右心室舒张压（尤其是在较薄的右心室流出道），继而影响左心舒张压，并最终限制了所有心腔的充盈，导致整个心脏的舒张末压相等。

　　与心包缩窄一致，由于吸气时胸腔内负压的作用，右侧心腔的充盈量增加，左侧心腔充盈量减少，存在心室相互依赖（图 57.4）。由于心脏位于一个固定的空间内，在压塞时不能扩张，当左心室充盈受损时，房间隔和室间隔左移。重要的是，心脏压塞时心房储备功能增强，左心房可能只在呼气时充盈，随后仅在心房收缩时排空。左心室充盈的减少导致左心室前负荷减少和收缩功能的下降，进一步降低了每搏输出量。心脏压塞时由于吸气时左心室充盈

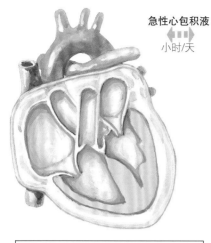

急性心包积液
小时/天

急性心包积液

压力

心脏压塞阈值
（～250ml）

容积

正常（未延伸）的心包能够适应急性
积液量约 250 ml，但过多积液会导致
心包内压明显升高

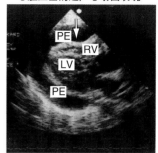

心脏压塞的超声心动图表现

长轴切面显示由于大块 PE 导致 RV
塌陷

慢性心包积液
数周/数月

心包可容纳
1000 ml 的积
液而无心脏
压塞

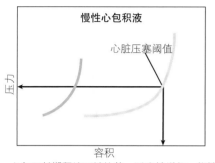

慢性心包积液

压力

心脏压塞阈值

容积

心包因长期积液而被拉伸，适应性增加，能够
容纳大量的液体，心包内压不会急剧升高

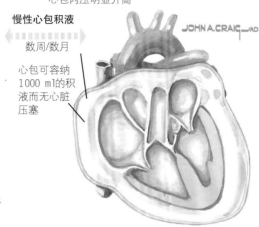

JOHN A.CRAIG

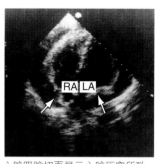

心脏四腔切面显示心脏压塞所致
的 RA 和 LA 塌陷

图 57.6　心包的压力 - 容积关系和心脏压塞生理学的超声心动图示例。LA，左心房；LV，左心室；PE，肺栓塞；RA，右心房；RV，右心室。（With permission from Spodick DH. Pericardial diseases. In: Braunwald E, Zipes DP, Libby P, eds. Heart Disease. Philadelphia: WB Saunders；2001：1842-1857.）

量急剧减少，体循环血压降低，出现奇脉。吸气时存在于肺部的血液在呼气时返回左心房和左心室，血压随着每搏输出量的增加而升高。在严重的心脏压塞病例，主动脉瓣只能在呼气时打开。在极度低血压、严重主动脉瓣功能不全、房间隔缺损或单心室的患者，或某些急性左心室心肌梗死的患者，心脏压塞不会出现奇脉。表 57.1 概述了缩窄性心包炎和心脏压塞的主要血流动力学差异。

临床检查、胸部 X 线片和心电图

当临床表现以低血压和休克为主时，体格检查可能不可靠（图 57.3）。患者通常会出现心动过速（尽管黏液水肿或某些尿毒症患者的心率可能较低）。如前所述，可能发现 JVP 明显升高（无低血容量时），y 降波下降消失（有时，如果触诊到相反的颈动脉搏动，心室收缩时 JVP 下降）。通常没有 Kussmaul 征。可能有右心衰竭的表现，明显的呼吸困难，伴有窦性心动过速和奇脉或明显的低血压。有些患者有心包摩擦音，甚至在大量心包积液时也

表 57.1　缩窄性心包炎和心脏压塞的主要血流动力学差异	
缩窄性心包炎	**心脏压塞**
心房压升高伴 y 波迅速下降	心房压升高伴 y 波缓慢下降
y 波下降幅度 >x 波下降幅度	x 波下降幅度 >y 波下降幅度
常见 Kussmaul 征	偶见 Kussmaul 征
舒张期出现"平方根征"	舒张早期充盈下降
舒张早期心室压力的最低点接近零	舒张早期心室内压升高
奇脉不常见	奇脉常见
心脏大小正常	烧瓶状心脏扩大
偶见心包钙化	心包钙化罕见
超声心动图显示心房大小和形态正常	右心房和右心室舒张期塌陷，偶见左心房舒张期塌陷
无或少量心包积液	心包积液明显
CT 或 MRI 常见心包增厚	心包无增厚或轻微增厚

可能存在。大量心包积液时在左肩胛骨和脊柱之间可能叩诊浊音并闻及支气管呼吸音（Bamberger-Pins-Ewart 征）。心脏搏动可能无法触及。

胸部 X 线片可显示清晰的肺野，心脏呈烧瓶状。侧位片可见心脏脂肪垫，提示心脏增大是由于心外空间的增加。上腔静脉和奇静脉也可能扩张。心脏压塞与活动性心包炎有关时可出现 PR 段压低、ST 段抬高和低电压等非特异性表现。当心包积液较多时，心脏可能在心包内摆动，产生电交替，主要影响 QRS 波群，T 波不受影响。房性心律失常多见。

超声多普勒测量

二维超声心动图是诊断心包积液的关键检查，有助于判断是否存在心脏压塞。超声图像显示的无回声区，应注意与心外膜脂肪垫鉴别。正常的心包层分离仅见于收缩期，收缩期和舒张期均出现分离提示心包积液 >50 ml。超声也可以看到胸腔积液，心包积液的液体出现在心脏和降主动脉之间，有助于与胸腔积液鉴别。有分隔的积液并不罕见。由于心外膜脂肪比心肌亮，并随心脏运动，易与积液区分。积液量通常由无回声区的厚度来量化（少量：<10 mm；中等量：10~20 mm；大量：>20 mm）。也可能观察到一些条索或凝块。

大量心包积液时心脏可能在心包腔内摆动，这与体表心电图上的电交替（QRS 波群方向或振幅随心脏搏动而变化）相关。左心室收缩功能通常正常。吸气时主动脉瓣可能早期关闭，左心室射血时间缩短，导致左心室每搏输出量降低。心脏压塞时，右心室缩小，舒张早期右心室塌陷。呼气时左心室充盈增加，导致心包内压增加，右心室充盈减少，右心室塌陷最明显。右心室舒张期塌陷的持续时间与心包内压直接相关。诊断心脏压塞右心室塌陷比右心房塌陷更敏感、更特异。右心房游离壁可能在舒张末期塌陷，并至少持续 1/3 的心动周期（图 57.6）。偶尔，左心房游离壁也会出现凹陷。上腔静脉和下腔静脉内径通常增大（一般 >2.2 cm），这些血管内径在吸气或短暂吸气时塌陷率 <50%。右心室大小随吸气增加、间隔移位、左心室缩小、二尖瓣开放延迟、二尖瓣 E-F 斜率降低都反映了心脏压塞的血流动力学变化。

多普勒超声可以发现血流随呼吸变化。这些变化与缩窄性心包炎相似，包括二尖瓣 E 峰在吸气时变化 >25%。由于心脏受压导致心室舒张早期充盈受损，体静脉和肺静脉流入心脏的血流中，很大一部分必须在心室收缩（心房舒张）期完成。肺静脉血流、二尖瓣环运动（组织多普勒）和肝静脉血流也随呼吸变化。肝静脉血流在呼气时可发现明显的心房舒张期血流逆流。图 57.5 显示了上述多普勒超声变化。左心室射血时间（与每搏输出量有关）随右心室射血时间的增加而减少。

计算机断层扫描（CT）

由于其他疾病行 CT 检查偶然发现心包积液并不少见。与超声相比，CT 能更好地明确积液的定位。胸部 CT 的重要性在于可以发现导致心包积液的邻近结构病变。CT 也可以用 Hounsfield 衰减单位来描述心包积液，在乳糜性心包积液、出血、化脓性或恶性积液的病例可能有用。CT 还可观察到增厚 >4 mm 的心包，有时同时发现积液和心包缩窄的表现也非常有价值。

心脏磁共振成像（CMR）

CMR 提供了与 CT 和超声类似的信息，但积液量很少时即可检测到。另外，信号的强度有助于深入了解液体性质。使用 CMR 检测的缩窄或限制性生理变化或晚期钆强化异常可能有助于某些患者的诊断。CMR 还可以显示心脏摆动。

心导管检查

心导管检查通常和经皮心包穿刺术一起，作为一种治疗措施，但血流动力学研究较少。图 57.2 和 57.4 总结了心导管检查可能的发现。当出现混合性病变，即渗出性 - 缩窄性心包炎时，通过心包穿刺清除引起压塞的积液后，可发现潜在的缩窄性生理变化。但需重新测量心腔内压。如果同时有压塞和缩窄，压塞的生理现象可能会转变为缩窄的生理改变。除了细菌感染和偶尔可以明确的恶性肿瘤，积液分析对疾病诊断和治疗帮助不大。漏出液、渗出液和血性心包积液可由多种原因引起。有时，液体的聚合酶链反应检测可能有助于结核病或病毒感染的诊断，离心液可用于肿瘤细胞学检查。

缩窄性心包炎与心脏压塞的比较总结

缩窄性心包炎和心脏压塞的主要血流动力学差异见表 57.1。缩窄性心包炎和心脏压塞患者的体格检查差异见表 57.2。表 57.3 总结了超声心动图多普勒检查结果。从血流动力学的角度来看，所有的研究都证明了心脏压塞的根本问题是心脏舒张期不能充盈，以及因此出现的右心压力升高，而肺动脉压力正常。

未来方向

尽管心包疾病的诊断和治疗已有进步，但仍在继续发展。我们需要更好地了解炎症机制。目前尚不清楚心包疾病对心肌的影响。主要目标是慢性病的预防，而不是诊断和治疗的进展。有证据表明，秋水仙碱和其他抗炎药一样，能显著减少心包炎的复发率，并有望降低缩窄性心包炎的发病率。应用人免疫球蛋白和阿那白滞素的新型治疗方法正在研究中。与以前使用的宽放疗窗相比，对淋巴瘤和其他胸部肿瘤进行聚焦放疗也有助于降低缩窄性心包炎发生率。正电子发射断层扫描可能有助于识别活动性炎症，明确积极治疗的持续时间。开胸心包开窗术有助于慢性大量心包积液的持续引流（经皮穿刺引流有复发趋势），是非常重要的引流方式。新型经皮操作技术比目前的可视胸腔镜手术创伤小，将非常受欢迎。在提高心包积液诊断率方面还尚无进展，聚合酶链反应和基因组技术的进一步应用可以提高心包积液的评估水平。

表 57.2　缩窄性心包炎和心脏压塞患者体格检查的差异	
缩窄性心包炎	**心脏压塞**
肺野清晰	肺野清晰，大量心包积液时可能出现 Ewart 征
腹水常见；偶见外周水肿	腹水和外周水肿罕见
常伴发胸腔积液	胸腔积液不常见
颈静脉压明显升高；x 波和 y 波下降迅速	颈静脉压轻度升高；y 波下降缺失
心包摩擦音罕见	心包摩擦音常见
心尖搏动局限，并可能于收缩期反向搏动	心尖搏动弥散
S_1 和 S_2 正常，偶闻响亮的充盈期杂音（心包叩击音）	心音通常减低（心音遥远）

表 57.3　缩窄性心包炎和心脏压塞超声心动图多普勒结果比较	
缩窄性心包炎	**心脏压塞**
心包积液量少或无	有心包积液的证据且通常量大
心房大小正常	心房游离壁塌陷
右心室大小正常。吸气时偶尔出现室间隔移位	右心室游离壁塌陷（尤其是外向血流时）。吸气时室间隔移位常见
心室舒张早期室间隔抖动明显	无室间隔抖动
二尖瓣运动大多正常	二尖瓣开放延迟，E-F 斜率降低。吸气时主动脉瓣提前关闭
吸气时，LVET 正常或轻度缩短，RVET 延长	吸气时，LVET 缩短，RVET 延长
二尖瓣 E 峰高，减速时间缩短，A 峰降低	二尖瓣 E 峰通常变钝
吸气或短暂吸气时，IVC 内径下降不超过 50%	吸气或短暂吸气时，IVC 内径下降不超过 50%
吸气时，二尖瓣 E 峰下降 >25%	吸气时，二尖瓣 E 峰下降 >25%
吸气时，RV 压力可能上升（可有三尖瓣关闭不全）	吸气时，RV 收缩压可能正常下降或轻度上升
吸气时，三尖瓣 E 峰升高 >40%，二尖瓣 E 峰降低	吸气时，三尖瓣 E 峰升高 >40%，二尖瓣 E 峰降低
吸气时，肝静脉血流增加，肺静脉血流降低	吸气时，肝静脉血流增加，肺静脉血流降低

IVC，下腔静脉；LVET，左心室射血时间；RV，右心室；RVET，右心室射血时间

补充资料

Adler Y, et al. ESC Guidelines for the Diagnosis and Management of Pericardial Diseases of the European Society of Cardiology. Endorsed by the European Association of Cardio-Thoracic Surgery. *Eur Heart J.* 2015;36:2921–2964.

系统性概述了急、慢性心包疾病的诊断和治疗。详细讨论了心脏压塞和缩窄性心包炎，包括一过性缩窄性心包炎、渗出性缩窄性心包炎和慢性缩窄性心包炎。分析了心包疾病具体病因的诊断和治疗，并提供了针对性依据和建议。

Cremer PC, et al. Complicated pericarditis. Understanding risk factors and pathology to inform imaging and treatment. *J Am Coll Cardiol.* 2016;68:2311–2328.

详细讨论了心包炎的病因，并对未来的研究方向进行了评论，特别是关于 CMR 的应用和类固醇保守疗法。系统描述了自身炎症性和自身免疫性心包炎及其最新进展。

Garcia M. Constrictive pericarditis versus restrictive cardiomyopathy. *J Am Coll Cardiol.* 2016;67:2061–2076.

详细描述了缩窄性心包炎射血分数保留心力衰竭的血流动力学变化及影响，并与限制型心肌病进行了比较。

Klein AL, et al. American Society of Echocardiography Clinical Recommendations for Multimodality Cardiovascular Imaging of Patients with Pericardial Disease. Endorsed by the Society for Cardiovascular Magnetic Resonance and the Society of Cardiovascular Computed Tomography. ASE Expert Consensus Statement. *J Am Soc Echocardiogr.* 2013;26:965–1012.

文章对急性心包炎、心脏压塞和缩窄性心包炎的各种无创影像学检查方法相关文献进行了很好的综述，包括许多教学图片以及血流动力学和病理学的回顾。很好地论述了各种影像学方法如何获得更好的图像来提高心包疾病的诊断能力。

循证文献

Schutzman JJ, Obarski TP, Pearce GL, Klein AL. Comparison of Doppler and two-dimensional echocardiography for assessment of pericardial effusion. *Am J Cardiol.* 1992;70:1353–1357.

一篇评估心包积液血流动力学意义和心脏压塞无创性检测的经典文章。

Sengupta PP, Krishnamoorthy VK, Abhayavata WP, et al. Disparate patterns of left ventricular mechanics differentiate constrictive pericarditis from restrictive cardiomyopathy. *JACC Cardiovasc Imaging.* 2008;1:29–38.

全面描述了心包缩窄和限制型心肌病诊断的复杂性。

Talreja DR, Nishimura RA, Oh JK, Holmes DR. Constrictive pericarditis in the modern era: novel criteria for diagnosis in the cardiac catheterization laboratory. *J Am Coll Cardiol.* 2008;51:315–319.

详细讨论了应用右心室和左心室压力 - 时间面积比来诊断缩窄性心包炎的侵入性标准。

（Thomas M. Bashore　著

陈少敏　译　祖凌云　审校）

周围血管疾病

第 58 章

肾动脉狭窄与肾脏去神经化

肾动脉阻塞性疾病会使肾脏血流灌注减少，导致肾素 - 血管紧张素系统激活、高血压、缺血性肾病及其他病理变化。包括动脉内支架术在内的技术进步，激发了人们通过血运重建来治疗由肾动脉狭窄（renal artery stenosis，RAS）引起的高血压和进行性肾功能不全的热情。然而，血运重建对死亡率没有影响，而且在接受了成功血运重建的患者中也仅有 50%~70% 得到了可量化的结局获益（例如血压得到改善或肾功能能得到稳定），因此需要强调对这种疾病理解的局限性和认真选择病例的重要性。

病因与发病机制

阻塞性肾动脉狭窄的主要原因是动脉粥样硬化（图 58.1），动脉粥样硬化进展可累及肾动脉或主动脉，后者病变会影响肾动脉开口。

阻塞性肾动脉狭窄亦可由纤维肌性发育不良（fibromuscular dysplasia，FMD）所致，但相对罕见，在肾动脉狭窄病例中所占比例 <10%。纤维肌性发育不良是一系列以内膜或中膜增生为特征的血管病变，通常累及双侧肾动脉，女性多于男性。血管中段和远段是最常受累部位，血管造影表现为典型的"串珠样"改变（图 58.1）。纤维肌性发育不良可引起高血压，但极少导致肾功能严重受损，仅在同时吸烟的纤维肌性发育不良患者中可见到进行性肾损伤。

无论基础病变如何，肾脏灌注减少均可导致肾素 - 血管紧张素系统代偿性激活（图 58.2），可能引起系统性高血压、钠潴留和神经激素系统激活。肾动脉狭窄还会引起肾脏缺血性改变（缺血性肾病）和氧化应激标志物升高。亦有人提出其他病理结果，但尚未证明由肾动脉狭窄所致。

自然病史

有血流动力学意义的肾动脉狭窄与主要不良心血管事件（包括心源性死亡、心肌梗死和卒中）的发生率增加相关。"心血管健康研究（Cardiovascular Health Study）"是一项针对 65 岁以上美国人的前瞻性、多中心队列研究，在该研究中经双功能超声证实的肾血管疾病使短期心血管不良结局风险增加约 2 倍。校正冠状动脉疾病危险因素和现有的心血管疾病之后，该风险仍然存在，并且独立于血压升高之外。另有研究显示，心脏导管检查时偶然发现的严重肾动脉狭窄患者 4 年生存率仅为 57%；在一项对接受经皮肾脏血运重建术患者的多中心研究中，4 年生存率为 74%。一项对 748 名需行经皮血运重建的严重肾动脉疾病患者的单中心研究中，10 年生存率仅为 41%。

肾动脉狭窄是一种进行性疾病，其进展速度与疾病严重程度和血压密切相关。针对明确诊断肾动脉狭窄患者的研究表明，肾动脉粥样硬化疾病进展率在 1 年时约为 25%，3 年时约为 35%，5 年时约为 50%。据报道，在狭窄 <60% 的病变动脉中，5 年内进展为完全闭塞的比率约为 10%。另一项研究表明，入组时肾动脉平均狭窄为 72%，随机接受药物治疗的患者中有 16% 在 1 年内进展为完全闭塞。

临床表现

大多数高血压患者为原发性高血压。肾血管源性高血压约占 0.5%~2%（图 58.3），该比例在新发严重高血压患者中更高。肾动脉狭窄在白人比黑人多见，且患病率随年龄增长而上升。导致肾动脉狭窄的临床因素包括年龄、高血压近期发作或突然加重以及腹部杂音。如存在其他血管床动脉粥样硬化，肾动脉狭窄的患病率更高。在接受心脏导管检查的高血压患者中，有 6%~23% 的患者发现血流动力学

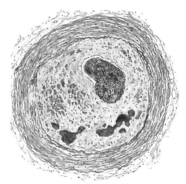

严重的向心性动脉粥样硬化
伴脂质沉积、钙化、血栓形
成（×12）

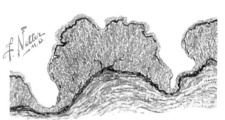

中膜纤维组织增生（纵向切片），管壁
（以中膜为主）厚度不一及瘤样外翻
（Verhoeff-Van Gieson染色，×20）

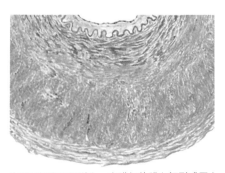

外膜下纤维组织增生，中膜与外膜之间形成同心
性致密的环形胶原（Masson三色染色，×80）

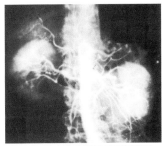

主动脉-肾动脉造影显示双侧肾动
脉粥样硬化性狭窄和狭窄后扩张

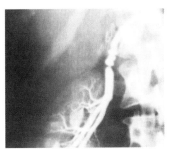

肾动脉造影显示节段性狭窄和瘤样
扩张相间的特征性"串珠样"改变

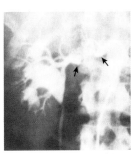

动脉造影显示右肾动脉
多处程度不同的狭窄

图 58.1　可能引起高血压的肾动脉原因

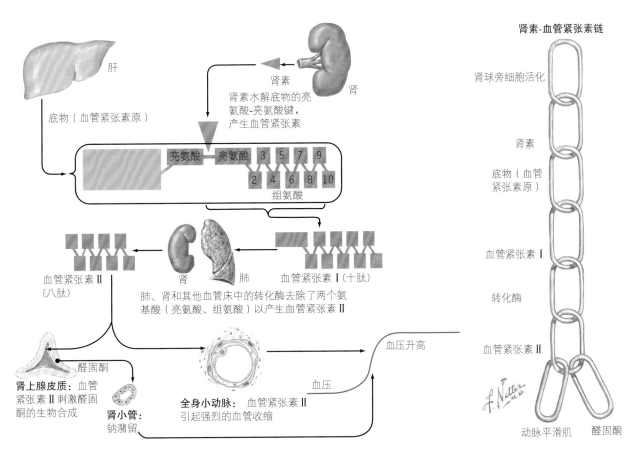

图 58.2　肾素 - 血管紧张素系统

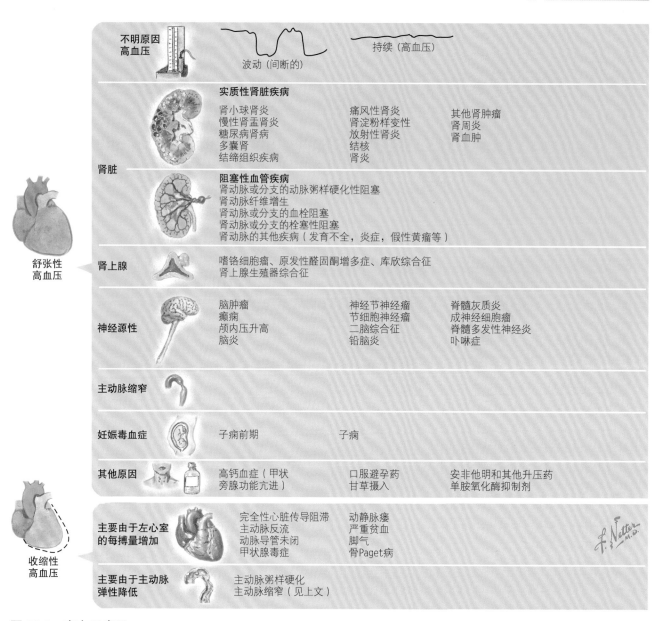

图 58.3　高血压病因

显著异常的肾动脉狭窄。在脑血管意外患者的尸检中，10.4% 有明显的肾动脉狭窄。

据估计，接受终末期肾病透析的患者中，动脉粥样硬化性肾血管病导致的肾衰竭占 5%~10%。患有肾动脉狭窄和终末期肾脏疾病患者具有令人震惊的死亡率，2 年、5 年和 10 年的生存率分别为 56%、18% 和 5%。

美国心脏协会肾动脉狭窄工作组已建议使用肾动脉狭窄患者的分级分类法来促进相关试验设计和报道。I 级为肾动脉狭窄但无临床表现（血压和肾功能正常）；II 级是肾动脉狭窄伴药物控制的高血压和肾功能正常；III 级为肾动脉狭窄伴未控制的血压、肾功能异常和 / 或容量超负荷的证据。

鉴别诊断

主要与原发性高血压进行鉴别（参见第 15 章），也须考虑其他少见的高血压原因（图 58.3）。肾动脉粥样硬化逐渐进展并导致血压升高和缺血性肾病的关键问题尚不完全清楚。因为肾动脉狭窄患者的原发性高血压发生率很高，识别损害肾脏血液灌注的病变对于判断哪些患者可能最终需要肾脏再血管化至关重要。

对于如何识别有血流动力学意义的肾动脉狭窄尚未达成共识，部分反映了肾动脉狭窄的严重程度与通过经皮介入治疗减轻了狭窄以后的结局获益之间缺乏一一对应的关系。尽管目前提出了许多替代治疗方案，但一项对照研究发现，预测肾动脉血运重建后血压下降的唯一临床因素是术前平均动脉压＞110 mmHg 和双侧肾动脉狭窄。其他研究表明，测量肾静脉肾素的水平可能是明确肾动脉血运重建获益人群的方法之一（图 58.4）。在一些研究中，肾静脉肾素比值（1.5∶1）与血压改善相关。同样，以卡托普利作激发剂并与核素显像（闪烁显像）结合使用，可能有助于识别肾动脉血运重建获益人群，其敏感性约为 75%，特异性为 90%。

多普勒超声虽然有一定技术要求，但是一项有前途的检查技术。多普勒超声测量的肾动脉阻力指数，可以用作预测指标。阻力指数值＞80 与＜80 的患者相比，血运重建的效果差很多（血压无改善，肾功能恶化）。一般认为，血管造影显示狭窄≥70% 的病变具有血流动力学意义，而≤50% 的病变则无血流动力学意义。病变在 50%~70% 之间的血流动力学意义差异很大，因此有些专家建议在这些患者通过测定跨病变压力阶差来明确是否存在血流动力学异常。但鲜有数据支持跨病变压力阶差与临床结局的关系。对于是否应用绝对收缩压、峰值收缩压或平均压力、是否应在静息或充血状态下测量压力，以及何种程度的病变会受益于血运重建均尚无共识。尽管尚未在大型临床研究中得到验证并被当前指南所推荐，但有关肾脏血流储备分数（renal fractional flow reserve，rFFR）的早期工作显示出一定前景，似乎对患者预后有良好的预测价值，rFFR 通过对充血过程中狭窄远端压力与主动脉压力的比较，评估狭窄肾动脉的严重程度。

诊断方法

通过肾动脉造影、磁共振血管造影（magnetic resonance angiography，MRA）和螺旋 CT 可实现肾动脉可视化。将对比剂直接注入肾动脉的动脉造影术仍然是鉴别和量化阻塞性病变的金标准（图 58.5）。MRA 和螺旋 CT 是非侵入性方法，对于识别肾动脉狭窄具有非常好的灵敏性和较好的特异性。

治疗与管理

优选治疗

肾动脉再血管化

肾动脉阻塞性疾病可以通过外科手术或经皮介入方法治疗。外科手术肾动脉血运重建通常涉及主动脉旁路手术（使用胃下动脉、大隐静脉或聚四氟乙烯移植物）、回肠、脾肾（左肾动脉狭窄）或肝肾（右肾动脉狭窄）方法（图 58.6）。外科手术血运重建的手术死亡率为 2%~6%，高血压改善率为 79%~95%。随着经皮血运重建技术的进展，目前很少使用外科手术方法，其主要用于需要治疗的严重主动脉疾病。

Gruentzig 等于 1978 年首次报道了肾动脉狭窄的经皮球囊血管成形术，其高血压改善率各不相同（在非对照研究中 36%~100% 得到改善）（图 58.7）。与开口部位狭窄相比，非开口部位的球囊血管成形术成功率更高，再狭窄发生率为 10%~47%。

支架置入是肾动脉狭窄的首选经皮治疗方法，尤其是当病变位于开口附近时（图 58.8）。与球囊血管成形术相反，支架置入的成功率更高、再狭窄率更低，手术成功率一般＞95%，长期血管造影通畅率在 86%~92%。主要并发症发生率约 2%，包括肾实质穿孔、胆固醇栓塞、支架栓塞和主动脉夹层。

对于纤维肌性发育不良患者，通常首选经皮介

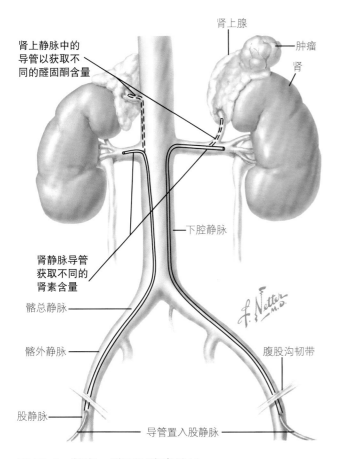

肾上静脉中的导管以获取不同的醛固酮含量

肾上腺

肿瘤

肾

肾静脉导管获取不同的肾素含量

下腔静脉

髂总静脉

髂外静脉

股静脉

腹股沟韧带

导管置入股静脉

图 58.4　肾素、醛固酮浓度差异

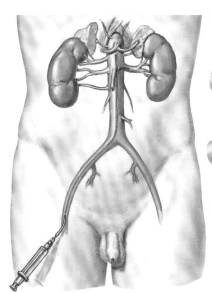

Seldinger 技术用于股动脉导管插入术

1. 穿刺针穿刺动脉

2. 导丝穿过穿刺针

3. 撤出穿刺针

4. 沿导丝置入导管

通过股动脉将导管送至所需的主动脉水平
并注入对比剂，使其流入肾动脉，也可
能流入其他主动脉分支（主动脉血管造影），
或者可以使导管进入肾动脉进行直接注
射（选择性肾血管造影）

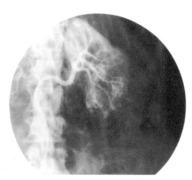

选择性左肾动脉造影：左肾下极的多个肿
瘤血管提示高度血管肿瘤（肾上腺瘤）

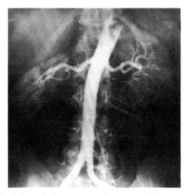

主动脉血管造影：左肾动脉呈串珠状是纤维
肌增生的证据；右肾动脉分叉处存在动脉瘤

图 58.5　主动脉和选择性肾血管造影（经股动脉入路）

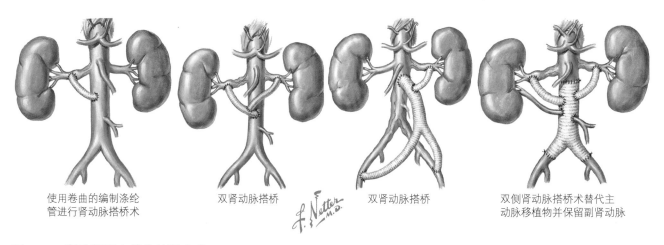

使用卷曲的编制涤纶　　双肾动脉搭桥　　双肾动脉搭桥　　双侧肾动脉搭桥术替代主
管进行肾动脉搭桥术　　　　　　　　　　　　　　　　　　动脉移植物并保留副肾动脉

图 58.6　肾动脉再血管化外科术式

入治疗而非药物治疗，前者降压有效率约 75%。球
囊血管成形术成功率约 82%~100%，再狭窄率约
10%~11%。

肾动脉粥样硬化狭窄再血管化指征

　　肾动脉狭窄预后较差，一些大型随机试验显
示，经皮肾动脉支架置入术不能改善死亡率或心

血管结局。CORAL（Cardiovascular Outcomes in Renal
Atherosclerotic Lesions）试验是有史以来规模最大的
针对肾动脉狭窄患者的随机研究，发现肾动脉支架
置入术并未降低死亡、心血管事件或肾衰竭的发生。
支架组患者的收缩压有一定改善，但不良临床结局
无差异。CORAL 研究的结果与 ASTRAL（Angioplasty
and Stenting for Renal Artery Lesions）试验以及 "STAR
（Atherosclerotic Ostial Stenosis of the Renal Artery）引起

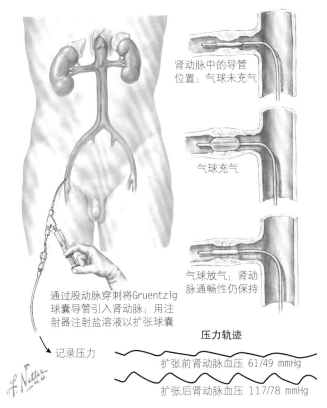

通过股动脉穿刺将Gruentzig球囊导管引入肾动脉；用注射器注射盐溶液以扩张球囊

记录压力

压力轨迹

扩张前肾动脉血压 61/49 mmHg

扩张后肾动脉血压 117/78 mmHg

图 58.7 腔内肾动脉成形术

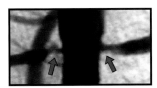

预处理动脉造影：狭窄病变（箭头）

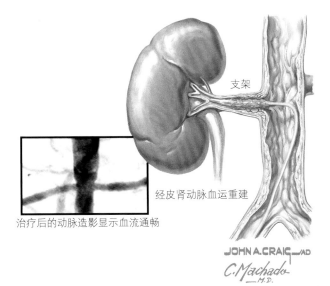

支架

经皮肾动脉血运重建

治疗后的动脉造影显示血流通畅

在高血压合并肾动脉粥样硬化患者中，高血压发病5年内、无原发性肾疾病以及患有动脉粥样硬化性肾动脉狭窄和非原发性肾病相关恶性高血压的中年男性，最容易在球囊血管成形术经皮肾动脉血运重建中获益。卡托普利肾图检查阳性可预测血运重建后高血压治愈或改善

图 58.8 狭窄肾动脉经皮血运重建治疗

的肾功能不全进展的支架置入术：降压和降脂研究"结果相似。

所有这些研究的主要缺陷在于仅入选了血流动力学正常的肾动脉狭窄患者和／或排除了医师认为可能受益于血运重建的患者。

高血压

肾动脉血运重建最主要的治疗目标是改善血压。大多数患者都有改善的趋势，但很少完全消除高血压。预测血压改善的因素包括对血压进行预处理（平均动脉压 >110 mmHg）和双侧肾动脉狭窄。由于在患动脉粥样硬化性疾病的老年人中肾血管性和非肾性高血压通常并存，因此筛选患者对于决定是否进行肾动脉血运重建至关重要。

肾脏保护

肾动脉血运重建可以稳定甚至逆转某些患者的肾功能进行性下降。对 6 项研究的 meta 分析显示，缺血性肾病患者的血运重建术后肾功能改善率46%，肾功能稳定率31%，肾功能恶化率22%。然而，如何确定可能受益于血运重建的缺血性肾病患者仍然缺乏数据支持。

肺水肿

肾动脉狭窄患者，特别是双侧肾动脉狭窄者，可能会发生急性肺水肿，导致呼吸衰竭和死亡。成功的血运重建几乎可以避免上述情况复发。

避免治疗错误

治疗肾动脉狭窄的主要困难之一是确定血运重建的潜在受益患者。临床试验发现，在成功进行肾动脉血运重建的患者中，只有50%~70%的患者显著获益。目前 CORAL 试验正在评估肾动脉血运重建是否会产生与传统终点（主要是降压和保留肾功能）无关的临床益处。另外，为识别潜在的肾动脉狭窄治疗获益人群，多项测量肾动脉病变血流动力学异常的技术正在评估中。

肾脏去神经化

阻断肾脏的传入和传出交感神经（即肾脏去神经化，renal denervation，RD）可改善难治性高血压患者的血压。该技术最初在开放式外科手术过程中完成，但随着口服药物的出现而退出舞台。导管技术的进步再次激起人们尝试采用去神经法降低血压的兴趣（图 58.9）。

肾交感传出神经支配着肾动脉阻力脉管系统、肾单位的所有肾小管节段和近肾小球颗粒细胞。肾交感传出神经激动会导致：①肾血管收缩，使肾血流量减少、肾小球滤过率降低；②肾小管钠和水的重吸收增加；③肾素分泌增加。肾交感神经激动增加会导致压力 - 利尿曲线右移（意味着需要更高的动脉压才能实现利尿）。肾脏通过影响控制整体交感张力的神经纤维调节心血管血流动力学。

第一项基于导管的去神经人体试验是一项多中心概念验证研究，招募了 50 名在平均使用 4.7 种降压药治疗情况下平均诊室血压仍高达 177/101 ± 20/15 mmHg 的患者，研究结果令人震惊。术后 6 个月诊室血压降低了 22/11 mmHg。随后，"Simplicity Hypertension（HTN）-2 试验"在欧洲、澳大利亚和新西兰的 24 个中心招募了 106 名难治性高血压患者。去神经组的基线诊室血压为 178/97 ± 18/16 mmHg（平均 5.2 种药物），对照组为 178/98 ± 16/17 mmHg（平均 5.3 种药物）。治疗 6 个月后，治疗组的血压降低了 32/12 ± 23/11 mmHg，而对照组的血压无变化。

在美国进行的 Simplicity HTN-3 研究，纳入 535 例患者随机分为去神经（n=364）或假手术（n=171）组。两组的基线特征相似，平均收缩压为 180 mmHg。尽管平均使用 5.1 种降压药，24 小时动态血压平均值为 159 mmHg。6 个月时，去神经组（–14 mmHg）和假手术组（–11.7 mmHg）的诊室收缩压均显著降低，两组之间无显著差异。在 24 小时动态血压监测中观察到了相似的结果，两组的平均收缩压均显著下降。安全性终点亦无差异，包括主要不良事件（去神经组患者为 1.4%，假手术组为 0.6%；P=0.67）、死亡率（每组为 0.6%）、血清肌酐升高 >50%（1.4% vs. 0.6%），以及新发肾动脉狭窄 >70%（0.3% vs. 0%）。

Symplicity HTN-3 研究的主要问题在于其使用 Ardian 导管（Medtronic）无法实现一致且有效的去神经化。此外，患者选择也存在诸多问题。随后，DENERHTN（Renal Denervation for Hypertension）试验显示去神经 + 最佳药物治疗优于单纯的最佳药物治疗。当前，有几项试验正在入选使用多种药物

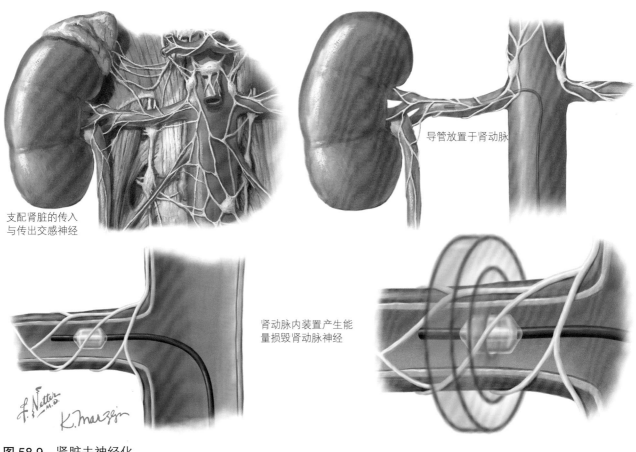

支配肾脏的传入与传出交感神经

导管放置于肾动脉

肾动脉内装置产生能量损毁肾动脉神经

图 58.9 肾脏去神经化

的顽固性高血压患者和不使用药物的轻度高血压患者，对第二代去神经技术进行测试。

未来方向

肾动脉狭窄未来研究的重要领域包括确定哪些患者将从肾动脉干预中受益，确定肾动脉狭窄是否具有独立于高血压和缺血性肾病的有害作用以及如何优化肾动脉血运重建。对于肾脏去神经化，重点在于改进技术和优化患者选择。

补充资料

Gulati R, Raphael CE, Negoita M, Pocock SJ, Gersh BJ. The rise, fall, and possible resurrection of renal denervation. *Nat Rev Cardiol.* 2016;13:238–244.
肾脏去神经化的综述文章。

Hildreth CJ, Lynm C, Glass RM. JAMA patient page. Renal artery stenosis. *JAMA.* 2008;300:2084.
使用患者可理解的文字描述肾动脉狭窄。

Rooke TW, et al. Management of patients with peripheral artery disease (compilation of 2005 and 2011 ACCF/AHA Guideline Recommendations): a report of the American College of Cardiology Foundation/American Heart Association Task Force on Practice Guidelines. *J Am Coll Cardiol.* 2013;61(14):1555–1570.
汇总肾动脉狭窄数据以及再血管化风险与获益的指南。

The Agency for Healthcare Research and Quality (AHRQ) guidelines on renal artery stenosis. Available at <https://effectivehealthcare.ahrq.gov/topics/renal-update/research>
采用循证学方法治疗肾动脉狭窄患者。

循证文献

Bhatt DL, Kandzari DE, O'Neill WW, D'agostino R, Flack JM, Katzen BT, Leon MB, et al. A controlled trial of renal denervation for resistant hypertension. *NEJM.* 2014;370(15):1393–1401.
Symplicity HTN 3 研究结果。

Cooper CJ, Murphy TP, Cutlip DE, et al. Stenting and medical therapy for atherosclerotic renal-artery stenosis. *NEJM.* 2014;370(1):13–22.
CORAL 研究结果，最大的肾动脉再血管化研究。

Dworkin LD, Cooper CJ. Renal-artery stenosis. *NEJM.* 2009;361(20):1972–1978.
关于肾动脉狭窄的优秀综述。

Slovut DP, Olin JW. Fibromuscular dysplasia. *N Engl J Med.* 2004;350:1862–1871.
关于纤维肌性发育不良的优秀概述。

Todd J, Stouffer GA. Hemodynamics of renal artery stenosis. *Catheter Cardiovasc Interv.* 2008;72:121–124.
关于肾动脉狭窄肾灌注血流动力学改变以及各种诊断评估手段的概述。

（George A. Stouffer，Walter A. Tan 著

李延广 译　王贵松 审校）

第59章

外周动脉疾病的介入治疗

1964 年，Charles Dotter 和 Melvin Judkins 首次引入了经导管干预动脉粥样硬化疾病的治疗措施。如今，重大的技术进步使针对多种疾病的干预措施成为可能，使数百万冠状动脉、脑动脉或外周动脉疾病患者受益。经皮介入治疗极大地扩展了治疗选择，是重要的补充甚至部分替代药物或手术治疗。本章回顾了相对常见的心外动脉疾病的血管内治疗适应证。第 61 章讨论脑血管和心血管疾病。

上肢动脉疾病

无名动脉和锁骨下动脉主要为上肢供血，也通过颈动脉和椎动脉向大脑供血，在接受冠状动脉搭桥术的患者，还可以通过转位的胸腔内（乳内）动脉（通常称为右或左胸廓内动脉搭桥）向心脏供血。无名动脉或锁骨下动脉疾病的症状通常以上臂疼痛、冰凉或变色的形式出现；根据病变所在部位，患者也可能出现心绞痛、脑血管或椎基底动脉供血不足。

尚无主动脉弓血管闭塞性疾病手术和经皮血运重建术的随机对照研究。除非存在严重钙化禁忌，血管成形术和支架置入术仍然是治疗无名动脉和锁骨下动脉狭窄的主要手段，手术通畅率和症状缓解率高达 95%。遇到完全闭塞病变时，通畅率可能会降低，因为这类手术在技术上更加困难并且需要更多的操作，还可能导致卒中等并发症增加。用于弓形血管血运重建的外科手术方法有多种，通畅率各不相同，有些高达 98%。经皮介入与血管通路和栓塞并发症相关，根据位置和严重程度，可能需要进一步介入治疗。血栓形成和栓塞是操作相关的两种并发症，涉及脑动脉、胸廓内动脉、椎骨和上肢区域血管的解剖，但并不常见。

非动脉粥样硬化病变也会影响上肢血管，如锁骨下动脉、腋动脉或静脉穿过胸廓出口时所受外在压迫。胸廓出口综合征包括第一和第二肋融合，或反复运动损伤继发压迫颈肋的动脉、静脉或神经。后者在运动员中最常见，并且最常影响静脉（Paget-Schroetter 综合征）。外科手术是公认的治疗方法，通过第一肋切除术使胸廓出口减压。经导管溶栓可用于静脉血栓形成的治疗。因为持续的外源性压迫可能导致支架断裂或扭结，并导致再次血栓形成，因此，进一步的血管内干预行支架置入是相对禁忌。但如果接受了第一肋切除术则可以使用经皮介入治疗。

内脏动脉疾病

慢性肠系膜缺血通常指餐后 30～60 分钟出现的腹痛，伴有因避免进食或"进食恐惧"而引起的体重下降。它可能是栓塞性疾病的急性表现。患者通常会出现严重的腹痛，但特征往往与体格检查不符。在慢性情况下，腹主动脉的三个主要肠道分支：腹腔动脉、肠系膜上动脉和肠系膜下动脉之间会形成多个侧支通路。病因鉴别包括动脉粥样硬化、正中弓状韧带对腹腔动脉的压迫，以及非阻塞性病因：例如低心排量的心力衰竭和可卡因、麦角或升压药引起的内脏动脉血管痉挛。肾动脉狭窄在第 58 章讨论。

慢性肠系膜缺血开放性血管重建术短期成功率接近 100%，6 年一期通畅率 89%，围手术期死亡率 3%～4%。可以单独使用经皮腔内血管成形术（percutaneous transluminal angioplasty，PTA）或结合支架进行血管内干预。PTA 的通畅率在 79%~95%，使用支架可提高到 92%~100%。近来，已有使用覆膜式支架降低复发率的趋势。严重并发症很少见。血栓形成、远端栓塞性缺血或正中弓状韧带的原位或外在持续性压迫血管，可能导致手术失败。

不同治疗方法所采用的入选标准不同，很难比较血管内血运重建术与开放血运重建术治疗慢性肠系膜缺血的情况。在梅奥诊所的一项研究中，风险分层比较显示，无论是低危还是高危患者，开放血管重建术的死亡率与血管内治疗类似，但前者发病率更高，住院时间更长。两种血运重建方法均能有效改善症状，但血管内血运重建的再狭窄、复发症状和再干预的发生率高。两种方法都有其优点和缺点，要根据中心的偏好和患者的危险因素来决定采取哪种干预措施。随着手术技术的进步，这种情况将来可能会改变，血管内血运重建术将会优先使用。

急性肠系膜缺血通常是由动脉粥样硬化疾病或血栓栓塞（通常为心脏来源）引起的；但近年来其主要病因已发生变化，最常见是继发于血栓形成。尽管病因改变，但主要的治疗策略仍然是探索性开腹手术，可能进行肠切除和血运重建。血运重建治疗很大程度上取决于病因。栓塞最常通过栓子切除术或肠系膜搭桥术治疗，血栓形成则采用肠系膜搭桥术、肠系膜动脉内膜切除术或经皮支架置入术治疗。

下肢动脉疾病

在美国，外周动脉疾病影响了约 12% 的成年人。该人群的死亡风险较高（是年龄匹配对照组的 3~4 倍），这主要归因于心脏和脑血管疾病。跛行是最常见的症状，包括下肢活动时腿部或臀部疼痛，休息后逐渐缓解。年龄在 65 岁以上的人口中约有 2% 存在间歇性跛行，每年进展为截肢的比率为 1%。外科血运重建主要用于晚期疾病（下肢溃疡或休息疼痛）；而血管内治疗丰富了跛行的治疗选择。

《跨大西洋外周动脉诊疗的多学会专家共识》（TASC）于 2000 年首次发布，并于 2007 年修订（TASC Ⅱ），旨在为外周动脉疾病的治疗提供指导。该文件获得了来自 16 个协会和医生领导者的多学科投入，强调了该疾病的医学管理，并根据形态学分类评估了治疗的证据。修订后的建议支持对股浅动脉（superficial femoral artery，SFA）长度 <10 cm 的病变进行血管内治疗（TASC Ⅱ A 型），对闭塞性股浅动脉 >20 cm 的长病变进行手术血运重建（TASC Ⅱ D 型）（图 59.1）。对于 TASC Ⅱ B 型或 C 型病变，必须考虑患者的合并症和充分知情、操作者的经验以及患者的长期预后。

间歇性跛行的初始治疗以控制危险因素、戒烟和有指导的锻炼计划为主。保守治疗可以帮助改善间歇性跛行症状，步行距离和生活质量。如最新的 Cochrane 综述证实，西洛他唑与运动管理相结合，可增加因外周动脉疾病导致间歇性跛行患者的步行距离。

保守治疗失败或仍有生活受限的跛行需要进一步干预。血管成形术通常是基本的治疗方法。已进行了多项研究比较单纯 PTA 与有金属支架置入的 PTA 对有症状的周围血管疾病患者的血管通畅性的影响。Cochrane 对"血管成形术与裸金属支架置入股浅动脉病变"的研究发现，股浅动脉病变置入支架的一期通畅率仅有短期提高。没有证据表明接受了支架置入术的患者可以持续获益。这些结果提示，任何一种干预措施都是合适的初始选择，从长期来看，两种干预措施相似的结果很可能与疾病进展有关。持续进行危险因素调整和运动疗法以及周围血管介入治疗可带来最佳总体结果。

外周血管疾病晚期通常表现为静息痛或溃疡，这些症状称为严重肢体缺血，为高截肢风险。在这一点上，大多数保守和微创措施已经用尽，患者需要高风险的血管内介入治疗、搭桥手术或截肢。BEST-CLI（Best Endovascular versus Best Surgical Therapy in Patients with CLI）试验是一项多中心、开放标签、随机试验，将两种治疗方法进行了比较。该试验希望建立包括截肢率、重复干预和死亡率在内的主要终点指标，并全面评估每种方式的成本效益和生活质量。

局限性髂动脉狭窄患者可从 PTA 或支架置入术中受益。在一项研究中，随机入组的患者中有 37% 存在髂动脉狭窄，髂动脉亚群的 1 年通畅率为 90%，但当包括腹股沟以下疾病患者时，这一比率下降到 61%。尽管外科手术血运重建的长期通畅率更好，但并发症发生率也更高，尤其是有严重合并症的患者。COBEST（Covered versus Balloon Expandable Stent Trial）随访 5 年的结果显示，无论短期还是长期，覆膜支架相对于裸金属支架都具有持久通畅性优势。

许多其他方式也用于下肢动脉疾病治疗，包括旋切术、药物洗脱支架和/或球囊、可吸收支架，以及在简单血管成形术球囊上的多种变化。尽管这些治疗方式的常规使用尚缺乏数据支持，但在某些

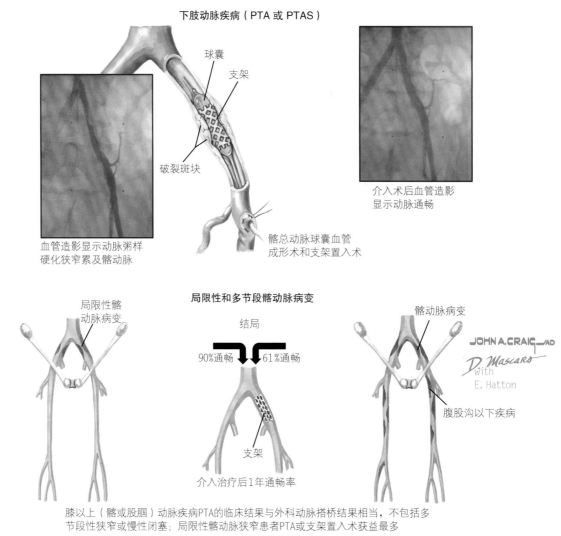

下肢动脉疾病（PTA 或 PTAS）

球囊

支架

破裂斑块

血管造影显示动脉粥样
硬化狭窄累及髂动脉

髂总动脉球囊血管
成形术和支架置入术

介入术后血管造影
显示动脉通畅

局限性和多节段髂动脉病变

局限性髂
动脉病变

结局

90%通畅 61%通畅

支架

介入治疗后1年通畅率

髂动脉病变

腹股沟以下疾病

膝以上（髂或股腘）动脉疾病PTA的临床结果与外科动脉搭桥结果相当，不包括多
节段性狭窄或慢性闭塞；局限性髂动脉狭窄患者PTA或支架置入术获益最多

图 59.1　外周动脉疾病的介入方法。PTA，经皮腔内血管成形术；PTAS，经皮腔内血管支架置入术

特殊情况下，这些设备在经验丰富的术者可能很有用。

未来方向

全身动脉粥样硬化的进程可导致整个动脉系统疾病。周围血管疾病患者的死亡风险增加，最常见是由于心脑血管事件。这些人群的主动脉瘤风险继发于类似的危险因素：高血压、吸烟、高脂血症和家族史。随着人均寿命的延长，动脉粥样硬化患者总人数持续增加。需要多学科合作，以应对疾病的日益流行，包括初级保健提供者、老年病学家、心脏病学家、介入放射学家、内分泌学家、神经病学家、外科医生以及其他医疗保健团队成员。多学科合作管理可最大程度地提高预防、健康管理、最佳患者选择及最佳诊治选择的水平。随着药物和技术的进步，治疗模式和方法将继续改变，并有望改善患者的生活质量。

补充资料

Mozaffarian D, Benjamin EJ, Go AS, Arnett DK, Blaha MJ, Cushman M, Howard VJ. Executive summary: Heart Disease and Stroke Statistics—2016 update: a report from the American Heart Association. *Circulation*. 2016;133(4):447.

AHA 心脏和卒中指南。

Norgrena L, Hiattb WR, Dormandy JA, et al; on behalf of the TASC II Working Group. Inter-society consensus for the management of peripheral arterial disease. *J Vasc Surg*. 2007;45(1, Jan suppl):S5–S67.

经由欧洲和北美的 14 个医学和外科血管、心血管、血管放射学和心脏病学学会之间的合作，TASC 有关外周动脉疾病管理的文件于 2007 年 1 月发布。

循证文献

Bedenis R, Stewart M, Cleanthis M, Robless P, Mikhailidis D, Stansby G. Cilostazol for intermittent claudication. *Cochrane Database Syst Rev.* 2014;(10):Art. No.: CD003748, doi:10.1002/14651858.CD003748.pub4.

对 15 项西洛他唑与安慰剂进行比较的双盲随机对照试验的回顾，结果表明服用西洛他唑的患者因外周动脉疾病引起的间歇性跛行，步行距离得到了改善。没有证据表明全因死亡率或心血管事件降低。

Chowdhury M, McLain A, Twine C. Angioplasty versus bare metal stenting for superficial femoral artery lesions. *Cochrane Database Syst Rev.* 2014;(6):Art. No.: CD006767, doi:10.1002/14651858.CD006767.pub3.

回顾 11 项针对 1387 例患者的试验，检查了在股浅动脉病变中单纯血管成形术与支架置入血管成形术的结果。在支架置入组中显示出一期通畅率优势，但长期不能持续。

Farber A, Rosenfield K, Menard M. The BEST-CLI trial: a multidisciplinary effort to assess which therapy is best for patients with critical limb ischemia. *Tech Vasc Interv Radiol.* 2014;17:221–224.

BEST-CLI 试验是一项实用、多中心、开放标签、随机试验，对同时接受两种治疗的患者的最佳血管内治疗与最佳开放手术治疗进行了比较。该试验旨在为严重肢体缺血管理提供临床指导。

Hadjipetrou P, Cox S, Piemonte T, Eisenhauer A. Percutaneous revascularization of atherosclerotic obstruction of aortic arch vessels. *J Am Coll Cardiol.* 1999;33:1238–1245.

锁骨下动脉和脑动脉阻塞可通过一期支架置入术或手术有效治疗。支架置入术和外科手术经验的比较显示出相同的效果，但并发症较少，因此建议将支架置入术作为锁骨下动脉和脑动脉梗阻的一线治疗方法。

Lane R, Ellis B, Watson L, Leng GC. Exercise for intermittent claudication. *Cochrane Database Syst Rev.* 2014;(7):Art. No.: CD000990, doi:10.1002/14651858.CD000990.pub3.

回顾 30 项涉及 1816 例稳定腿痛参与者的试验，与安慰剂相比，运动方案对间歇性跛行导致腿痛的患者改善步行时间和距离具有显著益处。

Mwipatayi B, Sharma S, Daneshmand A, Thomas S, Vijayan V, Altaf N, Garbowski M, Jackson M, et al. Durability of the balloon-expandable covered versus bare-metal stents in the Covered versus Balloon Expandable Stent Trial (COBEST) for the treatment of aortoiliac occlusive disease. *J Vasc Surg.* 2016;64:83–94.

最初 COBEST 研究的 5 年结果显示，无论短期或长期，覆膜支架比裸金属支架具有更好的持续通畅率，在 TASC C 型和 D 型病变的治疗中更普遍。

Oderich G, Bower T, Sullivan T, Gloviczki P. Open versus endovascular revascularization for chronic mesenteric ischemia: risk-stratified outcomes. *J Vasc Surg.* 2009;49:1472–1479.

从风险分层的角度比较血管内和外科血管再通，两组死亡率和症状缓解相似，但血管内组症状复发、再狭窄和再次介入的发生率更高。

Schillinger M, Sabeti S, Loewe C, et al. Balloon angioplasty versus implantation of nitinol stents in the superficial femoral artery. *N Engl J Med.* 2006;354:1879–1888.

在中期，通过自植入镍钛合金支架的初次植入治疗股浅动脉疾病产生的结果要优于目前推荐的球囊血管成形术和可选的二次支架植入术。

Weijer M, Vonken E, Vries J, Moll F, Vos J, Borst G. Technical and clinical success and long-term durability of endovascular treatment for atherosclerotic aortic arch branch origin obstruction: evaluation of 144 procedures. *Eur J Vasc Endovasc Surg.* 2015;50:13–20.

血管内治疗主动脉弓分支血管起源阻塞是安全有效的，具有良好的中期耐用性。血管内手段也可以安全地用于治疗复发性症状性病变。

（Jason Crowner, Martyn Knowles, Mark A. Farber 著

汪宇鹏 译　祖凌云 审校）

第 60 章

周围血管病的外科治疗

周围血管病（peripheral vascular disease，PVD）包括动脉和静脉循环的病理状况。任一系统疾病的终末期均可能导致衰弱和致残。周围血管病患者的临床表现和治疗选择差异很大，主要取决于受累血管分布和疾病严重程度。本章重点介绍需要手术干预的常见问题。尽管周围血管病也包括静脉病变，但导致严重并发症和死亡的风险较低。本章重点关注动脉病变。

累及肾下主动脉、髂动脉和腹股沟下动脉的动脉粥样硬化是下肢动脉供血不足的最常见原因，通常是多因素的（图 60.1）。周围血管病可根据位置细分为流入（肾下主动脉、髂动脉）、流出（股动脉、腘动脉）和膝下分支（胫动脉、腓动脉）血管疾病。这种分类有助于判断干预和治疗选择的风险及获益。

详细的病史和体格检查可以明确病变血管解剖分布。有创和无创影像学检查可提供更多临床资料，并有助于治疗决策。随后讨论的几种开放性外科手术和血管内介入治疗可使周围血管病患者显著获益。

受血管闭塞性疾病影响的其他重要区域包括颈动脉和内脏血管。本章也讨论了治疗颈动脉和内脏动脉粥样硬化的手术和其他介入方法。

病因与发病机制

栓塞性疾病、血栓形成或创伤均可能导致动脉闭塞（图 60.1），但下肢动脉闭塞最常见的原因是动脉粥样硬化。动脉粥样硬化的病因与发病机制在第 14 章中讨论。

下肢动脉粥样硬化

临床表现

随着侧支循环的建立，下肢动脉粥样硬化患者尽管有明显的动脉缺血，但可无症状。此外，许多患者存在合并症（如心脏疾病），活动受限，直至疾病进入晚期都可能无临床症状。对可走动的患者，通常的主诉是间歇跛行，即行走特定距离后肌肉"痉挛"或不适，静息时疼痛缓解。这种疼痛具有重现性，与劳累期间肌肉供血受限、引起乳酸蓄积的病理生理学一致。

腿部、臀部或髋部近端肌肉的跛行往往提示流入道疾病，通常称为主髂动脉闭塞性疾病。部分重症患者可发生 Leriche 综合征，表现出性功能障碍、臀部跛行和股动脉搏动消失的特征性三联征。主髂动脉闭塞性疾病并不一定都表现为近端肌肉相关症状，一些患者可能主诉小腿跛行。主髂动脉的动脉粥样硬化病变可能导致远端血管栓塞，造成指（趾）局部缺血，出现发绀。由于是栓塞过程，"蓝趾综合征"患者远端脉搏常可触及。根据受累程度，随着时间流逝或药物治疗，患者的临床症状可能消退。

动脉粥样硬化累及股腘（流出）动脉或疾病呈多节段分布的患者主诉不同，从跛行（最轻微症状）至静息时严重疼痛和组织缺损。主诉轻微的患者往往不就医，大多会将症状归因于关节炎或退变。但随着疾病的恶化和静息痛、持续的足背烧灼感或酸痛感往往会促使患者寻求治疗。尽管通常获益不大，但患者会将缺血肢体保持在下垂位置，尝试通过重力增加血流。严重缺血的其他特征性体征包括肌肉萎缩、皮肤变化、下肢脱毛、溃疡和远端动脉搏动消失。尽管这些严重缺血的体征和症状可发生在非糖尿病者，但随着糖尿病患病率的增加，出现股腘动脉疾病的糖尿病患者比例会更高（图 60.2）。

单个节段的孤立病变很少导致下肢静息痛和溃疡不愈合。药物治疗后仍反复出现下肢感染和持续性溃疡的患者应进行全面评估。许多情况下，这些

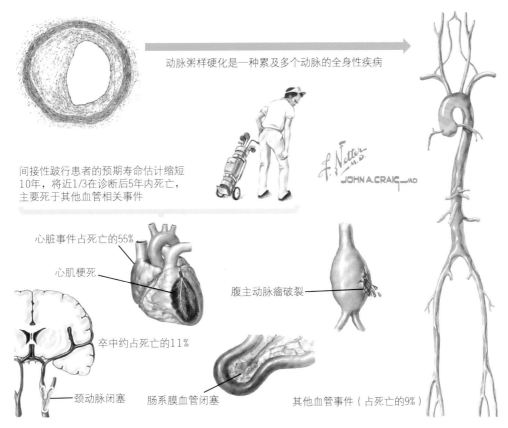

动脉粥样硬化是一种累及多个动脉的全身性疾病

间接性跛行患者的预期寿命估计缩短
10年，将近1/3在诊断后5年内死亡，
主要死于其他血管相关事件

心脏事件占死亡的55%

心肌梗死

腹主动脉瘤破裂

卒中约占死亡的11%

颈动脉闭塞

肠系膜血管闭塞

其他血管事件（占死亡的9%）

图60.1　多部位动脉粥样硬化疾病

患者需要下肢血运重建来挽救肢体。

　　无创性实验室血管检查可提供下肢动脉阻塞的位置和血流动力学意义等关键信息。踝肱指数可总体评估肢体灌注压，而腹股沟、膝和踝部动脉的速度波形分析有助于将阻塞位置分类为流入道（主髂动脉）、流出道（股浅动脉）或膝下分支（胫腓血管），以及肢体灌注对血流动力学的影响。脚趾的光电容积描记波形和脚趾压力有助于诊断更远端的疾病。经皮氧测量有助于量化组织缺血，并可用于分析缺血和预测伤口愈合。

管理与治疗

优选治疗

　　所有患者均应接受积极的评估和治疗，包括高脂血症和其他与进行性动脉粥样硬化相关的疾病。减少危险因素中最重要的戒烟，以减缓疾病进展。其他生活方式干预还包括饮食调整、参加促进侧支循环的运动，以及预防下肢创伤和感染。使用抗血小板药物西洛他唑或可改善某些患者的症状。

　　如果解剖学上可行，有静息痛、溃疡和指（趾）坏疽是动脉血运重建的适应证。必须基于合并症和疾病的解剖分布，为间歇性跛行影响生活质量的患者制订手术决策。并根据疾病的自然病程、患者的总体状况以及手术和患者的风险及获益来决定哪种手术方法最佳（以及是否适合手术）（图60.3）。手术干预前必须确定手术目标（例如保肢、伤口愈合、缓解静息痛、提高运动耐量）。Best-CLI（Best Surgical Therapy in Patients with Critical Limb Ischemia）试验是一项多中心、开放、随机试验，在同时符合两种治疗适应证的患者中比较最佳血管内治疗与最佳外科手术治疗。主要终点包括截肢率、重复干预率和死亡率，并全面评价每种治疗方式的成本效益和生活质量结局。球囊血管成形术或支架植入术等血管内治疗技术增加了治疗方案的选择，在第59章中有详细讨论。

　　如果存在流入道主髂动脉疾病应首先解决，手术矫正后可以缓解症状，并避免成功率较低的腹股沟下旁路手术。症状性流入血管疾病患者可采用血管内治疗、动脉重建或旁路移植术进行治疗。在决定手术治疗前，应考虑患者的围术期风险以及解剖结构和合并症对移植物的影响。吸烟也可能影响治疗决策。许多血管外科医生不会对仍在吸烟的患者

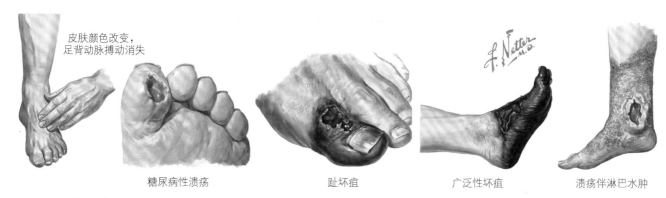

皮肤颜色改变，足背动脉搏动消失

糖尿病性溃疡　　　趾坏疽　　　广泛性坏疽　　　溃疡伴淋巴水肿

图 60.2　糖尿病血管病变和神经病变的并发症

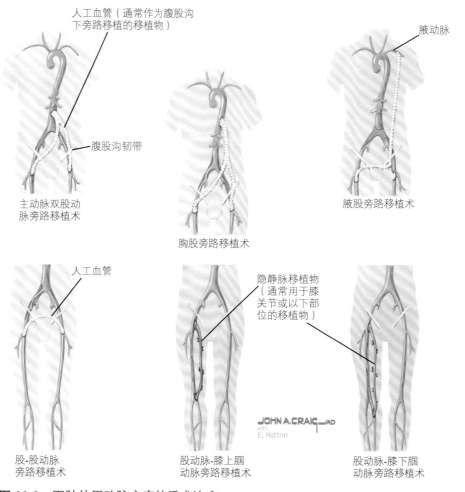

人工血管（通常作为腹股沟下旁路移植的移植物）

腋动脉

腹股沟韧带

主动脉双股动脉旁路移植术

胸股旁路移植术

腋股旁路移植术

人工血管

隐静脉移植物（通常用于膝关节或以下部位的移植物）

股-股动脉旁路移植术

股动脉-膝上腘动脉旁路移植术

股动脉-膝下腘动脉旁路移植术

图 60.3　下肢外周动脉疾病的手术治疗

进行重建手术，因为吸烟可显著降低旁路通畅率。

双侧主髂动脉疾病最好的治疗方法是主动脉-双股动脉人工血管旁路术。5 年时植入血管通畅率约为 80%~90%，10 年时约为 70%。该手术的死亡风险 <5%。胸段降主动脉可作为有腹部感染史、既往放疗、腹部造口或多次腹部手术（均可增加手术并发症率）患者的替代流入源。胸主动脉-双股动脉旁路移植术在 5 年时有 75%~85% 的通畅率，经验丰富的

血管外科医生进行旁路术的围术期死亡率 <5%。因合并症而不能耐受主动脉重建手术的患者可行解剖外旁路移植（与病变自身动脉明显不同的解剖路径移植）。最常见的是腋动脉-股动脉和股动脉-股动脉旁路移植术。腋-股动脉重建用于主髂动脉闭塞性疾病，5 年通畅率为 50%~60%。对于不适合血管成形术的单侧髂动脉疾病患者，股-股动脉旁路移植术的 5 年通畅率为 50%~80%。

腹股沟下闭塞性动脉疾病导致的严重缺血或组织缺损，最好通过动脉重建进行治疗。在通畅性和抗感染能力方面，自体静脉移植物优于其他移植物，尤其是膝关节以下血运重建时。受限于可用性、血管质量和长度要求可能需要寻找替代的移植血管，例如手臂的静脉（贵要静脉、头静脉）或小腿后方的小隐静脉。如果可能，应使用自体移植物而不是人工血管进行腹股沟下旁路术。下肢旁路手术中的人工血管主要用于没有其他血管选择的患者。在某些情况下，人工血管可用于膝上血运重建。

在膝上（股腘动脉）和膝下（股腘动脉远端和股远端）旁路手术中使用自体大隐静脉与聚四氟乙烯移植物的比较显示，移植物的 2 年通畅率相同。不同于膝上手术，膝下旁路手术的 4 年通畅率存在显著差异。对于自体静脉欠佳的患者，远端人工血管旁路术是比一期截肢更好的选择。

ACC/AHA 2011 年外周动脉疾病患者管理实践指南对下肢缺血患者的诊断和治疗进行了总结。

避免治疗错误

患者通常将小腿或大腿疼痛归因于骨科疾病。但与运动相关的下肢疼痛患者应进行全面的血管评价。

颈动脉疾病

临床表现

大多数颈动脉狭窄患者无症状（另见第 61 章）。有症状的患者可能主诉与短暂性脑缺血发作一致的一过性症状，包括对侧肢体无力、同侧面部无力、言语不清或暂时性单眼失明（一过性黑矇），甚或发生卒中。

管理与治疗

优选治疗

几十年来，颈动脉内膜切除术一直是治疗颈动脉疾病的主要手段。大型多中心试验，如 ACAS（Asymptomatic Carotid Atherosclerosis Study）和北美症状性颈动脉内膜切除术试验，验证了颈动脉内膜切除术治疗和预防颈动脉狭窄患者卒中的安全性和有效性。手术治疗包括全身或局部麻醉下暴露颈动脉分叉，阻断血流并切除病变的内膜和中膜后闭合动脉。手术卒中发生率约为 1%。邻近神经损伤和血肿是最常见的并发症。通过使用常规颈动脉补片闭合后长期再狭窄率显著降低。患者往往从该手术中迅速恢复（1 周），住院时间通常 <24 小时。

行颈动脉支架血管成形术的比例正在降低。尽管早期研究显示颈动脉支架血管成形术后卒中风险增加，但通过使用远端保护装置已使治疗的安全性有所改善。但该领域的大多数试验是"非劣效性研究"，旨在确定颈动脉支架成形术的结局是否与颈动脉内膜切除术相同。这些试验的结果模棱两可。颈动脉内膜切除术或颈动脉支架成形术是否适用于无症状的颈动脉狭窄尚未达成共识。ACAS 的结果支持患有显著颈动脉狭窄的无症状患者接受血运重建。然而，应该注意的是，ACAS 是在阿司匹林被认为是最佳药物治疗的时代进行的。在无症状患者中联合使用阿司匹林和 P2Y12 抑制剂（例如氯吡格雷）未进行类似研究。

避免治疗错误

无症状颈动脉狭窄的最佳治疗仍存在争议。应慎重考虑对无症状患者进行侵入性操作。通过积极的药物治疗，包括治疗高胆固醇血症、阿司匹林和血压控制达标，风险可降低。这些药物也用于手术治疗的患者。需要降低心脏和脑血管并发症的风险。一般而言，对无症状患者进行医学干预的趋势会延缓疾病的进展。

内脏血管疾病

临床表现

内脏动脉粥样硬化病变可导致终末器官缺血，表现为慢性腹痛。但根据疾病的发病特点，虽然患者可有腹部杂音，但早期很少有症状，症状一般只在疾病进展到晚期才出现。是否（以及如何）治疗无症状内脏动脉狭窄存在相当大的争议。超声多普勒检查有助于识别内脏动脉明显狭窄的患者。

管理与治疗

优选治疗

肠系膜缺血患者的侧支血流可能来自几个血管，包括髂动脉、腹上主动脉和胸主动脉。由于该病的患病率较低，病例数较少，结果难以比较。手术修复后如果不进行血管造影随访就很难评估血管的长期通畅率。基于症状缓解的手术成功率较高。80%~100%的患者症状消失。由于动脉粥样硬化疾病中胸主动脉受累较少，一些外科医生倾向于将旁路手术的吻合口放在胸主动脉。多普勒超声随访发现这种移植方法成功率较高，手术死亡率和并发症率也较低。肾动脉的旁路技术通常使用主动脉移植物，或用脾动脉或肝动脉作为流入道的旁路技术。但随着血管内治疗的进步，对内脏动脉进行开放性外科手术越来越少。

避免治疗错误

与肠系膜上动脉和腹腔血管狭窄相关的主要症状是餐后腹痛和体重减轻。如果同时存在这两种症状，应考虑超声或血管造影评价，或两者兼而有之。

未来方向

随着血管内治疗器械的不断发展，以及患者的选择偏好和临床结局，越来越多的传统血管外科手术将被微创手术所取代。微创技术包括用于动脉瘤的分支装置、药物洗脱支架或其他器械，如可吸收支架（类似于冠状动脉使用的支架；见第四篇），以抑制内膜增生并阻止相邻动脉中的动脉瘤疾病进展。标准手术管理方法将主要用于不适合单独血管内治疗方法的复杂疾病患者。也可联合进行开放外科手术和血管内治疗，接受过血管内治疗和手术治疗培训的医生最适合实施上述手术。除非治疗选择仅涉及经皮血管内治疗（已证实长期成功率与手术治疗成功率相当）。

用于治疗心血管疾病的新药在本书其他章节阐述，实施进一步的预防策略很可能对有周围血管病风险的患者更为重要。未来，药物治疗可能用于治疗较小的动脉瘤、稳定斑块、预防动脉粥样硬化以及再血管化治疗缺血性慢性下肢溃疡。

补充资料

Benjamin E, Blaha M, Chiuve S, et al. Heart disease and stroke statistics—2017 update: a report from the American Heart Association. *Circulation.* 2017;135:e146–e603.
美国心脏协会有关心脏病和卒中统计指南。

Norgrena L, Hiattb WR, Dormandy JA, et al. on behalf of the TASC II Working Group. Inter-society consensus for the management of peripheral arterial disease. *J Vasc Surg.* 2007;45(1, Jan suppl):S5–S67.

基于14个血管内外科、心血管、血管影像学和欧洲及北美心脏病学会之间的合作，2007年1月发表了关于外周动脉疾病管理的泛大西洋协作组织（Trans-Atlantic Inter-Society Consensus，TASC）共识文件。

循证文献

Farber A, Rosenfield K, Menard M. The BEST-CLI trial: a multidisciplinary effort to assess which therapy is best for patients with critical limb ischemia. *Tech Vasc Interv Radiol.* 2014;17:221–224.
BEST-CLI 试验是一项实用、多中心、开放、随机试验，在适合接受两种治疗的患者中比较了最佳血管内治疗与最佳开放手术治疗。旨在为严重肢体缺血患者的管理提供临床指导。

Farber MA. Visceral vessel relocation techniques. *J Vasc Surg.* 2006;43(supplA):81A–84A.
内脏重新定位技术的主要优势是减少了长时间主动脉阻断可能发生的内脏缺血。

Gerhard-Herman MD, Gornik HL, Barrett C, et al. 2016 AHA/ACC guideline on the management of patients with lower extremity peripheral artery disease: executive summary: a report of the American College of Cardiology/American Heart Association Task Force on Clinical Practice Guidelines. *J Am Coll Cardiol.* 2017;69:1465–1508.
联合血管协会发布的外周血管病变患者治疗指南。

Khaodhiar L, Dinh T, Schomacker KT, et al. The use of medical hyperspectral technology to evaluate microcirculatory changes in diabetic foot ulcers and to predict clinical outcomes. *Diabetes Care.* 2007;30:903–910.
高光谱成像是比较含氧和去氧血红蛋白的新技术。已被证明可以评估下肢缺血和预测伤口愈合潜力。

Mwipatayi B, Sharma S, Daneshmand A, Thomas S, Vijayan V, Altaf N, Garbowski M, Jackson M, et al. Durability of the balloon-expandable covered versus bare-metal stents in the Covered versus Balloon Expandable Stent Trial (COBEST) for the treatment of aortoiliac occlusive disease. *J Vasc Surg.* 2016;64:83–94.
证明了 COBEST 初步试验的 5 年结果。与裸金属支架相比，覆膜支架在短期和长期疗效方面具有更好和持久的通畅率。在治疗 TASC C 型和 D 型病变时更是如此。

Oderich G, Bower T, Sullivan T, Gloviczki P. Open versus endovascular revascularization for chronic mesenteric ischemia: risk-stratified outcomes. *J Vasc Surg.* 2009;49:1472–1479.
从风险分层的角度比较血管内与手术血运重建，两组的死亡率和症状缓解率相似，但血管内治疗组的症状复发、再狭窄和需要再介入率增加。

（Jason Crowner，Robert Mendes，Martyn Knowles，Mark A. Farber 著
沈涛 汪宇鹏 译 韩金涛 高炜 审校）

第61章

颈动脉血运重建

脑血管意外（cerebrovascular accident，CVA）是世界范围内致残和死亡的主要原因。卒中分为两大类：出血性卒中和缺血性卒中。出血性卒中的特征是闭合的颅腔内出血，而缺血性卒中则为血流量减少，无法向大脑的特定部位提供所需的氧气和营养。由脑血管意外引起的发病可致人虚弱，引起永久性残疾，例如失语、瘫痪、失明、麻木或无力。持续时间少于24小时的短暂症状称为短暂性脑缺血发作（transient ischemic attack，TIA）（译者注：目前定义症状不超过24小时，且磁共振成像DWI序列没有新发脑梗死病灶），表现出上述类似症状。脑血管意外的长期后遗症可能给患者、家庭和医疗保健系统带来持久的经济和社会负担。

在脑血管意外的两种主要病因中，缺血性原因约占所有病例的70%~80%。缺血性脑血管意外通常是由血栓形成、栓塞或全身性灌注不足引起的。血栓形成或栓塞性疾病可能来源于大血管（如主动脉或颅外颈动脉系统）、心脏或脑动脉系统内的小血管。颅外颈动脉系统是血栓性和栓塞性脑血管意外的常见来源。

颈动脉分叉处的动脉粥样硬化斑块是脑血管意外的常见原因，约占所有缺血性卒中的40%~60%（图61.1和图61.2）。自1954年引入颈动脉内膜切除术（carotid artery endarterectomy，CEA）以来，对颈动脉闭塞性病变进行手术治疗已降低了随后发生同侧缺血性卒中的风险。最近，血管内治疗技术颈动脉支架置入术（carotid artery stenting，CAS）已经开展，但其在颈动脉疾病管理中的作用仍存在争议。

弓上颈动脉开口部是动脉粥样硬化疾病的常见部位，可能是缺血性脑血管意外的原因。由于病变位于胸腔内，诊断较困难。治疗可以选择经胸血管重建或解剖外旁路手术，或是近年开展的血管内支架成形。

本章概述了颈动脉疾病的流行病学、病理生理、诊断和治疗选择。

流行病学

在全球范围内，脑血管意外是导致死亡的第二大原因，也是致残的第三大原因。尽管在美国发病率似乎正在下降，但在低收入国家中发病率正在上升。美国每年新发或复发性卒中的患者约为80万；其中大约60万例是首次发作。在较小的年龄段，男性比女性的卒中风险更高，≥75岁女性卒中的风险更高。卒中风险受到种族的影响，美国白人的发病率低于黑人和西班牙裔美国人。最近，卒中已从美国的第三大死亡原因下降为第四大死亡原因，这可能要归因于最近几年急性卒中管理的改善。卒中的危险因素包括年龄>55岁、男性、高血压、家族病史、心房颤动、吸烟、高胆固醇血症、糖尿病、肥胖、肾功能不全和饮酒。总体而言，高血压、吸烟、肥胖、饮食和缺乏运动等五大因素可导致卒中发病显著增加。

卒中的发病机制

在全球范围内，由于缺血引起的卒中发生率约为70%；但在美国，发病率接近90%。缺血包括血栓形成、栓塞和低灌注。血栓形成通常是指继发于动脉粥样硬化、夹层或肌纤维发育不良引起的原位动脉闭塞。卒中是由血栓形成、远端的血流减少引起的，并且可能为大血管或小血管的阻塞所致。大血管包括颅外颈动脉和近端颅内动脉。小血管疾病（译者注：此处的小血管疾病定义与神经病学的小血管疾病定义不同，神经病学定义的小血管疾病指豆纹动脉、大脑中动脉深穿支等穿支病变）包括来自

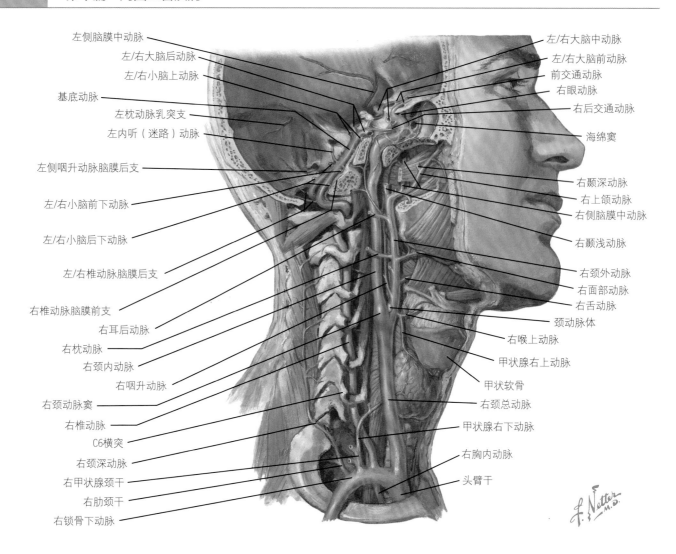

左侧脑膜中动脉
左/右大脑后动脉
左/右小脑上动脉
基底动脉
左枕动脉乳突支
左内听（迷路）动脉
左侧咽升动脉脑膜后支
左/右小脑前下动脉
左/右小脑后下动脉
左/右椎动脉脑膜后支
右椎动脉脑膜前支
右耳后动脉
右枕动脉
右颈内动脉
右咽升动脉
右颈动脉窦
右椎动脉
C6横突
右颈深动脉
右甲状腺颈干
右肋颈干
右锁骨下动脉

左/右大脑中动脉
左/右大脑前动脉
前交通动脉
右眼动脉
右后交通动脉
海绵窦
右颞深动脉
右上颌动脉
右侧脑膜中动脉
右颞浅动脉
右颈外动脉
右面部动脉
右舌动脉
颈动脉体
右喉上动脉
甲状腺右上动脉
甲状软骨
右颈总动脉
甲状腺右下动脉
右胸内动脉
头臂干

图 61.1　大脑的动脉系统

颅内血管的各分支。栓塞是指从诸如心脏或动脉内产生的"碎片"，随血流向下游流动，直到停留在小血管中。灌注不足是指更广泛的循环问题，常涉及多个血管的更广泛的闭塞性疾病。可由多种病因共同导致卒中（如既往病变），成为栓子的来源。

　　动脉粥样硬化是颅外和/或颅内颈动脉闭塞性疾病的最常见原因，并且是缺血性卒中预防的关键。大血管颈动脉疾病是导致卒中的主要原因，约占15%。此外，来自颈动脉病因的脑血管意外在30天时复发率最高。

　　颈动脉分叉是最可能发生动脉粥样硬化的区域，部分原因是该位置的血流和剪切应力的变化。高阻颈外动脉系统和低阻颈内动脉系统之间存在流量分离。流量分离会引起壁面切应力变化（目前的观点是颈内动脉开口后壁极低切应力），损伤血管并使其易于形成斑块，这种斑块通常形成在分叉部位的血

管壁上。最主要的诱因是内膜损伤，然后是血小板沉积、平滑肌增生、纤维化和管腔直径减小。随着管腔直径变小，流速和湍流增加，这可能导致灌注不足或动脉粥样硬化。随着颈内动脉进行性动脉粥样硬化疾病的发展，通常会形成富含脂质和胆固醇的坏死核心。纤维帽进一步发展变得易破裂，一旦斑块破裂即可导致临床事件。

卒中的临床表现

　　颈动脉疾病相关症状与其病变的位置对应。左颈内动脉症状性病变应引起右侧症状，反之亦然。通常，有症状的颈动脉疾病可以是TIA、脑血管意外或一过性黑朦，对应于患病动脉的支配区域。TIA是类似于卒中的神经系统事件，但症状持续<24小时。这些往往是更严重事件的先兆，许多有过TIA的人

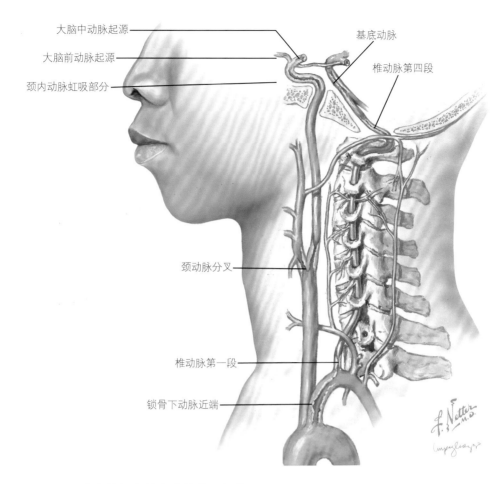

大脑中动脉起源

大脑前动脉起源

颈内动脉虹吸部分

基底动脉

椎动脉第四段

颈动脉分叉

椎动脉第一段

锁骨下动脉近端

图 61.2　脑血管闭塞性疾病的常见部位

将发展为脑血管意外。运动症状可包括受影响的半球对侧的偏瘫。感觉缺陷也可以类似的方式发生，例如麻木或感觉异常。也可能发生失语、吞咽困难或构音障碍。一过性黑矇是胆固醇栓塞到眼动脉的视网膜动脉（译者注：视网膜中央动脉）造成暂时性单眼失明。头晕、晕厥、眩晕、癫痫发作、肠失禁或膀胱失禁、偏头痛通常与颈动脉疾病无关，需要寻找其他原因。TIA 症状持续超过 24 小时应诊断脑血管意外（译者注：目前定义症状不超过 24 小时，且磁共振成像 DWI 序列没有新发脑梗死病灶）。卒中严重程度往往需要数周才能全部显现，因为缺血半暗带要么已恢复，要么不恢复。全脑缺血不常见于颈动脉疾病，除非累及多个颈动脉和椎动脉。

诊断评估

颈动脉多普勒超声检查（duplex ultrasonography，DUS）是颈动脉疾病的首选诊断方法。筛查颈动脉疾病的价值有限。但任何有症状的患者都应接受颈

动脉多普勒超声检查。颈动脉多普勒超声检查可以准确识别阻塞性颈动脉疾病，且无放射损伤，对颈动脉疾病的诊断具有很高的敏感性和特异性，不需要进一步的成像方式来决定治疗策略。完整的检查包括对颈总动脉、颈外动脉和颈内动脉以及椎动脉和锁骨下动脉的评估。狭窄的严重程度用峰值收缩速度、舒张末期速度以及颈总动脉（common carotid artery，CCA）与颈内动脉的血流速度之比来确定。尽管各实验室的范围有所不同，但通常分为正常 - 轻度，狭窄 1% ~ 49%；中度，狭窄 50% ~ 69%；重度，狭窄 70% ~ 99% 或完全闭塞。颈动脉多普勒超声检查还可以检测斑块形态，识别出高风险斑块，预估神经系统症状的风险。磁共振血管造影（MRA）和计算机断层摄影血管造影（CTA）也常用于评估颈动脉疾病。这两种方式都有其优点和局限性。CTA 有很好的分辨率和成像，但需要对比剂且有辐射。MRA 无辐射也不需要对比剂，但分辨率较低，无法检测钙化，并且可能会高估阻塞程度。两种方式都能提供有关颅内侧支循环、高位颈动脉病变、近端头臂干

疾病、血管迂曲以及高危特征病变的血管内治疗的有用信息。血管造影术仍然是诊断的金标准，但是操作本身具有大约1%的脑血管意外风险。

颈动脉阻塞性疾病的治疗

症状性

　　颈动脉闭塞性疾病患者分为两大类：症状性和非症状性。最近6个月内有TIA、脑血管意外或一过性黑矇发作患者被认为是症状性。TIA患者中的15%会发生脑血管意外，10%会在90天内发生。由于存在复发或发展为严重同侧脑血管意外的风险，需要手术治疗以降低卒中的风险。狭窄程度与同侧脑血管意外的风险相对应。已有多项试验证实，狭窄程度与脑血管意外风险相关，其中NASCET（North American Symptomatic Carotid Endarterectomy Trial）研究中最为突出。狭窄率<50%不太可能引起神经系统症状。在狭窄>50%的患者中，接受药物治疗的患者比接受颈动脉内膜切除术治疗的患者更容易发生卒中。尽管所有狭窄程度>50%的患者中会有这种获益，但狭窄程度在70%~99%的患者手术获益最大。2年后，接受颈动脉内膜切除术的患者患侧卒中明显减少。狭窄程度50% ~ 69%的患者中，22.2%的药物治疗患者和16.7%的手术治疗患者5年内发生同侧脑血管意外。狭窄程度在70% ~ 99%的患者中，有26%的药物治疗患者和9%的手术患者在2年内发生同侧脑血管意外。ECST（European Carotid Surgery Trial）发现，严重狭窄的患者有相似的结果，但中度狭窄的患者却无获益。但这些研究中的药物治疗组患者仅使用阿司匹林。此后的药物治疗有很多进展，包括抗血小板药物，例如氯吡格雷和羟基-3-甲基戊二酰辅酶A还原酶抑制剂（他汀类）。阿司匹林是预防继发性卒中的重要药物，症状性的患者建议加用氯吡格雷以预防卒中（译者注：症状性患者可有条件地在一定时间内进行双联抗血小板治疗）。他汀类药物通过稳定斑块将卒中风险降低30%，对于减少卒中很重要。

　　何时进行干预仍存在争论。传统上，外科医生会在神经系统事件发生后至少等待6周才进行干预。但患者在30天内复发的风险很高，有些患者还会有继发事件。而早期手术干预最担心的问题是新的缺血性病变可能会发生出血性转化，这种风险会随着时间的推移而降低。目前，大多数外科医生建议在事件发生后2天至2周之间进行干预。但如果患者已经有严重脑梗死则最好等待几周。频繁发作的TIA或进展性卒中的患者卒中风险更高，需要紧急干预。

非症状性

　　非症状性颈动脉疾病患者的治疗进展不同于症状性患者的治疗，有很多尚不十分明确。无症状的颈动脉狭窄患者常常是在体检中听到杂音或在多普勒超声筛查时确定。ACAS（Asymptomatic Carotid Atherosclerosis Study）是评估无症状颈动脉疾病患者的主要试验，颈动脉狭窄>60%的无症状患者被随机分到药物治疗或颈动脉内膜切除术组。5年后，就发生同侧脑血管意外而言，药物治疗不如手术治疗效果（5年内，药物治疗组11% vs. 手术组的5.1%）。使用动脉内膜切除术可使卒中风险降低53%。在欧洲进行的ACST（Asymptomatic Carotid Surgery Trial）显示了相似的结果。但这些研究的药物治疗只包括阿司匹林，仍未包括他汀类药物或氯吡格雷。目前，大多数认可的无症状患者手术干预指征为病变狭窄≥80%〔译者注：1991年完成的北美有症状颈动脉内膜剥脱术试验（NASCET），阐述了颈动脉狭窄程度≥70%的有症状患者经动脉内膜剥脱术与经严格内科治疗患者相比2年卒中风险明显降低（由26%降至9%）〕；但狭窄程度为60%~79%的患者，手术仍存在争议。目前，临床试验正在将颈动脉介入治疗与最佳药物治疗进行比较，以治疗无症状性颈动脉狭窄。

治疗

　　症状性（>50%狭窄）和非症状性（>80%狭窄）（译者注：目前中国《颈动脉狭窄诊治指南》标准：无症状性颈动脉狭窄，且无创检查狭窄≥70%或血管造影发现狭窄≥60%）患者应采取干预措施已得到广泛认同。下一个决定是应该采取哪种治疗方式。颈动脉内膜切除术的历史可以追溯到1950年代，是治疗闭塞性颈动脉狭窄的金标准。

　　颈动脉内膜切除术是一种外科手术技术，包括直接暴露颈动脉、切除斑块和用补片修复动脉（图61.3）。颈动脉内膜切除术可以在局部、区域神经阻滞或全身麻醉下进行。手术过程中可用一些特殊技术监测卒中。通常在全身麻醉下，可以选择使用脑电图、经颅多普勒、残端压力测量或体感诱发电位来

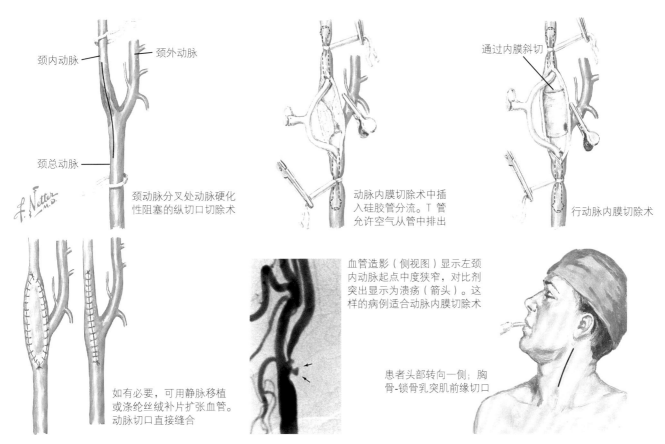

颈内动脉　颈外动脉

颈总动脉

颈动脉分叉处动脉硬化性阻塞的纵切口切除术

动脉内膜切除术中插入硅胶管分流。T 管允许空气从管中排出

通过内膜斜切

行动脉内膜切除术

如有必要，可用静脉移植或涤纶丝绒补片扩张血管。动脉切口直接缝合

血管造影（侧视图）显示左颈内动脉起点中度狭窄，对比剂突出显示为溃疡（箭头）。这样的病例适合动脉内膜切除术

患者头部转向一侧；胸骨-锁骨乳突肌前缘切口

图 61.3　颈动脉内膜切除术

评估手术过程中的侧脑内血流。如果显示侧支流量较低，则可在颈总动脉与颈内动脉之间放置一个转流管，在手术过程中保持流量。也可以行残端压力评估，测量残端压力需要阻断颈总动脉和颈外动脉，同时使用换能器检查残端压以保持颈内动脉的通畅。业内广泛接受的分流阈值是平均压力 <40 mmHg。

将患者置于充分暴露颈部的体位，并沿着胸锁乳突肌前缘切开一个切口。分开颈阔肌，识别胸锁乳突肌并向侧方分离。从颈内静脉结扎面静脉，露出颈动脉。仔细进行解剖以避免脑神经受损，迷走神经最容易受损。仔细分离颈总动脉，以及颈外动脉和颈内动脉。阻断血管后，需要立即评估是否需要转流，将患者肝素化（通常为 100 U/kg），然后将动脉从颈总动脉切开到颈内动脉，直至狭窄的远端，然后完成动脉内膜切除术。动脉内膜切除术去除了颈动脉斑块的内膜和浅层中层。清除所有碎屑和内中膜斑块或用缝合线固定。行动脉内膜切除术的动脉远端要特别小心，要确保复流后没有内膜瓣残留。仔细冲洗以清除所有残留的血块或碎屑。动脉内膜切除术完成之前，通常使用补片缝合动脉。颈内动脉、颈外动脉、颈总动脉需要开放返血并冲洗干净，

然后恢复流量。在控制了所有出血之后，将颈部切口逐层缝合，将患者唤醒，并送至重症监护室进行神经和血压监测。患者需长期服用阿司匹林。

自 2004 年美国 FDA 批准颈动脉支架术以来，针对症状性和非症状性的颈动脉疾病的技术发展和这种治疗方法的使用激增。由于解剖学或医学原因，高风险患者以及老年患者被认为受益于颈动脉支架术而非颈动脉内膜切除术。最初，由于有证据表明颈动脉支架术的结果优于颈动脉内膜切除术，因此颈动脉支架术仅用于高危患者。SAPPHIRE（The Stenting and Angioplasty with Protection in Patients at High Risk for Endarterectomy）试验研究了高危患者颈动脉支架术与颈动脉内膜切除术（手术并发症和解剖特征）之间的关系，颈动脉支架术与 1 年主要终点事件发生的风险较低相关，在无症状患者中有更大的优势。欧洲一项关于有症状的重度颈动脉狭窄症患者的动脉内膜切除术与血管成形术的 EVA-3S（Endarterectomy Versus Angioplasty in Patients with Symptomatic Severe Carotid Stenosis）试验，针对狭窄 >60% 的有症状患者，因颈动脉支架术组 30 天发生卒中风险较高而提前停止。但使用栓塞保护装

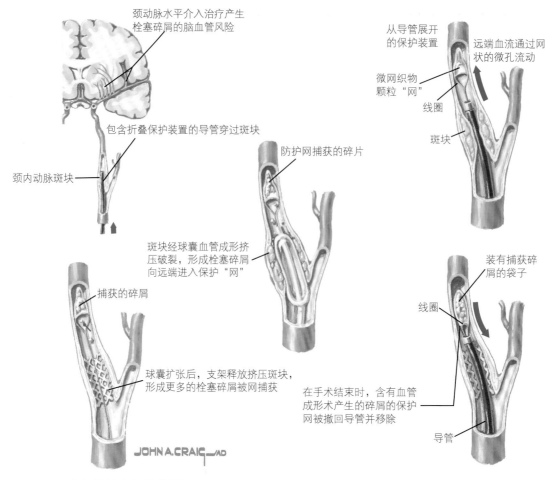

颈动脉水平介入治疗产生栓塞碎屑的脑血管风险

包含折叠保护装置的导管穿过斑块

颈内动脉斑块

从导管展开的保护装置

远端血流通过网状的微孔流动

微网织物颗粒"网"

线圈

斑块

防护网捕获的碎片

斑块经球囊血管成形挤压破裂，形成栓塞碎屑向远端进入保护"网"

捕获的碎屑

球囊扩张后，支架释放挤压斑块，形成更多的栓塞碎屑被网捕获

装有捕获碎屑的袋子

线圈

在手术结束时，含有血管成形术产生的碎屑的保护网被撤回导管并移除

导管

JOHN A.CRAIG_AD

图 61.4　脑血管栓塞保护装置

置（图 61.4）是有益的，使用保护装置的颈动脉支架术与颈动脉内膜切除术的结果相似。SPACE（The Stent-Supported Percutaneous Angioplasty of the Carotid Artery versus Endarterectomy trial）研究了狭窄 ≥ 70% 的有症状患者，相比于颈动脉内膜切除术，得出了颈动脉支架术的非劣性结论。最近，CREST（Carotid Revascularization Endarterectomy versus Stenting Trial）研究了相同风险基线的有症状和无症状患者的颈动脉支架术与颈动脉内膜切除术。总体而言，从长远来看，两种技术之间没有差异，但颈动脉内膜切除术引起的心肌梗死发生率较高，颈动脉支架术引起的卒中发生率较高。目前，医疗保险和医疗补助服务中心将颈动脉支架术的报销限制为仅颈动脉狭窄 >70% 的高风险症状患者。

但是，公认的治疗技术对于高龄患者，由于卒中并发症发生率较高，可能获益不多。过早手术（<7 天）也会有较高的卒中风险。除解剖因素外（例如先前的颈部放射、对侧声带麻痹、高位病变或严重的合并症），似乎没有足够的数据支持颈动脉支架

术治疗无症状患者。CREST 2 试验旨在回答更多有关支架在颈动脉疾病管理中的作用。

颈动脉支架术需要谨慎进行患者识别和术前影像学检查，以安全、成功的进行手术。强烈建议在手术前进行轴位成像，帮助评估颅内侧支循环和与病例相关的解剖学因素，包括识别主动脉弓内的疾病、弓型、颈动脉内的曲折或颈动脉病变的形态。特定的病变特征可能会使支架植入的风险更高，例如低回声斑块、溃疡、长病变、周围钙化或血栓。必须进行身体检查以帮助确定适当的进入部位，减少并发症的风险。通常，患有颈动脉疾病的患者还会患有外周动脉疾病，并伴有主动脉闭塞性疾病，这将使入路变得困难。尽管经股动脉入路是最常见的入路，但仍有许多其他可能的入路，包括经颈动脉或经桡动脉入路。

并发症

颈动脉内膜切除术和颈动脉支架术最严重的并

发症是神经系统事件。急性同侧脑血管意外是颈动脉内膜切除术或颈动脉支架术后的严重并发症，在手术过程中可因低灌注或栓塞而继发。灌注不足与不良侧支血流有关，术中的血栓形成、阻断部位损伤或手术结束时冲洗不足会导致栓塞事件。颈动脉内膜切除术术中的并发症发生的技术原因包括内膜瓣夹层、残留斑块急性血栓、解剖和缝合狭窄。CREST 研究显示动脉内膜切除术后的围手术期死亡风险为 0.3%，脑血管意外风险为 2.3%，心肌梗死风险为 2.3%。对于颈动脉支架术，围手术期死亡风险为 0.7%，脑血管意外风险为 4.1%，心肌梗死风险为 1.1%。脑神经损伤是颈动脉内膜切除术后的常见并发症。但发生率差异很大，范围在 1%~30% 之间。

结论

全球范围内，脑血管意外仍然是发病率和致死率最高的病因之一。栓塞或血栓形成引起的脑血管意外，颈动脉粥样硬化合并血栓和栓塞事件占了很大比例。颈动脉内膜切除术是治疗有症状和无症状颈动脉疾病的金标准。颈动脉支架植入术对于处于高风险内膜切除术的患者仍然是一个极好的选择，并且进一步的试验正在评估其在治疗颈动脉疾病中的地位。头臂动脉闭塞性疾病可引起与颈动脉分叉疾病相似的症状，并需要通过血管内或外科手段进行干预。

补充资料

Barnett HJ, Taylor DW, Eliasziw M, et al. Benefit of carotid endarterectomy in patients with symptomatic moderate or severe stenosis. North American Symptomatic Carotid Endarterectomy Trial Collaborators. *N Engl J Med.* 1998;339:1415–1425.
一项大型，多中心试验，研究对症状性颈动脉疾病使用医疗管理与手术的关系，发现通过手术避免患侧卒中有显著改善。

Berguer R, Morasch MD, Kline RA. Transthoracic repair of innominate and common carotid artery disease: immediate and long-term outcome for 100 consecutive surgical reconstructions. *J Vasc Surg.* 1998;27:34–41, discussion 2.
大型单中心回顾性研究认为，经胸腔入路治疗头臂动脉闭塞性疾病具有良好的长期效果。

Brott TG, Hobson RW 2nd, Howard G, et al. Stenting versus endarterectomy for treatment of carotid-artery stenosis. *N Engl J Med.* 2010;363:11–23.
一项大型的多中心试验（CREST 研究）比较了在正常风险患者中对有症状和无症状的严重颈动脉狭窄患者使用支架植入术和动脉内膜切除术，发现两组之间没有显著的总体差异。

Brott TG, Howard G, Roubtin GS, et al. Long-term results of stenting versus endarterectomy for carotid-artery stenosis. *N Engl J Med.* 2016;374: 1021–2031.
CREST 研究的十年随访结果显示，接受支架植入术的患者与接受动脉内膜切除术的患者在围手术期卒中、心肌梗死或死亡以及随后的同侧卒中的风险方面无显著差异。

Byrne J, Darling RC 3rd, Roddy SP, et al. Long term outcome for extra-anatomic arch reconstruction. An analysis of 143 procedures. *Eur J Vasc Endovasc Surg.* 2007;34:444–450.
大型单中心回顾性研究总结了头臂动脉闭塞性疾病胸腔外重建的长期效果。

Endarterectomy for asymptomatic carotid artery stenosis. Executive Committee for the Asymptomatic Carotid Atherosclerosis Study. *JAMA.* 1995;273:1421–1428.
ACAS 试验是一项大型的多中心试验，该试验研究了通过药物或外科手术治疗无症状性颈动脉狭窄程度 >60% 的颈动脉疾病的治疗方法，发现手术组 5 年结局显著改善。

Gurm HS, Yadav JS, Fayad P, et al. Long-term results of carotid stenting versus endarterectomy in high-risk patients. *N Engl J Med.* 2008;358:1572–1579.
一项大型的多中心试验，比较了有症状和严重无症状的颈动脉狭窄使用支架植入术和动脉内膜切除术，发现这两种治疗方式在 3 年时没有差异。

Mas JL, Chatellier G, Beyssen B, et al. Endarterectomy versus stenting in patients with symptomatic severe carotid stenosis. *N Engl J Med.* 2006;355:1660–1671.
一项多中心随机试验，研究了颈动脉内膜切除术与支架植入术治疗有症状颈动脉狭窄的关系，由于支架植入术组卒中的风险较高，因此该研究被终止。

Przewlocki T, Kablak-Ziembicka A, Pieniazek P, et al. Determinants of immediate and long-term results of subclavian and innominate artery angioplasty. *Catheter Cardiovasc Interv.* 2006;67:519–526.
单中心闭塞性头臂动脉病的血管内治疗回顾表明，血管成形术的短期和中期效果良好。

Rerkasem K, Rothwell PM. Systematic review of operative risks of carotid endarterectomy for recently symptomatic stenosis in relation to timing of surgery. *Stroke.* 2009;e564–e725.
本研究评估了有症状颈动脉狭窄的颈动脉内膜切除术的适当时间。

Warlow CP. Symptomatic patients: the European Carotid Surgery Trial (ECST). *J Mal Vasc.* 1993;18:198–201.
一项大型的多中心试验，研究对症状性颈动脉疾病使用内科管理与手术治疗的关系，该试验发现严重狭窄患者的结果与 NASCET 试验相似。

（Martyn Knowles，Jason Crowner，
Mark A. Farber 著
汪宇鹏 译　韩金涛 审校）

第62章

主动脉疾病

影响主动脉的疾病种类很多。动脉瘤是发病率仅次于动脉粥样硬化的主动脉疾病。动脉瘤最常见的发病部位是肾下腹主动脉，也可发生于胸主动脉、升主动脉、主动脉弓部及髂动脉。主动脉瘤通常没有症状，大多在影像学检查或体格检查时偶然发现。虽然过去认为动脉瘤的病因是动脉粥样硬化，但最近发现其病因是多因素的。尽管大多数患者无症状，但由于动脉瘤太大或不断增大，其发生破裂的风险会越来越大，因而需要进行治疗。主动脉瘤出现症状，包括胸腹痛、背痛和身体两侧疼痛，提示有破裂的风险。主动脉瘤血管内修补术（endovascular aneurysm repair，EVAR）是一种安全有效的主动脉瘤治疗方法。此外，胸主动脉疾病（动脉瘤、夹层、离断）也可进行胸主动脉瘤血管内修补术，治疗效果很好。近年来，随着支架技术的发展，支架可适用于更复杂的结构，包括内脏血管、肾血管，以及胃后动脉和升主动脉的分支动脉干。

急性主动脉综合征（acute aortic syndrome，AAS）是一组包括急性主动脉夹层、主动脉破裂、壁内血肿和穿透性动脉粥样硬化性溃疡在内的疾病。这类疾病的发病率和死亡率很高，需立即诊断和处理，以改善预后。随着血管内修补技术的应用，钝性主动脉损伤导致主动脉离断患者的预后得到了改善。

还有一些少见的主动脉疾病，如血管炎、炎症性和/或真菌性动脉瘤以及结缔组织病。大动脉炎和巨细胞动脉炎是两个大动脉血管炎性疾病，可累及胸主动脉以及大血管分支。炎症性和/或真菌性动脉瘤是动脉瘤的罕见病因，需要正确的治疗和外科修补。总之，由于错误的诊断会导致发病率和死亡率增加，必须鉴别动脉瘤的一些遗传性病因，例如结缔组织病。

本章将回顾各种主动脉病变，并对其流行病学、病理生理学、诊断和治疗方案进行评价。

动脉瘤疾病

主动脉瘤常常累及大动脉，最常见的部位是肾下腹主动脉和髂动脉，很少累及其他主动脉，包括胸主动脉、股动脉和腘动脉（图62.1和图62.2）。虽然有小动脉瘤破裂的报道，但根据拉普拉斯（Laplace）定律，动脉的半径越大，动脉壁上的张力越大，破裂的风险也就越大。动脉粥样硬化是动脉瘤扩张的一个重要因素，高血压和吸烟也是重要因素，高达1/3患者的动脉瘤性疾病具有遗传倾向。

流行病学与发病机制

因为动脉瘤多发生在老年高血压患者，且与吸烟有关，多年来通常认为动脉瘤的病因主要与动脉粥样硬化有关。但现在认为其病因是多因素的。1/3的动脉瘤患者可能与遗传易感性有关。基础研究表明，缺乏弹力蛋白和/或胶原蛋白可能是关键因素。胶原降解基质金属蛋白酶可能是动脉瘤形成的罪魁祸首，目前的研究集中于它们在动脉瘤发病机制中的作用。携带促进基质金属蛋白酶的遗传突变时，弹力蛋白和胶原蛋白的分解加速，可能引发炎症反应。这种炎症反应会导致动脉壁的弱化和最终扩张。一些细胞因子和全身生物标志物的存在与腹主动脉瘤（abdominal aortic aneurysms，AAAs）的出现及大小相关，并且可能有因果关系。

临床表现

每年约有9000人死于腹主动脉瘤破裂，尽管影像学诊断、筛查流程方面取得了进展，且对它的认识有了很大提高，但这一疾病仍是美国第13位的死因。腹痛可能表明腹主动脉瘤迅速增大或即将破裂。腹主动脉瘤的其他症状包括恶心、进食不久即感饱胀以及邻近组织结构压迫引起的背痛；但约75%的

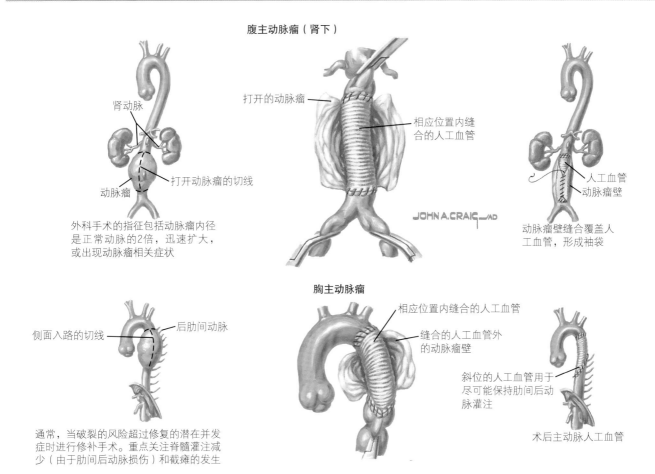

腹主动脉瘤（肾下）

肾动脉

打开的动脉瘤

相应位置内缝合的人工血管

打开动脉瘤的切线

动脉瘤

外科手术的指征包括动脉瘤内径
是正常动脉的2倍，迅速扩大，
或出现动脉瘤相关症状

JOHN A.CRAIG_AD

人工血管
动脉瘤壁

动脉瘤壁缝合覆盖人工血管，形成袖袋

胸主动脉瘤

侧面入路的切线

后肋间动脉

相应位置内缝合的人工血管

缝合的人工血管外的动脉瘤壁

斜位的人工血管用于尽可能保持肋间后动脉灌注

术后主动脉人工血管

通常，当破裂的风险超过修复的潜在并发
症时进行修补手术。重点关注脊髓灌注减
少（由于肋间后动脉损伤）和截瘫的发生

图 62.1 主动脉瘤的外科处理

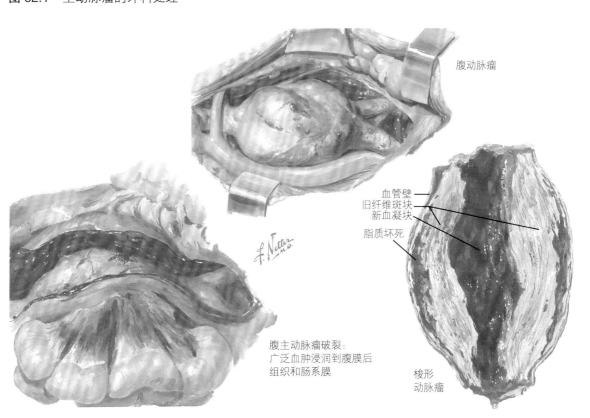

腹动脉瘤

血管壁
旧纤维斑块
新血凝块
脂质坏死

腹主动脉瘤破裂：
广泛血肿浸润到腹膜后
组织和肠系膜

梭形
动脉瘤

图 62.2 动脉瘤的外科视野

主动脉瘤患者并无症状，而是通过体检或对高危人群进行筛查时发现腹主动脉瘤的存在。

管理与治疗

优选治疗

管理指南的核心是评估动脉瘤破裂风险。当破裂的风险超过手术修补的风险时，就有动脉瘤部位血管置换的指征。对于无症状的腹主动脉瘤，破裂的风险随着动脉瘤的直径而变化。直径 5 cm 的腹主动脉瘤每年有 5% 的破裂风险，直径 6 cm 的腹主动脉瘤每年有 10%~15% 的破裂风险。囊状动脉瘤、慢性阻塞性肺疾病或高血压患者的动脉瘤破裂风险高于平均水平。治疗指征是动脉瘤大于正常动脉直径的 2 倍，动脉瘤迅速扩大（6 个月内增大 >0.5 cm），或出现症状；主要症状是疼痛，可能与动脉瘤的远端栓塞相关。

近年来，美国接受医疗保险的人群中诊断为腹主动脉瘤破裂的患者数量已从 23.2 人 /10 万下降到 12.8 人 /10 万，每 10 万人中有 15.6~8.4 人进行了腹主动脉瘤破裂修补手术。这些数据反映了对腹主动脉瘤监测和 EVAR 手术的增加。随着 EVAR 数量的增加，基于主动脉瘤大小的治疗指征也变得越来越有争议。证据表明，一些研究者认为 <5.5 cm 的腹主动脉瘤适合手术，而其他研究者则认为应该在疾病早期对患者进行治疗。这个问题即将通过一项大型随机研究得到回答，当研究完成后，将指导对腹主动脉瘤患者进行干预的时机。

在过去的 50 年里，腹主动脉瘤修补的手术技术基本上没有变化，随着术前筛查和风险分层的进步、麻醉实践的改进和重症监护室管理的进步，预后得到了改善。值得注意的是，近年来更耐用的人工移植物（而不是使用自体移植物进行腹主动脉瘤修补）的使用也有助于改善腹主动脉瘤修补术的长期预后。动脉瘤缝合术包括动脉瘤成形以及主动脉瘤和病变部位上、下正常动脉的暴露。人造血管置换病变动脉时停止动脉内血流导致术中和术后几天严重的心血管负荷。心血管负荷、高龄以及伴随疾病的叠加增加了手术并发症的发生率和死亡率。患者通常需要住院 7~10 天，6~8 周才能康复。长期随访表明，患者一旦从手术中完全康复则很少需要进一步干预。而需要进一步干预的往往是由于疾病累及邻近动脉。正在进行的研究关注于识别疾病的发生机制，以阻止疾病的发生、病变的扩大和抑制炎症的发生。

随着全民医疗保健和营养状况的改善，美国和工业化国家人群的平均年龄也在增加，腹主动脉瘤的患病人数会越来越多。随着腹主动脉瘤患者年龄的增加和伴随疾病增多，人们更加关注降低动脉瘤治疗的创伤性，也促进了动脉瘤微创治疗技术的发展。腹主动脉瘤血管内修补技术，包括将一个新的内衬送入病变动脉，用钩或支架将内衬固定在动脉壁上。美国食品和药物管理局（FDA）已经批准了 4 种治疗肾下腹主动脉瘤的装置。血管内植入人工血管的适应证与开放式外科修补术的适应证相同。该手术可以在局部麻醉、区域麻醉或全身麻醉下进行，经典操作通常经股动脉进行器械植入。虽然通过经皮穿刺技术可以完成植入，但大多数器械太大，无法通过常规的经皮穿刺方法植入。一旦进入主动脉，影像学技术可引导装置植入到肾动脉下方主动脉内膜最正常的部位。大多数患者需要住院 1 天，并在 1 周内完全康复。98% 以上的患者可成功植入。

患者的选择对 EVAR 结果至关重要。近端肾下腹主动脉较短、有夹角或有病变的患者易发生贴壁不良（内漏）。随访期间，6%~15% 的患者发生与内漏或移位相关的并发症。其中很多患者可以通过二次血管内介入进行治疗，而不需要进行开放性修补术和取出装置。髂动脉通路问题（较小或动脉有病变）也可能导致植入相关的并发症。虽然新的技术改进和更小外径的装置可以克服大部分问题，但仍有 1%~2% 的患者会出现并发症。

前瞻性研究表明，与开放性手术相比，EVAR 手术的死亡率和并发症发生率降低 50%。失血量和恢复活动所需的时间也显著减少。中期数据还表明，患者在 EVAR 术后的生存率高于传统的开放性手术，因此这种方法使用增加。值得注意的是，来自美国卫生保健研究和质量管理局的一份报告指出，EVAR 并没有改善患者长期的总体生存率或健康状况，而且伴随更多并发症、再次介入治疗、长期监测和更多花费。

2008 年，约 50% 的腹主动脉瘤患者接受了血管内治疗。随着嵌入式分叉设计和其他创新性设计，以及材料寿命问题的解决，EVAR 技术的使用很可能会增加。

避免治疗错误

无论是血管内入路还是开放性入路，都必须明确动脉瘤的解剖结构，包括与肾动脉的距离、动脉瘤颈部的角度和肠系膜下动脉的状态。肠系膜下动脉再血管化失败可导致术后内脏缺血，而桥血管对肾动脉的竞争可能导致肾衰竭。在成角较大的动脉内进行人工血管置换可发生 I 型内漏。

胸主动脉瘤

临床表现

胸主动脉瘤的发病率低于腹主动脉瘤。胸主动脉瘤的临床表现与腹主动脉瘤相似，大多数患者无症状。最常见的临床表现是邻近结构的受压，可引起胸痛、喉返神经损伤导致的声音嘶哑、背痛或支气管结构受压引起的肺部问题。

管理与治疗

优选治疗

与肾下腹主动脉瘤需要外科修补一样，胸主动脉瘤的外科修补通常也需要置换病变动脉（图62.2）。然而，胸主动脉瘤和胸腹动脉瘤外科修补术风险明显高于腹主动脉瘤修补术。胸腹动脉瘤修补术的一个主要风险是截瘫，因为在修补过程中必须中断对脊髓的供血。目前已研发了几种减少缺血的方法，包括使用巴比妥类药物、低温和通过侧支进行脊髓引流增加灌注压。即使有这些保护措施，对于从左锁骨下动脉到主动脉分叉处的大范围动脉瘤，截瘫的风险仍高达 25%。对于累及主动脉范围较小的小动脉瘤，截瘫的风险也不容忽视（2%~8%），当动脉瘤直径为 6 cm 时，由于风险较高，治疗常常被推迟到破裂的风险大于修补的风险时。马方综合征或其他胶原血管疾病的患者是一个重要的亚群，即使动脉瘤直径较小，剥离和/或破裂的风险也会增加，因此，这些患者需要早期手术干预。

最近使用血管内人工血管植入治疗胸主动脉瘤降低了与治疗相关的风险，使有治疗指征的患者数量增加。正在进行的针对胸部血管内修补治疗的临床试验的预期结果较好。虽然血管内治疗与截瘫之间具有相关性，但在合并或之前已进行过肾下腹主动脉修补的患者中，如果血管内人工血管覆盖了胸主动脉，外科修补术的并发症中，动脉瘤长度与截瘫发生之间没有相关性。其他胸主动脉疾病包括主动脉夹层、主动脉离断、透壁性溃疡和斑块破裂的治疗都有良好的预期结果。

过去，许多范围比较大的胸腹动脉瘤的修补术都涉及心房-股动脉旁路移植术。存在内脏缺血，特别是肾脏和肝脏缺血的患者，常规修补手术可导致肾衰竭和严重的凝血功能障碍。值得庆幸的是，最近的研究表明，内脏再血管化治疗与血管内人工血管置换术相结合，降低了胸主动脉阻断相关并发症的发生率。

避免错误治疗

胸主动脉瘤的临床表现很少。对动脉瘤高危患者的诊断是通过胸部 X 线或 CT 扫描。

胸腹主动脉瘤

胸腹主动脉瘤（thoracoabdominal aortic aneurysms，TAAAs）是累及范围更为广泛的动脉瘤，根据 DeBakey 分类（I~IV 型）进行分类，胸腹主动脉瘤累及胸降主动脉，并在不同程度上累及腹主动脉。临床表现与其他主动脉瘤相似，但手术治疗的创伤性更大。目前开放性外科修补术仍是主要治疗手段，通常需要再植入内脏血管。因为这些患者很多都有伴随疾病，其可能与发病率和死亡率明显相关。截瘫是关注最多的并发症，根据修补的范围不同，高达 15% 的患者可能发生截瘫。最近研究显示带开孔和分支装置的血管内技术可显著减少主要并发症。尽管这些装置在欧洲各地都有，但目前在美国只有几个机构有售。与其他微创技术一样，血管内技术使主要并发症的发生率和死亡率减少超过了 50%。

主动脉夹层

主动脉夹层是主动脉中层撕裂，分离形成相通或不相通的真腔和假腔（图62.3）。大多数情况下，内膜撕裂是始发因素，严重的高血压会加重撕裂。撕裂的过程包括外膜撕裂造成主动脉破裂，或者通过远端再次撕裂进入主动脉腔。撕裂既可以是顺行的，也可以是逆行的。急性主动脉夹层发生时间 <14 天，亚急性病程是 15~90 天，90 天以上属慢性病程。主动脉夹层的分类包括 DeBakey 分型（分为 I、II 和 III 型）或 Stanford 分型（A 型或 B 型）。在 DeBakey 分型中，I 型包括升主动脉和降主动脉；II 型只累

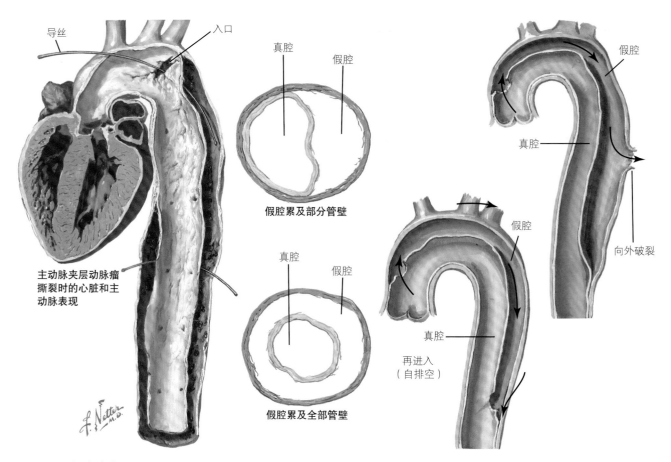

图 62.3 主动脉夹层

及升主动脉；Ⅲ型包括左锁骨下动脉以远的降主动脉。Ⅲ型的亚型中，Ⅲa 型主动脉夹层是指累及降主动脉，而Ⅲb 型是指主动脉夹层延伸累及腹主动脉。Stanford 分型的 A 型主动脉夹层是指从升主动脉开始撕裂累及全主动脉，通常延伸到腿部的动脉；B 型夹层撕裂部位仅位于降主动脉，可累及腹主动脉。

急性主动脉夹层最常见的危险因素是高血压，男性多见。胸痛是急性主动脉夹层最常见的症状。典型症状是突然出现的剧烈胸痛或背痛，疼痛可能是尖锐的、撕裂的或像刀割一样。另外，撕裂向远端延伸时可出现背痛、腹痛及下肢疼痛。高达 30% 的患者可出现左上肢或双侧下肢无法触及脉搏搏动。最终出现器官功能障碍，可能与累及内脏血管和肾血管有关，可导致肾衰竭，如果脊髓动脉闭塞可出现截瘫（发生率 1%）。如果撕裂范围累及主动脉弓向上的分支动脉，患者会出现脑灌注不良。心脏并发症也很常见，主动脉根部扩张引起的主动脉瓣关闭不全可能是由于瓣环或瓣膜撕裂，还常见心脏压塞或充血性心力衰竭。大约 10% ~15% 的患者伴有冠状动脉起始部位的闭塞，可发生 ST 段抬高型心肌梗死。

对于有相关临床症状的患者，主动脉影像学检查是排除急性主动脉夹层的重要方法。CT 血管造影（CTA）、磁共振血管造影特别有用，能够识别真腔和假腔、撕裂位置、脏器灌注不良或缺血。经食管超声心动图或门控 CT 扫描有助于识别升主动脉夹层。由于速度快，灵敏度高，易获得，CTA 是最常用的影像技术。

急性主动脉夹层的治疗策略取决于撕裂的部位。对于 A 型夹层，手术是一种治疗选择。如果不手术，在最初的 48 小时内死亡率为 50%；但围手术期死亡率约为 25%，神经系统并发症的风险是 20%。开放式修补手术包括升主动脉置换，如果主动脉瓣受累，通常需要主动脉瓣置换联合冠状动脉搭桥。如果累及主动脉弓则需要采用经典的"岛式"技术进行部分主动脉弓或全主动脉弓置换。如果累及降主动脉，通常需要"冰冻象鼻"技术，在胸降主动脉内移植游离的人工血管，使其在后期的手术中可以与胸主动脉内人工血管连接固定。

B 型主动脉夹层的治疗方案取决于是否存在并发症。复杂的主动脉夹层起始治疗是用药物控制血压波动，包括静脉注射 β 受体阻滞剂。必须快速控制并维持收缩压 <120 mmHg，心率 <70 次 / 分。如果出现灌注不良（包括脊髓、内脏和下肢）、破裂、高血压无法控制，或症状持续存在，尽管药物治疗可以降低血压，但仍需要进行紧急修补手术。胸主动脉腔内修补可以覆盖近端撕裂点，使主动脉夹层稳定，并且通过诱导主动脉重构预防晚期并发症。重新引导血流流向真腔有助于改善远端灌注，改善脏器灌注不良。

结论

　　主动脉疾病会出现截然不同的病理学表现，需要复杂的修补方案来解决这些特殊的问题。动脉瘤疾病可累及整个主动脉，基于解剖学和形态学特点，可以进行简单的病变血管内支架植入术，或需要更具创伤性的修补术并使用复杂的器械移植分支血管。急性主动脉综合征是导致并发症发生和死亡的重要原因，需要快速识别和处理以改善预后。需要各种外科手术和血管内治疗技术的经验及知识，使患者获得最佳的治疗效果。

补充资料

Azizzadeh A, Keyhani K, Miller CC 3rd, Coogan SM, Safi HJ, Estrera AL. Blunt traumatic aortic injury: initial experience with endovascular repair. *J Vasc Surg.* 2009;49:1403–1408.

单中心研究结果显示主动脉钝挫伤进行血管内修补术明显优于开放式修补术。

Coselli JS, Bozinovski J, LeMaire SA. Open surgical repair of 2286 thoracoabdominal aortic aneurysms. *Ann Thorac Surg.* 2007;83:S862–S864.

大型单中心回顾性研究显示胸主动脉瘤开放式修补术具有非常好的结果。

EVAR trial participants. Endovascular aneurysm repair versus open repair in patients with abdominal aortic aneurysm (EVAR trial 1): randomised controlled trial. *Lancet.* 2005;365:2179–2186.

随机多中心研究评估肾下腹主动脉瘤应用血管内修补术或开放式修补术均不优于动脉瘤内修补术。

Greenberg RK, Lytle B. Endovascular repair of thoracoabdominal aneurysms. *Circulation.* 2008;117(17):2288–2296.

关于胸主动瘤修补术中血管内打孔装置和分叉设计装置使用情况的文献综述。

Lederle FA, Wilson SE, Johnson GR, Reinke DB, Littooy FN, Acher CW, et al. Immediate repair compared with surveillance of small abdominal aortic aneurysms. *N Engl J Med.* 2002;346:1437–1444.

随机多中心研究比较观察肾下腹主脉瘤增大至 5.5 cm 时再进行干预治疗与早期处理两种方案的差异，结果显示早期修补并无获益。

Pape LA, Awais M, Woznicki EM, Suzuki T, Trimarchi S, Evangelista A, et al. Presentation, diagnosis, and outcomes of acute aortic dissection: 17-year trends from the International Registry of Acute Aortic Dissection. *J Am Coll Cardiol.* 2015;66(4):350–358. doi:10.1016/j.jacc.2015.05.029.

有关主动脉夹层临床表现、诊断和转归的多中心数据库分析报告。

（Martyn Knowles，Jason Crowner，
Mark A. Farber 著
冯杰莉 译　祖凌云 审校）

第 63 章

深静脉血栓形成和肺栓塞

病因与发病机制

静脉血栓栓塞（venous thromboembolism，VTE）很常见，在一般人群中的年发病率约为 0.1%。VTE 是一个广泛的术语，包括深静脉血栓栓塞（deep venous thromboembolism，DVT）和肺栓塞（pulmonary embolism，PE）。高达 90% 的肺栓塞继发于髂、股或腘静脉系统的深静脉血栓栓塞。不太常见的肺栓塞来源包括小腿静脉血栓形成、盆腔静脉血栓形成、右心异常血栓形成、上肢血栓形成、浸润性肿瘤（肾细胞癌）和创伤继发脂肪栓塞。

静脉血栓形成发生在血流淤滞、内皮损伤和高凝状态时（俗称 Virchow 三联征）。当静脉流出受阻时（例如，May-Thurner 综合征，即继发于右髂总动脉压迫的左髂静脉阻塞）或制动体位的情况下，就会发生血流停滞（图 63.1）。任何超过 4 小时持续不动的旅行都会使深静脉血栓栓塞的风险增加至少 2 倍，且这种风险在旅行后可能持续数周。虽然所有制动的住院患者都有很高的深静脉血栓栓塞风险，但术后的风险最高。手术和创伤影响 Virchow 三联征的每个因素，包括人体固定条件下静脉流量减少、内皮损伤组织因子暴露，以及内源性抗凝物质耗竭导致的高凝状态。高凝状态可以是遗传性或获得性的。凝血因子 V 莱顿突变、凝血酶原基因突变、蛋白 S 缺乏、蛋白 C 缺乏和抗凝血酶 III 缺乏是常见遗传因素，约占深静脉血栓栓塞的 10%。在这些情况中，蛋白 S 缺乏症患者最有可能在一生中罹患深静脉血栓栓塞。获得性高凝状态包括抗磷脂综合征、肾病综合征、炎症性肠病、肝素诱导的血小板减少、妊娠、口服避孕药、激素替代治疗、骨髓增生异常和恶性肿瘤等。

肺栓塞的发病机制是来自深静脉血栓的栓塞（图 63.2）。肺栓塞通过阻碍正常通气的肺泡灌注而导致通气和/或灌注（ventilation and/or perfusion，V/Q）不匹配，导致气体交换受损和/或低氧血症，甚至可能导致肺梗死。炎症过程可导致肺不张，肺内分流和刺激呼吸驱动和呼吸性碱中毒伴低碳酸血症。如果小栓子阻塞远端节段和亚节段血管，肺栓塞也会导致急性肺梗死。由此产生的肺实质坏死和胸膜炎症可引起胸膜性胸痛。最后，如果血栓负荷过大，足以阻碍右心室的输出量，肺栓塞会导致梗阻性休克和心血管崩溃（图 63.3）。大块肺栓塞可引起肺血管阻力增加、肺动脉高压、急性右心室衰竭和右心室扩张。由于右心室扩张和右心室输出量减少，左心室前负荷减少，心输出量减少，可导致低血压和休克。

临床表现

在评估可能的深静脉血栓栓塞和/或肺栓塞患者时，临床医生熟悉静脉血栓栓塞的危险因素很重要。最重要的危险因素是制动或长时间卧床、近期手术、吸烟、肥胖、既往静脉血栓栓塞病史、下肢创伤、恶性肿瘤、使用激素或口服避孕药、妊娠或产后状态以及卒中。深静脉血栓栓塞和恶性肿瘤史是静脉血栓栓塞的最强预测因子。

深静脉血栓形成

最常见的深静脉血栓栓塞症状是单侧下肢疼痛（46%）、水肿（40%）、肿胀（25%）和压痛（27%）。症状的部位并不一定与深静脉血栓栓塞的位置相关。孤立的小腿深静脉血栓栓塞可以表现为整个腿部疼痛，而症状主要在小腿的患者也可能有近端血管的栓塞。支持深静脉血栓栓塞诊断的体格检查表现是小腿红斑、小腿皮温和直径的差异。患者可能有 Homan 征的表现，即当脚背屈时有阻力或疼痛。然而，这一体征在临床上用处不大，因为它对深静脉

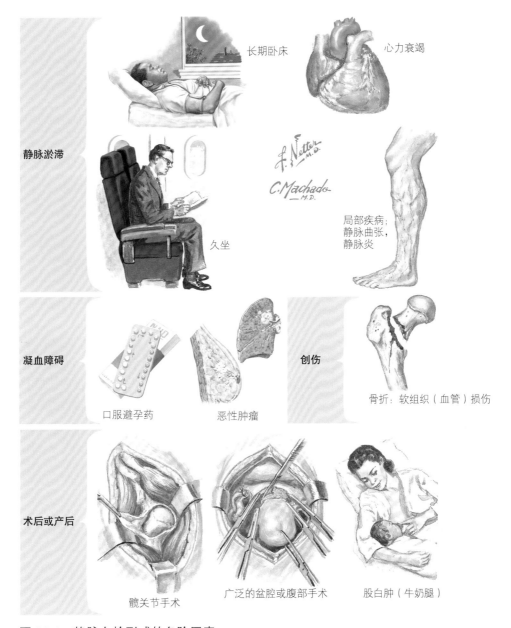

静脉淤滞

长期卧床

心力衰竭

久坐

局部疾病；
静脉曲张，
静脉炎

凝血障碍

口服避孕药

恶性肿瘤

创伤

骨折：软组织（血管）损伤

术后或产后

髋关节手术

广泛的盆腔或腹部手术

股白肿（牛奶腿）

图 63.1　静脉血栓形成的危险因素

血栓栓塞既不敏感，也不特异。当试图排除深静脉血栓栓塞时，小腿肿胀和 / 或小腿直径的差异是最有临床意义的发现，因为其中任一体征都比其他体征有更高概率提示该病。

肺栓塞

　　肺栓塞患者可以有各种不同的表现，从无症状到休克和 / 或血流动力学崩溃。最常见的症状是呼吸困难、胸膜性胸痛、腿部疼痛和 / 或深静脉血栓栓塞引起的肿胀、咳嗽、端坐呼吸、喘息和咯血。不太常见的表现包括心律失常、近似晕厥、晕厥和休克。呼吸困难，特别是由于近端血管梗死造成的呼吸困难，通常是突然发作的，患者会感觉呼吸困难在几秒钟内加重。远端血管梗死可引起胸膜炎症和胸膜性胸痛。需要注意的是，即使在血栓负担很大的情况下也可能无呼吸困难表现，文献报道高达 25% 的患者无呼吸困难。按患病率的顺序，肺栓塞的体征包括低氧血症、呼吸急促、下肢疼痛和 / 或肿胀、心动过速、啰音、呼吸音减弱、肺动脉瓣第二心音亢进、颈静脉充盈和发热（图 63.4）。

鉴别诊断

深静脉血栓形成

　　深静脉血栓栓塞的鉴别诊断包括引起下肢红斑、

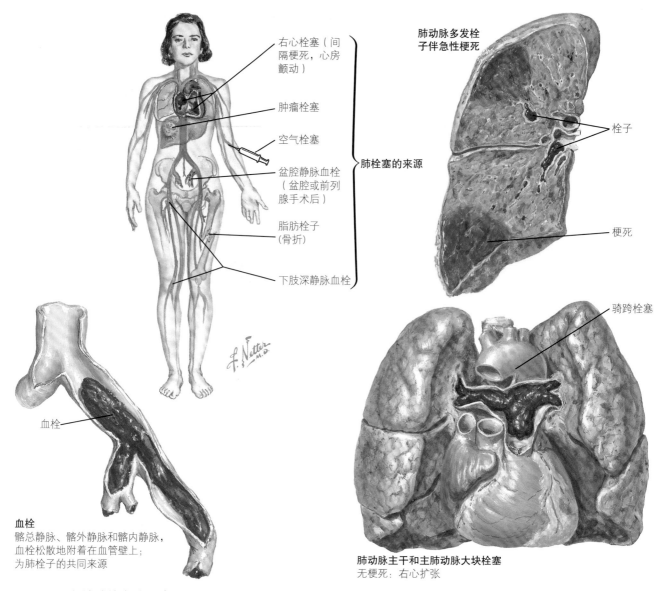

右心栓塞（间隔梗死，心房颤动）

肿瘤栓塞

空气栓塞

盆腔静脉血栓（盆腔或前列腺手术后）

脂肪栓子（骨折）

下肢深静脉血栓

肺栓塞的来源

肺动脉多发栓子伴急性梗死

栓子

梗死

骑跨栓塞

血栓

血栓
髂总静脉、髂外静脉和髂内静脉，血栓松散地附着在血管壁上；为肺栓子的共同来源

肺动脉主干和主肺动脉大块栓塞
无梗死：右心扩张

图 63.2　急性肺栓塞的发病机制

肿胀和 / 或疼痛的其他疾病。肌肉损伤是肿胀和疼痛的常见原因，通常有明显的病史。这些肌肉骨骼损伤导致的制动可使患者易患深静脉血栓栓塞。Baker囊肿是积液的结果，可以导致膝盖后肿胀。当这些囊肿破裂时会引起小腿疼痛，并出现类似深静脉血栓栓塞的情况。大囊肿可压迫腘静脉，并通过静脉淤阻引起伴随的深静脉血栓栓塞。淋巴管炎，可由传染性和非传染性原因引起。在淋巴管炎患者中，重要的是评估远端的皮肤擦伤或感染的证据。蜂窝织炎是急性单侧水肿、疼痛、红肿和肢体肿胀的常见原因，可伴有发热，多见于慢性静脉功能不全及淋巴水肿患者。由于静脉压力增加（心力衰竭、缩窄性心包炎、静脉阻塞、淤滞或功能不全）或胶体渗透压降低（营养不良、肝病）而引起的下肢水肿

患者可以有类似于深静脉血栓栓塞的表现。

肺栓塞

　　肺栓塞的鉴别诊断包括能够引起急性呼吸困难、胸痛（特别是胸膜性胸痛）、咯血、心动过速和 / 或缺氧的疾病。气胸是脏层和壁层胸膜之间的空气积聚导致肺部萎陷，可引起急性呼吸困难和胸痛。张力性气胸是危及生命的疾病，必须迅速识别和治疗。急性冠状动脉综合征（ACS）也有生命危险，通常表现为心绞痛，而不是胸膜性胸痛。呼吸困难和缺氧在 ACS 中不如肺栓塞患者严重，咯血比较罕见。肺炎表现为发热、咳嗽和影像学实变，这有助于区分肺炎和肺栓塞。血管炎，伴或不伴弥漫性肺泡出血，可导致缺氧和咯血，但应有影像学肺间质受累的证

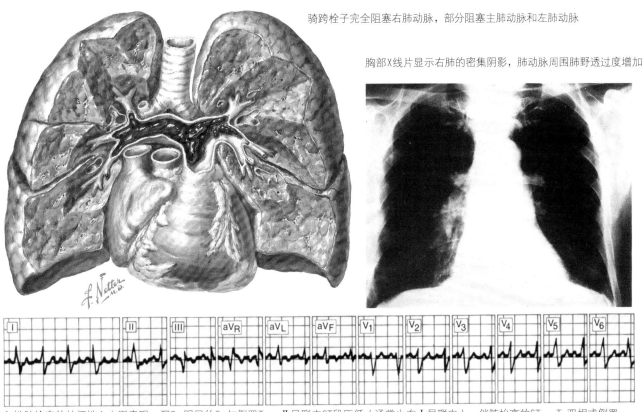

骑跨栓子完全阻塞右肺动脉，部分阻塞主肺动脉和左肺动脉

胸部X线片显示右肺的密集阴影，肺动脉周围肺野透过度增加

急性肺栓塞的特征性心电图表现：深S$_I$；明显的Q$_{III}$与倒置T$_{III}$；II导联中ST段压低（通常也在 I 导联中），伴随抬高的ST$_{II}$，T$_{II}$双相或倒置；电轴右偏；心动过速

图 63.3　肺动脉骑跨栓子

据。原发性肺恶性肿瘤或转移瘤可引起急性肺内并发症，导致咯血、缺氧、胸痛和胸腔积液。同样，慢性阻塞性肺疾病、哮喘、支气管扩张和先天性心脏病等潜在肺疾病的恶化加重也会导致呼吸失代偿。

诊断方法

实验室检查

实验室检查有助于患者的临床评估，但这些检查没有足够的特异性来诊断深静脉血栓栓塞或肺栓塞。肺栓塞患者可能有呼吸性碱中毒、低碳酸血症、低氧血症，以及不吸氧状态下动脉血气的肺泡 - 动脉氧梯度增加。然而，动脉血气正常并不能排除肺栓塞诊断。静脉血栓栓塞患者血浆 D- 二聚体升高。D-二聚体测定交联纤维蛋白凝块溶解后释放的降解产物，D- 二聚体水平升高对深静脉血栓栓塞和肺栓塞的诊断的敏感性为 99.5%。但 D- 二聚体特异性差，多种临床情况都可能升高，包括高龄、脓毒症、近期手术、妊娠、慢性炎症性疾病和恶性肿瘤。最后，

肺栓塞和右心室功能障碍患者通常由于心肌损伤和 /或牵张可能有肌钙蛋白和 / 或脑钠肽前体（pro-BNP）水平升高。虽然这些心脏生物标志物不能用于诊断肺栓塞，但有助于患者的危险分层。

心电图

心电图诊断肺栓塞的敏感性和特异性都很差，不推荐使用。在肺栓塞患者中最常见的心电图表现包括：窦性心动过速、不完全或完全的右束支传导阻滞、I导联中的 S 波与 Q 波和 III 导联中的倒置 T 波（S$_I$Q$_{III}$T$_{III}$ 图形）、V$_1$~V$_4$ 导联中的 T 波倒置。但正常心电图并不能排除肺栓塞。

超声心动图

经胸超声心动图诊断肺栓塞有局限性，但可用于对患者进行危险分层，并识别患有严重或大面积肺栓塞的患者。大面积或次大面积肺栓塞患者常见的超声心动图表现包括右心室扩张（右心室 / 左心室比值≥0.9）、右心室收缩功能障碍（三尖瓣环收缩期位移 <1.7 cm）和室间隔平直。McConnell 征，定义为

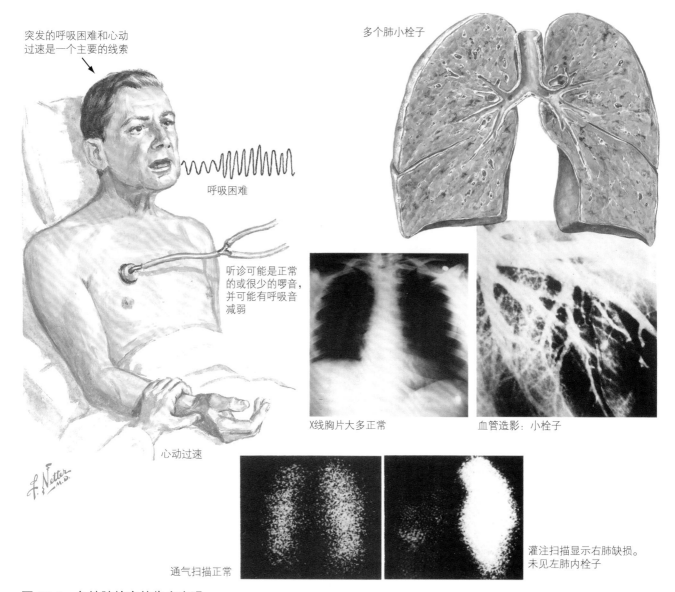

突发的呼吸困难和心动
过速是一个主要的线索

呼吸困难

听诊可能是正常
的或很少的啰音，
并可能有呼吸音
减弱

心动过速

多个肺小栓子

X线胸片大多正常

血管造影：小栓子

通气扫描正常

灌注扫描显示右肺缺损。
未见左肺内栓子

图 63.4　急性肺栓塞的临床表现

右心室游离壁的运动异常以及右心室心尖部的正常收缩，能够帮助区分是肺栓塞引起的右心室功能障碍或其他病因引起的右心室功能障碍（例如肺动脉高压）。此外，通过经胸超声心动图可以排除心包积液、左心室收缩功能障碍和心肌梗死的节段性室壁运动异常来帮助缩小鉴别诊断范围。有时可在右心房、右心室或主肺动脉中发现血栓。

影像学

　　下肢静脉加压超声对近端深静脉血栓栓塞的诊断敏感性为 100%、特异性为 99%，对远端深静脉血栓栓塞的敏感性为 93%。CT 静脉造影、磁共振静脉造影和侵入性导管造影也可用于诊断深静脉血栓栓塞，具有较高的敏感性和特异性。虽然侵入性静脉造影以前被认为是金标准，但加压静脉超声足以诊断深静脉血栓栓塞，且具有准确性和安全性，应用广泛以及成本效益高，已成为深静脉血栓栓塞的首选诊断方式。在有肺栓塞症状的患者，深静脉血栓栓塞的超声或静脉造影能够证实肺栓塞的诊断。但加压静脉超声或静脉造影的结果正常并不能排除肺栓塞的诊断，怀疑肺栓塞且下肢静脉检查正常的患者应进行胸部影像学检查。

　　肺栓塞患者的胸部 X 线片可显示 Hampton 驼峰（在血管闭塞的情况下由肺梗死引起的肺周围的圆顶状密度影）或 Westermark 征（肺栓塞远端血管塌陷引起的局灶性低血容量），但 X 线片也可能是正常的，通常不适用于肺栓塞的诊断。CT 肺血管造影（CTPA）对肺栓塞的诊断具有至少 90% 的敏感性和 96% 的特

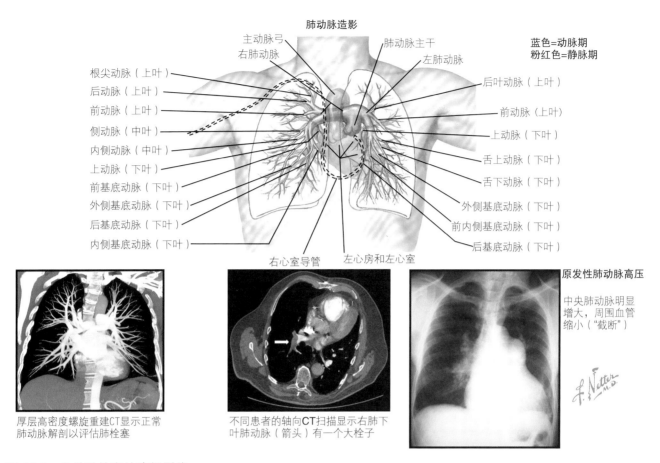

肺动脉造影

蓝色=动脉期
粉红色=静脉期

主动脉弓
右肺动脉

肺动脉主干
左肺动脉

根尖动脉（上叶）
后动脉（上叶）
前动脉（上叶）
侧动脉（中叶）
内侧动脉（中叶）
上动脉（下叶）
前基底动脉（下叶）
外侧基底动脉（下叶）
后基底动脉（下叶）
内侧基底动脉（下叶）

后叶动脉（上叶）
前动脉（上叶）
上动脉（下叶）
舌上动脉（下叶）
舌下动脉（下叶）
外侧基底动脉（下叶）
前内侧基底动脉（下叶）
后基底动脉（下叶）

右心室导管
左心房和左心室

厚层高密度螺旋重建CT显示正常
肺动脉解剖以评估肺栓塞

不同患者的轴向CT扫描显示右肺下
叶肺动脉（箭头）有一个大栓子

原发性肺动脉高压

中央肺动脉明显
增大，周围血管
缩小（"截断"）

图 63.5　急性肺栓塞的胸部影像

异性（图 63.5）。磁共振肺动脉造影和基于侵入性导管的增强肺动脉造影也可用于诊断肺栓塞，具有高灵敏度和高特异性。虽然侵入性肺动脉造影曾被认为是金标准，但 CTPA 足以诊断肺栓塞，且因为其准确性、安全性、应用广泛和成本效益高，已成为肺栓塞的首选诊断方式。CTPA 有禁忌证或结果不确定的患者，可以进行 V/Q 扫描来评估灌注缺损。V/Q 扫描的主要局限性包括：以正常、低概率、中间概率或高概率（而不是明确诊断）为特征的检测结论、假阳性率高以及异常胸部影像结果的不确定性。对于怀疑有深静脉血栓栓塞或肺栓塞且前述结果不确定的患者，可以分别进行侵入性静脉造影或肺血管造影。

诊断评估策略

由于疑似深静脉血栓栓塞和肺栓塞患者的病史、体格检查和实验室数据均为非特异的，所以可应用临床预测模型来确定静脉血栓栓塞的验前概率并指导诊断评估。Wells 等开发了一个风险评分可以预测静脉血栓栓塞的可能性（表 63.1），该评分已经过验证。根据 Wells 评分，患者可以被确定为具有低、中

或高的静脉血栓栓塞可能性，并可参考进行具体的诊断评估。低静脉血栓栓塞可能性的患者可以用血浆 D- 二聚体水平初步评估。对于低可能性且正常 D- 二聚体水平的患者，可以排除静脉血栓栓塞的诊断。具有中等或高度静脉血栓栓塞可能性或 D- 二聚体水平升高的患者，可以分别在疑似深静脉血栓栓塞或肺栓塞患者中进行加压静脉超声或 CTPA。怀疑肺栓塞且存在 CTPA 禁忌证或 CTPA 结果不确定的患者，可以进行 V/Q 扫描来评估肺栓塞或静脉加压超声来评估深静脉血栓栓塞。最后，对于怀疑深静脉血栓栓塞或肺栓塞，且先前检查结果不确定的患者，可以分别进行侵入性静脉造影或肺动脉造影。

管理与治疗

早期危险分层

有症状的急性肺栓塞患者的早期死亡风险为10%，应进行快速危险分层以指导诊断后的治疗（表 63.2）。患者出现与急性肺栓塞相关的心脏骤

停、持续低血压和 / 或休克（收缩压 <90 mmHg 至少 15 分钟或需要正性肌力药物支持），或持续心动过缓（心率 <40 次 / 分）定义为高危或大面积肺栓塞。中危肺栓塞，又称次大面积肺栓塞，包括与急性肺栓塞相关的右心室扩张的 CT 证据、右心室扩张或收缩功能障碍的超声心动图证据，或心脏生物标志物升高（即肌钙蛋白或 pro-BNP）。低风险患者仅有肺栓塞的证据，但无上述高风险特征。

表 63.1　深静脉血栓验前概率的 Wells 模型	
标准	**积分**
体征和症状	
● 全下肢肿胀	1
● 与健侧相比，小腿周径增加至少 3 cm	1
● 患侧小腿水肿	1
● 浅静脉的侧支循环	1
● 沿深静脉的局部压痛	1
危险因素	
● 既往诊断为 VTE	1
● 进展期恶性肿瘤	1
● 瘫痪、轻瘫或下肢近期制动	1
● 最近卧床至少 3 天，或 12 周内需要局部或全身麻醉的大手术	1
临床判断	
● 可作出非 DVT 的其他诊断	−2

总积分评估：低概率 <1，中概率：1~2，高概率 >2
DVT，深静脉血栓形成；VET，静脉血栓栓塞

抗凝

抗凝是所有急性深静脉血栓栓塞和肺栓塞患者的标准治疗方法。由于肺栓塞的早期死亡风险高，在进行进一步的诊断评估之前，对高度怀疑肺栓塞的患者应立即进行全身抗凝治疗。怀疑深静脉血栓栓塞的患者，如没有肺栓塞的体征，可等待确诊后进行抗凝。静脉注射普通肝素或皮下低分子肝素，如依诺肝素、达肝素钠，一直是初始治疗阶段的首选治疗方法。静脉输注普通肝素通常以 80 U/kg 负荷量，然后以每小时 18 U/kg 开始连续输注，并根据活化的部分凝血活酶时间或凝血因子 X a 水平进行速率调整。依诺肝素，通常每 12 小时注射剂量 1 mg/kg，并根据肾功能

作出剂量调整。近年来，已将直接口服抗凝剂用作确诊深静脉血栓栓塞和 / 或肺栓塞患者的初始治疗，特别是对于不需要溶栓治疗的低风险患者。在开始治疗之前，必须仔细评估抗凝的绝对或相对禁忌证（即活动性出血、出血倾向）。

患有静脉血栓栓塞的患者需要长期治疗（表 63.3）。在活动性恶性肿瘤患者中，与华法林相比，已证明应用低分子肝素的静脉血栓栓塞复发率明显降低。对于其他患者，可以长期使用口服抗凝剂治疗。华法林是一种维生素 K 拮抗剂，可抑制凝血因子 Ⅱ、Ⅶ、Ⅸ、Ⅹ、蛋白 C 和 S，是临床上用于治疗静脉血栓栓塞最常用的口服抗凝剂。当有活动性出血的情况，可应用维生素 K 和新鲜冷冻血浆来拮抗其作用。华法林的局限性主要包括半衰期长，大量的药物 - 药物和药物 - 食物相互作用，以及由于药效学的可变性而需要经常监测。直接口服抗凝剂由于起效迅速，半衰期短，药物 - 药物或药物 - 食物相互作用较少，且不需要频繁监测，在临床实践中的使用频率很高。目前可用的直接口服抗凝剂包括直接凝血酶抑制剂（达比加群）和直接 X a 因子抑制剂（阿哌沙班、利伐沙班、艾多沙班）。达比加群可以用解毒剂（依达赛珠单抗）逆转，而直接 X a 因子抑制剂目前没有特定的逆转剂。

治疗性抗凝的最佳持续时间取决于是否存在血栓形成的可逆危险因素（近期手术、近期卧床、近期肢体制动、妊娠、口服避孕药、激素替代治疗）和抗凝的出血高风险。存在血栓形成主要危险因素的急性静脉血栓栓塞可以分为有诱因或继发性静脉血栓栓塞，通常抗凝治疗至少 3 个月（假设危险因素已经去除）。无主要危险因素的急性静脉血栓栓塞归为无诱因或特发性静脉血栓栓塞，通常需要接受较长时间的抗凝治疗。一些随机临床试验评估无诱因的静脉血栓栓塞患者抗凝时间，发现延长直接口服抗凝剂治疗时间的患者复发率较低。关于抗凝治疗时间必须考虑到未来静脉血栓栓塞的风险和延长抗凝治疗的出血风险。恶性肿瘤和复发性静脉血栓栓塞患者需要长期抗凝治疗。

全身溶栓

除了抗凝与普通肝素，全身（静脉）溶栓是治疗大面积肺栓塞患者的标准疗法，包括出现休克的患者。溶栓治疗可迅速溶解血栓，缓解大面积肺栓塞血流动力学崩溃出现的梗阻性休克。阿替普酶是唯一的美国 FDA 批准的治疗大面积肺栓塞的溶栓剂，

表 63.2　急性肺栓塞的当代危险分层和管理

类别	标准（只需要 1 条）	死亡风险	治疗和管理
大面积	• 心脏骤停幸存者 • 持续低血压伴： 　• 收缩压 <90 mmHg 至少 15 分钟，或 　• 需要正性肌力支持的梗阻性休克 • 持续的严重心动过缓（心率 <40 次 / 分）	很高	• 抗凝治疗 • 全身溶栓 • 手术取栓术 • 基于导管的干预 ª
次大面积	• 右心室功能障碍伴有： 　• CT 或超声心动图检查有右心室扩张（RV/LV>0.9） 　• 超声心动图上右心室收缩功能障碍 　• 升高的 BNP 或 NT–proBNP • 心肌坏死，定义为肌钙蛋白升高	中级	• 抗凝治疗 • 如若预后不佳，建议全身溶栓，手术取栓术，基于导管的干预措施 • 超声辅助，导管引导溶栓
低风险	以上均无	低	• 抗凝治疗

ª 有全身溶栓禁忌证或溶栓治疗失败的患者。BNP，脑钠肽；LV，左心室；RV，右心室

表 63.3　静脉血栓栓塞的抗凝治疗

药物	作用机制	优势	风险
华法林	维生素 K 拮抗剂	• 维生素 K 和 FFP 逆转可能 • 所有年龄组都安全 • 最大的证据基础 • 广泛应用 • 低成本	• 缓慢起效和失效 • 半衰期很长 • 很多药物相互作用 • 需要经常监测 • 不可预测的药代动力学 • 饮食限制
达比加群	直接凝血酶抑制剂	• 可能被解毒剂（依达赛珠单抗）逆转 • 快速起效和失效 • 半衰期短	• 无法监测 • 缺少证据支持 • 成本很高 • 增加胃肠道出血风险
阿哌沙班 利伐沙班 艾多沙班	直接凝血因子 Xa 抑制剂	• 快速起效和失效 • 半衰期短 • 很少有药物相互作用 • 可预测的药代动力学 • 无饮食限制	• 不可逆 • 无法监测 • 缺少证据支持 • 成本很高

FFP：新鲜冷冻血浆

用法为 >2 小时的时间内输注 100 mg。溶栓治疗过程中通常会停止全身抗凝治疗。大面积或次大面积肺栓塞患者进行全身溶栓治疗必须仔细考虑溶栓的获益、风险、适应证、禁忌证和替代方案。全身溶栓最主要的风险是大出血（发生率 19%）和颅内出血（发生率 3%）。绝对禁忌证包括活动性出血、出血倾向、既往颅内出血或可能增加出血风险（即颅内肿瘤、动静脉畸形、动脉瘤）、近 3 个月缺血性卒中、近 3 个月头部或面部外伤及怀疑主动脉夹层。相对禁忌证包括超过 3 个月前的缺血性卒中、严重的未控制的高血压、近期内脏出血、不可压迫的血管穿刺、近期侵入性手术、应用抗凝剂后国际标准化比值 >1.7 或凝血酶原时间 >15 秒、妊娠、年龄 >75 岁。

外科手术取栓术

大面积肺栓塞患者和有全身溶栓禁忌证或溶栓失败的患者应行手术取栓术。此外，有证据表明存在于卵圆孔未闭或右心室内血栓的患者能通过外科

取栓术获益。虽然涉及体外循环与心脏停搏，但对于静脉全身溶栓失败的患者进行外科取栓术，与重复溶栓治疗相比，肺栓塞复发率、严重出血并发症和死亡的发生率均较低。

基于导管的干预

多项经皮介入治疗已显示出通过碎裂和/或取栓术来减少血栓负担的有效性，并可用于有全身溶栓禁忌证或全身溶栓失败的大面积肺栓塞患者。特殊的抽吸导管可通过手动抽吸血栓，但由于血栓栓子的大小不同，该装置在肺栓塞中的用途有限。Angio Jet（Boston Scientific）是一种流变性取栓装置，通过导管的远端注射纤溶剂以溶解和机械破坏血栓。在纤溶剂停留在患处 15~20 分钟后，可以通过同一导管进行血栓抽吸。旋磨切除导管用于切碎血栓，同时不断抽吸凝块碎片。

EKOS 装置（BTG）将用于溶栓治疗的输液导管与旨在进一步减少血栓负担的超声结合起来。超声引导的 EKOS 溶栓治疗正越来越多地用于治疗重度肺栓塞。ULTIMA（Ultrasound-Accelerated Thrombolysis of Pulmonary Embolism）研究随机入组 59 例中危肺栓塞患者到普通肝素或 EKOS 组。接受 EKOS 治疗的患者右心室 - 左心室比率有更大的改善。与单纯普通肝素相比，大出血无明显差异。SEATTLE Ⅱ 研究表明，在中重度或重度肺栓塞患者中，EKOS 治疗和普通肝素治疗可显著降低右心室扩张，降低肺动脉高压，减少解剖血栓负担。EKOS 对死亡率和其他临床结果的影响尚不清楚。

未来方向

急性肺栓塞评估和管理面临的挑战包括：患者非特异的临床表现、临床快速恶化、早期死亡风险、快速准确诊断和危险分层的需求，以及需要多个专业合作以获取最佳治疗方案。多学科团队（称为肺栓塞反应团队）已经在美国各地许多医疗中心成立，以应对上述挑战。团队的目的是建立一种机制，用来优先考虑对可疑或已知肺栓塞患者进行有效、安全和快速的治疗；建立一个平台，将来自不同专业的临床医生整合起来，讨论并商定最佳治疗策略，并提供一个数据收集平台，以建立更好的循证实践。

补充资料

Dudzinski DM, Piazza G. Multidisciplinary pulmonary embolism response teams. *Circulation*. 2016;133(1):98–103.
肺栓塞反应小组的基础理论和实践的相关文献。

Fesmire FM, Brown MD, Espinosa JA, Shih RD, et al. Critical issues in the evaluation and management of adult patients presenting to the emergency department with suspected pulmonary embolism. *Ann Emerg Med*. 2011;57(6):628–652.
美国急诊医师协会发布的关于肺栓塞评估和管理的意见。

Jaber WA, Fong PP, Weisz G, Lattouf O, et al. Acute pulmonary embolism: with an emphasis on an interventional approach. *J Am Coll Cardiol*. 2016;67(8):991–1002.
美国心脏病学会发布的急性肺栓塞的管理意见。

Jaff MR, McMurtry MS, Archer SL, Cushman M, et al. Management of massive and submassive pulmonary embolism, iliofemoral deep vein thrombosis, and chronic thromboembolic pulmonary hypertension: a statement from the American Heart Association. *Circulation*. 2011;123(16):1788–1830.
美国心脏协会发布的肺栓塞和深静脉血栓栓塞管理指南。

Kearon C, Akl EA, Ornelas J, Blaivas A, et al. Antithrombotic therapy for VTE disease: CHEST guideline and expert panel report. *Chest*. 2016;149(2):315–352.
美国心脏协会发布的静脉血栓栓塞抗栓治疗指南。

Raja AS, Greenberg JO, Qaseem A, Denberg TD, et al. Evaluation of patients with suspected acute pulmonary embolism: best practice advice from the Clinical Guidelines Committee of the American College of Physicians. *Ann Intern Med*. 2015;163(9):701–711.
美国心脏病学会的疑似肺栓塞评估指南。

循证文献

Kearon C. Natural history of venous thromboembolism. *Circulation*. 2003;107:I-22–I-30.
关于静脉血栓栓塞自然病程的综述。

Konstantinides SV, Barco S, Lankeit M, Meyer G. Management of pulmonary embolism: an update. *J Am Coll Cardiol*. 2016;67:976–990.
关于肺栓塞管理的综述。

Kucher N, Boekstegers P, Muller OJ, Kupatt C, et al. Randomized, controlled trial of ultrasound-assisted catheter-directed thrombolysis for acute intermediate-risk pulmonary embolism. *Circulation*. 2014;129(4):479–486.
一项对比超声辅助、导管引导普通肝素抗凝和单纯普通肝素抗凝在急性中危肺栓塞中的作用的前瞻性多中心随机对照研究。

Piazza G, Hohlfelder B, Jaff MR, Ouriel K, et al. A prospective, single-arm, multicenter trial of ultrasound-facilitated, catheter-directed, low-dose fibrinolysis for acute massive and submassive pulmonary embolism: the SEATTLE II study. *JACC Cardiovasc Interv*. 2015;8(10):1382–1392.
关于超声辅助、导管引导溶栓在急性大面积、次大面积肺栓塞治疗中的前瞻性多中心注册研究。

（David W. Lee，Eric D. Pauley，Matthew A. Cavender 著

李宗师 译　祖凌云 审校）

第十一篇

特定人群和系统性疾病的心脏问题

第64章

妊娠期心血管疾病

心血管疾病是美国最常见的孕产妇死亡原因之一。随着越来越多的女性将生育推迟到 30~40 岁，冠状动脉疾病及其危险因素和妊娠之间的相互影响在产前保健中也显得越来越重要。另外，更多患有先天性心脏病的妇女正在达到生育年龄，因此，需要多学科协作以获得更好的母亲和胎儿结局。了解孕妇对妊娠的正常生理适应及其对心血管血流动力学的潜在影响，对于所有孕妇的管理都至关重要。

妊娠期的生理适应

妊娠期的变化

影响妊娠期血流动力学变化的两个重要血液学参数是红细胞数量和血容量的增加。血容量增加约 50%，而红细胞量增加 20%~30%（图 64.1）。总血容量的增加造成了妊娠期的生理性贫血。血容量的增加由多种因素所致，主要原因是雌激素激活了肾素 - 血管紧张素 - 醛固酮系统。其他妊娠相关激素也会激活其他水潴留机制。另一个重要的血液学变化是由雌激素引起的凝血因子增加和血流淤滞，导致血液呈高凝状态。

正常妊娠期间，心输出量（cardiac output，CO）增加 45%~50%，最早从末次月经后 5 周开始，主要是由于每搏量增加（在妊娠期的第 1 个和第 2 个三月期间）和心率增加（在妊娠期第 3 个三月期间为 10~20 次 / 分）。心输出量增加大多发生在妊娠第 16 周。随后心输出量进一步缓慢增加，在第 24~32 周达到峰值。由于主动脉顺应性降低和子宫动静脉分流，到 20 周时全身血管阻力（SVR）降低 34%。在妊娠的最后几周，由于每搏量减少和 SVR 的增加，心输出量略有减少（图 64.1，中图）。

心脏的结构变化与这些血流动力学变化有关。左心室舒张末期容积增加、收缩末期容积减少和室壁厚度增加导致左心室质量增加。瓣膜横截面积也有所增加，这导致更多的生理性反流，三尖瓣和肺动脉瓣受累比二尖瓣更常见，但很少能闻及杂音。由于激素介导的胸腔变化，心脏通常会轻微地向头侧和侧边移位，并且肺尖会升高到胸腔入口。

体位变化对孕妇的血流动力学也有显著影响。尤其重要的是以近乎晕厥和 / 或晕厥症状为特征的仰卧位低血压综合征，与仰卧时妊娠子宫压迫或阻塞下腔静脉有关。可通过改变姿势来缓解症状，特别是向左倾斜或左侧卧位（图 64.1，下图）。建议孕妇不要在大约 20~23 周时进行仰卧位锻炼的主要原因之一是可能出现仰卧位低血压综合征。下腔静脉受压也导致心输出量在 24 周时减少 8%，在 33 周时减少 25%。如果孕妇需要心肺复苏，特别是在妊娠中期或晚期，这种体位效应尤其重要，在这种情况下，应将其置放于左侧卧位。

产程和分娩的变化

在产程和分娩过程中，每搏量、心率增加，随之心输出量显著增加。血压（收缩期和舒张期）和耗氧量也明显增加。分娩时的疼痛和焦虑程度对这些参数有显著影响，但通过镇痛和 / 或镇静可能有所缓解。每次宫缩相当于自体输血 300~500 ml，周围血管阻力通常增加 10%~25%。心输出量也随着产程的进展而增加，早期增加 17%，宫颈扩张约 8 cm 时增加 34%。在第二产程（分娩时宫颈完全扩张）时，用力的 Valsalva 动作可能会降低前负荷。

阴道分娩和剖宫产都会发生显著的血流动力学变化。剖宫产应基于胎儿和母亲的血流动力学状态进行个体化选择。阴道分娩引起的血流动力学改变比剖宫产少，即使是患有心脏病的妇女通常也能更

妊娠期血液学变化

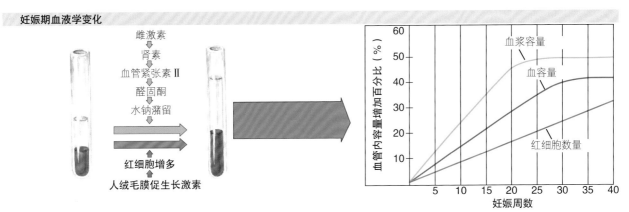

妊娠期多因素导致水潴留和红细胞数量增加，血浆容量增加50%，红细胞增加 30%，造成了妊娠期相关的生理性贫血和血容量增加。

心输出量变化

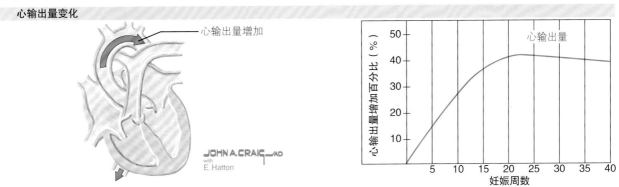

正常妊娠期间，心输出量增加50%，主要是由于每搏量增加（在第1个和第2个三月期间）和心率增加（在第3个三月期间）。

体位变化

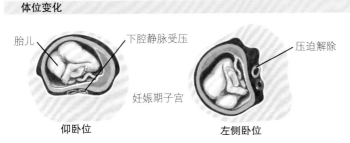

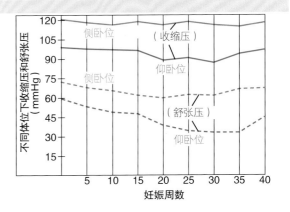

体位变化也显著影响孕妇的血流动力学。孕妇仰卧时妊娠的子宫压迫下腔静脉引起低血压和晕厥，从仰卧位改为左侧卧位时下腔静脉受压解除，静脉回流和心输出量增加，可缓解症状。

图 64.1　心血管系统对妊娠的适应性变化

好地耐受。因此，除非有剖宫产的产科指征，否则阴道分娩是推荐的分娩方式。但有例外情况，包括马方综合征（高血压发作可能导致主动脉夹层）主动脉根部明显扩张（>5.5 cm）、严重主动脉缩窄且高血压控制不佳以及急性严重心血管失代偿的患者。另一种选择是在第二产程助产（产钳或吸引），这可以避免孕妇用力时产生的过大压力。此外，患有主动脉瓣狭窄、复杂的主动脉缩窄、法洛四联症、肥厚型梗阻性心肌病、肺动脉高压和艾森曼格综合征

的妇女，在硬膜外或脊髓麻醉时应特别注意。

产后的变化

分娩后，因为下腔静脉压迫缓解后静脉回流增加，子宫血液自体输血和液体再分布，心输出量再次增加。在阴道分娩后 1 小时内心输出量恢复到分娩前水平并持续 2~6 周。产后 48~72 小时内液体转移最多，因为典型的分娩失血量为 300~1000 ml。对于患有心力衰竭的产后患者，应注意容量管理。

临床表现

正常妊娠期间的心脏检查

有些正常妊娠的症状可能被误认为心脏病的症状，包括疲劳、呼吸困难、心悸，甚至近乎晕厥，连同妊娠的正常体征，包括颈静脉搏动增强、正常心音或杂音以及轻度的下肢水肿。相反，病理迹象和症状有时可归因于正常妊娠。因此，了解妊娠的正常心脏检查至关重要（表 64.1）。

虽然妊娠和年轻成年人出现 S_3 是正常现象，但在健康的妊娠状态下仍然相对罕见。S_4 不常见，通常是病理性的。由于血容量和心输出量增加，在妊娠期间可能听到新发的或更明显的收缩期血流杂音。尽管在正常妊娠中已有舒张期杂音的报道，但如果发现舒张期杂音，应进行超声心动图检查以排除瓣膜病变。随着血容量的增加，孕妇可能会出现轻微的颈静脉扩张和外周水肿，并且由于舒张压的下降幅度大于收缩压的下降幅度使脉压增大。

鉴别诊断

区分正常妊娠和妊娠期间的病理症状通常很困难。常见的心脏症状包括胸痛、心悸、劳力性呼吸困难或疲劳以及周围水肿。胸痛在病因上很少是心源性的，但如果怀疑是心绞痛，则应进行心电图检查。在妊娠期，由于生理变化（侧向移位和轻微增大的左心室），心电图上可能出现非特异性的 ST-T 改变和电轴左偏。心悸通常为房性或室性期前收缩，动态心电图对此可能有用。心律失常可能与妊娠生理性低钾血症和心肌拉伸增加有关。以前未发作或治疗过的折返性心动过速综合征可能会复发。区分正常妊娠和心力衰竭症状也很困难；但湿啰音和心前区隆起则大多是病理性的。

诊断方法

对孕妇进行全面的病史采集有助于发现既往存在的心脏疾病，最好由母胎医学和心脏病专科医生共同处理。围产期心脏并发症很少见（<1%），主要与高血压和既往的慢性心血管疾病有关，最严重的心脏并发症是围产期心肌病和急性心肌梗死。本章的其他部分描述了孕妇常见心血管疾病的评估和管理。

表 64.1	妊娠期心脏检查的正常结果
检查	检查结果
心前区触诊	侧向移位的左心室搏动 可触知的右心室搏动
心音	S_1 和 S_2 的强度增加 S_1 分裂 S_2 生理分裂加剧
心脏杂音	收缩中期杂音（常见；通常是 1 级和 2/6 级），在左下胸骨边缘最明显 舒张期杂音（少见；柔和，中等到高音），在肺动脉瓣听诊区和胸骨左缘最清楚 连续性杂音： 颈部静脉嗡嗡声：右锁骨上窝最明显 乳房杂音（也可仅作为收缩期杂音听到）：在左侧第 2~4 肋间隙最明显；将听诊器紧紧地压在胸壁上并保持直立姿势可减弱

既往存在的疾病状态和妊娠

母亲和胎儿心脏病的风险通常取决于潜在的心血管疾病和母亲的心功能分级。总体而言，纽约心脏协会（NYHA）心功能 Ⅲ 级和 Ⅳ 级的女性死亡率（妊娠期 >7%）高于 NYHA 心功能 Ⅰ 级和 Ⅱ 级的女性（1%）。对患有心脏病的孕妇进行危险分层的风险指数包括 4 个主要事件预测因子：既往心脏事件或心律失常；基线 NYHA 心功能 Ⅱ 级以上或发绀；显著的左心室梗阻（超声心动图显示二尖瓣瓣口面积 <2 cm^2，主动脉瓣瓣口面积 <1.5 cm^2，或左心室流出道峰值压差 >30 mmHg）；心室收缩功能降低（LVEF<40%）。根据妇女的心脏状况，WHO 将妇女妊娠风险分为四类（表 64.2）。

理想情况下，孕前咨询可为患者提供个体化的孕产妇和胎儿风险信息，为最安全的妊娠做准备。这也使医生和患者有机会在备孕时解决风险因素，为潜在缺陷进行产前手术矫正提供可能。

表 64.2　孕产妇先天性心脏病和心脏瓣膜病以及妊娠期间孕产妇和 / 或胎儿风险

非常高风险 WHO Ⅳ 级 [a]	中度至高度风险 WHO Ⅲ 级 [b]	低至中等风险 WHO Ⅱ 级 [c]	极低风险 WHO Ⅰ 级 [d]
• 严重心室功能障碍（LVEF <30%）伴 NYHA Ⅲ 级或Ⅳ级症状 • 重度肺动脉高压（如艾森曼格综合征）伴或不伴间隔缺损 • 发绀型心脏病伴肺动脉高压 • 严重左心室流出道梗阻（严重的二尖瓣狭窄、严重的症状性或无症状性主动脉瓣狭窄） • 严重瓣膜疾病（主动脉瓣狭窄、主动脉瓣关闭不全、二尖瓣狭窄、二尖瓣关闭不全）伴 LVEF <40% 或伴有严重肺动脉高压（肺动脉压 >75% 体循环压） • 马方综合征并主动脉扩张 >4.5 cm，或二叶主动脉瓣并主动脉扩张 >5.0 cm • 严重的先天性主动脉缩窄 • 既往围产期心肌病伴左心室收缩功能受损	• 右心室左心室化（大动脉转位心房转换手术后，先天性矫正性大动脉转位） • 无肺动脉高压的发绀病变 • Fontan 型循环 • 其他复杂先天性心脏病 • 机械瓣置换术后 • 主动脉扩张 4.0~4.5 cm 伴马方综合征，或 4.5~5.0 cm 伴二叶主动脉瓣	• 未手术治疗的间隔缺损（房间隔缺损，室间隔缺损） • 主动脉缩窄（修复术后） • 法洛四联症 • 轻度受损的左心室收缩功能 • 肥厚型心肌病 • 自体或生物瓣膜性心脏病（不被视为 WHO Ⅰ 级或Ⅳ级，例如，轻度和 NYHA 心功能Ⅰ级或Ⅱ级） • 无主动脉扩张的马方综合征 • 二叶主动脉瓣伴主动脉扩张 <4.5 cm • 大多数心律失常	• 小的、轻度的或不复杂的肺动脉狭窄、动脉导管未闭、二尖瓣脱垂 • 简单的先天性病变修复术后（房间隔缺损，室间隔缺损、动脉导管未闭、肺静脉异位引流） • 孤立性房性或室性期前收缩

[a] 极高的孕产妇死亡率或严重发病率，因此不建议妊娠。[b] 孕产妇死亡率或严重发病率显著增加。[c] 孕产妇死亡率小幅上升或发病率轻度上升。[d] 未检测到增加孕产妇死亡率的风险，发病率没有或轻微增加。[e] 根据个人情况，可列入 WHO Ⅲ 类。

Adapted from the ACC/AHA guidelines for the management of patients with valvular heart disease（Bonow et al，2008）and from a WHO classification of pregnancy risk for cardiac lesions（Thorne et al，2006）.

先天性心脏病

先天性心脏病由多因素所致，是遗传倾向和环境因素共同作用的结果。一般来说，后代患病风险为 3%~5%。但报告的发病率在 1%~18%，取决于母体病变的具体类型和受影响的兄弟姐妹的数量。母亲患先天性心脏病对母亲和胎儿都有不同的风险，这取决于病变的类型（表 64.2）。

妊娠期间，非发绀性先天性心病患者通常耐受性良好，包括房间隔和室间隔缺损、动脉导管未闭（左向右分流）和主动脉缩窄。患有严重高血压的主动脉缩窄患者则有发生心力衰竭、脑动脉瘤破裂和主动脉夹层的风险。因此，对这类患者予以适度、但不过于激进的血压控制是有益的。

患有非发绀和发绀性先天性心脏病的孕妇及其胎儿结局主要取决于病变类型、手术修复状态（如果有的话）、心室功能、肺动脉高压程度、低氧血症程度和母亲的 NYHA 心功能等级。因此，个体化处理非常重要。

肺血管疾病与艾森曼格综合征

肺血管疾病包括原发性肺动脉高压、继发性血管性肺动脉高压和艾森曼格综合征。这些疾病发病率和死亡率通常很高，再加上妊娠，母婴不良结局的风险更高（WHO Ⅳ 级）。孕产妇死亡率因肺血管疾病的病因而异：艾森曼格综合征为 36%，原发性肺动脉高压为

30%，继发性血管性肺动脉高压为56%。如果红细胞比容 >65% 或室内空气条件下脉搏血氧饱和度 <85%，则风险会进一步增加。患有肺血管疾病和艾森曼格综合征的妇女在分娩后不久有可能死于突发或进展性心力衰竭、心律失常或血栓栓塞事件。在继发性肺动脉高压中，晚期住院、手术分娩、系统性疾病的肺血管炎和使用药物不恰当也是孕产妇死亡的危险因素。

由于死亡率很高，患有肺血管疾病和艾森曼格综合征的妇女应避孕。如果这些状态是在妊娠期诊断的，则建议提前终止妊娠。如果患者拒绝终止妊娠，或者在妊娠晚期确诊的疾病，则应限制体力活动，建议在妊娠晚期卧床休息，并且必须密切监测。早期住院治疗降低了继发性血管性肺动脉高压和艾森曼格综合征孕妇的死亡率。

标准药物治疗包括钙通道阻滞剂、吸入一氧化氮和吸入或静脉注射前列腺素。妊娠期妇女呈高凝状态（尤其是在妊娠晚期和产后至少8周），住院时如果有临床指征，通常建议预防性抗凝治疗。首选自然阴道分娩，并尝试使用产钳或吸引来缩短第二产程。产程中是否使用肺动脉导管监测仍有争议。

马方综合征

马方综合征是一种常染色体显性遗传性结缔组织病，可有明显的心血管受累，最常见的是二尖瓣脱垂和主动脉窦水平的主动脉根部扩张。二尖瓣关闭不全及主动脉瓣关闭不全和主动脉夹层可在妊娠前或妊娠期间发生。患有马方综合征且仅有轻微心血管疾病，以及主动脉根部直径 <40 mm 的孕妇，通常能够耐受妊娠，且主动脉根部直径几乎没有变化。但马方综合征且主动脉根部 >40 mm、主动脉瓣关闭不全或有主动脉夹层病史的孕妇风险很高。

由于存在这些风险，通常建议患有马方综合征和主动脉根部扩张的妇女避孕，发现妊娠后应避免剧烈活动。β受体阻滞剂可降低马方综合征普通人群的主动脉根部扩张率和主动脉并发症，所有马方综合征孕妇均应常规使用β受体阻滞剂。通常需要进行系列的超声心动图检查。

心脏瓣膜病

风湿性心脏病是发展中国家瓣膜疾病最常见的原因。因为生理性后负荷减少（全身血管阻力降低）、血浆容量增加、高动力和心动过速状态，除非病变严重，轻中度的关闭不全性瓣膜病变在妊娠时耐受性良好。二尖瓣脱垂是最常见的瓣膜疾病，也是年轻女性二尖瓣关闭不全的最常见原因，但妊娠期间由于二尖瓣环的拉伸和左心室增大，二尖瓣脱垂可能消失。二尖瓣脱垂通常耐受性良好，除非有明显的二尖瓣关闭不全，否则不会增加并发症的风险。二尖瓣和主动脉瓣关闭不全通常可以通过利尿剂减轻肺淤血，如果有高血压可用血管扩张剂治疗。很少见的情况下，由于发生严重的 NYHA 心功能Ⅲ~Ⅳ级的症状而需要进行瓣膜手术。

患有瓣膜狭窄性病变的孕妇需要在整个妊娠、产程和分娩过程中密切监测，罕见情况下可能需要及时干预。轻度主动脉瓣狭窄、轻度二尖瓣狭窄和轻度至中度肺动脉瓣狭窄的耐受性相当好。患有较严重瓣膜狭窄病变的妇女最好在妊娠前进行瓣膜修复或置换，或者建议避孕。重度主动脉瓣狭窄、二尖瓣狭窄和肺动脉瓣狭窄的瓣膜成形术也已在妊娠期间成功实施。在妊娠期间，因症状难以治疗或功能等级恶化而行主动脉瓣和二尖瓣置换是很少见的；但是由于母亲和胎儿存在重大风险，外科瓣膜置换只能作为最后手段。

妊娠期二尖瓣狭窄通常会出现症状，也可能是妊娠后才被诊断。症状往往在妊娠后期出现，随着每搏量和心率增加，导致跨瓣压差增加。此外，左心房压升高可导致肺水肿；心动过速时舒张期充盈减少；发生房性心律失常的风险更高。因此，适当的利尿剂（缓解充血）和β受体阻滞剂治疗（避免心动过速）以及限盐、控制液体摄入和活动是有效的。如果出现瓣膜病性心房颤动，地高辛可能有用。如果狭窄为中度至重度，并伴有 NYHA 心能性Ⅲ或Ⅳ级症状，且药物治疗不成功，则应在分娩前考虑经皮球囊瓣膜成形术。这些妇女的症状是前负荷依赖性的，在产程及分娩过程中可能受益于有创血流动力学监测。

大多数孕妇的主动脉瓣狭窄是先天性的。二叶化主动脉瓣可能同时存在主动脉根部扩张或主动脉病变，在妊娠晚期有自发性主动脉夹层的潜在风险，特别是合并主动脉缩窄时。理想情况下，中度至重度主动脉瓣狭窄应在孕前纠正。在妊娠期间无症状或有轻微症状的重度主动脉瓣狭窄患者，可保守治疗，包括卧床休息、吸氧和β受体阻滞剂。但有症状的重度主动脉瓣狭窄孕妇，应考虑在分娩前进行经皮球囊瓣膜成形术或手术；如果进行手术，首选 Ross 手术。

对于大多数瓣膜疾病，除非怀疑有感染，否则不建议对不复杂的阴道分娩或剖宫产进行常规抗生素预防细菌性心内膜炎。对高危患者，包括有人工瓣膜、任何程度的瓣膜狭窄、中度或重度瓣膜关闭不全、心内膜炎史、复杂先天性心脏病或手术构建的体 - 肺循环通道的患者，可考虑预防性使用抗生素。

妊娠是高凝和高动力状态，这对于接受人工瓣膜置换术后的孕妇具有挑战性。机械性人工瓣膜由于有致血栓形成性需要华法林的长期抗凝治疗，这与妊娠早期 15%~25% 的胚胎病风险相关，但华法林的替代品（如肝素）效果较差。尽管生物瓣膜较少形成血栓，不需要抗凝治疗，但它们的耐久性较差，且在妊娠期间加速退化的风险较高。因此，目前对妊娠患者抗凝治疗的建议如下：妊娠第 6~12 周使用肝素（低分子量肝素皮下注射或普通肝素静脉注射）；如果需要，在第 36 周之前改用华法林，然后在第 36 周之后改用肝素；产后经产科医生批准后尽快恢复华法林治疗。

心力衰竭

对患有不同类型的心肌病（扩张型、肥厚型或限制型）的孕妇进行管理已经变得越来越普遍。孕前咨询很重要，应根据风险 - 获益分析进行个体化治疗。应优化孕期医疗管理，除了用非致畸替代品替代潜在致畸药物（例如：用肼屈嗪替代 ACEI）之外，不要做太大改变。此外，超声心动图密切监测射血分数降低或有降低风险的患者是必要的，尤其是在血流动力学变化最大的妊娠晚期。有创血流动力学监测可能有助于产程中、分娩和产后早期管理。

妊娠期特有的心血管疾病

妊娠期高血压

2009 年，美国高血压学会更新了妊娠期高血压的分类，并提出了管理指南。妊娠高血压（收缩压 ≥140 mmHg 和 / 或舒张压 ≥90 mmHg）分为四类：慢性高血压、妊娠期高血压、慢性高血压合并子痫前期和子痫前期 - 子痫。这种分类可以帮助预测高血压的病程和治疗的必要性。子痫前期（单纯或合并）最常与严重的母体 - 胎儿 - 新生儿并发症（包括死亡）相关。除生活方式调整外还需要药物治疗，甲基多巴相对安全，常用作传统一线药物，但容易很快发生耐药且疗效有限。其他一线药物包括钙通道

阻滞剂（如硝苯地平）和 β 受体阻滞剂（如拉贝洛尔等，但应避免使用影响胎儿生长的阿替洛尔）。某些利尿剂，如氢氯噻嗪可用作二线药物。

慢性高血压的定义是在妊娠前、妊娠 20 周前或妊娠期间诊断的高血压，但产后未能得以解决。这在非裔美国人、糖尿病、慢性肾病和肥胖患者中更常见。高血压合并子痫前期的卒中风险增加。

妊娠期高血压是在妊娠第 20 周之后首次诊断的高血压，不伴蛋白尿。未进展为子痫前期，产后 6~12 周血压恢复正常。但如果产后血压仍然很高，最终诊断是慢性高血压。

患有高血压但在妊娠 20 周之前无蛋白尿的患者，如果出现蛋白尿则诊断慢性高血压合并子痫前期。妊娠 20 周前患有高血压和蛋白尿的患者，出现蛋白尿突然增加、血压突然升高、血小板计数降至 <100 × 10^9/L 或血清转氨酶［天冬氨酸氨基转移酶（AST）或丙氨酸氨基转移酶（ALT）］急性升高或其他子痫前期的体征或症状时，也可做此诊断。

最后，子痫前期 - 子痫的分类适用于妊娠 20 周后血压升高并伴有蛋白尿的孕妇（图 64.2）。确诊需要有下列情况，包括收缩压 ≥ 160 mmHg 和 / 或舒张压 ≥ 110 mmHg，蛋白尿 >2.0 g/24 h，血清肌酐浓度升高，血小板计数 <100 × 10^9/L，和 / 或微血管病性溶血性贫血及 AST 或 ALT 升高。应该引起关注的其他症状包括持续的上腹部不适、头痛、视觉障碍和其他中枢神经系统表现。

尽管有许多危险因素，但子痫前期 - 子痫的病因尚不清楚（表 64.3）。内皮功能障碍是这种疾病的特征。这种系统性疾病与母亲和胎儿发病率和死亡率的显著增加有关。子痫前期的严重程度从轻度到重度不等，并且可能进展迅速而不可预测。一般来说，轻度子痫前期患者可密切监护。重度子痫前期患者应入住三级护理中心，并密切监测母亲或胎儿窘迫的迹象。子痫前期可发展为子痫，这是一种可能致命的惊厥阶段（图 64.2），会导致肺水肿、肾损害和肝损害。脑梗死和出血是子痫前期 - 子痫死亡的主要原因。肼屈嗪（静脉）、拉贝洛尔（静脉或肌内）和硝苯地平（口服）通常用于治疗重度高血压；硝普钠（静脉）因可能的氰化物毒性而用做最后的治疗手段。硫酸镁推荐用于子痫前期预防抽搐发作，也可治疗和预防子痫反复发作。分娩时机应基于母亲和胎儿的情况，包括胎龄。分娩是有效的子痫前期治疗方法，症状和体征通常会在产后 24~48 小时内缓解，但也可能

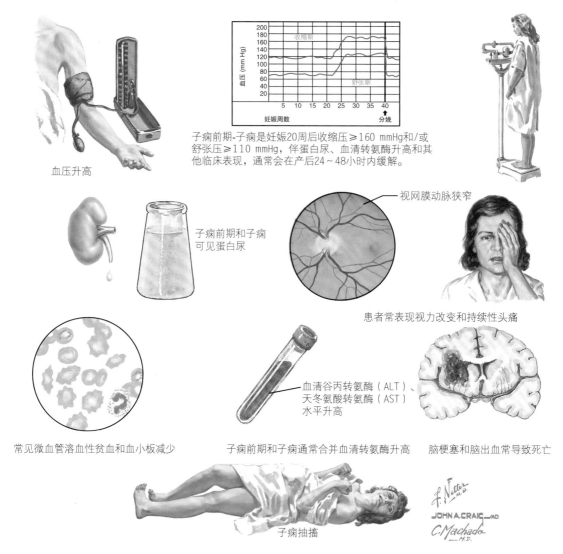

血压升高

子痫前期-子痫是妊娠20周后收缩压≥160 mmHg和/或
舒张压≥110 mmHg，伴蛋白尿、血清转氨酶升高和其
他临床表现，通常会在产后24~48小时内缓解。

视网膜动脉狭窄

子痫前期和子痫
可见蛋白尿

患者常表现视力改变和持续性头痛

常见微血管溶血性贫血和血小板减少

血清谷丙转氨酶（ALT）、
天冬氨酸转氨酶（AST）
水平升高

子痫前期和子痫通常合并血清转氨酶升高

脑梗塞和脑出血常导致死亡

子痫抽搐

图 64.2　子痫 - 子痫前期

会持续更长时间。对患有子痫前期 - 子痫的产妇进行监测非常重要，直到血压和其他异常参数恢复正常。

围产期心肌病

围产期心肌病（peripartum cardiomyopathy，PPCM）是一种影响健康年轻女性的罕见心力衰竭类型，定义是：无心脏基础疾病的妇女，在妊娠最后 1 个月或分娩后 5~6 个月内发生心力衰竭，LVEF<45%，伴有或不伴有左心室扩张，并除外其他明确病因。据统计，在美国每 2500~4000 名活产婴儿的孕产妇中有 1 人患病，在非洲发病率较高（1/1000），海地的发病率最高（1/300）。病因尚不清楚，可能与炎症、感染、营养、激素、自身免疫和遗传易感性有关。其中一个原因与氧化应激相关，催乳素切割蛋白酶组织蛋白酶 D 产生 16 kDa 催乳素片段，促进血管收缩并损害心肌细胞功能。围产期心肌病发生的危险因素如表

64.3 所示。妊娠相关心肌病与围产期心肌病有相似的特征，但诊断早于最后 1 个月。

围产期心肌病患者的预后变异较大，取决于左心室大小和功能是否恢复正常。研究报道的死亡率为 25%~50%，大多数死亡发生在诊断后的前 3 个月。多达 50% 的患者在产后 6 个月内 LVEF 可恢复到正常或基本正常，其余患者表现为持续性心功能不全或心功能恶化，并出现与慢性心力衰竭相关的症状和并发症。围产期心肌病约占美国报告的妊娠相关死亡的 5%，黑人妇女的死亡率更高。

围产期心肌病以支持性治疗为主，包括心力衰竭的标准治疗，必要时可采用主动脉内球囊反搏或左心室辅助装置或心脏移植。给药前应该评估循证医学支持的抗心力衰竭药物的风险和益处，尤其是当患者仍在孕期时。如果在分娩前诊断出心肌病，则首选肼屈嗪降低后负荷（因为 ACEI 有致畸性）；

表64.3　子痫前期、围产期心肌病和围产期急性心肌梗死的危险因素	
危险因素	
子痫前期	母亲年龄≥30岁
	多次妊娠
	黑色人种
	高血压
	肥胖
	胰岛素抵抗
	糖尿病
	循环睾酮增加
	血栓形成倾向
	镰状细胞病
	结缔组织疾病
	自身免疫性疾病
	肾病
围产期心肌病	母亲年龄≥30岁
	多胎妊娠
	多次妊娠
	非洲裔
	子痫前期或持续性高血压
	长期保胎
急性心肌梗死	母亲年龄≥30岁
	高血压
	血栓形成倾向
	吸烟
	输血
	糖尿病
	产后感染

但产后则推荐使用ACEI，对母乳喂养的患者是安全的。β受体阻滞剂在妊娠期间通常是安全的。由于醛固酮拮抗剂有抗雄激素的作用，在妊娠期应避免使用。除标准心力衰竭治疗外，接受溴隐亭治疗的围产期心肌病患者预后良好。

再次妊娠导致围产期心肌病复发很常见，患者未来能否再次妊娠尚有争议，持续性左心室功能不全的患者应避免再次妊娠，因为有左心室功能进一步降低和临床恶化的风险。但对LVEF恢复正常的患者能否再次妊娠尚无定论。虽然复发概率和严重程度低于持续性收缩功能障碍的患者，但仍有复发的可能性。从机制上讲，多巴酚丁胺负荷超声心动图显示的收缩储备受损可能是围产期心肌病复发的原因之一。基于这些观察结果，即使是LVEF正常和收缩储备正常，曾患围产期心肌病的女性也应谨慎考虑后续妊娠。

保胎治疗引起的肺水肿

有时需要用保胎剂预防早产，且一些患者会应用一种以上的药物。常见药物包括硝苯地平、吲哚美辛、硫酸镁和特布他林。虽然这些药物可以延迟分娩，但有明显的副作用，包括心动过速（有室性心动过速的报道）、无心电图改变的胸痛、电解质异常和非心源性肺水肿。这些药物引起肺水肿的发生率很低。但在患有肺水肿的孕妇中，大约有25%的病例曾应用抑制宫缩药物。短期（<48小时）静脉注射抑制宫缩药物常增加肺水肿的发病率。至少有一份报道指出长期（>4周）口服抑制宫缩药物与围产期心肌病的发病相关。

急性心肌梗死

随着越来越多的高龄妇女妊娠，妊娠期间冠状动脉疾病的患病率和急性心肌梗死的风险可能会上升。除了传统的冠状动脉疾病危险因素外，妊娠会使急性心肌梗死的风险增加3~4倍。妊娠期急性心肌梗死的发病率从每10万次分娩中3例增加至100例，孕产妇死亡率高达11%，与之相关的胎儿死亡率为9%。急性心肌梗死的危险因素列于表64.3。最常见的病因是动脉粥样硬化伴或不伴冠状动脉内血栓，但仅见于40%的病例；其他原因包括：无动脉粥样硬化疾病的冠状动脉血栓、冠状动脉夹层和可能的冠状动脉痉挛。发生急性心肌梗死的患者应酌情进行血运重建治疗。由于抗血小板和抗凝剂存在出血和致畸的风险，药物治疗可能会很困难。但胎儿死亡的风险通常与产妇死亡有关，所以应强调优化产妇健康管理的重要性。

优选治疗

许多心血管疾病可能影响孕妇，治疗必须个体化，并遵循诊疗标准。理想情况下，多学科产前讨论应包括产科医生、心脏科医生和初级保健提供者共同参与。如果有周到的护理计划，母亲和孩子的预后都会得到改善。

避免治疗错误

因为很少在孕妇进行药物试验，所以大多数药物在孕妇中的安全性信息都很有限。大多数心血管药物可穿过胎盘，也在母乳中分泌。因此，在可能的情况下，最好避免在妊娠期间和哺乳期使用处方药和非处方药。但既往接受心血管疾病治疗的新妊娠妇女，在咨询母婴医学专家之前不应中断重要的药物治疗，最好进行孕前咨询。

当用药不可避免时，应尽量应用已证明在妊娠期间安全的药物。根据人类和动物研究的数据，美国FDA已根据导致出生缺陷的可能性对药物进行了分类。类别从A类药物（无胎儿风险记录）到X类药物（由于已证实的致畸作用，部分或全部妊娠禁用）不等。很少的心血管药物属于B类（动物研究表明有风险，但在人体对照研究中未得到证实）；例如甲基多巴、利多卡因和索他洛尔。目前使用的大多数心血管药物都是C类药物（动物研究已经证明对胎儿有不良影响，但还无人体对照研究）；例如大多数β受体阻滞剂（如拉贝洛尔、美托洛尔、普萘洛尔）、肼屈嗪和钙通道阻滞剂。最后，D类药物显示了一些人类胎儿风险的证据，但如果不能使用更安全的药物，或相对安全的药物无效而需要该药物，那么在妊娠期间使用该药物的益处是可以接受的。然而，这种分类系统正逐渐被更多的描述性信息所取代（Pregnancy and Lactation Labeling Rule，妊娠和哺乳标签规则，2015年生效）。自2015年以来获得美国FDA批准的药物没有这一评级。2018年，美国FDA逐步取消对旧药物的分类。一般来说，如果需要药物治疗，建议使用最低有效剂量的已长期应用的药物。

未来方向

先天性心脏病妇女存活率的提高，加上生育延迟的趋势，将继续增加孕妇医疗保健工作者处理复杂心血管疾病的可能性。建议在三级护理中心对这些患者采用多学科协作以优化母婴结局。因为孕妇经常被排除在临床试验之外，大多基于病例报道和注册研究而来的妊娠期心血管疾病管理的证据并不充分。由于标准疗法是从研究结果外推到更广泛的人群中，因此需要对这一特殊人群进行进一步的研究。

补充资料

https://medlineplus.gov/pregnancyandmedicines.html and https://reprotox.org/.
妊娠期用药风险在线资源。

https://toxnet.nlm.nih.gov/newtoxnet/lactmed.htm (LactMed).
哺乳期用药风险在线资源（针对哺乳期母亲）。

循证文献

Bonow RO, Carabello BA, Chatterjee K, et al. 2008 Focused update incorporated into the ACC/AHA 2006 guidelines for the management of patients with valvular heart disease: a report of the American College of Cardiology/American Heart Association Task Force on Practice Guidelines (Writing Committee to revise the 1998 guidelines for the management of patients with valvular heart disease). Endorsed by the Society of Cardiovascular Anesthesiologists, Society for Cardiovascular Angiography and Interventions, and Society of Thoracic Surgeons. *J Am Coll Cardiol.* 2008;52(13):e1–e142.

这些指南根据现有数据和共识对心脏瓣膜病治疗提出了推荐级别（分类I，IIa，IIb；证据水平A，B，C级）。

Canobbio MM, Warnes CA, Aboulhosn J, et al. Management of pregnancy in patients with complex congenital heart disease: a scientific statement for healthcare professionals from the American Heart Association. *Circulation.* 2017;135(8):e50–e87.

这些指南根据现有数据和专家共识对复杂先天性心脏病妊娠期妇女的管理提出了推荐级别（分类I，IIa，IIb；证据水平A，B，C级）。

European Society of Gynecology (ESG); Association for European Paediatric Cardiology (AEPC); German Society for Gender Medicine (DGesGM), Regitz-Zagrosek V, Blomstrom Lundqvist C, et al. ESC guidelines on the management of cardiovascular diseases during pregnancy: the Task Force on the Management of Cardiovascular Diseases during Pregnancy of the European Society of Cardiology (ESC). *Eur Heart J.* 2011;32(24):3147–3197.

这些指南为患有心血管疾病的孕妇管理提供了建议。

Ismail S, Wong C, Rajan P, Vidovich MI. ST-elevation acute myocardial infarction in pregnancy: 2016 update. *Clin Cardiol.* 2017 Feb 13 [Epub ahead of print, PMID: 28191905].

这篇综述提供了妊娠合并STEMI患者治疗的概况。

Jeejeebhoy FM, Zelop CM, Lipman S, et al. Cardiac arrest in pregnancy: a scientific statement from the American Heart Association. *Circulation.* 2015;132(18):1747–1773.

这份报告提供了基于共识的关于妊娠期心肺复苏的建议。

Lindheimer MD, Taler SJ, Cunningham FG. American Society of Hypertension. ASH position paper: hypertension in pregnancy. *J Clin Hypertens (Greenwich).* 2009;11(4):214–225.

美国高血压学会的这份报告根据现有数据和共识，提供了妊娠期高血压的分类和治疗建议。

Sliwa K, Hilfiker-Kleiner D, Petrie MC, et al. Current state of knowledge on aetiology, diagnosis, management, and therapy of peripartum cardiomyopathy: a position statement from the Heart Failure Association of the European Society of Cardiology Working Group on peripartum cardiomyopathy. *Eur J Heart Fail.* 2010;12(8):767–778.

本综述提供了基于共识的围产期心肌病的分类和治疗建议。

Thorne S, MacGregor A, Nelson-Piercy C. Risks of contraception and pregnancy in heart disease. *Heart.* 2006;92(10):1520–1525.

这份共识文件提供了WHO对与特定心血管疾病相关的孕产妇风险的分类。

（Patricia P. Chang，Thomas S. Ivester 著
刘志鹏　李卫虹 译　高炜 审校）

第 65 章

神经肌肉病与心脏

神经肌肉疾病是神经病学的亚类，主要影响周围神经系统，包括下部运动神经元从脊髓、脊神经根、周围神经、神经肌肉接头到肌肉。无论是获得性还是遗传性的神经肌肉疾病，很多都会对心脏产生影响，其中最为常见的是影响心肌造成心肌病或者传导系统疾病，周围神经疾病也可影响自主神经系统造成心律失常或者血压的变化。其他的遗传性或获得性综合征也可能同时引起神经肌肉和心脏的异常，所以，神经科医师了解哪些情况会出现心脏异常至关重要，需要进行适当的心脏筛查与监测，而对于心脏科医师同样需要注意心脏的症状是否与潜在的神经系统疾病相关。本章回顾了与心脏相关的神经肌肉疾病。

肌病

肌病包括遗传性和获得性在内的所有肌肉疾病。遗传性肌肉病包括肌营养不良、先天性肌病和代谢性肌病，取决于特定的致病基因是否会累及心肌。一些获得性肌病也可出现心脏受累。

肌营养不良

肌营养不良既往多依据遗传方式、发病年龄、严重程度和临床表现分类，遗传性肌营养不良通常表现为儿童期或青年期进行性加重的肌无力。

杜兴和贝克肌营养不良症

杜兴（Duchenne）和贝克（Becker）肌营养不良症是 X 连锁的隐性遗传性疾病，因抗肌萎缩蛋白基因突变导致抗肌萎缩蛋白表达减少或缺如，而抗肌萎缩蛋白是骨骼肌和心肌细胞骨架的重要组成成分。二者的特征是进行性肌无力和假性肥大，尤其是小腿。

杜兴肌营养不良症的临床表现通常出现在儿童早期，伴有挛缩，近端肌无力多于远端肌无力，Gower 征是体格检查时的典型特征，即利用手臂从地板上站起（图 65.1）。非进行性认知障碍或整体发育延迟很常见，通常在发病 10 年内逐渐进展至使用轮椅，虽然使用类固醇激素可能减缓疾病发展，但患者多在生命的第二个或第三个 10 年因呼吸衰竭或心力衰竭死亡。

杜兴肌营养不良症会导致心肌纤维化，出现扩张型心肌病，也可造成心律失常及传导异常，左心室壁后基底段的纤维化可导致右心导联 R 波特征性改变，同时 I、aVL 导联，$V_5 \sim V_6$ 导联出现 R/S 波比值增大及深 Q 波。心肌病的进展可能继发二尖瓣关闭不全。与杜兴肌营养不良症相关的心肌病症状通常要到病程后期才被发现，但通过超声心动图检查可在症状发作之前检测出来。

贝克肌营养不良症，也是抗肌萎缩蛋白的表达改变或下调，但仍保留不同程度的功能，因此表型相对较轻，且发病较晚。贝克肌营养不良的严重程度差异很大，也可能出现心肌受累，有时甚至比整体的肌无力程度更严重。该病多先累及右心室，伴随纤维化的进展逐渐导致左心室功能障碍，也可出现传导系统异常。

具有典型分布的肌无力、小腿肌肉假性肥大、肌酸激酶水平高的男孩或者年轻成年人应考虑诊断杜兴或贝克肌营养不良症。针极肌电图检测可以确定肌源性损害，目前很多患者可以通过 *DMD* 基因检测评估有无缺失或重复以及点突变来确诊。在非典型病例或无法进行基因检测的情况下，可以通过肌肉活检来发现抗肌萎缩蛋白染色的减少或缺如（图 65.1）。

杜兴肌营养不良症的治疗包括糖皮质激素，可减缓肌肉无力和脊柱侧弯的进展，并改善肺功能。几项非随机的研究表明，使用类固醇激素可以延缓

Gower 征

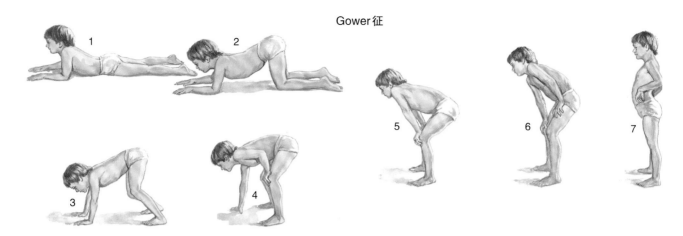

由于臀肌和脊柱肌肉无力，这类患儿的典型表现为自俯卧位起身时需用双手先后以地板、膝盖、大腿为支点，最终以腰椎前凸的姿势站立

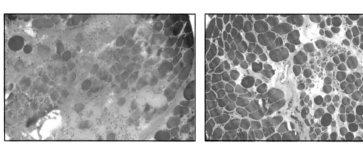

肌肉活检标本显示坏死性肌纤维被成群的小而圆的吞噬细胞吞噬（左，三色染色），并被纤维和脂肪组织替代（右，H&E染色）

图 65.1　杜兴肌营养不良症

杜兴肌营养不良症心肌病的发生发展，但还需要进一步的研究。

除了使用类固醇外，杜兴和贝克肌营养不良症的治疗还需要对症辅助支持，包括脊柱侧弯的外科治疗，有创或无创的呼吸机支持以及心脏并发症的管理。在贝克肌营养不良症中，一些心脏受累程度不均衡的患者已成功进行了心脏移植。

Emery-Dreifuss 肌营养不良

Emery-Dreifuss 肌营养不良（Emery-Dreifuss Muscular Dystrophy，EDMD）是一种遗传异质性疾病，其特征是肘部、踝部和子宫颈后部肌肉的早期挛缩，以及缓慢进展性肩肱腓肌无力，通常伴有心脏异常，包括传导异常、心律失常和心肌病。与肌营养不良表型相关的基因包括 *EMD*（编码 emerin）、*FHL1*、*LMNA*、*SYNE1*、*SYNE2* 和 *TMEM43*。该类患者常出现扩张型心肌病，多伴有传导异常。在一些无显著肌无力的患者中也观察到心源性猝死的发生。

同时出现肩肱腓肌无力伴挛缩和心脏受累，并有肌病表现的患者均应考虑肌营养不良可能。通过对前述肌营养不良相关基因进行检测来确诊，在某些情况下不需要做肌肉活检。

肌无力的治疗主要为对症支持。心脏监护至关重要，对于合并传导障碍或心律失常的患者，必要时予起搏器或植入式除颤器治疗。

强直性肌营养不良

强直性肌营养不良（myotonic dystrophy，DM）包括两种遗传性肌营养不良，与肌营养不良性肌病的临床表型相似，并有临床或肌电图的肌强直。肌强直的体格检查特征是肌肉收缩或叩击后的松弛延迟（图 65.2）。肌强直电图是在针电极肌电图上记录到高频放电后逐渐衰减。

强直性肌营养不良有两种遗传亚型，均为常染色体显性遗传，其中 1 型（DM1）与肌营养不良性肌强直蛋白激酶（dystrophi amyotonica protein kinase，DMPK）基因的 CTG 三联体重复序列的扩增有关，而 2 型（DM2）与锌指蛋白（zinc finger protein，ZNF9）基因（也称为 *CNBP* 基因）中 CCTG 重复序列的扩增有关。

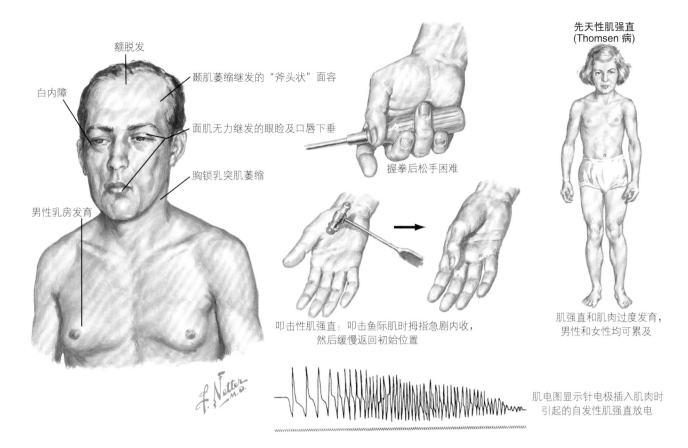

图 65.2 强直性肌营养不良

I 型强直性肌营养不良是较典型的远端肌病，伴有面部无力、上睑下垂、延髓无力、颞部萎缩和额部脱发。II 型强直性肌营养不良与 I 型强直性肌营养不良具有许多相似的临床特征，但总体上相对不严重，多表现出近端肢体无力而不是远端肢体无力，并且临床肌强直较少。强直性肌营养不良的诊断通常会根据临床和电生理特征，并通过基因检测证实。在某些情况下也可以进行肌肉活检协助评价，典型的表现为肌病性改变伴核内移显著增加。

I 型强直性肌营养不良患者以及较小比例的 II 型强直性肌营养不良患者存在心脏传导异常、心房颤动和室性心律失常的风险，心肌病较为少见，I 型强直性肌营养不良患者可出现心源性猝死。建议强直性肌营养不良患者至少每年进行 1 次心电图筛查，某些情况下需要更长时间的心脏监护，必要时予起搏器或植入式除颤器治疗。

肢带型肌营养不良

肢带型肌营养不良（limb girdle muscular dystrophy，LGMD）是一组常染色体显性（1 型）或常染色体隐性

（2 型）的遗传异质性肌病，其特征是肩胛带和骨盆带肌无力和萎缩。肢带表型可能与其他遗传性肌病及很少数获得性肌病重叠。当前有 8 种已确定的常染色体显性肢带型肌营养不良亚型（命名为 LGMD1A-H）和 23 种常染色体隐性亚型（命名为 LGMD2A-W）。

肢带型肌营养不良的某些遗传亚型可能对心脏功能造成影响，应给疑诊的患者进行基因诊断。与心脏受累最为相关的肢带型肌营养不良亚型包括 LGMD1B、LGMD1E、LGMD2E 和 LGMD2I。表 65.1 总结了其他可能出现心脏受累的情况。不常累及心脏的亚型包括 LGMD1C、LGMD2A、LGMD2B 和 LGMD2L。由于肢带型肌营养不良通常会累及心脏，因此在无法行明确的基因诊断时，建议筛查相关的心肌病。

根据病史和体格检查对临床疑诊肢带型肌营养不良的患者，可行肌酸激酶检测和肌电生理检查，基因检测可明确诊断。

远端型肌病

远端型肌病或肌营养不良症是一组遗传性异质性肌肉病，临床多表现为远端肌肉无力，其中最常

表 65.1 伴随心脏受累的肢带肌营养不良亚型

类型	位点	基因	蛋白
LGMD1A	5q31	MYOT	肌红蛋白
LGMD1B	1q11-q21	LMNA	层粘连蛋白 A/C
LGMD1D (E)	7q	DNAJB6	DnaJ 同源亚家族 B 成员 6
LGMD2C	13q12	SGCG	γ - 肌聚糖蛋白
LGMD2D	17q12-q21	SGCA	α - 肌聚糖蛋白
LGMD2E	4q12	SGCB	β - 肌聚糖蛋白
LGMD2F	5q33-q34	SGCD	δ - 肌聚糖蛋白
LGMD2G	17q11-q12	TCAP	卵磷脂
LGMD2H	9q31-q34	TRIM32	Tripartite motif containing 32
LGMD2I	19q13.3	FKRP	Fukutin 相关蛋白
LGMD2J	2q24.3	TTN	肌联蛋白
LGMD2K	9q34.1	POMT1	蛋白质 -O- 甘露糖基转移酶 1
LGMD2M	9q31	FKTN	Fukutin
LGMD2N	14q24	POMT2	蛋白质 -O- 甘露糖基转移酶 2
LGMD2O	1p34.1	POMGnT1	蛋白 O- 连接的甘露糖 β 1,2-N-乙酰氨基葡萄糖氨基转移酶
LGMD2P	3p21	DAG1	肌营养不良蛋白聚糖

见的远端肌病是韦兰德远端肌病（Welander distal myopathies）。虽然偶尔有心脏传导障碍的报道，但大多数经基因检测确诊的远端型肌病患者并无明显的心脏受累。强直性肌营养不良和肌原纤维肌病可能会有明显的远端肌无力，但与心肌病或心脏传导异常更相关。

肌原纤维肌病

肌原纤维肌病是另一组遗传性异质性肌肉疾病，与 Z 盘相关蛋白突变相关。肌原纤维肌病通常与心肌病、传导异常、心律失常相关，在某些情况下，心脏受累可能是该类疾病最主要或唯一的表现。引起肌原纤维肌病的基因突变包括结蛋白、αB- 晶状体蛋白、ZASP，肌醇蛋白（与 LGMD1A 等位基因），纤维蛋白 C、BAG3、SEPN1 和 FHL1 基因。

面肩肱型肌营养不良

面肩肱型肌营养不良（facioscapulohumeral muscular dystrophy，FSHD）是第三种最常见的肌营养不良症，由两种遗传亚型组成。1 型与 4q35 基因位点 D4Z4 微卫星重复序列的收缩有关，而 2 型是由 SMCHD1 基因的突变引起的。心脏受累并不常见，但是一些研究报道患者发生心律失常的风险增加，建议进行筛查。

先天性肌病

先天性肌病是一组在出生时发病的肌肉病，尽管在某些情况下，症状可能发生在儿童和成年后期。最常见的先天性肌病是杆状体肌病、中央轴空病和中央核或肌管性肌病。先天性肌病的肌无力多累及远端或轴性和呼吸肌。心肌病可见于多种先天性肌病，尤其是杆状体肌病。中央轴空病与恶性高热的风险增加相关。

代谢性肌病

代谢性肌病包括一组与能量存储和代谢过程相关的遗传缺陷性肌肉病。代谢性肌病的亚组包括糖原代谢异常、脂质代谢异常和线粒体疾病，均可能出现心脏受累。

糖原代谢异常

糖原贮积病是由糖原降解途径中的酶缺乏或部分缺失引起的。糖原代谢异常表现为横纹肌溶解、肝功能障碍、低血糖发作、总体运动延迟、周围神经病或心肌病。许多导致糖原贮积病的基因缺陷已被确定。从心脏的角度来看，最重要的是酸性麦芽糖酶缺乏症。酸性麦芽糖酶缺乏症［2 型糖原症、庞贝（pompe）病、LGMD2V］是一种常染色体隐性遗传疾病，会导致 α -1,4- 葡萄糖苷酶缺乏症，在婴儿期、儿童期或成年期发病，具体取决于残余酶的活性程度。婴儿期发病者程度严重且累及多系统，几乎均有心脏受累。成年期发病者较少累及心脏，但有时会出现心肌病。重组 α - 葡萄糖苷酶的酶替代疗法可用于治疗婴儿期发病者，并可能对晚发型患者也有一定作用，尤其是心肌病可通过酶替代疗法得到改善。

其他常伴有心肌病的糖原贮积病类型为肌肉糖原合酶缺乏症和溶酶体相关膜蛋白 2 缺乏症［达农（Danon）病］。

脂质代谢异常及肉碱缺乏症

与脂质代谢异常有关的代谢性肌病包括肉碱缺乏、脂肪酸转运缺陷、β-氧化缺陷、中性脂质贮积病和 lipin-1 缺乏。与这些疾病相关的症状通常由代谢产物诱发。原发性肉碱缺乏症是与心肌病关系最密切的脂质蓄积性肌病。肉碱缺乏症的临床特征可以从婴儿期严重的代谢失代偿，到儿童期或成人期的肌病伴心肌病。可以筛查血清肉碱水平、培养皮肤的成纤维细胞、肌肉活检中的低水平肉碱或基因检测来确诊。治疗方法是口服补充左旋肉碱，并避免低血糖。

线粒体病

线粒体病包括线粒体或核 DNA 的遗传缺陷，这些缺陷可以影响线粒体氧化磷酸化产生 ATP 过程中必需的蛋白质。线粒体病可有多种表型，但影响较大的为对能量有高需求的器官系统，包括脑、心脏和骨骼肌。Kearns-Sayre 综合征通常表现为进行性眼外肌麻痹、心脏传导阻滞和线粒体肌病，有时还伴有中枢神经系统受累。莱伯（Leber）遗传性视神经病变主要表现为进行性视神经变性，但可能伴有心脏传导异常。某些线粒体肌病可能伴有心肌病，如肥厚型心肌病或扩张型心肌病。治疗方面，虽然曾经尝试了一些呼吸链辅助因子的口服补充治疗，但目前仍以对症支持为主。由于基于特定突变和组织表达的线粒体病表型的可变性，通常建议对所有诊断为线粒体病的患者进行心脏传导系统疾病和心肌病的筛查。

周期性麻痹综合征

周期性麻痹综合征是一组罕见的与肌肉离子通道缺陷相关的神经肌肉疾病，可导致发作性肌无力，通常由运动、禁食或高碳水化合物摄入引起（图 65.3）。

低钾性周期性麻痹是与钙离子通道或钠离子通道突变有关的常染色体显性遗传疾病，表现为与血清钾水平低有关的肌无力发作。但严重低钾血症发作期间很少发生心律失常。治疗包括补充钾和乙酰唑胺。

Andersen 综合征或 Anderson-Tawil 综合征是周期性麻痹的一种罕见亚型，与钾离子通道突变相关，临床特征是周期性麻痹、室性心律失常和畸形。Andersen 综合征患者的血钾水平各异，但通常较低。根据临床病史疑诊周期性麻痹者，可在电诊断检查中

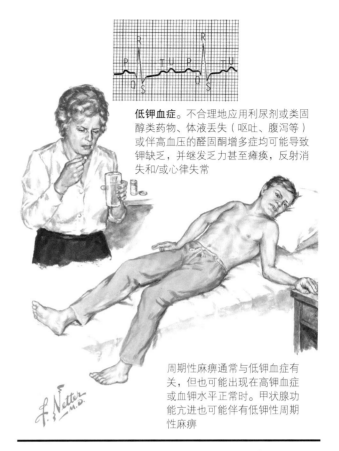

低钾血症。 不合理地应用利尿剂或类固醇类药物、体液丢失（呕吐、腹泻等）或伴高血压的醛固酮增多症均可能导致钾缺乏，并继发乏力甚至瘫痪，反射消失和/或心律失常

周期性麻痹通常与低钾血症有关，但也可能出现在高钾血症或血钾水平正常时。甲状腺功能亢进也可能伴有低钾性周期性麻痹

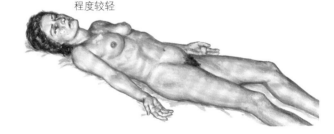

高钾血症。 Addison病（原发性肾上腺皮质功能不全）与血清钾水平升高有关，其特征表现为皮肤色素沉着、乏力、体重减轻和低血压。早期的表现以无力为主，程度较轻

图 65.3　血钾代谢紊乱相关的肌病

获得阳性提示，并通过基因检测证实。所有诊断周期性麻痹的患者都应筛查有无 QT 间期延长。

获得性肌病

很多后天获得性因素可导致肌病，如炎症、中毒和变性疾病，均可能出现心脏受累表现。

炎症性肌病

肌炎包括一组免疫介导的肌肉疾病，可引起骨骼肌炎症和损伤，严重情况下可能影响心肌。肌炎的亚型包括多肌炎、皮肌炎、坏死性自身免疫性肌病（necrotizing autoimmune myopathy，NAM）和包涵

体肌炎。

皮肌炎是一种累及肌肉和皮肤的血管病，多表现为皮疹、近端肌无力和高肌酸激酶水平。肌肉病理显示肌膜周和血管周围的炎症。多发性肌炎具有与皮肌炎相似的临床特征，但无皮疹，在病理学上主要表现为肌内膜炎症和肌纤维坏死。皮肌炎和多发性肌炎均为炎症性疾病，偶见于副肿瘤或与其他结缔组织疾病。两者的治疗方式类似，均为大剂量类固醇和非类固醇治疗。尽管这些疾病主要影响骨骼肌，仅在严重情况下才可能会累及心肌，出现通过免疫治疗可改善的心肌病或心脏传导障碍（图 65.4）。

坏死性自身免疫性肌病是一种独特的自身免疫性肌病，表现出与多发性肌炎相似的症状，包括较高水平的肌酸肌酶及近端肌无力，但程度往往更重。坏死性自身免疫性肌病的病理表现具有特征性，很少或无炎症反应，以肌原纤维坏死为主。该类疾病多与抗信号识别颗粒抗体或 HMGCR 抗体相关，有时与他汀类药物暴露相关。坏死性自身免疫性肌病患者中，心脏受累常见，如传导异常或心肌病，但尚缺乏大型的系列研究。

包涵体肌炎是获得性肌病的一个亚型，同时具有炎症和神经变性的特征。但心脏受累并不常见。

结节病是一种全身性自身免疫性肉芽肿性疾病，以肺部受累为主，但可累及全身任何系统。其可单独累及心脏，也可作为全身性疾病、全身性肌病的一部分。心脏结节病的表现包括传导异常、心律失常或心肌病。心脏 MRI 为主要诊断手段，但是对于未在其他组织学上证实结节病的患者，可能需要进行心内膜心肌活检明确诊断。治疗方法包括皮质类固醇和非类固醇的免疫治疗。

周围神经病

周围神经病或多发性神经病是指影响从神经根延伸至皮肤、神经肌肉接头的周围神经的一类广泛性疾病。周围神经病的症状通常为感觉缺失、感觉异常、疼痛、无力和自主神经功能障碍中的一种或几种，具体取决于受影响的周围神经的类型与范围。大多数周围神经病不会影响心脏功能。但当神经病变严重或伴有严重的自主神经受累时，心血管表现可能会很突出。

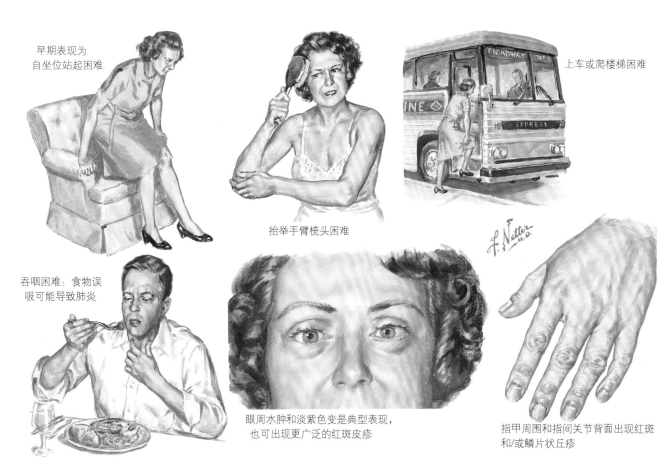

早期表现为自坐位站起困难

抬举手臂梳头困难

上车或爬楼梯困难

吞咽困难：食物误吸可能导致肺炎

眼周水肿和淡紫色变是典型表现，也可出现更广泛的红斑皮疹

指甲周围和指间关节背面出现红斑和/或鳞片状丘疹

图 65.4   多发性肌炎和皮肌炎

糖尿病性神经病

周围神经病在糖尿病患者中很常见。最常见的症状是脚部远端感觉缺失，有时伴疼痛。糖尿病的全身性感觉或感觉运动神经病可伴有自主神经病变，通常同时影响交感神经和副交感神经系统。糖尿病性自主神经病变的心血管表现包括体位性低血压、静息性心动过速，以及无症状性心肌梗死和死亡的风险增加。

免疫介导性神经病

吉兰 - 巴雷综合征

吉兰 - 巴雷综合征（Guillain-Barré syndrome，GBS）为急性单相免疫介导的神经病，通常在感染后发生，病理生理学特征为脱髓鞘。典型的临床特征是急性起病，在数小时至数天中进行性发展，逐渐出现感觉缺失和肌无力，偶尔会累及脑神经和呼吸功能。静脉免疫球蛋白或血浆置换治疗可促进恢复，支持管理（包括呼吸支持）也至关重要。吉兰 - 巴雷综合征患者的自主神经受累很常见，包括低血压或血压不稳定，可伴有严重的高血压、快速性心律失常、缓慢性心律失常和迷走神经功能障碍。为了防止危及生命的并发症出现，即使是发病时症状较轻的患者，在住院期间也需要对心脏和血压进行密切监测。

慢性免疫介导性自主神经病

慢性自主神经病有时与更弥漫的感觉或感觉运动性多发性神经病相关，与潜在的自身免疫原因有关。自主神经病变也可能与某些癌症相关，作为副肿瘤现象出现，其中最常见的是抗 Hu 抗体阳性的小细胞肺癌。严重时可累及心血管系统，表现为体位性低血压或快速性心律失常。治疗主要针对潜在的自身免疫异常或恶性肿瘤。

淀粉样变性

淀粉样变性为一系列导致纤维丝在细胞外沉积的疾病，纤维丝由具有典型病理外观的低分子量亚基的多种蛋白质组成。遗传性（TTR）和 AL（恶性浆细胞病相关）淀粉样变性均常累及神经肌肉，通

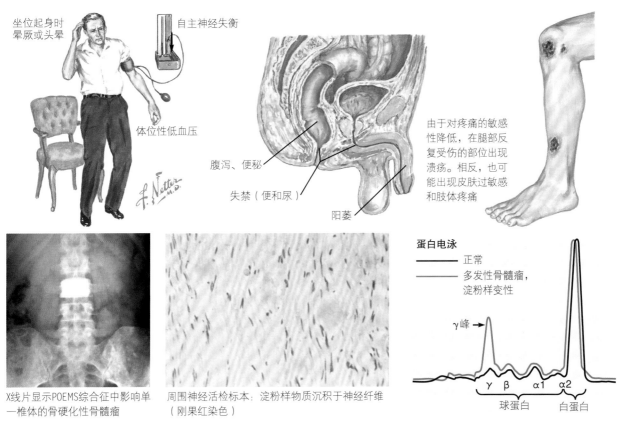

POEMS，多发性神经病-器官肿大-内分泌疾病-单克隆丙种球蛋白病-皮肤改变。

图 65.5　淀粉样变神经病

常伴有周围神经病和自主神经功能障碍。AL 和遗传性淀粉样变性也可出现心脏受累，多表现为心肌病（图 65.5）。

遗传性神经病

　　遗传性神经病中有一亚类以小纤维和自主神经受累为主。在表型上将它们归类为遗传性感觉性和自主神经病。在这组疾病中，自主神经功能障碍对自主神经和心血管的影响程度因基因亚型而异。

　　还有许多遗传性疾病以周围神经病伴随心脏异常为主要表现，包括 Friedreich 共济失调、异常蛋白血症、Refsum 病和卟啉症。

补充资料

Claeys KG, Fardeau M. Myofibrillar myopathies. *Handb Clin Neurol*. 2013;113:1337–1342.
肌原纤维肌病的系统回顾，包括其相应的心脏表现。

Gorman GS, Chinnery PF, DiMauro S, et al. Mitochondrial diseases. *Nat Rev Dis Primers*. 2016;2:16080.
对线粒体病的系统回顾，包括其相应的心脏表现。

Mckeon A, Benarroch EE. Autoimmune autonomic disorders. *Handb Clin Neurol*. 2016;133:405–416.
对自身免疫和副肿瘤性自主神经疾病的综述。

Schwartz T, Diederichsen LP, Lundberg IE, Sjaastad I, Sanner H. Cardiac involvement in adult and juvenile idiopathic inflammatory myopathies. *RMD Open*. 2016;2(2):e000291.
炎性肌病中心脏受累的文献回顾。

Spurney CF. Cardiomyopathy of Duchenne muscular dystrophy: current understanding and future directions. *Muscle Nerve*. 2011;44(1):8–19.
对杜兴肌营养不良临床特征及相关心肌病管理的文献回顾。

Washington University Neuromuscular Disease Center website. http://neuromuscular.wustl.edu/.
针对所有神经肌肉病的一个优秀的线上参考资料，提供最新的临床、遗传学、病理学信息。

Wicklund MP. The muscular dystrophies. *Continuum (Minneap Minn)*. 2013;19(6 Muscle Disease):1535–1570.
关于肌营养不良的优秀临床概述。

循证文献

Barber BJ, Andrews JG, Lu Z, et al. Oral corticosteroids and onset of cardiomyopathy in Duchenne muscular dystrophy. *J Pediatr*. 2013;163(4):1080.
这项对杜兴肌营养不良症男童的研究发现，口服糖皮质激素治疗与心肌病的延迟发作有关。

Groh WJ, Groh MR, Saha C, et al. Electrocardiographic abnormalities and sudden death in myotonic dystrophy type 1. *N Engl J Med*. 2008;358(25):2688–2697.
这项对 1 型强直性肌营养不良患者的研究发现，心电图的严重异常或房速性心律失常的病史对心脏猝死有预警作用。

Narayanaswami P, Weiss M, Selcen D, et al. Evidence-based guideline summary: diagnosis and treatment of limb-girdle and distal dystrophies: report of the guideline development subcommittee of the American Academy of Neurology and the practice issues review panel of the American Association of Neuromuscular & Electrodiagnostic Medicine. *Neurology*. 2014;83(16):1453–1463.
基于循证的综述与指南，对肢带型肌营养不良患者的心脏保护提出具体建议。

Nicolino M, Byrne B, Wraith JE, et al. Clinical outcomes after long-term treatment with alglucosidase alfa in infants and children with advanced Pompe disease. *Genet Med*. 2009;11(3):210.
这项针对患有庞贝病的婴幼儿的研究发现，酶替代疗法延长了生存期，并改善了心肌病和运动能力。

Pop-Busui R, Evans GW, Gerstein HC, et al; Action to Control Cardiovascular Risk in Diabetes Study Group. Effects of cardiac autonomic dysfunction on mortality risk in the Action to Control Cardiovascular Risk in Diabetes (ACCORD) trial. *Diabetes Care*. 2010;33(7):1578.
这项针对 2 型糖尿病的血糖管理试验发现，患有心脏自主神经病的患者死亡风险增加。

（Rebecca E. Traub 著　徐玲　徐伟仙 译
傅瑜　高炜 审校）

第66章

内分泌疾病的心血管表现

内分泌系统合成及释放的激素经外周循环运输到远离内分泌器官的全身靶组织内，影响机体多器官功能。几乎所有内分泌激素及伴随的激素失调均与心血管系统的病理生理进程相关。本章主要讨论常见且严重影响心血管功能的内分泌疾病。

垂体疾病

垂体前叶分泌的 7 种肽类激素和后叶分泌的 2 种激素均可影响心血管系统。其中大多数是通过调节水、钠代谢来间接施加影响，部分激素则可直接改变血管张力。表 66.1 列出了垂体前叶激素对心血管功能的直接和间接影响。其中腺垂体功能减退症、肢端肥大症和抗利尿激素（antidiuretic hormone，ADH）分泌异常对心血管功能影响最大。

表 66.1	垂体激素对心血管系统的作用	
激素	直接作用	间接作用
ACTH	刺激皮质醇分泌 刺激醛固酮分泌	皮质醇增加小动脉张力 醛固酮保 Na⁺ 和排 K⁺
TSH	刺激甲状腺素和三碘甲状腺原氨酸的合成	甲状腺素刺激心率、脉压和左心室收缩的增加
LH	刺激雌激素和睾酮的合成	雌激素起血管扩张的作用
ADH	保水，增加血浆容量；中枢机制增强血管收缩	
GH	刺激血管舒张和增强左心功能	通过 IGF-1 增加心率

ACTH，促肾上腺皮质激素；ADH，抗利尿激素；GH，生长激素；IGF-1，胰岛素样生长因子 -1；LH，黄体生成素；TSH，促甲状腺激素

腺垂体功能减退症

成人腺垂体功能减退症的主要病因是下丘脑或垂体肿瘤，多表现为生长激素（growth hormone，GH）与促性腺激素缺乏。病变范围扩大后，促甲状腺激素（thyroid-stimulating hormone，TSH）和促肾上腺皮质激素（adrenocorticotrophic hormone，ACTH）的分泌也可能受损。生长激素缺乏本身不会引起心肌病或血管张力下降，但患者常表现为精力和耐力下降，这可能是因为心输出量不足以维系高强度运动，运动耐力也出现中度受损。给予连续 3 年的生长激素替代治疗可改善患者平板运动测试结果，这也提示缺乏生长激素会导致运动耐力下降。但这种改善可能不仅仅来源于生长激素对心肌功能的刺激，还与其增加红细胞数量从而改善了运动耐力有关。促甲状腺激素和肾上腺皮质激素的缺乏对心血管功能的影响将在甲状腺功能减退症和肾上腺功能减退症的相关部分讨论。促性腺激素分泌减少，尤其对男性，会导致睾酮浓度降低，引起运动能力下降、骨骼肌量减少和耐力下降。睾酮替代治疗能增强肌肉力量及改善运动能力。

肢端肥大症

垂体肿瘤导致的生长激素持久过度分泌可引起多个组织过度生长和许多心血管改变（图 66.1）。心血管疾病是未经治疗的肢端肥大症致残致死的重要原因。其中最常伴随的是高血压，约见于 60% 未经充分治疗的患者。虽然患者的血压升高不明显，但常规降压药物治疗效果欠佳。与血压正常者相比，患者的左心室质量显著增加。治疗肢端肥大症是降低血压的最有效方法。部分患者可能发展成导致心脏舒张和收缩功能障碍的向心性心室肥厚型心肌病，这种情况与血压升高无关，而与长期生长激素过量相关。在病情较重的患者中，心脏增大的程度可与

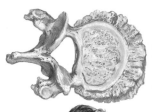

肢端肥大症的胸椎：骨质增生，尤其前侧明显

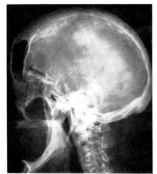

肢端肥大症的头颅X线片：鞍区增大，枕骨隆起，颅骨增厚，鼻窦和下颌骨增大

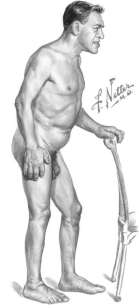

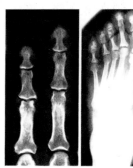

手指骨增生，足指骨狭窄

图 66.1　肢端肥大症

其他器官体积变化不成比例。心肌病的严重程度亦与接触高水平生长激素的时间有关。心室肥厚和舒张功能减退是未经治疗的肢端肥大症患者最早和最常见的改变，如果合理控制生长激素的过度分泌，这些改变可以逆转；若未治疗，则会进展为收缩功能障碍、心力衰竭和严重的室性心律失常等。病程长的肢端肥大症患者其心肌组织学检查可见间质纤维化、淋巴细胞浸润，偶可见坏死。

肢端肥大症的其他合并症也间接影响心血管系统。部分患者合并睡眠呼吸暂停并导致低氧血症。大约25%的患者合并糖尿病，40%合并高甘油三酯血症。肢端肥大症患者过早死亡率增加，其中38%~62%由心血管疾病引起。通过常规治疗使生长激素和胰岛素样生长因子1水平正常，患者的预期寿命可恢复正常，能防止心血管疾病导致的过早死。

抗利尿激素分泌异常（尿崩症）

与垂体前叶的疾病不同，约60%的抗利尿激素缺乏是由于下丘脑病变导致的。大部分抗利尿激素

缺乏是获得性的，由于垂体瘤手术损害了垂体柄或垂体后叶所致。严重的抗利尿激素缺乏可导致多尿、多饮，治疗不及时会出现严重脱水。下丘脑病变主要为原发性肿瘤（如颅咽管瘤和无性细胞瘤）。

抗利尿激素可通过直接刺激血管收缩起到重要的加压作用。生理浓度的抗利尿激素能诱导局部小动脉收缩引起血压升高。抗利尿激素缺乏导致血浆渗透压显著升高（>295 mOsm/L），伴不适当的稀释尿（尿渗透压 <300 mOsm/L）。基于血浆渗透压异常升高、尿渗透压降低以及血浆抗利尿激素减少可明确诊断。

给予加压素治疗可快速逆转上述异常。加压素作用于肾减少自由水清除。它还作用于大脑以维持对于中枢血压的控制，这些大脑功能可能是维持正常直立血压所必需的。抗利尿激素拮抗剂的这种作用提示内源性精氨酸加压素对维持正常血压具有重要意义。

抗利尿激素不适当分泌综合征

部分中枢神经系统疾病、原发性肺疾病以及药物可引起血浆抗利尿激素的不适当增高，导致血浆渗透压降低。在这些疾病中，即使已经出现低渗状态，抗利尿激素仍会持续高水平分泌。精氨酸加压素浓度可高达正常值的10~20倍。其本身不会引起高血压，反而会导致水中毒。由于自由水清除持续受损可导致严重的低钠血症，有时会表现为癫痫发作。尽早发现引起抗利尿激素不适当分泌的疾病并予以纠正是治疗成功的关键。既往的治疗是严格限制饮水。近年来，一类新型抗利尿激素受体拮抗剂（托伐普坦）已被证明可改善低钠血症，并已获批用于严重正容量性低钠血症的住院患者。

甲状腺疾病

甲状腺功能亢进症

甲状腺功能亢进症（甲亢）会因为激素异常导致严重和持久的心血管功能紊乱。Graves病是一种自身免疫病，是甲亢最常见的病因。甲状腺抗原刺激机体产生促甲状腺激素受体抗体，与甲状腺组织上的促甲状腺激素受体直接结合，刺激甲状腺功能。这种抗体作用时间持久，需要特殊的治疗来阻断甲状腺激素的合成。甲亢的第二大病因是毒性多结节

性甲状腺肿，占 60 岁以上甲亢患者的 40%。

甲亢引起的常见症状包括乏力、心悸、呼吸困难、怕热、多汗和体重下降。80%~90% 未治疗的患者可出现心动过速和心悸（图 66.2）。老年 Graves 病患者可出现心力衰竭。衰竭的心功能不能满足由甲亢引起的高代谢状态，可发展为充血性心力衰竭。心绞痛同样也可以是老年甲亢患者的主要症状。未治疗的甲亢患者心肌耗氧量可增加 70%，在冠状动脉有固定狭窄的基础上，因冠状动脉供血无法满足高代谢的需要而发生心绞痛。年轻的甲亢患者心脏变时与变力效应增加，心悸，偶伴有房性心律失常可以是初发表现。60 岁以上甲亢患者中约 33%~47% 出现心房颤动。血管扩张引起外周阻力下降，心输出量明显增加可导致耗氧量增加。Graves 病合并心力衰竭患者最常出现外周水肿，劳力性呼吸困难也很常见。

体格检查可发现心搏增强，心音增强，以及由于经主动脉瓣血流加速而在心前区闻及收缩期杂音。心律失常可表现为偶发期前收缩、心房颤动等，其中 60 岁以上的心房颤动患者中有 11% 合并甲状腺毒症。因此在做心律失常的病因学评估时应尽早除外甲状腺功能亢进或减退。甲亢患者的心电图表现无特异性。年轻患者的心力衰竭在治疗后通常可恢复。尽管是否存在甲状腺毒症性心脏病仍有争议，但长期的快速性心律失常可导致部分患者发生显著心脏重构。合并有基础心脏病的老年患者往往心力衰竭程度较重且伴有心房颤动。老年甲亢患者可出现快速恶化的心绞痛症状，不及时治疗易进展为心肌梗死。

甲亢的诊断标准是血清甲状腺素（T_4）升高，而促甲状腺激素下降。疾病早期表现为三碘甲状腺原氨酸（T_3）升高，随后 T_4 升高。

Graves 病的首选治疗是应用抗甲状腺药物阻断甲状腺激素的合成。心律失常患者治疗后不一定能恢复窦性节律。放射性碘可用于不能耐受抗甲状腺药物或药物治疗不佳的患者。合并多种心脏并发症的老年患者可首选放射性碘治疗。在年轻患者纠正甲亢后通常

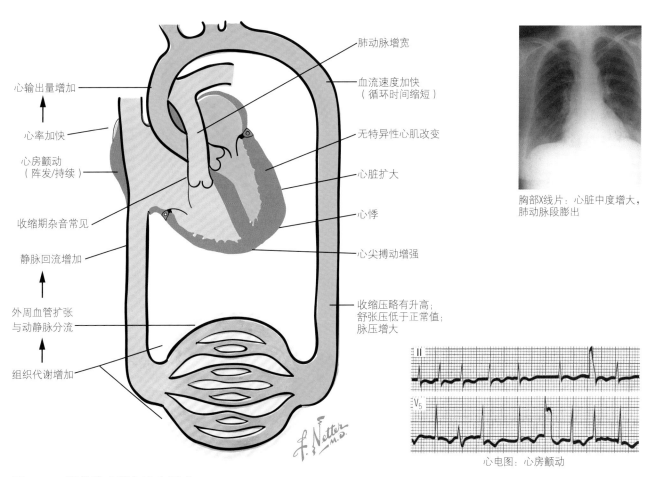

心输出量增加

心率加快

心房颤动
（阵发/持续）

收缩期杂音常见

静脉回流增加

外周血管扩张
与动静脉分流

组织代谢增加

肺动脉增宽

血流速度加快
（循环时间缩短）

无特异性心肌改变

心脏扩大

心悸

心尖搏动增强

收缩压略有升高；
舒张压低于正常值；
脉压增大

胸部X线片：心脏中度增大，肺动脉段膨出

心电图：心房颤动

图 66.2　甲状腺功能亢进心脏病

会使心脏异常恢复，但老年患者却不尽然。两类患者均可通过 β 受体阻滞剂限制儿茶酚胺在心血管系统的作用而获益，在 Graves 病患者更为显著。放射性碘治疗是毒性多结节性甲状腺肿的常规治疗方案。

　　胺碘酮诱发的甲状腺毒症是心脏病患者甲亢的一个重要病因，这种情况往往出现在治疗的第一年。有两种不同的病理生理机制：Ⅰ型是由胺碘酮中的碘诱发的甲亢，此类患者的放射性碘摄取率较低（因为是碘甲亢，所以摄碘率评估降低、正常或升高均可能出现—译者注），多普勒显示血流丰富，可应用高氯酸钾和抗甲状腺药物治疗。Ⅱ型是胺碘酮代谢物诱发的甲状腺炎，其放射性碘摄取率低，多普勒显示血流减少，大剂量类固醇激素治疗有效。

甲状腺功能减退症

　　与甲亢相似，甲状腺功能减退症（甲减）通常由自身免疫性甲状腺疾病所致。甲减的主要病因是桥本甲状腺炎，约80%女性的甲减由该病引起。其特征是血清中存在针对甲状腺的自身抗体，抑制甲

状腺激素的作用并导致甲状腺功能减退。后期由于细胞毒性淋巴细胞浸润，甲状腺结构被破坏。甲减起病隐匿，进展缓慢，经常持续数年才被发现。接受放射性碘治疗的甲亢患者几乎都会出现甲减。相较于桥本甲状腺炎，仅有很少部分甲减患者是由于垂体瘤或其他垂体前叶破坏导致的。自身免疫或放射损伤导致甲状腺损害的患者极易受到外源性碘对甲状腺功能的抑制，应用对比剂或摄入含碘药物（如胺碘酮）可诱发严重的甲减。

　　长期重度甲减患者可出现明显的心血管系统改变（图 66.3），其血管外周阻力升高，心脏每搏输出量下降，导致心输出量减少，收缩压下降、舒张压升高，但平均动脉压基本正常。外周阻力升高与血管顺应性及一氧化氮利用下降有关。心脏排血前期及等容收缩期延长，舒张期心室舒张率下降。甲减导致心脏收缩力降低的机制是多方面的。T_3 刺激钙调节蛋白的合成，这些蛋白与甲减的心脏表现有关。有效血容量减少，心包和胸腔积液常见，超声心动检查发现约40%的甲减患者存在心包积液。

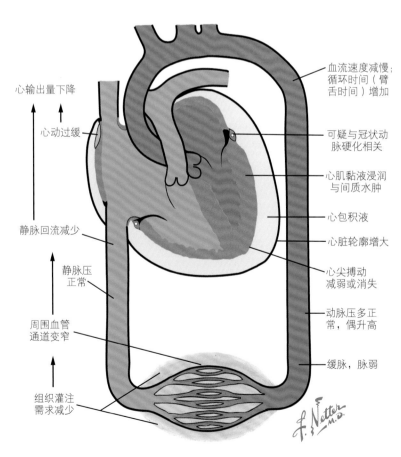

心输出量下降

心动过缓

静脉回流减少

静脉压正常

周围血管通道变窄

组织灌注需求减少

血流速度减慢；循环时间（臂舌时间）增加

可疑与冠状动脉硬化相关

心肌黏液浸润与间质水肿

心包积液

心脏轮廓增大

心尖搏动减弱或消失

动脉压多正常，偶升高

缓脉，脉弱

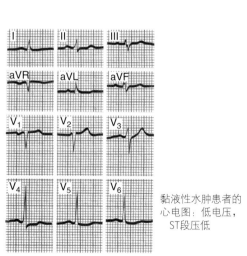

治疗前胸部X线片：心包积液致心脏轮廓明显增大　治疗后：积液吸收后可见高血压导致的心脏增大

黏液性水肿患者的心电图：低电压，ST段压低

图 66.3　甲状腺功能减退／黏液性水肿对心血管系统的影响

体格检查可发现脉搏缓慢、舒张性高血压，S_1 及 S_2 减弱，如果存在心包积液可出现心界扩大。部分患者出现外周非可凹性水肿（非心力衰竭引起）。心电图可出现窦性心动过缓、低电压、非特异性 ST 段或 T 波改变、QT 间期延长等，一度房室传导阻滞也很常见。心肌收缩力下降，等容舒张期减慢。合并冠心病的甲减患者会出现隐匿性心肌缺血。症状性心绞痛并不常见，但是给予甲状腺激素替代治疗的过程中可能诱发，尤其那些长期严重甲减的患者，合并贫血者（甲减中常见）更为突出。甲减导致严重的脂蛋白水平异常，包括高胆固醇血症与低 HDL-C 血症。也可以引起同型半胱氨酸水平升高。

应用甲状腺激素替代是甲减的治疗方法。年轻患者可耐受完全替代剂量；但老年心绞痛患者起始剂量宜小，并在耐受时缓慢增加药物剂量。

甲状旁腺疾病

甲状旁腺功能亢进症（甲旁亢）是心血管疾病的罕见病因。在一项研究中，69% 的原发性甲旁亢患者可合并收缩性及舒张性高血压，但是血压升高幅度较低。85% 甲旁亢患者的病因是单发甲状旁腺腺瘤，高钙血症是其最常见的临床表现。高钙血症可引起心肌收缩力增强，左心室肥厚和心律失常。高达 69% 的甲旁亢患者的心肌、心脏瓣膜或冠状动脉发生钙沉积，而年龄匹配的对照组仅为 17%，长期重度甲旁亢患者更易出现病变。近年来甲旁亢的诊治发生了明显变化，随着疾病在早期就得到了良好诊治，患者上述异常的发生率明显降低。继发性甲状旁腺功能亢进症（非甲状旁腺肿瘤引起）在慢性肾衰竭患者中很常见，其病因是血清磷水平升高，导致甲状旁腺激素继发性升高。血管钙化和动脉顺应性降低在此类患者中也很常见。迄今为止，与原发性甲旁亢可通过手术切除肿瘤治愈不同，继发性甲旁亢尚无有效治疗方法。钙敏感受体拮抗剂（西那卡塞）的问世为继发性甲旁亢的治疗提供了一种有效手段。一项研究显示，对于终末期肾病合并继发性甲旁亢的患者治疗后可在一定程度上（13%）降低患者血管事件发病率。

肾上腺疾病

过多的糖皮质激素和盐皮质激素都会导致明显的心血管异常。

库欣病和库欣综合征

糖皮质激素过度分泌的最常见病因是垂体分泌促肾上腺皮质激素的肿瘤，故被称为"垂体库欣病"。相对少见的病因包括过度分泌糖皮质激素的原发性肾上腺腺瘤或异位 ACTH 综合征（垂体外的肿瘤异常分泌促肾上腺皮质激素）。

因为糖皮质激素可抑制肌肉中的蛋白质合成，库欣综合征或糖皮质激素分泌过多常导致严重的骨骼肌肌病（图 66.4）。库欣综合征起病迅速，症状突出，损伤严重，患者一般在发展至严重的心肌病之前即就医治疗，所以很少有患者出现心肌病症状。由于盐皮质激素增多导致水、钠潴留，糖皮质激素加强了内源性儿茶酚胺的升压作用，高血压在库欣综合征中很常见。严重低钾血症可引起特征性心电图改变。这些患者除了过量糖皮质激素导致的脂蛋白代谢异常，是否还有其他致动脉粥样硬化危险因素尚不可知。但研究显示长期接受药物剂量的糖皮质激素治疗的患者动脉粥样硬化发生率会显著增加。

治疗主要为去除导致皮质醇或促肾上腺皮质激素过量分泌的疾病。通常，心血管异常很容易改善。因炎性疾病而需要长期服用糖皮质激素治疗的患者同样容易出现心血管并发症。库欣综合征导致的盐皮质激素增加可引起水、钠潴留，在易感患者中诱发充血性心力衰竭。

Addison 病

肾上腺皮质功能减退症最常见病因是原发性自身免疫性疾病，即 Addison 病，肾上腺逐渐被破坏，引起显著的血清钠丢失和血钾增加，常出现体位性低血压和血容量减少。血容量减少表现为 X 线胸片上的心影缩小。

有时未诊断的慢性肾上腺皮质功能不全患者在应激状态下，例如车祸或细菌感染，会发展成急性肾上腺功能不全。健康人在应激时可分泌出超过正常状态 10 倍以上的皮质醇，当不能分泌足够的皮质醇时，患者会出现急性肾上腺功能不全的症状：恶心呕吐、头晕、低血压，最终可出现循环衰竭和休克。对于有上述症状同时合并低钠血症、高钾血症和低血容量证据的患者，应怀疑本病。静脉注射 1 μg 促皮质素（人工合成促肾上腺皮质激素）后 30 分钟和 60 分钟测定血浆皮质醇水平可确诊。促肾上

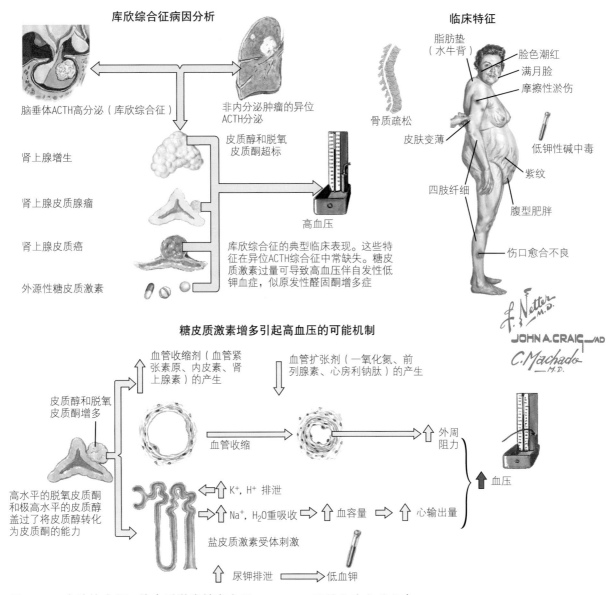

图 66.4　库欣综合征 - 盐皮质激素性高血压。ACTH，促肾上腺皮质激素

腺皮质激素兴奋试验的正常反应是皮质醇峰值可达到 18 μg/dl。治疗包括补液和补充氢化可的松。

其他多种激素通过调节水和盐的平衡影响心血管功能。最重要的是心房利钠肽（ANP）、脑钠肽（BNP）和内皮素。ANP 是由左心房产生的 28 个氨基酸组成的肽链（ANP-28）。ANP 1-126 是一种不具备生物活性的循环前体形式。正常状态下 ANP-28 仅在左心房产生，但是在左心室肥厚或心力衰竭等病理状态下左心室也可以释放。ANP-28 的合成和分泌主要由心房壁张力控制，因此在急性和慢性血容量增加、充血性心力衰竭或其他导致心房压升高的疾病中 ANP-28 升高。ANP-28 的作用是刺激小动脉和大动脉扩张。血容量的减少会抑制其合成和分泌，起

到负反馈调节作用。ANP-28 与肾脏的特异性受体结合，增加毛细血管通透性、肾小球滤过率、肾滤过率、尿滤过率和尿钠排泄量，最终减少血容量并降低血压。ANP 在急性肾衰竭时被激活，应用 ANP 可改善肾小球功能。

BNP 是由神经组织释放的肽链，储存在心房的神经末梢。其合成和释放的部位可以被许多引起 ANP-28 释放的相同刺激物所刺激。一般来说，BNP 的释放更受到血浆容量慢性变化的影响。BNP 作用于与 ANP 相同的肾脏受体，对肾功能有相似的影响。这两种多肽都可直接作用于动脉平滑肌并导致血管扩张。应用 ANP 或 BNP 均可以通过改善血容量和心输出量而使心力衰竭患者获益。但严重的心力衰竭

患者单药治疗效果不佳。最近的一项研究显示，联合应用 ANP 降解抑制剂和 ARB 可以显著降低心力衰竭发病率和死亡率。研究也显示血浆 BNP 水平可用于监测充血性心力衰竭患者的长期治疗效果（见第 23 章）。

内皮素是一种由血管内皮细胞释放的短链肽，有三种密切相关的异构体，其受体广泛存在于血管平滑肌细胞、心肌细胞和肾小球内皮细胞。内皮素是一种强效的血管收缩剂，其作用可被一氧化氮拮抗，同时也是一种强效血管细胞丝裂原。除了影响血管和肾功能外，内皮素还对心脏有直接的变力变时效应。内皮素具有缩血管作用，可引起冠状动脉血流减少。内皮素也可能通过增加 ANP 和 BNP 的释放来减少血容量。

盐皮质激素紊乱

除糖皮质激素外，肾上腺还合成一组具有保钠作用的类固醇，醛固酮是其中的主要激素。醛固酮合成主要由肾素 - 血管紧张素系统调节。在低血容量状态下，肾入球小动脉旁特殊的球旁细胞感受到血管中的低流量及低灌注状态并被触发，将肾素从肾脏直接释放到血液中。肾素作用于血管紧张素原（在肝脏合成的一种肽类前体），将其酶解转化为血管紧张素 I。血管紧张素 I 进入到肺循环，被血管紧张素转换酶（ACE）剪切为血管紧张素 II。血管紧张素 II 是肾素 - 血管紧张素系统中最具生物活性的成分，其虽然不稳定，但可直接收缩血管以维持小动脉张力。这种作用对于维持机体直立血压正常尤为重要。除了对小动脉张力的急性作用，血管紧张素 II 还刺激肾上腺合成醛固酮，这是调节醛固酮生成的主要机制。

醛固酮作用于远曲小管和集合管增加钠的吸收（图 66.5）。这种作用是由钠 - 钾转运体完成的，每重吸收一个钠分子，小管细胞相应分泌一个钾分子，在正常状态下，这种转换维持了正常的钠钾平衡和血容量。血容量增加引起入球小动脉的血流量增加，机体通过减少肾素来维持平衡。

另一个重要的调节血管紧张素 II 释放的物质是血清钾，可直接刺激血管紧张素 II 和醛固酮的生成。ACTH 也能刺激醛固酮分泌，这种作用在维持醛固酮合成中是必需的。

肾素 - 血管紧张素系统的原发异常并不是高血压及血容量增多的常见病因，这种原发异常的最常见病因是存在以分泌醛固酮为主的肿瘤。在原发性醛固酮增多症患者中，约 60% 为醛固酮腺瘤，其余 34% 的患者存在特发性双侧肾上腺球状带增生，产生过量的醛固酮，导致钠潴留和钾排泄增加。原发性醛固酮增多症患者通常存在轻度血压升高、高血容量负荷和低钾血症。除了对血管系统的直接作用，高醛固酮血症还会因为钠潴留加速老年患者发生充血性心力衰竭。

通过测定血浆醛固酮与肾素的比值可明确诊断。因为肾素在血容量增加时被抑制，目前通用诊断比值是 >20：1，当然该诊断标准仍需进一步探讨。治疗高血压的多种药物可改变肾素和醛固酮水平，因此在进行诊断试验前应停用相关药物。肾上腺 MRI 常用于确诊分泌醛固酮的肿瘤。

肾上腺腺瘤的治疗包括手术切除，60% 肾上腺腺瘤患者的高血压可治愈。对于双侧肾上腺增生而无明确肿瘤的患者，应用醛固酮拮抗剂（例如螺内酯）效果较好。依普利酮是一种高选择性的醛固酮拮抗剂，与其他类固醇受体的亲和力较小，可以减少螺内酯令人困扰的某些副作用，如男性乳房发育和女性月经不调。这些药物能有效抑制醛固酮增多导致的钠潴留和血管收缩，但有可能诱发高钾血症，故仅适用于肾小球滤过率 >30 ml/min 的患者。ACEI 对醛固酮增多引起的充血性心力衰竭患者有效。

肾上腺髓质肿瘤

嗜铬细胞瘤虽然少见，但却是引起血压和心血管功能急性变化的重要疾病。肿瘤通常是单侧的，但也可以发生在双侧肾上腺或肾上腺髓质外（如交感神经节链的任何部位）（图 66.6）。肿瘤快速释放去甲肾上腺素或肾上腺素导致急剧的心血管症状和体征。

由于儿茶酚胺直接作用于小动脉引起剧烈的血管收缩，患者的主要症状是血压迅速升高、心悸、出汗、颤抖、焦虑和紧张，其他症状包括头痛、胸痛、极度虚弱和疲劳。约 50% 的患者出现急性症状，如头痛、呼吸困难、心悸、出汗和颤抖。体检中的明显体征包括：高血压、体位性低血压、心动过速、体重下降、呼吸频率增加和震颤等。大约 90% 的患者由于血管收缩而出现体位性低血压（体位变化后血压下降 >10 mmHg）。未经治疗的嗜铬细胞瘤患者如同时合并心绞痛或心力衰竭则可能出现功能严重失代偿。检测血浆儿茶酚胺、尿儿茶酚胺以及肾上腺素和去甲肾上腺素的主要代谢物（包括甲氧基肾

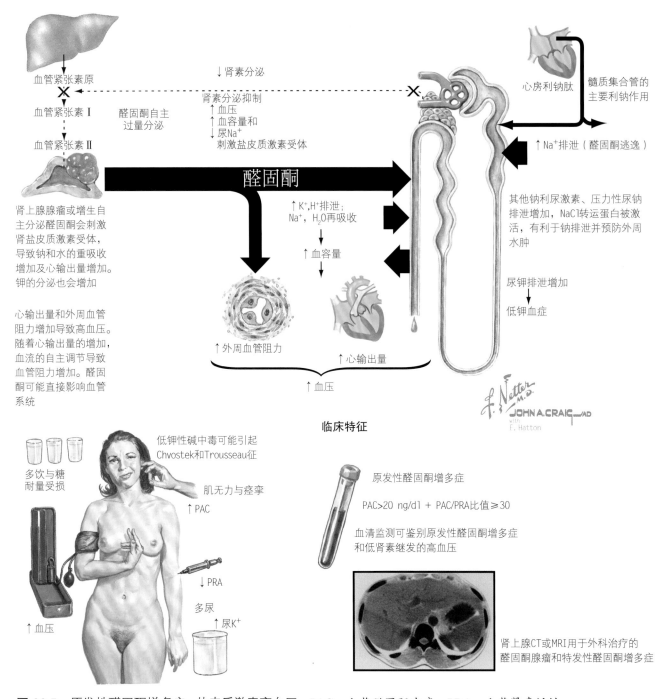

血管紧张素原

↓肾素分泌

心房利钠肽

髓质集合管的主要利钠作用

血管紧张素 I

醛固酮自主过量分泌

肾素分泌抑制
↑血压
↑血容量和
↓尿Na⁺
刺激盐皮质激素受体

血管紧张素 II

醛固酮

↑Na⁺排泄（醛固酮逃逸）

肾上腺腺瘤或增生自主分泌醛固酮会刺激肾盐皮质激素受体，导致钠和水的重吸收增加及心输出量增加。钾的分泌也会增加

↑K⁺,H⁺排泄；
Na⁺, H₂O再吸收

↑血容量

其他钠利尿激素、压力性尿钠排泄增加，NaCl转运蛋白被激活，有利于钠排泄并预防外周水肿

心输出量和外周血管阻力增加导致高血压。随着心输出量的增加，血流的自主调节导致血管阻力增加。醛固酮可能直接影响血管系统

尿钾排泄增加
↓
低钾血症

↑外周血管阻力

↑心输出量

↑血压

临床特征

低钾性碱中毒可能引起Chvostek和Trousseau征

多饮与糖耐量受损

肌无力与痉挛

↑PAC

原发性醛固酮增多症

PAC>20 ng/dl + PAC/PRA比值≥30

血清监测可鉴别原发性醛固酮增多症和低肾素继发的高血压

↓PRA

多尿

↑血压

↑尿K⁺

肾上腺CT或MRI用于外科治疗的醛固酮腺瘤和特发性醛固酮增多症

图 66.5   原发性醛固酮增多症 - 盐皮质激素高血压。PAC，血浆醛固酮浓度；PRA，血浆肾素活性

上腺素）水平可明确诊断。

应用 β 受体阻滞剂后可能因为 α 受体活性不再被拮抗而诱发高血压危象。其他可能引发危象的药物包括单胺氧化酶抑制剂、三环类抗抑郁药和儿茶酚胺再摄取抑制剂等。患者的血压对 α 受体阻滞剂反应良好，包括苯氧苄胺（dibenzyline）。除恶性肿瘤外，嗜铬细胞瘤的手术治疗效果良好，恶性患者

需长期应用 α 受体阻滞剂治疗。

糖尿病

1 型糖尿病（胰岛素绝对缺乏）与 2 型糖尿病（首发胰岛素抵抗，后期可伴有胰岛素分泌不足）都会加速动脉粥样硬化进程。病程长的糖尿病患者常

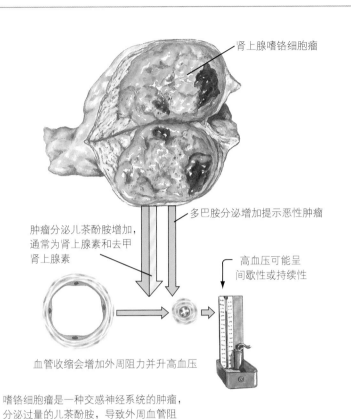

肾上腺嗜铬细胞瘤

多巴胺分泌增加提示恶性肿瘤

肿瘤分泌儿茶酚胺增加，
通常为肾上腺素和去甲
肾上腺素

高血压可能呈
间歇性或持续性

血管收缩会增加外周阻力并升高血压

嗜铬细胞瘤是一种交感神经系统的肿瘤，
分泌过量的儿茶酚胺，导致外周血管阻
力增加和高血压

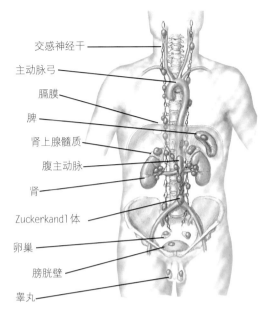

嗜铬细胞瘤可能的分布部位

交感神经干
主动脉弓
膈膜
脾
肾上腺髓质
腹主动脉
肾
Zuckerkand1 体
卵巢
膀胱壁
睾丸

大多数嗜铬细胞瘤起源于肾上腺，但可发生在交感神经
节的不同部位，并可能与多个内分泌肿瘤综合征有关。
大多为散发病例，部分病例与遗传有关

嗜铬细胞瘤的临床特点

头痛
出汗与面色潮红

焦虑
恶心
心悸/胸痛
血压
肌无力
上腹痛
震颤

随机尿样

24小时尿样本

随机尿检测肌酸和3-甲氧基肾上腺素
或24小时尿3-甲氧基肾上腺素和游离
儿茶酚胺检测异常可用于诊断

儿茶酚胺间歇性分泌导致症状间断发作。
90%以上的嗜铬细胞瘤患者单独或合并出
现头痛、心悸和出汗

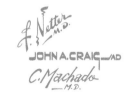

CT或MRI可提示肿瘤的存在

图 66.6 嗜铬细胞瘤

合并高血压，这增加了患者血管疾病的患病率。糖尿病肾病患者即使仅出现中等程度的氮质血症也常会出现严重的血压升高。

糖尿病多年的患者常合并明显的血脂紊乱。由于多种危险因素的共同参与，80%的长病程糖尿病患者存在多发血管疾病。在罹患冠心病的多种危险因素中，糖尿病排在第二位，仅次于吸烟。

糖尿病和高脂血症均是导致血管疾病的独立危险因素，但是很难区分两者的危险程度。值得注意的是，糖尿病导致的血脂异常是冠心病的高危因素。糖尿病患者常见的血脂谱是高甘油三酯和高载脂蛋白 B。大约 65% 的糖尿病患者 LDL-C 水平正常但是小而密 LDL-C 经常升高，尤其是在极度高甘油三酯血症和低 HDL-C 水平的患者中。其病因一定程度上是由于 2 型糖尿病患者肝脂肪酶活性增加，使 LDL-C 被加工成小而密的颗粒。同样，高甘油三酯会抑制 HDL-C，特别是最重要的亚组分 HDL2 的合成。这种异常即为 2 型糖尿病患者的血脂紊乱综合征。肾病进一步恶化了糖尿病患者的血脂异常，高甘油三酯血症和低 HDL-C 水平逐渐加重，而透析会导致进一步恶化。

低 HDL-C 水平是糖尿病患者罹患冠心病的强预测因子，总甘油三酯有一定的预测价值。总胆固醇水平的预测价值还存在争议，但胆固醇的非 HDL-C 部分，包括 LDL-C 和极低密度脂蛋白胆固醇，是很好的冠心病风险预测指标。糖尿病患者动脉内膜中层增厚，表明其存在弥漫性动脉粥样硬化，即使在未发生心肌梗死的患者也是如此。糖尿病患者缺血事件后病死率明显增高。他汀类是治疗高脂血症的常用药物，可以减少糖尿病患者的心血管事件。最近问世的 PCSK9 抑制剂可有效降低 LDL-C，但与其他降脂药物相比能否减少糖尿病患者的血管事件尚无定论。

糖尿病患者低 HDL-C 水平与血糖控制不良有关。口服降糖药物或胰岛素治疗可有效改善血糖，降低甘油三酯并提高 HDL-C 水平。减重也能改善这两项指标。最近问世的两类降糖药物，包括胰高血糖素样肽 -1（glucagon-like peptide-1，GLP-1）激动剂和葡萄糖共转运蛋白 2（sodium glucose co-transporter 2，SGLT2）抑制剂可减少心血管事件。GLP-1 激动剂主要作用是促进餐后胰岛素分泌。SGLT2 抑制剂可减少肾对葡萄糖的重吸收。尽管两种药物减少心血管事件可部分归因于降低血糖，但有研究表明，也可能是通过其他尚不明确的机制发挥作用。

毫不奇怪，周围血管疾病在糖尿病患者中也很普遍，许多合并冠心病的糖尿病患者伴随外周大动脉疾病。糖尿病患者腿和足截肢的发生率明显增高，膝以下中等动脉双侧闭塞性病变在病程很长的糖尿病患者中很常见。外周血管疾病的药物治疗效果有限，而血管外科手术是许多患者的唯一选择。多普勒超声和动脉造影的适应证是静息疼痛、溃疡不愈合及坏疽。

心肌病

糖尿病是否引起心肌病存在争议，但尸检可见心脏扩大和心肌纤维化。相当数量的糖尿病患者会出现无法解释的充血性心力衰竭。合并广泛微血管疾病的糖尿病患者超声心动图检查显示心功能受损。许多病程长的 1 型糖尿病患者存在心脏舒张功能减退。29% 的患者在运动试验中出现心室射血功能增加延迟。发病机制似乎是多样和多因素的。

未来方向

最近问世的一些药物，如 GLP-1 激动剂和 SGLT2 抑制剂，已证明可改善内分泌紊乱患者的心血管症状，减少心血管事件。未来的研究可能集中于确定对这些药物最敏感的患者亚组，以及不同类别的药物是否给不同类型的患者带来心血管获益。

降脂治疗以及减少高脂血症导致的血管事件方面也取得了重大进展。应用 PCSK9 抑制剂和最大耐受剂量的他汀类药物可减少心血管事件。未来的研究可能集中于糖尿病亚组，以确定 PCSK9 抑制剂是否会降低该类人群的心血管事件。这些药物可将 LDL-C 降至极低水平，从而部分代偿高血糖对血管的损伤。其他研究可能继续关注非 HDL-C 与 LDL-C 在糖尿病患者血管损伤中的作用。

另一个重要的改进领域是心力衰竭的治疗。研究显示，ANP 和 BNP 降解抑制剂与血管紧张素受体阻滞剂的联合应用可有效降低糖尿病患者的心力衰竭发病率和死亡率。进一步的扩大研究将会确定最佳干预时间和给药剂量，从而获得最大效益。研究已明确显示醛固酮受体拮抗剂对心力衰竭患者有临床获益。此外，血糖控制不佳的患者的反应性活性氧生成增加。未来需要进一步评估这些药物单独或联合 ACEI 在减少糖尿病血管事件中的有效性。降钙剂治疗晚期糖尿病肾病合并血管钙化的安全性和有效性研究也正在进行。由于钙受体模拟物在这方面已经显示出一定效果，对这一病理生理学过程的进一步了解将有望研发有针对性的治疗药物，降低并发症发生率。

女性绝经后的最初几年应用雌激素能否减少血管并发症仍在研究中。尽管迄今为止的研究已经显示出益处，但由于用药后引起卵巢癌和乳腺癌的潜在风险升高，确切的效益 - 风险比尚未明确。

循证文献

Anabtawi A, Moriarty PM, Miles JM. Pharmacologic treatment of dyslipidemia in diabetes: a case for therapies in addition to statins. *Curr Cardiol Rep.* 2017;19(7):62–71.
关于糖尿病血脂异常的病理生理及治疗的综述。

Díez J. Chronic heart failure as a state of reduced effectiveness of the natriuretic peptide system: implications for therapy. *Eur J Heart Fail*. 2017;19(2):167–176.

文章详细分析了每种活性肽的作用机制，及其在心力衰竭中降低疗效的证据。

Jabbar A, Pingitore A, Pearce SH, et al. Thyroid hormones and cardiovascular disease. *Nat Rev Cardiol*. 2017;14(1):39–55.

文章全面回顾了甲状腺激素引起的心血管分子变化以及甲亢和甲减时的相应改变。

Lombardi G, Di Somma C, Grasso LF, et al. The cardiovascular system in growth hormone excess and growth hormone deficiency. *J Endocrinol Invest*. 2012;35(11):1021–1029.

有关生长激素缺乏和过多状态下心血管变化的综述。

Morselli E, Santos RS, Criollo A, et al. The effects of oestrogens and their receptors on cardiometabolic health. *Nat Rev Endocrinol*. 2017;13(6):352–364.

文章分析了雌激素对心血管功能的风险和益处。

Paneni F, Lüscher TF. Cardiovascular protection in the treatment of type 2 diabetes: a review of clinical trial results across drug classes. *Am J Cardiol*. 2017;120(1S):S17–S27.

关于影响糖尿病患者心血管新药临床试验的综述。

Pappachan JM, Raskauskiene D, Sriraman R, et al. Diagnosis and management of pheochromocytoma: a practical guide to clinicians. *Curr Hypertens Rep*. 2014;16(7):442–453.

文章介绍了嗜铬细胞瘤遗传因素研究的最新进展以及对诊断测试的回顾与结果解释。

Pasqualetti G, Tognini S, Polini A, et al. Is subclinical hypothyroidism a cardiovascular risk factor in the elderly? *J Clin Endocrinol Metab*. 2013;98(6):2256–2266.

文章是亚临床甲状腺功能减退症治疗与潜在心血管益处的荟萃分析。

Schumaecker MM, Larsen TR, Sane DC. Cardiac manifestations of adrenal insufficiency. *Rev Cardiovasc Med*. 2016;17(3–4):131–136.

文章总结了肾上腺功能减退导致的心脏表现。

Toka HR, Pollak MR. The role of the calcium-sensing receptor in disorders of abnormal calcium handling and cardiovascular disease. *Curr Opin Nephrol Hypertens*. 2014;23(5):494–501.

文章回顾了原发性和继发性甲状旁腺功能亢进症对钙感受器的作用和病理生理改变。

Valassi E, Crespo I, Santos A, et al. Clinical consequences of Cushing's syndrome. *Pituitary*. 2012;15(3):319–329.

文章总结了库欣综合征中增加心血管风险的代谢变化以及类固醇对血管张力的潜在影响。

Vinod P, Krishnappa V, Chauvin AM, et al. Cardiorenal syndrome: role of arginine vasopressin and vaptans in heart failure. *Cardiol Res*. 2017;8(3):87–95.

文章分析了肽影响心血管功能的作用机制及其参与的病理生理变化。

（David R. Clemmons 著　张承铎 译

肖文华　高炜 审校）

第 67 章

结缔组织病与心脏

病因与发病机制

自身免疫性风湿性疾病包含多种疾病，如类风湿关节炎（rheumatoid arthritis，RA）及系统性红斑狼疮（systemic lupus erythematosus，SLE），因固有免疫及适应性免疫的改变而导致组织损伤。目前认为这类疾病的病因诸多。遗传易感性在其中发挥着重要作用，但却不足以直接致病。环境因素、感染及药物均可能为诱发因素。烟草暴露为类风湿关节炎的一个重要危险因素，而紫外线暴露与 SLE 的发病相关。感染则可能通过分子模拟机制在这类疾病的发病中起到一定作用。有研究表明，SLE 自身抗体产生前可能存在 Epstein-Barr 病毒感染，通过病毒抗原表位的分子模拟机制导致自身免疫抗体增加。此外，部分主要组织相容性复合体的单倍型与特定风湿免疫疾病患病风险增加存在相关性，如人白细胞抗原 HLA-B27 与脊柱关节病、HLA DRB1*044 与类风湿关节炎。

自身免疫性风湿性疾病常常对心血管系统产生影响，可通过不同机制对心内膜、心肌、心包及传导系统造成损伤。直接免疫损害（通过抗体直接攻击、免疫复合物形成或细胞介导的损伤）可导致心肌、心内膜、心包或这些组织的营养血管的组织损伤。直接的炎症浸润或纤维化则常导致传导系统的损伤及多种电生理异常。胎儿在子宫内发生的传导系统损伤可能与特定的自身免疫抗体相关，如母体循环中的抗 -Ro/SSA 抗体及抗 La/SSB 抗体可被动转运通过胎盘进入胎儿循环。此外，多种风湿性疾病可显著增加冠状动脉疾病患病风险，目前认为其发病与风湿性疾病的系统性炎症反应相关。

临床表现

系统性红斑狼疮

SLE 是一种以体内多种自身免疫抗体产生为特点、涉及多个系统的自身免疫性疾病，好发于育龄期女性（女性:男性 =10∶1）（图 67.1）。SLE 的诊断需同时具备典型临床特征（如蝴蝶斑、脱发、关节炎、口腔溃疡或肾炎）及血清学阳性证据。由于这种疾病的异质性给诊断造成一定困难。系统性红斑狼疮国际合作诊所及美国风湿病学会（American College of Rheumatology，ACR）出于研究目的制定了 SLE 的分类标准，但也可用于协助诊断 SLE 患者。心血管疾病为 SLE 患者残疾或死亡的重要原因之一。自身免疫抗体及与免疫复合物相关的补体激活为 SLE 致心血管损伤的主要机制，可对心包、心肌、瓣膜、传导系统及冠状动脉产生影响。

浆膜炎在 SLE 病情进展中较为常见。心包炎为狼疮累及心脏后最常出现的临床表现，约 25% 的 SLE 患者在其病程中会出现症状性心包炎。而若通过超声心动图或尸检诊断，高达 60% 的 SLE 患者存在心包炎表现。心脏压塞少见，仅 1%~2% 的患者发生；但回顾性研究发现约 13%~22% 的症状性心包炎患者发生了心脏压塞。缩窄性心包炎更为罕见。心包积液特点为 pH 偏低、中性粒细胞为主的炎性渗出液。心包活检可发现单核细胞、纤维蛋白样物质及免疫复合物沉积；但心包活检并非诊断心包炎的必要条件。

心肌炎在 SLE 中并不常见，仅在＜10% 的 SLE 患者有心肌炎的临床证据，但心肌炎却可导致严重的心脏收缩功能障碍。狼疮性心肌炎在心脏 MRI 中表现为钆延迟强化，但这一现象在其他病因导致的心肌炎中同样存在。心肌活检阳性率较低且并非诊

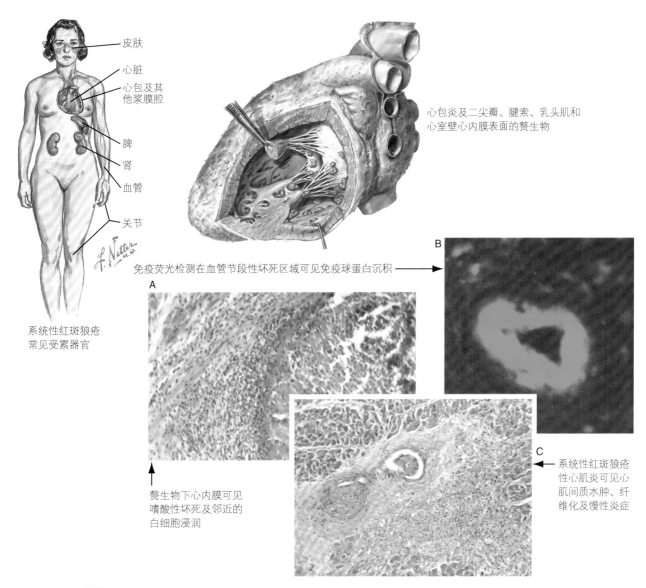

皮肤
心脏
心包及其
他浆膜腔
脾
肾
血管
关节

系统性红斑狼疮
常见受累器官

心包炎及二尖瓣、腱索、乳头肌和
心室壁心内膜表面的赘生物

免疫荧光检测在血管节段性坏死区域可见免疫球蛋白沉积

A

B

C

赘生物下心内膜可见
嗜酸性坏死及邻近的
白细胞浸润

系统性红斑狼疮
性心肌炎可见心
肌间质水肿、纤
维化及慢性炎症

图 67.1　红斑狼疮

断所必须，但部分患者可能从中获益。心肌炎可在狼疮发病早期出现且常伴有其他脏器受累，糖皮质激素及细胞毒性药物治疗效果良好。虽然 SLE 可以直接导致心肌病的发生，但 SLE 患者心肌病更常见的病因为与 SLE 共患的高血压或冠状动脉疾病。羟氯喹常用于 SLE 的治疗，由其导致的心肌病也是SLE 患者心肌病的少见病因。

　　无症状瓣膜病变在 SLE 患者中通过经食管超声心动图的检出率高达 70%，常为二尖瓣和 / 或主动脉瓣受累。在纳入了 20 项病例对照研究、包含从 1992 年 1 月 1 日至 2013 年 7 月 31 日招募的 1117 例 SLE 患者及 901 例健康对照者的 meta 分析中，经超声心动图检测，与健康者相比 SLE 患者发生瓣膜病变的风

险可增加约 11 倍。二尖瓣增厚、主动脉瓣增厚、二尖瓣关闭不全及二尖瓣赘生物发生风险增加约 10 倍。1924 年 Libman 及 Sacks 首次报道了 SLE 患者的无菌性心内膜炎样病变，这些病变最常见于二尖瓣，但其余瓣膜也有可能受累。病变由血栓纤维性团块及增生的内皮细胞、水肿及坏死物质组成，较少导致栓塞事件。抗磷脂综合征有时与 SLE 合并存在，可能与瓣膜的病理改变有一定的关系。SLE 可因出现急性瓣膜关闭不全而导致血流动力学不稳定，此种情况需外科手术干预。

　　传导系统异常在 SLE 中约占 10%，包括房室传导阻滞、束支阻滞及自主神经功能障碍。但大多数患者的临床症状并不严重。在合并妊娠的 SLE 患者

中，进行抗 -Ro/SSA 抗体及抗 -La/SSB 抗体筛查有助于识别胎儿狼疮高风险者。因母体的自身免疫抗体可通过胎盘进入胎儿体内引起胎儿狼疮，胎儿狼疮心肌炎可以影响胎儿心脏传导系统的发育，甚至导致完全性心脏传导阻滞。抗 -Ro/SSA 抗体及抗 -La/SSB 抗体阳性的母体中 2% 的胎儿可出现心脏传导阻滞；如果头胎受累的情况下，二胎再次出现心脏传导阻滞的概率将增加至 18%。建议抗体阳性的母体在妊娠 17~24 周每周进行一次胎儿超声心动图检查。羟氯喹可降低再次妊娠时新生儿狼疮的发生风险。尽管增加新生儿狼疮患病风险，但并未观察到抗 -Ro/SSA 抗体及抗 -La/SSB 抗体阳性的成年患者存在心脏传导阻滞的易患倾向。在一项研究中，上述抗体阳性者 QTc 间期与阴性者相比显著延长（445 ms vs. 419 ms），二者间存在统计学差异。

动脉粥样硬化仍为导致 SLE 患者死亡的最常见及最重要的原因。SLE 患者早发冠状动脉疾病与系统性炎症反应关系密切。有研究表明，SLE 患者罹患心肌梗死风险可增加 2~10 倍。糖皮质激素的长期应用增加亚临床心血管疾病风险且为心血管事件风险的独立预测因素。羟氯喹可通过改善血糖及血脂控制情况降低心血管风险。两项前瞻性狼疮队列研究表明，羟氯喹可降低 SLE 患者 50%~60% 的心血管疾病风险。

类风湿关节炎

类风湿关节炎是一种以对称性、破坏性的关节炎为主要特征的全身性疾病，人群中发病率为 1%。类风湿关节炎的诊断基于慢性对称性炎症性关节炎、炎症标志物升高及相关血清学阳性结果，包括类风湿因子和 / 或抗 CCP 抗体。2010 年美国风湿病学会 / 欧洲抗风湿病联盟出于研究目的，基于上述各项评分指标制定了分类标准。类风湿关节炎的关节外表现与疾病的严重程度直接相关，皮肤、眼、肺、血液系统、神经系统及心脏均可受累（图 67.2）。近一半的类风湿关节炎患者因心血管疾病死亡，临床表现包括心包炎、心肌病和 / 或心肌炎、心肌淀粉样变性、冠状动脉血管炎、心律失常、瓣膜病、充血性心力衰竭及冠状动脉疾病。类风湿关节炎患者最常见的心脏受累是心包炎和瓣膜性心脏病。尸检病例中心包炎患病率在 30%~50%，通过超声心动图诊断其患病率达 30%，但较少出现临床表现。男性血清阳性的结节性类风湿关节炎患者更易发生心包炎。多数患者在出现关节炎表现后发生心包炎，少数情

况下心包炎可能为类风湿关节炎的首发表现。心包积液的特点可为渗出性、血性浆液性或血性，葡萄糖水平偏低、中性粒细胞为主，pH 值偏低。在顽固性积液中可发现胆固醇结晶。心包粘连及分隔常见，心包穿刺较为困难。大部分症状性心包炎可发展为缩窄性心包炎或心脏压塞，预后不佳。在某些情况下，部分患者可从外科心包切除术中获益。

类风湿关节炎相关的瓣膜病变常见，可高达 70%，但大多无临床症状。病理学研究显示心内膜病变可由纤维化、非特异性炎症或少数情况下由类风湿肉芽肿引起。二尖瓣或主动脉瓣关闭不全最为常见，在一个小样本的病例系列研究中，其患病率分别为 30%~80% 及 9%~33%。心肌炎少有临床症状，但可能与心律失常的发生相关。类风湿关节炎继发的心肌病变可能为局灶性、非特异性弥漫坏死性心肌炎，也可能为肉芽肿性心肌炎。在一项纳入 30 例类风湿关节炎患者的病例系列中，超声心动图提示 37% 的患者存在心肌病变。限制型心肌病及心肌淀粉样变性在类风湿关节炎患者中罕见。值得注意的是，肿瘤坏死因子 α（TNF-α）抑制剂常用于类风湿关节炎及其他风湿性疾病的治疗，但有可能加重充血性心力衰竭，在 NYHA 心功能Ⅲ级及Ⅳ级的患者中应慎用。

类风湿关节炎患者冠状动脉血管炎已有报道，但临床意义尚不明确，尸检发现其患病率可高达 20%。类风湿关节炎心血管疾病风险增加独立于传统危险因素且可被归因于持续的炎症反应。类风湿关节炎患者心血管疾病患病率与糖尿病患者相当。心律失常可能与缺血相关，也可能与类风湿结节、淀粉样变性和充血性心力衰竭引起的传导异常相关。快速性室性心律失常的发病研究推测，交感神经活性增加在其中起到了重要作用。

特发性炎性肌病

特发性炎性肌病（idiopathic inflammatory myopathies, IIMs）为一类以肌无力为特征的慢性炎症性肌肉疾病，包括皮肌炎、多发性肌炎及包涵体肌炎，病理学特点为骨骼肌炎症细胞浸润。疾病诊断基于临床表现、肌电图及肌肉活检的结果。本类疾病心脏受累罕见，可以表现为充血性心力衰竭、传导系统异常及冠状动脉疾病。病理生理机制可能与心肌炎、冠状动脉疾病及心肌层小血管受累相关。

肌炎患者中充血性心力衰竭的患病率约为 3%~45%。在一项以观察特发性炎性肌病心脏受累发病率

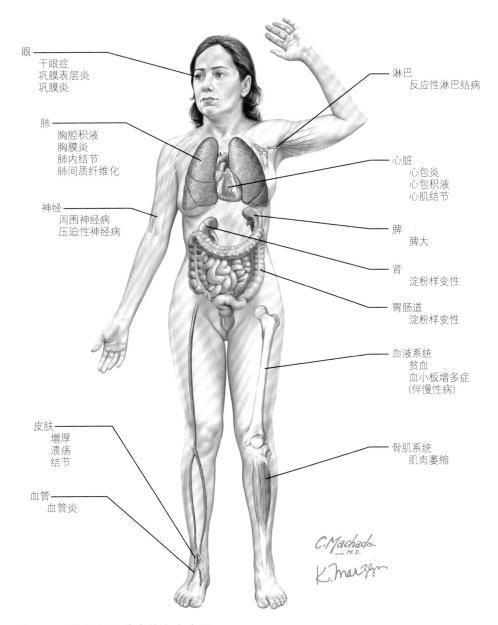

眼
　干眼症
　巩膜表层炎
　巩膜炎

肺
　胸腔积液
　胸膜炎
　肺内结节
　肺间质纤维化

神经
　周围神经病
　压迫性神经病

皮肤
　增厚
　溃疡
　结节

血管
　血管炎

淋巴
　反应性淋巴结病

心脏
　心包炎
　心包积液
　心肌结节

脾
　脾大

肾
　淀粉样变性

胃肠道
　淀粉样变性

血液系统
　贫血
　血小板增多症
　(伴慢性病)

骨肌系统
　肌肉萎缩

图 67.2　类风湿关节炎的全身表现

为主要目标的系统回顾中，充血性心力衰竭为特发性炎性肌病患者最常见的死亡原因。在一项系统回顾中，观察到特发性炎性肌病中各种临床心脏病的发生率，其中充血性心力衰竭为最常见的死亡原因。在几个病例系列的心脏 MRI 研究中已证实心肌病可能由心肌炎引起。前瞻性队列研究结果提示心肌炎为特发性炎性肌病最常见的心脏表现，其患病率为38%。组织学上，心肌炎症表现与骨骼肌炎症表现类似，特征是单个核炎症细胞在肌内膜及血管周围聚集，伴心肌细胞退行性变。患者也可发生心肌纤维化，进而导致心力衰竭（包括收缩性及舒张性）症状的出现及心律失常的发生。特发性炎性肌病患者

心包炎罕见，患病率约10%。肺动脉高压可发生于合并间质性肺疾病或抗合成酶抗体综合征的患者，后者临床特征为抗 tRNA 抗体阳性并伴多种临床表现，包括雷诺综合征、技工手、关节炎及间质性肺疾病。

多发性肌炎及皮肌炎患者罹患冠状动脉疾病的风险可增加 2~4 倍。目前尚不明确传统心血管危险因素及全身炎症反应各自对增加上述风险的贡献程度。但近期研究提示，这些患者传统心血管危险因素患病率增加。小血管病变同样可以引发心绞痛。免疫介导的坏死性肌病为一种罕见的与他汀类药物相关的肌炎类型，可以检测到羟基-3-甲基戊二酰辅

酶 A 还原酶（HMG-CoA）抗体阳性。故特发性炎性肌病患者应用他汀类药物时应密切关注及监测。

亚临床心脏受累可能存在且可通过心电图改变得到印证，包括房性及室性心律失常、束支阻滞、房室传导阻滞、高度心脏传导阻滞、PR 间期延长及非特异性 ST-T 改变。在一项系统回顾中，前瞻性队列心电图检查发现心律失常的累计患病率为 31.8%。

混合性结缔组织病

混合性结缔组织病（mixed connective tissue disease，MTCD）是一种以高滴度抗 -U1 核糖核蛋白抗体为特征的结缔组织病，其临床表现与 SLE、系统性硬化症及多发性肌炎存在重叠。约 20% 的混合性结缔组织病患者因心脏受累而死亡。在近期一项系统回顾中，混合性结缔组织病心脏受累的患病率在 13%~65%。

心包炎最为常见，在两项前瞻性研究中其患病率分别为 30% 和 43%。心肌炎也可能发生。心电图及超声心动图等无创性心脏检查可发现亚临床异常，包括心脏传导异常、心包积液及二尖瓣脱垂。与其他慢性炎症性疾病类似，混合性结缔组织病患者动脉粥样硬化的发生率及进展速度均较高，心脏损害的病理生理机制与特发性炎性肌病类似。尸检提示肺部小动脉及微小动脉存在内膜增生伴平滑肌细胞肥大，提示肺动脉高压的发生可能与小血管病变相关。混合性结缔组织病出现肺动脉高压者预后不佳，对免疫抑制治疗无反应。

系统性硬化症

系统性硬化症（systemic sclerosis，SS），或称硬皮病，为一种以自身免疫、血管损伤及纤维化为特征的慢性结缔组织病，对皮肤、血管、关节、骨骼肌及内脏（如胃肠道、肾及肺）均可产生影响（图 67.3）。依据皮肤受累的程度和分布，系统性硬化症可分为弥漫性和局限性两类。系统性硬化症心脏受累的临床患病率约为 15%~33%，弥漫性及局限性系统性硬化症均可出现心脏受累，在一项纳入了病程 4 年以上的 254 名系统性硬化症患者的回顾性队列研究中，局限性系统性硬化症患者心脏受累占 7%，弥漫性系统性硬化症患者心脏受累占 21%。

系统性硬化症心脏受累可为原发性，表现为心肌损害、纤维化、心包病变，较少出现瓣膜病变；也可继发于肾或肺损害。原发性心肌病变可能与微血管缺血相关。目前推测心肌雷诺现象与心肌损伤

相关，然而与外周型雷诺现象相比，心脏血管较少出现管腔狭窄。在系统性硬化症早期，冠状动脉小血管及微小血管痉挛为其重要表现。而在疾病的晚期，病变进展可导致冠状动脉血流储备下降。系统性硬化症心脏受累多无临床症状，可隐匿进展，出现临床表现时多提示预后不良。有研究报道，出现心脏受累临床症状的系统性硬化症患者 5 年内死亡率为 70%。心肌纤维化的出现可导致心脏收缩 / 舒张功能障碍及心律失常。心肌活检提示心内膜除收缩带坏死外还存在斑块状纤维化且上述改变可累及心内膜下层（该部位心肌常不受动脉粥样硬化性疾病影响）。冠状动脉大血管粥样硬化患病率与普通人群类似。系统性硬化症患者中症状性心包疾病患病率为 5%~16%，包括心包炎、心包积液及心包粘连。此外，还可出现传导系统异常、心瓣膜病、心肌肥大及缺血。

系统性硬化症肾危象及肺动脉高压均为重症表现，可分别因肾及肺损伤而导致心功能不全。系统性硬化症肾危象可引起严重高血压，导致心脏收缩功能障碍及充血性心力衰竭。系统性硬化症患者肺动脉高压患病率为 10%~12%，预后不佳。肺动脉高压可为孤立性的，也可继发于血管狭窄或肺纤维化。孤立性肺动脉高压常更为严重，在局限性系统性硬化症患者中比弥漫性系统性硬化症患者中更为常见（45% vs. 26%）。

血清阴性脊柱关节病

血清阴性脊柱关节病包括强直性脊柱炎、银屑病性关节炎、反应性关节炎和与炎症性肠病相关的关节炎。这些疾病均与 HLA-B27 相关，这种相关性在强直性脊柱炎中最强，是血清阴性脊柱关节病的原型病。血清阴性脊柱关节病有共同的临床表现，包括肌腱附着点炎、葡萄膜炎及其他（图 67.4）。主动脉瓣位于末端位置，在强直性脊柱炎中，插入点的炎症可导致主动脉壁纤维化及房室间距缩短，这可能导致主动脉根部扩张并继发主动脉瓣关闭不全。主动脉瓣关闭不全常发于病程 10~15 年及老年患者。主动脉夹层或主动脉炎也可能发生。在近期一项纳入超过 8000 名强直性脊柱炎患者的回顾性队列中，主动脉瓣性心脏病的年龄和性别标化患病风险为普通人群的 1.58 倍（95% CI：1.31~1.91）。部分研究表明，糖皮质激素及细胞毒性药物治疗可能对强直性脊柱炎进展性主动脉扩张患者有效。但在某些情况下，手术是必要的治疗手段。

进展性系统性硬化症（硬皮病）

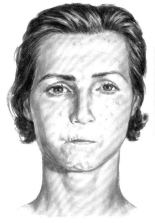

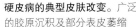
硬皮病的典型皮肤改变。广泛的胶原沉积及部分表皮萎缩

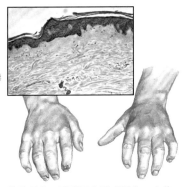

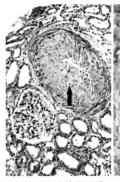

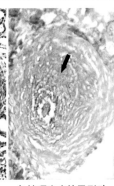

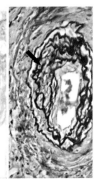

特征。 硬皮病萎缩期面部皮肤增厚、紧绷、僵硬，嘴小而窄且嘴唇变窄

指端硬化。 手指固定于半屈位；末节指骨萎缩；指尖突出伴溃疡

急性硬皮病的弓形动脉。 肾中动脉内膜黏液样水肿，多见于急性病例

急性硬皮病的弓形动脉。 胶质铁染色表明肿胀的（动脉）内膜富含黏多糖

慢性硬皮病的弓形动脉。 富含弹性纤维及少量胶原的致密层状基质导致内膜显著增厚

硬皮病

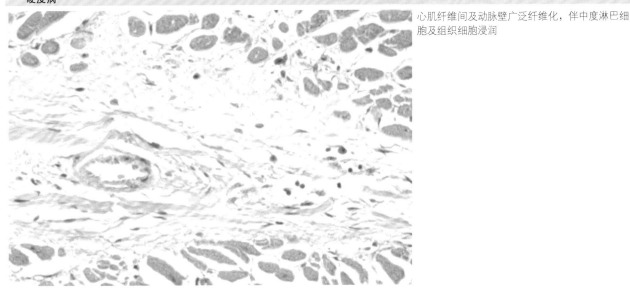

心肌纤维间及动脉壁广泛纤维化，伴中度淋巴细胞及组织细胞浸润

图 67.3　系统性硬化症（硬皮病）

二尖瓣病变较主动脉瓣病变少见，其特征为瓣叶纤维化或关闭不全。导致二尖瓣关闭不全的其他机制包括二尖瓣脱垂及主动脉瓣关闭不全引起的左心室扩张。超声心动图可见主动脉 - 二尖瓣交界处增厚伴高回声信号，为主动脉瓣下隆起的典型特征。心肌炎导致的心力衰竭也可发生。在发病的最初 15 年内，舒张性心力衰竭比收缩性心力衰竭更为常见。与 SLE 和类风湿相比，血清阴性脊柱关节病患者症状性心包炎罕见，患病率 <1%。房室传导障碍常由间隔膜炎引起。电生理学研究表明，房室传导阻滞常定位于房室结内或房室结下。据推测，HLA-B27 在严重房室传导阻滞的发病中起着关键作用。窦房结功能障碍少见，但 HLA-B27 血清阴性脊柱关节病患者可能出现缓慢性心律失常。

血管炎

血管炎是一组以血管壁破坏为主要特征的疾病，主要继发于炎症事件，如抗体直接攻击、免疫复合物形成及细胞介导破坏。血管炎可为原发性，也可继发于其他的风湿性疾病，如类风湿或 SLE（图 67.5）。通常来讲，依据受累血管的大小可将血管炎分为累及小血管的血管炎、累及中血管的血管炎、

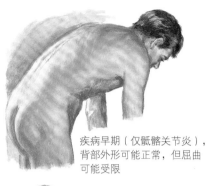

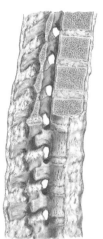

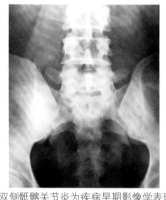

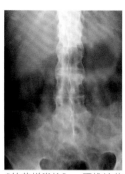

疾病早期（仅骶髂关节炎），背部外形可能正常，但屈曲可能受限

椎间盘、骨突关节、前纵韧带及棘间韧带骨化

双侧骶髂关节炎为疾病早期影像学表现。可见双侧骶髂关节关节软骨变薄、关节间隙缩小

"竹节样脊柱"。腰椎关节骨性强直。骨化造成椎间盘膨出

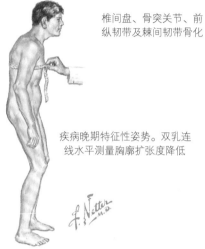

疾病晚期特征性姿势。双乳连线水平测量胸廓扩张度降低

并发症

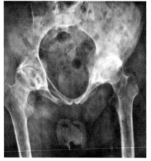

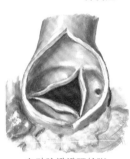

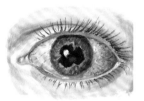

疾病晚期，影像学可见双侧骶髂关节完全骨性强直

主动脉瓣瓣环扩张伴瓣膜关闭不全

虹膜睫状体炎导致虹膜粘连，造成瞳孔形状不规则

图 67.4　强直性脊柱炎

累及大血管的血管炎及可累及多种血管的血管炎。

累及小血管的血管炎存在三种抗中性粒细胞胞质抗体（antineutrophil cytoplasmic antibody，ANCA），与之对应的血管炎分别为肉芽肿性多血管炎（granulomatosis with polyangiitis，GPA）、嗜酸性粒细胞肉芽肿性多血管炎（eosinophilic granulomatosis with polyangiitis，EGPA）和显微镜下多血管炎（microscopic polyangiitis，MPA）。其中，嗜酸性粒细胞肉芽肿性多血管炎曾被称为 Churg-Strauss 综合征，其特征为慢性鼻窦炎、哮喘及外周血嗜酸性粒细胞增多症。成人患者心脏受累的患病率可高达 2/3（包括临床发病及亚临状态），多与嗜酸性粒细胞肉芽肿性多血管炎预后不良相关。识别嗜酸性粒细胞肉芽肿性多血管炎的两个亚型（ANCA 阳性和 ANCA 阴性）非常重要。ANCA 阴性嗜酸性粒细胞肉芽肿性多血管炎可能更难诊断，也更易出现心肌病、心肌炎和心包积液等心脏受累表现。研究表明，因 QTc 离散度较高，嗜酸性粒细胞肉芽肿性多血管炎患者易发生室性心律失常。心脏受累严重的患者可能需要心脏移植。肉芽肿性多血管炎患者的心脏受累更为罕见，一项纳入北

美 517 名患者的队列研究显示其心脏受累患病率仅为 3.3%。心包炎、心肌炎、瓣膜病、心肌病和传导异常均可能发生。目前认为显微镜下多血管炎较少发生心脏受累，但尚无大规模研究。

累及中血管的血管炎包括结节性多动脉炎（polyarteritis nodosa，PAN）和儿童血管炎川崎病（Kawasaki disease，KD）（图 67.6）。结节性多动脉炎心脏受累少见，但一旦发生，患者死亡风险将增加 2~3 倍。据报道，结节性多动脉炎可导致冠状动脉炎、心包炎、心肌受累及心内膜受累。川崎病患儿可出现冠状动脉扩张，早期治疗（标准治疗方案为阿司匹林及静脉注射免疫球蛋白）可能逆转，但仍有 5%~8% 的患儿会进展为冠状动脉瘤。未治疗患儿中，25% 出现冠状动脉瘤，30% 出现心包积液，并伴有心肌炎及瓣膜关闭不全。这类患儿心血管死亡风险增加，尤其是合并冠状动脉病变的患儿，可能需要长期他汀类药物治疗。

累及大血管的血管炎包括大动脉炎（Takayasu arteritis，TA）和巨细胞动脉炎（giant cell arteritis，GCA）。这些疾病主要累及主动脉及其主要分支，但

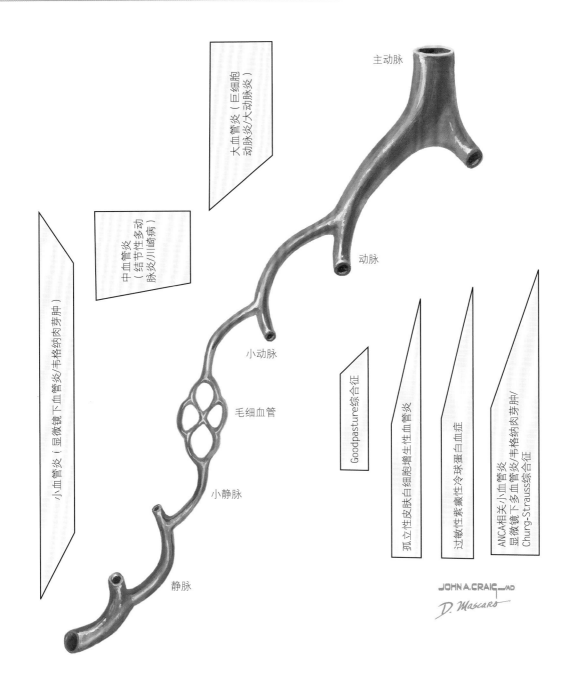

图 67.5　特异性血管炎综合征的分布情况

也可能累及中等动脉，包括冠状动脉。大动脉炎是最常见的大血管炎，累及心脏时可表现为主动脉瓣关闭不全、肺动脉高压、心肌炎和冠状动脉疾病，抗磷脂抗体阳性与心血管并发症（如主动脉瓣关闭不全）的发生风险增加相关。大动脉炎的血栓事件风险增加，其对免疫抑制治疗存在反应；但在部分临床情况下可能需抗凝治疗（如心腔内血栓，有较高的栓塞事件风险）。巨细胞动脉炎心脏受累少见，但其可增加冠状动脉疾病的发病风险，在病程早期更为明显。巨细胞动脉炎患者可能会发生主动脉炎

症、主动脉扩张或主动脉动脉瘤，其中胸主动脉瘤的患病率为腹主动脉瘤的 3 倍。

　　白塞病（Behcet disease，BD）为一种可累及多种血管的血管炎，动脉系统及静脉系统均可受累。其特征为反复发作的口腔溃疡及生殖器溃疡、炎症性眼病、皮肤受累及关节炎。高达 6% 的白塞病患者可出现心脏受累，男性更为常见。文献报道的心脏损害包括心包炎、心脏室壁瘤、心内膜弹性纤维组织增生症、心脏内血栓形成及主动脉瓣受累的心内膜炎。部分心脏内血栓患者应慎用抗凝治疗，特

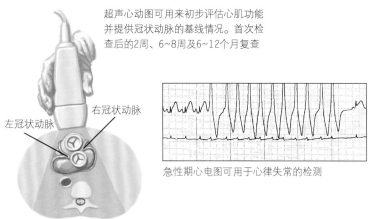

超声心动图可用来初步评估心肌功能并提供冠状动脉的基线情况。首次检查后的2周、6~8周及6~12个月复查

左冠状动脉　右冠状动脉

急性期心电图可用于心律失常的检测

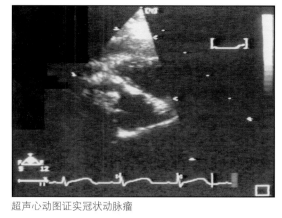

超声心动图证实冠状动脉瘤

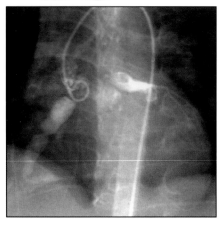

造影显示
冠状动脉瘤

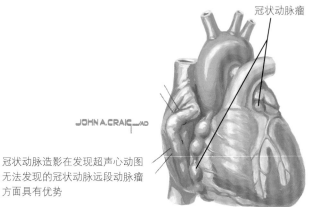

冠状动脉瘤

JOHN A.CRAIG_AD

冠状动脉造影在发现超声心动图无法发现的冠状动脉远段动脉瘤方面具有优势

图 67.6　川崎病的心脏评估

别是存在肺动脉瘤的患者，抗凝治疗可增加致命性咯血风险。白塞病患者同样可出现心脏传导异常，包括心房内及心房间传导阻滞、QT 间期延长及其他心律失常；白塞病患者更易罹患早发冠状动脉疾病。

诊断方法

　　风湿性疾病相关的心血管病诊断方法与一般人群类似。然而，了解特定风湿性疾病常见的心脏受累表现对其诊断具有重要提示意义（表 67.1）。除病史及体格检查外，如心电图、超声心动图及其他影像学检查等心脏无创检查同样有助于诊断的确立。CT血管造影及 MRI 血管造影在血管炎的诊断中具有重要意义。有创心导管检查则可能为评价冠状动脉缺血或肺动脉高压的重要手段。MRI 在风湿性疾病心脏受累的早期即可发现心肌水肿、心肌炎、弥漫性心内膜下纤维化及心肌梗死等隐匿征象。经 6~12 个月的恰当治疗，上述征象可能逆转。

管理与治疗

　　活动性自身免疫病确诊后的治疗目的主要为控制全身炎症反应并预防组织损伤。大多情况下，初始治疗可能包括糖皮质激素，可快速且有效地控制炎症反应。而额外治疗通常旨在避免糖皮质激素长期应用并可缓解疾病病情。

　　类风湿关节炎在治疗早期就应加用缓解病情的抗风湿药物（如甲氨蝶呤或来氟米特），必要时加用生物制剂（如肿瘤坏死因子抑制剂）、阿巴西普（CTLA4-Ig 共刺激阻断剂）、托珠单抗（白介素 -6 拮抗剂）或利妥昔单抗（抗 CD20 单克隆抗体）。抗疟药（羟氯喹）在预防 SLE 病情进展方面的疗效已得到充分验证，无禁忌证的 SLE 患者均应接受羟氯喹治疗。在 SLE 继发其他器官损伤的情况下，需应用如霉酚酸酯、硫唑嘌呤或环磷酰胺等药物，以缩短激素治疗疗程并减少激素应用剂量。贝利单抗（抑制 B 细胞的激活）已经被美国 FDA 批准用于 SLE 的

表 67.1　特定风湿性疾病心脏受累概述

	心包炎	心肌炎	瓣膜病	传导异常	冠状动脉疾病	肺动脉高压
SLE	（++）SLE 心脏受累最常见表现心包积液多为渗出性	（+）可能导致严重的收缩功能障碍	（++）二尖瓣及主动脉瓣受累常见（如 Libman-Sacks）	罕见。房室传导阻滞、BBB。抗 Ro/抗 La 抗体与新生儿狼疮及 CHB 相关	（++）风险增加	（+）
RA	（++）血清阳性的男性患者比女性患者更常见	（+）罕见，但可能导致心肌病	（++）常见，但少有症状。主要为二尖瓣及房室瓣受累	（+）可能继发于缺血、类风湿结节、淀粉样变性及 CHF	（++）为冠状动脉疾病的独立危险因素	（+）可能为孤立性 PAH，也可能继发于 ILD
炎性肌病	（+）不常见	（++）IIM 心脏受累最常见表现。可能导致心力衰竭	（+）不常见	（+）可能继发于纤维化	（++）因可能造成肌病，启动他汀治疗时应密切监测	（+）可见于抗合成酶抗体综合征或 ILD
MCTD	（++）MCTD 心脏受累最常见表现	（+）	（+）可见二尖瓣脱垂	（+）典型亚临床表现	（+）	（++）与不良预后相关
硬皮病	（+）较少见	（+）散在的心肌纤维化，可能导致心肌病	（+）较少见	（+）继发于纤维化	（+）	（++）孤立性 PAH 或继发于 ILD。与不良预后相关
血清阴性脊柱关节病	不常见	不常见	（+）主动脉炎，主动脉瓣关闭不全，二尖瓣关闭不全	（+）	（+）	
累及小血管的血管炎（EGPA，GPA）	（+）心包积液	（+）	（+）	（+）	（+）	（+）
累及中血管的血管炎（结节性多动脉炎，KD）	（+）	（+）	（+）	（+）KD：室性心律失常风险较高	（+）KD：冠状动脉瘤	（+）
累及大血管的血管炎（大动脉炎，GCA）	（+）GCA 可见	（+）	（+）主动脉瓣关闭不全及二尖瓣关闭不全常见		（+）	（+）
累及多种血管的血管炎（白塞病）	（+）	（+）室壁瘤及心内膜弹力纤维组织增生症	（+）主动脉瓣受累常见	（+）	（+）	（+）

　　+，可能出现；++，更易出现；BBB，束支阻滞；CHB，先天性心脏传导阻滞；CHF，充血性心力衰竭；EGPA，嗜酸性粒细胞肉芽肿性多血管炎；GCA，巨细胞动脉炎；GPA，肉芽肿性多血管炎；IIM，特发性炎性肌病；ILD，肺间质疾病；KD，川崎病；MTCD，混合性结缔组织病；PAH，肺动脉高压；RA，类风湿关节炎；SLE，系统性红斑狼疮

治疗。系统性硬化症的治疗往往最为困难，需针对具体的临床表现。如，钙通道阻滞剂治疗雷诺现象、质子泵抑制剂治疗胃肠道反流病、霉酚酸酯治疗间质性肺病（也可能有助于皮肤增厚的治疗）。与其他风湿性疾病不同，糖皮质激素可诱发系统性硬化症肾危象，故在系统性硬化症患者中需谨慎应用。血管炎需应用大剂量糖皮质激素治疗，也常需应用其他药物，如环磷酰胺或利妥昔单抗。托珠单抗现也用于治疗大血管血管炎。

补充资料

American College of Rheumatology [home page on the Internet]. Available at: http://www.rheumatology.org/.
美国风湿病学会网站将为患者、相关行业从业者及内科医师提供实时更新的信息。其提供的信息包括英语及西班牙语版本，易于检索获得。

European League against Rheumatism. Available at: http://www.eular.org/.
该网站提供包括实践指南、会议资料及风湿病在线课程在内的多种资源。还提供了特定疾病的专业性综述。

Firestein GS, Budd RC, Harris ED, et al, eds. *Kelley and Firestein's Textbook of Rheumatology*. 10th ed. Philadelphia: Elsevier; 2017.
优秀的教材资源，也可将其作为一个可检索的数据库加载至计算机内。

Koopman WJ, Moreland LW, eds. *Arthritis and Allied Conditions*. 15th ed. Philadelphia: Lippincott Williams & Wilkins; 2004.
优秀的教材资源，也可通过计算机访问及检索。侧重于特定的临床困境及尚存挑战的临床领域专家管理意见。

循证文献

Chen J, Tang U, Zhu M, Xu A. Heart involvement in systemic lupus erythematosus: a systematic review and meta-analysis. *Clin Rheumatol*. 2016;35:2437–2448.
近期发表的一篇通过超声心动图检查评估 SLE 患者心脏异常的系统回顾。

Gupta R, Wayangankar SA, Targoff IN, Hennebry TA. Clinical cardiac involvement in idiopathic inflammatory myopathies: a systematic review. *Int J Cardiol*. 2011;148(3):261–270.
关于特发性炎性肌病心脏受累的系统回顾，强调了该人群早期及全面心脏评估的重要性。

Lambova S. Cardiac manifestations in systemic sclerosis. *World J Cardiol*. 2014;6(9):993–1005.
关于系统性硬化症心脏表现的综述，介绍了不同影像学检测手段的有效性。

McMahon M, Skaggs B. Pathogenesis and treatment of atherosclerosis in lupus. *Rheum Dis Clin North Am*. 2014;40(3):475–495.
关于 SLE 心血管系统受累及潜在 SLE 心血管受累生物标志物及筛查研究进展的综述。

Misra DP, Shenoy SN. Cardiac involvement in primary systemic vasculitis and potential drug therapies to reduce cardiovascular risk. *Rheumatol Int*. 2017;37(1):151–167.
关于原发性血管炎心脏受累表现、发病率及治疗策略的综述。

Voskuyl AE. The heart and cardiovascular manifestations in rheumatoid arthritis. *Rheumatology (Oxford)*. 2006;45(suppl 4):iv4–iv7.
关于类风湿关节炎心脏受累流行病学研究及相关诊断与治疗的综述。

（Rachel D. Romero，Beth L. Jonas 著
杨林承 译　祖凌云 审校）

第 68 章

心脏肿瘤与肿瘤心脏病学

心脏肿瘤

在 20 世纪下半叶之前，心脏肿瘤几乎仅在尸检中被发现，而死前被发现的罕见病例也无治疗选择。心脏成像技术的进步可提高心脏肿瘤的检出率，但仍然少见。尽管如此，体外循环的出现已使某些病例的根治性手术治疗成为可能。

临床表现

心脏肿瘤的临床表现取决于肿瘤的位置。心内膜肿瘤，例如黏液瘤，通常会出现栓塞后遗症或瓣膜阻塞的症状。栓子是由粘连的血栓或肿瘤碎片脱落产生的，可引起小血管血管炎、卒中、梗死或外周缺血等多种病理改变。瓣膜阻塞与瓣膜性心脏病（二尖瓣或三尖瓣狭窄）的表现相似。心肌内的肿瘤更有可能导致心律失常、传导系统破坏（包括房室传导阻滞）和少见的心源性猝死。弥漫性心肌浸润可导致心脏收缩或舒张功能障碍进而引起心力衰竭。心外膜和心包受累可能表现为疼痛、心包积液或者由于心包缩窄或心脏压塞引起的心力衰竭。因此，恶性肿瘤应被视为任何心包积液的潜在病因。

鉴别诊断

心脏内包块的鉴别诊断应包括血栓、感染性心内膜炎和原发或继发性肿瘤。

原发性良性心脏肿瘤

黏液瘤

一系列尸检的数据显示原发性心脏肿瘤的患病率约为 0.02%，其中 75% 为良性（表 68.1）。黏液瘤是最常见的原发性心脏肿瘤，占所有良性心脏肿瘤的 50%（图 68.1）。黏液瘤在女性的发病率是男性的 2~3 倍，中位年龄为 50 岁。约 75% 的黏液瘤位于左心房，且通常在卵圆窝附近的房间隔上，90% 以上是单发的。黏液瘤源于多能间充质细胞，组织学显示在丰富的黏液样基质中有梭形或星状细胞。通常是胶状、有蒂的肿瘤，平均直径为 4~8 cm。

黏液瘤通常表现为栓塞或瓣膜阻塞症状，有时也可能引起类似于胶原血管病、心内膜炎、血管炎和恶性肿瘤的全身性体征和症状。在左心房肿瘤中，听诊可闻及易与 S_3 混淆的舒张早期肿瘤"扑动"音，也可能出现二尖瓣舒张期隆隆样杂音或全收缩期杂音。

表 68.1　原发性良性心脏肿瘤

良性肿瘤	肿瘤百分比	
	成人	儿童
黏液瘤	45	15
淋巴瘤	21	0
乳头状弹性纤维瘤	16	0
横纹肌瘤	2	45
纤维瘤	3	15
血管瘤	5	5
畸胎瘤	1	13
其他	6	6

Reused with permission from Allard MF, Taylor GP, Wilson JE, et al.Primary cardiac tumors, In: Goldhaber S, Braunwald E, eds. *Atlas of Heart Diseases*. Philadelphia: Current Medicine; 1995: 15.1–15.22.

黏液瘤。典型的起源于房间隔，几乎充满左心房；右心室肥厚

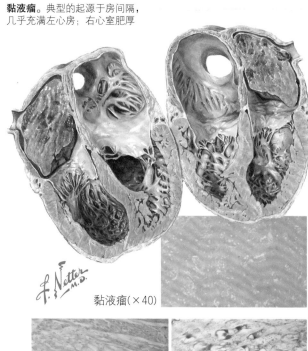

黏液瘤（×40）

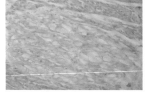

横纹肌瘤（×40）

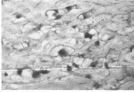

横纹肌肉瘤（×40）

图 68.1　心脏肿瘤

脂肪瘤

脂肪瘤是第二常见的良性原发性心脏肿瘤。可以发生在任何年龄且无性别差异。它们位于心外膜或心肌中，是有包囊、通常较小的肿瘤。当出现症状时，多为心肌浸润导致心律失常或传导缺陷所致。体积大或有症状的脂肪瘤应予切除。

横纹肌瘤

横纹肌瘤是婴儿期和儿童期最常见的良性心脏肿瘤。大多数肿瘤发生在心室肌内，但有些肿瘤也会伸入心室腔内。1/3 的横纹肌瘤与结节性硬化症有关。由于横纹肌瘤自发性消退并不少见，故建议保守治疗。

纤维瘤

纤维瘤主要发生在儿童心室肌内，且通常在室间隔。症状和体征由心脏传导系统受累引起，甚至可引起猝死。由于肿瘤的特殊位置，不适宜手术切除，心脏移植可能是唯一的治疗选择。

乳头状弹性纤维瘤

乳头状弹性纤维瘤是心脏瓣膜最常见的肿瘤。其实它们不是真正的肿瘤，而是发病机制不明的无血管生长的新生物。以前仅在尸检时才能发现，如今在超声心动图检查中可见到，但不易与瓣膜赘生物相区分。弹性纤维瘤不会引起瓣膜功能障碍，且很少与血栓栓塞相关。

原发性恶性心脏肿瘤

肉瘤

大约 25% 的原发性心脏肿瘤是恶性的，其中 95% 是肉瘤（表 68.2）。肉瘤是侵袭性肿瘤，最常见于 30~50 岁，因瓣膜阻塞或心肌浸润而引起心力衰竭的体征和症状。肉瘤起源于间充质细胞，可表现为不同的病理亚型，最常见的是血管肉瘤和横纹肌肉瘤。血管肉瘤（包括卡波西肉瘤）是较常见的亚型，在男性和女性间的比例约为 2:1。血管肉瘤通常出现在右心房，而横纹肌肉瘤通常是多灶性的，没有房室的发病倾向。

心脏肉瘤所有病理亚型的预后都很差，最佳治疗方法为根治性切除，但大多数心肌浸润程度太广以至于无法进行手术。肉瘤生长迅速，患者常在诊断后数周或数月内因心力衰竭或心律失常死亡。

表 68.2　原发性恶性心脏肿瘤

恶性肿瘤	肿瘤百分比	
	成人	儿童
血管肉瘤	33	0
横纹肌肉瘤	21	33
间皮瘤	16	0
纤维肉瘤	11	11
淋巴瘤	6	0
骨肉瘤	4	0
胸腺瘤	3	0
神经源性肉瘤	3	11
平滑肌瘤	1	0
脂肪肉瘤	1	0
滑膜肉瘤	1	0
恶性畸胎瘤	0	44

淋巴瘤

原发性心脏淋巴瘤几乎都是非霍奇金病，且通常是弥漫性 B 细胞淋巴瘤。心脏淋巴瘤约占所有心脏肿瘤的 1%，占结外性非霍奇金淋巴瘤的 0.5%，在免疫抑制的患者中可能更为常见。心脏淋巴瘤可出现心包积液、心力衰竭或心律失常。许多患者由于肿瘤进展迅速而在化疗开始前就已死亡。

心包间皮瘤

心包间皮瘤是一种发生于年轻人的罕见肿瘤，表现为心包缩窄或心包积液伴或不伴有心脏压塞，心肌侵犯并不常见。化疗和放疗在姑息疗法中可能会改善病情，但此病会迅速导致死亡。

继发性恶性心脏肿瘤

转移性心脏肿瘤比原发性心脏肿瘤更为常见。仅 10% 的继发性肿瘤是有症状的，而 1% 的无症状个体在尸检时可发现继发性心脏肿瘤。大多数有症状的患者都有心包转移，心包积液可能是转移性恶性肿瘤的主要表现。当确诊恶性肿瘤的患者出现新发的心脏功能障碍（心力衰竭、心律失常、心脏扩大等）时，应考虑心脏转移瘤。

肺癌和乳腺癌通过局部扩散和继发心包浸润累及心脏，引起心包积液和缩窄。在骨髓性白血病中，在光学显微镜下可见浸润在心肌细胞之间的白血病细胞。非霍奇金淋巴瘤的心脏受累率很高，多达 25% 的患者可能患有明显的心外膜或心肌病变。黑色素瘤仅占继发性心脏肿瘤的一小部分，但却在所有恶性肿瘤中具有最高的心脏转移率（~50%），原因不清。

诊断方法

经胸超声心动图检查是诊断心脏肿瘤的最常用方法（图 68.2）。心脏 MRI 或 CT 扫描可以进一步评估心包疾病和心肌肿瘤浸润的程度。如果计划进行手术干预，通常不宜对心脏肿瘤进行活检，因为其并发症（尤其是栓塞）的风险通常超过术前诊断的需要。

管理与治疗

影像学和外科技术的进步已使大多数良性肿瘤得以迅速诊断和安全地根治性切除。黏液瘤容易引起危及生命的并发症，应立即进行手术。散发性黏液瘤患

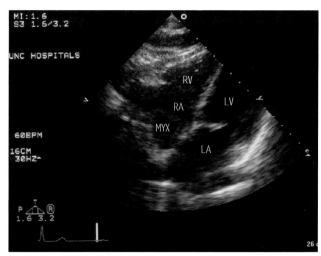

图 68.2　右心房肿瘤的超声心动图图像。切除时发现肿瘤为黏液瘤。LA，左心房；LV，左心室；MYX，黏液瘤；RA，右心房；RV，右心室

者切除后的复发率为 1%，而家族性黏液瘤综合征的患者复发率为 7%~22%。在预期寿命短和合并症多的患者，手术切除可能会弊大于利；此时可谨慎地予终身抗凝治疗以降低血栓栓塞的风险。

由于根治切除手术通常是不可行的，恶性心脏肿瘤大多是致命性疾病。此外，除淋巴瘤外，大多数原发性心脏肿瘤对化疗或放疗都不敏感。考虑到微转移性疾病以及要进行移植后细胞介导的免疫抑制，心脏移植术不是恶性心脏肿瘤的治疗选择。

肿瘤心脏病学

在癌症幸存者中，心血管疾病的发病率是与年龄匹配的对照组的 3~5 倍，并且是患有 1~3 期乳腺癌的女性最常见的死亡原因，这表明癌症或其治疗方法会增加心血管疾病的风险。日益发展的肿瘤心脏病学领域关注到癌症、癌症治疗和心血管疾病之间复杂的相互作用，并致力于促进目前或既往接受过癌症治疗患者的心血管健康。

蒽环类

蒽环类药物（包括阿霉素）于 20 世纪 60 年代问世，至今仍是许多恶性肿瘤（包括淋巴瘤、白血病、乳腺癌和小细胞肺癌）化疗方案的基石。蒽环类药物引起的心脏毒性已经被报道了数十年，蒽环类药物引起的心脏毒性主要是剂量依赖性的，但也

可以在治疗过程中的任何时间发生。急性毒性发生于开始蒽环类药物治疗后的前几周，比慢性毒性发生率低，可有多种表现形式：心律失常、心包炎、心肌炎和心室功能障碍。慢性毒性主要表现为扩张型心肌病。来自儿童期癌症成年幸存者的数据表明，患者发生心肌病的风险可延长到最后一次使用蒽环类药物后数十年。

病因与发病机制

蒽环类药物引起心脏毒性可能源于多种潜在机制。蒽环类药物与拓扑异构酶 2 结合可引起氧化应激和双链 DNA 断裂导致线粒体功能障碍和细胞死亡。这些损伤共同导致舒张功能障碍，继之收缩功能障碍，在某些情况下还导致心力衰竭。

蒽环类药物所致心脏毒性的最大危险因素是累积剂量。其他危险因素有年龄、胸部放疗、既往心脏病、高血压和糖尿病。监测指南已经发表，包括治疗前经胸超声心动图评价左心室射血分数（LVEF）和心电图，以及治疗期间进行连续 LVEF 评估。

管理与治疗

预防蒽环类药物的心脏毒性在很大程度上需要限制其使用剂量。尽管最近研究表明，蒽环类药物的累积剂量达 300 mg/m² 后，发生心脏毒性的风险开始上升，但目前的共识仍建议将蒽环类药物的累积剂量限制为 450~500 mg/m²。

蒽环类药物引起的心脏毒性的治疗应基于标准的心力衰竭治疗、β 受体阻滞剂和 ACEI。OVERCOME（preventiOn of left Ventricular dysfunction with Enalapril and caRvedilol in patients submitted to intensive ChemOtherapy for the treatment of Malignant hEmopathies）试验表明，与安慰剂对照组相比，依那普利和卡维地洛治疗组在蒽环类药物治疗后 LVEF 下降不明显。PRADA（PRevention of cArdiac Dysfunction during Adjuvant breast cancer therapy）研究是肿瘤心脏病学领域最大的前瞻性研究之一，得出的结论是 ACEI 可防止 LVEF 的早期下降。右雷佐生是一种乙二胺四乙酸衍生物，具有降低心脏毒性的作用，但有可能降低抗肿瘤作用并增加继发恶性肿瘤风险，使用受限。

人表皮生长因子受体 2 靶向药物

曲妥珠单抗是针对人表皮生长因子受体 2（Human

Epidermal growth factor Receptor 2，HER2）的人源化单克隆抗体。HER2（ErbB2）在一部分乳腺癌患者中过表达，针对 HER2 的靶向治疗大大改善了携带该癌基因的肿瘤患者的预后。

曲妥珠单抗也在接受包括阿霉素在内的常规化疗的患者中用作辅助治疗。尽管曲妥珠单抗所致心脏毒性的实际发病率和临床意义尚存争议，但其显然与心脏毒性相关。临床试验报道无症状心功能不全的发生率为 3%~19%，症状性心力衰竭的发生率为 2%~4%，然而这些试验由于仅选择低危患者入组而可能会低估心肌病的发生率。现实世界研究支持这一观点，结果显示未经选择的接受曲妥珠单抗治疗的患者心脏毒性发生率为 27%。

病因与发病机制

曲妥珠单抗的心脏毒性可能因其对心肌细胞 ErbB2 受体有直接影响，部分通过拮抗 ErbB2 与心肌内皮细胞释放的神经调节蛋白相结合。ErbB2 通过公认的心脏保护分子（例如 Akt）释放信号，以促进心肌细胞存活和代谢功能。曲妥珠单抗诱发的心肌病通常在停药数周至数月内是可逆的。然而，也有实验和临床证据表明曲妥珠单抗可引起不可逆的心肌损伤，尤其是与蒽环类药物合用时。曲妥珠单抗的心脏毒性似乎不是类效应，HER2 靶向药物拉帕替尼对心脏功能的影响有限。

管理与治疗

接受曲妥珠单抗或其他 HER2 靶向药物的患者应在开始治疗前进行超声心动图检查以确定基线 LVEF，然后在治疗期间（通常为 1 年）每 3 个月进行 LVEF 系列评估。共识建议，如果 LVEF 下降 >10% 或 LVEF<45%，应停用曲妥珠单抗并开始 ACEI 和 β 受体阻滞剂治疗。在神经激素拮抗作用的背景下，许多患者在 HER2 拮抗剂治疗中断后可耐受再次尝试治疗。

激酶抑制剂与血管内皮生长因子抑制剂

激酶抑制剂彻底改变了血液系统恶性肿瘤（例如慢性粒细胞白血病）和实体瘤（例如胃肠道间质瘤和肾细胞癌）的治疗方法。慢性髓粒细胞白血病曾是一种致命性疾病，但随着酪氨酸激酶抑制剂（例如第一个靶向 BCR-ABL 的 TKI 伊马替尼）的出现，该病大多已成为一种慢性疾病。但是，这类靶

表 68.3 不同抗肿瘤药物的心血管毒性

抗肿瘤药物分类	具体化疗药物	心血管毒性
蒽环类	阿霉素，柔红霉素，表柔比星，伊达比星	急性：心律失常，心肌炎 急性或慢性：左心室功能不全
HER2 靶向疗法	曲妥珠单抗，帕妥珠单抗，拉帕替尼	左心室功能不全
酪氨酸激酶抑制剂	达沙替尼，尼洛替尼，索拉非尼，舒尼替尼，拉帕替尼	高血压，左心室功能不全，肺动脉高压
血管生成抑制剂	贝伐单抗	高血压，左心室功能不全
免疫检查点抑制剂	依匹莫单抗	心肌炎
沙利度胺	来那度胺，沙利度胺	血栓栓塞

HER2，人表皮生长因子受体 2

向疗法与高血压、血栓形成、心肌病和心律失常等诸多心血管毒性相关。伊马替尼目前已被更有效的第二代酪氨酸激酶抑制剂（例如尼洛替尼、达沙替尼、博舒替尼和普纳替尼）替代，但其中许多药物也会增加心血管事件的风险（表 68.3），例如达沙替尼可引起肺动脉高压，尼洛替尼与外周或心脏缺血事件相关。

需特别提及的其他几个激酶抑制剂的心血管毒性。用于治疗胃肠道间质瘤和肾细胞癌的舒尼替尼与 27%~34% 患者的高血压相关，也与 LVEF 降低以及罕见的深静脉血栓形成和肺栓塞病例相关。用于治疗肝细胞癌、肾细胞癌和甲状腺癌的索拉非尼也与高血压和 LVEF 降低相关。大部分患者都需长期治疗，因此仔细监测血压和其他心脏危险因素以使心血管毒性风险最小化的重要性日益凸显。

血管内皮生长因子（vascular endothelial growth factor，VEGF）抑制剂是另一种具有明显的心血管作用的抗肿瘤药物。VEGF 抑制剂可抑制血管生成，是阻断大多数实体瘤生长的关键因素。目前研究最广泛的 VEGF 抑制剂是贝伐单抗，可用于治疗结直肠癌、肺癌、肾癌和卵巢癌等多种恶性肿瘤。贝伐单抗与多种心血管毒性有关，例如高血压、心肌病、静脉血栓栓塞和动脉血栓形成。几乎所有接受 VEGF 抑制剂治疗的患者，其舒张压和收缩压均呈剂量依赖性升高，超过一半的患者因此而患上高血压。因此这些毒性在很大程度上代表了其靶向类效应，几乎所有的 VEGF 抑制剂还增加了发生血管事件和心肌病的风险。

免疫检查点抑制剂

两种免疫检查点抑制剂伊匹莫单抗和纳武单抗改变了黑色素瘤的治疗方法。这些疗法激活自身反应性 T 细胞，并与皮炎、结肠炎、肝炎和肺炎相关。一份引人注目的病例报告报道了 2 例致命性心肌炎，均发生在使用两种免疫检查点抑制剂开始治疗后约 15 天。随后，对 20 500 名接受一种或两种免疫检查点抑制剂治疗的患者进行的回顾性研究表明，当同时使用伊匹单抗和纳武单抗时，心肌炎的发生率和严重性明显增高。

用于治疗多发性骨髓瘤和淀粉样变性的其他免疫调节剂（例如来那度胺和沙利度胺）与血栓栓塞性疾病的高风险相关。因此，预防血栓形成已成为包括这些药物在内的治疗方案的强制性组成部分。需要注意的是，来那度胺与地塞米松联合可增加心肌梗死的风险。

放射治疗

放射治疗（Radiation Therapy，RT）可有效地治疗多种恶性肿瘤，例如淋巴瘤和乳腺癌。但纵隔放射治疗显著增加了随后发生冠状动脉疾病、瓣膜性心脏病、心包疾病和限制型心肌病的风险。尽管都涉及微血管损伤和过度纤维化，但损伤的发病机制可能因每种并发症而异。共形成像等技术的进步和屏气技巧的应用已降低了放射治疗所致心脏损伤的发生率。尽管如此，在接受放射治疗的癌症幸存者中，临床医生仍应增加对心血管疾病的关注度。

未来方向

　　与癌症靶向治疗有关的心血管毒性的发生率和潜在机制仍不清楚。正在进行的基础研究将试图阐明激酶抑制剂所致毒性的生物学机制，这可能有助于指导未来预防明显的心脏毒性以及无心脏损害的药物的研发。即将进行的癌症新治疗方法的临床试验应致力于对心血管不良事件的检测和系统化的报告，也许要修订美国国家癌症研究所不良事件通用术语标准，这是所有肿瘤试验中报告不良事件做出概述的特定指南。了解与抗肿瘤药相关的心脏毒性的真实发生率，对有效预防和治疗心脏毒性至关重要。

　　心血管疾病和癌症仍然是全世界工业化地区人群的两个主要死亡原因。癌症幸存者随后罹患心血管疾病的风险增加，并且由于癌症治疗的进步，癌症幸存者的数量在未来几年中也将大大增加。心脏肿瘤学领域可能会因此而继续扩大，其不懈目标是为癌症患者提供最佳的综合医疗护理。

补充资料

Roberts WC. Primary and secondary neoplasms of the heart. *Am J Cardiol.* 1997;80:671–682.

心脏肿瘤研究进展。

Shapiro LM. Cardiac tumors: diagnosis and management. *Heart.* 2001;85:218–222.
对心脏良恶性肿瘤及其治疗进行全面而简明的回顾。

循证文献

Burke A, Virmani R. *Atlas of Tumor Pathology. Tumors of the Heart and Great Vessels.* Washington, DC: Armed Forces Institute of Pathology; 1996:231.
心脏肿瘤的发病率和病理学概述。

Lenneman CG, Sawyer DB. Cardio-oncology: an update on cardiotoxicity of cancer-related treatment. *Circ Res.* 2016;188:1008–1020.
有关同时接受化疗药物和放疗的癌症幸存者心血管疾病的概述。
　　本文也为癌症治疗中如何治疗和预防心血管效应提供了指南。

Lipshultz SE, Adams MJ, Colan SD, et al. Long-term cardiovascular toxicity in children, adolescents, and young adults who receive cancer therapy: pathophysiology, course, monitoring, management, prevention, and research directions: a scientific statement from the American Heart Association. *Circulation.* 2013;128(17):1927–1995.
关于化疗对儿童患者终身心血管影响的最新数据综述。

Moslehi J. Cardiovascular toxic effects of targeted cancer therapies. *N Engl J Med.* 2016;375:1457–1467.
综述了新的化疗药物（包括靶向治疗）对心血管的影响，以及对新兴的心血管肿瘤领域的全面综述。

Singal PK, Iliskovic N. Doxorubicin-induced cardiomyopathy. *N Engl J Med.* 1998;339:900–905.
阿霉素致心肌病的历史和研究文献综述。

（Anna Griffith，Mark A. Socinski，Brian C. Jensen 著
刘昕　徐伟仙 译　祖凌云 审校）

第 69 章

肺高血压

病因与发病机制

肺高血压（pulmonary hypertension，PH）是指肺动脉压力升高，定义为肺动脉平均压（mean pulmonary artery pressure，MPAP）≥25 mmHg，发病机制复杂。无论肺高血压是作为鉴别诊断的一部分还是超声心动图或右心导管检查时偶然发现，寻找病因并明确病理生理机制都是重要的。肺高血压可导致右心室后负荷增加，并通过适应性重塑过程代偿这种压力，表现为右心室肥大。随着病情逐渐进展而出现右心室失代偿，右心室扩大和衰竭。明确肺高血压的病因诊断弥足关键，不同的治疗策略获益不同，临床决策的错误可能产生无法挽回的后果。

血流动力学特征和相应的诊断检查有助于明确肺高血压的病因。心输出量增加引起肺血流增加可能是某些肺高血压的唯一原因，包括高热状态、贫血、妊娠、动静脉瘘或甲状腺毒血症。其特征是肺动脉压力增高，但右心导管检查的肺循环阻力并未增加。肺高血压最常见的病因是左心系统疾病，左心房压力增高，逆向传导引起毛细血管后静水压的增加与血管收缩，从而导致肺动脉压力升高。肺动脉高压（pulmonary arterial hypertension，PAH）是肺动脉压力升高的另一病因，由于肺血管病变导致血管横截面积减少，肺毛细血管床的血管阻力异常。世界卫生组织（WHO）在第五次全球研讨会上针对不同的组织病理学特点对肺高血压进行了分类（图 69.1）。

WHO 1 型：肺动脉高压

肺动脉高压主要是由肺动脉远端、肺小动脉和肺毛细血管引起的泛血管疾病，病理生理特征包括肺血管中层肥厚、内膜增殖和纤维化过程，最终形成肌型小肺动脉丛样病变（图 69.2）。目前认为这一类型

1. 肺动脉高压

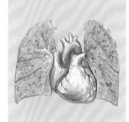

- 特发性肺动脉高压
- 遗传性肺动脉高压
- 药物和毒物相关肺动脉高压
- 新生儿持续性肺高血压
- 相关因素所致肺动脉高压：
  - 结缔组织病
  - HIV 感染
  - 门脉高压
  - 冠心病
  - 血吸虫病
  - 慢性溶血性贫血

1A. 肺静脉闭塞病和肺毛细血管瘤

2. 左心疾病所致肺高血压

- 收缩功能不全
- 舒张功能不全
- 心脏瓣膜病

3. 呼吸系统疾病和/或缺氧所致肺高血压

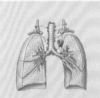

- 慢性阻塞性肺疾病
- 间质性肺疾病
- 其他混合性限制/阻塞性肺疾病
- 睡眠障碍疾病
- 肺泡通气障碍
- 肺发育异常性疾病

4. 慢性血栓和/或其他阻塞病变所致肺高血压

- 慢性血栓栓塞性肺高血压

5. 多种未知因素所致的肺高血压

- 血液系统疾病
- 系统性疾病
- 代谢性疾病
- 其他

Simonneau G et al. *J Am Coll Cardiol* 2009;54:S43-S54.

图 69.1 WHO 肺高血压（PH）临床分类方法

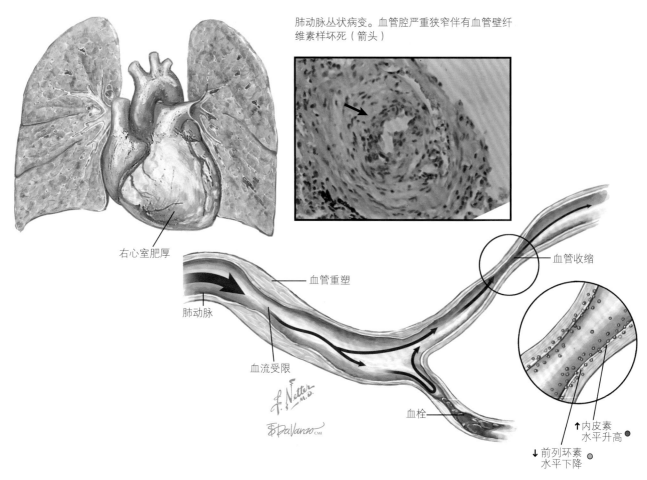

肺动脉丛状病变。血管腔严重狭窄伴有血管壁纤维素样坏死（箭头）

右心室肥厚

血管重塑

血管收缩

肺动脉

血流受限

血栓

↑内皮素水平升高

↓前列环素水平下降

图 69.2　肺高血压的病理学机制

肺动脉高压是由于促细胞增殖、血栓形成和血管收缩的激素失衡所致，许多系统性疾病和遗传基因突变也参与其发生发展。随着血管管腔的减少，肺动脉循环血流受限，阻力增加。肺动脉高压的血流动力学定义为正常的肺小动脉楔压（PAWP）或左心室舒张末压力（left ventricular end-diastolic pressure，LVEDP）≤15 mmHg 时，MPAP ≥ 25 mmHg 且肺血管阻力（PVR）>3 Wood 单位。尽管肺动脉高压是最少见的肺高血压病因，估计全美有大约 5 万~10 万例患者，但它是迄今为止研究最为广泛的肺高血压，目前已有大量肺血管扩张药物治疗的循证医学证据。

WHO 2 型：左心疾病所致肺高血压

左心疾病引起的肺高血压通常被称为肺静脉高压（pulmonary venous hypertension，PVH），其原因是左心疾病导致慢性左心房压长期升高。左心室的收缩或舒张功能不全，以及二尖瓣或主动脉瓣疾病可触发静脉压的"储备"极限，既往也称为毛细血管后性肺高血压，其血流动力学特点为在 PAWP 升高

或 LVEDP ≥15 mmHg 的情况下，MPAP ≥ 25 mmHg。估计有 200 万~300 万美国患者属于此类别，是临床最常见的肺高血压形式。

WHO 3 型：呼吸系统疾病和／或缺氧所致肺高血压

慢性阻塞性肺疾病、间质性肺疾病和睡眠呼吸障碍是 WHO 3 型肺高血压最常见的病因。肺高血压在慢性肺部疾病的患病率尚不清楚，在慢性阻塞性肺疾病中，肺动脉压升高的病理生理机制包括：肺血管的机械闭塞、过度通气造成肺泡血管受压以及缺氧诱导的血管收缩和血管重塑。

WHO 4 型：慢性血栓栓塞性疾病所致肺高血压

这类肺高血压是慢性血栓栓塞性疾病所致，3%~4% 的急性肺栓塞患者发展到此阶段。目前认为肺动脉血栓远端发生肺动脉高压性动脉病是其病因机制，血流动力学上与肺动脉高压相似，但有血栓

栓塞的证据。明确病因至关重要，这类患者能够通过肺动脉血栓内膜剥脱术治疗，是肺高血压唯一可能治愈的一类疾病。

WHO 5 型：未知因素或多因素所致肺高血压

WHO 5 型肺高血压由几种不同的疾病组成，其病因和 / 或多因素的作用机制尚不清楚。肺肉瘤、镰状细胞病、骨髓增生性疾病和慢性肾衰竭是该类别下的相关实例。

临床表现

呼吸困难是肺高血压最主要的临床表现。由于呼吸困难的鉴别诊断涉及广泛，绝大多数（>75%）肺高血压患者是在病情进展到出现右心衰竭的临床表现（如下肢凹陷性水肿）才得以明确诊断。依据 WHO 功能分级 I ~ IV 级判定症状严重程度，这是纽约心脏病协会（NYHA）心力衰竭分级的改进形式。晕厥是肺高血压终末期表现，分级评估为 IV 级。这类患者发生晕厥的机制尚不清楚，但与不良预后直接相关。由于合并了肺高血压，患者的胸痛症状常被忽视。心绞痛的发生机制包括如下几个方面：室壁张力升高导致右心室心肌耗氧量增加、供应右心室的冠状动脉分支在收缩期血流下降，偶尔是扩张的肺动脉主干压迫左冠状动脉主干所致。

体格检查能够提示肺高血压的可能性。晚期可能出现右心衰竭的体征，颈静脉压力明显升高。随着持续性肺动脉压力升高，右心室负性重塑并随之逐渐扩张，导致三尖瓣环扩张引起明显的三尖瓣关闭不全，在颈静脉搏动时可形成明显的 v 波。由于右心室压力升高与容量负荷过大，静脉回流受阻。查体可见肝大、肝颈静脉回流征以及腹水。心脏听诊通常会听到三尖瓣关闭不全的杂音和肺动脉瓣区第二心音（second heart sound，P_2）亢进。更晚期的患者可闻及右心室奔马律，心脏触诊可触及右心室抬举样搏动。

鉴别诊断

大多数情况下，呼吸困难是继发于心脏和肺疾病，如哮喘、慢性阻塞性肺疾病、急性心力衰竭或心肌缺血，呼吸困难也可能由精神心理因素所致。

能够正确诊断肺高血压的关键在于对呼吸困难和劳累不耐受进行鉴别诊断。详细而全面的病史采集需要包括家族史、肺高血压已知暴露因素（如抑制食欲药物、甲基苯丙胺即冰毒的摄入等）以及疾病发生发展相关的病史。体格检查时也应认真关注前述的肺高血压体征和 / 或并发症。如果临床疑诊肺高血压，应通过经胸超声心动图进一步诊断评估（图 69.3）。

诊断流程

超声心动图是临床上最重要的肺高血压诊断方法，通过三尖瓣反流的多普勒 - 血流速度估测肺动脉收缩压（pulmonary artery systolic pressure，PASP）。如预估的 PASP≥40 mmHg，则应进一步评估。超声心动图还能评估右心房、右心室结构和功能。利用混合盐水对比剂进行右心声学造影可排除心腔内分流。最重要的是，超声心动图能够提示临床医生继发于常见的左心系统疾病的肺静脉高压。

有创血流动力学检查是诊断肺高血压的金标准，通过右心导管检查能够明确肺动脉是否存在可导致肺动脉高压的血管阻塞。肺动脉高压关键的诊断标准是，PAWP >15 mmHg，MPAP≥25 mmHg 且 PVR>3 Wood 单位。如右心导管检查无法获得 PAWP，则应测量 LVEDP。右心导管检查不仅能够明确诊断，还有助于判断预后以及评估肺血管反应性。对于心输出量正常的 1 型肺动脉高压患者，血管扩张剂诱发试验是有创血流动力学检查的重要部分。诱发试验阳性可预测钙通道阻滞剂治疗的安全性，常见于特发性、遗传性、药物和毒素相关的肺动脉高压。

6 分钟步行试验是评价低氧血症的简便方法，能够有效预测肺动脉高压患者的生存情况。疑诊 1 型肺动脉高压时，还应进行抗核抗体、HIV 和肝功能的实验室检查。肺功能检查和睡眠血氧测定能够提示潜在的肺实质性疾病或睡眠呼吸障碍，有助于肺高血压的病因评估。此外，血流动力学提示肺动脉高压的患者也应进行肺通气和 / 或血流灌注显像，以排除慢性血栓栓塞性肺高血压。但不建议用螺旋 CT 检查替代，后者可能会遗漏远端血管的血栓栓塞性病变。

管理与治疗

过去 20 年，针对肺动脉高压研发和获批的药物及治疗取得了巨大的进步。当前所有肺动脉高压的

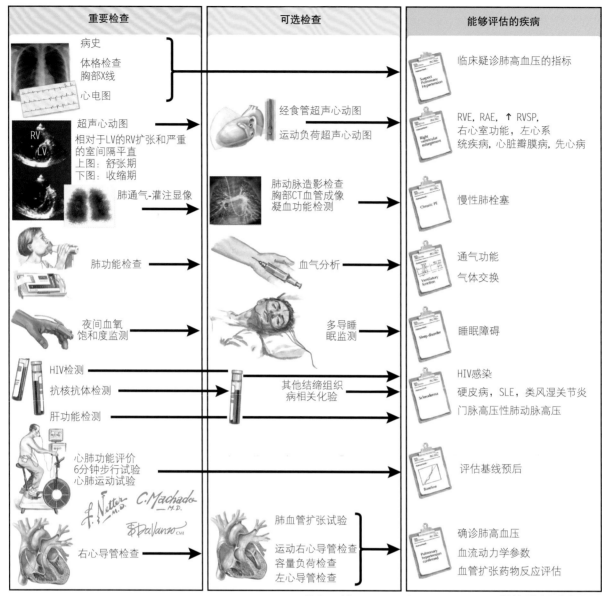

图 69.3　肺高血压的重要检查流程。RAE，右心房栓塞；RVE，右心室栓塞；RVSP，右心室收缩压；SLE，系统性红斑狼疮；LV，左心室；RV，右心室

治疗策略均通过以下三种重要病理生理过程，包括前列环素途径、一氧化氮（NO）途径和内皮素 -1 途径。肺动脉高压患者体内的血栓烷 A_2 和前列腺素 I_2（PGI_2，即前列环素）存在局部失衡，表现出相对过量的血栓烷 A_2 与相对缺乏的 PGI_2。PGI_2 具有心脏正性肌力、抗血管增殖和抑制血小板聚集的生理作用，这都是肺动脉高压发展的关键过程。因而外源性给予前列环素（或激动前列环素受体）能够用于治疗肺动脉高压。除此之外，肺动脉高压患者的内皮素系统过度激活，表现出内皮素 -1 的相对过量。内皮素 -1

具有强效的缩血管作用，以及促进血管增殖和平滑肌肥大作用。目前已经开发出单重或双重内皮素 -1 受体抑制剂，并已批准用于临床治疗肺动脉高压。与健康人相比，肺动脉高压患者缺乏对 NO 的生物利用能力。NO 是一种血管扩张剂，也具有抑制血管增殖和平滑肌肥大的生理作用。目前已研制出的 5 型磷酸二酯酶（PDE-5）抑制剂，或直接刺激可溶性鸟苷酸环化酶（最终增强 NO 对下游的保护作用）药物，已获批进入临床治疗肺动脉高压。临床在使用这三类肺动脉高压靶向治疗之前，应注重控制肺动脉高压临

床病程更为重要的一般治疗措施。

肺动脉高压的一般治疗措施

辅助性氧疗

应当评估肺动脉高压患者静息状态、运动状态和睡眠期间是否存在缺氧。不论是哪种情况，只要氧饱和度下降（通常 <90%）就需要补充氧气来纠正，正常的血氧饱和度可以预防缺氧诱导的肺血管收缩和肺动脉压进一步升高（在原有肺动脉病变基础上），并导致右心室后负荷和劳损增加。

评估与纠正通气不足和 / 或睡眠呼吸障碍

未经治疗且合并通气不足和 / 或睡眠呼吸暂停的肺动脉高压患者，高碳酸血症和潜在的缺氧情况会导致肺动脉压力进一步升高。阻塞性睡眠呼吸暂停相关的神经体液通路激活也能引起肺高血压。因此对可疑睡眠呼吸暂停的患者应常规进行多导睡眠监测，并根据监测结果使用正压通气治疗。

利尿剂治疗

随着肺动脉高压病程发展至右心室扩张和衰竭，应用利尿剂能够减轻右心室容量与压力负荷，以免累及左心室结构和功能，心室间存在相互依赖关系。合理使用利尿剂有助于预防低血压和终末脏器灌注受损，尤其是脑血流和肾血流灌注。

抗凝治疗

基于回顾性登记研究结果，长久以来普遍认为对特发性肺动脉高压和遗传性肺动脉高压患者进行抗凝治疗能够提高生存率（与肺动脉高压动脉病变的原位微血栓形成减少相关）。与其他抗凝的适应证不同，这类患者的 INR 达标范围偏低（1.5~2.5）。但近期的两项注册研究结果质疑了特发性肺动脉高压抗凝治疗的获益，COMPERA 研究提示有生存获益，而 REVEAL 研究则提示抗凝治疗无获益。对于其他形式的肺动脉高压患者，尤其是结缔组织疾病相关的肺动脉高压，在 COMPERA 研究中未提示生存获益。而在 REVEAL 研究中使用华法林能够增加死亡率。尽管大多数肺动脉高压治疗指南中仍坚持推荐特发性肺动脉高压患者抗凝治疗，但需要权衡多种临床因素。目前尚无肺动脉高压患者使用直接凝血酶抑制剂和 Xa 因子抑制剂等新型抗凝药的研究。

预防呼吸道感染

推荐所有肺动脉高压患者每年接种流感疫苗和定期接种肺炎链球菌疫苗，以降低肺部感染发生风险。

避免 Valsalva 动作

对肺动脉高压患者，尤其是在进展期右心室衰竭的时候，应尽可能避免咳嗽、过度负重、便秘以及其他类似 Valsalva 的动作，这些动作能够短暂地降低右心室静脉回流，在肺血管床减少的情况下使右向左的充盈受限和全心输出量降低。

肺血管中心治疗策略

肺动脉高压诊断与治疗复杂，对于疑诊肺高血压的患者，指南建议由经验丰富的临床医生将患者及时转诊至肺血管病医疗中心，利用多学科诊疗团队的方式，提供必要的指导帮助。

钙通道阻滞剂的治疗

如前所述，对于特发性、遗传性、药物和毒品相关肺动脉高压合并心输出量保留的患者，在进行右心导管检查期间需要进行急性肺血管扩张试验，以预测患者对钙通道阻滞剂的临床获益。总的来说，试验阳性患者仅占肺动脉高压患者的少部分（约 7%）。重要的是明确这部分获益患者，相比肺动脉高压的靶向治疗而言，钙通道阻滞剂具有价格便宜和使用简便的特点，少数患者能够产生强效而长久的临床获益。但高达 50% 的患者会逐渐失去对钙通道阻滞剂治疗反应的敏感性，需考虑启动肺动脉高压特异药物治疗。需要详细评价和密切随访使用钙通道阻滞剂治疗的肺动脉高压患者。

肺动脉高压：特异治疗

胃肠外前列环素类药物治疗

依前列醇是首个被批准临床应用的肺动脉高压特异性治疗药物，是前列环素的类似物，通过中心静脉或输液泵连续静脉输注（IV）给药。依前列醇的半衰期短（2~4 分钟），室温下不稳定，需将药物置入冰盒储存。在一项小型、双盲、随机的安慰剂对照临床试验中，与单独使用传统治疗（地高辛、利尿剂、华法林和 / 或钙通道阻滞剂）相比，依前列醇能够明显改善特发性肺动脉高压患者 16 周死亡风险。随即该药物获批临床应用。尽管此药的临床应用相对复杂，但依前列醇仍然是目前肺动脉高压治疗的主要手段。现已有热稳定性更好的依前列醇剂型，降低了室温环境下对冰袋使用的需求。

曲前列尼尔是另一种被批准用于治疗肺动脉高压的静脉使用前列环素药物。该药在室温下相对稳定，半衰期约为 4 小时。曲前列尼尔能够通过 IV 或皮下给药，通常需要依前列醇 1.5~2 倍的剂量以达到相同的治疗效果。依前列醇（IV）和曲前列尼尔（IV/ 皮下）均需加量给药才能起到治疗效果（这部分在下文详细叙述），并需要根据患者的临床情况进行个体化给药。二者都可能引起明显的副作用，尤其是在药物剂量增加阶段。常见的药物副作用包括头痛、血管扩张、下颌疼痛、恶心、腹泻、肢端疼痛和 / 或感觉异常。曲前列尼尔皮下注射给药也可能引起注射部位的疼痛与炎症。应当重视患者的用药报告情况与副作用，这样才能够持续进行治疗。表 69.1 总结了这些前列环素静脉剂型治疗的其他相关信息。

内皮素受体拮抗剂

美国 FDA 批准的第一类口服肺动脉高压药物是内皮素受体拮抗剂，首个获批的是 2001 年上市的波生坦，每日 2 次口服，但具有潜在的肝毒性，需要每月监测肝酶变化。随后获批的是安立生坦和马昔腾坦，能够每日 1 次口服，并且无肝毒性。所有内皮素受体拮抗剂都有潜在致畸风险，对于育龄女性，应当每月进行妊娠相关检查。表 69.1 列出了有关内皮素受体拮抗剂的剂量和给药方式相关的临床试验结果，以及特殊注意事项。

5 型磷酸二酯酶抑制剂和可溶性鸟苷酸环化酶激动剂

第二种 FDA 批准的口服肺动脉高压治疗药物是西地那非，作为 PDE-5 抑制剂，西地那非先前已被批准用于治疗勃起功能障碍。与安慰剂相比，西地那非每日 3 次、每次 20 mg 能够改善肺动脉高压患者 12 周的 6 分钟步行距离。基于 PHIRST（Pulmonary Arterial Hypertension and Response to Tadalafil）临床试验的结果，另一种 PDE-5 抑制剂，他达拉非每日 40 mg 剂量得到批准。该研究还提示肺动脉高压患者 16 周的 6 分钟步行距离他达拉非治疗效果优于安慰剂。

利奥西呱是一线的可溶性鸟苷酸环化酶激动剂，在 1 类肺动脉高压和肺动脉血栓剥脱术后残余肺动脉高压 / 未手术的慢性血栓栓塞性肺高血压患者中进行了相关研究。CHEST-1（Chronic Thromboembolic Pulmonary Hypertension Soluble GuanylateCyclase-Stimulator Trial-1）试验和 PATENT-1（Pulmonary Arterial Hypertension Soluble Guanylate Cyclase-Stimulator Trial-1）研究均提示，与安慰剂相比，利奥西呱治疗组的 6 分钟步行距离均有明显改善。因而利奥西呱在这两类患者的适应证获得批准。由于利奥西呱具有低血压的潜在不良反应，通常经过数周时间才能将其调整到最大剂量，即 2.5 mg、每日 3 次，需注意监测血压。表 69.1 列出了 PDE-5 抑制剂和利奥西呱的其他相关试验结果、不良反应和剂量。

吸入前列环素类药物

前列环素类药物也能够通过吸入方式给予，该类型的首个药物是 2004 年获批的伊洛前列素，该药的静脉制剂已在欧洲使用多年。伊洛前列素的半衰期相对较短，清醒时每日需吸入 6~9 次，以最大程度地减少患者体内药物的低谷时间。吸入伊洛前列素的给药是通过专用的雾化装置完成。曲前列尼尔也能够雾化吸入治疗，其半衰期更长，每日只需 4 次给药就能减少药物低谷时间。曲前列尼尔的雾化吸入也必须使用专用的雾化吸入系统，通过每次给药的后续呼吸进行治疗管理。目前批准的吸入方式为 9 次呼吸、每日 4 次。尽管尚未获批，但许多患者临床实践的剂量高于此标准，以便能有更好的治疗效果。这两种吸入方式的治疗时间约为 5~10 分钟。

口服前列环素和前列环素受体激动剂

曲前列尼尔是唯一能够胃肠外（IV 和皮下）、吸入和口服给药的肺动脉高压药物。在全球范围内，口服贝前列素已经在日本用于治疗肺动脉高压患者，曲前列尼尔的口服制剂是美国批准上市的第一个口服前列环素。针对 WHO 心功能分级Ⅱ ~ Ⅲ级的肺动脉高压患者，曲前列尼尔每日 2~3 次口服，能够改善运动耐量。

最近一项关于前列环素受体激动剂司来帕格的大型临床试验，主要研究终点为临床恶化。这项安

药品名（类别）FDA 批准时间	药物用法（用量）	重要的临床试验数据（PAH 患者，除非有特殊说明）	相关不良反应	注意事项
波生坦（全可利）（ERA）2001 年批准	口服（每片 62.5 mg 和 125 mg，每日 2 次；服药初始 1 个月每日 62.5 mg、每日 2 次）	BREATHE-1 试验：纳入 213 名患者的随机双盲对照试验。与安慰剂相比，本药能够显著改善 6MWD	肝毒性致畸性面色潮红，头痛，鼻咽炎，外周水肿，贫血	禁用于妊娠期，育龄妇女每月监测肝转氨酶和妊娠检查药物相互作用风险（西地那非、格列本脲、环孢素、口服避孕药）
安立生坦（凡瑞克）（ERA）2007 年批准	口服（5 mg 每日一次；耐受则可调整为 10 mg 每日一次）	ARIES 1 试验（202 名患者）/ARIES 2 试验（192 名患者）：心功能Ⅱ～Ⅳ级的随机双盲试验与安慰剂相比，本药能够显著改善 12 周时 6MWD	致畸性、头痛，鼻充血，外周水肿，鼻窦炎，贫血	妊娠期禁用，需每月做妊娠检测药物相互作用较少
马昔腾坦（傲朴舒）（ERA）2013 年批准	口服（10 mg 每日 1 次）	SERAPHIN 试验：742 名心功能Ⅱ～Ⅳ级患者；与安慰剂相比，本药每日 10 mg 治疗能够降低 45% 发病率和死亡率复合终点	致畸性、鼻咽炎，头痛，贫血	妊娠期禁用，需每月做妊娠检测
他达拉非（希爱力）（PDE-5i）2009 年批准	口服（每片 20 mg，每日 1~2 片）	PHIRST 试验：405 名患者，心功能Ⅱ～Ⅲ级，随机双盲试验与安慰剂相比，本药能够显著改善 16 周时 6MWD	头痛，鼻充血，腹泻	服用硝酸盐类药物患者禁用本药
西地那非（万艾可）（PDE-5i）2005 年批准	口服（每片 20 mg，最大推荐剂量为 100 mg tid）[a]	SUPER-1 试验：278 名患者，心功能主要为Ⅱ～Ⅲ级，随机双盲试验，与安慰剂相比，本药能够显著改善 16 周时 6MWD	头痛，鼻充血，腹泻	服用硝酸盐类药物患者禁用本药
利奥西呱（安吉奥）（SGC-s）2013 年批准	口服服药（每片 0.5、1.0、1.5、2.0、2.5 mg，最大剂量 2.5 mg 每日 3 次）	CHEST-1 试验：261 名 CTEPH 患者（未手术或 PTE 术后残余 PH），随机双盲试验，与安慰剂相比，本药能够显著改善 16 周时 6MWD。PATENT-1 试验：443 名心功能主要为Ⅱ～Ⅲ级患者的随机双盲试验，与安慰剂相比，本药能够显著改善 12 周时 6MWD	致畸性低血压风险	妊娠期禁用，需每月做妊娠检测增加剂量之前，需经过数周血压的监测再缓慢加量禁止同硝酸酯类和 PDE-5i 药物合用
吸入型曲前列尼尔（Tyvaso）（前列环素类）2009 年批准	吸入（9 次呼吸，每日 4 次，使用 TD-100 喷雾系统）	TRIUMPH-1 试验：235 名心功能Ⅱ～Ⅲ级的患者随机双盲试验结果提示，与安慰剂相比，本药能够显著改善 12 周时 6MWD	咳嗽、咽痛、血管扩张、恶性、呕吐、腹泻、头痛、肌肉痉挛	专用给药系统每日 4 次吸入
吸入型伊洛前列素（万他维）（前列环素类）2004 年批准	吸入（5 μg 和 20 μg 规格，每日 6~9 次治疗，I-neb 喷雾器给药）	AIR 试验：203 名患者的随机双盲试验提示，与安慰剂相比，本药能够显著改善 12 周时 6MWD	血管扩张、咳嗽、恶心、呕吐、腹泻、头痛、肌肉痉挛	专用给药系统每日 6~9 次吸入

表 69.1　目前已获批的肺动脉高压治疗药物

续表

药品名（类别）FDA 批准时间	药物用法（用量）	重要的临床试验数据（PAH 患者，除非有特殊说明）	相关不良反应	注意事项
曲前列尼尔注射液（瑞莫杜林）（前列环素类）2002 年批准皮下使用，2004 年批准静脉使用	SC 或 IV 连续输注给药（个体化选择用药，通常每分钟 50~120 ng/kg 输注）	470 名心功能Ⅱ - Ⅳ级患者的随机双盲试验结果提示，与安慰剂相比，本药能够显著改善 12 周时 6MWD	血管扩张、下颌疼痛、恶心 / 呕吐、腹泻、四肢疼痛 / 痉挛、皮下输注部位疼痛	通过静脉导管连续输注（静脉给药）存在血流感染和血栓形成的风险。半衰期为 4~6 小时药物在室温下稳定
依前列醇注射液（Flolan）（前列环素类）1995 年批准	静脉连续输注给药（个体化选择用药，通常每分钟 30~45 ng/kg 输注）	81 名心功能Ⅲ - Ⅳ级的患者。随机双盲试验结果提示，在常规治疗基础上使用本药，能够显著改善 12 周时死亡结局	血管扩张、下颌疼痛、恶心 / 呕吐、腹泻、四肢疼痛 / 痉挛	通过静脉导管连续输注（静脉给药）存在血流感染和血栓形成的风险。半衰期为 2~4 分钟，药物在室温下不稳定
依前列醇注射液，室温稳定型（Veletri）（前列环素类）2010 年批准	静脉连续给药（个体化选择用药，通常每分钟 30~45 ng/kg 输注）	同既往依前列醇结果类似	血管扩张、下颌疼痛、恶心 / 呕吐、腹泻、四肢疼痛 / 痉挛	通过静脉导管连续输注（静脉给药）存在血流感染和血栓形成的风险。半衰期为 2~4 分钟。药物在室温下稳定
口服曲前列尼尔（Orenitram）（前列环素类）2013 年批准	口服（0.125、0.25、1、2.5 mg 剂型。每隔 8~12 小时服药，根据患者耐受情况加量）	FREEDOM-M 试验：349 名心功能Ⅱ - Ⅲ级患者。随机双盲试验，与安慰剂相比，本药能够显著改善 12 周时 6MWD	头痛、腹泻、恶心、血管扩张、下颌疼痛、手足疼痛四肢疼痛、低血压	必须同食物一起服用 TID 给药能使药物暴露量更一致
司来帕格（Uptravi）（前列环素受体激动剂）2015 年批准	口服（200、400、600、800、1000、1200、1400、1600 μg 剂型。每日 2 次服用，直至最大耐受剂量或 1600 μg bid）	GRIPHON 试验：1156 名心功能主要为Ⅱ ~ Ⅲ级患者；与安慰剂组相比，本药能减少 40% 的临床恶化事件	头痛、腹泻、恶心、血管扩张、下颌疼痛、手足疼痛、低血压	药物相互作用（本药是 CYP2C8 的强效抑制剂，如吉非贝齐）需避免严重肝功能不全（Child-Pugh C 级）。Child-Pugh B 级患者需调整本药剂量

6MWD，6 分钟步行距离；bid，每日 2 次；CTEPH，慢性血栓栓塞性肺高血压；ERA，内皮素受体拮抗剂；IV，静脉给药；PAH，肺动脉高压；PDE-5i，5 型磷酸二酯酶抑制剂；PH，肺高血压；PTE，肺动脉内膜剥脱术；SC，皮下给药；SGC，可溶性鸟苷酸环化酶激动剂；tid，每日 3 次

ª 尽管在 SUPER-1 试验中已有研究作用，并且临床实践经常使用，但西地那非 20 mg tid 的用药方式尚未经过 FDA 批准

慰剂对照、随机双盲的临床试验允许纳入已接受临床治疗的肺动脉高压患者，即便 80% 的肺动脉高压纳入人群已接受了其他治疗，但仍显示司来帕格具有显著的治疗效果。与 SERAPHIN（Study with an Endothelin Receptor Antagonist in Pulmonary arterial Hypertension to Improve cliNical outcome）研究相似的是，司来帕格的临床试验比既往肺动脉高压药物临床研究的观察期更长，样本量更大。

联合治疗

不同类别治疗方式的联合策略目前已成为肺动脉高压临床治疗的标准化方案。这种治疗方案针对现有治疗不佳或病情恶化的患者，序贯增添不同的药物治疗方案。多项肺动脉高压药物临床试验已经证实联合治疗可有更多获益。这些试验纳入目前正在接受肺动脉高压治疗的患者，结果显示，联

合治疗能够显著改善主要研究终点（通常是 12~24 周的 6 分钟步行距离）。最近该研究领域也提出了一个重要的临床问题，即初始联合治疗是否优于单药治疗或缓慢加药的序贯联合治疗。AMBITION（Ambrisentan and Tadalafil in Patients with Pulmonary Arterial Hypertension）临床试验对此进行了探究，结果显示，安倍生坦和他达拉非的起始联合治疗优于使用他达拉非或安倍生坦的单药治疗组。研究采用事件驱动设计（临床事件发生时间），纳入了 600 名患者，平均随访时间 <1.5 年。尽管联合治疗的有效性更加明确，但对于不同亚型的肺动脉高压患者，何种特定联合治疗方案最有效仍然值得进一步研究。

慢性血栓栓塞性肺高血压的治疗

慢性血栓栓塞性肺高血压患者获得正压通气灌注显像的重要评价证据后，需要进一步完成肺血管造影（通常是右心导管和肺血流动力学参数测定相结合），以便充分评价慢性血栓栓塞的程度和位置，以及能否进行肺动脉血栓剥脱术。慢性血栓栓塞性肺高血压的病变往往是纤维机化血栓，能够深深地嵌入血管壁（图 69.4）。肺动脉血栓剥脱术是耗时而复杂的手术，手术过程需要切开胸骨，手术区完全无血环境以及心脏停跳才能实现在术中血栓栓塞病变区的暴露和剥离。手术过程需要完全的体外循环和深低温停循环的麻醉处理。慢性血栓切除术后，患者的肺静脉阻力降低，肺动脉血流动力学明显改善。该手术策略最早是由加州大学圣地亚哥分校的 Stuart Jameison 医生及其团队提出。手术最好是在有足够手术量和临床经验的肺血管中心进行，能够最大程度地改善患者的临床预后，尤其是生存率和死亡率。

对于血栓栓塞在远端不具有肺动脉血栓剥脱术手术适应证的患者，利奥西呱是药物治疗的适当选择。如前所述，根据 CHEST 试验的结果，该药已被批准用于治疗慢性血栓栓塞性肺高血压以及肺动脉血栓剥脱术术后残余肺动脉高压患者。

肺动脉高压的治疗目标

肺动脉高压的主要治疗目标包括延长患者生存

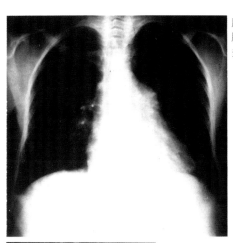

胸部X线片除了提示肺主动脉增宽之外，多无明显异常

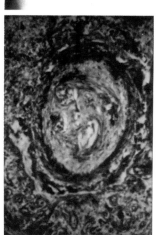

血管内可见血栓机化成分，常伴有肺动脉内膜增厚现象

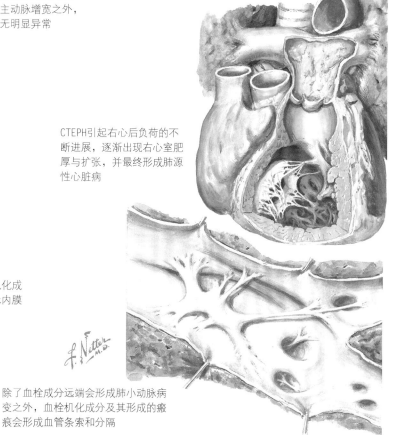

CTEPH引起右心后负荷的不断进展，逐渐出现右心室肥厚与扩张，并最终形成肺源性心脏病

除了血栓成分远端会形成肺小动脉病变之外，血栓机化成分及其形成的瘢痕会形成血管条索和分隔

图 69.4　肺栓塞的长期影响（肺源性心脏病）。CTEPH，慢性血栓栓塞性肺高血压

期，使右心室的结构和功能恢复到正常或接近正常的水平，以及改善功能状态。规律的超声心动图检查是临床常用的评估右心室结构和功能的工具。MRI也能评价（相比超声心动图具有更好的评价能力），但实际操作受限于花费和管理，无法常规应用。应定期检测脑钠肽前体的水平，并结合心脏影像学检查来进一步评估右心室应变水平。功能状态可通过客观（即 6 分钟步行距离或心肺运动试验）和主观（通过患者症状与活动能力临床医生评价的 WHO 和 / 或 NYHA 心功能分级）的方式来进行评价。某些情况下，还需要通过右心导管检查对肺动脉血流动力学进行明确而反复的评估，以便能更好地评价治疗效果并确定其他或替代的治疗方法。表 69.2 概述了2013 年第五届世界肺动脉高压专题讨论会所确定的具体治疗目标。

房间隔造口术

对于多种药物治疗失败、右心衰竭进展伴有严重右心容量和压力超负荷的肺动脉高压患者，房间隔造口术可作为右心室压力的释放机制。但临床上很少采用此治疗手段，通常是作为后续更优治疗的一种过渡（如肺移植）。肺动脉高压治疗条件有限的国家地区，也可以将房间隔造口术用于缓解临床症状或姑息治疗。必须注意的是，该手术应当分阶段进行，才能最大程度地减轻右向左分流形成的低氧血症。

表 69.2　肺动脉高压的治疗目标	
血流动力学	右心房压力 <8 mmHg 心脏指数 ≥3 L/（min·m²）
WHO/NYHA 心功能分级	Ⅰ 或 Ⅱ级
6 分钟步行距离	≥380~440 m
右心的心脏影像学评价（经超声心动图或心脏 MRI）	右心室结构与功能正常或接近正常
钠尿肽水平（BNP，pro-BNP）	正常
心肺运动试验	峰值摄氧量（Peak VO₂）>15 ml/（kg·min） 无氧阈 V_E/Vco₂<36

BNP，脑型钠尿肽；Vco₂，二氧化碳产生量；V_E，每分通气量

肺移植

肺动脉高压的终末治疗是双肺移植。经过最大程度的全方位治疗（通常使用胃肠外前列环素在内的联合治疗）仍有持续的右心衰竭患者，适合进行肺移植评估。大多数患者不需同时进行心脏移植，当患者肺循环恢复正常后，右心室的后负荷能够迅速下降并使得右心室结构和功能恢复正常。值得注意的是，与其他肺部疾病行肺移植的患者相比，肺动脉高压患者肺移植术后的急性期（30 天）死亡率更高，与术后排异相关。30 天后，则与其他移植前合并肺疾病患者的中期及长期生存率相当。

未来方向

目前正在进行新一代肺动脉高压治疗药物的临床研究。药物的干预靶点包括促炎因子白三烯 B4 和细胞代谢调节剂，这些药物能够促进线粒体呼吸过程、减少活性氧的形成以及相关的炎症反应。其他潜在的治疗肺动脉高压的新方法，包括激活 BMPR2 信号转导途径 FK506（他克莫司），以及对系统性硬化患者自身免疫导致的肺动脉疾病给予利妥昔单抗，抑制内皮细胞凋亡。

除了研发新型治疗药物外，目前还针对现有药物进行创新研究，其中最受瞩目的是用于输注曲前列尼尔的植入泵和导管系统。植入泵可经皮补充药物，使用外部传感设备控制泵入给药（如设定泵入速度）。

随着对肺动脉高压遗传基础的进一步了解，通过增强相关酶（如 NO 合酶）或已知与 BMPR2 相互作用的配体（如 BMP9）表达，进行基因治疗的潜力越来越受到关注。尽管这部分研究尚未进入到临床应用，但目前正在进行着大量相关研究。

肺动脉高压患者个体化治疗同样引起人们极大兴趣。不同患者对同一药物的治疗应答存在明显的异质性。目前尚不清楚这种异质性的原因（肿瘤和癌症化疗领域面临着同样问题）。美国国立卫生研究院牵头的肺血管病表型组学计划将有助于未来更深入理解肺高血压的各种表型。

补充资料

Galiè N, Corris PA, Frost A, et al. Updated treatment algorithm of pulmonary arterial hypertension. *J Am Coll Cardiol*. 2013;62(25 suppl):D60–D72.

第五届世界卫生专题讨论会上有关肺动脉高压患者管理的最
　　新进展，涉及一般卫生措施、支持治疗以及肺血管扩张剂，
　　同时讨论了晚期疾病和治疗效果不佳的管理措施。

Humbert M, Lau E, Montani D, et al. Advances in therapeutic interventions for patients with pulmonary hypertension. *Circulation.* 2014;130:2189–2208.

截至 2014 年年底获批药物和肺血管扩张剂的详细综述。

McLaughlin VV, Gaine SP, Howard LS, et al. Treatment goals of pulmonary hypertension. *J Am Coll Cardiol.* 2013;62(25 suppl):D73–D81.

针对积极治疗的患者，能够改善长期结局的临床管理目标进
　　行的综述。

Simonneau G, Gatzoulis M, Adatia I, et al. Updated clinical classification of pulmonary hypertension. *J Am Coll Cardiol.* 2013;62(25 suppl):D34–D41.

第五届世界肺高血压大会对肺高血压临床分类的修订，从病
　　理学角度对疾病进行精准分类。

Vachiéry JL, Adir Y, Barberà JA, et al. Pulmonary hypertension due to left heart diseases. *J Am Coll Cardiol.* 2013;62:D100.

针对最常见左心疾病所致肺高血压这一疾病进行的全面综述。

循证文献

Barst RJ, Rubin LJ, Long WA, et al. A comparison of continuous intravenous epoprostenol (prostacyclin) with conventional therapy for primary pulmonary hypertension. *N Engl J Med.* 1996;334:296–301.

肺动脉高压肺血管扩张剂治疗领域划时代的临床试验。

Benza RL, Miller DP, Barst RJ, et al. An evaluation of long-term survival from time of diagnosis in pulmonary arterial hypertension from the REVEAL registry. *Chest.* 2012;142(2):448–456.

回顾了 20 世纪中期以来的美国肺动脉高压登记注册研究，以
　　及和早期美国国立卫生研究院研究相比，新型肺血管扩张
　　剂治疗对生存趋势的影响。

Christie JD, Edwards LB, Kucheryavaya AY, et al. The registry of the International Society for Heart and Lung Transplantation: twenty-seventh official adult lung and heart-lung transplant report—2010. *J Heart Lung Transplant.* 2010;29:1104–1118.

尽管肺高血压的靶向药物取得了进展，移植仍然是药物治疗
　　失败患者的金标准治疗。这些数据回顾了转诊趋势、结局
　　分析以及和其他肺部疾病的生存对比资料。

Delcroix M, Lang I, Pepke-Zaba J, et al. Long-term outcome of patients with chronic thromboembolic pulmonary hypertension: results from an international prospective registry. *Circulation.* 2016;133:859–871.

欧洲注册资料显示慢性血栓栓塞性肺高血压患者接受外科肺
　　动脉血栓剥脱术治疗能够改善长期临床结局。

Pengo V, Lensing AW, Prins MH, et al. Incidence of chronic thromboembolic pulmonary hypertension after pulmonary embolism. *N Engl J Med.* 2004;350:2257–2264.

前瞻性临床试验提示，急性肺栓塞患者 2 年内发展为慢性血
　　栓栓塞性肺高血压的风险为 3.8%。

（Lisa J. Rose-Jones，H. James Ford 著
于海旭 译　高炜 审校）

第70章

人类免疫缺陷病毒与心脏

人类免疫缺陷病毒（human immunodeficiency virus, HIV）和艾滋病（acquired immune deficiency syndrome, AIDS）在世界范围内的感染超过 3600 万人。得到有效的联合抗逆转录病毒治疗的 HIV 感染者存活率的提高以及在老年人群中新诊断病例的增加，使携带 HIV 生存的老年人越来越多。

在使用有效治疗之前 HIV 患者很常见的心脏表现诸如扩张型心肌病（DCM）、心肌炎和心包炎等，如今在接受治疗的个体中已相对罕见。相反，传统意义上与年龄相关的疾病如动脉粥样硬化性心血管疾病（ASCVD）在 HIV 感染者的治疗中变得越来越重要。本章探讨 HIV 感染者中常见的心脏疾病，以及与一般人群相比这些疾病在病因上的不同（图70.1）。心脏病专家、HIV 医生和初级保健人员应当掌握 HIV 感染者的心脏疾病的最佳医疗护理方案。

病因与发病机制

HIV 感染者心脏疾病的病因是多方面的，可能包括以下一种或多种因素：① HIV 的直接病毒效应和相关慢性炎症；②与 HIV 相关的感染和 / 或机会感染；③抗逆转录病毒药物治疗；④在 HIV 感染的人群中普遍存在的与一般人群相同的危险因素（例如高脂血症、吸烟和高血压）。HIV 感染者心脏病的治疗应解决疾病发生发展背后潜在的机制问题，并去除可控制的危险因素。

临床表现

扩张型心肌病

在抗逆转录病毒治疗前时代，即便没有诊断

AIDS 也有 20%~40% 长期感染 HIV 的患者出现了扩张型心肌病。而目前与 HIV 相关的扩张型心肌病是很罕见的，其发生的原因可能与免疫功能受损、HIV 或 HIV 蛋白直接心脏毒性、药物相关毒性和 / 或营养缺乏有关。

HIV 相关机会性感染包括病毒（巨细胞病毒、单纯疱疹病毒）、原虫（刚地弓形虫）、细菌（结核分枝杆菌，鸟 - 胞内分枝杆菌）和真菌（新型隐球菌、烟曲霉、组织胞浆菌、粗球孢子菌和假丝酵母菌）感染，在合并扩张型心肌病的 HIV 感染者中应考虑评估这些机会性感染。对扩张型心肌病致病因素的识别能力常常有限，而临床管理的重点应放在心力衰竭的治疗和辅助支持治疗。推荐在 HIV 未得到控制的患者中进行有效的抗逆转录病毒治疗，控制病毒可显著改善心功能。

肺动脉高压

虽然肺动脉高压（pulmonary arterial hypertension, PAH）在携带 HIV 生存的人群中并不常见，但其可独立预测患者的死亡风险。据估计，HIV 感染者肺动脉高压的患病率为 1/200，而一般人群为 1/200 000，尽管进行有效的抗逆转录病毒治疗，HIV 感染者肺动脉高压的患病率仍基本上保持不变，但机制尚不清楚，可能与感染持续时间、HIV 对内皮功能的影响或机会性肺部感染所导致的并发症相关。因为疾病进展以及心肺并发症的临床管理是非常具有挑战性的，建议早期识别肺动脉高压并对其进行治疗。HIV 感染者中肺动脉高压的治疗与其他非特发性肺动脉高压的治疗相同。虽然抗逆转录病毒治疗对控制 HIV 很重要，但尚未证实其可以改善肺动脉高压。

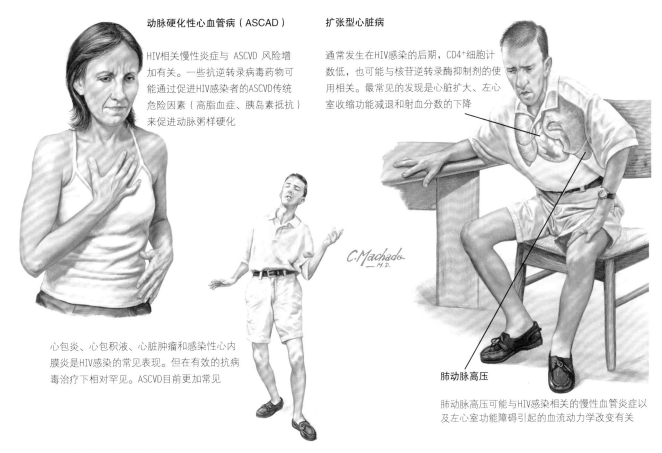

动脉硬化性心血管病（ASCAD）

HIV相关慢性炎症与 ASCVD 风险增加有关。一些抗逆转录病毒药物可能通过促进HIV感染者的ASCVD传统危险因素（高脂血症、胰岛素抵抗）来促进动脉粥样硬化

扩张型心脏病

通常发生在HIV感染的后期，CD4+细胞计数低，也可能与核苷逆转录酶抑制剂的使用相关。最常见的发现是心脏扩大、左心室收缩功能减退和射血分数的下降

心包炎、心包积液、心脏肿瘤和感染性心内膜炎是HIV感染的常见表现。但在有效的抗病毒治疗下相对罕见。ASCVD目前更加常见

肺动脉高压

肺动脉高压可能与HIV感染相关的慢性血管炎症以及左心室功能障碍引起的血流动力学改变有关

图 70.1　艾滋病的心脏表现

心包积液和心包炎

在 HIV 感染者中常常可见心包积液，包括由超声心动图发现的无症状心包积液，有 / 无缩窄的心包炎，以及心脏压塞。心包炎的临床表现在 HIV 感染者与无感染者间并无不同，并且病因常常不明确。在该人群中需要考虑到的病因应包括感染（病毒、真菌和分枝杆菌，结核分枝杆菌是高危患者特别要关注的合并感染）、恶性肿瘤（例如卡波西肉瘤和非霍奇金淋巴瘤）以及其他与 HIV 有关的疾病（如肾病）。

感染性心内膜炎

感染性心内膜炎在 HIV 感染的个体中的流行情况与具有相同危险因素的个体相似，并有类似的临床表现。金黄色葡萄球菌和草绿色链球菌是主要病原体。在所有的心内膜炎病例中，暴露史可以帮助指导对可能的病原体的评估（例如，静脉注射药物增加金黄色葡萄球菌感染风险）。某些病原体在 HIV 感染者中更加常见，如在 HIV 感染者中沙门氏菌

菌血症发生风险较免疫功能正常者更高，而这种菌血症可引起感染性心内膜炎。除念珠菌外，真菌性心内膜炎（烟曲霉、组织胞浆菌和新型隐球菌）在 HIV 感染者中也更为常见，但仍然是少见的。HIV 感染晚期患者和免疫功能缺陷进展的患者较疾病早期患者预后更差，死亡率更高。

心脏肿瘤

卡波西肉瘤和非霍奇金淋巴瘤是与 HIV/AIDS 相关的两种最常见的恶性肿瘤，均可能累及心脏。体格检查的异常发现（如皮肤病变）可提供诊断证据。心脏的发现通常是亚临床的，但是可能发生致命性的心脏压塞和心包缩窄。因为卡波西肉瘤病变富血管的特性，心包穿刺风险很高。诊断可疑时，心包开窗是明确诊断和心包减压更好的方式。

非霍奇金淋巴瘤通常是 B 细胞起源的高级别肿瘤，易早期扩散。心脏受累可能出现难治性心力衰竭、心包积液、心脏压塞或心律失常。存在机械阻塞的患者可从手术切除中获益。

任何恶性肿瘤化疗引起的心脏毒性可能与所使

用的药品制剂相关。

动脉粥样硬化性心血管疾病

HIV 感染者有更高的动脉粥样硬化性心血管疾病（ASCVD）风险，发展为临床 ASCVD 的年龄更早。观察性研究表明，感染 HIV 的成年人患心肌梗死的风险是血清学阴性者的 2 倍，心源性猝死的风险是血清学阴性者的 4 倍。这部分原因可能是由于 HIV 感染者有更多的 ASCVD 传统危险因素（如吸烟和高血压），但研究还显示没有传统危险因素的 HIV 感染者心肌梗死发生率也在增加。其他危险因素还包括 HIV 和抗逆转录病毒治疗的直接或间接影响。HIV 或抗逆转录病毒治疗能够改变传统危险因素（如血脂异常）或影响 ASCVD 的发病机制（如病毒效应、促炎过程和内皮功能障碍）。到目前为止，还没有明确证据表明这些因素中的任何一个可取代其他危险因素。

免疫抑制的影响

HIV 感染者进行治疗前免疫功能抑制的严重程度可能导致 ASCVD 风险的增加。SCOPE（San Francisco General Hospital Observational Cohort Evaluating Long-Term Consequences of Virologic Failure）和 MACS（Multicenter AIDS Cohort Study）研究中，更低的 $CD4^+$ 细胞数与颈动脉内中膜厚度的快速进展、心血管疾病发生率增加独立相关。相比之下，HIV 门诊研究（HIV Out patient Study）发现心血管疾病与 $CD4^+$ 细胞计数的基线水平而不是谷值水平相关。虽然 $CD4^+$ 细胞计数对 ASCVD 的影响尚不明确，但是在心脏评估中低的 $CD4^+$ 细胞计数谷值（$<200/mm^3$）被认为是潜在的危险因素。

HIV 相关炎症

尽管 HIV 可引起严重的免疫功能缺陷，但同时 HIV 可诱导慢性免疫激活，增加活化 T 细胞和巨噬细胞的促炎介质的表达，促进白细胞的聚集和动脉内皮的细胞外重塑。在 HIV 成年感染者中炎症的激活和单核细胞活化的标志物水平的增加与亚临床和临床心血管疾病的发生相关。此外，HIV 病毒蛋白可能促进了内皮细胞的激活。虽然抗逆转录病毒治疗可能会减弱这一过程，但是不能完全抑制炎症级联反应。

抗逆转录病毒药物

尽管抗逆转录病毒治疗已从根本上改善了 HIV 感染者的生存期和健康状态，但部分研究提示抗逆转录病毒药物与 ASCVD 风险增加相关。SMART（Strategies for Management of Antiretroviral Therapy）研究表明，根据 $CD4^+$ 计数间歇性中断抗逆转录病毒治疗患者的 ASCVD 风险增加，推测这可能是促进了炎症反应以及病毒复制未能得到控制所致。恢复抗逆转录病毒治疗后 ASCVD 风险随之降低但不能降至基线水平。另一研究结果表明，启动抗逆转录病毒治疗后内皮功能可以得到改善，但最近的另一项研究显示，尽管开始抗逆转录病毒治疗后免疫功能得到恢复，但动脉炎症却持续存在。

还有研究表明某些特定的抗逆转录病毒药物可能增加心血管疾病风险。D：A：D 研究（Data Collection on Adverse Events of Anti-HIV Drugs）发现抗逆转录病毒治疗中蛋白酶抑制剂的使用与每年心肌梗死相对风险增加 16% 相关。

在 D：A：D 研究中，在调整混杂因素后发现目前正在使用和 / 或近期使用过阿巴卡韦与心血管事件风险双倍增加相关。SMART 研究和 NAACCORD（North American AIDS Cohort Collaboration on Research and Design）研究同样发现了阿巴卡韦与心血管疾病风险相关。对更早进行的非随机研究的评述指出，在有肾功能不全危险因素的个体当中（其中部分危险因素也增加 ASCVD 风险）因担心富马酸替诺福韦酯的肾毒性而使用阿巴卡韦进行治疗同样增加了 ASCVD 的发病率。部分研究更新了近期的分析结果，发现 ASCVD 风险的增加持续存在。另一个纵向观察性研究将临床试验入选者随机化分到阿巴卡韦组和非阿巴卡韦组，并未发现两组心血管疾病风险存在差异。以上这些研究以及其他一些研究评估了与阿巴卡韦使用相关的炎症指标的变化，发现使用阿巴卡韦的患者有血小板高反应性和内皮功能障碍。阿巴卡韦对心血管疾病风险的影响目前尚未明确，在有 ASCVD 和 / 或存在 ASCVD 风险的个体中应避免使用阿巴卡韦。

可改变的传统危险因素

与一般人群一样，吸烟、高血压、糖尿病和肥胖同样是 HIV 感染者心血管疾病强有力的预测因素。成年 HIV 感染者的吸烟率始终较同年龄的非感染者更高。HIV 感染还与低 HDL-C 相关，即使在免疫功能恢复后这种相关性仍然存在。一些患者在抗逆转录病毒治疗时随着健康状态的改善体重也有所增加，进一步发展为肥胖，并出现相关代谢并发症，如胰岛素抵抗和血脂异常。某些特定抗逆转录病毒药物的使用也与代谢并发症独立相关。

血脂异常

抗逆转录病毒治疗与脂质变化有关，但发病机制尚未明确。抗逆转录病毒药物种间和种内均存在差异，其对脂质的影响无法进行一般概括。洛匹那韦 - 利托那韦对甘油三酯和 LDL-C 水平升高的影响最大，而阿扎那韦对脂质水平的有害影响最少。

非核苷逆转录酶抑制剂同样与总胆固醇、LDL-C 和甘油三酯的增加相关，但另一些研究显示它们与 HDL-C 水平的增加也存在相关性。整合酶链转移抑制剂度鲁特韦和雷特格韦对脂质的影响更为中性。因此，对于一些合并高脂血症的 HIV 感染者，改为使用基于整合酶链转移抑制剂的抗逆转录病毒治疗方案可能是有益的。值得注意的是，另一种整合酶链转移抑制剂药物艾维雷韦与可比司他联合使用所引起的血脂水平的升高与低剂量利托那韦产生的影响相同。

胰岛素抵抗

在 HIV 感染中胰岛素抵抗是多因素造成的。主要包括传统糖尿病危险因素（遗传学、缺乏体力活动、肥胖），HIV 相关因素如特定抗逆转录病毒药物的影响（茚地那韦、胸苷类似物），以及脂质代谢障碍综合征的影响。推荐对 HIV 感染者常规进行快速血糖和 / 或 HbA1c 的检测来排查糖尿病和 / 或糖耐量受损。胰岛素抵抗的治疗应包括体育锻炼、饮食调整以及使用对代谢影响更小的抗逆转录病毒治疗方案。

HIV 感染者心血管疾病风险管理

HIV 感染者进行抗逆转录病毒治疗开始前以及治疗 3~6 个月后应对脂质水平、葡萄糖水平或 HbA1c 水平进行检测。用于 HIV 感染者的最佳 ASCVD 风险评估工具的研究结果各不相同。一些研究表明，用于一般人群的心血管疾病风险评估工具会低估成年 HIV 感染者的风险，建议对 HIV 感染者使用包含 HIV 相关信息的特定风险评分工具。在 D∶A∶D 研究中开发的心血管疾病风险预测模型以及 2015 年更新模型包括了 CD4$^+$ 细胞计数，蛋白酶抑制

剂、非逆转录酶抑制剂和阿巴卡韦的累积暴露（另一个版本不包括抗逆转录病毒药物使用史）。虽然部分研究显示使用 D∶A∶D 风险预测评分提高了预测的准确度，但另一些研究指出 2013 年 AHA 指南建议的 Framingham 风险评分和目前使用的集合队列方程（Pooled Cohort Equation，PCE）在 HIV 感染人群中的预测效能良好。由于没有对该人群推荐具有明确优越性的特定评分工具，因此仍推荐使用 PCE 来评估 40~75 岁成年 HIV 感染者的 ASCVD 风险（年龄限制源于 AHA 指南的推荐）。而对于年轻的 HIV 感染者，以及那些 HIV 相关因素对心血管疾病风险起主要作用的患者，可以使用 D∶A∶D 研究心血管疾病风险评分来评估 ASCVD 风险。

应根据 PCE 的 ASCVD 风险评分来决定是否使用他汀类药物，并基于 AHA 指南决定他汀类药物使用的强度；但许多抗逆转录病毒药物影响他汀类药物水平，所以必须考虑药物间潜在的相互作用。一般来说，蛋白酶抑制剂和可比司他可增加他汀的浓度，口服这些药物的患者初始他汀剂量应相对较低，并逐渐增加到可耐受的目标剂量。洛伐他汀和辛伐他汀禁止在这类患者中使用。在进行抗逆转录病毒治疗的 HIV 感染者中最常使用的他汀类药物包括普伐他汀、阿托伐他汀和瑞舒伐他汀。应定期监测肌肉毒性和肝毒性。对于难治性高甘油三酯血症和高胆固醇血症，尽管药物毒性会成倍增加，但应将贝特类药物和他汀类药物联合使用。烟酸可降低 LDL-C 水平，但可能加重胰岛素抵抗，应该避免在口服蛋白酶抑制剂的患者中使用。

与一般人群一样，生活方式的改变（饮食和适度运动）应纳入血脂异常或高血糖的治疗当中。在已诊断的心血管疾病患者中，医疗干预应同时启动。初级保健者和 HIV 医疗工作者应一起对 HIV 感染者的心血管疾病风险进行管理。在某些情况下可以调整抗逆转录病毒治疗方案以便更好地进行血脂管理。

避免药物相互作用

几种用于治疗心脏病的药物与抗逆转录病毒药物存在相互作用。这里介绍部分较为常见的药物相互作用。建议口服抗逆转录病毒药物的患者开始任何新药治疗时均应向 HIV 专家进行咨询。

多数他汀类药物经细胞色素 P450 3A4（cytochrome P450 3A4，CYP3A4）代谢，而该酶同时受到治疗 HIV 药物的抑制或诱导。如同时给予蛋白酶抑制剂

或可比司他（抑制 CYP3A4），因其增加他汀类药物水平使骨骼肌毒性（肌痛、横纹肌溶解）和肝毒性的发生风险增加。洛伐他汀和辛伐他汀主要经 CYP3A4 代谢，因此禁止在接受蛋白酶抑制剂和可比司他治疗的患者中使用。阿托伐他汀部分经由 CYP3A4 代谢，可与蛋白酶抑制剂同时使用，但应该从低剂量开始。普伐他汀和瑞舒伐他汀不由 CYP3A4 代谢，但在使用地瑞那韦时，药物水平可显著增加，应该减少他汀类药物的剂量。奈韦拉平、依非韦伦和依曲韦林可诱导 CYP3A4，从而降低他汀类药物的浓度和大多数他汀类药物的疗效。匹伐他汀代谢主要是通过糖化作用而不是通过 CYP3A4，因此与抗逆转录病毒药物的相互作用最少。

度鲁特韦与他汀类药物间无相互作用，但与二甲双胍有相互作用，如果联用可导致二甲双胍水平增加。因此，当给患者度鲁特韦时建议将二甲双胍的剂量减少一半。

抗血小板药物与抗逆转录病毒药物的相互作用通常是有临床意义的。普拉格雷、替罗非班、替格瑞洛和氯吡格雷与蛋白酶抑制剂联合使用时水平可能升高，与某些非核苷逆转录酶抑制剂合用时药物浓度会下降，导致患者出血风险增加或药物疗效降低。同样，抗凝药（如华法林、利伐沙班）和溶栓药物（如阿替普酶）与蛋白酶抑制剂和非核苷逆转录酶抑制剂也有着不同的交互作用。抗逆转录病毒药物与药物洗脱支架之间的相互作用尚不清楚，目前认为临床意义并不显著。

许多抗心律失常药物与抗逆转录病毒药物存在相互作用，有些在服用特定抗逆转录病毒药物的患者中禁用。胺碘酮和氟卡尼与许多抗逆转录病毒药物有相互作用，在接受抗逆转录病毒治疗的患者使用这些药物时，建议咨询药剂师。所有的蛋白酶抑制剂和可比司他均可使可达龙的浓度增加，需要仔细监测药物浓度，并且在使用利托那韦、奈非那韦、茚地那韦或沙奎那韦的患者中禁用。依法韦仑、奈韦拉平和利匹韦林也与胺碘酮有相互作用，可降低其浓度，延长 QT 间期；应避免联合使用这些药物。如果这些药物的联合使用无法避免，应密切监测药物浓度和心电图。氟卡尼与抗逆转录病毒药物有类似的相互作用。因蛋白酶抑制剂可增加决奈达隆浓度而增加心脏风险（QT 间期延长，心律失常）并产生其他不良影响，因此决奈达隆禁止与蛋白酶抑制剂联用，同时也应该避免在依法韦仑或奈韦拉平的患者中使用。与蛋白酶抑制剂合用时地高辛的浓度增加，其剂量应减少 15%~30%，并密切监测地高辛水平。

建议向 HIV 专家和药剂师进行咨询，评估具有临床意义的药物相互作用的发生风险，并确定是否需要在进行心脏疾病治疗的患者中对抗逆转录病毒治疗药物进行调整。

未来方向

自抗逆转录病毒治疗以来，非动脉粥样硬化性心脏病（如心包炎和扩张型心肌病）在 HIV 感染者中的总体发病率显著下降。这可能反映了 HIV 复制水平的控制，免疫功能的提高，随之带来的机会性感染减少。然而，非 AIDS 范畴的疾病，如 ASCVD，已成为发病率和死亡率的主要因素。越来越多的证据表明，感染 HIV 的患者存在额外的 ASCVD 风险；然而这一风险背后的机制仍知之甚少。今后，这些机制的研究可促进针对免疫调节的新干预措施的发展，进一步完善 ASCVD 风险管理策略，降低心血管疾病的发病率和死亡率。

此外，现有数据显示，传统的可改变的 ASCVD 危险因素仍然是 HIV 感染者 ASCVD 的重要预测因素，控制这些危险因素十分必要。常规心血管疾病危险因素筛查和风险控制策略应纳入到 HIV 感染者的标准治疗当中。其中应包括生活方式的改变、戒烟以及有适应证时启动他汀类药物治疗。HIV 感染者心脏病的治疗是复杂的，应组建包括心脏病专家、HIV 专家和初级保健提供者在内的医疗团队。

补充资料

Aberg JA, Gallant JE, Ghanem KG, et al. Primary care guidelines for the management of persons infected with HIV. *Clin Infect Dis*. 2014;58:1–10.
更新的成人 HIV 感染初级保健指南，包括关于筛查和 / 或管理代谢合并症（糖尿病、血脂异常）和其他 ASCVD 危险因素的建议。

Friis-Møller N, Ryom L, Smith C, et al. Updated prediction model of the global risk of cardiovascular disease in HIV-positive persons: the D:A:D study. *Eur J Prev Cardiol*. 2016;23:214–223.
一种用于评估全球感染 HIV 的成年人的心血管疾病风险方程，在多中心 D：A：D 队列中构建，包括 CD4+ 细胞计数和抗逆转录病毒用药史，以及传统的 ASCVD 危险因素。D：A：D 模型比 Framingham 模型能更准确地预测风险。

Janda S, Quon BS, Swiston J. HIV and pulmonary arterial hypertension: a systematic review. *HIV Med.* 2010;11:620–634.

综合了现有的关于 HIV 中肺动脉高压的研究数据的系统评价。提供有关常见疾病的临床表现、放射学和病理表现、治疗和临床结局的重要信息。

Lumsden RH, Bloomfield GS. The causes of HIV-associated cardiomyopathy: a tale of two worlds. *Biomed Res Int.* 2016;2016:8196560.

讨论心肌病在 HIV 感染中的发病机制、炎症作用、免疫学变化、机会性感染和药物毒性。解决高收入国家与资源贫乏国家在心肌病发病率和病因方面的差异。

Stein JH, Currier JS, Hsue PY. Arterial disease in patients with human immunodeficiency virus infection: what has imaging taught us? *JACC Cardiovasc Imaging.* 2014;7:515–525.

讨论 HIV 感染与 ASCVD 风险关联的机制以及不同动脉成像模式（颈动脉超声、心脏 CT、肱动脉超声和 FDG-PET）的结果。

循证文献

El-Sadr WM, Lundgren JD, Neaton JD, et al. CD4+ count-guided interruption of antiretroviral treatment. The Strategies for Management of Antiretroviral Therapy (SMART) Study Group. *N Engl J Med.* 2006;355:2283–2296.

根据 CD4+ 细胞计数随机分配参与者继续抗逆转录病毒药物治疗或中断治疗的重要的临床试验，结果表明，中断治疗与较高的死亡率和心血管事件增加有关。

Freiberg MS, Chang CH, Kuller LH, et al. HIV infection and the risk of acute myocardial infarction. *JAMA Intern Med.* 2013;173:614–622.

来自退伍军人事务队列研究的数据表明，调整了 Framingham 危险因素、并发症、吸烟、酒精和 / 或可卡因使用后，HIV 感染的退伍军人与人口统计学上类似的未感染对照者相比，心肌梗死风险增加。

Llibre JM, Hill A. Abacavir and cardiovascular disease: a critical look at the data. *Antiviral Res.* 2016;132:116–121.

统计阿巴卡韦与心血管疾病之间关系的数据，并提供了数个 HIV 心肌梗死队列中近期和 / 或累积暴露阿巴卡韦影响的精确评估。

Subramanian S, Tawakol A, Burdo TH, et al. Arterial inflammation in patients with HIV. *JAMA.* 2012;308:379–386.

横断面研究表明，与相似 Framingham 低风险的未感染者相比，接受治疗和病毒学控制的 HIV 感染者的动脉炎症更严重。HIV 感染者的动脉炎症与已诊断 ASCVD 但未感染者相似，并与单核细胞和 / 或巨噬细胞激活标志物相关。

Zanni MA, Toribio M, Robbins GK, et al. Effects of antiretroviral therapy on immune function and arterial inflammation in treatment-naive patients with HIV infection. *JAMA Cardiol.* 2016;1:474–480.

对无冠状动脉病史的未接受治疗的 HIV 感染者进行的纵向研究，评估了抗逆转录病毒疗法对动脉炎症和冠状动脉斑块的影响，结果显示尽管免疫相关指标及淋巴结炎症有所改善，但动脉炎症仍持续存在。

（ Michelle A. Floris-Moore，Kristine B. Patterson，Joseph J. Eron 著　祁雨 译　祖凌云 审校 ）

第71章

睡眠障碍与心血管系统

正常睡眠生理

睡眠状态是由一系列互相联动、协调的神经元进程所决定的。睡眠通常根据脑电图（electroencephalographic，EEG）特点、眼动（眼电图）和肌张力（肌电图）分为几个阶段。从 N1 期到 N3 期统称为非快速眼动睡眠。N1 期睡眠通常与困倦感相关，其脑电图特征为轻度慢波和顶尖波。N2 期（浅睡期）的脑电图特征是存在 K 复合波或睡眠纺锤波。在 N3 期（深睡期），脑电图主要表现为高振幅慢波。快速眼动睡眠（或 R 期）的特征包括脑电图的低振幅混合频率、随意肌的无肌张力和间歇性快速眼动。梦可以发生在睡眠各期，但发生在快速眼动睡眠中的则能够被更生动地回忆起来。健康成年人睡眠结构为重复性结构。人们由 N1 期进入睡眠，发展为 N2 期，在 15~25 分钟后进入 N3 期，然后重新进入 N2 期睡眠。第一个快速眼动睡眠期约发生在 90 分钟后。在睡眠期间，这种模式大约每 90 分钟重复一次，而每个周期的慢波睡眠逐渐减少、快速眼动睡眠的持续时间逐渐增加。

所有这些阶段都与其他生理活动相关。当人正常进入睡眠各阶段时，心率、血压、外周血管张力、氧输送、冠状动脉血流和呼吸都会发生变化。在健康人中，安静的清醒状态和浅睡眠之间过渡期的特征是呼吸轻度不稳定，此时特别容易出现周期性呼吸。当人昏昏欲睡时，心率可能会下降，血压也会略有下降。在持续的非快速眼动睡眠中，副交感调节在心血管活动中起主要作用，其特征包括与安静清醒状态相比血压更低、高频心率变异更显著、呼吸更规则。在快速眼动睡眠中，除膈肌等个别肌肉外，几乎所有骨骼肌均出现麻痹。这种肌张力丧失导致外周血管张力降低。交感神经和副交感神经输

出的激增导致心率、血压和呼吸频率的变异性增加。这种自主神经系统输出的波动会导致心率和呼吸的加速和减慢，同时也导致后负荷增加。再加上呼吸对高碳酸血症和低氧血症的反应性降低，使得患有基础心脏病（如心力衰竭、传导阻滞、冠状动脉性心脏病）或肺部疾病的患者在快速眼动睡眠期更易受到影响，并可能增加心律失常和冠状动脉血流减少的风险。

睡眠时间与健康

现代社会的人们已经逐渐缩短了睡眠时间。据估计，在 20 世纪初，人们每晚大约睡 9~10 个小时。截至 2008 年，美国上班族平均每天睡眠时间 <7 小时。短期睡眠剥夺与自主神经不稳定、血压升高、食欲增强、皮质醇水平升高和炎症标志物增加有关。流行病学研究表明，长期睡眠不足与体重增加和肥胖有关。此外，每晚睡眠时间 <5 小时的人罹患血管疾病或发生糖尿病的风险较高且寿命较短。同样地，睡眠时间 >9 小时的人寿命也较短。睡眠剥夺与疾病之间存在联系的潜在机制尚不清楚。但有些人认为内分泌和自主神经系统失调以及炎症的加剧会导致高血压、血管疾病和体重增加。无论哪种机制，睡眠时间都可能影响心血管健康。

睡眠相关的呼吸障碍

睡眠会受到多种疾病的干扰（专栏 71.1），但许多疾病与心血管健康的关系尚未进行深入研究。就诊于睡眠专家的患者通常是患有与睡眠有关的呼吸障碍的患者。常见的睡眠问题包括阻塞性睡眠呼吸暂停（obstructive sleep apnea，OSA）、中枢性睡眠呼吸暂停和肥胖低通气，这些都会对心血管健康

专栏 71.1　睡眠障碍分类

- 失眠症
- 睡眠相关的呼吸障碍
- 睡眠过度
- 昼夜节律障碍
- 异态睡眠
- 睡眠相关的运动障碍
- 其他异常

产生不利影响。与睡眠有关的呼吸模式，如潮式呼吸（Cheyne-Stokes respiration，CSR），可能反映了潜在的心血管问题。这些疾病为识别心血管疾病的易患因素和恶化因素、改善长期风险提供了可能。

阻塞性睡眠呼吸暂停

在 OSA 中，成人呼吸暂停的定义为在持续呼吸用力的情况下，由于上呼吸道结构塌陷而导致出现≥10 秒的气流中断（图 71.1）。成人低通气定义为气流减少 >30%，并伴有氧饱和度降低至少 3% 或引起脑电图觉醒。一些保险项目仅允许计算与氧饱和度降低 4% 相关的事件。呼吸暂停和低通气也导致重要的病理生理学改变，包括血压、心率和血管阻力的波动。每小时的呼吸暂停和低通气事件的总数称为呼吸暂停 - 低通气指数（apnea-hypopnea index，AHI），用于确定疾病的严重程度（表 71.1）。根据人群研究结果估计，1/5 以上的中年人至少患有轻度 OSA，男性发病率更高。导致这种气道阻塞的机制通常与气道损害有关，通常发生于多个层面：鼻、软腭后和舌后区以及咽部（专栏 71.2，图 71.2）。增加 OSA 风险的常见因素包括男性、年龄较大、肥胖、解剖学上的气道狭窄等（专栏 71.3）。

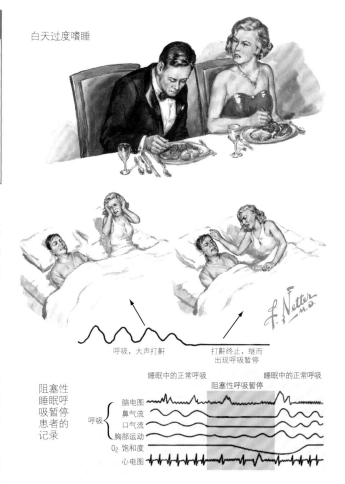

白天过度嗜睡

呼吸，大声打鼾　打鼾终止，继而出现呼吸暂停

睡眠中的正常呼吸　阻塞性睡眠呼吸暂停　睡眠中的正常呼吸

阻塞性睡眠呼吸暂停患者的记录

呼吸 { 脑电图　鼻气流　口气流　胸部运动　O_2 饱和度　心电图

图 71.1　阻塞性睡眠呼吸暂停

专栏 71.2　阻塞性睡眠呼吸暂停的症状

打鼾	高血压
白天嗜睡	认知功能下降
睡眠过程中出现有目击者的呼吸暂停或喘气事件	晨起头痛
	性功能障碍
失眠	

专栏 71.3　阻塞性睡眠呼吸暂停的机制

神经性
- 咽部肌肉松弛（神经控制、药物治疗或药物作用）
- 对上呼吸道负荷的反应减弱
- 上呼吸道神经损伤（感觉神经的振动损伤、神经病变、神经肌肉接头病）

结构性
- 咽部组织浸润（肥胖、肿瘤、黏多糖累积病）
- 扁桃体或腺样体肥大
- 颌后缩或小颌畸形
- 巨舌症
- 鼻塞
- 慢性黏膜水肿（振动损伤过敏、鼻窦炎、胃食管反流）

表 71.1　呼吸暂停严重程度

AHI	呼吸暂停严重程度（事件 / 小时）
0~4.9	正常
5~14.9	轻度
15~29.9	中度
≥ 30	重度

AHI，呼吸暂停 - 低通气指数

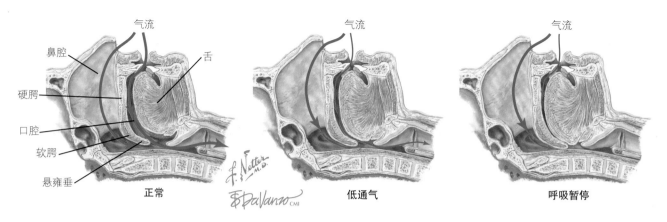

图 71.2　阻塞性睡眠呼吸暂停的解剖学表现

阻塞性睡眠呼吸暂停与高血压

　　OSA 与一系列血管变化有关。在每次呼吸事件中，周围血管张力逐渐增加，心输出量减少。随后，呼吸道突然打开，为对抗高水平的外周血管阻力而出现心输出量增加，血压显著升高。除了反复的呼吸事件之外，其他情况也可能会升高全身血压。可能的机制包括间歇反复的缺氧发作导致化学感受器兴奋、交感神经活性增加、压力感受器反应性降低、心血管重塑、血管舒张机制降低以及肾素 - 血管紧张素系统激活。流行病学研究表明 OSA 与高血压之间存在中度联系。威斯康星州睡眠研究小组的数据分析显示，AHI 的严重程度与 24 小时监测的血压升高之间存在线性关系。在睡眠心脏健康研究中也有类似发现。

　　OSA 也可出现在高血压发生之前，这在前瞻性研究中很明显。对于服用两种或两种以上降压药无效的患者，尤其是缺乏生理性夜间血压下降的患者，临床医生应怀疑 OSA。睡眠呼吸暂停与高血压之间的这种关系为治疗提供了机会。尽管夜间氧疗似乎并未使 OSA 患者升高的血压降低，但短期研究表明，持续气道正压通气治疗可降低睡眠中的交感神经活性，并在一定程度上改善夜间和白天血压。这些研究令人鼓舞，需要更多的研究来观察远期预后。

阻塞性睡眠呼吸暂停与心脏疾病

　　睡眠心脏健康研究是一项入选 >6000 名成年人的横断面研究，该研究证明血氧饱和度下降与心血管疾病发病率较高有关，且独立于其他危险因素。该研究表明，与血氧饱和度下降至少 4% 相关的呼吸事件影响更大，但与血氧饱和度下降 3% 相关的呼吸事件也具有临床意义。未经治疗的 OSA 与高血压、心肌缺血、心肌梗死、早期心源性死亡、心力衰竭、肺动脉高压和心律失常（尤其是心房颤动）的发生率增加有关。尽管有几项研究显示了持续气道正压通气的益处，但最近在《新英格兰医学杂志》上发表的一项研究发现，与单纯常规治疗相比，持续气道正压通气并不能更好地预防心血管事件。但是，该研究纳入了大量不依从于治疗方案的患者，使得整个队列中平均每晚使用持续气道正压通气的时间仅有 3.3 小时，研究结果受到质疑。OSA 常见于充血性心力衰竭患者（11% ~50% 的心力衰竭患者患有OSA），且在任何年龄的男性和 60 岁以上的女性中更常见。由于反复氧饱和度下降、交感神经激活和后负荷增加，OSA 可导致并加重心力衰竭。此外，未治疗的 OSA 可引起胸腔内压力波动增大，也可导致心肌需氧量增加。胸腔负压增大还会导致心房牵张，引起心房钠尿肽释放，从而导致夜尿增多。这些改变的综合作用是引起炎症反应，导致冠状动脉疾病进展、C 反应蛋白水平升高并释放导致内皮功能障碍的血管活性物质（例如内皮素和一氧化氮合酶）。

　　心血管疾病也会对睡眠产生巨大影响。心力衰竭会破坏正常的睡眠结构，选择性地减少快速眼动睡眠甚至导致快速眼动睡眠剥夺。由于频繁觉醒，未经治疗的 OSA 会导致更多的片段化睡眠和更少的恢复性睡眠。

心力衰竭伴阻塞性睡眠呼吸暂停的治疗

影响呼吸周期调节的心脑动态反馈回路在睡眠连续性中发挥重要作用。呼吸功能障碍会导致频繁觉醒和睡眠片段化。心力衰竭时最优化的容量管理可以改善心动周期时间以及从心脏到大脑的血流时间，减少呼吸事件和 AHI。

治疗 OSA 对心力衰竭的作用已被证明。使用持续气道正压通气可改善左心室射血分数、主观呼吸困难和白天嗜睡。此外，一项纳入了 55 名心力衰竭患者的随机对照研究显示，持续气道正压通气治疗 3 个月可改善左心室功能、降低左心室收缩末内径、降低尿去甲肾上腺素水平、降低血压和心率。其他研究表明，使用持续气道正压通气可以改善右心功能、肺动脉压力，并降低住院率和死亡率。

阻塞性睡眠呼吸暂停与心房颤动

有数据表明用持续气道正压通气治疗 OSA 可减少心脏电复律或药物治疗后心房颤动的复发。其内在机制尚未完全明确，但未治疗的 OSA 可导致反复肾上腺素水平激增，可能是造成这种情况的原因。识别和治疗患有 OSA 的患者对成功治疗心律失常而言至关重要，临床医生应更积极地进行筛查或转诊。

阻塞性睡眠呼吸暂停与卒中

OSA 也是与卒中相关的危险因素。目前的证据不能明确地将 OSA 确定为卒中的独立危险因素，但是 OSA 的严重程度确实与卒中的风险相关。患有卒中及 OSA 的患者的死亡率要高于没有 OSA 的患者。与心脏病类似，OSA 导致卒中的可能机制包括高血压、脑血流量减少、释放导致内皮损伤的血管活性物质和促炎状态。此外，打鼾和呼吸暂停可能会导致颈动脉内膜增厚。观察性研究表明，依从于 OSA 治疗的患者急性卒中后再发事件的发生率较低且功能恢复较好。

临床表现与诊断方法

OSA 的常见症状包括打鼾和白天嗜睡，但近

专栏 71.4 阻塞性睡眠呼吸暂停风险增加相关的危险因素

男性	高腭穹
50 岁	腺样体和 / 或扁桃体增大
肥胖（体重指数 ≥ 30 kg/m²）	打鼾
小颌畸形或颌后缩	颈围 >17 英寸（43 cm）

一半的 OSA 患者不出现嗜睡（专栏 71.4）。Epworth 嗜睡量表是一种经过验证的嗜睡程度评价标准，STOPBANG（打鼾、疲倦、观察到的呼吸暂停、高血压、体重指数、年龄、颈围和性别）问卷可识别潜在的 OSA 患者（专栏 71.5）。尽管肥胖是一个危险因素，但 OSA 患者不一定都有肥胖或上呼吸道狭窄。整夜脉搏血氧饱和度测定缺乏敏感性，在 OSA 筛查中的作用有限。许多肺功能正常的患者在整夜脉搏血氧饱和度测定中不会表现出反复的氧饱和度下降，但仍可能患有轻度至中度 OSA。诊断 OSA 的金标准是可连续监测脑电图、眼电图、肌电图、心电图、呼吸流量两个参数（鼻腔温度和鼻腔压力）以及胸腹运动和脉搏血氧饱和度的多导睡眠图。美国医疗保险服务中心已批准在经验丰富的睡眠专家监督下将无人值守的呼吸监护用于无心血管或呼吸系统合并症，但 OSA 可能性很高的患者。这些方法在区分轻症患者与正常人方面既不敏感也不准确，也不能识别其他类型的睡眠有关呼吸疾病，如低通气或中枢性睡眠呼吸暂停。

专栏 71.5 需进一步评估阻塞性睡眠呼吸暂停的患者

打鼾伴有下列症状
- 白天过度嗜睡
- 失眠

白天过度嗜睡、失眠或打鼾伴有下列疾病
- 冠状动脉疾病
- 心力衰竭
- 高血压
- 卒中
- 恶性心律失常
- 复发性心房颤动
- 慢性阻塞性肺疾病
- 哮喘
- 神经肌肉病
- 代谢综合征
- 2 型糖尿病
- 肺高血压

鉴别诊断

打鼾、过度嗜睡和有人目击的呼吸暂停与 OSA 高度相关。其他可能具有类似特征的疾病包括单纯鼾症、有阻塞性特征的中枢性睡眠呼吸暂停和肥胖低通气。然而，每个人的上呼吸道阻塞程度在不同夜晚可能不尽相同。尽管在基线时，阻塞的严重程度可能有一些轻度变化，但影响上呼吸道开放性的因素，如酒精、鼻充血和体位，可能会显著影响阻塞的严重程度。

管理与治疗

优选治疗

除了最大限度地治疗合并症外，OSA 的治疗还包括持续气道正压通气治疗、手术、定制的口腔矫治器、减肥以及对某些病例采取的体位治疗（图71.3）。对于所有 AHI>10 以及 AHI 在 5~10 之间且有症状的患者，持续气道正压通气是一线治疗方案。将患者纳入治疗策略制订过程、患者教育、舒适的面罩或界面、对治疗障碍的快速反应以及规律的患者随访是使患者依从于治疗方案的关键。口腔矫治器可使下颌骨前移，最适于治疗牙列适当的轻度至中度睡眠呼吸暂停患者。

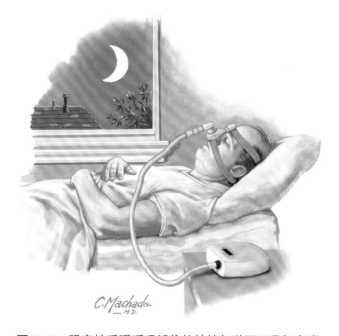

图 71.3　阻塞性睡眠呼吸暂停的持续气道正压通气疗法

如果选择手术治疗，为了最大程度地取得成功，应对所有三个与 OSA 相关的区域（鼻、舌后和软腭后区域以及口咽后部）进行评估和治疗。这可能需要进行数次手术，包括鼻中隔成形术、鼻甲射频消融术、颏舌肌前移术、舌复位术、双颌前移术、悬雍垂腭咽成形术、扁桃体切除术和腺样体切除术。尽管气管切开术自持续气道正压通气被使用以来已不常用，但该治疗方法能够治愈 OSA，并确保良好的依从性，可能是病态肥胖患者的最佳选择。此外，舌下神经的神经刺激疗法已获得美国 FDA 的批准，可使经过仔细筛选的患者的 AHI 得到改善。

严重病例通常会联合使用多种治疗方法。在患者逐渐接受治疗的过程中注意与患者沟通是治疗成功的关键。所有睡眠呼吸障碍的患者均应避免过量饮酒和使用抑制呼吸的药物。

避免治疗错误

治疗错误通常发生在三个层面，包括持续气道正压通气滴定、设备设置和使用。为了达到最佳治疗效果，必须在被认可的睡眠中心进行持续气道正压通气滴定，并使仰卧位快速眼动睡眠中的呼吸障碍完全消失。如果滴定不能使所有睡眠状态或姿势下的呼吸事件都得到解决则会出现治疗错误。如果不能按照患者在家中可能经历的生理挑战（如过敏、饮酒、药物作用）进行滴定，则治疗也可能会出现错误。如果总是假定患者是按照医嘱进行了治疗或患者正确使用了设备，则也可能出现设置错误。医生应要求患者将设备带到诊所并让患者演示其如何使用，就可以避免这种情况。医生可以通过观察患者戴上面罩和头带并打开机器的过程，来快速确定患者对设备的熟练程度。戴面罩有困难或不熟悉机器按钮的患者不太可能使用该设备。依从性和压力设定可以通过检查机器的压力设定、鼓风机和治疗小时（所有新机器的标准配置）来进行验证。患者未能正确使用呼吸机可能是其治疗失败的原因。

中枢性睡眠呼吸暂停

中枢性睡眠呼吸暂停是由呼吸努力和气流中断≥10 秒而产生的。健康人从觉醒到浅睡眠转换的过程中，短暂的呼吸暂停也很常见。但是，当这些事件变得过长、频繁（超过每小时 5 次）、在深睡眠阶段持续存在和 / 或伴随着血氧饱和度降低或觉醒时，则可能会导致白天出现症状。中枢性呼吸暂停通常提示控制呼吸的调节通路功能障碍。潮式呼吸是一种常见的中枢性呼吸暂停，将在下一节中进行介绍。除潮式呼吸之外的中枢性睡眠呼吸暂停的发生机制可能是由于内源性脑功能障碍导致二氧化碳（CO_2）呼吸暂停阈值升高、CO_2 敏感性增加或原发性呼吸周期异常。中枢性呼吸暂停也可发生于使用麻醉剂和 / 或肌松剂、过量饮酒、年龄增加（>65岁）以及急性脑损伤或卒中时。患有中枢性睡眠呼吸暂停的患者可能会抱怨失眠或睡眠中断，或者伴侣发现呼吸暂停而不伴有打鼾。临床医生应评估潜在的心力衰竭、甲状腺或神经系统疾病或使用抑制呼吸驱动的镇静剂。对于某些人来说，CO_2 呼吸暂停阈值升高是潜在的驱动因素，可通过存在呼吸暂停同时伴有潮气末 CO_2 水平降低来确定。对于其他患者，脑成像可能有助于识别可能的中枢神经系统结构问题。

主要的治疗方法包括最大限度地使用药物治疗潜在疾病和停用呼吸抑制剂。其他治疗包括使用呼吸兴奋剂、吸氧和具有备用呼吸频率的双水平气道正压通气。目前尚不清楚持续气道正压通气在这些患者中的作用，但对某些患者可能有帮助。

中枢性呼吸暂停的病因很复杂，无法识别呼吸紊乱的潜在病因就可能导致治疗错误。使用麻醉剂或呼吸抑制剂的患者应尽量减少用药。心力衰竭患者应使心输出量最大化，对 CO_2 或氧气有反应的患者应直接针对这些病因进行治疗。此外，一些患者将需要进一步的肺或神经评估，以发现原发脏器的问题。

潮式呼吸（Cheyne-Stokes 呼吸）

潮式呼吸是中枢性呼吸暂停的一种形式，其特征是反复的递增 - 递减式呼吸（图 71.4）。这种呼吸方式通常与心力衰竭或中枢神经系统缺陷有关。潮式呼吸类似一个阻尼不足的振荡器，在过度通气与通气不足之间转换。典型的潮式呼吸在浅睡眠期间更为明显，而由于快速眼动睡眠和慢波睡眠期间对

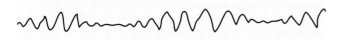

图 71.4　潮式呼吸

CO_2 的反应减弱，使潮式呼吸得以改善。潮式呼吸的内在机制包括对 CO_2 和低氧血症的敏感性升高、CO_2 呼吸暂停阈值升高和心动周期时间延长（在心力衰竭中有表现）。与健康人相比，有潮式呼吸的心力衰竭患者白天和晚上的交感神经系统活性均较高，如白天出现则提示预后较差。

患者可能出现多种症状，包括夜间打鼾、被他人发现的呼吸暂停、阵发性夜间呼吸困难、频繁醒来和睡眠后精力难以恢复，而他们也可能在睡眠中并没有发出鼾声。临床医生应保持高度警惕，应询问所有心力衰竭患者是否存在睡眠呼吸障碍症状，以及患者睡眠后精力能否恢复。实验室诊断性多导睡眠图是检测这种呼吸障碍的最佳手段。潮式呼吸患者的治疗主要包括两个关键因素：最大限度地提高心输出量和改善通气。对于某些患者，吸氧和增加潮气末 CO_2 可以改善通气模式，而其他患者则可能需要无创呼吸机支持。潮式呼吸对气道正压和整体健康状况的变化非常敏感。心力衰竭患者应在心输出量达到最大值后进行气道正压滴定。卒中患者应在脑功能稳定后（通常在 3 个月后）进行再次滴定。在这两种情况下，一个常见的错误是增加气道正压的设定值，这通常会增加中枢性呼吸暂停的成分。最近的研究表明，充血性心力衰竭患者使用自适应伺服通气可能与更高的死亡率相关。这种无创呼吸机治疗方法虽然看似可以改善呼吸模式，但可能会使患者面临更多的心血管风险。目前认为，LVEF<45% 的患者不适合使用该设备。

肥胖低通气

真正的 Pickwickian 综合征描述的是一类过度嗜睡的肥胖患者，同时可能有肥胖低通气综合征。其定义为体重指数 >30 kg/m^2 且静息动脉 CO_2 分压 >45 mmHg。这些患者可能表现为白天嗜睡、乏力、睡眠后精力难以恢复、失眠或晨起头痛，但可能没有打鼾的病史。由于他们的胸围和腹围较大，这些患者的肺功能储备能力较低，并在清醒状态下呼吸时肺总量较低。在睡眠期间，肌张力的丧失使肺容量进一步减少，尤其是功能储备能力进一步降低，这导致氧饱和度进一步降低。在快速眼动睡眠期，由于相关的骨骼肌的肌张力丧失更为明显，因此膈肌必须在没有帮助的情况下推动巨大的腹部。睡眠相关低通气的诊断可通过整夜多导睡眠图同时检测校准的连续潮气末 CO_2 和相关的晨间动脉血气

采样来实现。预测肥胖低通气的替代措施是静脉碳酸氢盐水平 >27 mmol/L。未经治疗的肥胖低通气患者出院后死亡率更高。观察性研究表明，即使在控制肥胖的情况下，肥胖低通气患者其他血管事件的发生率也较高。该综合征可以很容易地通过气道正压通气进行治疗，但患者可能需要压力支持以外的通气。

其他睡眠障碍

不宁腿综合征

不宁腿综合征（restless legs syndrome，RLS）的定义包括以下四条：因不舒适而出现活动冲动、活动可使症状改善、休息时症状加重、症状具有昼夜节律，夜间症状加重（专栏 71.6）。这种疾病与睡眠中周期性肢体运动有关，但这对诊断而言不是必需的。在观察性研究中，不宁腿综合征患者患高血压和潜在心血管事件的风险更高。尚不清楚其内在机制上的联系，不宁腿综合征可能与交感神经活性增加、睡眠片段化和血清铁含量低有关，但这些都需要进一步研究。目前尚缺乏类似研究来证明针对血管结局进行治疗的作用。不宁腿综合征是一种复杂的疾病，需要探讨其潜在病因，如肾衰竭、脊髓疾病、遗传性神经病、贫血和药物；但最常见的不宁腿综合征是特发性的，且具有家族聚集特征。治疗的重点是改善潜在的可识别的病因并控制症状，但治疗似乎并不能改变疾病的进程。

专栏 71.6　不宁腿综合征诊断标准	
不适感或存在活动冲动	活动使症状减轻
休息时症状加重	夜间症状更为明显

心血管药物与睡眠

尽管已知常用的心血管药物对睡眠具有某些影响，但尚未进行深入研究。ACEI 可能在部分患者引起咳嗽和轻度鼻和咽部水肿，会使 OSA 恶化。对于 OSA 患者，ACEI 在不产生气道水肿时，可比其他治疗方法更有效地降低夜间血压。α_2 受体激动剂（如可乐定）会导致快速眼动睡眠减少，可能导致相关呼吸暂停事件；但这些药物可能会加重白天的嗜睡感。β 受体阻滞剂在降低夜间血压与白天血压方面其作用似乎并不相同，但该类药物并不能显著降低与睡眠呼吸暂停相关的夜间血压。这类药物还会抑制褪黑素的释放，从而降低大脑使人体生物钟同步的能力。β 受体阻滞剂与疲劳、噩梦、失眠、抑郁和精神错乱有关。晚上服用利尿剂会导致严重夜尿增多和睡眠中断。

相反，某些睡眠过度患者会接受刺激性药物治疗，这些药物可能会升高白天血压并增加发生心血管事件的风险。

未来方向

睡眠和心血管疾病之间复杂的相互作用使临床医生意识到睡眠和心脏健康之间存在诊断和治疗机会。睡眠相关呼吸障碍的治疗为进一步降低事件风险和死亡率提供了巨大希望。睡眠中的潮式呼吸可能成为心脏功能的一个标志。目前的认识强调了诊断和适当治疗睡眠呼吸紊乱的重要性，由此可改善患者的整体健康状况并使其日间功能状态最优化。但仍需要进一步的研究来阐明心血管疾病与睡眠之间的相互作用，以及治疗对二者的影响。我们在睡眠障碍对心血管系统影响的机制方面的理解正在迅速深入。在睡眠如何平衡免疫系统、自主神经系统和内分泌系统的机制方面，以及这些途径如何有益于心脏，尚需要进一步的研究。通过这些探索，我们可以提供将昼夜节律与神经系统相结合的新疗法，以改善患者功能和生活质量。

补充资料

American Academy of Sleep Medicine. *The International Classification of Sleep Disorders*. 3rd ed. Westchester, Ill: American Academy of Sleep Medicine; 2014.
对所有公认的睡眠障碍的特征、诊断要求和相关发现进行了综述。

Gottlieb DJ, Somers VK, Punjabi NM, Winkelman JW. Restless legs syndrome and cardiovascular disease: a research roadmap. *Sleep Med*. 2016. pii: S1389-9457(16)30147-2. doi:10.1016/j. [Epub ahead of print.]
本文回顾了不宁腿综合征与心血管事件相互作用的证据，并从睡眠呼吸障碍的证据中得出相关性。

Kryger M, Roth T, Dement W. *Principles and Practice of Sleep Medicine*. 6th ed. Philadelphia: Elsevier Saunders; 2017.
全面回顾了所有睡眠生理学、睡眠障碍病理生理学和治疗方法，包括睡眠研究的技术特征。内容具有深刻的见解，重点介绍了睡眠医学的最新知识，是一本优秀的参考书。

Pearse SG, Cowie MR. Sleep-disordered breathing in heart failure. *Eur J Heart Fail.* 2016;18:353–361.

这篇综述总结了心力衰竭患者睡眠呼吸障碍的资料，以及中枢性和阻塞性呼吸暂停对心力衰竭治疗的影响。

Somers VK, White DP, Amin R, et al. Sleep apnea and cardiovascular disease: an American Heart Association/American College of Cardiology Foundation Scientific Statement from the American Heart Association Council for High Blood Pressure Research Professional Education Committee, Council on Clinical Cardiology, Stroke Council, and Council on Cardiovascular Nursing. *Circulation.* 2008;118:1080–1111.

AHA/ACC 关于 OSA 与心血管疾病相关性的科学声明；对证据精彩的综述。

循证文献

Cowie MR, Woehrle H, Wegscheider K, et al. Adaptive servo-ventilation for central sleep apnea in systolic heart failure. *N Engl J Med.* 2015;373:1095–1105.

这项研究表明，ASV 治疗中枢性睡眠呼吸暂停伴 LVEF<45% 的患者的死亡率增加。

Dediu GN, Dumitrache-Rujinski S, Lungu R, et al. Positive pressure therapy in patients with cardiac arrhythmias and obstructive sleep apnea. *Pneumologia.* 2015;64:18–22.

该试验表明，正压通气治疗对预防心房颤动患者复发、控制心率以及降低室性期前收缩的频率和 / 或严重程度具有有益作用。

Huang Z, Liu Z, Luo Q, et al. Long-term effects of continuous positive airway pressure on blood pressure and prognosis in hypertensive patients with coronary heart disease and obstructive sleep apnea: a randomized controlled trial. *Am J Hypertens.* 2015;28:300–306.

这项研究虽然样本量较小但具有重要意义，表明用持续气道正压通气治疗 OSA 可改善冠心病患者未控制的高血压。

McEvoy RD, Antic NA, Heeley E, et al. CPAP for Prevention of Cardiovascular events in obstructive sleep apnea. *N Engl J Med.* 2016;375:919–931.

这项研究对 2700 例 OSA 患者进行了随机分组，将接受持续气道正压通气和常规护理与仅接受常规护理的患者进行比较，结果显示两组间无明显差异，但依从性不足是该研究的主要缺陷。

Punjabi NM, Newman A, Young T, et al. Sleep disordered breathing and cardiovascular disease: an outcome based definition of hypopnea. *Am J Respir Crit Care Med.* 2008;177:1150–1155.

验证了"睡眠心脏健康研究"的数据，阐明了低通气的哪些特征与心血管事件有关，特别是证明了氧饱和度降低在其中发挥了重要作用。

（Bradley V. Vaughn，Elizabeth Boger Foreman 著
何立芸 译 祖凌云 审校）

第72章

妇女和弱势人群的心血管疾病

美国人口构成越来越多样化，为公众提供良好的心血管保健更具挑战性。新出现的多样性需要对特殊人群和缺乏医疗服务人群的心血管疾病（CVD）有更广泛的了解。这些人群包括女性、老年患者、不同的种族，以及一个经常被遗忘的人群——智障人士。仅就性别而言，2014年，美国的女性为1.259亿，而男性只有1.194亿。在85岁以上（老年人）的年龄组中，女性是男性的2倍。拉美裔、非洲裔美国人和亚裔人口也在增长，他们也面临着特殊的挑战。我们需要了解个体的风险和挑战，并学习如何在所有这些人群中进行一级预防和二级预防。

经年龄校正的心血管疾病事件在一般人群中呈下降趋势，但在这些特殊人群中，心血管事件保持不变或呈增加趋势。女性（包括不同种族和特殊亚群的女性）的心血管疾病发病率或死亡率无显著变化。本章概述了一些特殊人群，并对识别、管理和修正危险因素提出建议，以降低心血管疾病的总体负担。

老年人口

心血管疾病可以发生在任何年龄，但绝对风险随年龄的增长而增加，65岁以上的患者风险最大。这部分人群正在增加，因为婴儿潮时期出生的一代人正在进入65岁以上的人群。据人口资料局推测，2016年初，美国65岁及以上的人口数量为0.46亿，到2060年，这个数量将翻倍，达到0.98亿，65岁及以上人口数量将从15%增加至近24%。此外，老年人口的种族和民族构成越来越多样化。从2014年到2060年，老年人口中非西班牙裔白人的比例预计将下降24%，从78.3%降至54.6%。这一人群心血管疾病患病率较高，将进一步增加医疗保健需求，强调老年人群治疗策略显得更加重要（图72.1，上）。

临床上，冠心病在老年人和/或老年患者中症状常不典型。最初的表现可能是活动时气短、运动耐量下降、乏力或心力衰竭。患者也可能没有任何症状。由于症状不典型或无症状，常会延误诊断和治疗。这种延误，加上增加的合并症及未及时使用已证实的有效疗法（药物和介入治疗），导致老年心肌梗死患者发病率和死亡率增加。患有心血管疾病的老年患者，同时患有其他疾病的发病率也在增加，需要使用多种药物而使发生药物副作用的风险增加，进而可能限制某些能降低心脏风险药物的使用。

尽管需要多种药物治疗，但是纠正老年患者的危险因素可减少心血管事件。低密度脂蛋白胆固醇（LDL-C）升高在冠心病的发病和终身风险中起着重要作用，研究证实，降低LDL-C水平可以降低老年人群心血管事件的风险。最近的研究纳入了65岁，甚至是80岁以上的患者，给出了与以往不同的建议。老年患者的高血脂或正常高限的血脂水平是否要进行治疗，需要根据患者的实际年龄和生理年龄进行个体化评价。由于患有严重的其他疾病而导致寿命有限的患者可能不适合进行调脂药物治疗，而健康的老年人不应该仅仅因为年龄而被拒绝治疗。老年个体的预防性治疗（药物和非药物）可能比年轻患者更能显著降低心血管事件，这可能是因为老年个体心血管疾病风险和发病率的增加。不应因为年龄因素而不予患者进行降低LDL-C的治疗，尤其当降低LDL-C是作为二级预防的治疗策略时，但80岁以上患者的研究数据并不多。在一级预防中，对高LDL-C的治疗更具争议。一些小型的临床试验和心脏保护研究证实，在年龄不超过80岁的人群中，预防性治疗是有益的。成人胆固醇教育计划Ⅲ（Adult Treatment Panel Ⅲ，ATP Ⅲ）建议，生活方式调整是降低LDL-C的重要组成部分，但也不排除给予他汀类药物治疗。

高血压是老年人（年龄在60~65岁以上，患病

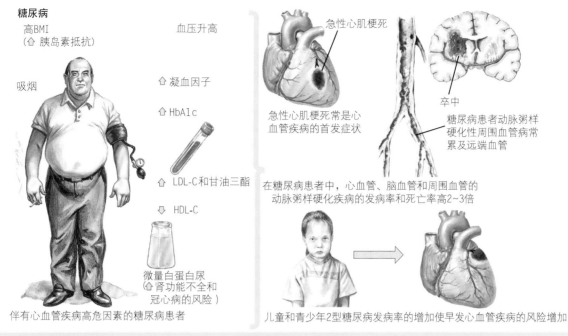

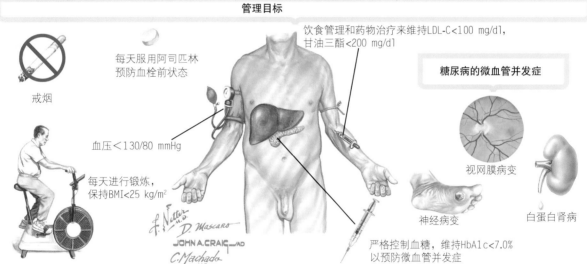

图 72.1 糖尿病中的心血管疾病。BMI，体重指数；HDL-C，高密度脂蛋白胆固醇；HbA1c，糖化血红蛋白；LDL-C，低密度脂蛋白胆固醇

率高达 60%~80%）的常见疾病。在全国健康和营养调查研究的参与者中，60 岁及以上成年人有 67% 患有高血压。美国国家血压联合委员会的最新指南建议，应根据基础疾病和年龄确定目标血压。对于仅患有高血压的老年人，低于 150/90 mmHg 的目标是合理的。高血压是卒中、心力衰竭和冠心病的主要危险因素。尽管高血压曾被认为是正常衰老的一部分，但对收缩压和 / 或舒张压升高的老年患者治疗的好处是显而易见的。治疗单纯收缩期高血压可使致死性和非致死性卒中的总发生率降低 30%，致死性和非致死性心血管事件的发生率降低 26%，总死亡率降低 13%。

女性

心血管疾病在男性和女性都是死亡的主要原因。1/3 的女性死于心血管疾病和卒中，大约每 80 秒就有一名女性死亡。1984 年，女性的死亡人数超过了男性，最近的数据表明，男性和女性发病率大致相同，但更多的女性因疾病而死亡。2013 年，美国有 289 758 名女性死于冠心病，约占女性死亡人数的 1/4，估计约有 4400 万美国女性患心血管疾病。

种族也是女性患心脏病的一个危险因素。心脏病是美国非洲裔和白人女性的主要死因，而在西班牙裔女性中，心脏病和癌症每年造成的死亡人数大致相同。在美国原住民、阿拉斯加原住民、亚裔或太平洋岛民妇女中，心脏病是仅次于癌症的第二大死因。美国疾病控制和预防中心（CDC）的最新数据显示，大约5.8%的白人妇女、7.6%的黑人妇女和5.6%的墨西哥裔美国妇女患有冠心病。在CDC的数据中，我们注意到，64%因冠心病事件突然死亡的女性在生前无任何症状。

在过去的10年里人们对心脏病的认识有所提高，但也仅有54%的女性认识到心脏病是她们的头号杀手。对于"你认为你会死于什么？"这个问题，女性的回答仍然是"癌症"。对女性进行关于心脏病风险、征兆和症状以及治疗方法的科普教育是减少心脏病死亡的首要方法。除了接受关于疾病患病率的信息，女性应该知晓冠心病和/或心血管疾病症状可能与男性不同。女性经常在运动时出现呼吸困难、胃灼热（烧心）、疲劳、运动耐受性下降或背痛等症状，或心绞痛等同症状。当进一步询问女性时，她们也可能会描述一些与这些非典型症状同时存在的细微的典型症状。但一些模糊或混淆的症状往往导致冠心病的诊断延迟或漏诊（图72.1，下）。

大多数适用于男性的冠心病危险因素和预防策略也适用于女性。除典型危险因素之外女性还面临额外的危险因素，包括绝经后状态、抑郁和较低的社会经济地位。这些典型和非典型危险因素的影响程度和预防策略可能不同。例如，糖尿病是女性冠心病的一个更强有力的危险因素（图72.2）。糖尿病女性冠心病的发生率增加3~7倍，再发心肌梗死的风险是同等危险因素的男性患者的2倍。

吸烟也是女性比男性更易患心肌梗死的危险因素。与从不吸烟的人相比，每天吸烟≥1包（20支烟）的女性和男性心肌梗死的发病率分别增加6倍和3倍。在全球52个国家参与进行的INTERHEART研究中，吸烟占首次心肌梗死归因风险的36%。另一项研究对75个队列研究进行系统性回顾和meta分析（>240万人，>44 000次冠心病事件）评估了吸烟对冠心病的影响。在调整了其他已知的冠心病危险因素后，女性吸烟者患冠心病的风险比男性高25%。

女性吸烟更令人担忧，女性吸烟率下降的速度低于男性。

高血压在45岁以下的男性中更为普遍。45~54岁男性和女性的高血压发病率相似。但54岁以后女性患高血压的比例明显更高。高血压是一个可改变的危险因素，因此对女性普及高血压的危害并加强筛查尤为重要。

血脂异常，特别是高甘油三酯和低HDL-C更常见于女性冠心病患者，尤其是绝经后女性。低HDL-C是绝经后女性冠心病事件的一个强危险因素。使用他汀类药物降低LDL-C的策略在降低女性冠心病风险方面，至少可以达到与男性相等的程度。也有一些研究表明，他汀类药物在女性心血管事件一级预防和二级预防中的作用优于男性。绝经期雌激素水平的降低及其对血脂的影响是另一个挑战。激素替代疗法（hormone replacement therapy，HRT）和雌激素替代治疗的建议在过去的30~40年已经逐渐成形。历史上提到的HRT对女性的心脏保护作用主要基于观察性数据，而未考虑女性的心血管疾病状况。但大规模临床随机试验发现，已患心脏病的女性接受联合HRT治疗对非致死性心肌梗死或冠心病死亡率没有益处。该试验中，HRT治疗的第一年冠心病事件增加。一项联合激素替代疗法一级预防效果的大规模试验被提前终止，主要原因是相关的浸润性乳腺癌的风险，但同时也观察到心血管事件显著增加。综上所述，临床试验并不支持联合HRT用于心血管事件的一级预防或二级预防。AHA发布了一份针对医疗保健专业人员的声明，建议不要采用HRT来预防心血管疾病女性的心脏病发作或卒中，在2011年的女性治疗指南中再次强调了这一点。ATP Ⅲ指南的10年死亡率预测模型已经被Reynolds风险积分进一步改进。该模型包括糖尿病、家族史和高敏C反应蛋白（炎症标志物）等变量。Reynolds风险积分可以根据年龄进行调整，预测当前年龄以及未来10年、20年或30年发生心血管疾病的可能性，提供了关于如何治疗某些确定的危险因素来改善心血管疾病风险的方案。

更新后的2011年AHA/ACC预防女性心血管疾病的指南继续推荐心脏健康饮食（增加新鲜水果和蔬菜）、增加活动量（每天30分钟以保持体重，60~90分钟以减重），每周至少吃两次富含鱼油的鱼类或使用鱼油补充剂，>65岁的女性常规使用阿司匹林，有高危因素的女性需更早使用（近年来更新的心血管疾病一级预防指南对阿司匹林使用有较大变化，请参阅相关指南。译者注）。

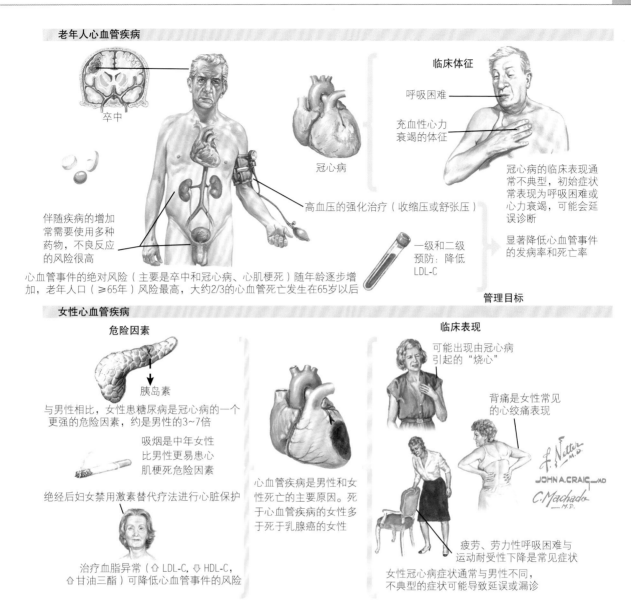

老年人心血管疾病

卒中

临床体征

呼吸困难

充血性心力
衰竭的体征

冠心病

伴随疾病的增加
常需要使用多种
药物，不良反应
的风险很高

高血压的强化治疗（收缩压或舒张压）

一级和二级
预防：降低
LDL-C

冠心病的临床表现通
常不典型，初始症状
常表现为呼吸困难或
心力衰竭，可能会延
误诊断

显著降低心血管事件
的发病率和死亡率

心血管事件的绝对风险（主要是卒中和冠心病、心肌梗死）随年龄逐步增
加，老年人口（≥65岁）风险最高，大约2/3的心血管死亡发生在65岁以后

管理目标

女性心血管疾病

危险因素

临床表现

胰岛素

与男性相比，女性患糖尿病是冠心病的一个
更强的危险因素，约是男性的3~7倍

吸烟是中年女性
比男性更易患心
肌梗死危险因素

绝经后妇女禁用激素替代疗法进行心脏保护

治疗血脂异常（⬆LDL-C，⬇HDL-C，
⬆甘油三酯）可降低心血管事件的风险

可能出现由冠心病
引起的"烧心"

背痛是女性常见
的心绞痛表现

心血管疾病是男性和女
性死亡的主要原因。死
于心血管疾病的女性多
于死于乳腺癌的女性

疲劳、劳力性呼吸困难与
运动耐受性下降是常见症状

女性冠心病症状通常与男性不同，
不典型的症状可能导致延误或漏诊

图 72.2　女性和老年人的心血管疾病

种族和族裔

随着拉美裔和非洲裔美国人、美国原住民和亚裔/太平洋岛民的增加，美国人口变得越来越多样化。族裔指的是拥有相同地理区域、宗教、文化或语言的一群人。心血管疾病的患病率和发病率在美国不同的种族群体中有所不同。种族是指通过基因遗传下来的共同特征。非拉丁裔白人（63%）来自欧洲、中东或北非。黑人（13%）出身于非洲或非裔加勒比国家的任何一个黑人种族。亚裔人（5%）的祖先可能分布在从印度到日本的任何地方。种族之间的地理差异意味着群体内部的遗传差异比特定群体之间的遗传差异更大。随着这些少数族裔人口数量的增加，

制订预防和治疗策略时需要关注这些差异。

心血管疾病死亡率在美国不同地区差异显著，发病率最低和最高的州之间的差异超过2倍。2008年到2010年，美国心血管疾病死亡率最高的是南部，最低的是西部。影响这些差异的因素是复杂的。例如，在美国南部25%的人肥胖，进一步增加了患糖尿病和心血管疾病的风险。减少这些人群心血管疾病的关键在于调整饮食和治疗糖尿病。然而，许多人没有医疗保险，尽管大多数人都受益于《平价医疗法案》（Affordable Care Act），但也不会定期看医生。改善获得卫生保健的机会，健康教育和改变危险因素可减少心血管事件。心血管疾病死亡率最高的地区是密西西比三角洲、阿巴拉契亚和俄亥俄

河谷，这些地区社会经济地位较低的人口数量最多。美国心血管疾病死亡率最高的地区通常是贫穷地区和农村地区。

在美国，非裔美国人的冠心病和卒中死亡率最高。2014 年，美国非裔男性冠心病总死亡率为 232/10 万人口，而白人男性为 167/10 万人口。白人妇女这一比例为 205/10 万人，非裔美国妇女为 277/10 万人。西班牙裔、亚裔和美洲原住民人群中冠心病的死亡率较低。可能因高血压的高患病率，亚裔卒中的死亡率更高。

美国医疗保健的种族差异被很好地记录下来。少数族裔，特别是非洲裔美国人，更少接受有创心血管手术，更少去看医生或其他医疗保健提供者；但吸烟比例更高。随着少数族裔人口的增加，必须更加重视识别高风险人群，并采用推荐的治疗方式进行干预。

低社会经济群体

包括美国在内的许多国家都报道了心血管疾病死亡率的社会经济差异。大多数报道显示，受教育程度较低和职业阶层较低的人群中心血管疾病死亡率较高。社会经济地位对女性来说是一个更强的危险因素。但有报道显示，低收入和受教育程度低的人与富人和受过良好教育的人之间的心血管疾病死亡率差距非但没有缩小，甚至可能在扩大。

智力残障者

随着智障人士从机构生活转移到更多的家庭护理和 / 或集体家庭安排，他们的心血管疾病发生率有所增加。这种变化可能与食物选择更加多样化和缺乏有计划的锻炼有关，这仍需要进一步的研究。但在过渡期间应该关注这些个体，并根据他们的种族或族裔提出医疗保健建议。

未来方向

在特殊人群中预防冠心病的未来方向必须针对各人群的特殊需要。研究新治疗策略的临床试验必须考虑到种族和族裔，为个体患者建立适当的指导方针。

美国人口中人数增长最快的老年人的心血管疾病是一个重要的公共卫生问题，必须对这个群体进行积极的预防工作。临床试验必须包括老年人，并进行全面的危险因素评估和改善。鉴于老年人具有更多潜在心血管事件风险，积极的一级预防和二级预防尤为必要。

为了消除心血管疾病结局的族裔和种族差异，联邦政府已经启动了一些重大举措。改变低教育程度、低经济收入人群的行为和心血管疾病风险是一个很大的挑战，应优先考虑解决那些缺乏资源，不了解、也负担不了必要治疗措施的人群的需要。寻求有效的干预措施，以减少社会经济水平较低群体的危险因素。

补充资料

Ridker PM, Buring JE, Rifai N, et al. Development and validation of improved algorithms for the assessment of global cardiovascular risk in women. The Reynolds Risk Score. *JAMA*. 2007;297:611–619.
雷诺风险评分利用传统的 ATP III 危险因素，同时纳入家族史和高敏 C 反应蛋白，进一步对女性进行风险分层。该工具可通过互联网访问 :http:// www.reynoldsriskscore.org

循证文献

Centers for Disease Control and Prevention (CDC). Million hearts: strategies to reduce the prevalence of leading cardiovascular disease risk factors—United States, 2011. *MMWR Morb Mortal Wkly Rep*. 2011;60:1248–1251.
作者总结了国家健康和营养调查研究的数据，包括对心血管疾病主要危险因素的分析。

Foody JM, Cole CR, Blackstone EH, Lauer MS. A propensity analysis of cigarette smoking and mortality with consideration of the effects of alcohol. *Am J Cardiol*. 2001;87:706–711.
探讨了吸烟的死亡率，以及吸烟和饮酒的关系。

Garcia M, Mulvagh SL, Merz CN, Buring JE, Manson JE. Cardiovascular disease in women, clinical perspectives. *Circ Res*. 2016;118:1273–1293.
这篇综述重点关注女性心血管健康的特殊性和性别差异，包括心血管疾病的预防、诊断和治疗的临床实践。

Mosca L, Benjamin EJ, Berra K, et al. Effectiveness-based guidelines for the prevention of cardiovascular disease in women—2011 update: a guideline from the American Heart Association. *Circulation*. 2011;123:1243–1262.
女性一级和二级预防方面的建议，包括疾病过程、生活方式和药物 / 补充剂。

Njølstad I, Arneson E, Lund-Larsen PG. Smoking, serum lipids, blood pressure, and sex differences in myocardial infarction. A 12-year follow up of the Finnmark Study. *Circulation*. 1996;93:450.
作者阐明了与标题中提到的危险因素的相关性和性别差异的影响。

（ Paula Miller　著　马晓伟　李卫虹　译

高炜　审校 ）

第73章

老年心血管疾病

衰老是一个与器官系统功能下降相关的正常生理过程。心血管系统的生理变化与心血管疾病的病理生理学相关。虽然疾病不是衰老的必然结果，但两者的定义常常难以区别；另外，从身体功能储备降低到出现明显功能障碍，是一个定量变化的过程。虽然人们对于遗传学在衰老过程中的作用认识较少，但是通过对 Hutchinson-Gilford 综合征（早衰症）或 Werner 综合征（患者通常在 20~40 岁之间死亡）等过早出现衰老症状的遗传综合征的研究，证实部分衰老过程是由基因编程引起的（见第 3 章）。

年龄不仅是心血管疾病较强的独立危险因素，也是心血管疾病发病率、死亡率和致残率的有效预测因素。美国已经逐渐进入老龄化社会，心血管疾病的老年患者日益增加，医疗保健系统正面临着巨大的挑战。但是，在评估疾病诊断和治疗方法的安全性及有效性的临床研究中，75 岁以上的患者往往代表性不足，而从年轻患者中获得的临床证据可能又不适用于老年患者。因而了解老年人心血管生理学的关键点、老年患者疾病的临床特点以及他们对治疗的反应，是指导临床实践的基础。老年人群有体质虚弱、合并抑郁状态等特点，并可能存在其他合并症，因此想要识别新发变化是由于衰老导致的，还是由于疾病或环境导致的，就更为复杂（表 73.1）。本章总结了老年人的心血管生理学特点，描述了老年人常见心血管疾病的临床特征，并探讨了降低老年人因这些疾病死亡和致残风险的策略。

老年人的心血管生理学

细胞存在持续数十年的复杂衰老过程，并且这一过程受到遗传和环境因素的影响。老年人的心血管生理学有如下特点：①动脉僵硬度增加；②心室僵硬度增加，顺应性降低，心脏储备减少；③β肾上腺素能、副交感神经功能和自主神经功能受损；④传导系统退行性改变。

血管僵硬度增加

与年龄相关的改变发生在整个动脉壁（图 73.1）。大的中央动脉血管弹性降低或僵硬度增加是血管老化的标志。其过程包括复杂的分子机制，如：氧化应激，内皮功能障碍（一氧化氮产生减少），炎症反应，基质产生和/或降解，血管细胞迁移和增殖，以及血管钙化。老年性心脏的转甲状腺素相关淀粉样变性和其他β折叠蛋白的积累，也与动脉老化有关。老化的血管变得更加迂曲狭窄，且内皮细胞在大小、形状和轴向上表现出更多的异质性，使得动脉系统血流的层流减少。这些变化共同导致了大动脉僵硬度增加、顺应性降低、弹性储器作用减弱以及吸收心脏射血时收缩期脉搏波的能力下降。这些改变进一步导致血流动力学的变化，包括：①收缩压和脉压增加；②左心室后负荷、收缩力和需氧量增加；③冠状动脉充盈压降低。

外周动脉系统也存在形态和生理功能方面的衰退。在 20 岁左右的男性及女性中，主动脉根部的平均大小约为 14 mm/m²，而在健康的 80~89 岁老人中则增加到 17 mm/m²。随着主动脉直径的增加，动脉瘤和主动脉夹层的发生风险增加。大血管随年龄的增加而逐渐增厚。年轻人颈动脉壁内膜中层厚度为 0.03 mm，80 岁的老年人增加 1 倍。40 岁后肾动脉血流阻力增加，导致肾血流量逐渐减少。

运动时的峰值耗氧量（peak oxygen use，VO$_{2max}$）是衡量心功能储备量及个体可以从事工作强度的指标。与 20 岁青年相比，80 岁的老年人 VO$_{2max}$ 下降 50%（每增加 10 岁下降约 10%）。VO$_{2max}$ 下降一方面是因为年龄增加导致心功能下降，另一方面主要可

表 73.1　健康老年人的心血管系统改变

检测到的改变	功能结局
心肌	
室间隔增厚；女性心脏质量增加	舒张功能障碍发生风险增加
在动物模型中，动作电位延长、钙内流伴收缩期延长，及瞬时电位延长；心肌 β 肾上腺素能受体的敏感性下降	内在的收缩储备和功能降低
左心室收缩早期及峰值充盈率降低，肺毛细血管楔压增加	对心房收缩的依赖性增加，出现生理性 S_4
心脏瓣膜	
主动脉瓣和二尖瓣环纤维化和钙化	瓣膜硬化
血管	
血管内皮中膜和内皮下层增厚；血管迂曲程度增加	血管顺应性降低；血流剪切力增加，动脉壁脂质沉积增加
大的弹性动脉（如主动脉、颈动脉）管壁增厚，更加迂曲、扩张	外周血管阻力增加，回心的反射脉搏波提前出现，并随之出现收缩压升高
心电信号的形成和传导	
由于脂肪组织积累，窦房结与心房组织分离，起搏细胞数量显著减少	窦性心律及静息心率减慢
传导系统各部分胶原和弹性组织增加	PR 间期轻度延长；室性异位起搏发生率增加
束支和远端传导纤维密度降低	束支传导阻滞和异常传导的风险增加
钙超载、舒张期后除极和心室颤动阈值降低	房性和室性心律失常阈值降低；心肌纤维化及心肌细胞死亡增加
自主神经系统	
自主神经张力减弱，尤其是副交感神经张力减弱；交感神经兴奋性增加，循环中儿茶酚胺水平增加	自发的心率变异性及呼吸相关的心率变异性均降低

能由于骨骼肌血液供应减少，导致外周组织氧气摄取和利用障碍。

心室顺应性降低及心脏储备减少

心肌细胞在衰老过程中的主要变化包括：①体积增大；②数量减少，心肌细胞与成纤维细胞的比例改变；③脂质及其过氧化产物增加，包括淀粉样蛋白、胶原、脂肪、纤维连接素和晚期糖基化产物。上述变化导致了心肌细胞肥大。衰老还会降低受损心肌细胞的再生和修复能力。由于心脏后负荷增加和交感系统过度激活的代偿作用，心肌收缩力随着年龄的增长而逐渐减弱。虽然在静息状态下，20 岁年轻人和 85 岁老年人在坐位和次极限量运动时收缩末期容积指数相似；但老年人对极限量运动（坐位

蹬车 >100 W 负荷）的反应明显减弱，在极量运动时，年轻人为满足剧烈运动的需求，LVEF 可以从基线的 62% 增加到 87%；而老年人尽管存在 Frank-Starling 机制及左心室舒张末压力增加等调节方式，仍然只有 1/5 的人有上述心脏收缩功能的储备（LVEF 从基线的 63% 增加到 70%）。随着年龄的增长，左心室舒张期充盈率峰值降低 50%。由于左心室舒张充盈减慢，老年人等容舒张时间也可能延长（即主动脉瓣关闭和二尖瓣打开的时间间隔增加）。总而言之，这些变化导致老年人存在舒张功能障碍的风险，并通过加强心房收缩以改善舒张期左心室的充盈情况。这种舒张能力的下降使得老年人更容易出现心房颤动，甚至出现血流动力学不稳定等情况。随着年龄的增长，心输出量可能也不能满足个

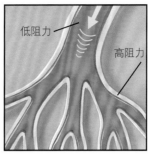

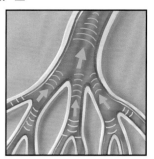

脉搏波的产生

收缩期脉搏波　　　　　　　　　反射脉搏波
收缩期脉搏波在低阻力及高阻力血管连接处反射，形成二次（反射）
脉搏波集中返回心脏

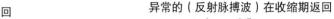

正常的（反射脉搏波）在舒张期返回　　　　异常的（反射脉搏波）在收缩期返回

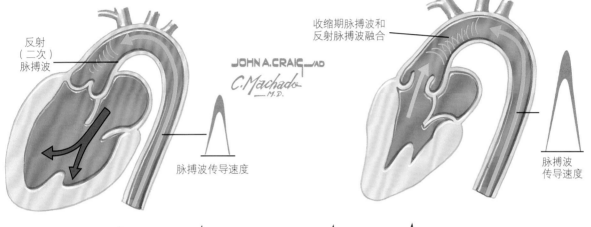

外周动脉的反射脉搏波波幅最大，说明四肢的收缩压高于主动脉。舒张期回心的反射脉搏波可以增加冠状动脉灌注，并降低后负荷

动脉壁僵硬度增高，增加了脉搏波的传导速度，导致反射脉搏波在收缩期提前返回，伴有收缩压升高（单纯性收缩期高血压），舒张压降低，后负荷增加，最终导致左心室肥厚

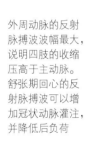

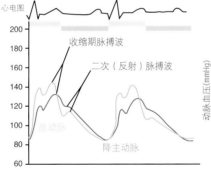

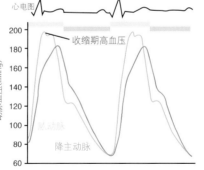

图 73.1　脉搏波及单纯性收缩期高血压

体增加的体力、出现的疾病或严重的生理及情绪压力的需求。

此外，随着年龄的增长，左心房有增大的趋势，这会增加心房颤动发生的风险；而且主动脉瓣和二尖瓣环的纤维化和钙化也可能导致瓣膜功能不全。

β 肾上腺素能和副交感神经功能受损

衰老的另一个标志是机体对 β 肾上腺素能和副

交感神经刺激的反应减弱，以及心脏反射减慢。突触后 β 肾上腺素能信号的传导效能随着衰老而减弱，对心率变异性及血管张力的调节能力下降，在剧烈运动或急性应激时，抑制了心率增快及运动储备能力增加。20 岁的年轻人可达到的最高心率约为 180 次 / 分，但 80 岁的老年人只有约 120 次 / 分。因此在 60 年内，最大的心脏指数下降约 30%。高龄的心肌细胞分泌更多的急性应激相关产物，如心钠素和阿片肽。此外，急性应激时，外周血中儿茶酚胺水平升高，一氧化氮产生减少，导致后负荷增加和心输出量降低。在出现体位快速变化、循环容量减少及体力活动等应激时，上述与年龄相关的变化往往会减弱机体心血管系统对应激的反应能力，导致直立性低血压，甚至晕厥。

传导系统的退行性改变

在心脏的正常衰老过程中，由于细胞外基质的结构重塑，以及相邻心肌细胞之间细胞偶联和细胞膜性质的改变，心脏传导系统发生了显著的变化。老年人患心律失常的风险增加。随着年龄的增加，窦房结周围的脂肪组织增多，可导致窦房结与心房组织分离。60岁以后起搏细胞数量显著减少，75岁时起搏细胞数量仅是年轻人的10%，是病态窦房结综合征的患病率随年龄增长而增加的主要原因。窦房结功能随年龄增长而下降，对静息心率<40~45次/分，或窦性停搏>2秒的患者需密切随访，此类患者出现晕厥或其他与心率相关疾病的风险增加。其他与年龄相关的传导系统异常包括：结间束纤维组织增加，左束支及远端传导系统的传导纤维密度降低。随着年龄的增长，心肌细胞膜中多不饱和脂肪酸增加，导致离子阈值和电解质交换的变化，使得传导异常加重，出现致心律失常的心肌变化。在60岁以上人群中，静息心电图可以发现6%的人出现心房异位起搏，在进行极量运动时可以发现39%的人有心房异位起搏，而24小时动态心电图可以发现88%的人出现心房异位起搏。≥65岁的老年人中大约有一半可以发现阵发性室上性心动过速，而80岁老年人的发生率几乎是70岁老年人的2倍。40岁以下的人群中室性异位起搏的患病率约为0.5%，≥80岁的人群中患病率上升至11.5%，在合并器质性心脏病的患者中进一步增加。由于希氏束近端的传导延迟，PR间期随年龄增长略有延长，在80岁以上的人群中，I度房室传导阻滞的发生率为6%~8%。在老年人中，从I度房室传导阻滞逐渐进展至II度或III度房室传导阻滞的比例增加。

老年人的心血管病理学

心血管疾病是老年人最常见的疾病，也是致死的主要病因。到2030年，美国将有1/4的人口、全球将有1/5的人口年龄达到65岁及以上，预计将有80%的心血管死亡发生在这一老年人群中。

冠状动脉疾病

年龄是动脉粥样硬化性心血管疾病发生的最强的独立危险因素。从无症状冠状动脉粥样硬化、稳定性心绞痛和不稳定性心绞痛，到急性心肌梗死，老年人群的冠心病具有独特的临床特点和诊治挑战。高达90%的老年患者常出现除典型胸痛以外的其他症状，因此老年人的心绞痛或急性冠状动脉综合征往往较难识别。在65~85岁之间，无症状或诊断错误的心肌缺血在男性患者中增加50%，在女性增加近300%。老年患者心电图检查基线异常发生比例也较高，心电图诊断急性冠状动脉综合征的特异性下降。随着年龄的增长，老年人运动能力逐渐下降，限制了通过心电图运动负荷试验诊断心肌缺血的敏感性。老年患者冠状动脉钙化比例增加，而且在检查时屏气困难，降低了冠状动脉CT血管造影评估冠心病的准确性。冠状动脉造影仍然是诊断冠心病的金标准，且对老年人通常是安全的，但出血、缺血性卒中、对比剂肾病以及镇静剂相关不良反应的发生风险也略有增加。

老年冠心病患者多支血管病变或左主干病变的比例较高，常伴有血管明显钙化、迂曲以及心功能下降。老年人急性心肌梗死的30天死亡率可超过20%。即使是非ST段抬高型心肌梗死，其1年心源性死亡比例也会随着年龄增长而明显增加：≥70岁的患者为29%，而年轻患者为14%。最新的研究显示，≥70岁的冠心病患者全因死亡率为36%，而年轻患者为16%，提示合并症影响老年患者预后。

对于稳定性缺血性心脏病（stable ischemic heart disease，SIHD），指南导向的优化药物治疗在老年人群和年轻人群中同样有效，都具有良好的受益/风险比。在SIHD的老年患者，优化药物治疗应该是初始治疗方式。如果有证据表明患者存在中度至重度的心肌缺血及阻塞性血管疾病，且经过优化药物治疗方案治疗后症状仍然不能缓解时，应该考虑进行血运重建。TIME（Trial of Invasive versus Medical Therapy in Elderly Patients）研究发现，与单纯优化药物治疗方案相比，血运重建治疗可以更快地改善老年SIHD患者的症状，并提高运动能力。另外，血运重建治疗也会降低再住院比例和发生非致死性心肌梗死的风险，并且提高老年患者的生存率。当出现STEMI时，虽然年龄不是溶栓治疗的禁忌证，但老年患者的出血风险增加、获益减少。近年来，对于急性 STEMI 的老年患者，急诊直接经皮冠状动脉介入治疗（PCI）优于溶栓治疗。在过去的数十年中，设备和技术的进步使得 PCI 对于老年患者甚至高龄患者（≥90 岁）来说更为安全，手术成功率高且并发症发生风险下降。一项选择性球囊扩张血管成形术的研究显示，当进行完全血运重建后，≥75 岁老年患者的心源性死亡或再发心绞痛的比例与年轻患者（平均年龄 55 岁）相似。虽然冠状动脉旁路移植术（CABG）可以提高复杂病变[SYNTAX（Synergy Between Percutaneous Coronary Intervention With Taxus and Cardiac Surgery）评分高]冠心病患者及糖尿病患者的生存率，但对于老年患者来说，CABG 后手术相关死亡率、卒中或认知障碍等并发症的风险仍然较高。由于老年患者主动脉弓或外周动脉往往存在严重的粥样硬化斑块或钙化斑块，在进行侵入性手术或心脏直视手术后，需要考虑卒中或多器官动脉栓塞风险增加的可能。预先了解合并的血管疾病的分布，并进行相应手术方式的调整，可能会将这些围手术期并发症降至最低。此外，老年患者术后恢复和住院时间延长也是值得关注的问题。因此，血运重建或替代治疗的方案应该在综合考虑患者及其家庭意愿后再进行仔细的讨论和计划。制定决策时不仅仅要考虑冠状动脉解剖、技术可行性及风险等临床因素，还要考虑到患者的合并症及功能储备、价值观、护理情况和预期寿命等因素。

心脏瓣膜病

老年患者最常见的需要治疗的瓣膜疾病包括：钙化性主动脉瓣狭窄、心房黏液瘤变性或瓣环扩张引起的二尖瓣关闭不全。有报道 62 岁以上的人群中主动脉瓣狭窄的患病率分别为：轻度狭窄约为 10%，中度狭窄约为 6%，重度狭窄约为 2%。

常规的体格检查发现老年患者严重瓣膜疾病的比例不如年轻患者高，可能由于以下原因：①老年患者常久坐，或已经调整生活方式适应严重瓣膜病或心血管疾病导致的运动耐量受限，往往不再有症状；②超过一半的老年患者合并无临床意义的收缩期杂音；③老年人常存在脊柱后凸畸形、慢性阻塞性肺疾病、瓣膜血流速度减慢（与心输出量下降相关）等多种合并症，可能掩盖主动脉瓣狭窄或二尖瓣关闭不全的典型临床表现；④外周脉搏细弱的表现（颈动脉脉搏细弱是年轻人主动脉瓣狭窄的特点）可能会被主动脉和颈动脉硬化、心力衰竭或使

用 β 受体阻滞剂所干扰。因此，对于健康程度逐渐下降的患者，临床医生应注意除外可修复瓣膜疾病的诊断。

修复主动脉瓣狭窄可提高患者生活质量，其中高龄患者在改善主动脉瓣狭窄后，长期存活率可以与同年龄无须治疗的人群相似。有三项研究发现，接受主动脉瓣狭窄手术治疗的 ≥70 岁的老年患者中，有超过 2/3 患者在手术前的心功能为 Ⅲ~Ⅳ 级（NYHA 心功能分级），而手术后 80%~90% 患者的心功能可恢复至 Ⅰ 级并且可以独立生活。虽然手术治疗对于未合并其他疾病的患者风险获益比较高，但年龄超过 75 岁时，手术死亡率升高 1 倍（75 岁以上患者手术死亡率为 12.4%，年轻患者为 6.6%）。当需要同时进行 CABG 或其他手术时，死亡风险进一步增加。老年患者主动脉瓣置换术后出现并发症的其他危险因素包括：左心室功能下降、糖尿病、非窦性心律、行急诊手术以及严重的肾或肺疾病。由于二尖瓣关闭不全导致的左心室功能下降在手术后可能不会得到改善，以及其他复杂的导致二尖瓣疾病的潜在病因，使得老年患者二尖瓣手术的死亡率更高。近年来的研究证实，对于高危或不能耐受手术的患者，特别是在老年人及中危患者，经皮穿刺主动脉瓣置换术优于外科瓣膜置换术（详见第 54 章）。经皮穿刺二尖瓣成形术是治疗二尖瓣狭窄的有效方法，远期预后好。由于二尖瓣成形术往往在风湿性二尖瓣狭窄的年轻患者队列中进行研究，因此得到长期预后良好的结果，但该手术方法未在钙化性瓣膜病的老年患者队列中进行广泛的研究。在退行性或钙化性二尖瓣病变的老年队列研究中，手术后无并发症的比例较低（详见第 46 章）。

心力衰竭

心血管老化易导致心力衰竭的发生，尤其是射血分数保留的心力衰竭（heart failure with preserved ejection fraction，HFpEF）。心力衰竭在 45 岁之前相对少见，此后发病率呈线性增长，85 岁后呈几何级数增长，首次出现心力衰竭症状的平均年龄为 80 岁。每年有超过 50 万人次的 65 岁以上心力衰竭患者住院治疗。由于存在非典型的表现，包括主动脉瓣狭窄、未诊断的心血管疾病、心房颤动、高血压、肺或肾疾病、脑血管事件、贫血和恶性肿瘤等合并症比例较高；久坐不动的生活方式；HFpEF 患病率高；以及交流沟通障碍等，导致老年人心力衰

竭诊断较困难。外周水肿可能是静脉淤滞等良性原因导致，也可能是肝、肾等其他器官的衰竭所致。然而，老年心力衰竭患者常无法转诊到专科进行治疗，无法接受相关检查进行诊断，也往往无法依从循证医学的方式进行治疗。再者，心力衰竭的临床研究常常排除老年患者，导致目前指南对老年心力衰竭患者的治疗方式未经过严格的验证，证据等级不足。

老年患者诊治中还需要关注多药物治疗的情况，如非甾体类抗炎药物等可能被患者认为是无损害的药物，但可能会加重心力衰竭。老年患者在用药过程中，特别是针对心力衰竭进行标准的多药治疗时，药物间的相互作用（例如与华法林或洋地黄类药物合用时的相互作用）可能较显著。而老年患者肾或肝代谢能力下降，可能加重药物不耐受的情况。

最后值得注意的是，老年人心力衰竭预后比大多数癌症患者的预后差（5 年生存率 <20%）。医生可以从患者本人及家庭的角度出发，进行临终关怀。

心律失常

老龄化心脏常出现心肌纤维化、心房扩张、瓣膜疾病以及窦房结和传导系统退行性改变等变化，使得老年人易患心房颤动。心房颤动也是老年患者最常见的心律失常类型。心房颤动患病率随社会人口老龄化程度的增加而增加。心房颤动患者中大约 70% 年龄在 65~85 岁。合并心血管疾病的患者心房颤动发生风险增加 1 倍；合并心力衰竭的男性患者心房颤动发生风险增加 8 倍，女性增加 14 倍。老年患者心房颤动治疗目标是预防血栓栓塞，并通过改善症状、减少因心房颤动的住院次数，提高生活质量。CHADS2 和 CHA2DS2-VASc 评分均强调，随着年龄的增长，心房颤动患者卒中风险显著增加。尽管 60 岁的心房颤动患者卒中的发生率只有 6%~7%；但是在 90 岁的心房颤动患者中，卒中发生率为 26%。因此，虽然老年人容易摔倒和出血风险高，但心房颤动患者仍然应该接受抗凝治疗。

维生素 K 拮抗剂和新型口服抗凝药对老年心房颤动患者均是有效的抗凝治疗，后者在选择合适剂量及肾功能正常的情况下，大出血事件无显著增加，卒中、颅内出血和死亡的发生率均降低。越来越多的老年患者同时患有心房颤动和需要支架置入的心血管疾病，双重抗血小板联合抗凝治疗（"三联疗

法"）的持续时间和药物选择需要平衡出血风险。在老年心房颤动患者维持窦性心律或控制心室率的治疗选择上，目前的专家共识认为，心室率控制是一线治疗方案，特别是对于无症状的患者。AFIRIM 研究（Atrial Fibrillation Follow-up Investigation of Rhythm Management）的子研究发现，β 受体阻滞剂是最有效的药物。非二氢吡啶类钙通道阻滞剂（维拉帕米和地尔硫䓬）是射血功能保留患者的替代药物。对有症状的老年心房颤动患者可以进行节律控制。尽管胺碘酮有较大的心脏外副作用，但与其他类型抗心律失常药物相比，它仍然是老年患者相对安全的用药。导管消融治疗老年心房颤动的有效性和安全性尚未完全明确。房室结消融和永久性起搏器植入术作为最后的手段，已经被用来治疗有严重症状的老年心房颤动患者。

脑血管病

年龄是卒中及其预后最重要的危险因素。55 岁以后，每增加 10 岁，男性和女性的卒中发生率均增加 1 倍。75%~89% 的卒中发生在 65 岁以上的患者，其中有 50% 发生在 ≥70 岁的患者，25% 发生在 ≥85 岁的患者。随着年龄的增长血管阻力增加，压力感受器反射阈值重新设置升高，导致单纯收缩期高血压的发生率随之增加（图 73.1），而降压治疗后卒中发生的绝对和相对风险逐渐降低，80 岁以上的患者降压治疗后 5 年内卒中发生的相对风险降低 50%，而 60 岁以上的患者则降低 30%。随着年龄的增加，心房颤动和心力衰竭作为卒中的危险因素也越来越重要。在 50 岁时心房颤动导致卒中的人群归因风险是 1.5%，到 80 岁时呈指数级上升至 23.5%。而对于心力衰竭导致卒中的人群归因风险在 50 岁及 80 岁时分别为 2.3% 和 6%。

老龄化的脑血管系统的特点是：脑血管储备降低，大脑组织对血管功能不全和缺血性损伤的易感性增加，老年人缺血性卒中的发病率和死亡率均增加。高龄患者卒中预后差，≥85 岁的急性卒中患者院内死亡率 >25%，而 <85 岁的患者为 13.5%。在出院的高龄患者中，只有 1/5 的人仅有轻微的或没有神经功能障碍，而年轻患者中这个比例为 1/3。有 1/3 的老年卒中患者合并痴呆（根据简易精神状态检查得分 <24 分），是相同年龄组无卒中受试者的 3 倍。卒中导致痴呆症的人群归因风险为 18.4%，而痴呆是导致穿衣、洗澡及行走等基本日常生活能

力残疾的最主要因素，是卒中患者需要重点预防的并发症。

对于急性缺血性卒中，基础的治疗是再灌注治疗和神经保护。80岁以上患者往往在临床研究中代表性不足，因此对于急性缺血性卒中高龄患者的溶栓治疗有争议，且老年患者治疗风险较高。在考虑到风险增加的情况后，与保守治疗相比，积极的治疗干预仍可能会降低发病率及死亡率。例如，颈动脉重度狭窄的老年患者仅用药物治疗时预后不良，但如果仔细筛选符合适应证的患者，实施颈动脉内膜剥脱术可以降低卒中及卒中相关死亡风险（图73.2）。

周围动脉闭塞和动脉瘤性疾病

周围动脉闭塞性疾病是动脉粥样硬化的晚期表现。尽管在欧洲的临床研究中，需要冠状动脉血运重建等干预治疗的患者平均年龄为55岁，但患有髂动脉、肾动脉、颈动脉和腹股沟下动脉狭窄等冠状动脉以外动脉闭塞性疾病患者，需要血运重建术的平均年龄分别为59岁、65岁、67岁和72岁（图73.3；另见第58~62章）。与≤55岁的年轻人相比，>65岁的老年人腹主动脉瘤的发病率增加4倍。这些数据提高了人们对周围动脉疾病的认识和诊断。

未来方向

随着年龄的增长，生理储备降低，心血管疾病风险增加，治疗获益减少。然而，随着药物和介入治疗的进步，老年患者等易受影响的人群预后有了明显改善。八旬老人急性心肌梗死的30天内死亡率逐渐下降，从20世纪70年代的55%下降到20世纪80年代的31%，1991年进一步降低至22%。在对合并症和心肌梗死严重程度进行统计调整后，死亡率下降了72%。即使是高危患者，通过更好和更安全

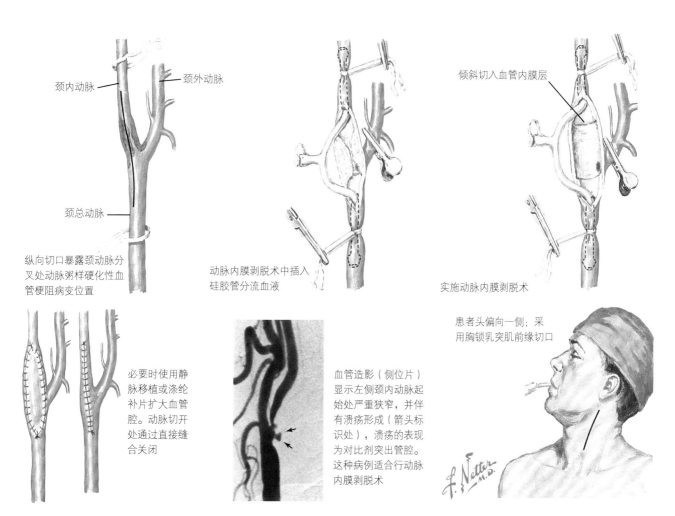

颈内动脉　　颈外动脉

颈总动脉

纵向切口暴露颈动脉分叉处动脉粥样硬化性血管梗阻病变位置

动脉内膜剥脱术中插入硅胶管分流血液

倾斜切入血管内膜层

实施动脉内膜剥脱术

必要时使用静脉移植或涤纶补片扩大血管腔。动脉切开处通过直接缝合关闭

血管造影（侧位片）显示左侧颈内动脉起始处严重狭窄，并伴有溃疡形成（箭头标识处），溃疡的表现为对比剂突出管腔。这种病例适合行动脉内膜剥脱术

患者头偏向一侧；采用胸锁乳突肌前缘切口

图73.2　动脉内膜剥脱术治疗颅外段颈动脉粥样硬化

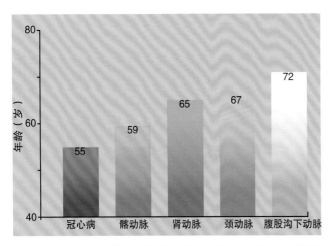

图 73.3 不同部位动脉需要血运重建治疗患者的平均年龄。With permission from Tan WA, Yadav JS, Wholey MH. Endovascular options for peripheral arterial occlusive and aneurysmal disease. In: Topol EJ, ed. *Textbook of Interventional Cardiology*. 4th ed. Philadelphia: WB Saunders; 2002:481-522.

的监测和麻醉技术，使得必须进行的手术得以开展。高龄患者的经导管主动脉瓣置换术及腹主动脉瘤的支架植入术等血管内治疗手段侵入性较小，与既往只能通过大手术进行治疗的方式相比，可以获得相似的短期及中期预后。

预防和治疗的获益应该更积极地推广到所有年龄段，同时需要仔细进行个体化的风险和偏好分析。更重要的是，21 世纪卫生保健系统面临的主要挑战是延长老年患者的"健康跨度"，应提高患者晚年的生活质量，而不是单纯地延长患者的生存时间。

补充材料

Dai X, Hummel SL, Salazar JB, Taffet GE, Zieman S, Schwartz JB. Cardiovascular physiology in the older adults. *J Geriatric Cardiology*. 2015;12:196–201.
老年人群的心血管生理学及其机制与临床表现的综述。

National Institutes of Health, National Institute on Aging. The Baltimore Longitudinal Study of Aging (BLAS). Available at: http://www.blsa.nih.gov. Accessed March 14, 2017.
由美国国家老龄化研究所赞助，运转时间最长的人类老龄化研究，持续超过 50 年，跟踪调查了超过 1400 个个体。

Schwartz JB, Zipes DP. Chapter 80 Cardiovascular Disease in the Elderly. In: Bonow RO, Mann DL, Zipes DP, Libby P, eds. *Braunwald's Heart Disease, a Textbook of Cardiovascular Medicine*. 9th ed. Philadelphia, PA: Elsevier Saunders Ltd.; 2012.
老年人群的心血管生理学、流行病学、临床表现和治疗方法的系统综述。

循证文献

de Boer J, Andressoo JO, de Wit J, et al. Premature aging in mice deficient in DNA repair and transcription. *Science*. 2002;296:1276–1279.
XPD 基因突变的小鼠增加了对 DNA 氧化损伤的易感性。然而，相同基因突变类型的人群研究发现骨质疏松和早期白发不如在小鼠模型中显著，但是在生长迟缓、神经异常以及头发和指甲脆弱等方面更加典型，归因于抑制 RNA 的合成。

Julien DJ, Elbaz A, Ducimetière P, et al. Slow walking speed and cardiovascular death in well functioning older adults: prospective cohort study. *BMJ*. 2009;339:b4460.
步速缓慢预测心血管死亡率大约增加 3 倍，但不能预测癌症死亡。这说明了衰老、疾病、身心健康和环境之间复杂的相互作用。

Lakatta EG. So! What's aging? Is cardiovascular aging a disease? *J Mol Cell Cardiol*. 2015;83:1–13.
在这期关于心血管老龄化的特刊中，Baltimore 老年人纵向研究的主要研究者为这一复杂领域提供了更加开阔的观点。

Mackey RH, Sutton-Tyrrell K, Vaitkevicius PV, et al. Correlates of aortic stiffness in elderly individuals: a subgroup of the Cardiovascular Health Study. *Am J Hypertens*. 2002;15:16–23.
在 356 名年龄在 70~96 岁的受试者中，基线胰岛素抵抗、颈总动脉内中膜厚度增加、心率增加和体力活动减少与未来主动脉脉搏波速度增高相关。

Schoenhofen EA, Wyszynski DF, Andersen S, et al. Characteristics of 32 supercentenarians. *J Am Geriatric Soc*. 2006;54:1237–1240.
这是一个令人兴奋的并经过良好验证的年龄在 110 岁及以上人群的研究队列和数据库。

The TIME Investigators. Trial of Invasive versus Medical therapy in Elderly patients with chronic symptomatic coronary-artery disease (TIME): a randomised trial. *Lancet*. 2001;358:951–957.
TIME 是一个前瞻性随机对照试验，比较了对于有症状的稳定性缺血性心脏病老年患者（年龄 75~91 岁，平均 80 岁）进行药物及侵入性治疗等治疗方式。研究表明，侵入性治疗在缓解症状、提高生活质量和降低早期死亡率方面优于优化的药物治疗，可以给患者带来更多的获益。

（ Xuming Dai，Walter A. Tan 著　周乐群 译

崔鸣　高炜 审校 ）